国家出版基金项目
NATIONAL PUBLICATION FOUNDATION

转化医学丛书

生物治疗中的转化医学

主　编　付小兵　韩为东　时占祥

U0227196

第四军医大学出版社·西安

图书在版编目（CIP）数据

生物治疗中的转化医学/付小兵，韩为东，时占祥主编．—西安：第四军医大学出版社，2014.11
（转化医学丛书）

ISBN　978－7－5662－0607－7

Ⅰ．①生… Ⅱ．①付… ②韩… ③时… Ⅲ．①生物疗法－研究 Ⅳ．① R456

中国版本图书馆 CIP 数据核字（2014）第 280681 号

shengwuzhiliao zhong de zhuanhuayixue

生物治疗中的转化医学

出版人：富　明　　　　责任编辑：土丽艳　杨耀锦

出版发行：第四军医大学出版社

地址：西安市长乐西路 17 号　　邮编：710032

电话：029－84776765　　　　传真：029－84776764

网址：http://press.fmmu.edu.cn

制版：天意图书

印刷：中煤地西安地图制印有限公司

版次：2014 年 11 月第 1 版　　2014 年 11 月第 1 次印刷

开本：889×1194　1/16　　印张：36　　字数：720 千字

书号：ISBN　978－7－5662－0607－7/R・1426

定价：228.00 元

《生物治疗中的转化医学》
编者名单

主　编　付小兵　韩为东　时占祥

副主编　郝好杰　段海峰　郭明洲

编　　者　（按姓氏拼音排序）

安沂华	曹宝平	陈国江	崔久嵬	代汉仁	狄国虎
冯　凯	冯建男	高仕君	耿树生	谷涌泉	郭全义
郭业磊	韩　英	黄志芳	贾黎静	姜玉峰	黎　燕
刘　洋	刘广洋	刘汉凝	刘天懿	刘学彬	陆祖谦
吕　明	马锡慧	孟颂东	彭　江	乔春霞	王　程
王　瑶	王　玉	王鸿博	王全顺	王仁喜	王振华
汪爱媛	邢　永	许政曦	杨　黎	袁雪凌	张　斌
张　毅	张明徽	赵　伟	郑　哲	周　博	

作者简介

主 编

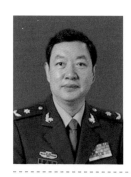

付小兵

　　中国工程院院士，解放军总医院生命科学院院长、基础医学研究所所长、研究员，博士生导师。

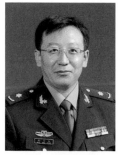

韩为东

　　解放军总医院生命科学院基础医学研究所副所长、分子免疫学研究室主任，生物治疗科主任，研究员，博士生导师。

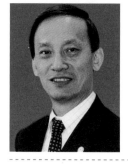

时占祥

　　博士，中美临床与转化医学国际论坛项目秘书长及国际合作协调人；中华国际医学基金会——临床转化医学专项基金主任；全球医生组织中国总代表、NIH临床研究中心中国项目负责人。

ZHUBIAN

副主编

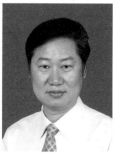

郝好杰

　　解放军总医院生命科学院基础医学所，副主任技师，组织修复与再生课题组组长。

FUZHUBIAN

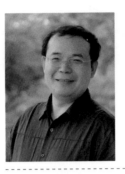

段海峰

军事医学科学院放射与辐射医学研究所副研究员，硕士生导师，细胞生物治疗课题组组长。

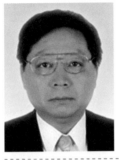

郭明洲

中国人民解放军总医院消化科研究员、教授、博士生导师。

编 者

按姓氏拼音排序

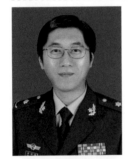

安沂华

首都医科大学神经外科专业博士生导师，研究员，主任医师，北京武警总医院细胞移植科主任。

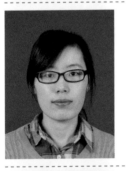

曹宝平

中国人民解放军总医院消化科，博士生。

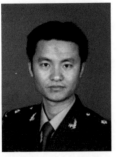

陈国江

副研究员，军事医学科学院基础医学研究所免疫室。

FUZHUBIAN

BIANZHE

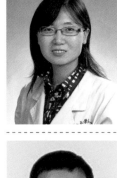

崔久嵬

教授，博士生导师，吉林大学第一医院肿瘤中心副主任。

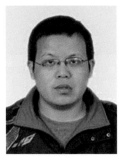

代汉仁

解放军总医院生命科学院基础医学研究所主管技师。

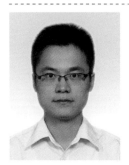

狄国虎

工学博士，山东省眼科研究所助理研究员。

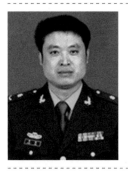

冯　凯

副主任医师，解放军第309医院移植中心细胞治疗科主任，医学博士。

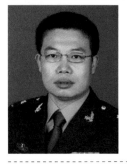

冯建男

研究员，博士生导师，军事医学科学院基础医学研究所免疫室主任。

BIANZHE

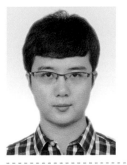

高仕君

北京协和医学院，中国医学科学院阜外心血管病医院外科学博士研究生。

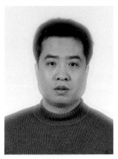

耿树生

博士，北京天广实生物技术股份有限公司（国家863抗体研发中心）资深技术总监。

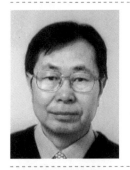

谷涌泉

首都医科大学血管外科研究所副所长、首都医科大学宣武医院血管外科主任、博士生导师，首都医科大学血管外科学系副主任。

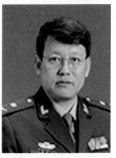

郭全义

博士，解放军总医院骨科医院主任医师，解放军总医院骨科研究所副主任，骨科新技术临床应用病区负责人。

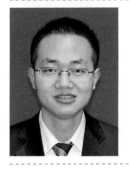

郭业磊

解放军总医院生命科学院基础医学研究所主管技师。

BIANZHE

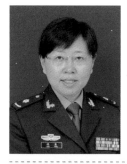

韩　英

　　教育部长江学者特聘教授，第四军医大学教授、博士生导师，第四军医大学西京医院肝病科主任，干细胞临床治疗及研究中心主任。

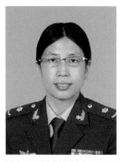

黄志芳

　　风湿病学博士，中国人民解放军空军总医院风湿肾病科主治医师。

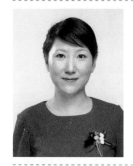

贾黎静

　　医学博士，河北医科大学第三医院糖尿病足科主任。

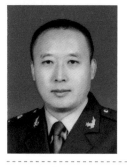

姜玉峰

　　解放军总医院生命科学院基础医学博士后。

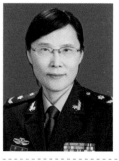

黎　燕

　　研究员，博士生导师，军事医学科学院基础医学研究所免疫室。

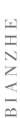

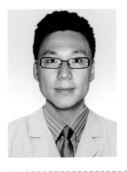

刘　洋

　　工学博士，中国人民解放军军事医学科学院
放射与辐射医学研究所助理研究员。

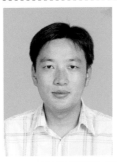

刘广洋

　　工学博士，中源协和干细胞生物工程有限公
司研发中心项目负责人，助理研究员。

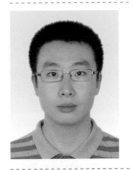

刘汉凝

　　北京协和医学院，中国医学科学院阜外心血
管病医院外科学博士研究生。

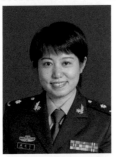

刘天懿

　　医学博士，解放军总医院肿瘤中心实验室
副研究员、硕士生导师，细胞免疫治疗技术负
责人。

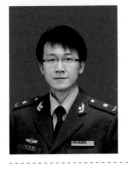

刘学彬

　　医学博士，中国人民武装警察部队总医院细
胞移植科主治医师。

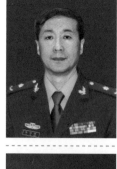

陆祖谦

主任医师，临床医学博士，硕士研究生导师，总装备部总医院（306医院）内分泌科副主任。

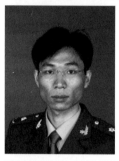

吕　明

副研究员，硕士生导师，军事医学科学院基础医学研究所免疫室。

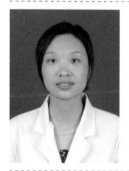

马锡慧

硕士，解放军第309医院器官移植研究所研究室技师。

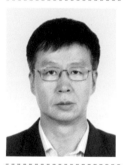

孟颂东

中国科学院微生物研究所研究员，博士生导师，中科院百人计划入选者。

彭　江

解放军总医院骨科研究所副研究员、硕士生导师，中国人民解放军总医院骨科研究所副主任。生物医学工程协会再生医学分会常务委员，中华医学会组织修复与再生医学分会委员兼秘书长，生物医学工程协会骨组织库分会常务委员。

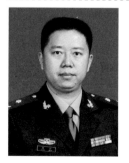

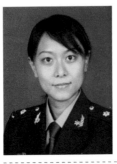

乔春霞

副研究员，军事医学科学院基础医学研究所免疫室。

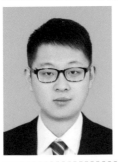

王　程

博士，解放军总医院骨科研究所。

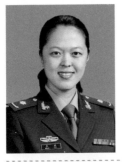

王　瑶

解放军总医院生命科学院基础医学研究所副主任技师，肿瘤免疫治疗课题组组长。

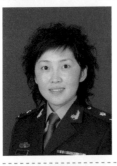

王　玉

解放军总医院骨科研究所副研究员。

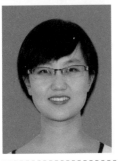

王鸿博

医学硕士，河北医科大学第三医院糖尿病足科。

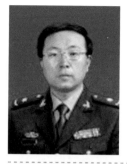

王全顺

医学博士，解放军总医院血液科主任医师，血液科副主任。

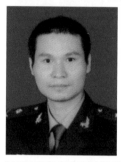

王仁喜

助理研究员，军事医学科学院基础医学研究所免疫室。

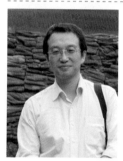

王振华

中国医师协会技术评价推广部主管，先后任职于中华医学会、卫生部医药卫生科技发展中心，多年来一直从事卫生技术评价工作。

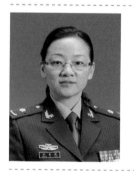

汪爱媛

解放军总医院骨科研究所副研究员。

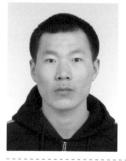

邢　永

北京协和医学院，中国医学科学院阜外心血管病医院外科学博士研究生。

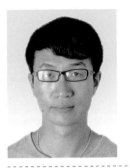

许政曦

北京协和医学院，中国医学科学院阜外心血管病医院外科学博士研究生。

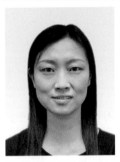

杨　黎

博士，主治医师，郑州大学第一附属医院生物细胞治疗中心科研秘书。

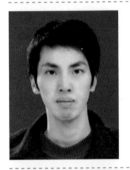

袁雪凌

解放军总医院骨科，博士研究生

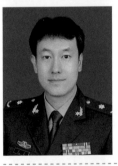

张　斌

医学博士，全军造血干细胞研究所副所长，副教授，硕士生导师，解放军307医院细胞与基因治疗中心（CTC，AMMS）主任。

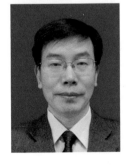

张　毅

河南省特聘教授、博士研究生导师。郑州大学第一附属医院生物细胞治疗中心主任，细胞治疗河南省工程实验室主任、河南省肿瘤免疫治疗工程研究中心主任、河南省肿瘤免疫治疗重点实验室主任、河南省转化医学中心常务副主任。

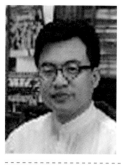

张明徽

　　免疫学博士、副研究员、硕士生导师、清华大学医学院免疫学实验室负责人。

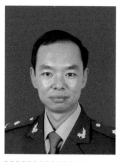

赵　伟

　　解放军总医院风湿科副主任医师。

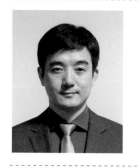

郑　哲

　　中国医学科学院阜外心血管病医院心外科主任医师，博士生导师，国家心血管病临床医学研究中心副主任。

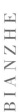

BIANZHE

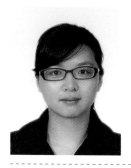

周　博

　　解放军总医院风湿科医师。

序

　　转化医学是研究如何促进基础研究成果转化应用到临床实践的新兴医学模式，对于提高人民健康水平具有重要意义。我国是人口大国，随着老龄化进程加剧，组织损伤、慢性疾病、肿瘤等严重影响了国人的健康水平。面临如此严峻的形势，传统医疗手段已难以满足人们对健康的迫切需求。以抗体、细胞因子、免疫细胞、干细胞和组织工程材料治疗为主的生物治疗新技术不断涌现，在清除肿瘤、调节免疫、修复损伤组织等方面备受关注，并在临床转化中得以实施。大量的基础研究数据以及临床研究数据均证实了生物治疗技术在对抗肿瘤、修复组织器官损伤、抗衰老等方面发挥的积极作用。当然也应当看到，诸如治疗的作用机制、适应证的选定、医学伦理等问题仍待进一步阐明和完善。因此科学地运用转化医学的研究模式，构筑基础医学与临床治疗间的桥梁，尽快将科技创新成果切实转化为临床实践，解决广大患者的疾苦，是医学界的共同责任与愿望。

　　《生物治疗中的转化医学》涵盖了生物治疗技术最新的基础理论、关键技术、技术形成与优化、治疗特点、临床前研究与转化应用等方面内容，并就生物治疗的临床转化的监管提出了有益的建议。我相信，这本书对从事生物治疗技术研发、转化医学研究的专业人员具有实际的参考价值，对推进生物治疗技术加快向临床应用的转化终将产生积极的作用。

中国科学院院士
军事医学科学院前院长　　吴祖泽

前　言

生物治疗的内涵非常广泛，从广义的角度来讲可以理解为凡是在疾病的预防、治疗和康复过程中应用生物材料和相关技术方法进行疾病的预防和治疗等，均可称为生物治疗。目前，生物治疗的材料大体包括多肽、蛋白和细胞（生长）因子类、核酸类药物、免疫细胞类、干细胞、组织工程产品以及其他材料，如减毒的活菌疫苗、用于肠道功能调理的益生菌等。

生物治疗技术和产品的研发与应用发展非常迅速，部分技术和产品已经在肿瘤、退行性性变、神经损伤、骨与软骨缺损、创伤和心肌梗死等多种疾病和损伤中逐步开展治疗性应用，有的已经成为临床标准化的治疗手段，具有很大的应用前景，是转化医学的重要代表。2000 年美国肿瘤生物治疗年会的总结报告中写到："21 世纪将是肿瘤生物治疗时代，生物治疗是唯一有望从根本上清除肿瘤细胞的方法，以常规治疗加生物治疗的综合治疗将是人类征服肿瘤的主要工具。"美国《科学 – 转化医学》（*Sci Transl Med*）杂志在 2013 年的前瞻性预测中写到："细胞疗法会像工程蛋白质、抗体或更小的化学物质制成的药品一样，普遍用于治疗患者，成为医学第三大支柱。"生物治疗给人类健康、疾病治疗和预防保健可能带来的影响由此可见一斑。

但令人遗憾的是，国内目前还缺乏多种生物治疗技术、方法、产品或新药研发思路与转化应用经验和教训的典型报告，一方面使生物治疗的研发与转化应用蒙上了神秘的色彩，同时也使部分生物治疗技术和方法没有获得正规的应用，影响了其疗效并带来安全隐患。为此，根据第四军医大学出版社的建议，我们组织了国内部分从事生物治疗的专家，共同编著了这本有关生物治疗转化医学的学术专著，希望通过典型生物治疗转化医学案例的介绍，给广大临床医生、科研工作者和相关领域的研究人员和高年资的学生提供有益的参考和借鉴。由于生物治疗涉及的领域比较多，范围比较广，根据专家建议，本专著涉及的生物治疗主要集中在抗体、细胞因子和多种细胞（以肿瘤的免疫细胞治疗为主）等领域，重点描述这些新兴生物治疗技术研发、临床转化潜能以及在各系统疾病治疗中的初步应用情况。

感谢各位专家在百忙之中精心撰稿和提供自己的宝贵经验。感谢吴祖泽院士应邀为本书撰写序言并高度评价中国生物治疗的进展。感谢第四军医大学出版社的领导和编辑为本书出版付出的辛勤劳动。

由于编著时间较短和参与编写的专家来自不同领域等原因，本书可能在编写风格以及编写质量等方面存在差异和不足。恳请读者提出宝贵意见和建议，以利我们在今后的工作中加以改进和提高。

中国工程院院士
中华医学会组织修复与再生分会主任委员
中华医学会创伤学分会前任主任委员
解放军总医院生命科学院院长

目　录

第一章

生物治疗技术及其临床转化应用概论

一、前言

　　生物治疗的内涵非常广泛，从广义的角度来讲可以理解为凡是在疾病的预防和治疗过程中用到生物材料和相关方法，即用生物材料进行疾病的预防和治疗，均可称为生物治疗。目前，生物材料大体包括以下几种：①多肽、蛋白和细胞（生长）因子类。这类材料在临床上应用非常广泛，如多肽类激素，包括胰岛素、催产素、胸腺素、生长激素（HGH）、促卵泡生成素（FSH）等；细胞（生长）因子类，包括表皮生长因子（EGF），造血干细胞动员剂（G-CSF），免疫调节因子 IL-2，干扰素 α、β、γ，促黏膜修复因子（KGF1），神经生长因子（NGF）等；抗体类药物，如治疗乳腺癌的赫赛汀、治疗淋巴瘤的美罗华、治疗肺癌等的爱必妥、治疗结直肠癌等的阿瓦斯汀。②核酸类药物。包括基因治疗产品 Ad-p53、H101、ADV-TK 和用于宫颈癌预防的 HPV 核酸疫苗等。③免疫细胞类。包括用于肿瘤和病毒感染性疾病治疗的多种类型免疫细胞，如树突状细胞（DC）、细胞因子诱导的杀伤（CIK）细胞、NKT、γδT 细胞等。④干细胞类。包括用于造血系统恶性肿瘤等治疗的造血干细胞、用于治疗 GVHD 和骨关节修复的间充质干细胞等。⑤组织工程类产品。如工程化皮肤、软骨等。⑥其他材料。如减毒的活菌疫苗，用于肠道功能调理的益生菌，包括整肠生、乳酸杆菌、双歧杆菌等。

　　相对于蛋白质药物而言，免疫细胞治疗、干细胞治疗和组织工程材料治疗的发展较晚，但其功能更强大、更复杂、更多样，发展的潜力也更大。三者可以被认为是狭义的生物治疗的主要内容。细胞疗法和组织工程材料的替代疗法对疾病的治疗具有革命性的意义。

首先是对肿瘤的治疗。以免疫细胞为代表的生物治疗开创了肿瘤治疗的新时代。2000 年美国肿瘤生物治疗年会总结报告指出："21 世纪将是肿瘤生物治疗时代，生物治疗是唯一有望从根本上清除肿瘤细胞的方法，以常规治疗加生物治疗的综合治疗将是人类征服肿瘤的主要工具"。其次是自身免疫性疾病的治疗。这类疾病包括哮喘、系统性红斑狼疮（SLE）、类风湿关节炎、强直性脊椎炎、1 型糖尿病等。目前对这类疾病的治疗还没有很好的办法。间充质干细胞为这类疾病的治疗带来了新的希望。间充质干细胞可以从多种组织中分离获得，在体外进行大规模扩增培养。除了具有成脂、成骨、成软骨等多向分化能力外，间充质干细胞可以分泌上百种细胞因子，对免疫系统具有重要的调控作用。临床试验证实，间充质干细胞对自身免疫性疾病的治疗具有明显的效果。第三是难治性组织器官损伤性疾病的治疗。这类疾病包括神经损伤、骨软骨缺损、大面积溃疡和心肌梗死等。由于自身组织修复能力有限，或缺乏再生能力，在自然情况下，或现有的医疗条件下，对这类疾病还没有很好的治疗办法。在临床上，常常因为不能有效修复或修复不完全，导致机体丧失某些功能，留下终身残疾，或因为创伤严重危及患者的生命。干细胞和组织工程材料不仅提供组织修复的种子和材料，而且可改善损伤组织局部的微环境和整个机体的大环境，进而快速高效地修复损伤组织的结构与功能，从而使损伤组织的修复在传统"3R"（Resection，切除；Repair，修复；Replacement，替代）基础上又发展了"2R"（再生，Regeneration；康复，Rehabilitation），进入"5R"阶段。《科学 – 转化医学》（*Sci Transl Med*）杂志在 2013 年作出前瞻性的预测："细胞疗法会像工程蛋白质、抗体或更小的化学物质制成的药品一样，普遍用于治疗患者，成为医学第三大支柱。"

二、生物治疗的临床转化是我国人口健康领域的重大需求

（一）组织器官缺损、功能障碍以及肿瘤的极高发生率，导致对生物治疗技术的需求巨大

我国是世界第一人口大国，因创伤、疾病、遗传和衰老造成的组织/器官缺损或功能障碍人数位居世界各国之首。我国每年有 250 万～300 万人死于心脑血管疾病，占总死因的 43%，是导致死亡的第一病因，每年用于心血管疾病的医疗费用高达 3098 亿元（图1-1）；我国现有糖尿病患者 9200 万人，增长率居全球首位；我国每年骨缺损和骨损伤患者近 300 万例；每年因在事故中烧伤的患者，需住院治疗的人数约为 120 万例，等等。以上情况表明，组织器官缺损或功能障碍的发生率极高，不但给人类健康造成重大威胁，而且每年的医疗花费需要数万亿元，对我国国民经济发展与社会稳定带来极大负担。针对较大创伤与病损组织器官的修复重建，现有的主要手段包括移植（自体移植、同种异体移植、异种移植）和人工替代物，虽然可以在一定程度上提高患者的生存质量和健康水平，但存在诸如组织器官来源困难、人工替代物功能单一等问题和缺陷。因此，人们

在尽可能完善现有疗法的同时，寻找更具有主动意义的创新医疗方式，即用正常的组织器官修复或取代病变受损的脏器、原位再生修复组织器官则成为现代生物医学发展的重要方向。

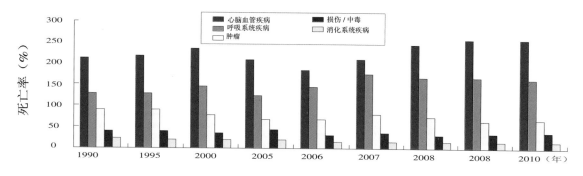

图1-1 1990—2010年我国城市居民主要疾病死亡率的变化

根据WHO/IARC 2008年全球癌症流行病学最新统计结果，2008年全球新发癌症病例1270万人，癌症相关死亡病例760万人，5年癌症患病例数为2880万人。进一步分析表明，癌症发病率和死亡率在全球范围内均呈显著上升趋势，癌症同心脑血管疾病已并列成为主要影响人类健康的最常见慢性病。同样在2008年我国进行了第三次全国死因回顾调查，结果表明，中国人癌症死亡率在过去30年增长八成以上，每四到五人就有一人死于癌症。这些残酷的数字警示我们，在今后相当长的一段时间内，人类在抗肿瘤研究的道路上还将面临巨大挑战。而已往的研究表明，除手术、放疗与化疗等传统治疗手段以外，以免疫治疗为主的生物治疗是缓解患者症状、调节免疫机能以及直接对抗肿瘤细胞的最有效方式之一。

（二）生物治疗技术的发展为组织器官缺损、功能障碍以及肿瘤患者带来新的希望

随着对干细胞可塑性认识的深入，其在多种组织器官损伤性疾病治疗与修复中的应用潜能进一步加大。这方面的进展突出表现在基础与临床前、临床试验研究的国际论文发表呈直线上升的趋势（图1-2），显现强劲的研究势头。目前已完成的成体干细胞基础研究、临床前研究及临床试验表明，成体干细胞移植在安全性、有效性、稳定性等各方面均非常适合临床治疗的要求，将是未来相当一段时期内有希望首先从实验室研究真正走向临床应用的治疗性干细胞。随着我国人口结构逐渐向老龄化方向发展，临床上多组织器官损伤性疾病数量逐年递增，加之人们对医疗服务的要求越来越高，传统医学的被动治疗已不再能满足日益增长的需求，而治疗性干细胞技术为临床提供了一个全新的再生医学治疗手段。

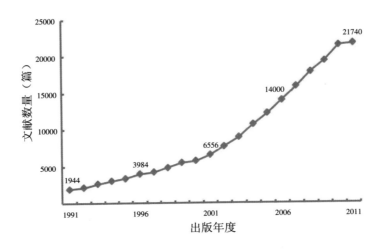

图 1-2　SCI 数据库 1991—2011 收录干细胞研究文献数量的变化趋势

利用细胞培养技术以及生物材料，在体外人工调控细胞增殖、分化并生长成需要的组织工程技术的发展，使得工程化批量产出用来修补或修复由于意外损伤等引起的功能丧失的体内组织，满足临床和康复的需要成为可能，并有可能对一些尚没有根治办法的疾病如恶性肿瘤、糖尿病、心脏病、阿尔茨海默病、帕金森病、中风和其他疾病提供治疗办法。同时，干细胞研究的深入为组织工程医疗带来了新的契机，组织工程是生命科学发展史上的新的里程碑。目前组织工程技术国内外总体发展格局相近，一些结构相对简单的组织如皮肤、软骨等已有少量产品应用于临床，同时还有骨、软骨、神经、角膜、肌腱、皮肤等多种类型系列产品也都已进入申报和审批程序，有望在近几年内形成一大批新的产品。此外，组织工程器官（如心肌、肝脏、肾脏、胰腺等）构建的相关研究国内外也都已起步。

毋庸置疑，在过去的半个多世纪，尽管肿瘤的发生率呈逐年上升趋势，但人类在抗肿瘤药物研发和临床实践上同样也取得质的飞跃。也正是由于化疗药物的出现，在联合传统手术治疗和放疗后，使得一部分肿瘤得以治愈，绝大多数肿瘤患者生存期得以不同程度延长。近 30 年来，人类对抗肿瘤方法的研究涉及了多个方面，包括细胞因子治疗、过继免疫细胞治疗、抗体药物、小分子靶向药物、抗血管生成、肿瘤疫苗、微波、热疗及介入等，目前，这些方法均已在临床上得到应用，极大地丰富了肿瘤治疗的手段，进一步提高了肿瘤治愈率和生存期。而生物治疗被视为继手术、放疗、化疗之后的第四种治疗方法。国际抗癌联盟（UICC）在最新出版的《临床肿瘤学手册》中指出：当前肿瘤治疗应该采取综合治疗策略，在分别以治愈和以延长生存、提高生活质量为目标的两种不同情况下，均强调标准化和个体化治疗相结合，以患者最大获益为评估标准，开展系统治疗和长期随访，鼓励应用生物治疗。未来随着越来越多的肿瘤患者生存期延长，一段时间内肿瘤患病人数将会显著增加，且多数为带瘤生存。就像心脑血管疾病一样，肿瘤已成为一种典型的慢性病，需要长期干预和治疗，已成为长期影响人类健康，大量消耗医疗资源，以及极大增加国家和个人医疗费用开支的重要慢性疾病。对于这些预期长生存期的肿瘤患者来讲，在最大限度地接受手术及放、化疗后，如何进一步提高疗效，有效预防肿瘤复发，降低放化疗毒副作用，改善生活质量和延长生存期是一项值得深入探索的重大课题。而细胞免疫治疗将是有价值的选择之一。细胞免疫治疗在中国被列为三类医疗技术，目前在临床上应用最多且技术最成熟的是 DC 治疗和 CIK 细胞治疗，而去除调节性 T 细胞治疗是最近几年来细胞免疫治疗的热点之一。

三、国内外生物治疗临床转化的现状及存在的问题

（一）治疗性干细胞临床转化现状调查及分析

近几年，世界各国科学家和临床工作者在一系列动物实验的基础上，在严格符合美国食品和药品管理局（FDA）标准的前提下，开展了临床试验，并取得了明显的成效。2005 年 12 月 20 日，美国 FDA 以"孤儿药"核准一种人类干细胞产品 Prochymal（由 Osiris 药厂制造），用于治疗移植物抗宿主病的急性排斥反应（GVHD）。Osiris Therapeutics 公司的第二个产品 Provacel™ 用于修复心脏组织，处于临床I期研究阶段。最近，其第三个产品 Chondrogen™ 已经获得美国 FDA 批准开始临床I/Ⅱ期研究，用于修复膝关节组织损伤及预防关节炎。韩国食品药品监督管理局（KFDA）在 2011 年 7 月批准该国 FCB-Pharmicell 公司开发的治疗心肌梗死的干细胞新药 Hearticellgram-AMI 投放市场销售，这也是全球第一个获得政府部门批准上市的治疗性干细胞药物，表明治疗性干细胞不仅仅停留在概念和实验室阶段，而是已经正式作为一种药物应用到日常的医疗工作中，开启了干细胞再生医学发展的新阶段。目前，全球研制和生产供临床治疗与科研所需的治疗性干细胞技术产品的公司纷纷成立，在美国、加拿大、日本和欧盟国家迅速发展，治疗性干细胞技术产品的出现不但将提高治疗水平和患者的生存质量，同时也降低了医疗成本。随着越来越多的干细胞研究成果的完善和转化并形成新的高新技术产业链，发达国家的政府和产、学、研机构均加大了对该领域的投入，以促进治疗性干细胞技术产品开发进一步发展。截至 2013 年 1 月，8 个干细胞药物或产品已批次用于临床（表 1-1）。在国际临床试验机构注册（www.clinicaltrials.gov.）的成体干细胞临床试验项目则达 326 项。

表 1-1 国际上批准上市的干细胞药物或制品

国别	时间	商品名/公司	细胞	适应证
欧洲	2009.10	ChondroCelect（比利时TiGenix公司）	自体软骨细胞	膝关节软骨缺损
美国	2009.12	Prochymal （美国Osiris公司）	人异基因骨髓间充质干细胞	GVHD和克罗恩病

续表

国别	时间	商品名/公司	细胞	适应证
澳大利亚	2010.07	MPC（Mesoblast公司）	自体间质前体细胞产品	骨修复
韩国	2011.07	Hearticellgram-AMI（FCB-Pharmicell公司）	自体骨髓间充质干细胞	急性心梗
美国	2011.11	Hemacord（纽约血液中心）	脐带血造血祖细胞	遗传性或获得性造血系统疾病
韩国	2012.01	Cartistem（Medi-post公司）	脐带血来源间充质干细胞	退行性关节炎和膝关节软骨损伤
韩国	2012.01	Cuepistem（Anterogen公司）	自体脂肪来源间充质干细胞	复杂性克隆氏病并发肛瘘
加拿大	2012.05	Prochymal（美国Osiris公司）	骨髓干细胞	儿童急性GVHD

　　中国干细胞的治疗实践总体来讲处于世界前沿。相对宽松的环境和政策的支持，使我国不仅在干细胞基础研究方面取得了长足进展，而且在干细胞临床应用方面，也是世界上接受干细胞治疗病人最多的国家。针对成体干细胞的研究，自2002年开始，我国通过"863""973"等项目重点支持了该领域相关的基础和应用研究工作，这些项目从启动到现在，已经在基础研究领域和干细胞临床试验方面取得了一定成绩。我国正在开展将干细胞治疗技术应用于治疗冠心病、糖尿病、肝功能衰竭等重大疾病的临床前研究以及将干细胞应用于组织工程产品的研究，部分产品已完成了临床前研究工作，为下一步干细胞产品的临床应用和产业化奠定了坚实的基础。然而也正是由于我国相对宽松的监管环境，以及到目前为止对治疗性干细胞是作为治疗技术监管还是作为药物监管仍在犹豫不定，致使干细胞治疗性研究非常普遍，已有不少单位尝试使用治疗性干细胞治疗的病例，虽有部分病例取得良好的效果，但总体来讲，治疗性干细胞技术与市场均未成熟，也未得到国家的正式审批，同时缺少产业化产品，因此大规模的市场化转化暂时还较困难。尽管原卫生部于2012年初叫停了所有的干细胞治疗研究，但由于监管的滞后，致使未获任何审批监管的治疗性干细胞市场在不断扩大，由此带来一定的不良影响。治疗性干细胞快速发展的原因主要有：①市场需要，中国人口众多，相关疾病患者的绝对数量大；②大众对干细胞技术的了解不全面，但期望值很高；③政府对治疗性干细胞尚缺乏严格的管理，虽然有用来规范前沿生物技术进入临床的法规《医疗技术临床应用管理办法》，但对治疗性干细胞的监管一直存在争议，作为有活性的个体化细胞治疗，是作为药品管理还是作为医疗技术管理在目前国内的

争议很大。此外，还存在临床研究方法以及疗效评判标准尚存在不规范和不够严谨的问题。最近国家卫生和计划生育委员会发布了有关细胞临床试验基地管理等三个文件，期望能有效承担其相关的管理职责。

（二）组织工程技术临床转化的发展

组织工程技术经过近30年的研究与探索，特别是近10年来的迅猛发展，已成为生物技术领域最具生命力和发展前景的新兴技术，也是当前再生医学和转化医学中最重要的推动力和关键技术手段之一。目前组织工程技术国内外总体发展格局相近，一些结构相对简单的组织如皮肤、软骨等已有少量产品应用于临床，同时还有骨、软骨、神经、角膜、肌腱、皮肤等多种类型系列产品已进入申报和审批程序，有望在近几年内形成一大批新的产品。此外，大器官组织工程（如心肌、肝脏、肾脏、胰腺等）构建的相关研究国内外也都已起步。

中国组织工程研究在我国各级政府的高度重视与扶持引导下，在国家"863""973"和国家自然科学基金等重点资助下，已从无到有逐步发展壮大，整体水平已处于国际先进，某些方面已处于领先地位，尤以组织工程骨、软骨、肌腱、皮肤等领域的研究最具有特色和优势。

在组织工程皮肤方面，组织工程皮肤产品（安体肤）已于2007年11月获得中国SFDA批准，是我国第一个成功转化的组织工程产品。在组织工程软骨方面，在亚洲率先开展了关键技术完全自主的组织工程软骨临床移植，是我国卫生部门批准临床准入的第一个组织工程技术。在组织工程骨方面，国内数家单位已将组织工程骨成功应用于临床，研究水平已步入世界前列。在组织工程肌腱方面，已将组织工程肌腱成功应用于临床修复韧带损伤及肌腱缺损，正在进行系列产品的产业化转化。在组织工程产品标准制订方面，我国于2007年开始发布了10个组织工程产品行业标准，卫生部公布了组织工程新技术临床应用管理规范。

尽管我国的组织工程研究已与国际同步，但国际上已成批出现20多种皮肤、软骨、骨等组织工程产品，且国际上组织工程产业化结构具备从成体组织细胞（已有20余个产品）到成体干细胞（临床验证Ⅱ期Ⅲ期），再到全能干细胞（临床前研究）三个层次的完整体系，循序组合前进。相对而言，我国组织工程领域产业转化尚有提升空间。事实上，现阶段我国组织工程产品的开发仍面临着两大瓶颈：①资金严重不足。组织工程产品研发周期长，资金需求量大，短期内又无法实现盈利，因此很多企业不愿意投资这一产业。②产业化转化迟缓。国家管理部门对于组织工程相关的技术标准和管理规范尚不健全，这进一步延缓了组织工程产品的产业化转化进程。基于这两点现状，中国要继续保持这些已建立的领先优势并抢占国际制高点就迫切需要各级政府的大力支持，特别是在资金配备和政策导向等方面的扶持，不然很容易丧失已有的优势。

据不完全统计，我国每年约有 200 万人需要组织工程骨、300 万人需要人工关节、400 万人需要人工晶体、100 万人需要人工血管，组织工程产品的潜在市场每年高达千亿元人民币。据预测，全球组织工程相关产品在今后 20 年的潜在年市场额为 5000 亿美元。

（三）细胞免疫治疗临床转化的发展

细胞免疫治疗是一种新兴的、具有显著疗效的全新抗肿瘤治疗方法，是传统的手术、放疗和化疗的补充治疗方法，被认为是 21 世纪肿瘤综合治疗模式中最活跃、最有发展前途的一种治疗手段，也是世界目前唯一有希望完全消灭肿瘤细胞的治疗手段之一。目前，已有的细胞免疫治疗方法有：细胞因子诱导的杀伤（CIK）细胞疗法、树突状细胞（DC）疗法、DC-CIK 细胞疗法、自然杀伤（NK）细胞疗法和 DC-T 细胞疗法等。CIK 细胞疗法已逐渐发展成为新一代抗肿瘤过继细胞免疫治疗的首选方案。自 1991 年美国学者 Schmidt-Wolf IG 首次报道 CIK 细胞以来，国内外学者对 CIK 细胞展开了深入的研究，初步阐明了 CIK 细胞抗肿瘤作用机制。CIK 细胞是将人体外周血单个核细胞在体外经过多种细胞因子的特定时间刺激培养后获得的一群异质性免疫效应细胞，以 $CD3^+CD56^+$ 细胞（称为 NK 样 T 淋巴细胞）为主要效应细胞，这群细胞兼具 NK 细胞的非 MHC 限制性杀伤活性和 T 细胞受体介导的特异性杀伤活性。与以往的 LAK 细胞相比，CIK 细胞具有取材方便、扩增效率高、杀瘤活性强、抗瘤谱广和毒性小的优点，且已在体外实验、荷瘤动物模型及临床试验三个水平得到验证。

NK 细胞是机体重要的免疫细胞，是人体免疫系统的组成部分。它能迅速溶解某些肿瘤细胞，因此开发它的抗癌功能是近年来癌症研究的重点。NK 细胞不表达特异性抗原识别受体，是不同于 T、B 淋巴细胞的一类淋巴样细胞，可表达多种表面标志，其中多数也可表达于其他免疫细胞表面。临床将 TCR^-、mIg^-、$CD56^+$、$CD16^+$ 淋巴样细胞鉴定为 NK 细胞。此外，NK 细胞表面还具有多种与其杀伤活化或杀伤抑制有关的受体。NK 细胞能够识别和杀伤突变的肿瘤细胞和病毒感染细胞，而对正常自身组织细胞无细胞毒作用。NK 细胞通过自然杀伤作用、ADCC 效应，释放穿孔素、颗粒酶及细胞因子发挥生物学功能，其主要生物学功能具有抗感染、抗肿瘤的作用，同时 NK 细胞具有免疫调节作用。

细胞免疫治疗已比较成熟，已作为国家的三类医疗技术来管理，涉及的相关技术如 NK 细胞疗法、CIK 细胞疗法、DC 疗法等在许多医院已经开展 10 年以上，并且国内已有几家大的公司涉及这个领域，试图走产业化的道路。但是，此类技术主要还是以自体的体细胞为主，更注重个体化医疗，走产业化的道路还需要技术的突破。目前国际上缺乏有关细胞免疫治疗的大样本临床试验，大多以病例报道等形式出现。临床使用的细胞标准还不统一，也缺乏疗效评估的标准，这些均属需要进一步重视和改进的地方。

四、目前生物治疗临床转化中存在的主要问题

（一）国家行政管理与政策的滞后制约着生物治疗临床转化的发展

1. 我国至今还没有制定出治疗性干细胞技术临床转化的战略部署和监管条例

国家对于某些新兴科学技术尚没有建立起针对性的政策反馈机制，科技政策常常滞后于科技发展本身，致使相关技术和产品规范标准缺乏统一性，对治疗性干细胞技术产品的研发和产业规划统筹缺乏有效的指导和管理手段，致使产品成果转化效率过低。治疗性干细胞技术产品的开发，特别是具有自主知识产权的产品开发步伐比较缓慢。作为全新的医药技术，治疗性干细胞产品实际上是以活细胞为形式的生物制品，其生产、质量管理、运输保存和发放使用与传统的化学药品甚至生物制品都有明显区别。因此，如何审批和临床试验对于国家食品和药品监督管理局和卫生行政管理部门来说都是新课题。

当前治疗性干细胞技术产业发展的浮夸与虚幻泡沫已逐渐显现，且有的已经引发多种问题。在当前研究和开发热潮中其面临比其他科学研究更大的阻力和更多的挑战，包括干细胞科学研究本身的难度、治疗性干细胞技术成果转化为应用的艰辛、涉及医学伦理和社会问题的困扰以及公众不切实际的期待等等。因而，进一步获得国家政府相关部门的支持和强化规范化管理，对于治疗性干细胞技术临床转化顺利发展尤为重要。

2. 对于组织工程相关的技术标准和管理规范尚不健全

对于组织工程产品，尽管国家出台了相应的管理规范以及效应的技术标准，2009 年又将"组织工程化组织移植治疗技术"列为三类医疗技术。但是，基于组织工程产品的复杂性与特殊性，配套的政策明显阻碍了产业化的发展。基于进一步体外模拟体内环境而构建的组织器官，除了需要材料与细胞外，还需要细胞因子等参与，而细胞因子归口药品管理，涉及药品管理与医疗器械管理相统一的标准与管理规范仍属于空白。干细胞因具备修复再生的潜能，其与组织工程材料的结合为组织工程技术赋予新的活力，却也陷于归口管理缺乏的尴尬局面。

（二）生物治疗技术标准缺失制约着临床转化的发展

1. 治疗性干细胞临床转化缺乏标准化体外制备与临床应用技术规范

近年来我国在治疗性干细胞技术应用方面所做的工作包括神经干细胞、造血干细胞、间充质干细胞等，涉及疾病多达几十种。但是，临床应用所涉及的治疗性干细胞缺乏相关基础研究资料和标准化技术规范作为质量保障，存在很大的安全隐患。目前国内所报道的治疗性干细胞技术在临床上的应用都获得了一定疗效，表现为相关症状的改善，但多缺乏严格对照，缺乏多中心的研究，许多为个案报道，因此尚不能完全得出科学有效的结论。此外，这些治疗性干细胞技术及其临床应用多缺乏必需的临床前研究，没有统一干细胞体外操作制备工艺标准和严格的质量检定程序，以及大样本的长期安全性和有

效性的观察，并且没有获得国家相关部门的批准，目前有向滥用化发展的趋势。

2. 组织工程新产品规范化的应用技术标准缺乏

组织工程技术研究的最终目标是构建出功能、外形与自体组织器官相同或相似的永久性替代物。尽管目前已有许多组织工程化组织器官具有与正常组织器官相似的结构、功能，应用于临床也取得了一定疗效，并具有广阔的应用前景，但组织工程产品由于针对的患者数量不多或者产品比现有的治疗产品没有足够的优势、产品的规范化途径尚需探索、对复杂产品的市场接受度尚待提高等原因，使得新产品的开发与应用技术标准化存在一定难度。

3. 缺乏细胞体外操作制备工艺标准

自细胞免疫治疗理论建立以来，细胞免疫治疗的基础研究和临床应用取得了极大进步。虽然从它出现的那一天开始，在基础研究与临床应用领域，对其质疑和支持的声音就一直伴随着走到今天。这一方面是由于在动物实验中的良好疗效不能在临床的肿瘤患者当中完全复制。另一方面，同样一种免疫治疗方法，不同单位之间的临床疗效差异较大。其原因可能有二，其一，不同单位之间采用不同方法制备的免疫细胞质量和数量差异较大；其二，不同单位和中心之间免疫治疗小组的标准与临床疗效评估的标准并不相同。这两点可能是对细胞免疫治疗存在不同声音的原因。细胞免疫治疗是基于个体化的治疗，目前国内所报道的在临床上的应用都获得了一定疗效，但多缺乏严格对照、大样本研究，因此不能完全得出科学的有效性结论。此外，没有统一的细胞体外操作制备工艺标准和严格的质量检定程序，也制约其发展。

（三）临床实践创新能力不够，若干重要问题有待深入探讨和完善

中国是个人口大国，丰富的病例资源，相对宽松的医疗管理市场，为生物治疗技术在临床的应用提供了良好的机会，但也造成了忽视基础研究深度的问题。虽然我国在基础与临床研究方面申请了一批专利，但是原始创新性成果较少，基础研究相对比较薄弱，研究技术方法滞后。临床实践能力虽强却少创新，主要是跟风，由此制约了其持续发展。

（四）医学伦理问题限制了生物治疗技术的转化与产业化的发展

生物治疗技术的转化与产业化必然经历临床前研究和临床试验研究，是临床科学试验的两个重要阶段，只有经过这两个阶段的科学实验，取得了安全性和有效性的充分证据，才能进一步应用。科学评估和伦理评估所面临的问题包括：安全性、知情同意、胚胎来源的细胞、异基因来源的材料及细胞、二次创伤、公正性、公益性、科学性等。

五、对生物治疗技术临床转化发展的建议

以最大满足我国人口健康领域人口众多、老龄化加剧而带来的对生物治疗技术的需求，提升我国医疗卫生领域可持续发展能力与创新能力为指导思想。实现在早期主要解决以个体化医疗为主的医疗技术，在临床试验及其临床实践结果的基础上，加强规划引导，

加大政策监管，加速科技成果规模化、产业化，推动生物治疗技术最终走向产业化快速健康发展。

（一）促进生物治疗临床转化发展的保障措施

1. 国家行政管理与评审部门的政策监管

生物治疗技术作为一种新生科学事物，进入公众视野的时间很短，并且由于技术更新快、医疗观念等诸多原因，社会各界对生物治疗技术在科学上、客观实际的认识上表现不对称，甚至存在各种误解。正是在这样一种充满不一致的社会审视角度下，唯一稳妥的方式便是国家行政层面通过严格的政策和法规来达到对其的监控与管理。为了更加科学、有效地对生物治疗技术的临床研究和应用工作进行规范监督和管理，应制订区别于传统药物的技术规范和药监管理措施。生物治疗技术作为临床应用的创新技术和产品，具有独特的生物学功能，区别于传统化学分子和一般生物制品，其细胞生物学活性及治疗机制决定了其需要比现有医疗技术产品更加扎实的基础研究成果、特有质控技术和SOP标准，以及规范安全有效的临床评价，以保证临床应用达到预期效果。

2. 加大对创新性的医学技术基础研究的投入

由于存在着巨大的需求，以及由此产生的巨大的经济与社会效应，国际上对这一领域的竞争已呈现白热化的状态。为促进生物治疗技术的长足发展，使我国在这一领域赶上世界发展的脚步，在国际上占据一席之地，国家行政管理部门一定要合理规划，并建立一系列保障措施，加大经费支持力度，以利于该领域的可持续性快速发展。具体措施：①大幅度增加科技投入，合理有效利用有限资金。②重视基础研究工作，合理决策重要的基础研究方向，从国家战略层面合理布局重要的研究项目、联合公关项目。③加强人才队伍建设，保障学科发展。④加强组织领导和统筹协调，促进学科间、区域间及不同优势单位间的交流和合作；加强对外交流，构建学科发展的良好内外环境。⑤深入实施知识产权和技术标准战略。⑥合理制订近期及远期目标。

（二）生物治疗临床转化的行政管理策略的建议

针对上述在生物治疗的临床转化过程中出现的问题，加上生物治疗作为临床应用的一种创新技术和产品，还有就是具有的个性化医疗的特点等，其远期效果尚无法预知。这正需要相关管理部门加强监管职能，制订出区别于传统药物的技术规范和药监管理措施，使生物治疗技术的管理主体更加明确，促使相关主管部门加强对创新前沿技术的政策支持，以加快新技术及时向临床转化，以满足临床应用的需要。应在充分的基础研究与应用研究的基础上，建立生物治疗技术临床转化的标准体系，国家行政部门应设立专门机构，聘请相关专家甚至国际同行以及第三方评审机构，设立专家委员会，建立监管准入制度。

（三）立足产品技术标准，明确监管范围

在现有的技术与药物质量监管体系基础上，根据生物治疗临床转化所具有的独特生物学功能，参照目前国际生物治疗发展水平，结合我国经济发展的实际，建立一套完整

的具备可操作性的生物治疗临床转化的路径，包括产品生产、质量控制的标准化文件及SOP 工作规范，充分体现出生物治疗技术与传统化学药物、一般生物制品在安全性、有效性、稳定性等指标方面质量控制要求的区别。建议依据生物治疗临床转化的特性，尽早明确其监管范围，在早期软、硬件都达标的国家认可的研究基地内实施临床试验与临床研究，对达到规模化、产业化标准的技术产品明确按照药品管理。

（四）建立国家级生物治疗临床转化试验基地，建立疗效评估标准与体系

针对生物治疗临床研究与应用技术的特殊性，在上述规范化的产品技术标准与分类管理条件下，建立国家政策与资金支持下的有较大规模的生物治疗临床转化试验基地，在国家专项基金或企业项目资助下，开展对单病种临床试验研究，与国际合作开展多中心论证，形成指南，摸索建立生物治疗技术临床研究与应用各节点的相应标准及单病种整体解决方案，为政府相关部门制定决策提供科学依据。

（郝好杰　韩为东　付小兵）

参考文献

[1] Fischbach M A，BluestoneJ A，Lim W A. Cell−based therapeutics：the next pillar of medicine. Sci Transl Med，2013，5（179）：179ps7

[2] Yang W，Lu J，Weng J ，et al. Prevalence of diabetes among men and women in China. N Engl J Med，2010，362（12）：1090−1101

[3] 盖学周，饶平根，赵光岩，等 . 人工关节材料的研究进展 . 材料导报，2006，20（1）：46−50

[4] 杨宗城 . 烧伤治疗学 . 3 版 . 北京：人民卫生出版社，2006

[5] Ferlay J，Shin HR，Bray F，et al. GLOBOCAN 2008，Cancer Incidence and Mortality Worldwide：IARC CancerBase No. 10 [Internet]. Lyon，France：International Agency for Research onCancer；2010. Available from：http：//globocan.iarc.fr

[6] Griffith LG，Naughton G. Tissue engineering：current challenges and expanding opportunities. Science，2002，295（5557）：1009−1014

[7] 董青山，毛天球 . 组织工程技术的研究进展和国际规范 . 第四军医大学学报，2008，29（12）：1150−1152

[8] 付小兵，王正国，吴祖泽，等 . 组织再生中的转化医学问题：基础研究与临床应用的激烈碰撞 . 第384 次香山科学会议论文集，2010

[9] 秦银河，付小兵 . 军队转化医学艺术 . 北京：人民军医出版社，2013：3−10，229−255

第二章
治疗性抗体的应用及前景

　　抗体是机体免疫系统的重要效应分子，它以巨大的多样性识别各种抗原结构。抗体由两条重链和两条轻链组成典型的"Y"形结构（图 2-1），其 Fab 端（可变区）可与抗原结合，Fc 端（恒定区）可与 Fc 受体结合，从而介导一系列免疫反应。

　　抗体作为药物治疗疾病可以追溯到 19 世纪末，动物来源的抗血清（多克隆抗体）用于感染性疾病如肺炎、白喉、麻疹等传染病的早期治疗可缓解病情，具有一定效果，但也伴随着毒副作用。1975 年，德国生物学家 Georges Köhler 和阿根廷生物化学家 César Milstein 建立的单克隆抗体制备技术，为高特异性抗体在临床疾病治疗中的应用奠定了新的里程碑。但进一步的临床应用提示鼠源性单克隆抗体作为异源蛋白对人体产生的毒副作用会影响疗效，如抗内毒素单抗用于治疗脓毒血症不仅没有取得预期效果，反而增加了病人的死亡率。20 世纪 90 年代分子生物学各类技术如嵌合抗体、抗体人源化改造、抗体库、转基因小鼠等的建立和工程抗体规模化生产工艺的成熟，推动了治疗性抗体药物的飞速发展。自 1984 年美国食品和药品管理局（FDA）批准 CD3 抗体上市后，截至 2014 年 5 月，FDA、欧洲药品管理局（EMA）

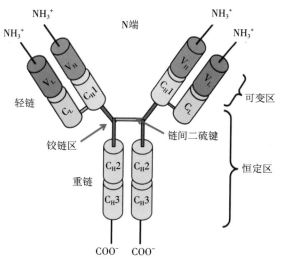

图 2-1　抗体基本结构模式图

陆续批准了用于肿瘤、自身免疫性疾病、遗传性疾病、感染性疾病等的近 40 种治疗性抗体上市。目前,正在进行临床试验的抗体药物超过 350 个。抗体药物以其与靶抗原结合的高特异性、有效性和安全性,在临床恶性肿瘤、自身免疫性疾病等重大疾病的治疗中取得突破,已成为当前生物药剂中复合增长率最高的一类药物,也是全球药物研发的热点。

一、治疗性抗体在肿瘤中的应用

基于对肿瘤细胞作用的主要机制,治疗性抗体大致可分为以下几类:①对肿瘤细胞增殖、存活所依赖的信号转导途径予以抑制;②激活肿瘤细胞表达的细胞毒性受体诱导肿瘤细胞凋亡;③通过抗体依赖细胞介导的细胞毒效应(ADCC)、抗体依赖的细胞吞噬作用(ADCP)和补体介导的细胞毒效应(CDC)等发挥抗肿瘤效应;④双特异性抗体,能够同时结合肿瘤表面抗原和 T 淋巴细胞标志分子,使得富集于肿瘤部位的 T 淋巴细胞发挥免疫效应;⑤耦联抗体,即识别肿瘤表面特异性抗原的抗体与毒素或放射性核素连接,提高杀伤肿瘤细胞效应;⑥干扰 / 阻断肿瘤细胞之间的相互作用,终止 / 减少肿瘤生长所需的各类物质(如营养和肿瘤基质)。美国 FDA 和欧洲 EMA、中国 CFDA 批准上市的肿瘤治疗性抗体分别见表 2-1、2-2。

表 2-1　美国 FDA 和欧洲 EMA 批准上市的肿瘤治疗性抗体

商品名称	靶点	抗体类型	适应证	批准时间
Gazyva	CD20	人源化抗体	慢性淋巴白血病	2013
Kadcyla	HER2	人源化	HER2 阳性的转移性乳腺癌	2013
Perjeta	HER2	人源化抗体	HER2 阳性的转移性乳腺癌	2012
Adcetris	CD30	嵌合抗体	霍奇金淋巴瘤、退行性大细胞淋巴瘤	2011
Yervoy	CTLA-4	人源	黑色素瘤	2011
Xgeva	RANKL	人源抗体	骨癌、乳腺癌或前列腺癌骨转移	2010
Removab	CD3-EPCAM	CD3 CD19	有恶性腹水的 EPCAM$^+$ 癌症	2009
Arzerra	CD20	人源抗体	慢性淋巴白血病	2009
Vectibix	EGFR	人源抗体	结直肠癌	2006
Avastin	VEGF	人源化抗体	胶质母细胞瘤、结直肠癌、乳腺癌、肾癌、卵巢癌、肺癌	2004
Erbitux	EGFR	嵌合 IgG1	结直肠癌、头颈癌	2004

商品名称	靶点	抗体类型	适应证	批准时间
Bexxar	CD20	鼠源抗体	非霍奇金淋巴瘤	2003
Zevalin	CD20	鼠源抗体	非霍奇金淋巴瘤	2002
Campath	CD52	人源化抗体	慢性淋巴细胞白血病	2001
Mylotarg	CD33	抗体耦联物	急性髓性白血病	2000
HERceptin	HER2	人源化抗体	乳腺癌、胃癌	1998
Rituxan	CD20	嵌合抗体	非霍奇金淋巴瘤、慢性淋巴细胞白血病	1997
Panorex	17-IA	鼠源抗体	结直肠癌	1994

表 2-2　中国 CFDA 批准上市的肿瘤治疗性抗体

名　称	靶点	抗体类型	适应证	上市公司
Rituximab 利妥昔 美罗华	CD20	嵌合抗体	非霍奇金淋巴瘤	罗氏（Roche）
Trastuzumab 赫赛汀 曲妥珠单抗	HER2	人源化抗体	HER2阳性的乳腺癌	罗氏（Roche）/Genentech
Cetuximab 爱必妥	EGFR	嵌合抗体	晚期结直肠癌	Merck/Immclone
安维汀 贝伐珠单抗	VEGF	人源化抗体	晚期结直肠癌	罗氏（Roche）
碘[131I]人鼠嵌合型肿瘤细胞核单抗 131I-chTNT 唯美生	细胞核DNA相关抗原	嵌合抗体	晚期肺癌	上海美恩生物技术有限公司
碘[131I]美妥昔单抗 利卡汀	CD147	鼠源Fab抗体	原发性肝癌	成都华神集团
Nimotuzumab 泰欣生	EGFR	人源化抗体	EGFR阳性表达的 III/IV期鼻咽癌	北京百泰生物药业公司

（一）直接靶向肿瘤的治疗性抗体药物

1. CD20 靶点

CD20 是人类 B 淋巴细胞表面特有的标志。它表达于所有正常 B 细胞并在多数恶性 B 细胞表面呈高表达，约 90% 的 B 细胞性非霍奇金淋巴瘤细胞表面表达 CD20，不会发生明显的内化和脱落，是治疗非霍奇金淋巴瘤理想的靶抗原。目前，已经有多种针对 CD20 抗原的抗体经 FDA 批准上市，用于 B 细胞性非霍奇金淋巴瘤的治疗，显示出良好的效果。

（1）Rituximab 能特异性地与膜抗原 CD20 结合，在与 B 细胞上的 CD20 抗原结合后，诱导肿瘤细胞凋亡、抗体依赖细胞介导的细胞毒作用（ADCC）及补体介导的细胞毒作用（CDC）等，目前用于非霍奇金淋巴瘤、慢性淋巴细胞白血病的临床治疗。

（2）Ofatumumab 主要依赖 ADCC、CDC 作用杀伤肿瘤细胞，用于慢性淋巴细胞白血病（CLL）和对 Rituximab 治疗无反应的滤泡性淋巴瘤的治疗。

（3）Obinutuzumab/GA101 是通过糖基改造获得的抗体，改造后的抗体与 FcγR Ⅱ Ia 的亲和力提高，从而增强了 ADCC 和 CDC 效应，主要用于慢性淋巴细胞白血病的治疗。抗体与化疗药物苯丁酸氮芥联用显著延长了疾病无进展生存期，比美罗华与苯丁酸氮芥联用治疗组延长了近 1 年的时间（26.7 个月 vs 15.2 个月，$P < 0.0001$），同时，Obinutuzumab 治疗组显示出了较高的完全缓解率（21% vs 7%），而且在疗程结束时实现微小残留（MRD）阴性的比例是美罗华治疗组的 10 倍（29.4% vs 2.5%）。

（4）Ibritumomab tiuxetan 是抗 CD20 鼠源 IgG1 抗体标记 ^{90}Y 或 ^{111}In，利用放射性核素的作用杀灭肿瘤细胞，用于 Rituxan 治疗失败的非霍奇金淋巴瘤。

（5）^{131}I–Tositumomab/^{131}Bexxar 是抗 CD20 鼠源 IgG2a 单抗（托西莫单抗）标记放射性同位素 ^{131}I，^{131}Bexxar 结合膜 CD20 分子利用放射性核素杀伤癌细胞的同时也可介导 ADCC、CDC 效应诱导细胞凋亡。主要用于治疗复发性或难治性非霍奇金淋巴瘤。GSK 公司决定自 2014 年 2 月开始，托西莫单抗停产并退出北美和加拿大市场。

2. CD52 靶点

CD52 在正常 T、B 淋巴细胞和恶性淋巴细胞表面呈高表达，却不表达于造血干细胞。Alemtuzumab/Campath 抗体通过介导 CDC 效应，诱导细胞凋亡杀伤肿瘤细胞，主要用于慢性淋巴细胞白血病的治疗，特别是对较强的抗肿瘤活性或难治性或复发的 PTL 的治疗。因抗体治疗所造成的毒副作用，即血液学毒性和感染并发症等原因，该抗体在 2012 年退市。

3. VEGF 靶点

VEGF 全称为血管内皮生长因子，能够调节肿瘤新生血管生成以供应肿瘤生长的需要。贝伐单抗（Bevacizumab/Avastin）可以抑制血管生成，因此在多种癌症中都显示了良好的抑瘤疗效，主要用于转移性结直肠癌、胶质母细胞瘤、乳腺癌、肾癌、卵巢癌、肺癌等肿瘤的治疗。

4. EGFR 靶点

表皮生长因子 1（EGFR）是原癌基因 c-erbB1 的表达产物，是表皮生长因子受体（HER）家族成员之一，在细胞生理过程中发挥重要的调节作用。EGFR 广泛分布于哺乳动物上皮细胞、成纤维细胞、胶质细胞、角质细胞等细胞表面，EGFR 信号通路在细胞的生长、增殖和分化等生理过程中发挥重要的作用。EGFR 等蛋白酪氨酸激酶功能缺失或其相关信号通路中关键因子的活性或细胞定位异常，均会引起肿瘤、糖尿病、免疫缺陷及心血管疾病的发生。在一些肿瘤细胞中 EGFR 常过表达，与肿瘤细胞的转移、浸润、预后差有关。

（1）Cetuximab/Erbitux/ 西妥昔单抗的作用机制包括抑制胞内信号、介导 ADCC 及 CDC 效应，用于头颈鳞癌、K-Ras 未突变且 EGFR 阳性的转移性结直肠癌的治疗。

（2）Panitumumab/ 帕尼单抗是通过抑制胞内信号、介导 ADCC 及 CDC 作用抑制 / 杀伤肿瘤细胞，用于结直肠癌的临床治疗，但与其他 EGFR 抗体类似，其适应证的选择前提是 K-Ras 基因不发生突变。

5. HER2 靶点

HER2 全称表皮生长因子受体 2，是表皮生长因子受体（HER）家族成员之一，由原癌基因 HER2/neu 编码，是相对分子量为 185 000 的跨膜受体样蛋白，具有酪氨酸激酶活性。HER2 在多种恶性肿瘤中高表达，如乳腺癌、肺癌、卵巢癌、消化道癌症等。

（1）Trastuzumab/ 赫赛汀通过抑制细胞内信号转导、介导 ADCC 效应达到对肿瘤抑制和杀伤的效应。临床主要用于 HER2 过表达的晚期（转移性）乳腺癌的治疗。自 1998 年以来赫赛汀已经在全世界用于 45 万名 HER2 阳性乳腺癌患者的治疗；胃癌Ⅲ期临床评价数据显示赫赛汀联合化疗显著延长了晚期胃癌和胃食管结合部癌患者的中位生存期，从单独化疗组的 11.1 个月延长至 13.8 个月。目前，Trastuzumab 与紫杉醇联合作为 HER2 过表达的晚期乳腺癌的一线治疗方案，用于 HER2 阳性的局限性乳腺癌患者的术后治疗、淋巴结转移的 HER2 高表达的乳腺癌的辅助治疗及 HER2 阳性的转移性晚期胃癌的治疗。

（2）Pertuzumab 主要结合 HER2 胞外段的结构域Ⅱ，抑制 HER2/HER3 异源二聚体的形成并抑制胞内下游信号转导，进而发挥抑瘤效应，因此也可以用于 HER2 低表达的乳腺癌的治疗，可作为 HER2 阳性的转移性乳腺癌的一线治疗药物。对 HER2 阳性的转移或局部复发、无法切除的乳腺癌的患者，在标准的 Herceptin 联合 Docetaxel（多西他赛）化疗的基础上加用 Pertuzumab，可延长这类患者的无进展生存期，从对照组的 12.4 个月增至 18.5 个月，即中位无进展生存期延长 6.1 个月。

（3）Ado-trastuzumab Emtansine/Kadcyla/T-DM1 是赫赛汀抗体与 Emtansine（DM1）通过一硫醚连接子（MCC）连接形成的耦联物，DM1 是一种美登素衍生物，属于微管抑制剂，通过与长春花位点结合，抑制微管蛋白聚集。这一抗体耦联药（ADC）可明显提高抗体对肿瘤细胞的杀伤效应，临床用于晚期乳腺癌、用 HER2 抗体靶向治疗后的复发性乳腺癌治疗。

6. RANKL 靶点

Denosumab/Xgeva 作用机制主要是能够干扰 RANKL 与 RANK 的结合，抑制胞内信号转导，阻碍破骨细胞对骨的再吸收，然而，Xgeva 不能防止或延缓癌症扩散，用于预防癌症骨转移（如前列腺癌的骨转移）后所引起的骨折；同时还可以用于不能手术的骨巨细胞瘤。在乳腺癌骨转移患者中，Xgeva 在预防骨相关副作用方面表现良好，例如骨裂、脊索压迫等，表明 Xgeva 能够减轻患者骨转移后的痛苦，提高生活质量；另有一项临床Ⅲ期的数据显示，在肺癌骨转移的患者中，Xgeva 能明显提高总体生存率；目前，Xgeva 作为一线用药治疗转移性非小细胞肺癌骨转移的临床Ⅱ期研究正在进行中。

7. CD30 靶点

CD30 属于 TNFα 受体（TNFR）超家族成员，参与了体内众多生理和病理过程，CD30 在霍奇金淋巴瘤和系统退行性大细胞淋巴瘤的肿瘤细胞中高表达。MMAE 全称 Monomethylauristatin E，即甲基澳瑞他汀去甲麻黄碱。Brentuximab vedotin/Adcetris 是抗 CD30 抗体耦联 MMAE 的 ADC 药物，抗体与肿瘤细胞特异性结合后，将毒素导入胞内达到对肿瘤细胞的杀伤，主要用于霍奇金淋巴瘤、系统退行性大细胞淋巴瘤的二线或三线治疗。

8. EpCAM（17-IA）靶点

EpCAM 即上皮细胞黏附分子（Epithelial cell adhesion molecule，又名 TACSTD1、CD326、17-A、ESA、EGP40），是一种Ⅰ型跨膜糖蛋白，分子量约为 40 000D，参与细胞融合、信号转导、迁移、增殖和分化，研究显示，EpCAM 能通过 Wnt 信号转导通路参与肿瘤细胞增殖过程。EpCAM 常在原发肿瘤、大部分转移性腺癌、上皮细胞癌中过量表达，包括结直肠癌、卵巢癌、胃癌、食道癌、肺癌、胰腺癌、乳腺癌和头颈部癌，属于癌症标记物。在包括乳腺癌、卵巢癌、胰腺癌、胆囊癌以及肝癌等肿瘤中，EpCAM 过度表达与患者的生存和预后不良相关；近年来，EpCAM 已经被认为是一种癌干细胞标志物，与 CD44、CD133、CD166 共同在癌干细胞表达。Edrecolomab/Panorex/ 依决洛单抗是鼠源 IgG2a 抗体，与化疗药物如 5-FU 联合用于结直肠癌术后的治疗。1994 年在德国获批准上市后，后续的Ⅲ期临床试验未能证实该药对Ⅲ期结直肠癌术后患者带来明显益处，患者的总体生存期没有延长，未通过美国 FDA 批准；2011 年，在欧美多中心进行的一项研究显示，低危Ⅱ期结肠癌患者术后使用依决洛单抗（edrecolomab）辅助治疗，不能延长患者生存期。

9. CD33 靶点

2000 年辉瑞公司的人源化 IgG4 抗体 Gemtuzumab Ozogamicin/Mylotarg 经快速审批程序获批上市。Mylotarg 耦联了刺孢霉素，用于治疗 60 岁以上不适合化疗药物治疗的复发急性髓性白血病。但临床评价结果未观察到生存期获得改善的支持结果，因此临床试验提前中止。此后的临床研究发现，和仅使用化疗的对照组相比，抗体治疗组出现大量死亡。在当初获批时发现的一种与药物相关的严重的、可致命的肝静脉闭塞病的发生率上升了。因此，由于药物在安全性方面存在问题，并且无法证明对患者生存期延长有益，辉瑞公司在2010年6月宣布将此药物撤出美国市场。

表2-3中列出部分目前在Ⅱ/Ⅲ期临床试验评价中的肿瘤新靶点、新结构、新功能的治疗性抗体，它们中的部分治疗性抗体有可能在未来几年中批准上市，如用于胃癌治疗的抗VEGFR2人源抗体目前在等待2014年美国FAD和欧盟批准。表2-4为部分完成临床前研究进入I期临床试验的治疗性抗体。

表2-3　处于Ⅱ/Ⅲ期临床试验的治疗性抗体

名称	靶点	抗体类型	适应证	临床阶段
Elotuzamab	CS1（CD2亚基1）	人源化抗体	多发性骨髓瘤	Ⅱ/Ⅲ
Zanolimumab Humax-CD4	CD4	人源抗体	T淋巴瘤	Ⅱ
Lintuzumab SGN-33	CD33	人源化抗体	急性髓细胞白血病	Ⅱb
Rilotumumab AMG102	HGF/SF	人源抗体	胃/食管交界腺癌、前列腺癌	Ⅲ/Ⅱ
Necitumumab IMC-11F8	EGFR	人源抗体	非小细胞肺癌	Ⅲ
Zalumumab HuMax-EGF	EGFR	人源抗体	头颈部鳞状细胞癌	Ⅲ
Nimotuzumab h-R3	EGFR	人源化抗体	胃癌、非小细胞肺癌、乳腺癌、宫颈癌、直肠癌	Ⅲ/Ⅱ
MABp1	IL-1β	人源抗体	癌症患者恶液质症	Ⅲ
Ramucirumab IMC-1121B	VEGFR2	人源抗体	胃癌、胃食管腺癌、肺癌、肝癌、结肠癌	Ⅱ/Ⅲ
Onartuzumab*	c-Met	人源化抗体	非小细胞肺癌、胃癌 HER⁻Met⁺胃腺癌/胃肠道交界处腺癌	Ⅱ/Ⅲ
Farletuzumab MORAb-00**	叶酸受体	人源化抗体	卵巢癌	Ⅲ
Girentuximab WX-G250	CA IX	嵌合抗体	肾癌	Ⅲ
Cixutumumab（IMC-A12）	IGF1R	人源抗体	骨或软组织肉瘤、肾癌	Ⅱ/Ⅰ
ganitumab AMG 479	IGF1R	人源抗体	乳腺癌、胰腺癌	Ⅱ
Dalotuzumab（MK-0646）h7C10	IGF1R	人源化抗体	实体瘤、结直肠癌、小细胞肺癌	Ⅱ

续表

名称	靶点	抗体类型	适应证	临床阶段
Mapatumumab HGS-ETR1	TRAIL-R1	人源抗体	非霍奇金淋巴瘤、多发性骨髓瘤、肺癌	Ⅱ
Apomab	TRAIL-R2	人源抗体	乳腺癌等	Ⅱ
Conatumumab AMG 655	TRAIL-R2	人源抗体	结直肠癌、肺癌、胰腺癌	Ⅱ
AGS-1C4D4	PSCA	人源抗体	胰腺癌	Ⅱ
Carlumab CNTO888	CCL2	人源抗体	前列腺癌/实体瘤	Ⅱ/Ⅰ
Intetumumab CNTO 95	ITGA5	人源抗体	前列腺癌	Ⅱ
Volociximab M200	ITGA5、ITGB1	嵌合抗体	转移性肾癌、上皮性卵巢癌、原发性腹膜癌	Ⅱ
Racotumomab 1E10	单唾液酸神经结甘脂3（GM3）	鼠源（肿瘤疫苗）	非小细胞肺癌	Ⅲ
Ocaratuzumab AME-133v LY2469298	CD20	糖基改造人源化抗体	滤泡性淋巴瘤	Ⅲ
Inotuzumab ozogamicin CMC-544	CD22	人源化耦联刺孢霉素	急性淋巴细胞白血病（ALL）/非霍奇金淋巴瘤	Ⅲ
Moxetumomab pasudotox CAT-8015 HA22	CD22	鼠Fv，耦联铜绿假单胞菌外毒素-A	毛细胞白血病	Ⅲ
Pinatuzumab vedotin RG-7593	CD22	人源化耦联MMAE	弥漫性大B淋巴瘤（DLBCL）滤泡性非霍奇金淋巴瘤	Ⅱ
Naptumomab estafenatox ABR-217620	5T4	鼠源Fab抗体耦联金黄色葡萄球菌肠毒素E	肾癌	Ⅲ
Glembatumumab vedotin	GPNMB	人源抗体耦联MMAE	乳腺癌，黑色素瘤	Ⅱ
PSMA-ADC	PSMA	人源抗体耦联MMAE	前列腺癌	Ⅱ
Labetuzumab-SN-38 IMMU-130	CEACAM5	人源化抗体耦联SN-38	转移性直肠癌	Ⅱ
Lorvotuzumab Mertansine	CD56	人源化抗体耦联DM1	Merkel细胞癌、小细胞肺癌	Ⅱ

续表

名称	靶点	抗体类型	适应证	临床阶段
SAR3419，HuB4-DM4	CD19	人源化抗体耦联DM4	非霍奇金淋巴瘤、急性淋巴细胞白血病	II
RG-7596	CD759b	Not-disclosed，耦联MMAE	弥漫性大B细胞淋巴瘤（DLBCL）滤泡性非霍奇金淋巴瘤	II
Indatuximab ravtansine	CD138	嵌合抗体耦联DM4	多发性骨髓瘤	I/II
Milatuzumab-doxorubicin	CD74	人源化抗体耦联阿霉素	多发性骨髓瘤	I/II

* 2014 年罗氏公司宣布停止 Onartuzumab 治疗性抗体对非小细胞肺癌的Ⅲ临床试验

**2013 年公布 Farletuzumab 与卡铂 – 紫杉醇联合用于上皮型卵巢癌的Ⅲ期治疗未达到 PSF 要求，但对肺癌Ⅳ评价仍在进行中

表 2-4　已完成临床前研究进入 I 期临床试验的治疗性抗体

名称	靶点	抗体类型	适应证
Patritumab	HER3	人源抗体	实体瘤
AVE 1642	IGF1R	人源化抗体	实体瘤
BAY 94-9343	Mesothelin	人源抗体耦联DM4	实体瘤
Dalotuzumab MK-0646	IGF-1R	人源化抗体	晚期实体瘤、直肠癌、非小细胞肺癌
Apomab	DR5	人源化抗体	肿瘤骨转移
Drozitumab	TRAILR2	人源抗体	结直肠癌
Lexatumumab	TRAILR2	人源化抗体	实体瘤
MIK-β1/MA1-35896	IL2R	人源化抗体	大颗粒T淋巴细胞白血病（T-LGL）
1D09C3	HLA-DR	人源化抗体	慢性淋巴细胞白血病
GC33/RO5137382	GPC3	人源化抗体	肝癌
KRN330	GPA33	人源化抗体	结直肠癌
Volociximab/M200	integrin α 5β1	嵌合抗体	非小细胞肺癌
Trebananib/AMG386	ANGPT1/2	肽-Fc融合蛋白	实体瘤
Racotumomab	NeuGcGM3	人源化抗体	晚期NSCLC
90Y-Clivatuzumab tetraxetan	MUC1	人源化抗体	胰腺癌

续表

名称	靶点	抗体类型	适应证
L19-TNF α	FN1	Fc融合蛋白	实体瘤
68Ga TF2	CEA	人源化抗体	HER2阴性乳腺癌、甲状腺髓样癌
SAR3419	CD19	人源化抗体	非霍奇金淋巴瘤（NHL）、B细胞恶性肿瘤
Indatuximab ravtansine	CD138	嵌合抗体	多发性骨髓瘤
Milatuzumab-doxorubicin	CD74	人源化抗体	人淋巴瘤、骨髓瘤
AGS-16M8F	ENPP3	人源抗体	肾癌
AGS-22M6E	Nectin-4	人源抗体	实体瘤
BAY94-9343	Mesothelin	人源抗体	实体瘤

（二）肿瘤免疫调节性治疗抗体

1. 靶向免疫细胞调节分子

靶向免疫细胞调节分子通过抗体与免疫细胞上免疫分子的特异性结合重新激活针对恶性肿瘤细胞的免疫应答，达到抑制肿瘤细胞增殖或杀伤肿瘤细胞的目的。免疫调节分子包括以下三类：①免疫抑制类受体，包括表达于活化 T 细胞表面的 CTLA-4、PD-1 以及表达于自然杀伤（NK）细胞表面的 KIR 家族；②免疫共刺激受体，例如 TNFR 超家族成员 OX40、GITR 等，它们都在 $CD4^+$ 和 $CD8^+$ T 细胞中表达；③可溶性免疫抑制因子，如 TGFβ1。图 2-2 显示了重要的 T 细胞免疫调节分子，它们中靶向 CTLA-4 靶点的治疗性抗体的成功上市和即将上市的靶向 PD-1 的治疗性抗体为肿瘤治疗开创了新的理念。

（1）CTLA-4 CTLA-4 全称为细胞毒性 T 细胞相关抗原 -4（cytotoxic T lymphocyteassociated protein 4），是一种表达于 T 淋巴细胞表面的负调节器。CTLA-4 能够结合抗原呈递细胞（antigen-presenting cell，APC）表面的配体 CD80/CD86，干扰 T 细胞与 APC 之间 CD28-CD80/86 等活化信号，从而抑制 T 细胞的激活，减弱机体对肿瘤细胞的免疫应答和杀死能力。阻断 CTLA-4 与 CD80/CD86 的相互作用的抗体药物能够恢复 T 细胞活化信号，增加 T 细胞的活化和增殖，帮助免疫系统识别、瞄准并攻击癌细胞，例如通过 T 细胞介导的抗肿瘤免疫应答而发挥抗肿瘤作用；此外还可通过 Fcγ 受体依赖方式介导调节性 T 细胞的消耗，从而上调效应 T 细胞的比例，逆转免疫抑制状态的 T 细胞，增强机体抗肿瘤能力（图 2-3）。

（2）PD1 PD1 蛋白全称 Programmed Cell Death 1（细胞程序性死亡受体 1），又称为 PD1/PDCD1，是一种免疫球蛋白超家族I型跨膜糖蛋白，属于 T 细胞共抑制受体。它可被诱导性地表达在活化的 T 细胞、B 细胞、NK 细胞、单核细胞和树突状细胞表面，与其配

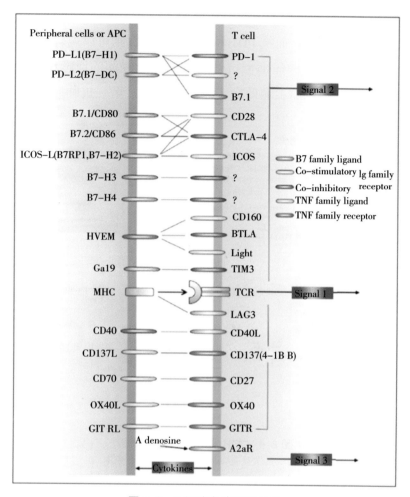

图 2-2　T 细胞免疫调节分子

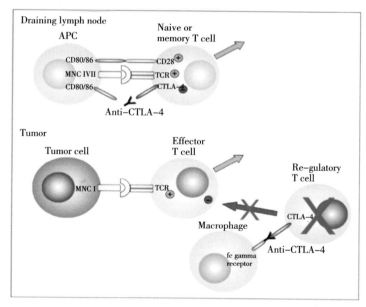

图 2-3　CTLA-4 抗体作用机制示意
APC：抗原提呈细胞；TCR：T 细胞受体

体及处于 APC 细胞表面的 PDL1、PDL2 相结合而对淋巴细胞的活化产生抑制作用，从而抑制免疫细胞的免疫应答反应，而抗 PD1 和 PDL1 的抗体则可以逆转这一抑制效应，激活免疫细胞杀伤肿瘤；此外，在肿瘤部位抗体还可以结合浸润的巨噬细胞表面的 Fcγ 受体，介导调节性 T 细胞的消耗，从而上调效应 T 细胞的比例，增强抗肿瘤能力（图 2-4）。

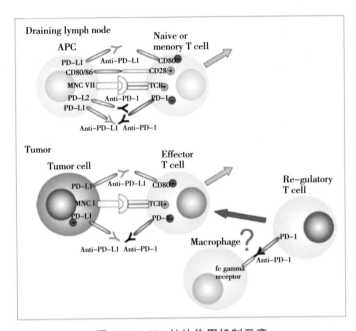

图 2-4　PD1 抗体作用机制示意
APC：抗原提呈细胞；TCR：T 细胞受体

2. 免疫调节性治疗抗体对肿瘤治疗的应用

Ipilimumab/Yervoy 是 BMS 公司研发的抗 CTLA-4 抗体药物（人源 IgG1），于 2011 年经美国 FDA 批准上市，用于不可切除的或转移性黑色素瘤患者。临床Ⅲ或Ⅳ级黑色素瘤患者用 Ipilimumab 和（或）gp100 肽疫苗进行治疗，提示 Ipilimumab 的使用使得总体生存时间比疫苗单用延长了 3.6 个月（10 个月 *vs* 6.4 个月）；此外，早期临床数据也显示，Ipilimumab 使用后可以引起淋巴细胞激活，表明抗体可以增强患者的免疫力。

随着靶向 CTLA-4 抗体药物获批上市用于黑色素瘤的临床治疗，抗 PD1 人源抗体 Nivolumab 已经完成黑色素瘤、NSCLC 的Ⅲ期临床评价，令人比较满意的结果使得 Nivolumab 有望在 2014 年获得 FDA 的批准。同时处于Ⅱ/Ⅲ期（表 2-5）和进入Ⅰ期（表 2-6）临床试验的肿瘤免疫调节抗体也逐步增多。

表 2-5　Ⅱ/Ⅲ期临床试验的肿瘤免疫调节抗体

名称	靶点	抗体类型	适应证	临床阶段
Tremelimumab	CTLA-4	人源抗体	黑色素瘤、肝癌	Ⅲ
Nivolumab	PD1	人源抗体	黑色素瘤、非小细胞肺癌、肾癌	Ⅲ/Ⅱ

名称	靶点	抗体类型	适应证	临床阶段
Lambrolizumab	PD1	人源化抗体	黑色素瘤、非小细胞肺癌、肾癌	III/II
Pidilizumab CT-011	PD1	人源化抗体	滤泡性淋巴瘤、弥漫性大B淋巴瘤、多发性骨髓瘤、急性髓细胞性白血病、结直肠癌、胰腺癌	II
MPDL3280A RG7446	PDL1	人源抗体	黑色素瘤、非小细胞肺癌	II
IMP321	MHCII	LAG3 Ig融合蛋白	黑色素瘤、胰腺癌、乳腺癌	II/I
Lucatumumab HCD122	CD40	人源抗体	慢性淋巴细胞白血病、多发性骨髓瘤	II/I
Dacetuzumab SGN040 huS2C6	CD40	人源化	多发性骨髓瘤、慢性淋巴细胞瘤、弥漫性大B细胞性淋巴瘤	I/II
Urelumab BMS-663513	CD137	人源抗体	黑色素瘤、非小细胞肺癌、B-非霍奇金淋巴瘤	II/Ib

表 2-6 I期临床试验的肿瘤免疫调节抗体

名称	靶点	抗体类型	适应证	临床阶段
BMS-936559 MDX-1105	PDL1	人源抗体	黑色素瘤、非小细胞肺癌、肾癌	I
MEDI4736	PDL1	全人IgG1	晚期实体瘤	I
MGA271	B7-H3	人源化抗体	黑色素瘤	Ib
CP-870，893	CD40	人源抗体	黑色素瘤，胰腺癌	Ib
Chi Lob 7/4	CD40	嵌合IgG1		I
PF-05082566	CD137	人源抗体	治疗非霍奇金淋巴瘤	Ib
CDX-1127 1F5	CD27/ TNFRSF12A	人源抗体	CD27阳性的淋巴瘤	I
9B12	CD134	鼠源IgG1	实体瘤	I
MeDI6469	CD134	人源抗体		
TRX518	GITR/ TNFR SF18	人源IgG1	黑色素瘤	Ib

续表

名称	靶点	抗体类型	适应证	临床阶段
IPH2101 1-7F9	KIR/CD158	人源抗体	急性髓性白血病、多发性骨髓瘤	I
Lirilumab BMS-986015	KIR/CD158	人源抗体	晚期实体瘤	I
Fresolimumab GC1008	TGFβ1	人源抗体	黑色素瘤、肾癌	I

3. 对肿瘤治疗中双特异性抗体的应用

双特异性抗体（bispecific antibody，BsAb）是能够同时特异性结合同一靶细胞上两个不同的抗原分子，或同一抗原分子上两个不同结构域表位，或两个不同种类细胞的不同抗原分子的抗体。早期研制 BsAb 的方法是采用细胞工程技术，即将两株各自分泌不同特异性单抗的杂交瘤细胞再融合得到四源杂交瘤（quadromas），或将一株杂交瘤细胞与免疫的脾细胞融合得到三源杂交瘤（triomas）从而制备获得，均被称为二次杂交瘤（hybrid-hybridoma）。此类杂交瘤稳定性差，BsAb 的产量少且活性低，同时在临床应用时还存在 HAMA 反应。20 世纪 90 年代起，随着分子生物学技术、蛋白质工程技术的飞速发展以及 Knob-into-hole、Dock-and-lock 等工程制备技术的革新，陆续出现了"BsAb""TriFab""Triomab""Bispecific Fab'2""Tandem Fv""Diabody""Single-chain diabody"等形式的双特异性抗体，为具有成药性双特异性抗体研制提供了可操作性；同时，稳定、大量生产、低成本、操作简便的抗体生产工艺的改造和成熟加快了此类抗体药物进入临床试验的速度。

Catumaxomab/Removab 是 2009 年经欧洲 EMA 批准上市的、用于有恶性腹水的 EpCAM 阳性肿瘤治疗的抗体药物。Catumaxomab 为能够同时识别上皮细胞黏附分子（EpCAM）和淋巴细胞上的 CD3 分子的小鼠 - 大鼠嵌合三价抗体（triomab），能够导向结合并激活细胞毒性 T 细胞来杀死肿瘤细胞，包括颗粒酶 B 的生成、扩散和溶解模式。目前，Catumaxomab 单用治疗胃腹膜癌和卵巢癌正在进行Ⅱ期临床试验。此外，还有多个研究小组报道了基于 EpCAM 的双特异性抗体，如 EpCAM×CD3、EpCAM×CD16 等。

目前进入临床不同阶段的治疗性双功能抗体如表 2-7 所示。

表 2-7　临床研究阶段的双特异性抗体

名称	靶点	抗体类型	适应证	临床阶段
Blinatumomab MEDI-538 MT103	CD19×CD3	BiTE	复发/难治性弥漫性大B细胞淋巴瘤、非霍奇金淋巴瘤、急性淋巴细胞白血病、	Ⅱ/I

名称	靶点	抗体类型	适应证	临床阶段
DAF mAb RG7597	HER3×EGFR	人源化抗体	结肠癌、头颈部癌	II
EpCAM16	EpCAM×CD16	人源化BiTE*	肺癌、胃癌、结肠癌	I
MT111	CEA×CD3	BiTE	结肠癌、肺癌、胰腺癌	I
MEDI565	CEA×DOTA	人源化抗体	实体瘤	I
AMG 330	CD3×CD33	BiTE	急性髓细胞白血病（AML）	I
	CD16×CD33	BiKE	骨髓增生异常综合征（MDS）	I
hEx16	EGFR×CD16	BsAb	上皮癌	I
hEx3	EGFR×CD3	BsAb	胃癌、结肠癌、乳腺癌	I
AGN-150998 MP0112	VEGF×PDGFB	DARPin	老年性湿性黄斑变性	IIb
VEGF×OPN BsAb	VEGF×OPN	BsAb	肝癌、转移性癌症	
MDX-210	HER2×CD64	（Fab'）2	乳腺癌、卵巢癌	I
MDX-H210	HER2×CD64	（Fab'）2	乳腺癌、卵巢癌	I
MDX-447	EGFR×CD64	（Fab'）2	肺癌、结直肠癌	I
HRS-3/A9	CD30×CD16	（Fab'）2	霍奇金淋巴瘤	II
HER2Bi	HER2×CD3	耦联IgGs	乳腺癌、前列腺癌	I/II
Ertumaxomab Rexomun	HER2×CD3	三价抗体 Triomab	转移性乳腺癌	II
CD20Bi	CD20×CD3	耦联IgGs	多发性骨髓瘤	I
Bi20 Lymphomun	CD20×CD3	Triomab	B细胞肿瘤	I
rM28	NG2×CD28	嵌合TaFv	黑色素瘤	I/II
MT110	EpCAM×CD3	BiTE	肺癌、结直肠癌	I

*BiTE：bispecific T-cell-engagingBiKE：bispecific killer cell engager

（1）CD19×CD3　　CD19 表达于造血干细胞、浆细胞和多数 B 细胞膜，但在 B 淋巴瘤上呈高表达，因此是非霍奇金淋巴瘤治疗靶点。Blinatumomab/MEDI-538/MT103 是能够同时识别 T 细胞 CD3 和 B 细胞 CD19 膜分子的双特异性抗体，它可将 CD3$^+$ T 细胞富集到 CD19 高表达的肿瘤细胞，对肿瘤细胞进行杀伤作用。临床Ⅱ期数据也表明，在 20 例急性淋巴细胞白血病患者中，16 例（80%）用药一个疗程后最小残留病灶为阴性，12 人一直保持阴性。随访中患者无复发生存率为 61%，中位数为 33 个月。由于此药对成人急性淋巴细胞白血病的疗效明显，目前正在评估此药在儿童中的安全性和疗效；单独用药或者在干细胞移植后使用 Blinatumomab，能够保持更长的癌细胞清除期，试验结束时总存活率为 60%，最长生存期为 27.5 个月；此外，单药治疗弥漫性大 B 细胞淋巴瘤的Ⅱ期临床研究正在招募受试者。

（2）HER2×HER3　能够识别 HER2 和 HER3 的双特异性抗体已有报道，研发者对抗体进行了基因工程改造，添加了一段白蛋白结合区域，使得这一双特异性抗体能够进行亲和纯化，并且延长体内的半衰期。

（3）EpCAM×CD16　EpCAM16 是通过基因工程手段，基于两个人源化单链可变区片段合成的双特异性抗体，能够同时识别 NK 细胞表面的 CD16 以及上皮细胞黏附分子 EpCAM。EpCAM16 明显增强了对前列腺癌、乳腺癌、结肠癌、头颈癌的杀伤力，即使在 NK 细胞与肿瘤细胞的比率较低的情况下也是如此。用药过程中，甚至 NK 细胞都没有明显活化，仅通过脱颗粒和细胞因子的产生等机制来杀伤肿瘤靶细胞，表明双特异性抗体可以有效地招募免疫系统的 NK 细胞，特异性介导其有效地杀伤癌细胞，即使是对 NK 细胞单用无法杀伤的癌细胞也有疗效。

（4）CEA×CD3　CEA 即血清癌胚抗原，是首先在结肠癌病人的血清中发现的一种球蛋白，在 3~6 个月胎儿的血清中就可以检测到。癌胚蛋白 CEA 遍布肺癌、胰腺癌、胃癌、卵巢癌、宫颈癌、乳腺癌、直肠癌和结肠癌等细胞。早在 1996 年，同时识别 CEA 和 CD3 的双特异性抗体就见诸报道。Osada 等用 CEA×CD3 双特异性抗体 MEDI565 对取自常规化疗后转移性结直肠癌病人的肿瘤细胞进行了体外细胞学验证，在低浓度（0.1~1ng/ml）MEDI565 处理下病人的 T 细胞即能够抑制肿瘤细胞的生长并促进其凋亡；Peng 等采用突变和同源建模的方法确定了 MEDI565 的识别表位位于 CEA 的 A2 结构域 326-349 和 388-410 段，关键残基为 F（326）、T（328）、N（333）、V（388）、G（389）、P（390）、E（392）、I（408）及 N（410）。同时还鉴定了两个 CEA 的单核苷酸多态性（SNPs）以及一个新 mRNA 的剪接体。这一剪接体缺乏 CEA 的 N- 末端，包括 A1、B1 和很大一部分 A2 结构域。实时定量 PCR 分析显示肿瘤中广泛表达全长 CEA，而 CEA 剪接体的表达较不频繁。由于 MEDI565 的表位在此剪接体中缺失，因此在单纯表达 CEA 新剪接体的肿瘤中，MEDI565 可能不能介导 T 细胞的杀伤。

（5）CEA×DOTA　Yazaki 等构建了一系列抗癌 / 抗螯合双特异性抗体且标记了放射性核素。在小鼠移植瘤模型进行了药代动力学特性研究。体内生物分布结果表明，所有的双特异性抗体具有特异性较高的肿瘤摄取率，但肿瘤靶向性大约只有抗 CEA 母本抗体的一半，可能是由于更快的血液清除导致的。双标记的生物分布的研究表明，^{111}In-DOTA 促进了肝脏和脾脏对抗体的吸收，而 ^{125}I-DOTA 却没有观察到类似现象。预先给予靶向裸抗体后再给予标记抗体，肿瘤特异性摄取 ^{177}Lu 的比率明显提高，达到肿瘤：血比值 199：1，表明预靶向放射治疗可以大幅度减少骨髓放射性照射剂量。

（6）CD3×CD33　AMG330 能够同时识别 CD3 和 CD33 分子，可以招募 T 细胞杀伤 CD33 阳性的肿瘤细胞，有可能为急性髓细胞白血病（AML）治疗提供更有效的药物。尽管 AMG330 与 CD33、CD3 结合的亲和力均较低，但在过继移植 MOLM-13 癌细胞和人 T 细胞的免疫缺陷小鼠模型中，每日静脉注射低至 2μg/kg 体重的 AMG330 能够显著延长免疫缺陷小鼠的生存期；同时体外实验也显示，新激活的 T 细胞不到所有 T 细胞的 6%，而且在 10 名捐献者中只有 3 名出现了激活现象。

（7）CD16×CD33　骨髓增生异常综合征（Myelodysplastic syndromes，MDS）是干细胞疾病，可进展为急性髓系白血病（AML）。CD16×CD33 抗体可以激活原发 MDS 患者的 NK 细胞，从而杀伤 CD33$^+$ 的 MDSC（髓源性抑制细胞，myeloid derived suppressor cells）。有报道显示，CD16×CD33 抗体对 67 例 MDS 患者具有激活 NK 细胞的能力。与正常对照相比，MDS 患者中 CD33$^+$ 的 MDSC 的比例明显增加，这又与患者淋巴细胞、NK 细胞及 CD16 的表达下调相关。患者血液和骨髓中 NK 细胞经双特异性抗体处理后脱颗粒功能增强，TNF-α 和 IFN-γ 分泌上调，对 HL-60 及来自患者内源性 CD33$^+$ 的 MDSC 产生杀伤效应。可见，CD16×CD33 抗体能够逆转 MDSC 的抑制，活化 NK 细胞，诱导 MDSC 靶细胞分解，推测此抗体可以使得 CD33$^+$ MDS 患者受益。

（8）EGFR×CD16　人 EGFR 家族由 4 个不同的受体酪氨酸激酶组成，分别是表皮生长因子受体 EGFR（即 HER1）、HER2、HER3 和 HER4。它们参与激活一系列复杂的细胞信号转导途径，在正常组织中调控细胞的生长、分裂、分化等生理过程。EGFR 在大部分的人类恶性肿瘤表达。近 20 年来，该靶点的抑制分子被广泛地用于癌症的治疗研究，包括抗 EGFR 单抗、酪氨酸激酶抑制剂等。Asano 等构建了 15 个人源化抗 EGFR×CD16 双特异性抗体（hEx16）的突变体，并和未经人源化的母本抗体对比，从中选择功能最好的突变体 Mu3。在体外和体内实验中，hEx16 均显示了和母本抗体接近的结合特性，能够抑制靶细胞的生长，且抑制效应与市售抗 EGFR 抗体 Erbitux 接近。在体内实验中，hEx16 能够延长裸鼠的存活时间。

（9）EGFR×CD3　Watanabe 和 Asano 等也构建了多种形式的 EGFR×CD3 双特异性抗体（hEx3-scFv-Fc、hEx3-scDb-Fc diabody），在体外鉴定了它们对多株细胞株如上皮细胞（A431）、胃（KATO Ⅲ）、结肠癌（DLD-1、SW480）及乳腺癌（MCF-7、SK-BR-3）的生长抑制效应，与西妥昔单抗类似，hEx3 抗体都能够完全杀伤细胞；进一步利用三种小鼠模型评价了抗体的体内效应，结果显示，虽然 hEx3-scFv-Fc 在体外表现出较高的细胞毒性，但是由于其分子量高，应用有限（比如表达纯化难度高），而与此抗体体内外活性接近且分子量较小的 hEx3-scDb-Fc 则是一种新型的、适合于开发应用的重组双特异性抗体。

（10）VEGF×PDGFB　　AGN-150998/MP0112 是由 Allergan 公司研发的锚蛋白重复蛋白（ankyrin repeat protein，即 DARPin），可以同时识别 VEGF 和 PDGFB，且亲和力高，用于治疗老年性湿性黄斑变性，目前处于临床Ⅱb 研究阶段。临床Ⅰ/Ⅱ期研究结果显示，单眼内注射 0.4mg MP0112 能够中和房水中超过半数的 VEGF 水平，且这一效应能够维持8～12 周的时间，同时 MP0112 能够较长时间地减少水肿、改善患者视力。平均视力改善时间为 12 周。临床试验中出现了 11 例眼部炎症（61%），其中重度炎症 1 例。然而，由于重新制备了新批次的药品，眼部炎症在新的临床研究中没有再出现。

（11）VEGF×OPN　　血管内皮生长因子（VEGF）和骨桥蛋白（OPN）可直接诱导肿瘤血管生成，这是实体肿瘤生长和转移的关键。靶向 OPN 即骨桥蛋白（osteopontin）的双特异性抗体已有报道，研究者基于抗 VEGF 抗体 Avastin 以及抗 OPN 抗体hu1A12，设计了一个双特异性抗体 VEGF×OPN BsAb。与单用 hu1A12 和 Avastin 相比，VEGF×OPN BsAb 在抑制高转移性人肝癌裸鼠模型的肿瘤血管生成上更有效。进一步的研究表明，VEGF×OPN 抗体能有效抑制肿瘤生长和肺转移，表明它可能是一个很有前途的转移性癌症的治疗剂。

（12）HER2×CD64　　在 1995 年，同时识别 HER2 和 CD64 的双特异性（Fab′）2 抗体 MDX-210 就已经在过表达 HER2 的乳腺癌或卵巢癌患者中完成了临床Ⅰ期试验，结果显示，MDX-210 具有一定的临床疗效，且耐受性良好。然而，MDX-210 没有显示持续的抑肿瘤活性。研究者认为，联合细胞因子等治疗可能疗效会更好；人源化后的 MDX-H210 便采用了此种策略，联合 G-CSF 治疗 HER2 过表达的晚期乳腺癌患者。30 例患者对治疗耐受性良好，副作用主要为发热和短时间寒战，可能与血浆中 IL-6、TNF-α 水平升高有关。与 MDX-210 类似，MDX-H210 临床效应有限，在高浓度时与 G-CSF 联用显示似乎有效。总的来说，此抗体的临床长期抑瘤效应似乎一般，即使与细胞因子联用也是如此，因此从 2003 年至今没有出现新的进展报道。

（13）EGFR×CD64　　MDX-447 是能够同时识别 EGFR 和 CD64 的双特异性（Fab′）2 抗体，2008 年完成了临床Ⅰ期研究，与 G-CSF 联合用于晚期实体瘤的治疗。入组患者共 64 例，其中 41 例为单用抗体治疗组，23 例为联合治疗组。两组均出现了药物剂量限制性低血压毒性反应（DLT）。但是，G-CSF 与 MDX-447 共同给药时副作用很大，以至于因为担心安全问题提前终止了第二组的联合给药治疗。MDX-447 单用虽然耐受性良好，但是其临床疗效却很一般。

（14）CD30×CD16　　Hartmann 等研制了一株双特异性抗体 HRS-3/A9，它能够同时识别霍奇金淋巴瘤细胞表面的 CD30 分子以及 NK 细胞表面的 CD16 分子，是一类（Fab´）2 抗体，这是第一个被报道的能够完全缓解病情的双特异性抗体。两项临床 I 期试验的结果显示了其良好的疗效。其中一项对 15 例患者进行治疗的研究中有 1 例病情完全缓解、1 例部分缓解；另一项临床研究结果为 1 例完全缓解、3 例部分缓解。然而，在当时的技术条件下，此抗体的产量很低，44gIgG 中仅含 2.8g 双特异性抗体，同时此抗体的免疫原性高，因此阻止了此抗体进一步的临床研究。

（15）HER2×CD3　HER2Bi 是基于 HER2 抗体 Trastuzumab 以及抗 CD3 抗体 OKT3 构建的双特异性抗体。在乳腺癌、前列腺癌的临床 I / II 期实验显示，HER2Bi 能够活化 T 细胞，对乳腺癌和前列腺癌能够发挥部分疗效且可以维持两个月。

另一个可以同时识别 HER2 和 CD3 分子的双特异性抗体为 Ertumaxomab（Rexomun®），是一种 Triomab 形式的抗体。被用于转移性乳腺癌的治疗，处于临床 II 期研究阶段。Ertumaxomab 与 Catumaxomab 具有类似的 Fc 段，且体外效应也接近。与 Trastuzumab 相比，Ertumaxomab 能够引起细胞裂解，即使细胞为 HER2 低表达，而 trastuzumab 只能高效杀伤 HER2 高表达的细胞中。可能是因为 Trastuzumab 的作用机制主要是能够引起 NK 细胞介导的 ADCC 效应，而 Ertumaxomab 不但能够介导 T 细胞的杀伤，还能够介导炎性细胞因子如 IL-6、IFN-γ 及 TNF-α 等的杀伤效应。在早期的临床试验中，Ertumaxomab 被用于治疗有恶性腹水的腹膜癌，给药总剂量低至 40～140μg 即可以完全消除腹水中的肿瘤细胞。目前这株抗体正处于临床 II 期研究阶段，用于转移性乳腺癌的治疗试验。

（16）CD20×CD3　CD20 除了在干细胞和浆细胞之外的大多数 B 细胞表面表达外，还在淋巴瘤和白血病的 B 细胞上高表达，已经作为临床治疗淋巴瘤的一个重要靶分子抗原。

CD20Bi 是基于抗 CD20 抗体 Rituximab 以及抗 CD3 抗体 OKT3 构建的双特异性抗体，正处于临床 I 期研究，与化疗联合用于多发性骨髓瘤的治疗。之后，移植自体外周血造血干细胞以替换被化疗破坏的细胞。

另一个可以同时识别 CD20 和 CD3 分子的双特异性抗体为 Bi20（LymphomunTM/fBTA05），Bi20 是基于 Catumaxomab 和 Ertumaxomab 所构建的三价抗体（triomab），可以用于 B 细胞肿瘤的治疗。在体外，Bi20 被证明可以特异性介导从慢性淋巴细胞白血病患者中分离的低表达 CD20 的 B 细胞系的细胞有效裂解，无需加入额外的效应细胞，而相比之下，Rituximab 的细胞清除率显著较低；在临床试验研究中，6 例复发性 B 细胞癌、慢性淋巴细胞性白血病、高度恶性的淋巴瘤在异体干细胞移植后给予了抗体治疗。对 Alemtuzumab 和 Rituximab 都无应答的患者都表现出对 Bi20 的迅速而短暂的临床和血液学反应，凸显出此抗体较高的治疗应用潜力。目前 Bi20 正处于 I 期临床研究阶段。

（17）NG2×CD28　NG2 是一种硫酸软骨素蛋白多糖，与黑色素瘤、星形细胞瘤的

β1 整合素、PDGFα 受体相关，直接结合在 NG2 功能区的分子有 PDGFAA、FGF2、Ⅴ和Ⅵ型胶原、MT3、MMP、纤溶酶原、tPA 和半乳凝素 3。

rM28 是嵌合 TaFv（bispecific tandem molecule）形式的抗体，可以识别 T 细胞表面的共刺激因子 CD28 以及 NG2。这种分子自发地形成稳定的二聚体，能够诱导 T 细胞活化，在体内外实验中有效地杀灭 NG2 阳性的肿瘤细胞，并且这一过程不需要 TCR/CD3 复合物信号通路的参与，因此也被称作"靶向超激活刺激剂"。目前在黑色素瘤中开展临床Ⅰ/Ⅱ期的研究。

（18）EpCAM×CD3　MT110 是可以识别人 EpCAM 和 CD3 的双特异性抗体。在 NOD/SCID 小鼠体内进行的实验表明，低至 100 ng 的 MT110 可以抑制结肠癌细胞的生长（癌细胞与未刺激的人外周血单个核细胞的比例为 1∶1）；用人卵巢癌转移组织移植免疫缺陷小鼠并给予 MT110 治疗，即使是不加人外周血单个核细胞，MT110 也能够发挥抑瘤效应。在肺癌、结肠癌和胃肠道癌症中都进行了临床Ⅰ期研究。显示约 17% 的患者血清中检测到 EpCAM 的胞外段蛋白（EpEX），但是研究者认为 EpEX 不太可能对抗体的疗效或安全性构成问题；同时，研究证实，MT110 对胰腺癌细胞系及原发性胰腺癌均具有抑瘤效应。而且，体内外实验均显示，MT110 对具有高致瘤性的肿瘤干细胞也是有效的。相比而言，转移性胰腺癌细胞略微更耐 MT110 的治疗。总之，MT110 所介导的细胞毒性 T 细胞的杀伤不仅可以有效地杀灭普通胰腺癌细胞，而且也可以杀灭高度致瘤性的癌干细胞亚群。

（乔春霞　冯建男　吕　明　黎　燕）

二、治疗性抗体在自身免疫性疾病中的应用

正常状态下机体免疫系统将自身组织识别为"自我"，不产生或产生微弱免疫应答反应。当机体免疫系统对自身组织抗原产生免疫应答，体内出现自身抗体或自身反应性 T、B 淋巴细胞或其他免疫细胞亚群，炎性细胞因子水平异常，并出现机体组织器官相应功能障碍或损伤时称为自身免疫性疾病（autoimmune diseases）。自身免疫性疾病的病因是复杂的，遗传因素多在家族中群集发生如系统性红斑狼疮（SLE）等；自身抗原因素指隐蔽抗原的释放如外伤、手术、感染等原因使得原本作为隐蔽抗原的脑、晶状体、精子、甲状腺球蛋白释放入血液和淋巴系统，诱发过度自身免疫反应最终导致自身免疫病，如眼外伤引起白内障或交感性眼炎、精子抗原释放引起男性不育症等；物理、化学、感染及药物等因素诱发自身抗原改变自身组织和自身细胞的抗原性质发生改变，产生新的抗原决定基，感染机体的细菌、病毒与自身组织具有相同或相似抗原表位时，机体产生针对外来病原抗原的免疫反应，同时也产生与自身组织具有相同或相似抗原表位的交叉免疫反应，如链球菌菌体多种抗原蛋白与人体肾小球基底膜和心肌内膜有共同抗原表位，感染链球菌时可引发急性肾小球肾炎和风湿性心脏病；免疫调节因素中包括淋巴细胞识

别抗原能力改变、EB 病毒、细菌内毒素等激活剂、免疫调节机制紊乱等。

自身免疫性疾病治疗原则通常是对症处理、抗炎和免疫抑制药物治疗。临床常用的类固醇（steroids）类药物和免疫抑制药物（immuno-suppressant drugs）仅能减缓病情的发展速度而非根治疾病，长期使用对机体存在不同程度的毒副作用。自身免疫性疾病病程中组织器官的病理损伤与炎症反应密切相关，炎症反应程度依赖各类细胞因子水平。近年来，特异阻断炎性细胞因子生物学活性的抗体药物被越来越广泛地应用于治疗自身免疫性疾病，自 1998 年美国 FDA 批准靶向 TNFα 的治疗性抗体 Infliximab 用于类风湿性关节炎之后，相继又批准 10 种用于自身免疫性疾病的治疗性抗体。基于对自身免疫性疾病病因机制的深入认识，继 2002 年 Adalimumab 经 FDA 批准用于类风湿性关节炎后，2014 年 5 月 FDA 又批准 Adalimumab 用于非感染性中、后葡萄膜炎及慢性非感染性前葡萄膜炎的治疗。

（一）美国 FDA 批准用于自身免疫性疾病的治疗性抗体

在 20 世纪 90 年代，大量研究结果证实自身免疫病包括类风湿关节炎、溃疡性结肠炎、克罗恩病、1 型糖尿病、银屑病、系统性红斑狼疮（SLE）、多发性硬化、葡萄膜炎等疾病，与机体自身 T、B 淋巴细胞或其他免疫细胞活化异常有关，同时与机体内 IL-1、IL-6、TNF-α、IL-12、IL-17、IL-23、BAFF 等细胞因子水平异常改变密切相关，它们的异常变化破坏了机体各类免疫细胞和细胞因子相互制约的稳态平衡，炎性因子介导的器官组织病理性损伤是导致自身免疫性疾病的关键因素，如 RA 患者关节液中 TNF-α、IL-6 异常增高，SLE 患者血清中 BAFF 异常增高等。因此可通过具有特异靶向细胞因子的中和活性抗体降低炎性因子水平，阻断它们所介导的病理性损伤效应，最终达到对疾病病程发展的控制和治疗目的。

表 2-8　FDA 批准用于自身免疫性疾病的治疗性抗体药物（截至 2014 年 5 月）

名称	靶点	类型	适应证
Infliximab	TNFα	嵌合抗体	强直性脊柱炎，类风湿关节炎
Adalimumab （Humari）	TNFα	人源抗体	RA，强直性脊柱炎，PS，非感染性中、后葡萄膜炎，慢性非感染性前葡萄膜炎
Omalizumab	IgE	人源化抗体	过敏性哮喘
Efalizumab	CD11a	人源化抗体	银屑病
Natalizumab	整合素 α4	人源化抗体	多发性硬化症
Rituximab	CD20	嵌合抗体	类风湿关节炎
Certolizumab	TNFα	PEG修饰Fab抗体	克罗恩病
Golimumab	TNFα	人源抗体	类风湿关节炎

续表

名称	靶点	类型	适应证
Ustekinumab	IL-12/IL-23p40	人源抗体	重度斑块性银屑病
Belimumab	BAFF	人源抗体	系统性红斑狼疮
Tocilizumab	IL-6	人源化抗体	中、重度活动性类风湿关节炎
Vedolizumab	整合素 α4β7	人源抗体	中、重度活动性溃疡性结肠炎，克罗恩病

在被批准的 12 种抗体中靶向 TNFα 抗体或抗体类占了 4 种，1998 批准的 Infliximab、2002 年批准的 Adalimumab（Humira）、2008 年批准的 Certolizumab 和 2009 年批准的 Golimumab 抗体分别用于治疗强直性脊柱炎和类风湿关节炎，青少年类风湿关节炎，银屑病关节炎，溃疡性结肠炎，强直性脊柱炎，银屑病，非感染性中，后葡萄膜炎和慢性非感染性前葡萄膜炎等疾病。它们的主要作用是与过度表达的 TNFα 结合，阻断 TNFα 与 TNFα 受体结合所介导的病理损伤信号途径。

靶向整合素不同亚基的抗体如 2014 年 5 月批准的 Vedolizumab 抗体是通过抑制整合素 α4β7 与肠黏膜黏附分子 MAdCAM-1 的结合，减轻肠道炎性症状；靶向整合素 α4 亚基的 Natalizumab 抗体用于 MS 的治疗；靶向 CD11a 的 Efalizumab 抗体用于治疗银屑病，但因 Efalizumab 抗体抑制了免疫系统，引发的副作用包括细菌性败血症、病毒性脑膜炎、真菌性疾病，或导致潜伏性 JC 病毒引发渐进性多病灶脑白质病等原因于 2009 年退市。

目前的研究证实，CD20$^+$ 自身反应性 B 细胞可分化为浆细胞并产生自身抗体，还参与自身抗原呈递及调节自身反应性 T 细胞，因此在自身免疫性疾病中的作用逐渐得到重视。靶向 CD20 的 Rituximab 被批准用于类风湿关节炎，通过对 CD20$^+$ 自身反应性 B 细胞的清除，减轻自身免疫反应所介导的炎性症状。靶向 B 细胞生长因子（BAFF）的 Belimumab 用于系统性红斑狼疮的治疗，它可与 BAFF 特异性结合，阻断 BAFF 与受体结合所介导的 B 细胞激活途径，抑制自身反应性 B 细胞激活及自身抗体产生的病理过程。2011 年 3 月抗 BAFF 抗体 Belimumab（Benlysta）经美国 FDA 批准联合标准治疗来治疗自身抗体阳性的 SLE 患者，这是 50 年来第一次使用特异靶向抑制剂治疗 SLE；同年也获得欧洲药品管理局（EMA）批准用于 SLE 的治疗，抗体特异性阻断 BAFF 活性治疗方案为 SLE 患者带来了新的希望。

Centocor 公司开发的 ustekinumab 是一种全人源 IgG1κ 抗体，特异结合于 IL-12 和 IL-23 的 P40 亚基，2009 年批准用于治疗中重度银屑病。

尽管抗体具有特异的靶向性优势，但有些靶抗原分子上参与生理反应和致病性结构表位的重叠交义性，使得它们在临床治疗中可能存在严重不良反应如恶性肿瘤、细菌、病毒和真菌引发的感染等，这也是抗体药物设计和研制中亟待解决的问题。

（二）临床Ⅱ／Ⅲ期评价的自身免疫性疾病治疗性抗体

目前Ⅱ／Ⅲ期临床评价的主要以靶向 B 细胞和参与炎性反应的细胞因子为主的治疗性抗体药物如表 2-9 所示。

表 2-9　Ⅱ／Ⅲ期临床试验的自身免疫性疾病治疗性抗体（截至 2014 年 4 月）

名称	靶点	抗体类型	适应证	临床阶段
Rituximab	CD20	嵌合抗体	天疱疮、自身免疫性溶血性贫血、新发特发性血小板减少性紫癜	Ⅲ
Rituximab	CD20	嵌合抗体	特发性血小板减少性紫癜	Ⅱ
Ofatumumab	CD20	人源化抗体	类风湿关节炎	Ⅲ
Ofatumumab	CD20	人源化抗体	复发性多发性硬化	Ⅱ
Ocrelizumab	CD20	人源化抗体	复发性多发性硬化、原发性进展型多发性硬化、系统性红斑狼疮	Ⅲ
Veltuzumab	CD20	人源化抗体	类风湿关节炎	Ⅱ
Epratuzumab	CD22	人源化抗体	系统性红斑狼疮	Ⅲ
Belimumab	BAFF	人源抗体	多发性硬化、特发性血小板减少性紫癜、重症肌无力	Ⅱ
Tabalumab	BAFF	人源抗体	系统性红斑狼疮、类风湿关节炎	Ⅱ
Blisibimod	BAFF	肽抗体	系统性红斑狼疮、特发性血小板减少性紫癜	Ⅱ/Ⅲ
Atacicept	TACI	Fc融合蛋白	系统性红斑狼疮	Ⅱ/Ⅲ
Sarilumab	IL-6	嵌合抗体	类风湿关节炎	Ⅲ
Secukinumab	IL-17a	人源抗体	类风湿关节炎、牛皮癣型关节炎、牛皮癣型红斑狼疮	Ⅲ
Ixekizumab	IL-17a	人源化抗体	类风湿关节炎、牛皮癣型关节炎、银屑病	Ⅲ
Brodalumab	IL-17R	人源抗体	斑块型牛皮癣、脓疱型牛皮癣、牛皮癣型关节炎	Ⅲ
Gevokizumab	IL-1β	人源化抗体	非感染性葡萄膜炎	Ⅲ
Mepolizumab	IL-5	人源化抗体	哮喘、高嗜酸性粒细胞血症、并发嗜酸细胞支气管炎（COPD）	Ⅲ
Reslizumab	IL-5	人源化抗体	嗜酸性粒细胞性哮喘	Ⅲ
Benralizumab	IL5R	人源化抗体	哮喘	Ⅲ
Tebrikizumab	IL-13	人源化抗体	严重哮喘	Ⅲ

续表

名称	靶点	抗体类型	适应证	临床阶段
Tildrakizumab	IL–23p19	人源化抗体	脓疱型牛皮癣、哮喘	Ⅲ
Briakimmab	IL–12/IL–23	人源抗体	多发性硬化、炎性肠病、类风湿关节炎	Ⅲ

  由于 Rituximab 是人鼠嵌合抗体，在治疗中机体可产生异源性蛋白反应等问题，有 Rituximab 对复发性早期 B 淋巴细胞增生淋巴癌的 14 岁男孩治疗时，因出现系统性炎症反应综合征最终死亡的报道。随着抗体技术的进步，目前用于自身免疫性疾病治疗的抗体 90% 以上均为人源化和人源抗体。

  1. 影响 B 细胞数量、功能活性的治疗性抗体

  （1）靶向 CD20 的 Rituximab 抗体对类风湿性关节炎的良好临床治疗效果和对 B 细胞在自身免疫性疾病病理中的作用机制已清晰化，抗体与 CD20 结合后无显著内化及脱落，并能有效清除 B 细胞，因此 CD20 靶点仍是抗体药物选择的理想靶点，人源化和人源抗体 Ofatumumab、Ocrelizumab、Veltuzumab 分别进入类风湿关节炎、复发性多发性硬化、原发性进展型多发性硬化、系统性红斑狼疮、天疱疮、自身免疫性溶血性贫血等自身免疫性疾病的Ⅱ/Ⅲ期临床试验。

  （2）CD22 表达于除浆细胞（分泌免疫球蛋白的 B 细胞）外发育分化各阶段的 B 细胞的表面，在 B 细胞增殖和分化中起重要的调节作用，是抗自身免疫性疾病药物的重要靶点。靶向 CD22 的人源化抗体 Epratuzumab 已进入系统性红斑狼疮（SLE）治疗的Ⅲ期临床评价。

  （3）B 细胞激活因子（BAFF），又称为 B 淋巴细胞刺激因子（B lymphocyte stimulator，BLyS）是 1999 年发现的 TNF 家族成员之一。它可特异性地刺激 B 淋巴细胞存活、增殖、分化和分泌抗体，维持 B 细胞自身稳定，调节天然和获得性免疫反应并参与增强炎症期出现的异常通路。实验研究表明小鼠体内过表达 BAFF 会导致 B 细胞扩增和狼疮样症状，而 BAFF 抑制剂能够延迟狼疮在小鼠自发性 SLE 模型的发作和延迟其自身免疫性疾病的发展。这些证据证实了 BAFF 在 B 细胞相关的自身免疫性疾病中的重要作用。Belimumab 抗体新适应证如多发性硬化、特发性血小板减少性紫癜、重症肌无力等自身免疫性疾病的Ⅱ/Ⅲ试验正在进行中；靶向 BAFF 新抗体 Tabalumab 和类抗体 Blisibimod 对 SLE、类风湿关节炎、特发性血小板减少性紫癜等自身免疫性疾病也分别进入临床Ⅱ/Ⅲ期评价。而靶向 BAFF 受体 TACI–Fc 的抗体类药物也进入 SLE 的Ⅱ/Ⅲ期临床评价阶段。

  2. 靶向炎性反应的细胞因子中和抗体

  尽管靶向 CD20、CD22 或 BAFF 的抗体可有效清除或降低外周血成熟 B 细胞的数量，但是它不能降低记忆性 B 细胞和浆细胞的数量；更多研究结果证实导致自身免疫性疾病器官组织病理改变的重要因素是大量炎性细胞因子的存在，中和炎性细胞因子活性的治疗性抗体也是近年的研制热点。

（1）IL-6 靶点　IL-6 是机体功能最广泛的细胞因子，也是免疫系统和急性炎症反应的重要调节因子，自身免疫性疾病的发病和病程与 IL-6 水平变化有关。靶向 IL-6R 的人源抗体 Sarilumab 可以阻断 IL-6 与 IL-6R 结合后的炎性信号级联反应，已进入中重度活动型类风湿关节炎的临床Ⅲ期评价。中和 IL-6 活性的人源化抗体 Clazakizumab 和纳米抗体 ALX-0061 目前均已进入类风湿关节炎的临床Ⅱ期评价阶段。

（2）IL-17a 靶点　IL-17a 作为炎性因子参与免疫紊乱的病理过程，如类风湿关节炎等疾病和银屑病患者血液和关节液中 IL-17 水平随病程发展而升高，靶向 IL-17a 或 IL-17R 受体的抗体如 Secukinumab、Ixekizumab 和 Brodalumab 抑制 IL-17a 通路的信号，纠正免疫紊乱并控制病理过程进展，预期 2014 年完成Ⅲ期临床评价。

（3）IL-5 靶点　IL-5 是源于 TH2 淋巴细胞亚群和活化肥大细胞产生的细胞因子，其主要生物学作用为刺激嗜酸性粒细胞生长和分化。在Ⅰ型超敏反应中 TH2 淋巴细胞亚群和肥大细胞异常活化导致 IL-5 水平增高是哮喘的主要病因。靶向 IL-5 或 IL-5R 的中和抗体如 Mepolizumab、Reslizumab、Benralizumab 已进入不同诱因哮喘病的Ⅲ期临床评价。

3. 具有治疗前景的新靶点抗体的研制

（1）CD19 表达于 B 细胞，在浆母细胞和浆细胞亚群 CD19 呈持续表达，CD19 与 CD21 和 CD81 组成的免疫复合物调节 B 细胞活化。在人 CD19 转基因小鼠模型中可观察到 CD19 膜表达水平的变化能造成机体免疫耐受丢失和自身抗体产生，用抗 CD19 抗体治疗则可有效地阻断机体的初次和二次应答反应，IgM 和 IgG 的水平降低。靶向 CD19 分子的 MEDI-551 人源化抗体具有 CD19[+]B 细胞清除、ADCC 效应和自身抗体产生水平降低的活性，已进入多发性硬化和复发性多发性硬化的Ⅱ期临床评价。

（2）ICOS/B7RP-1（ICOSL）共刺激分子对 B 细胞活化起着调节作用，并影响着体液免疫反应、生发中心的形成和浆细胞分化发育。ICOS 缺失免疫缺陷患者体内 B 细胞数量明显降低正常人，同时出现 B 细胞向记忆 B 细胞和浆细胞分化的缺失，这就证实 ICOS 是影响 B 细胞活化的重要靶点，阻断 ICOS 共刺激信号通路可减少与疾病相关的记忆性 B 细胞和浆细胞数量，MEDI-570 抗体对系统性红斑狼疮的临床前研究结果提示 ICOS 靶点具有可选择性。

（3）CD40L 主要表达在活化 CD4[+] 细胞和肥大细胞，与 B 细胞表面 CD40 结合诱导 B 细胞表达 B7-1/B7-2 参与 T、B 细胞激活。CD40L 突变 X 连锁高 IgM 综合征具有高 IgM 和缺失 IgG、IgE、IgA 的特征，CD40L 突变也造成 B 细胞分化缺陷。靶向 CD40L 的 CDP7657 抗体、靶向 B7RP1 的 AMG-557 抗体对系统性红斑狼疮和银屑病临床前研究提示了共刺激分子 CD40L 和 B7RP1 具有可选择性。

（4）干扰素 α（IFN-α）由 B 细胞、单核巨噬细胞、成纤维细胞产生，是自身免疫系统的重要调节因子，它的水平改变与系统性红斑狼疮病程相关。临床前研究证实中和 IFN-α 的人源化抗体 AGS-009 治疗后 11 天就可明显降低 IFN-α 水平，靶向 IFN-α 的人源抗体 Sifalimumab 目前已进入中重度系统性红斑狼疮的II期临床评价阶段。

（5）IL-21 由活化 CD4$^+$ 细胞分泌，参与调节 B 细胞增殖，协同 IL-15 促进 B 和 NK 细胞增殖、分化和细胞毒活性。IL-21 水平改变与系统性红斑狼疮、银屑病、多发性硬化、类风湿关节炎等疾病有关。中和 IL-21 的 NNC114-0005（NN8828）人源化抗体已进入类风湿性关节炎的II期临床评价阶段。

随着自身免疫性疾病发病机制的不断阐明，临床前和I / II / III期的靶向性抗体药物不断增加，特异性中和或阻断与疾病相关靶分子的活性有效地缓解了疾病病程发展，但仍面对的是长期用药和药物副作用等问题。近年来靶向抑制相关细胞因子活化功能或清除 B 细胞通过破坏体液免疫反应可有效缓解临床症状，但治疗后仍可存在病情复发或进一步发展的问题，研究发现只要记忆性 B 细胞或长寿命浆细胞持续存在体液免疫反应就可能被再次活化。自身反应性记忆 B 细胞的存在是自身免疫性疾病难以治愈和反复发作的根本原因。因此未来需要寻找靶向自身反应性记忆 B 细胞或活化因子的治疗性抗体，更有效清除疾病相关的成熟 B 细胞、浆细胞、长寿命浆细胞和自身反应性记忆性 B 细胞。

（王仁喜　黎　燕）

三、治疗性抗体在感染性疾病中的应用

感染性疾病是指机体遭受病原体如病毒、细菌、支原体、衣原体、螺旋体或毒素侵袭产生的一类疾病，目前用于治疗或预防感染性疾病的抗体药物仅占 FDA 批准或进入临床试验阶段抗体药物的 4.3%。影响这类抗体药物发展的因素有：①细菌和真菌等病原体的结构非常复杂，不同的亚型间结构蛋白和关键的蛋白结构信息不同；②病毒致病性分子抗原表位的多样性及易发生变异；③靶向烈性病毒、毒素等致病菌的抗体药物的药效学评价限制。到目前为止美国 FDA 批准了 3 个感染性疾病的抗体药物上市。

（一）美国 FDA 批准用于感染性疾病的治疗性抗体

1. Palivizumab（帕利珠抗体）

Palivizumab（商品名 Synagis）是一种人源化抗体，能够特异性识别呼吸道合胞病毒（RSV）F 蛋白 A 抗原位点上的抗原决定簇，通过抑制病毒的复制并直接中和病毒而发挥作用。1998 年经美国 FDA 批准，1999 年经欧洲 EMA 批准，用于预防性治疗婴幼儿严重下呼吸道合胞病毒感染。该抗体是目前上市的唯一的治疗呼吸道合胞病毒的抗体药物。

RSV 是全球范围内引起呼吸道感染的常见起因，也是婴幼儿呼吸道感染最常见的病原。在 1 岁以下婴儿肺部感染的常见病原体中，呼吸道合胞病毒居于首位，严重者可导致死亡。多数患儿感染 RSV 后仅表现为上呼吸道感染，少数则出现严重的毛细支气管炎和肺炎，需要入院治疗。帕利珠单抗通过阻止病毒向下呼吸道扩散而发挥预防作用。

2. Raxibacumab（瑞西巴库）

Raxibacumab（商品名 Abthrax）是人源抗体，2012 年经美国 FDA 批准上市，用于治疗和预防吸入性炭疽。Raxibacumab 抗体可中和炭疽杆菌分泌的毒素，疗效尤为明显和迅速。美国政府向该公司购买了 2 万个疗程的瑞西巴库，作为国家战略储备。

值得指出的是 FDA 对瑞西巴库给予了快速通道、优先审查和罕见病药物认定。该抗体是 FDA 按照《动物疗效规则》批准的首个抗体药物。该规则允许通过充分的、对照明确的动物实验获得的疗效数据，在不方便或伦理上不适宜人试验的时候支持 FDA 批准药物。因吸入性炭疽病是罕见致死性疾病，不可能在人群中进行充分的药效学疗效试验，瑞西巴库治疗吸入性炭疽的药效学评价在一项猴试验和三项兔试验研究中得以证实。

3. KB001-A 抗体药物

KB001-A 是靶向铜绿假单胞菌蛋白的人源化 PEG 修饰的抗体片段，是 2013 年 10 月美国 FDA 批准的用于囊性纤维化假单胞杆菌属感染患者治疗的孤儿药。

（二）临床Ⅰ/Ⅱ/Ⅲ期评价的感染性疾病治疗性抗体

近年来靶向抗体库技术、单细胞 PCR 技术、抗原/抗体复合物的晶体结构的表位分析技术的发展和病原体抗原表位库的信息的丰富，加快了感染性疾病抗体药物的设计和研制速度，而抗体生产工艺的平台技术的日益成熟则支持了抗体药物的应用。目前有十余种感染性疾病抗体药物已进入临床试验阶段（表 2-10）。

表 2-10　临床试验阶段的抗感染抗体药物

名称	靶点	抗体类型	适应证	临床阶段
Anthin ETI-204	Anthin杆菌	人源化抗体	炭疽感染	Ⅰ
Anthrax immune globulin	Anthin杆菌	多克隆抗体	炭疽感染	Ⅲ
cytolin	LFA-1	人源化抗体	HIV感染	Ⅰ
丙型肝炎免疫球蛋白	HBV	多克隆抗体	丙型肝炎预防	Ⅱ
Ibalizumab TMB-355	CD4	人源抗体	HIV-1感染	Ⅱ
KD247	HIV-1C2/1	人源化抗体	HIV-1感染	Ⅱ
MBL-HCV1	HCVE2糖蛋白	人源抗体	丙型肝炎（HCV）	Ⅱ
actoximab MK-3415	艰难梭菌	人源抗体	难治型梭状芽胞菌感染	Ⅲ
PRO-140	HIV	人源化抗体	HIV感染	Ⅱ

续表

名称	靶点	抗体类型	适应证	临床阶段
TCN-032	流感A病毒	人源抗体	A型流感	I
TCN-202	CMV	人源抗体	CMV感染	I
Thravixa™	炭疽	人源抗体	炭疽感染高危人群	I
HGS004	CCR5	人源抗体	HIV-1感染	II
sevirumab	CMVgH	人源抗体	AIDS合并CMV感染	II
Palivizumab	RSV	人源化抗体	RSV感染	II
Omr-IgG-am	西尼罗病毒	免疫血清球蛋白	西尼罗病毒感染	III
CDA1	艰难梭菌毒素B	人源抗体	艰难梭菌感染	I
Tefibazumab	金色葡萄球菌毒素	人源化抗体	金色葡萄球菌重度感染	II
Faravirumab	狂犬病毒	人源化抗体	狂犬病预防和治疗	II

　　靶向 RSV 的人源化抗体 Motavizumab 与已上市的 Palivizumab 相比亲和力更高，能够给予上呼吸道更好的保护，生物学评价显示疗效更好且肺的生物利用度更高，已进入I期临床阶段，有望在 2015 年之前获得美国 FDA 批准，这将会进一步扩大包括成人和免疫妥协患者在内的呼吸道合胞病毒感染适应证人群。

　　目前有更多的靶向各类病原体的新型治疗性抗体正在临床前的实验阶段，如靶向肠道志贺菌毒素 Stx1 和 Stx2 的鼠源性单克隆抗体 13C4、11E10；靶向艰难梭菌毒素 B 的人源抗体 MDX-1388；靶向肉毒杆菌毒素的鼠源性单克隆抗体 BoNT/A；靶向天花病毒胞外包膜病毒的人源抗体 B5 和天花病毒成熟毒粒的人源抗体 L1；靶向 SARS 冠状病毒 CoV 的人源抗体 CR3014 和 CR3022 等。

（三）展望

　　相比于其他病种具有相对明确的抗原表位信息，病毒、细菌和真菌等的结构非常复杂，且不同的亚型间结构蛋白不尽相同。迄今，人们对于多种严重危害人类健康的病毒 / 细菌的致病机制仍不十分清楚，对其关键的蛋白结构信息仍知之甚少，这些均极大地阻碍了抗感染药物的研发进度。另一方面，病原体，尤其是病毒，极易发生变异，以逃避宿主的免疫监视，这给药物的研发带来了巨大的挑战。针对感染性疾病的这些特性，目前研发人员正采取相应的对策，以加快抗感染抗体药物的研发，以下几方面的突破将为药物的研发带来新的希望。

1. 抗体设计新策略

随着对病毒、细菌和真菌抗原表位验证性研究结果的累积，相关生物信息库的不断扩大丰富，为建立计算免疫学模式设计新型抗体提供了可行性。

源自计算生物学与免疫学相关方法相结合的计算免疫学，是基于计算生物学的相关理论技术合理指导免疫学相关试验的一门新兴学科。抗原–抗体复合物的晶体结构设计人源抗体计算方法的指导下，基于抗原–抗体相互作用的空间结构信息，利用分子动力学、距离几何学以及作用前后抗原、抗体结构的变化，通过虚拟定向突变合理优化抗体，使抗体体外亲和力成熟成为现实。借助于精确解析的抗原表位空间构象特点，利用计算机辅助分子设计技术以及高通量虚拟筛选技术从头设计多肽分子并选择合适的人源抗体框架进行合理展示，实现新型人源抗体分子的从头设计。

目前，基于抗原–抗体的作用复合物结构开展抗体模拟物的从头设计研究尚处于起步阶段，设计的成功与否与靶抗原的结构、抗原–抗体复合物结构以及药效团构象有着密切的联系。然而，鉴于该方法回避了杂交瘤技术、抗体人源化技术、抗体库技术等，将在抗感染抗体药物的研发中展现巨大的优势和应用前景。

2. 重组多克隆抗体

针对部分细菌、真菌和病毒致病性抗原表位的多样性特性问题，近年发展起来的重组多克隆抗体技术的优点是：①抗体具备同时识别/结合病原体抗原分子的不同结构域/表位，可模拟天然多克隆抗体功能特性；②抗体制备生产易于产业化操作，实现质量控制、批次生产稳定性和生产成本降低等。因此在治疗复杂疾病特别是感染性疾病中具有良好的临床应用前景。

有研究显示，以人呼吸道合胞病毒（RSV）G蛋白为靶点筛选获得的多个具有病毒中和活性的鼠单抗联用，中和能力较单用提高100倍。在抗狂犬病毒单抗的研究中，动物实验表明，三株单抗合用可以抵抗致死剂量狂犬病毒CVS-N2c的攻击，比单用的中和效果明显提高。此外，在烈性传染病如天花和鼠疫的研究中发现，针对多个抗原决定簇的单抗合用均具有协同保护作用。如抗鼠疫耶尔森菌F1抗原和V抗原的单抗分别使用均对小鼠有保护作用，二者合用的效果更为明显。对三株A型肉毒毒素（BoNT/A）的中和抗体的研究显示，任意两株抗体的联用可以使小鼠抵抗至少100倍的半数致死量（LD50）毒素的攻击，而单独使用单一抗体的小鼠最多只能抵抗20倍LD50毒素的攻击。如果三株抗体联用，中和效果更为明显。

重组多克隆抗体发展取决于两个主要技术：全人抗体库的构建，抗体基因定点整合与工程细胞株筛选技术。Symphogen公司开发研制了重组多克隆抗体的Symplex技术：富集人外周血B细胞，用单细胞PCR方法钓取抗体基因，构建噬菌体抗体库，从抗体库中筛选出有功能的抗体基因，克隆到定点整合系统的载体上，与重组酶表达载体一起共转染相应的宿主细胞，筛选稳定表达抗体的工程细胞株。根据靶细胞或抗原功能表位配伍需要，建立表达不同抗体但来自同一母本细胞的混合工程细胞株库，用于重组多克隆抗体的制备生产。

目前针对感染性疾病的重组多克隆抗体仍处于临床前研究阶段，但重组多克隆抗体具备机体免疫应答时产生的天然抗体的识别多样性等优点，且在制备生产上具有安全、重复、可操作性强等优势，备受生物制药业关注。随着技术的不断完善，这一新型抗体药物在复杂疾病如感染性疾病的治疗中将展现出其巨大的优势和良好的临床应用前景。

（陈国江　冯建男　黎　燕）

四、治疗性抗体在其他疾病中的临床应用

在治疗性抗体研究中癌症和自身免疫性疾病是最大的两个应用领域。主要原因是靶点明确、作用机制相对清楚，即大量的基础研究为抗体等药物的研发进行了铺垫，在抗体药物研制过程中相对"靶向性"更强，所以成功的概率相对较大。随着人们对靶点研究的深入，抗体在其他疾病中的应用也全面展开，包括：器官移植、骨质疏松、老年性黄斑变性、血液及心血管疾病甚至神经系统等方面。

（一）靶向器官移植排斥反应的抗体药物

器官移植术前、术中或术后给予抗体制剂的治疗，目的是在移植物进入体内后降低或调节淋巴细胞对异体抗原呈递的免疫应答，对器官移植中的急性排斥反应进行预防和治疗。目前为止，有 5 个抗体药物经 FDA 批准用于防治器官移植中的排斥反应（表 2-11）。

表 2-11　器官移植中临床应用的抗体药物

通用名	商品名	来源	靶点
抗胸腺细胞球蛋白	ATGAM	马多克隆抗体	CD2、CD3、CD4、CD8、CD11a、CD18、CD25、CD44、
抗胸腺细胞球蛋白	Thymoglobulin	兔多克隆抗体	CD45、HLA-DR1
Muromonab-CD3*	OKT 3	小鼠IgG2	CD3
Basiliximab	Simulect	嵌合抗体	CD25
Daclizumab[#]	Zenapax	人源化抗体	CD25

* 2009 年全球停止使用；# 2009 年美国停止使用

抗胸腺细胞球蛋白是器官移植中应用最早和最普遍的抗体制剂，因为是多克隆抗体，所以可以识别排斥反应时 T 淋巴细胞活化分子，如 CD2、CD3、CD4、CD8、CD11a、CD18、CD25、CD44、CD45、HLA-DR1 等，多用于有免疫应答高危因素移植患者的诱导疗法。

1986 年 6 月，由 Ortho 研发的 Muromonab-CD3 是首个应用于临床治疗的单克隆抗

体，是经典的淋巴细胞清除药物，但由于会导致严重的细胞因子释放综合征（cytokine release syndrome），已经不再应用于器官移植治疗。被停止使用的不仅仅是 Muromonab-CD3，还有抗 CD25 单抗 Daclizumab。CD25 是 IL-2 受体的 α 亚单位，抗 CD25 单抗能够阻止 IL-2 和 T 细胞受体的结合，抑制 T 细胞的增殖。虽然由于公众的认知和需求，Daclizumab 停止了使用，但另一抗 CD25 单抗 Basiliximab 还在临床广泛应用。

临床研究中的其他单克隆抗体。抗 CD52 抗体 Alemtuzumab，CD52 是一种膜糖蛋白，广泛分布在 T、B 淋巴细胞和巨噬细胞、单核细胞等表面。Alemtuzumab 作为免疫调节剂应用于临床治疗时，显示大量的淋巴细胞被清除，虽然已经进行了大量的临床试验，但目前为止还没有获批。另外，具有 B 淋巴细胞清除功能的抗 CD20、抗 CD22、抗 Blys 抗体都可能作为潜在的治疗药物。还有一些新靶点的单抗也已经进入临床Ⅱ期研究，例如抗 TNF 抗体、抗 C5 抗体等。

（二）靶向骨质疏松症的抗体药物

人体的骨密度取决于骨内破骨细胞（osteoclast）和成骨细胞（osteoblast）二者生长分化的平衡。破骨细胞的主要功能是促进骨骼溶解，而成骨细胞则是促进骨骼生成，当破骨细胞过度活化或数目增加时，就会使骨密度降低。绝经后的妇女以及老年人，其破骨细胞数目增多是造成骨密度降低的主要原因。成骨细胞的细胞膜上可溶性的 RANKL（RANK ligand）和破骨细胞前体细胞（osteoclast precursor cells）细胞膜上的 RANK 相互作用，刺激了破骨细胞前体细胞转化成破骨细胞，使破骨细胞数目增多。2010 年 FDA 批准上市的由 Amgen 公司研发的 Denosumab 是 IgG2 型的全人源抗体，靶向 RANKL，阻断 RANKL 和 RANK 的结合，从而抑制破骨细胞前体细胞的转化，降低破骨细胞的数量，达到增加骨密度的目的。

临床研究中的其他单克隆抗体。硬化蛋白（sclerostin）是骨细胞（osteocytes）产生的一种糖蛋白，通过 Wnt 和骨形成蛋白信号系统抑制作用，抑制了成骨细胞的分化、增殖和激活，导致骨形成下降。因为硬化蛋白仅局限于骨骼系统，因此抑制这种蛋白可能是一个理想的靶向治疗干预方向。已经有多个针对该靶点的抗体进入临床Ⅱ/Ⅲ期评价阶段。Romosozumab 是 Amgen 公司研发的针对该靶点的 IgG2 人源化单抗，来自 28 个医疗中心的临床Ⅱ期随机对照初步研究结果显示，经该抗体治疗后，患者腰椎基线期的骨矿物质密度（bone mineral density，BMD）有明显改变，目前已进入Ⅲ期评价。另外两个针对该靶点的抗体 Blosozumab 和 BPS804 正处于临床Ⅱ期研究。

（三）靶向老年性黄斑变性的抗体药物

老年性黄斑变性（age-related macular degeneration，AMD）在临床上分两种，一种为渗出性或湿性 AMD。随着 VEGF/VEGFR 途径在新生血管生长方面研究的深入，已经有多种针对该途径的抗体进入临床，Ranibizumab 是人源化 VEGF-A 单抗的 Fab 片段，可与 VEGF-A 的各种异构体高亲和力结合，能够阻断 VEGF-A 介导的新生血管生长的信号传递，于 2006 年获美国 FDA 批准用于治疗渗出性 AMD。Bevacizumab 是针对 VEGF 的重组单抗，于 2004 年获得 FDA 批准用于治疗晚期结直肠癌。该药用于治疗老年性黄斑变性，也取得了不错的疗效。除了 VEGF 靶点，还有一些针对新靶点的抗体也处于临床Ⅱ期研究，如两种抗 β 淀粉样蛋白（β-amyloid protein）抗体 GSK933776 和 RN6G，抗 1- 磷酸鞘氨醇（sphingosine-1-phosphate，S1P）抗体 Sonepcizumab；抗 C5 抗体 Eculizumab 也进行了Ⅱ期研究，但其临床试验并没有显示出好的效果。

另外一种 AMD 称为萎缩性或称干性 AMD，目前尚无有效治疗方法。抗 Factor D 抗体 RG7417 正在进行这方面的尝试，能否成功让我们拭目以待！

（四）靶向血液相关疾病的抗体药物

2014 年 5 月美国 FDA 批准了靶向 IL-6 的嵌合抗体 Siltuximab（Sylvant）抗体用于人类疱疹病毒 -8（HHV-8）阴性的多中心巨大淋巴结增生症（MCD）的治疗。MCD 因白细胞过度产生导致淋巴结肿大，机体防御功能低下，易感染，属血液系统罕见疾病。

2007 年 3 月，美国 FDA 批准了由美国 Alexion Pharmaceuticals（ALXN）研制的迄今为止临床上唯一用于治疗阵发性夜间血红蛋白尿（Paroxysmal nocturnal hemoglobinuria，PNH）的单抗药物 Eculizumab。Eculizumab 特异性地与补体蛋白 C5 结合且能有效抑制其裂解为 C5a 和 C5b，阻止补体末端复合物 C5a 的释放和膜攻击复合物（membrane attack complex，MAC）的形成，从而有效抑制补体末端介导的血管内溶血。对于 PNH 患者而言，溶血可导致血栓栓塞，这是 PNH 最大的并发症，可因此而致死。而长期应用 Eculizumab 进行治疗，可减少 PNH 患者血栓栓塞的发生。正是由于 Eculizumab 的成功，也掀起了针对补体靶点进行治疗性抗体研发的热潮，如 C1、MASP、C3、C5a、C5aR、Properdin，但这些抗体因起步较晚，多处于临床Ⅰ/Ⅱ期阶段。另外，针对凝血障碍、贫血、镰刀状细胞贫血症等血液相关疾病的治疗性抗体，也在进行早期的临床试验。

（五）靶向心血管疾病的抗体药物

阿昔单抗（Abciximab）是 1994 年 FDA 批准用于治疗血栓形成的嵌合抗体，是第一个用于心血管疾病的治疗性抗体药物，其靶向作用于血小板膜上的纤维蛋白原受体 GPⅡb/Ⅲa，能够特异性阻断纤维蛋白介导的血小板聚集。经过多年的研发，越来越多的抗体出现在心血管领域，靶点也呈现多样化的趋势，例如 PCSK9、oxLDL、IL1B、P- 选择素和 IL-1α 等，适应证也越来越多（表 2-12）。但研究最多、发展最快的单克隆抗体集中在高脂血症领域。高脂血症即高脂蛋白血症，其中胆固醇含量最高的低密度脂蛋白（low density lipoprotein，LDL）水平升高是引起动脉粥样硬化和冠状动脉疾病（athersclerosis and coronary artery disease，CAD）的重要危险因素。尽管他汀类降脂药已经在临床上广泛使用，也取得了不错的临床效果，但仍有 10% 左右的患者尽管服用他汀类药物，再加上饮食控制仍无法使低密度脂蛋白胆固醇（low density lipoprotein-cholesterol，LDL-C）降到目标值以下。另有研究显示，他汀类药物的致疲劳等不良反应可能会影响 20%~40% 的服用他汀类药物的患者，这就要求有更为新型的降血脂药物可供选择。他汀类药物是通过降低肝脏中胆固醇生成而起效的，正常情况下，循环中的 LDL 主要是被肝细胞表面的 LDL 受体（LDL receptor，LDLR）摄取而进入细胞内，而后 LDL 从 LDLR 上解离并在细胞内降解，LDLR 返回细胞膜表面，继续参与 LDL 的代谢。

前蛋白转化酶枯草杆菌蛋白酶 9（proprotein convertase subtilisin / kexin type 9，PCSK9）通过结合 LDLR 的表皮生长因子（epidermal growth factor，EGF）A 样结构域，与 LDLR 共同内化。在细胞内的酸性环境下，LDL 会从 LDLR 上解离，但 PCSK9 与 LDLR 的结合反而更强，引导 LDLR 进入溶酶体降解，而破坏 LDLR 的循环再利用，从而抑制 LDL-C 的降解，导致血液中的 LDL-C 水平升高。如果能抑制 PCSK9 与 LDLR 的结合，促进 LDLR 的再利用和 LDL 的降解，即可使血液中的 LDL-C 水平降低。PCSK9 是近年来发现的治疗高脂血症和心血管疾病的一个有效靶点，其中以来自赛诺菲 /Regeneron 联合开发的 Alirocumab/REGN727 和安进（Amgen）公司开发的 Evolocumab/AMG145 两个抗体药物进展最快并最受瞩目。Alirocumab 的临床Ⅱ期研究显示：病人接受抗体治疗，外加现有的他汀类药物，治疗 12 周 LDL-C 水平下降了 67.9%，对照安慰剂组只下降了 5%（$P<0.0001$），连续治疗 20 周，病人无严重不良反应。安进公司 2014 年 3 月 17 日宣布 Evolocumab 的临床Ⅲ期研究达到了主要终点，治疗 12 周时 LDL-C 水平下降了 51%~63%。该公司计划于 2014 年内向 FDA 递交上市申请。

表 2-12　在临床Ⅱ / Ⅲ期治疗心血管疾病的单克隆抗体药物（截至 2014 年 4 月）

通用名	靶点	抗体类型	适应证	临床阶段
Evolocumab AMG 145	PCSK9	IgG2 λ	高胆固醇血症 高脂蛋白血症Ⅱa型	Ⅲ Ⅲ
Alirocumab SAR236553/REGN727	PCSK9	IgG1κ	高胆固醇血症	Ⅲ
Bococizumab PF-04950615（RN316）	PCSK9	IgG2κ	高胆固醇血症	P Ⅲ
RG7652	PCSK9	IgG1κ λ	心血管疾病	Ⅱ
anti-oxLDL（BI-204/RG7418）	oxLDL	IgG1	动脉粥样硬化	Ⅱ
Ilaris®canakinumab	IL1B	IgG1κ	心血管二级预防	Ⅲ
inclacumab（RG1512）	P-选择素	IgG1κ	周围血管病变	Ⅱ
MABp1	IL-1 α	IgG1κ	血管术后再狭窄	Ⅲ

（六）靶向神经系统疾病的抗体药物

到目前为止，还没有单克隆抗体应用于神经系统疾病的治疗，一个重要原因是靶点研究不清楚、机制不确切，另一个原因是大分子药物很难穿过血脑屏障。但是科学家们正在做着各种艰难的尝试，进行神经系统疾病的单抗治疗研究。

阿尔茨海默病（Alzheimer's disease）是唯一一种既不可治愈，也不能阻止或减缓其发展的疾病，全世界阿尔茨海默病患者数量超过 3500 万人。在美国，阿尔茨海默病是第六大死因，治疗费用 2012 年是 2000 亿美元，预计到 2050 年将上升到 1.1 万亿美元。2000 年至 2008 年期间，乳腺癌、心脏病、中风以及艾滋病患者数量下降了 3%~29%，但是阿尔茨海默病患者数量却增长了 66%。更让人不容乐观的是，两种治疗阿尔茨海默病的抗体药物在一系列参与临床Ⅱ/Ⅲ期试验的 4000 多例患者中未能显示出任何优势。《新英格兰医学杂志》发表的报告显示，不论是靶向作用于可溶性和聚合性β淀粉样蛋白的 Bapineuzumab，还是靶向作用于可溶性β淀粉样蛋白的 Solanezumab，均未能在总体队列中达到主要终点。但对阿尔茨海默病的研究并没有停止，罗氏的 Gantenerumab 属于小分子β-分泌酶（BACE）抑制剂，目前进入临床Ⅲ期试验阶段。

另外，对新靶点、新适应证的尝试也在继续，例如：靶向神经生长因子（nerve growth factor，NGF）的抗体治疗慢性疼痛和癌症疼痛、靶向 CGRP 蛋白的抗体治疗偏头疼、靶向 Nogo-A 蛋白的抗体治疗肌萎缩侧索硬化症等。

（耿树生　黎　燕）

参考文献

[1] Köhler G，Milstein C. Continuous cultures of fused cells secreting antibody of predefined specificity. Nature，1975，256：495-497

[2] Alkan SS. Monoclonal antibodies： the story of a discovery that revolutionized science and medicine.Nat Rev Immunol，2004，4：153-156

[3] Weiner L M，Surana R，Wang S. Monoclonal antibodies： versatile platforms for cancer immunotherapy. Nat Rev Immunol，2010，10：317-327

[4] Nimmerjahn F，Ravetch J V. Fcgamma receptors： old friends and new family members. Immunity，2006，24：19-28

[5] Hubert P，Amigorena S. Antibody-dependent cell cytotoxicity in monoclonal antibody-mediated tumor immunotherapy. Oncoimmunology，2012，1：103-105

[6] Houot R，Kohrt H，Levy R. Boosting antibody-dependant cellular cytotoxicity against tumor cells with a CD137 stimulatory antibody. Oncoimmunology，2012，1：957-958

[7] Kute T，Stehle J R，Ornelles D，et al. Understanding key assay parameters that affect measurements of trastuzumab-mediated ADCC against HER2 positive breast cancer cells. Oncoimmunology，2012，1：

810-821

[8] Winiarska M，Glodkowska-Mrowka E，Bil J，et al. Molecular mechanisms of the antitumor effects of anti-CD20 antibodies. Front Biosci（Landmark Ed），2011，16：277-306

[9] Dunkelberger J R，Song W C. Complement and its role in innate and adaptive immune responses. Cell Res，2010，20：34-50

[10] Zipfel P F，Skerka C. Complement regulators and inhibitory proteins. Nat Rev Immunol，2009，9：729-740

[11] Seimetz D. Novel monoclonal antibodies for cancer treatment：the trifunctional antibody catumaxomab（removab）. J Cancer，2011，2：309-316

[12] Armeanu-Ebinger S，Hoh A，Wenz J，et al. Targeting EpCAM（CD326）for immunotherapy in hepatoblastoma. Oncoimmunology，2013，2：e22620

[13] Witzig T E，Gordon L I，Cabanillas F，et al. Randomized controlled trial of yttrium-90-labeled ibritumomab tiuxetan radioimmunotherapy versus rituximab immunotherapy for patients with relapsed or refractory low-grade，follicular，or transformed B-cell non-Hodgkin's lymphoma. J Clin Oncol，2002，20：2453-2463

[14] Kaminski M S，Estes J，Zasadny K R，et al. Radioimmunotherapy with iodine（131）I tositumomab for relapsed or refractory B-cell nonHodgkin lymphoma：updated results and long-term follow-up of the University of Michigan experience. Blood，2000，96：1259-1266

[15] Ferrara N，Hillan K J，Gerber H P，et al. Discovery and development of bevacizumab，an anti-VEGF antibody for treating cancer. Nat Rev Drug Discov，2004，3：391-400

[16] Michielsen A J，Ryan E J，O'Sullivan J N. Dendritic cell inhibition correlates with survival of colorectal cancer patients on bevacizumab treatment. Oncoimmunology，2012，1：1445-1447

[17] Smith M R. Rituximab（monoclonal anti-CD20 antibody）：mechanisms of action and resistance. Oncogene，2003，22：7359-7368

[18] Nightingale G. Ofatumumab：a novel anti-CD20 monoclonal antibody for treatment of refractory chronic lymphocytic leukemia. Ann Pharmacother，2011，45：1248-1255

[19] Czuczman M S，Fayad L，Delwail V，et al. Ofatumumab monotherapy in rituximabrefractory follicular lymphoma：results from a multicenter study. Blood，2012，119：3698-3704

[20] Goede V，Fischer K，Busch R，et al. Obinutuzumab plus chlorambucil in patients with CLL and coexisting conditions. N Engl J Med，2014，370（12）：1101-1110

[21] Shimoni A，Avivi I，Rowe J M，et al. A randomized study comparing yttrium-90 ibritumomab tiuxetan（Zevalin）and high-dose BEAM chemotherapy versus BEAM alone as the conditioning regimen before autologous stem cell transplantation in patients with aggressive lymphoma. Cancer，2012，118（19）：4706-4714

[22] Srinivasan A，Mukherji S K. Tositumomab and iodine I 131 tositumomab（Bexaar）. AJNR Am J Neuroradiol，2011，32：637-638

[23] GSK to discontinue manufacture and sale of the BEXXARÂ® therapeutic regimen （tositumomab and iodine I 131 tositumomab）. 7 th ed. Press Release，2013

[24] Zhuang H，Xue Z Y，Wang L，et al. Efficacy and immune mechanisms of cetuximab for the treatment of metastatic colorectal cancer. Clin Oncol Cancer Res，2011，8：207-214

[25] Schneider-Merck T，Lammerts van Bueren J J，Berger S，et al. Human IgG2 antibodies against epidermal growth factor receptor effectively trigger antibody-dependent cellular cytotoxicity but，in contrast to IgG1，only by cells of myeloid lineage. J Immunol，2010，184：512-520

[26] Amado R G，Wolf M，Peeters M，et al. Wild-type KRAS is required for panitumumab efficacy in patients with metastatic colorectal cancer. J Clin Oncol，2008，26：1626-1634

[27] Hudis C A. Trastuzumab--mechanism of action and use in clinical practice. N Engl J Med，2007，357：39-51

[28] Bang Y J，Van Cutsem E，Feyereislova A，et al.ToGA Trial Investigators. Trastuzumab in combination with chemotherapy versus chemotherapy alone for treatment of HER2-positive advanced gastric or gastro-oesophageal junction cancer （ToGA）：a phase 3，open-label，randomised controlled trial. Lancet，2010，376（9742）：687-697

[29] Baselga J，Cortés J，Kim S B，et al.CLEOPATRA Study Group. Pertuzumab plus trastuzumab plus docetaxel for metastatic breast cancer. N Engl J Med，2012，366（2）：109-119

[30] Burris H A 3rd，Rugo H S，Vukelja S J，et al. Phase Ⅱ study of the antibody drug conjugate trastuzumab-DM1 for the treatment of human epidermal growth factor receptor 2 （HER2）-positive breast cancer after prior HER2-directed therapy. J Clin Oncol，2011，29：398-405

[31] Chawla S，Henshaw R，Seeger L，et al. Safety and efficacy of denosumab for adults and skeletally mature adolescents with giant cell tumour of bone：interim analysis of an openlabel，parallel-group，phase 2 study. Lancet Oncol，2013，14：901-908

[32] Branstetter D G，Nelson S D，Manivel J C，et al. Denosumab induces tumor reduction and bone formation in patients with giant-cell tumor of bone. Clin Cancer Res，2012，18（4）：415-424

[33] Coleman R E. Bone cancer in 2011：Prevention and treatment of bone metastasis. Nat Rev Clin Oncol，2011，9：76-78

[34] Stopeck A T，Lipton A，Body J J，et al. Denosumab compared with zoledronic acid for the treatment of bone metastasis in patients with advanced breast cancer：a randomized，double-blind study. J Clin Oncol，2010，28：5132-5139

[35] Scagliotti G V，Hirsh V，Siena S，et al. Overall survival improvement in patients with lung cancer and bone metastasis treated with denosumab versus zoledronic acid：subgroup analysis from a randomized phase 3 study. J Thorac Oncol，2012，7：1823-1829

[36] Fields A L，Keller A，Schwartzberg L，et al. Adjuvant therapy with the monoclonal antibody Edrecolomab plus fluorouracil-based therapy does not improve overall survival of patients with stage Ⅲ colon cancer. J Clin Oncol，2009，27（12）：1941-1947

[37] Niedzwiecki D，Bertagnolli M M，Warren R S，et al. Documenting the natural history of patients with resected stage Ⅱ adenocarcinoma of the colon after random assignment to adjuvant treatment with edrecolomab or observation：results from CALGB 9581. J Clin Oncol，2011，29（23）：3146-3152

[38] Blank C U. The perspective of immunotherapy：new molecules and new mechanisms of action in immune modulation. Curr Opin Oncol，2014，26（2）：204-214

[39] Freeman G J，Gribben J G，Boussiotis V A，et al. Cloning of B7-2：a CTLA-4counter-receptor that costimulates human T cell proliferation. Science，1993，262：909-911

[40] Linsley P S，Greene J L，Brady W，et al.Human B7-1（CD80）and B7-2（CD86）bind with similar avidities but distinct kinetics to CD28 and CTLA-4 receptors. Immunity，1994，1：793-801

[41] Topalian S L，Drake C G，Pardoll D M. Targeting the PD-1/B7-H1（PD-L1）pathway to activate antitumor immunity. Curr Opin Immunol，2012，24：207-212

[42] Muhlbauer M，Fleck M，Schutz C，et al.PD-L1 is induced in hepatocytes by viral infection and by interferon-alpha and-gamma and mediates T cell apoptosis. J Hepatol，2006，45：520-528

[43] Matzinger P，Kamala T. Tissue-based class control：the other side of tolerance. Nat Rev Immunol，2011，11：221-230

[44] herrmann I，Baeuerle P A，Friedrich M，et al. Highly efficient elimination of colorectal tumor-initiating cells by an EpCAM/CD3-bispecific antibody engaging human T cells. PLoS One，2010，5（10）：e13474

[45] Zhang P，Shi B，Gao H，et al. An EpCAM/CD3 bispecific antibody efficiently eliminates hepatocellular carcinoma cells with limited galectin-1 expression. Cancer Immunol Immunother，2014，63（2）：121-132

[46] Vallera D A，Zhang B，Gleason M K，et al. Heterodimeric Bispecific Single-Chain Variable-Fragment Antibodies Against EpCAM and CD16 Induce Effective Antibody-Dependent Cellular Cytotoxicity Against Human Carcinoma Cells. Cancer Biother Radiopharm，2013，Apr 23. [Epub ahead of print]

[47] Topp M S，Gökbuget N，Zugmaier G，et al. Long-term follow-up of hematologic relapse-free survival in a phase 2 study of blinatumomab in patients with MRD in B-lineage ALL. Blood，2012，120（26）：5185-5187

[48] Hoffman LM，Gore L. Blinatumomab，a Bi-Specific Anti-CD19/CD3 BiTE® Antibody for the Treatment of Acute Lymphoblastic Leukemia：Perspectives and Current Pediatric Applications. Front Oncol，2014，4：63

[49] Malm M，Bass T，Gudmundsdotter L，et al. Engineering of a bispecific affibody molecule towards HER2 and HER3 by addition of an albumin-binding domain allows for affinity purification and in vivo half-life extension. Biotechnol J，2014 Mar 27. [Epub ahead of print]

[50] Vallera D A，Zhang B，Gleason M K，et al.Heterodimeric Bispecific Single-Chain Variable-Fragment Antibodies Against EpCAM and CD16 Induce Effective Antibody-Dependent Cellular Cytotoxicity Against Human Carcinoma Cells. Cancer Biother Radiopharm，2013 Apr 23. [Epub ahead of print]

[51] Kuwahara M，Kuroki M，Arakawa F，et al. A mouse/human–chimeric bispecific antibody reactive with human carcinoembryonic antigen–expressing cells and human T–lymphocytes. Anticancer Res，1996，16 （5A）：2661–2667

[52] Osada T，Hsu D，Hammond S，et al.Metastatic colorectal cancer cells from patients previously treated with chemotHERapy are sensitive to T–cell killing mediated by CEA/CD3–bispecific T–cell–engaging BiTE antibody. Br J Cancer，2010，102（1）：124–133

[53] Peng L，Oberst M D，Huang J，et al. The CEA/CD3–bispecific antibody MEDI–565 （MT111） binds a nonlinear epitope in the full–length but not a short splice variant of CEA. PLoS One，2012，7（5）：e36412

[54] Yazaki P J，Lee B，Channappa D，et al. A series of anti–CEA/anti–DOTA bispecific antibody formats evaluated for pre–targeting： comparison of tumor uptake and blood clearance. Protein Eng Des Sel，2013，26（3）：187–193

[55] Friedrich M，Henn A，Raum T，et al. Preclinical characterization of AMG 330，a CD3/CD33–bispecific T–cell–engaging antibody with potential for treatment of acute myelogenous leukemia. Mol Cancer THER，2014 Mar 27. [Epub ahead of print]

[56] Haagenson M D，Lenvik A J，Litzow M R，et al.CD16xCD33 bispecific killer cell engager （BiKE） activates NK cells from MDS patients against primary MDS and MDSC CD33 + targets.Blood，2014，Mar 20. [Epub ahead of print]

[57] Asano R，Nakayama M，Kawaguchi H，et al.Construction and humanization of a functional bispecific EGFR × CD16 diabody using a refolding system. FEBS J，2012，279（2）：223–233

[58] Watanabe Y，Asano R，Arai K，et al.In vitro and in vivo antitumor effects of recombinant bispecific antibodies based on humanized anti–EGFR antibody. Oncol Rep，2011，26（4）：949–955

[59] Campochiaro P A，Channa R，Berger B B，et al. Treatment of diabetic macular edema with a designed ankyrin repeat protein that binds vascular endothelial growth factor： a phase I/II study. Am J Ophthalmol，2013，155（4）：697–704，704：e1–2

[60] Kou G，Shi J，Chen L，et al.A bispecific antibody effectively inhibits tumor growth and metastasis by simultaneous blocking vascular endothelial growth factor A and osteopontin. Cancer Lett，2010，299 （2）：130–136

[61] Valone F H，Kaufman P A，Guyre P M，et al. Clinical trials of bispecific antibody MDX–210 in women with advanced breast or ovarian cancer that overexpresses HER2/neu. J Hematother，1995，4：471–475

[62] Repp R，van Ojik H H，Valerius T，et al. Phase I clinical trial of the bispecific antibody MDX–H210 （antiFcgammaRI x anti–HER2/neu） in combination with Filgrastim （G–CSF） for treatment of advanced breast cancer. Br J Cancer，2003，89：2234–2243

[63] Fury M G，Lipton A，Smith K M，et al. A phase–I trial of the epidermal growth factor receptor directed bispecific antibody MDX–447 without and with recombinant human granulocytecolony stimulating factor in patients with advanced solid tumors. Cancer Immunol Immunother，2008，57：155–163

[64] Hartmann F，Renner C，Jung W，et al. Treatment of refractory Hodgkin's disease with an anti-CD16/ CD30 bispecific antibody. Blood，1997，89：2042-2047

[65] Hartmann F，Renner C，Jung W，et al. Anti-CD16/CD30 bispecific antibody treatment for Hodgkin's disease： role of infusion schedule and costimulation with cytokines. Clin Cancer Res，2001，7：1873-1881

[66] Lum L G，Davol P A，Lee R J. The new face of bispecific antibodies： targeting cancer and much more. Exp Hematol，2006，34：1-6

[67] Heiss M M，Strohlein M A，Jager M，et al. Immunotherapy of malignant ascites with trifunctional antibodies. Int J Cancer，2005，117：435-443

[68] Jager M，Schoberth A，Ruf P，et al. The trifunctional antibody ertumaxomab destroys tumor cells that express low levels of human epidermal growth factor receptor 2. Cancer Res，2009，69：4270-4276

[69] Heiss M M，Strohlein M A，Jager M，et al. Immunotherapy of malignant ascites with trifunctional antibodies. Int J Cancer，2005，117：435-443

[70] Stanglmaier M，Faltin M，Ruf P，et al. Bi20 （fBTA05），a novel trifunctional bispecific antibody （anti-CD20 x antiCD3），mediates efficient killing of B-cell lymphoma cells even with very low CD20 expression levels. Int J Cancer，2008，123：1181-1189

[71] Buhmann R，Simoes B，Stanglmaier M，et al. Immunotherapy of recurrent B-cell malignancies after allo-SCT with Bi20 （FBTA05），a trifunctional anti-CD3 x anti-CD20 antibody and donor lymphocyte infusion. Bone Marrow Transplant，2009，43：383-397

[72] Grosse-Hovest L，Hartlapp I，Marwan W，et al.A recombinant bispecific single-chain antibody induces targeted，supra-agonistic CD28-stimulation and tumor cell killing. Eur J Immunol，2003，33：1334-1340

[73] Brischwein K，Schlereth B，Guller B，et al. MT110： a novel bispecific single-chain antibody construct with high efficacy in eradicating established tumors. Mol Immunol，2006，43：1129-1143

[74] Schlereth B，Fichtner I，Lorenczewski G，et al. Eradication of tumors from a human colon cancer cell line and from ovarian cancer metastasis in immunodeficient mice by a single-chain Ep-CAM-/CD3-bispecific antibody construct. Cancer Res，2005，65：2882-2889

[75] Petsch S，Gires O，Rüttinger D，et al.Concentrations of EpCAM ectodomain as found in sera of cancer patients do not significantly impact redirected lysis and T-cell activation by EpCAM/CD3-bispecific BiTE antibody MT110. Mabs，2011，3（1）：31-37

[76] Cioffi M，Dorado J，Baeuerle P A，et al. EpCAM/CD3-Bispecific T-cell engaging antibody MT110 eliminates primary human pancreatic cancer stem cells.Clin Cancer Res，2012，18（2）：465

[77] Schreiber S，Khaliq-Kareemi M，Lawrance I C，et al. Maintenance therapy with certolizumab pegol for Crohn's disease. N Engl J Med，2007，357：239-250

[78] Blüml S，McKeever K，Ettinger R，et al. B-cell targeted therapeutics in clinical development. Arthritis

Research & Therapy，2013，15（Suppl 1）：S4

[79] Demirkaya E，Cok I，Durmaz E，et al. Genotoxicity of antitumor necrosis factor therapy in patients with juvenile idiopathic arthritis. Arthritis Care Res，2010，62：73-77

[80] Sshale M，Seow C，Coffin C，et al. Chronic viral infection in the antitumor necrosis factor therapy era in inflammatory bowel disease. Aliment Pharmacol Therap，2010，31：20-34

[81] Seifert G，Jesse P，Laengler A，et al.Molecular mechanisms of mistletoe plant extract induced apoptosis in acute lymphoblastic leukemia in vivo and in vitro. Cancer Lett，2008，264：218-228

[82] Fairfax K，Mackay I R，Mackay F.BAFF/BLyS inhibitors：A new prospect for treatment of systemic lupus erythematosus.PubMed，2012，64（7）：595-602

[83] Scholz J L，Crowley J E，Tomayko M，et al. Blys inhibition eliminates primary B cells but leaves natural and acquired humoral immunity intact. Proc Natl Acad Sci USA，2008，105：15517-15522

[84] Levesque M C，St Clair E W. B cell-directed therapies for autoimmune disease and correlates of disease response and relapse. J Allergy Clin Immunol，2008，121：13-21

[85] Tedder T F. CD19：a promising B cell target for rheumatoid arthritis. Nat Rev Rheumatol，2009，5：572-577

[86] Engel P，Zhou L J，Ord D C，et al.Abnormal B lymphocyte development，activation，and differentiation in mice that lack or overexpress the CD19 signal transduction molecule. Immunity，1995，3：39-50

[87] Sato S，Steeber D A，Tedder T F. The CD19 signal transduction molecule is a response regulator of B-lymphocyte differentiation. Proc Natl Acad Sci，U S A，1995，92：11558-11562

[88] Yazawa N，Hamaguchi Y，Poe J C，et al. Immunotherapy using unconjugated CD19 monoclonal antibodies in animal models for B lymphocyte malignancies and autoimmune disease. Proc Natl Acad Sci，U S A，2005，102：15178-15183

[89] Grimbacher B，Hutloff A，Schlesier M，et al.Homozygous loss of ICOS is associated with adult-onset common variable immunodeficiency.Nat Immunol，2003，4：261-268

[90] Aruff o A，Farrington M，Hollenbaugh D，et al.The CD40 ligand，gp39，is defective in activated T cells from patients with X-linked hyper-IgM syndrome. Cell，1993，72：291-300

[91] Farrington M，Grosmaire L S，Nonoyama S，et al.CD40 ligand expression is defective in a subset of patients with common variable immunodeficiency. Proc Natl Acad Sci，USA，1994，91：1099-1103

[92] Spolski R，Leonard W J. Interleukin-21：basic biology and implications for cancer and autoimmunity. Annu Rev Immunol，2008，26：57-79

[93] Jones J L，Phuah C L，Cox A L，et al.IL-21 drives secondary autoimmunity in patients with multiple sclerosis，following therapeutic lymphocyte depletion with alemtuzumab （Campath-1H）. J Clin Invest, 2009，119：2052-2061

[94] Caruso R，Botti E，Sarra M，et al. Involvement of interleukin-21 in the epidermal hyperplasia of psoriasis. Nat Med，2009，15：1013-1015

[95] Rasmussen T K，Andersen T，Hvid M，et al.Increased interleukin 21 （IL-21）and IL-23 are

associated with increased disease activity and with radiographic status in patients with early rheumatoid arthritis. J Rheumatol，2010，37：2014-2020

[96] Kang K Y，Kim H O，Kwok S K，et al.Impact of interleukin-21 in the pathogenesis of primary Sjogren's syndrome： increased serum levels of interleukin-21 and its expression in the labial salivary glands. Arthritis Res Ther，2011，13：R179

[97] Tzartos J S，Craner M J，Friese M A，et al.IL-21 and IL-21 receptor expression in lymphocytes and neurons in multiple sclerosis brain. Am J Pathol，2011，178：794-802

[98] Dolff S，Abdulahad W H，Westra J，et al.Increase in IL-21 producing T-cells in patients with systemic lupus erythematosus. Arthritis Res Ther，2011，13：R157

[99] Gottenberg J E，Dayer J M，Lukas C，et al.Serum IL-6 and IL-21 are associated with markers of B cell activation and structural progression in early rheumatoid arthritis： results from the ESPOIR cohort. Ann Rheum Dis，2012，71：1243-1248

[100] Yoshida T，Mei H，Dörner T，et al. Memory B and memory plasma cells. Immunological Reviews，2010，237：117-139

[101] DiLillo D J，Hamaguchi Y，Ueda Y，et al. Maintenance of long-lived plasma cells and serological memory despite mature and memory B cell depletion during CD20 immunotherapy in mice. J Immunol，2008，180：361-371

[102] Honorati M C，Neri S，Cattini L，et al. Interleukin-17，a regulator of angiogenic factor release by synovial fibroblasts. Osteoarthritis and cartilage，2006，14（4）：345-352

[103] Kirham B W，Kavanaugh A，Reich K. IL-17A： A Unique Pathway in Immune-Mediated Diseases： Psoriasis，Arthritis，andRheumatoidArthritis.Immunology，2013，Jul

[104] Leonardi C，Matheson R，Zachariae C，et al. Anti- Interleukin-17 monoclonal antibody ixekizumab in chronic plaque psoriasis. N Engl J Med，2012，366：1190-1199

[105] Papp KA，Leonardi C，Menter A，et al. Brodalumab，an anti- Interleukin-17-receptor antibody for psoriasis. N Engl J Med，2012，366：1181-1189

[106] Lanari M，Vandini S，Arcuri S，et al.The use of humanized monoclonal antibodies for the prevention of respiratory syncytial virus infection. Clin Dev Immunol，2013：359683

[107] Andabaka T，Nickerson J W，Rojas-Reyes M X，et al.Monoclonal antibody for reducing the risk of respiratory syncytial virus infection in children. Cochrane Database Syst Rev. 2013 Apr 30，4： CD006602

[108] Mazumdar S. Raxibacumab，2009 Nov-Dec，1（6）：531-538

[109] Babcock G J，Broering T J，hernandez H J，et al. Human monoclonal antibodies directed against toxins A and B prevent Clostridium difficile-induced mortality in hamsters. Infect Immun，2006 Nov，74（11）：6339-6347

[110] Tolstrup AB，et al.Development of recombinant human polyclonal antibodies for the treatment of complex human diseases. Expert Opin Biol Ther. 2006 Sep；6（9）：905-12

[111] Haurum JS. Recombinant polyclonal antibodies： the next generation of antibody therapeutics? Drug Discov Today. 2006 Jul；11（13-14）：655-60

[112] Martínez I，Melero JA. Enhanced neutralization of human respiratory syncytial virus by mixtures of monoclonal antibodies to the attachment （G） glycoprotein. J Gen Virol. 1998 Sep；79 （ Pt 9）：2215-20

[113] Prosniak M，et al. Development of a cocktail of recombinant-expressed human rabies virus-neutralizing monoclonal antibodies for postexposure prophylaxis of rabies. J Infect Dis. 2003 Jul 1；188（1）：53-56

[114] Hill J，Copse C，Leary S，et al. Synergistic protection of mice against plague with monoclonal antibodies specific for the F1 and V antigens of Yersinia pestis. Infect Immun. 2003 Apr，71（4）：2234-2238

[115] Nowakowski A，Wang C，Powers D B，et al. Potent neutralization of botulinum neurotoxin by recombinant oligoclonal antibody. Proc Natl Acad Sci，USA. 2002 Aug 20，99（17）：11346-11350

[116] Zhang Y，Wang W，Lv M，et al. A single- Chain Using LoxP511 as the Linker Enables Large-Content Phage Libray Construnction via Cre/LoxP Recombination . J Biomol Screen，2014 Feb 4. [Epub ahead of print]

[117] Qin Wiesong，Feng J，Li Y，et al，A novel domain antibody rationally designed against TNF using varable region of human heavy chain antibody as scaffords to display antagonistic peptide .Molecular Immunology，2007，44（9）：2355-2361

[118] Changhong，Qin weisong，Li yan，et al. A novel human scFv fragment against TNF- from de novo design method.Molecular Immunology，2007，44（15）：3789-3792

[119] Mahmud N，Klipa D，Ahsan N. Antibody immunosuppressive therapy in solid-organ transplant： Part I. Mabs，2010，2（2）：148-156

[120] Klipa D，Mahmud N，Ahsan N. Antibody immunosuppressive therapy in solid organ transplant： Part Ⅱ. Mabs，2010，2（6）：607-612

[121] Lacey D L，Boyle W J，Simonet W S，et al. Bench to bedside： elucidation of the OPG-RANK-RANKL pathway and the development of denosumab. Nat Rev Drug Discov，2012，11（5）：401-419

[122] Lewiecki E M. Role of sclerostin in bone and cartilage and its potential as a therapeutic target in bone diseases.Ther Adv Musculoskelet Dis，2014，6（2）：48-57

[123] Benson C，Robins D，Recker R，et al. Effect of blosozumab on bone mineral density： results of a phase 2 study of postmenopausal women with low bone mineral density. Bone Abstracts 1，2013 OC5.3

[124] Lin P，Suhler E B，Rosenbaum J T. The future of uveitis treatment. Ophthalmology，2014，121（1）：365-376

[125] Leung E，Landa G. Update on current and future novel therapies for dry age-related macular degeneration. Expert Rev Clin Pharmacol，2013，6（5）：565-579

[126] Ricklin D，Lambris J D. Complement in Immune and Inflammatory disorders： therapeutic interventions. J Immunol，2013，190：3831-3838

[127] Seidah N G，Poirier S，Denis M，et al. Annexin A2 is a natural extrahepatic inhibitor of the PCSK9-induced LDL receptor degradation. PLoS One，2012，7（7）：e41865

[128] Andrew S. Peterson，Loren G. Fong，Stephen G. Young. PCSK9 function and physiology. J Lipid Res，2008，49（7）：1595‒1599

[129] Betteridge DJ. PCSK9—an exciting target for reducing LDL-cholesterol levels. Nat Rev Endocrinol，2013，9：76‒78

[130] King A. Lipids：Antibodies against PCSK9--a new era of therapy. Nat Rev Cardiol，2013

[131] Chan J C，Piper D E，Cao Q，et al. A proprotein convertase subtilisin/kexin type 9 neutralizing antibody reduces serum cholesterol in mice and nonhuman primates. Proc Natl Acad Sci，2009，9820-9825

[132] Salloway S，Sperling R，Fox N C，et al. Two phase 3 trials of bapineuzumab in mild-to-moderate Alzheimer′s disease. N Engl J Med，2014，370（4）：322-333

[133] Doody R S，Thomas R G，Farlow M，et al.Phase 3 trials of solanezumab for mild-to-moderate Alzheimer′s disease. N Engl J Med，2014，370（4）：311-321

第三章
细胞因子与免疫细胞治疗

人体内免疫细胞分为多种类型，如树突状细胞（DC）、B 细胞、T 细胞、自然杀伤（NK）细胞以及 NKT 细胞等，而 T 细胞又可以分为多种亚群，如 CD4+ T 辅助细胞、CD8+ 杀伤性 T 细胞、调节性 T 细胞（Treg）等。从利用细胞因子与免疫调节剂刺激机体 T 细胞活化开始，到通过体外规模化扩增技术手段的不断突破与优化，利用免疫细胞进行疾病治疗经历了多年的发展，涉及的范围主要包括了抗病毒、风湿免疫性疾病，以及恶性肿瘤的治疗。针对各种免疫细胞的临床转化国际上开展的临床试验层出不穷。 本章将对上述免疫细胞从制备到临床研究以及疾病治疗等多方面进行系统描述。

一、"魔法细胞"——树突状细胞肿瘤疫苗的转化研究

树突状细胞（dendritic cell，DC）为一种骨髓来源的抗原递呈细胞（antigen-presenting cell，APC），它在免疫反应诱导和调控中发挥重要作用，为细胞免疫反应的关键调控者。在肿瘤疫苗研究中，DC 可诱导肿瘤抗原特异性反应和记忆性细胞。自 1996 年美国斯坦福大学医学中心 Hsu 等在 *Nature Medicine* 上报道了全球首项 DC 肿瘤疫苗临床试验以来，基于 DC 的肿瘤免疫治疗转化研究一直不断发展，一系列临床试验正在进行中或已经完成。然而，这种治疗方法一直未能成为治疗肿瘤的一种标准方法。2010 年 4 月美国 FDA 批准了第一个自体细胞免疫治疗药物 Sipuleucel-T，实现了治疗性肿瘤疫苗领域和前列腺癌治疗方法转化研究的重大突破。目前国内有相当多的同行正在临床上应用基于 DC 的免疫治疗方法，但是，标准化的 DC 培养方法、疫苗接种方案以及疗效评估方法等问题值得进行深入研究和探讨。本节主要介绍目前全球开展的 DC 肿瘤疫苗临床试验现状，并就

以下几个方面逐一介绍，希望对读者有所启发。

（一）全球 DC 肿瘤疫苗临床试验的概况

在国际医学期刊编辑委员会认可的临床试验注册网站（美国：www.ClinicalTrial.gov；英国：www.controlled-trials.com；日本：www.umin.ac.jp/ctr；中国：www.chictr.org/cn/；澳大利亚：www.anzctr.org.au 和世界卫生组织：www.who.int/ictrp/en/）中的检索结果表明，目前全球有关 DC 的临床试验共 424 项（截至 2011 年 7 月 16 日），其中主要涉及 DC 疫苗（包括肿瘤疫苗和抗艾滋病病毒、乙肝病毒或流感病毒的疫苗等）、自身免疫疾病（包括 1 型糖尿病、哮喘、红斑狼疮、银屑病、风湿性关节炎、花粉过敏症、动脉硬化症以及原发性胆汁淤积性肝硬化等）和移植（包括移植物抗宿主病、肝移植以及肾移植等），有关 DC 肿瘤疫苗的临床试验为 274 项。

1. 开展临床试验的地区和国家

全球 274 项 DC 肿瘤疫苗临床试验主要分布于北美、东亚、欧洲和太平洋地区（图 3-1），其中美国 165 项、日本 34 项、荷兰 14 项、澳大利亚 9 项、加拿大 7 项、丹麦 7 项、中国 6 项（含台湾 3 项）、德国 5 项、比利时 5 项、法国 4 项、挪威 4 项、以色列 4 项、西班牙 3 项、韩国 3 项、波兰 2 项、阿根廷 1 项、巴西 1 项、奥地利 1 项、伊朗 1 项、新加坡 1 项和新西兰 1 项，其中有 4 项多中心临床试验同时在美国和加拿大开展。

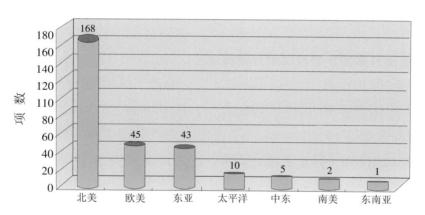

图 3-1 全球 DC 肿瘤疫苗临床试验的地区分布

由以上分析可以看出，在欧美开展的 DC 肿瘤疫苗临床试验占全球总数的 76.6%，而在中国大陆地区开展的仅占总数的 1%（仅 3 项：ChiCTR-TRC-00000146、NCT00862303 和 NCT01235845）。这主要是由于我国相关专业人士的临床试验注册意识较为淡薄，临床试验方案设计不够完善。

2. 临床试验涉及的肿瘤类型

274 项 DC 肿瘤疫苗临床试验涉及两大类别肿瘤：非实体瘤和实体瘤。在非实体瘤（10 项以上）中，主要包括白血病和骨髓瘤；在实体瘤中（10 项以上），主要包括黑色素瘤、前列腺癌、肾细胞癌、乳腺癌、肺癌、大肠癌、脑癌、肝细胞癌、胰腺癌、卵巢癌和头颈部鳞癌（图3-2）。

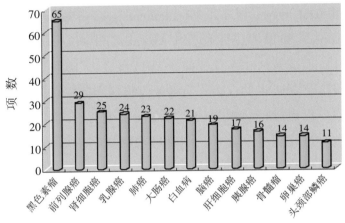

图 3-2 全球 DC 肿瘤疫苗临床试验所涉及的肿瘤类型
（涉及多种肿瘤的研究在统计每种肿瘤时分别纳入统计）

其中有关黑色素瘤的 DC 肿瘤疫苗临床试验就占 23.7%，究其原因主要有：①在欧美，过去的 30 年中转移性黑色素瘤发病率增加，其病死率的上升要快于其他大多数肿瘤；②治疗手段的缺乏；③肿瘤抗原相对较为明确；④黑色素瘤为免疫原性肿瘤，对 DC 肿瘤疫苗有反应。

3. 临床试验所开展的年份及试验分期情况

从 1999 年至 2011 年间，如果以每 4 年为一个阶段，DC 肿瘤疫苗临床试验大体可分为四个发展阶段：①开始阶段（1999 年至 2002 年），每年开展约 10 项；②稳步增长阶段（2003 至 2006 年）；每年开展约 19 项；③大幅增长阶段（2007 年至 2010 年）：每年开展约 35 项；④"回落"阶段（2011 年 1 月至 7 月 16 日）：开展 17 项（图3-3）。

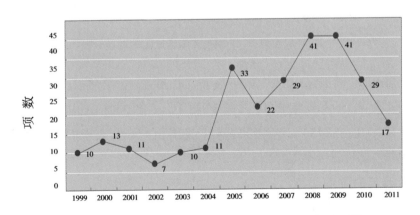

图 3-3 DC 肿瘤疫苗临床试验开展的年份和项数

从试验分期来看，处于Ⅲ期的 DC 肿瘤临床试验仅为 8 项，其中有 4 项已经完成，其余临床试验（约 97%）均处于Ⅰ期或Ⅱ期（表 3-1）。

表 3-1　DC 肿瘤疫苗Ⅲ期临床试验的信息

发起单位	开始年	肿瘤类型	试验状态	标志符
Dendreon公司（美国）	1999	转移性去势抵抗性前列腺癌	已完成	NCT00005947
	2000	转移性去势抵抗性前列腺癌	已完成	NCT01133704
	2001	转移性激素敏感性前列腺癌	积极但不招募	NCT00779402
	2003	转移性去势抵抗性前列腺癌	已完成	NCT00065442
国家研究资源中心（美国）	2000	非霍奇金淋巴瘤	已完成	NCT00006434
Northwest Biotherapeutics 公司 （美国）	2001	转移性去势抵抗性前列腺癌	已终止	NCT00043212
昆士兰医学研究所（澳大利亚）	2004	Ⅲ B/C期（美国癌症联合委员会） 黑色素瘤	已终止	ACTRN 12605000590662
CreaGene 公司（韩国）	2008	转移性肾细胞癌	招募中	KCT0000101

目前国际上至少有 12 家公司（如 Dendreon、CreaGene、Genoa Biotecnologia、Immuno Cellular Therapeutics、Northwest Biotherapeutics、Introgen Therapeutics、Quantum Immunologics、Celldex Therapeutics、Argos Therapeutics、Geron Corporation、Prima Biomed、Immuno-Designed Molecules 等）正在开发 DC 肿瘤疫苗，Sipuleucel-T 的成功上市势必会促进这些公司的临床研究，可以预见今后 DC 肿瘤疫苗研究必将迎来一个新的高潮。

（二）已完成临床试验的回顾和分析

目前全球范围内已经完成的 DC 肿瘤疫苗临床试验共有 86 项（约占总数的 31.4%）。为了能从整体上了解这 86 项临床试验的情况，2011 年 7 月，我们在 PubMed 中以检索式"（dendritic cell）AND name of investigator[Author]"对上述已完成临床试验的学术论文进行了检索。检索结果显示，43 项临床试验已经通过论文发表公布了研究结果。下面将从受试者的选择、DC 的培养方法、疫苗接种的方案、疗效评估方法和临床试验的结果等方面对这些试验做进一步分析。

1. 受试者的选择

从所入选的肿瘤患者来看，基本都是肿瘤已经处于晚期或已经转移的患者，而这些患者往往由于长期的放、化疗或者肿瘤负荷较大导致免疫功能受到抑制，这不利于DC 疫苗效应的发挥。目前已经有越来越多的随机临床试验数据证实如下观点：治疗性疫苗对肿瘤早期和负荷较小的患者最有效。另外，还应该选择那些进展较缓慢的肿瘤类型（如前列腺癌、成胶质细胞瘤等）进行研究，因为由疫苗诱导的免疫细胞所介导的临床上可测量的抗肿瘤效应需要数周或数月时间方能显现。受试者的恰当选择也可以从Sipuleucel-T 临床试验的成功中得以充分体现，Dendreon 公司选择满足如下要求的前列腺癌患者进行临床研究，入组标准：①无症状或轻微症状转移性去势抵抗性前列腺癌患者；②预计生存期不小于 6 个月；③血清 PSA 水平不小于 5 ng/ml；④血清睾酮水平不大于 500ng/L（17nmol/L）。排除标准：①体能状况评分不小于 2（ECOG）；②有内脏转移瘤；③病理长骨骨折；④脊髓压迫；⑤治疗前 28 天使用了糖皮质激素、外放射治疗、手术或全身治疗（药物或手术去势除外）；⑥在治疗前 28 天内已经开始或停止双磷酸盐治疗；⑦之前已经接受超过两个化疗方案；⑧治疗前 3 个月内已接受化疗。因此，可以说合适的病例选择已经为 Sipuleucel-T 后来的成功上市打开了半扇胜利之门，目前 Dendreon 公司正在对较早期（转移性激素敏感性）前列腺癌进行临床Ⅲ期研究（表 3-1）。

2. DC 的培养方法

DC 的培养过程大体上可以分为：前体细胞的获取，分化，促成熟和抗原负载。由于在各项临床试验中这些步骤中的处理方式各不相同，导致培养出来的 DC 质量千差万别（有些临床试验甚至无 DC 表型的任何信息），这也导致试验结果在一定程度上无法进行比较，所以很有必要对这些步骤进行优化和标准化。

（1）DC 前体细胞的获取　　从上述已经完成的 43 项试验中所采用的 DC 类型来看，有自体单核细胞来源的 DC（Monocyte-derived DC，MoDC）、异体 MoDC、自体 CD34$^+$造血干细胞来源的和富集的自体血液 DC（如 Sipuleucel-T），其中 79% 的临床采用自体 MoDC（共34 项）。虽然由于 CD34$^+$造血干细胞分选的复杂性在临床中应用较少（仅占 6.9%），但有研究表明，与 MoDC 相比，CD34$^+$造血干细胞来源的 DC 有更强的免疫原性，并能在体外更高效地诱导抗原特异性细胞毒性 T 淋巴性细胞。另外，即使都是采用 MoDC，但是获取单核细胞的方法也有很大的不同，大部分临床试验均采用贴壁分离方法，也有少数临床试验则采用 CD14 单抗磁珠分选方法。有项 Meta 分析表明，在 17 项前列腺癌临床试验（共720 例患者）中，血液富集的 DC 疫苗优于 MoDC 疫苗，甚至优于成熟的 MoDC 疫苗。那么是否终产品中 DC 纯度"较杂"的 CD34$^+$造血干细胞来源的或富集的自体血液 DC 疫苗较DC 纯度相对单一的 MoDC 疫苗更有优势呢？这些需要进一步进行比较性研究后才能明了。

（2）DC 的分化　　目前临床试验中所采用的 MoDC 基本都是通过 GM-CSF 和 IL-4 诱导获得的，但也已有研究表明，用 GM-CSF 和 IL-15 诱导所获得的 DC 在负载黑色素瘤来源多肽后，其诱导抗原特异性细胞毒性 T 淋巴细胞的能力要比 IL-4-DC 更高效，但两者刺激 CD4$^+$T 细胞的能力相当。有一项临床试验（NCT00700167）表明，朗格汉斯细胞（一种 CD34$^+$ 造血干细胞来源的 DC）疫苗刺激酪氨酸酶 –HLA–A*0201 四聚体反应的能力要显著强于 MoDC 疫苗。与 MoDC 相比，朗格汉斯细胞能合成更多的 IL–15，它甚至能在无外源性 IL–15 的情况下显著刺激更多的抗原特异性淋巴细胞，而 MoDC 需要外源性 IL–15 来发挥临床疗效。这些研究结果均提示，传统的 DC 分化方法可以进一步进行优化。

（3）DC 的促成熟　DC 的成熟状态是决定 DC 疫苗有效性的一个关键因素。因为未成熟 DC 致敏 T 细胞的能力有限，并且它还可能诱导 T 细胞耐受。另外，与黏附性更强的未成熟 DC 相比，成熟 DC 的迁移能力更强，它能更加有效地迁移至淋巴结的 T 细胞区，进而有效诱导免疫反应。前述 Meta 分析表明，DC 的成熟状态显著影响前列腺癌患者的临床受益率（CR、PR、MR 或 SD 的患者比例）。但通过分析上述 43 项临床试验发现，所采用的 DC 疫苗促成熟试剂组合有多种，如 TNF–α、TNF–α/IL–1β/IL–6/PGE2、巨噬细胞条件培养基 /PGE2/TNF–α、PGE2/TNF–α 等，然而这些组合的促成熟作用是不相同的，并影响 DC 诱导的免疫反应类型，如 LPS 能在体外诱导耐受性的 MoDC。对促成熟试剂的进一步合理选择有赖于 DC 更详细成熟机制的阐明。

（4）抗原负载方式　虽然目前 DC 肿瘤疫苗负载抗原的方式有多种，但目标均在于将外源性肿瘤抗原提呈给 DC，进而通过 DC 内源性 MHC I 类分子的加工和提呈途径来"交叉致敏" CD8$^+$T 细胞。从已经报道的 43 项临床试验来看，所采用的抗原负载方式有全肿瘤细胞抗原（自体肿瘤细胞：冻融、照射、凋亡、融合，凋亡或坏死的肿瘤细胞系；约占 34.8%），肿瘤抗原多肽（约占 32.5%），肿瘤抗原蛋白（约占 16.2%），肿瘤细胞总 RNA（电穿孔；约占 2.3%），编码特异性肿瘤抗原的 mRNA（电穿孔；约占 11.6%），编码特异性肿瘤抗原的 DNA 负载（重组病毒转导，如腺病毒，约占 4.6%）。这些负载方式的优缺点比较见表 3–2。为了改进 DC 负载抗原的方式，同样需要对不同负载方式进行比较性研究。如有研究表明：在大肠癌患者中，CEA mRNA 转染的 DC 诱导的抗肿瘤特异性免疫反应与多肽负载的 DC 相比并无优势；在黑色素瘤患者中，自体肿瘤组织裂解物负载方式比黑色素瘤多肽负载方式更有效。

表 3–2　已经完成的 DC 肿瘤疫苗临床试验中所用抗原负载方式的比较

抗原负载方式	优势	劣势
全肿瘤细胞抗原负载	• 无需已知肿瘤特异性抗原表位 • 提供大量肿瘤抗原表位 • 减少肿瘤细胞逃逸 • 无MHC限制性 • 存在CD8$^+$/CD4$^+$T细胞	• 难以标准化 • 难以进行特异性免疫监测

续表

抗原负载方式	优势	劣势
多肽负载	• 肿瘤抗原表位明确 • 无需肿瘤组织或细胞 • 易于控制原料 • 对免疫反应的监测更为精确	• 需已知肿瘤抗原表位 • 无CD4$^+$T细胞协助 • 存在MHC限制性 • 肿瘤细胞免疫逃逸
蛋白负载	• 无MHC限制性 • 存在CD8$^+$/CD4$^+$T细胞 • 提供大量肿瘤抗原表位	• 需已知肿瘤抗原 • 肿瘤细胞免疫逃逸
肿瘤来源RNA负载	• 所需肿瘤组织的量很少 • 蛋白强表达 • 无MHC限制性 • 不整合入基因组	• RNA不稳定 • 技术要求高
肿瘤来源DNA负载	• 在细胞内表达肿瘤抗原 • 无MHC限制性	• 运送效率不稳定 • 蛋白表达技术要求高
病毒载体介导的负载	• 转导效率高 • 无MHC限制性	• 是否潜在毒性？ • 可能影响DC功能

3. DC 肿瘤疫苗的接种方案

DC 肿瘤疫苗详细接种方案应包括如下信息：单次剂量，注射途径，注射次数，每次间隔时间以及如何与其他方法联合。但目前关于这些方面的标准尚未建立，这些均需要在临床试验中进行研究和优化，以便于对接种方案进行改进。

（1）回输途径　从已经完成的临床试验来看，DC 肿瘤疫苗的回输途径有静脉、皮内、皮下、淋巴结内（共 5 项）和黏膜注射（仅 1 项）。虽然现在已经一致认为皮内和皮下回输优于静脉回输，但仍有 19 项已经完成的临床试验采用单独或联合应用静脉注射。静脉注射的铟放射性标记 DC 在到达脾、肝和骨髓之前暂时积聚在肺部，但未能到达淋巴结处；然而，皮内注射的一小部分 DC（不足 1%）能到达局部淋巴结（皮内注射所迁移至淋巴结的 DC 数量是皮下注射的 3 倍）。所有静脉、皮下和皮内注射途径均能诱导免疫反应，但是反应的质量有所不同，皮下或皮内注射具有更好的 Th1 细胞分化，而静脉注射诱导非极化 T 细胞和抗体反应。还有研究表明，淋巴结注射与皮内注射相比无优势，即使有更多的 DC 迁移至 T 细胞区，但淋巴结注射 DC 诱导的抗原特异性免疫反应与皮内注射相似，少于 $5×10^5$ 个 DC 迁移至 T 细胞区即足以诱导免疫反应。

（2）单次剂量、间隔时间及接种次数　有效的 DC 肿瘤疫苗不仅需要强烈的初始免疫反应，而且依赖于持久的 T 细胞活性和能预防肿瘤复发的记忆性 T 细胞。DC 疫苗的最小剂量、重复回输及最佳间隔时间对诱导和维持效应和记忆性 T 细胞是必要的。从已经完成的临床试验来看，DC 肿瘤疫苗的一般单次注射剂量范围为（1 ~ 100）×10^6。与皮内、皮下或淋巴结注射途径相比，静脉回输的剂量水平一般要高一个数量级（1×10^7水平），而自体血液来源 DC 的静脉回输剂量更高，甚至达 1×10^9 水平，这主要是由于自体血液来源的 DC 疫苗中还含有其他有核细胞。就 DC 肿瘤疫苗的接种次数和每次间隔时间来看，两者范围分别为 2～10 次和 1～12 周，这是由于不同临床试验中采用了不同的接种方案，如有些试验就一个"致敏"阶段，DC 疫苗接种次数较少，间隔时间多数为 2 周，这是因为 DC 在体内的"寿命"约为 2 周；而现在有很多试验已经开始采用类似于传染病的"致敏"和"加强"方案，即先采用常规的"致敏"接种，过一段时间后再进行"加强"接种的方案。这种方法值得我们国内同行借鉴。

（3）联合治疗　从已经完成的临床试验方案来看，DC 疫苗与以下治疗方法进行联合：化疗、靶向治疗（细胞毒性 T 淋巴细胞相关抗原 -4、贝伐单抗、抗 CD25 单抗）、细胞因子和 NKT 细胞治疗。因为晚期肿瘤患者的大部分治疗方案都是化疗药物之间或者放疗和化疗之间的组合，所以肿瘤免疫治疗（如 DC 肿瘤疫苗）需要与常规治疗方法结合以使患者受益最大。而且许多常规治疗对免疫反应有利，甚至那些一般被视为起免疫抑制作用的化疗可能也在一定程度上增强抗肿瘤反应。在联合治疗过程中，这些常规治疗的剂量和时间安排是关键，需要我们进一步进行探索。

4. 临床试验效果的评估方法

（1）免疫学监测评估　DC 肿瘤疫苗临床试验中，免疫学监测方法主要分为 DTH、ELISPOT 和 MHC- 肽复合物四聚体法。但是，由于不同实验室的检测结果存在较大的差异，影响了试验数据的重复性和可比性。美国癌症研究所的癌症免疫治疗联盟（Cancer Immunotherapy Consortium of the Cancer Research Institute，CIC-CRI）和癌症免疫治疗协会（Association for Cancer Immunotherapy，C-IMT）于 2005 年发起了两项大规模国际性免疫反应检测质控计划，其目的是为临床试验中免疫反应检测提供质量保证，以减小试验差异，这有助于最终建立肿瘤免疫治疗的评价指标。

（2）临床评估　关于实体瘤的 DC 肿瘤疫苗临床试验对患者临床反应的判断基本还是基于传统的化疗药物评价体系如 WHO 或 RECIST 标准。随着对肿瘤免疫反应的了解，人们已经意识到免疫治疗的作用机制与化疗有本质上的区别。因为化疗直接作用于肿瘤细胞，而免疫治疗作用于免疫系统，它的特征为一种细胞免疫反应建立的新动力学，随后是肿瘤负荷或患者生存期的变化，这期间的跨度需要数个月。因此，国际上已经提出了实体瘤免疫治疗的新疗效标准——免疫相关疗效标准（immune-related response criteria，irRC），这对肿瘤免疫治疗的发展和临床应用具有重要意义，但同时也带来一个问题，对于采用与化疗联合的免疫治疗方案该如何进行疗效评估？

5. 临床试验的结果

（1）43 项临床试验结果总体分析　总体上，从 I / II 期临床试验（40 项，约占 93%）结果来看，接种 DC 肿瘤疫苗的安全性和可行性已经得到确认，仅在个别病例中有一些轻微和自限性不良反应；DC 肿瘤疫苗常能在患者体内诱导特异性免疫反应，但所诱导的临床反应仍有限，这在一定程度上与所采用的 WHO 或 RECIST 疗效评估标准有关。在临床反应与特异性免疫反应相关性方面，有些研究表明两者间存在正相关性，而也有研究表明两者无相关性；还有研究表明，患者的生存期和（或）疾病进展时间与特异性免疫反应之间存在正相关。从Ⅲ期临床试验（3 项，约占 7%）结果来看，DC 肿瘤疫苗能影响无症状或轻微症状转移性去势抵抗性前列腺癌患者的总体生存期，而不能影响患者的疾病进展时间。

（2）疗效良好的临床试验典型介绍　虽然 DC 肿瘤疫苗总体上诱导的临床反应有限，但仍有治疗成功甚至有令人惊叹的疗效报道，如 Van Tendeloo 等采用全长 WT1 mRNA-电穿孔的自体 MoDC 疫苗治疗 10 例急性髓细胞白血病患者，其接种方案为：4 次间隔 2 周的皮内注射，每次剂量范围为（5~20）×10^6 个。2 例化疗后 PR 的患者在疫苗接种后达到 CR，这 2 例患者和另外 3 例 CR 的患者在疫苗接种后体内的与急性髓细胞白血病相关的肿瘤标志物转为正常水平，这与分子缓解的诱导结果相一致。Schwaab 等采用自体肿瘤细胞裂解物负载的自体 MoDC 疫苗联合 IL-2 和 IFN-α2a 治疗 18 例转移性肾细胞癌患者，其接种方案为：2 次间隔 2 周的诱导治疗和 3 次间隔 4 周的维持治疗（诱导治疗和维持治疗之间间隔 19 天），淋巴结注射，每次剂量为 1×10^7 个。疫苗接种后患者总体客观临床反应率为 50%，包括 3 例 CR。Dillman 等采用负载经照射的自体肿瘤细胞的 MoDC 疫苗治疗 54 例转移性黑色素瘤患者，其接种方案为：8 次皮下注射（前 3 次间隔 1 周，后 5 次间隔 1 个月），每次剂量范围为（1~2）×10^7 个。中位随访 4.5 年，30 例存活患者的预计 5 年生存率为令人印象深刻的 54%。这 30 例患者的生存期要优于之前 48 例接种照射的肿瘤细胞疫苗的黑色素瘤患者的生存期（64 对 31 个月，$P=0.016$）。

（3）已上市疫苗的临床试验结果　目前全球范围内已经有 3 支 DC 肿瘤疫苗获得了上市批准：Hybricell（Genoa Biotecnologia，巴西）、CreaVax RCC（CreaGene，韩国）和 Sipuleucel-T（Dendreon，美国）。早在 2005 年 5 月份巴西 ANVISA 就批准了一种异体 DC 肿瘤疫苗（称为 Hybricell）用于晚期黑色素瘤和肾细胞癌治疗，Hybricell 由健康无关供者的 MoDC 与患者自体肿瘤细胞融合制备而成。其临床研究共招募了 35 例负荷较大和疾病进展的肿瘤患者（13 例转移性黑色素瘤患者和 22 例肾细胞癌患者），所有患者接受了至少 2 次的 Hybricell 治疗（每次间隔 6 周，皮内或淋巴结注射），71% 的患者疾病稳定，持续时间长达 19 个月；在肾细胞癌患者中，3/22（14%）的患者产生了客观反应；黑色素瘤患者和肾细胞癌患者的中位疾病进展时间分别为 4.0 和 5.7 个月；无显著不良反应。2007 年 5 月，韩国 FDA 批准了一种自体 MoDC 疫苗（称为 CreaVax RCC）用于转移性肾细胞癌的治疗，CreaVax RCC 由患者的体外诱导的未成熟 MoDC 负载患者自体肿瘤组织裂解物制备而成。其临床研究共招募了 9 例转移性肾细胞癌患者，所有患者接受

2 个疗程的 CreaVax RCC 治疗（每个疗程由 4 次间隔 2 周的皮下注射构成），1 例 PR，5 例 SD，3 例 PD（根据 RECIST 标准）；中位疾病进展时间和总体生存期分别为 5.2 和 29.0 个月；CreaVax RCC 的耐受性良好，无严重毒性作用。目前，CreaGene 公司正在进行 CreaVax RCC 与甲苯磺酸索拉非尼（sorafenib tosylate）的开放、随机、多中心Ⅲ期研究（表 3-1）。以上两种 DC 肿瘤疫苗的临床研究病例数较少，所取得的数据也许还不足以令人完全信服，那么 2010 年美国 FDA 批准 Sipuleucel-T 上市就相当于宣布了 DC 肿瘤疫苗领域的合法化。Dendreon 公司为了 Sipuleucel-T 的成功上市，共发起了 3 项Ⅲ期试验，一项对于 Sipuleucel-T 上市成功至关重要的Ⅲ期临床试验（NCT00065442）共入组了 512 例去势抵抗性前列腺癌患者（Sipuleucel-T 组 341 例，安慰剂组 171 例），结果表明，与安慰剂组相比，Sipuleucel-T 组的死亡风险下降了 22%，中位生存期延长了 4.1 个月（Sipuleucel-T 和安慰剂组分别为 25.8 和 21.7 个月），3 年生存概率提高了 8.7%；Sipuleucel-T 和安慰剂组的客观疾病进展时间无差异；Sipuleucel-T 组多见的不良反应有寒战、发烧和头痛。正是基于这项试验结果，美国 FDA 批准了 Sipuleucel-T 作为第一个自体细胞免疫治疗产品，这也成为治疗性肿瘤疫苗领域和前列腺癌治疗方法的里程碑事件。

（三）全球 DC 疫苗临床试验对 DC 转化研究的启示

1. 关注国际发展趋势

由于 DC 肿瘤疫苗均是经体外制备的，这种方法耗时、耗力和成本昂贵，目前国际上有种倾向采用"体内 DC 靶向（In vivo DC targeting）"策略，即直接注射与针对体内特定 DC 亚群表面受体（C 型凝集素受体，比如 DEC-205、TLRs）抗体相融合的肿瘤抗原，来代替常规体外制备的 DC 肿瘤疫苗方法，从而促进基于 DC 免疫治疗方法的大规模应用。但这种方法还未进入临床试验研究阶段，远不如体外制备 DC 肿瘤疫苗方法研究得普遍和深入。而且"体内 DC 靶向"策略相关参数的确定仍需依赖于体外制备 DC 肿瘤疫苗方法的研究，因为最终体外制备的 DC 肿瘤疫苗应该是异质性的，它由多种 DC 亚群组成，而每种亚群将针对一种特定的免疫效应，这有利于对体内 DC 亚群的研究。所以，当前国际上还是以体外制备 DC 肿瘤疫苗的研究为主。

2. 建立相关标准

体外制备的 DC 肿瘤疫苗要想最终成为一种用于肿瘤治疗的标准选项，必须依赖于以下几个方面标准的建立：DC 培养方法（前体细胞选择及分离方法、抗原负载方式、细胞诱导所用耗材及试剂等）标准、DC 接种方案（单次剂量、注射途径、注射次数、每次间隔时间及与其他治疗方法联合）标准和效果评估（免疫学检测和临床评估）标准。这些标准的建立有利于提高和保证临床试验的整体质量，有利于各项临床试验效果的评估和比较，进而提高 DC 肿瘤疫苗的疗效，使其早日成为一种肿瘤治疗的标准手段。也许 DC 亚群研究中尚有诸多未知之处，但我们可以围绕体外研究较为深入的 MoDC 疫苗逐步建立上述标准。

3. 转化研究需注意的几个问题

除了上述的标准化问题，DC 肿瘤疫苗转化研究今后还应重视和改进以下几个方面：
①试验方案中选择的受试者和疗效评估时间点。这些临床试验只在那些晚期患者中开展，
而所选择的患者由于大量放疗、化疗或者大肿瘤负荷导致免疫功能受到抑制；绝大多数
临床试验仍然套用化疗药物的评估方式，即在治疗结束时评估 DC 肿瘤疫苗的近期疗效，
这显然不够客观和科学，因为 DC 肿瘤疫苗的疗效评估完全不同于化疗药物，从 T 细胞
的活化到临床上可测量的抗肿瘤效应往往需要数个月甚至更长的时间。例如 Sipuleucel-T
组和安慰剂组的生存曲线在 8 个月后才开始分离，存在延迟效应。② DC 疫苗迁移效率
较低。有研究表明，DC 疫苗注射后，大约只有 1% 能迁移到引流淋巴组织中，所以需要
改进方法提高 DC 的迁移效率，比如在疫苗注射部位注射 TNF 等。③对 DC 疫苗的质量
控制不够，很多临床研究未对 DC 疫苗以下两方面能力进行检测，如诱导肿瘤抗原高亲
和力的辅助和细胞毒性 T 细胞能力和诱导较少 Treg 细胞的能力。④所负载的肿瘤抗原种
类有限，许多 DC 疫苗仅负载了一种或几种肿瘤抗原，结果不能有效降低肿瘤细胞的免
疫逃逸。⑤未同步开展免疫监测。因为保护性淋巴细胞的产生与肿瘤退化和（或）生存
改善相关，因此 DC 疫苗研究需要与免疫监测同时进行以检测保护性淋巴细胞。⑥企业
界和学术界合作不够。为了制备用于临床的 DC 和有助于研究者系统地评估多种与疗效
相关的变量，企业界和学术界需要协力合作。⑦ WHO 和 RECIST 疗效评估标准不适合
DC 疫苗研究。为了对 DC 疫苗临床疗效进行合理评价，应引入适合肿瘤免疫治疗的疗效
评估标准，如 irRC。总之，只有在临床研究中真正改进以上多方面的不足，方能加速促
进 DC 肿瘤疫苗的研究。

除了上述存在的问题和不足之外，还有以下几个方面的问题需要引起国内同行的重
视：①缺乏高质量的临床试验方案。我国学者的 DC 肿瘤疫苗临床试验注册意识淡薄，目
前，大陆地区实施的临床研究仅 5 项，其中 2 项（NCT01924156 和 NCT01898663）由军
事医学科学院附属医院注册（占全球总数的 1.6%，截至 2014 年 5 月 10 日），绝大部分开
展的临床研究均未进行有效注册；在 DC 肿瘤疫苗的临床研究过程中，大部分临床研究缺
乏具体、科学的临床试验方案，导致无法获得令人信服的临床数据或解决一些具体的临床
应用问题（如接种方案等）。②大量临床数据未以论文形式发表。由于 DC 肿瘤疫苗临床
试验方案的缺失或临床医生的忽视等原因，导致大量临床治疗病例没有及时以学术论文的
形式予以发表（尤其是在英文刊物上），无法在国际上形成良好影响力。③基础研究重视
不够。由于 DC 肿瘤疫苗还是一个新的和发展中的事物，还有诸多基础问题需要加强研究，
如对 DC 亚群的研究等，因为 DC 的可塑性和亚群是影响所诱导免疫反应质量的决定性因
素，而国内在这方面的研究则相对比较欠缺。这些问题如果得不到有效解决，我国的 DC

肿瘤疫苗临床研究将无法得以持续、健康发展，更无法在国际舞台上得到应有的地位。

DC 作为免疫反应的关键"决策细胞"，是对免疫系统进行治疗性操作以增强肿瘤抗原特异性免疫反应的理想靶点之一，对其转化研究具有重要的临床意义。目前全球范围内注册的 DC 肿瘤疫苗临床试验有 321 项（截至 2014 年 5 月 10 日），涉及大多数常见肿瘤类型。一系列 I、II 和 III 期临床试验已经完成，DC 肿瘤疫苗的可行性和安全性以及对部分患者的有效性得以证实，全球已经有 3 支 DC 肿瘤疫苗（Hybricell、CreaVax RCC 和 Sipuleucel-T）获得了上市批准。但是，在前期的临床研究中也暴露出一些亟待解决的问题（如 MoDC 疫苗的优化和标准化等），这些问题的解决将有利于我国 DC 肿瘤疫苗临床研究的规范化和临床研究整体质量的提高，而这些问题的解决依赖于 DC 肿瘤疫苗研究专业人才的培养和素质的提高，以及研究团队的建设。

（张　斌）

二、肿瘤浸润淋巴细胞（tumor-infiltrating leukocytes，TIL）在肿瘤过继免疫治疗中的应用

（一）TIL 是如何产生的

1986 年 Rosenberg 研究组首先报道了肿瘤浸润淋巴细胞。TIL 细胞表型具有异质性，一般来说，TIL 中绝大多数细胞 CD3 阳性。不同肿瘤来源的 TIL 细胞中，CD4$^+$T 细胞、CD8$^+$T 细胞的比例有差异，大多数情况下以 CD8$^+$T 细胞为主。新鲜分离的 TIL 中 CD25$^+$ 细胞比例较低，随着体外加 IL-2 培养时间的延长，CD25$^+$ 细胞比例逐渐升高。NK 细胞的标记（CD16，CD56）在 TIL 体外加 IL-2 培养过程中有先增高后降低的趋势。

（二）TIL 包含的种类

肿瘤免疫监视的基本方式是白细胞，特别是淋巴细胞浸润，能够识别和定位的转化细胞在肿瘤形成临床症状之前将其消除。此外，抗肿瘤免疫疗法的疗效取决于淋巴细胞招募和其在瘤床内的效应功能。但是，抗癌治疗的主要障碍通常是局部免疫抑制的肿瘤微环境。虽然早期的工作侧重于研究肿瘤细胞来源因子抑制局部免疫反应，但是在过去几年中已经证明"亲肿瘤"（pro-tumor）环境对白细胞的显著抑制作用。最近的研究进一步明确了浸润淋巴细胞互为矛盾的双面作用，它包含非常多样化的细胞亚群，有的来源于淋巴系，有的来源于髓系，在它们共同浸润的肿瘤组织中起着互相拮抗的作用。"抗肿瘤"（anti-tumor）和"亲肿瘤"（pro-tumor）作用分别是指 CD4$^+$T 细胞的 Th1 和 Th17 亚群，I 型和 II 型 NKT 细胞，M1 和 M2 巨噬细胞，N1 和 N2 中性粒细胞。同时对于肿瘤患者，浸润 CD8$^+$ 细胞毒性 T 细胞和 Foxp3$^+$ 调节性 T 细胞的平衡也具有预后意义。

1. 传统的 TILs

传统的 TILs 包括 NK、CD8$^+$T、Th1 细胞。数十年来众所周知，肿瘤组织中的 NK 和

CD8$^+$T 细胞能够有效杀伤突变细胞。这些杀伤细胞识别两类重要的肿瘤抗原：MHC Ia 递呈肽给 TCR αβ；通过非经典途径的 MHC Ib 蛋白激活 NKG2D。MHC Ib 蛋白表达在 NK、CD8$^+$ 和 γδ T 细胞，已经被认为是肿瘤免疫监视的关键环节。

NK 细胞清除 MHC Ia 表达缺失的肿瘤，或过表达 NK 活化型受体 NKG2D 及自然细胞毒受体 NKp30、NKp44、NKp46 配体的肿瘤。而且，NK 细胞表达高水平的 IgG 低亲和性 Fc 受体（CD16），介导抗体依赖性细胞介导的细胞毒作用（antibody-dependent cell-mediated cytotoxicity，ADCC）。NK 细胞浸润于各类实体瘤，包括皮肤、肺、肠和肾脏的肿瘤。最新数据显示，浸润于高侵袭性非小细胞肺癌的人 NK 细胞表现出表型的巨大变化，与同一患者或健康人的远端肺组织或外周血的 NK 细胞比较，脱颗粒和产生 IFN-γ 的能力降低。NK-TILs 功能上的减弱与 NKp30、NKp80、DNAM-1、CD16、ILT2 受体表达降低相关。

各种免疫治疗策略着眼于解决肿瘤患者普遍存在的 NK 活性缺乏，如内源性 NK 细胞活化（应用 IL-2、IL-15、IL-18 等细胞因子），NK 细胞过继性免疫治疗，以 NK 细胞为主的供者淋巴细胞灌注和异体干细胞移植。最近异体或造血干细胞移植表现出 NK 介导的临床疗效，鼓励我们开展针对增强肿瘤原位 NK 细胞再灌注和功能活性的移植研究。

以 CD8$^+$T 细胞为主的过继细胞治疗（adoptive cell therapy，ACT）着眼于体外活化和扩增肿瘤浸润的 CD8$^+$T 细胞回输给患者。CD8$^+$ TILs ACT 在转移性黑色素瘤患者表现出较高的反应率，TIL-ACT 联合高浓度 IL-2 使患者肿瘤负荷减轻 49%～72%，40% 的患者 3～7 年完全缓解。

不同于细胞毒作用，CD8$^+$ 和 NK 细胞具有的另一种重要的抗肿瘤机能为分泌 IFN-γ，辅助性 1 型 CD4$^+$ 细胞（helper type 1，Th1）也具有此项功能。Th1 细胞能够增强 NK 和 CD8$^+$T 细胞的细胞毒作用，上调肿瘤细胞 MHC I 表达，通过分泌 IL-2 促进 CD8$^+$ 细胞的扩增。Th1 细胞是 DC 和巨噬细胞抗原递呈的条件，促成了 CTL 反应。

2. 新型效应 TILs

新型效应 TILs 细胞包括 γδ T、NKT 和 Th17 细胞。

CD4$^+$T 细胞分化为"Th1/Th2"的模式外，最近又定义了 Th17 细胞，其特征在于产生白细胞介素-17（IL-17）。IL-17 缺陷小鼠被证明比野生型更易发生肿瘤的进展和肺转移。在消灭肿瘤上体外生成的 Th17 细胞比 Th1 细胞更有效，这与 Th17 细胞具有类干细胞特征相关。过继免疫 Th17 细胞在体内促进 Th1 样效应细胞产生。这些数据表明 Th17 细胞的抗肿瘤功能非常必要。

IL-17 的促肿瘤功能与血管生成紧密相关。IL-17 可以作用于内皮细胞、间质和肿瘤细胞诱导促血管生成因素如 VEGF、血管紧缩素、PGE2 和 IL-8 的表达，促进肿瘤血管生成。Th17 TILs 抗肿瘤功能尚不清楚，需要进一步探讨。

T 细胞依表面抗原受体（TCR）的不同表达而分成两类 T 细胞：TCRαβT 细胞和 TCRγδT 细胞。在外周血、脾和淋巴结 T 淋巴细胞中，γδT 细胞所占比例较小，而在表皮及黏膜等上皮组织相对富集，据推测它们可能参与构成机体免疫监视系统的第一道防线。有研究结果显示，在上皮性肿瘤组织中局部浸润淋巴细胞也发现有一定比例的 γδT 细胞的存在。虽然 IL–17 主要由 Th17 产生，但其他肿瘤浸润淋巴细胞也产生大量的 IL–17。类似于 Th17，肿瘤微环境中的 γδT 细胞也具有两面性：一方面与血管形成和肿瘤进展相关，一方面与 CD8$^+$T 细胞的补充和各种实体瘤的化疗疗效相关。γδT 细胞具有很强的细胞毒作用并产生大量 IFNγ。

在鼠 B16 黑色素瘤模型中，γδT 细胞在移植 3d 后已经渗透至肿瘤病灶并成为 IFNγ 的早期重要来源，这与上面提到的 IL–17$^+$γδ–TILs 相反。这应当考虑为最近被确认的以 CD27（和 CCR6）表达为基础的 γδT 细胞两个功能亚群：CD27$^+$ γδT 细胞产生 IFNγ，但不产生 IL–17，但 CD27$^-$ γδT 细胞产生 IL–17。

γδT 细胞的临床试验主要以能够产生 IFNγ 的 Vγ9Vδ2T 亚群为主，主要存在于人外周血中。这群细胞与非肽类磷酸抗原反应，在体外和体内都能选择性活化和扩增。对肿瘤患者行 γδT 细胞免疫治疗，客观反应率为 10%～33%。

NKT 细胞既有 NK 受体，又有 CD–1d 限制性 T 细胞受体。这群细胞主要为不可变 NKT 细胞（I型），具有特殊的 TCRα 链（小鼠为 Vα14Jα18，人为 Vα24Jα18）。其他的 NKT 细胞虽是 CD–1d 限制性但不表达不可变的 TCR，称为 NKT 细胞（II型）。两种 NKT 细胞具有不同的功能：I型 NKT 细胞具有保护作用，而II型主要是抑制肿瘤免疫。活化的 NKT 细胞能够产生 IFNγ 和 IL–4。在 B16 转移性黑色素瘤模型，NKT 细胞具有双重作用，胸腺来源的亚群产生免疫抑制性 IL–4，肝脏来源的I型 NKT 细胞产生具保护作用的 IFNγ。基于I型 NKT 细胞抗肿瘤作用的临床前证据，应用特殊 TCR 配体 α–GalCer，多个临床试验试图激活内源性 iNKT 细胞。但是 α–GalCer 或 NKT 过继免疫治疗的临床疗效非常有限。

（三）以 TIL 为主的过继免疫治疗

1. 抗原特异性的 CD8$^+$ 细胞

国际上至少有四个研究小组已成功分离和扩增抗原特异性的 CD8$^+$T 细胞用于过继免疫治疗。在低剂量给予 IL–2 的情况下，T 细胞持续性在体内起作用。在 10 名IV期黑色素瘤患者中，有 5 名病情稳定，另外 3 名患者出现了一些好转。

预处理方案可以调节体内持久性的过继免疫 CTL 克隆。一项在 14 名 IV 期黑色素瘤患者的研究中，输注过继性 CD8$^+$CTL 克隆细胞，然后采用列咪胺（DTIC）的方案持续了 30 多天输液后，14 名中有 6 例产生应答，CR + PR 为 43%。确定一个良好的耐受性预处理方案，Yee 和同事评估了在连续的方式下，观察氟达拉滨对淋巴细胞缺失的影响，首先使用相同的 CD8$^+$T 细胞的克隆，没有其他处理。伴随着体内的 3 倍量持久性增加，与没有采用处理的相比，观察转移克隆后用氟达拉滨，患者血清中 IL-15 的含量。然而，相比以前的研究，临床反应没有明显改善，这一结果可能是由于所产生的 Foxp3$^+$ 调节性 T 细胞比例的回弹增加淋巴细胞的重建所致。

利用抗原特异性克隆性 T 细胞如前所述临床效果惊人，但没有数据能确定一个克隆或寡克隆效应细胞群是否会更具有临床效果。在这个时候，更丰富的临床经验与寡 TIL 的建立，为其提供了更有前途的方法。Rapaport 等使用一种略为不同的过继疗法，他们曾在骨髓瘤进行了多次试验，并在其中采用体外抗 CD3/ 抗 CD28 共刺激自体 T 细胞后，在其他造血系统恶性肿瘤进行造血干细胞移植，其中患者在治疗之前和之后都有干细胞移植的预防接种。快速的 T 细胞重建和延迟调节性 T 细胞的扩增，具有优良的临床效果。

在另一个治疗方案中，高剂量环磷酰胺（4 g/m^2）作为单一药剂，在采用抗原特异性 CD8$^+$T 克隆细胞和低剂量的 IL-2 治疗后，发现在 7 ~ 10 天期间对白细胞减少症有良好的耐受性，能够实现超过 12 个月输注 1% 至 3% 的 T 细胞，并未产生任何并发症。在难治性转移性黑色素瘤研究中，6 名患者中有 4 名肿瘤消退，包括 1 例持久的 CR 和 4 例 PR。

总的来说，这些研究进一步强调针对瞬时耗尽淋巴细胞的预处理方案类型和持续时间的重要性，以及在宿主内如何快速实现特定内源性 T 细胞重现。所有这些都极大地影响过继性 T 细胞的持久性和功能。

2. 特异性 CD4$^+$T 细胞免疫疗法

CD4 T 淋巴细胞在 CD8 免疫反应中起关键性作用，同时也在其他细胞免疫效应阶段发挥重要作用：对肿瘤细胞的直接杀伤作用或促进抗原递呈细胞识别的间接作用；通过淋巴因子和其他的抗原信号支持 CD8$^+$ 细胞毒性 T 淋巴细胞存活及功能。

在最近的 9 名患者中使用抗原特异性的 CD4T 淋巴细胞临床试验。NY-ESO-1 或酪氨酸酶特异性 Th1 CD4 T 淋巴细胞克隆用来治疗难治性的转移性黑色素瘤，剂量高达 10^{10} 个细胞。在长达两个月的时间里观察到 T 淋巴细胞数目高达 3%。其中 4 名患者部分缓解或疾病稳定，1 名患者痊愈，超过 3 年没有复发。在以前的临床前期和疫苗研究中，发现通过抗原递呈细胞摄取和加工坏死的肿瘤细胞，能建立对抗原缺失的肿瘤变异体的治疗策略。

（四）使用 TIL 过继细胞治疗需要实际考虑的问题

过继免疫治疗的迅速发展，研究或标准的护理的治疗方式，需要在一个单独的机构适当的基础设施上发展扩编，建立标准作业程序（SOP）并严密监测过程中的每一步。

一些在机构内建立过继免疫治疗方案中的问题，可能是类似于以前遇到过，解决了"常规"骨髓 / 干细胞移植。然而，对于大多数形式的过继免疫治疗，需要在体外操作，例如分离和扩增抗原特异性 T 细胞，或将遗传物质转移到细胞中。在生产细胞产品时，附加的步骤增加工作的复杂性和成本。即使在其中一个中心（可能是商业）工厂"生产"细胞产品，机构必须具有临床和监管能力的设备和人员进行收获、运输、接收、进行最后的测试，并保证注入的细胞安全有效。

发展 TIL 治疗一个首要步骤是肿瘤收获、保存、运输过程的标准化，其次是细胞制剂在中央设施制备和制剂的运输。有兴趣在过继免疫治疗开发研究项目的多数机构，可能会要求自己的实验室设备生产细胞产品，虽然许多重要的研究问题都可以问"标准"中心或商业实验室，比如那些现有的国家癌症研究所和医学博士安德森癌症中心或商业机构。建立内部的基础设施进行过继免疫治疗临床试验，机构领导要面对的重大问题涉及生成细胞产品所需设备的类型（和细胞产品，这将是试验的对象类型）的数量和类型，工厂所需足够员工，建立工厂，并聘请人员的初始成本，维护设备和人员的费用，在该设施所产生的细胞产品的成本，与产品治疗的患者的临床护理费用，并最终获得维持患者的基础和临床护理费用的能力。实际上，收回成本可能依赖于保险报销（因此需要进行，显示效果和可能的成本效益试验），从美国国立卫生研究院和其他来源的资金发放和慈善事业。美国食品和药物管理局（FDA）网站提供指引，并指出草案审议体细胞治疗，效价测定和基因转移。

用于分离和扩增 TIL 或肿瘤特异性 T 细胞受体基因转染修饰 T 细胞的技术已被公开。基因修饰可以增加细胞扩增的体外效率和降低整体成本。启动和维持一个过继免疫治疗方案仍然难以估算成本，因为各个机构可以制定不同的解决方案，建立一个设施，以及细胞生成和临床治疗的费用可以有很大的不同，取决于细胞产品、细胞数量需要、基因修饰，包括淋巴细胞消耗预处理方案和住院时间，以及其他与细胞合用的治疗。有些人估计细胞生产成本，每个病人的费用在 20 000 ~ 25 000 美元之间。临床护理费用可能包括肿瘤活检和（或）白细胞去除术，化疗淋巴细胞缺失，以及住院，包括 IL-2 和任何支持治疗药物。技术的进步可以提高或降低成本。

鉴于过继免疫治疗可以持久的长期缓解的疾病可能性，与其他类型的药物相比，未来的试验可能将表现出更好的成本效益。

（刘天懿）

三、以 NK 细胞为主的恶性肿瘤免疫治疗

自然杀伤（natural killer，NK）细胞在对抗癌症宿主免疫中起着重要作用。肿瘤逃逸通过逃避 NK 细胞的攻击或诱导缺陷的 NK 细胞实现。当前 NK 细胞为主的癌症免疫治疗是通过几种方式克服 NK 细胞被抑制状态。一种方法是扩增同种异体 NK 细胞实现过继细胞免疫治疗，它不像自体 NK 细胞被自身组织相容性抗原抑制。另一种过继免疫方法是使用稳定的异基因 NK 细胞系，在质量控制和大规模生产方面将更具有实用性。第

三种方法是对新鲜培养的 NK 细胞或 NK 细胞系进行基因修饰，使其高表达某些细胞因子、Fc 受体和（或）嵌合肿瘤抗原受体。用作治疗的 NK 细胞可从各种来源得到，包括末梢或脐带血细胞、干细胞或诱导型多能干细胞（iPS 细胞），以及各种刺激可用于实验室内大规模生产或符合药品生产质量管理规范（GMP）的设施，包括可溶性生长因子、固化的分子或抗体，以及其他细胞活化剂。基于 NK 细胞免疫治疗有多种不同的尝试，治疗不同类型肿瘤的临床试验也有很多，例如组织特异性 NK 细胞、杀伤受体靶向 NK 细胞和用化学方法处理 NK 细胞。一些新的技术或策略可用于监测 NK 细胞治疗，如非侵入性成像，体内试验预先查明 NK 细胞效能和评估 NK 细胞的治疗方法在临床试验中进行了介绍。

（一）NK 细胞概念和细胞表型

NK 细胞是骨髓来源的大颗粒淋巴细胞，对靶细胞的识别无 MHC 限制性，无需预先致敏即可直接杀伤肿瘤细胞，也可分泌细胞因子调节其他免疫细胞的功能，是机体天然免疫的主要承担者，也是获得性细胞免疫的核心调节细胞，在肿瘤免疫、抗病毒感染及清除非己细胞中发挥重要作用。NK 细胞过继免疫治疗是目前临床上肿瘤细胞免疫治疗的重要手段。由于外周血中 NK 细胞含量少（占淋巴细胞的 5%～10%），体外扩增高效的 NK 细胞就成为 NK 细胞治疗的关键问题之一。NK 细胞不是均质性群体，其膜表面分子在不同的 NK 细胞表面表达密度各不相同，而表达不同膜表面分子的 NK 细胞在分泌细胞因子和杀伤活性等方面亦有所不同。因此 NK 细胞在体外扩增过程中要考虑扩增的选择性。

与 T 细胞、B 细胞相比，NK 细胞表面标志的特异性是相对的。人 NK 细胞 mIg^-，部分 NK 细胞 CD2、CD3 和 CD8 阳性，表达 IL-2 受体 β 链（P75，CD122），CD11b/CD18 阳性。目前常用检测 NK 细胞的标记有 CD16、CD56、CD57、CD59、CD11b、CD94 和 LAK-1。最近发现的一种稳定表达在 NK 细胞和 LAK 细胞表面的 LAK-1 分子，120kDa，NK 细胞在 IL-2 条件下培养 20 天 LAK-1 仍为阳性，而 HNK-1（CD57）和 CD16 部分消失。LAK 的杀伤活性可被抗 LAK-1 McAb 所抑制。

NK 细胞缺乏 CD3 分子，但它能表达 CD3 的 ζ 链分子，并与 CD16 一起组成 IgG Fc 低亲和力受体。目前认为 NK 细胞的表面标记为 $CD3^-$、$CD16^+$、$CD56^+$。人类约 90% 的 NK 细胞低密度表达 CD56（CD56dim），同时高水平表达 CD16 和杀伤细胞免疫球蛋白样受体（KIR），可有效地发挥细胞毒作用，并能产生一定水平的细胞因子。另外，约 10% 的 NK 细胞表型为 CD56brightCD16dim 或 CD56bright $CD16^-$。这类 NK 细胞被单核细胞活化后能够产生高水平的细胞因子，但表达 KIR 的水平低，细胞毒活性弱，Cooper 等以此将 NK 细胞分为 CD56bright 和 CD56dim 两个亚群。

（二）NK 细胞介导的抗肿瘤免疫机制

1. 细胞毒作用直接清除肿瘤

NK 细胞识别和杀伤靶细胞的机制与其表面受体的特性密切相关，NK 细胞的功能取决于其表面抑制性受体和活化受体所传递信号的整合。NK 细胞表达多种不同的受体，按其识别的配体可分为三大类：HLA-Ⅰ类分子、非 HLA-Ⅰ类分子和其他受体；根据受体的结构特点可分为免疫球蛋白超家族受体，包括杀伤细胞免疫球蛋白样受体（killer cell immunoglobulinlike receptors，KIR）和白细胞免疫球蛋白样受体（leukocyte Ig like receptor，LIR）；C 型凝集素超家族受体，包括 Ly49、CD94/NKG2 和 NKG2D、自然细胞毒性受体（natural cytotoxicity receptor，NCR）。其中 KIR 和 HLA 的识别及活化受体 NKG2D 的表达程度在 NK 细胞的肿瘤杀伤中起关键作用。

NK 细胞识别靶细胞是非特异性的，这与 CTL 识别靶细胞的机制不同，但确切的机制尚未明了。现已知淋巴细胞功能相关抗原 -1（LFA-1）与靶细胞表面的细胞间黏附分子 -1（ICAM-1）的作用参与 NK 细胞的识别过程，抗 LFA-1 或抗 ICAM-1 McAb 可抑制 NK 细胞的杀伤活性。此外 CD2 与 LFA-3（CD58）结合以及 CD56 也可能介导 NK 细胞与靶细胞的结合。

杀伤介质主要有穿孔素、NK 细胞毒因子和 TNF 等。穿孔素是一种由 NK、CTL、LAK 等杀伤细胞胞浆颗粒释放的杀伤靶细胞的介质。从胞浆颗粒中纯化的穿孔素在体外能溶解多种肿瘤细胞，抗穿孔素抗体可抑制杀伤活性。IL-2 可提高穿孔素基因的转录。IL-6 可以促进 IL-2 对穿孔素基因转录的诱导作用。丝氨酸酯酶可能有活化穿孔素的作用。

2. 间接抗肿瘤免疫

NK 细胞可释放可溶性 NK 细胞毒因子（NK cytotoxic factor，NKCF），靶细胞表面有 NKCF 受体，NKCF 与靶细胞结合后可选择性杀伤和裂解靶细胞。活化的 NK 细胞可释放 TNF-α 和 TNF-β（LT），TNF 通过改变靶细胞溶酶体的稳定性，导致多种水解酶外漏；影响细胞膜磷脂代谢；改变靶细胞糖代谢使组织中 pH 降低值；以及活化靶细胞核酸内切酶，降解基因组 DNA 从而引起程序性细胞死亡等机制杀伤靶细胞。TNF 引起的细胞死亡过程要明显慢于穿孔素溶解细胞的作用过程。NK 细胞表面具有 FcγRⅢA，主要结合人 IgG1 和 IgG3 的 Fc 段（Cγ2、Cγ3 功能区），在针对靶细胞特异性 IgG 抗体的介导下可杀伤相应靶细胞，即抗体依赖性细胞介导的细胞毒作用（antibody-dependent-cell-mediated cytotoxicity，ADCC）。IL-2 和 IFN-γ 可明显增强 NK 细胞介导的 ADCC 效应。具有 ADCC 功能的细胞群除 NK 外，还有单核细胞、巨噬细胞、嗜酸性粒细胞和中性粒细胞。

（三）NK 细胞为主的肿瘤免疫治疗

1. 肿瘤的自体 NK 细胞过继治疗

在体外和动物实验中，体外激活的 NK 细胞对来自患者自体的肿瘤细胞具有杀伤能力。自体免疫治疗对于患者通常十分安全，对某些肿瘤也取得了一定的疗效。研究显示，将在体外扩增并激活 13～21 天的自体 NK 细胞回输至患者体内，提高了转移性肾癌患者的缓解率。体外扩增并激活的自体 NK 细胞结合 IFN-β 回输到脑胶质瘤患者体内的临床实验显示，这些扩增的细胞对患者很安全，并有一定的治疗效果。在临床 I 期 11 例肺癌和肠癌患者的自体 NK 细胞治疗中，患者对用 Hsp70 处理的 NK 细胞耐受良好，但是，治疗中仅有 1 例患者病情缓解稳定。肿瘤患者的 NK 细胞与健康人相比，其类型发生明显改变。已有的数据表明，短期培养的 LAK 细胞不能够转变 NK 细胞亚群及其功能，因此，有必要开发出新的激活 NK 细胞杀伤功能的方法。

2. 肿瘤的异体 NK 细胞过继治疗

鉴于肿瘤患者 NK 细胞自体移植面临的困难，对肿瘤患者进行 NK 细胞异体移植是免疫治疗的另一种方式。与干细胞移植不同，NK 细胞的异体移植不要求供者的 6 个 KIR 配体与患者的配体完全匹配。体外实验证实，NK 细胞对 KIR 不完全匹配的肿瘤细胞的杀伤能力较完全匹配的肿瘤细胞的杀伤能力强。Miller 等在 2005 年报道了半嵌合 NK 细胞实验。在这项临床 I 期试验中，43 名晚期肿瘤患者接受了半嵌合的外周血淋巴细胞。这些外周血淋巴细胞在输入患者体内之前，在加入 1000 U/ml IL-2 的 X-VIVO 15 培养液中隔夜培养。43 名患者对输入的细胞完全耐受，没有明显的异体排斥。19 例急性髓系白血病（acute myeloid leukemia，AML）患者中有 5 例获得完全缓解。Koehl 等将半嵌合 NK 细胞输入 2 例急性淋巴细胞白血病（acutelymphoblastic leukemia，ALL）患者和 1 例 AML 患者体内，未见任何副作用及排斥反应。Passweg 等用半嵌合 NK 细胞治疗 4 例 AML 和 1 例慢性粒细胞白血病（chronic myelogenous leukemia，CML），患者耐受性良好，无排斥反应。在 Shi 等临床 I 期研究中，10 例多发性骨髓瘤患者接受了半嵌合 NK 细胞治疗，患者耐受性良好，没有异体移植排斥反应迹象，50% 的病人症状获得完全缓解。

（四）临床级别 NK 细胞扩增

1. 优化细胞因子组合能够诱导 NK 细胞向特定细胞毒性亚群扩增

IL-2、IL-15 和 IL-21 能够改变 NK 细胞特性，从而用于向特异的亚型发展。IL-2 和 IL-15 能够诱导 KIR⁻ 的 NK 细胞亚群表达 KIR 受体，诱导 C 凝集素受体 NKG2D 和自然杀伤毒性受体 NKp44 表达。而 IL-21 的加入能够改变 KIR 受体的组成，通过降低接头蛋白 DAP12 的表达抑制 NKp44 的表达。IL-21 能维持 IFNγ 的产生，增强 NK 细胞毒性。Takahashi 等考察了细胞因子对 NK 细胞亚型的影响，特别是对 CD16⁻CD56dim 和 CD16⁻CD56bright NK 细胞的影响。当 IL-2、IL-12 和 IL-15 对外周血单核细胞联合培养几天后，CD56bright NK 细胞亚群能扩增到 15%，对多种肿瘤细胞具有细胞毒性。细胞因子能够刺激在外周血中含量较少的 CD16⁻CD56dim 和 CD16⁻CD56bright NK 细胞大量扩增，而在外周血中含量较多的 CD16⁺CD56dim 扩增能力较弱。而且，很多静止的 CD16⁻CD56bright NK 细胞会诱导成为 CD16⁺CD56bright 细胞，而 CD16⁻CD56dim NK 细胞则诱导成为 CD16⁻CD56bright 细胞，再进一步诱导成为 CD16⁺CD56bright 细胞。CD16⁻CD56dim 和 CD16⁻CD56bright NK 细胞能够产生大量的 IFNγ 和 Fas 配体。CD16⁺CD56bright NK 细胞对表达或不表达 MHC I 类分子的肿瘤细胞均有很强的杀伤活性。IL-21 与 IL-2 维持人 NK 细胞存活的能力是相同的。在没有其他细胞因子的作用下，IL-21 对 NK 细胞受体的表达几乎没有影响。然而，IL-21 和 IL-2 协同可上调 NK 细胞表面多种受体的表达，包括 NKG2A、CD25、CD86 和 CD69。CD25+CD86+NK 细胞属于 CD56bright NK 细胞亚群，含有大颗粒。IL-21 能在 mRNA 和蛋白水平上上调穿孔素和颗粒酶 A/B 的表达。另外，IL-21 能增强 NK 细胞对 K562 靶细胞的毒性。以上研究表明 IL-21 通过诱导效应分子和调节表面受体表达来调节 NK 细胞活性。

在正常血液中，并不是所有的 CD56dim NK 细胞表达 KIR，存在一新的亚群，此亚群由 19.4% ~ 2.8% 的 CD56dim NK 细胞组成，表达活性的 NKG2D 和 NKG2E 受体，但不表达 KIR 和 NKG2A 受体。虽然 CD56dimNKG2A⁻KIR⁻NK 细胞对于异体 MHC 至少缺少一种抑制性受体，但对 MHC 没有反应，没有 IFN-γ 分泌，认为是不成熟的 NK 细胞。用 IL-15 和基质细胞培养后，CD56dim 和 CD56brightKIR⁻ 细胞扩增，并表达 KIR，成为有毒性和具有细胞因子分泌潜能的细胞。IL-15 协同 Flt3 和 SCF 能够促进人 CD56brightNK 细胞亚型扩增。IL-21 协同 Flt3 配体、IL-15 和氢化可的松（hydrocortisone，HC）能够刺激 NK 细胞高效扩增，增强 NK 细胞毒性，诱导 CD56+NK 细胞显著增加。IL-21 还能改变 CD56+NK 细胞分泌细胞因子，增强 IL-10 和 GMCSF 的表达，降低 TNFα 的表达。

2. 细胞培养方式对 NK 细胞亚群扩增的影响

有研究发现，细胞因子 IL-12、IL-15 和 IL-18 能够激活 NK 细胞功能，然而共培养 48 小时后，细胞发生明显凋亡。CD56+ 细胞用 IL-15/IL-12 或 IL-15/IL-18 孵育 18 小时后，洗涤，进一步在无细胞因子培养基中培养，凋亡较少。这种短期激活的 CD56+ 细胞对于对 NK 和 LAK 细胞敏感的肿瘤靶细胞有很高的杀伤活性。每隔 8 天，就与细胞因子作用 6 小时，共培养 18 天。这种重复的短期与细胞因子作用的培养方式能够使 CD56+ 细胞长期存活，同时 CD16 的表达降低较慢，因此与 CD56+ 和细胞因子的长期孵育相比表现出较强的 ADCC 效应。

3. 免疫药物对 NK 细胞亚群的影响

环孢素 A（CsA）一般用于防止移植物抗宿主反应（GVHD）。在含 IL-2 和 IL-15 的 NK 细胞培养基中加入或不加 CsA 1 周后，与对照相比，CsA 的加入使 CD56+CD16+KIR+NK 细胞减少，而相应的 CD56+CD16⁻KIR⁻ 细胞增多。这种改变主要是 CD56dim NK 细胞扩增减少，而 CSA 对 CD56bright 细胞没有影响。同靶细胞 K562 共培养后，CSA 作用的 NK 细胞 Ca^{2+} 流动减少，NFAT 去磷酸化。CsA 增加 NKp30 的表达，降低 NKp44 和 NKG2D 的表达。随后 IL-12 和 IL-18 刺激后，CsA 作用的 NK 细胞分泌更多的 IFN-γ。因此 CsA 影响 NK 细胞的功能和表型，对 GVL 有重要作用。

给转移癌患者输入 IL-2 激活的 NK 细胞或输入在体外经过扩增的自身或供者来源的黏附 NK 细胞，可以达到治疗肿瘤的目的。人体的肿瘤细胞和病毒感染细胞的细胞溶解是通过 NK 细胞介导自然细胞毒作用抗体依赖的细胞毒作用以及阳性和阴性细胞溶解信号控制作用的。其中阴性信号（抑制）的转导是由一些类 Ig 受体（KIRs）、ILT2/LIR 和 C-lectin 域包含受体 CD94/NKG2A 完成的。在肿瘤患者体内缺乏外来刺激的情况下，抗肿瘤免疫反应很少能发挥作用，因此许多方法都是通过激活肿瘤患者免疫细胞来发挥作用的。通过细胞因子、基因修饰、KIR 封闭抗体激活 NK 细胞，是目前常用的方法。研究表明肿瘤靶细胞表达 Rae21 基因或 H-60 基因可激发 NK 细胞的杀伤活性和 IFN-γ 分泌，而且可触发巨噬细胞分泌 NO 和产生 TNF-α。体内研究发现 Rae-1 或 H-60 转染的肿瘤细胞由于能有效激活 NK 细胞及 CD8$^+$T 细胞，几乎不能成瘤，而且能诱发继发保护效应。重要的是，表达 MIC 蛋白的肿瘤细胞即使有 MHC I类分子表达也可被 NK 细胞杀伤。这些结果为疫苗制备提供了新的思路和方法。Dudley M.E. 等实验显示，被采用转移的 NK 细胞在体内产生了扩张，就像 T 细胞的免疫治疗一样，NK 细胞对肿瘤细胞产生了免疫治疗作用。另有最近报道阐述了 NK 细胞工程学的巨大潜能。NK 细胞对抑制急性淋巴细胞白血病细胞上的 CD19 受体和活化性受体的表达表现出了强大的细胞毒作用。

（五）NK 细胞介导的肿瘤免疫治疗临床试验

见表 3-3。

表 3-3　Ⅰ／Ⅱ期临床试验的 NK 细胞介导的肿瘤免疫治疗的临床试验

Source of NK cells	Stage	Subjects	Treatment	Styles	Effects	Status	Country	Reference/ ClinicalTrials gov ldentifier
Autologous NK cells （from PBMC）	Phase Ⅰ	11 metastatic coclorectal cancer; 1 NSCLC	(0.001–0.3) $\times 10^9$ cells/dose; i.v.1–4doses/ cycle.1–6 cycle	Used alone	No toxicities	Completed	Germany	
	Phase Ⅰ	7 metastatic melanoma; 1 metastatic renal cell carcinoma	(4.70±2.10) $\times 10^{10}$ cells; i.v.	Combined with chemotherapy	No toxicities	Completed	United States	
	Phase Ⅰ	Metastatic nasopharyngeal	i.v.	Used alone	—	Completed	Singapore	NCT00717184
	Phase Ⅰ	Metastatic cancers; hematological malignancies	i.v.	Used alone	—	Recruiting Participants	United States	NCT00720785
	Phase Ⅰ	Breast cancer, glioma, hepatocellular cancer, squamous Cell lung cancer, pancreatic cancer, colon cancer, prostate cancer	i.v.	Used alone		Suspended	United States	NCT00909558v

Source of NK cells	Stage	Subjects	Treatment	Styles	Effects	Status	Country	Reference/ClinicalTrials gov ldentifier
Allogeneic NK cells （from PBMC）	Phase Ⅰ	15 advanced NSCLC	（0.2~ 29）×10⁶ cells/kg/dose i.v.2~4 doses	Combined with chemotherapy	No side effects; clinically effective	Completed	Greece	[196]
	Phase Ⅰ	Acute myeloid leukemia	i.v.	Combined with chemotherapy	—	Ongoing	United States	NCT00187096
	Phase Ⅰ	Lymphoma; leukemia; stem cell transplantation	i.v.	Combined with Rituximab		Completed	United States	NCT00383994
	Phase Ⅰ	Lymphoma	1×10⁷ cells/kg; i.v.	Combine with SCT	No toxicities	Ongoing	United States	NCT00586690; NCT00586703; [178]
	Phase Ⅰ	Non−B lineage Hematological malignancies and solid tumors	i.v.	Combined with chemotherapy	—	Recruiting Participants	United States	NCT00640796
	Phase Ⅰ	Lymphoma; myeloma; leukemia	i.v.	Used alone	—	completed	United States	NCT00660166
	Phase Ⅰ	ALL; CML; JMML; MDS; NHL	i.v.	Combined with chemotherapy and immunotherapy	—	Recruiting participants	United States	NCT00697671
	Phase Ⅰ	13 acute myeloid leukemia	（1~5）x10⁶ cells/kg; i.v.	Combined with chemotherapy	No toxicity including GVHD	Unknown	Italy	NCT00799799 [177]
	Phase Ⅰ	Neuroblastoma	i.v.	Combined with chemotherapy	—	Recruiting participants	United States	NCT00877110
	Phase Ⅰ	Acute lymphoblastic leukemia	i.v.	Used alone	—	Recruiting participants	United States	NCT00995137
	Phase Ⅰ	Malignant lymphomas; solid tumors	Singe−dose infusion; Cohortl; 1×10⁶cells/ kg Cohort2; 1×10⁷cells/ kg; Repeated dose Infusion; Cohort3; 1×10⁶cells/ kg; Cohort4; 3×10⁶cells/ Kg; Cohort5; 1×10⁷cells/ Kg; Cohort6; 3×10⁷cells/ Kg; i.v.	Used alone	—	Recruiting participants	Korea	NCT01212341

续表

Source of NK cells	Stage	Subjects	Treatment	Styles	Effects	Status	Country	Reference/ ClinicalTrials gov ldentifier
	Phase I	Leukemia, lymphoma, neuroblastoma, sarcoma, desmoplastic small round cell tumor	3 dose levels (1×10^5, 1×10^6, and 1×10^7cells/ kg); i.v.	Combined with chemotherapy	—	Recruiting participants	United States	NCT01287104
	Phase I	Acute myeloid leukemia	Four cohorts of escalating doses Receiving 0, 1, 10, or 20×10^6NK cells/kg; i.v.	Combined with chemotherapy and immunotherapy	—	Recruiting participants	United States	NCT01478074
	Phase I	Neuroblastoma	minimum of 0.1×10^6 cells/kg; maximum of 400×10^6 CD45$^+$cells/ kg, given once; i.v.	Combined with chemotherapy and immunotHERapy	—	Recruiting participants	United States	NCT01576692
	Phase I	Leukemia Chronic lymphocytic leukemia	$(3\sim7)\times10^8$ cells; however, if The dose of 3×10^8cells is not achieved, all available NK cells will be infused; i.v.	Combined with chemotherapy	—	Not yet open for participant recruitment	United States	NCT01619761
	Phase I/ II	Acute myelogenous leukemia	$(2\sim3)\times10^7$ cells/kg; i.v.	Combined with chemotherapy	—	Ongoing participants	United States	NCT00303667
	Phase I/ II	Leukemia Lymphoma	$(1.5\sim8)\times10^7$ NK cells/kg i.v.	Combined with chemotherapy and immunotherapy	—	terminated	United States	NCT00625729
	Phase I/ II	Brain and central nervous system; chronic myeloproliferative disorders; leukemia; lymphoma; lymphoproliferative disorder; multiple myeloma and plasma cell neoplasm; myelodysplastic syndromes myelodysplastic /myeloproliferative neoplasms	i.v.	Combined with SCT	—	Recruiting participants	Korea	NCT00823524

Source of NK cells	Stage	Subjects	Treatment	Styles	Effects	Status	Country	Reference/ ClinicalTrials gov ldentifier
	Phase I/II	Melanoma	i.v.	Combined with chemotherapy	—	Completed	Korea	NCT00846833
	Phase I/II	Multiple myeloma	3dose levels $(1.5\times10^6$cells/ kg，1.5×10^7cells/ kg and 1×10^8cells/ kg），If safe，continuing with maximally 7 doses of 1×10^8 cells/kg; i.v.	Combined with chemotherapy and SCT	—	Recruiting participants	Switzerland	NCT01040026
	Phase I/II	Acute myeloid leukemia; advanced hematological malignancies; indication for allogeneic stem cell transplantation	1×10^7cells/ kg; i.v.	Combined with chemotherapy and radiation therapy and SCT	—	Recruiting participants	Germany	NCT01220544
	Phase I/II	Childhood solid tumor	i.v.	Used alone	—	Recruiting participants	Spain	NCT01337544
	Phase I/II	Acute myeloid leukemia; precursor cell lymphoblastic leukemia– lymphoma; myelodysplastic syndromes; lymphoma; neuroblastoma; rhabdomyosarcoma	1×10^7NK cells/kg; i.v.	Combined with HLA– Haploidentical HSCT	—	ongoing	Switzerland	NCT01386619
	Phase I/II	Acute myeloid leukemia	1×10^6NK cells/kg or 3×10^6cells/ kg; i.v.	Used alone	—	Not yet open for participant recruitment	United States	NCT01520558
Allogeneic NK cells （from PBMC）	Phase II	14 ovarian cancer; 6 breast cancer	$(8.33\sim39.41)\times$ 10^6NK cells/kg; i.v.	Combined with chemotherapy	PR （4patients）； SD （12 patients）； PD （3 patients）	Completed	United States	[201]
	Phase II	Acute lymphoblastic leukemia; lymphoma，lymphoblastic	i.v.	Combined with chemotherapy and SCT	—	Recruiting participants	United States	NCT00186875
	Phase II	Metastatic melanoma; metastatic kidney cancer	i.v.	Combined with chemotherapy	—	Completed	United States	NCT00328861
	Phase II	Breast cancer	$(1.5\sim8.0)\times10^7$ NK cells/kg; i.v.	Combined with chemotherapy and radiation therapy	—	Terminated	United States	NCT00376805

续表

Source of NK cells	Stage	Subjects	Treatment	Styles	Effects	Status	Country	Reference/ClinicalTrials gov ldentifier
	Phase II	Leukemia; myelodysplastic syndromes	i.v.	Combined with chemotherapy	—	Recruiting participants	United States	NCT00526292
	Phase II	Fallopian tube cancer; ovarian cancer; peritoneal cavity cancer	$(1.5 \sim 8.0) \times 10^7$ NK cells/kg; i.v	Combined with chemotherapy and radiation tHERapy	—	Terminated	United States	NCT00652899
	Phase II	Neuroblastoma	i.v	Combined with chemotherapy and SCT	—	Terminated	United States	NCT00698009
	Phase II	Leukemia; pediatric cancer	i.v	Combined with chemotherapy	—	Completed	United States	NCT00941928
	Phase II	Ovarian cancer; fallopian tube cancer; primary peritoneal cancer; breast cancer	8.0×10^7 cells/kg; i.v.	Combined with chemotherapy	—	Recruiting participants	United States	NCT01105650
	Phase II	Acute myelogenous leukemia	$\gamma 8.0 \times 10^7$ nucleated cells/kg; i.v.	Combined with chemotherapy	—	Ongoing	United States	NCT01106950
	Phase II	Relapsed lymphoma; B cell non-Hodgkins lymphoma; refractory lymphoma; high risk chronic lymphocytic leukemia	$(1.5 \sim 8.0) \times 10^7$ cells/kg; i.v.	Combined with chemotherapy	—	Recruiting participants	United States	NCT01181258
	Phase II	Acute myeloid leukemia; myelodysplastic syndroma	i.v.	Combined with SCT	—	Recruiting participants	United States	NCT01370213
	Phase II	Leukemia; chronic myelogenous leukemia	i.v.	Combined with chemotherapy	—	Recruiting participants	United States	NCT01390402
	Phase II	Myelodysplastic syndrome	i.v.	Combined with chemotherapy	—	Not yet open for participant recruitment	United States	NCT01593670
	Phase II	Acute myelogenous leukemia	i.v.	Combined with chemotherapy	—	Not yet open for participant recruitment	United States	NCT01639456

续表

Source of NK cells	Stage	Subjects	Treatment	Styles	Effects	Status	Country	Reference/ ClinicalTrials gov ldentifier
NK-92 Cells	Phase I	11advanced renal cell cancer; 1 melanoma	1×10^8or 3×10^8or 1×10^9or 3×10^9NK-92 cells/m^{2}body surface; i.v. three doses (3 patients/ group)	Used alone	No severe hemodynamic or hematologic toxicities	—	United States	[171]
	Phase I	Acute myeloid leukemia	1×10^9or 3×10^9or 5×10^9NK-92 cells/m^{2}body surface; i.v. two doses	Used alone	Status suspended	—	United States	NCT00900809
	Phase I	Leukemia; lymphoma; myeloma; Hodgkin's disease	1×10^9or 3×10^9or 5×10^9NK-92 cells/m^{2}body surface; i.v. on days1, 3, and 5 of each cycle; 6 cycles monthly	Used alone	Status suspended	—	Canada	NCT00990717
	Phase I/ II	4 sarcoma; 2 medulloblastoma; 1 PNET; 1 B-cell ALL	$(1\sim3)\times10^9$ NK-92 cells/ m^2 body surface; i.v. two doses	Used alone	Without any significant side effects; no conclusions as to the efficacy can be drawn		Germany	[131]
NK cells from UCB	Phase II	Leukemia; myelodysplastic syndromes	i.v.	Combined with chemotherapy and SCT	—	Terminated	United States	NCT00354172

Abbreviations: ALL: Acute Lymphoblastic Leukemia; CML: Chronic Myelogenous Leukemia; JMML: Juvenile Myelomonocytic Leukemia; MDS: Myelodysplastic Syndrome; NHL: Non-Hodgkin's Lymphoma; NK, natural killer; PBMC, peripHERal blood mononuclear cell; UCB, umbilical cord blood

（刘天懿）

四、CIK 细胞

虽然随着科技的进步各种药物、治疗手段在不断更新，但仍有许多晚期恶性肿瘤患者不能依靠标准治疗治愈疾病。能接受手术的只是部分肿瘤患者，之后的放疗和化疗有多种副作用，往往不能完全去除肿瘤负荷，留下残留病变和转移性的肿瘤细胞，这是导致肿瘤短期复发转移甚至经过多年再度复发的一个主要原因。细胞免疫治疗是一种旨在调控机体免疫、建立持久的抗肿瘤的治疗方案。该策略利用免疫系统识别和消除肿瘤细胞，刺激肿瘤患者的细胞定向免疫应答。

目前研究应用较广的主要有体外负载肿瘤抗原的主动免疫细胞，即抗原递呈细胞，以及体外大量诱导扩增回输到患者体内发挥抗肿瘤作用的过继性免疫细胞。细胞因子诱导的杀伤（cytokine-induced killer，CIK）细胞是一类增殖能力强、抗瘤谱广、抗瘤活性高的免疫效应细胞，在体外通过多种细胞因子诱导外周单个核淋巴细胞（peripheral blood mononuclear cells，PBMC）而获得的一群以 CD3⁺CD56⁺ 主的异质性细胞群。CD3⁺CD56⁺ 细胞在正常人外周血中仅占 1%～5%，由于这群细胞同时表达 T 细胞表面标识（TCR）和自然杀伤（natural killer，NK）细胞表面标识 CD56，又被称为 NK 细胞样 T 淋巴细胞，同时具有 T 淋巴细胞的强大抗瘤活性和 NK 细胞的非 MHC 限制性杀瘤优点，并且也是 CIK 细胞的研究主要发挥抗肿瘤作用的一群效应细胞。在过去的 30 年中，CIK 细胞已经从实验室发展到开展针对自体和异体肿瘤细胞进行杀伤的临床试验，到目前的称为全球广泛研究、国内广泛开展的一项主要肿瘤辅助治疗手段。CIK 细胞培养体系基本稳定，相对于其他过继免疫细胞，CIK 细胞具有易获得、增殖能力强以及抗瘤活性高等特点，所以对于肿瘤患者来说，通过 CIK 细胞过继性细胞免疫治疗可能带来新的希望。

（一）CIK 细胞的一般特征

近年来，一些专著将 CIK 细胞亦归为有别于 T、B 细胞的第三类淋巴细胞。但实际上，CIK 细胞是人们通过多种细胞因子诱导 T 细胞所获得的一类具有抗瘤活性的 T 细胞克隆效应细胞群。严格而言，它们不属于正常的淋巴细胞亚类，其组成与细胞生物学特征也具有异质性。CIK 细胞对靶细胞的杀伤作用无需预先致敏，与靶细胞混合后 4h 即发挥杀伤作用，同时发挥 T 细胞与 NK 细胞杀伤靶细胞的作用。因此 CIK 细胞具有抗肿瘤、抗病毒、抗感染以及免疫调节等功能。

1.CIK 细胞的发展

淋巴因子活化的杀伤（lymphokine-activated killer，LAK）细胞是 20 世纪 80 年代最先被发现的一种由细胞因子白细胞介素-2（interleukin-2，IL-2）诱导产生的免疫效应细胞，由 CD3-Leu19⁺ NK 细胞、CD3⁺Leu19⁺ 细胞和 CD3⁺Leu19⁻ T 细胞组成，具有主要组织相容性复合物（major histocompatibility complex，MHC）非限制性抗肿瘤作用，并且有 CD3⁻Leu19⁺ NK 细胞与 CD3⁺Leu19⁺ 细胞主要的抗瘤作用。尽管 LAK 细胞在肿瘤治疗上取得了一定的疗效，但由于存在体外难以扩增、肿瘤治疗同时需注射大剂量的 IL-2 维持其在体内的活性而导致的钠水潴留和多器官衰竭等问题，使它的应用受到了很大的限制。

多年来，LAK 细胞培养的技术方法在不断地发展和完善，主要包括抗 CD3 单克隆抗体（anti-CD3 monoclonal antibody，anti-CD3 mAb）刺激活化、延长培养时间，以及培养过程中多种细胞因子的诱导。随着对细胞因子的研究不断深入，研究学者发现多种不同类型的细胞因子能够刺激活化 PBMC 并获得大量的具有较强杀伤活性的免疫效应细胞。因此在 LAK 细胞培养方法的基础上，CIK 细胞于 1991 年被美国斯坦福大学的 Scimidt Wolf

等首先发现和报道，利用 anti-CD3 mAb、干扰素 - γ（interferon-γ，IFN-γ）与 IL-2 等细胞因子共同诱导外周血淋巴细胞可以被定向诱导并大量扩增成为肿瘤杀伤细胞群，细胞群由 CD3$^+$CD56$^-$、CD3$^+$CD56$^+$ 和少量 CD3$^-$CD56$^+$ 组成的具有非 MHC 限制性抗瘤作用的一群异质性细胞（表3-4）。与 LAK 细胞相比，CIK 细胞表现出增殖速度快、扩增能力强、杀瘤活性高、杀瘤谱广等优点，CIK 细胞这种潜在的抗肿瘤作用无论在实验室还是临床治疗上都得到了验证，特别是手术或放、化疗后患者进行 CIK 细胞治疗能够获得显著的疗效，如消除残留微小的肿瘤病灶、防止肿瘤细胞的扩散和复发、对正常造血骨髓影响小以及提高机体免疫力等。

表3-4　比较 CIK 细胞中不同的细胞亚群

亚群	名称	%CD8	%CD4	记忆细胞分型	颗粒酶含量	杀瘤方式
CD3$^+$CD56$^+$	NKT细胞	高	低	CD27$^{+/-}$CD28$^-$CD62L$^+$ 终末期记忆细胞	高	体液免疫、细胞免疫
CD3$^+$CD56$^-$	T细胞	低	高	CD27$^+$CD28$^+$CD62L$^+$ 早期记忆细胞	低	体液免疫、细胞免疫
CD3$^-$CD56$^+$	NK细胞	不表达	不表达	—	无	细胞接触、ADCC

2. CIK 细胞的起源

CD3$^+$CD56$^+$ 细胞是 CIK 细胞中发挥主要功能的一群细胞，该细胞在鼠的胸腺和肝脏中含量较高，而在脾脏、淋巴结以及骨髓中占有很少的比例。对于来源于人的 CD3$^+$CD56$^+$ 细胞主要分布于肝脏，占全部 CD3$^+$T 细胞的 1/3；其次分布于外周血，占单个核细胞的 1%～5%；而人的骨髓中却未发现 CD3$^+$CD56$^+$ 细胞的存在。实验证明，CD3$^+$CD56$^+$ 的 CIK 细胞来源于 CD3$^+$CD56$^-$ 的 T 淋巴细胞，而非外周血中存在的含量极少的 CD3$^+$CD56$^+$ 细胞，或是 CD3$^-$CD56$^+$CD16$^+$ 的 NK 细胞。同时发现，在 CD3$^+$CD56$^-$ 的 T 细胞中，除 CD4$^+$CD8$^-$ 细胞外，其余 3 种 T 细胞亚群（CD4$^-$CD8$^+$、CD4$^-$CD8$^-$、CD4$^+$CD8$^+$）均可通过诱导获得 CD56 分子的表达，但后两者在正常人外周血中含量极低，因此 CD3$^+$CD56$^+$ 细胞主要来自 CD4$^-$CD8$^+$T 细胞。此外，由于 CD4$^-$CD 8$^-$ 细胞有很高的表型转化能力，也是 CIK 细胞的一个重要来源。

随着实验室研究的不断深入，目前 CIK 细胞可通过外周血、脐带血和骨髓中的 PBMC 经体外诱导下而得到。有学者认为，不同来源的 CIK 细胞的增殖能力与杀瘤活性存在一定的差异。脐带血来源的 CIK 细胞的增殖能力与杀瘤活性均优于外周血来源的 CIK 细胞，并且脐带血来源的 CIK 细胞以诱导肿瘤细胞坏死为主，而外周血来源的 CIK 细胞以诱导肿瘤细胞凋亡为主。骨髓来源的 CIK 细胞，由于骨髓和外周血单个核细胞中免疫细胞的分化程度不同及二者的细胞因子调节网络不同，其增殖能力虽然也很强，但略低于外周血来源的 CIK 细胞，在细胞毒方面与外周血来源的 CIK 细胞相比无差异。对于外周血 PBMC 基数低质量差的患者可考虑此方法，Linn 等从急性粒细胞白血病（AML）患者用于诊断而采集的骨髓样本中成功诱导 CIK 细胞，且对自体和异体的白血病肿瘤细胞都有杀伤作用。

3.CIK 细胞的培养体系

CIK 细胞是通过多种细胞因子刺激活化 PBMC 而获得的一群细胞，其培养体系较为简单。PBMC 可通过血细胞分离机获得，也可通过全血密度梯度离心获得。比较二者，前者能够得到较多的 PBMC 数量，但是患者较为痛苦；而后者尽管获得的 PBMC 相对较少，但患者痛苦很小，经过 CIK 培养体系的优化，合理搭配多种细胞因子，刺激活化后所获得的 CIK 细胞数量仍能够达到临床治疗的应用标准，是目前可以临床大规模开展 CIK 细胞治疗时 PBMC 常用的获取方法。

目前较为稳定的 CIK 细胞培养体系（图 3-4）：在种植 PBMC 之前，需要用 5μg/ml anti-CD3mAb 4℃过夜包被培养瓶，并且使用时需将 anti-CD3mAb 包被液彻底去除。因为 anti-CD3mAb 属于医源性抗体，若未彻底清除，回输至患者体内会引起移植物抗宿主病（graft-versus-host disease，GVHD）。anti-CD3mAb 在 CIK 细胞培养体系中是必须添加的细胞因子，其能模拟生理配体体外激活静止 T 细胞，刺激 T 细胞有丝分裂，使之大量增殖表达 IL-2R，产生内源性 IL-2，同时提高 CIK 细胞对肿瘤细胞（尤其是恶性血液系统肿瘤细胞）杀伤的敏感性。细胞培养过程中，还需要添加人重组 IFN-γ、人重组 IL-2。IFN-γ 的添加可以降低培养过程中 IL-2 的使用，同时由于 IFN-γ 可促使 PBMC 上 IL-2 受体数量增加、上调 CD58 表面 LFA-3 分子，从而有效地激活效应细胞。先添加 IFN-γ 后添加 IL-2 可提高 CIK 细胞的细胞毒性，同时是 CD3⁺CD56⁺ 细胞扩增最主要的因素。在许多研究中会使用 IL-1a 联合 IFN-γ 诱导 CIK 的细胞毒性，IL-1a 体外可以介导 PBMC 上表达 IL-2 受体，与 IFN-γ 合用时可以明显提高 CIK 的细胞毒效应，但对 CIK 细胞扩增无作用。IL-2 的作用是保证细胞在培养过程中能够大量地扩增。也有学者在培养过程中加入 IL-7、IL-12 等细胞因子。IL-7、IL-15 和 IL-2 一样，可以显著促进淋巴细胞的生长，而对 CIK 细胞的细胞毒作用无影响。CIK 细胞培养过程中，各种细胞因子联合作用的最终目的是共同激活静止 T 细胞，提高细胞表达 IL-2 受体和产生 IL-2 的能力，启动自分泌途径 IL-2 依赖的 T 细胞激活反应。

培养细胞时，可用 T 细胞一般培养液，也可用市场上的特殊培养液，但需要添加人血白蛋白、自体灭活血清，或者人 AB 型血清。由于患者的个体差异，可能会对抗生素发生过敏反应，所以培养过程中应尽量少加或不加抗生素，但需要保证严格的无菌，在标准的 GMP 无菌条件下培养。临床上使用的 CIK 细胞培养过程中不能添加牛血清代替人血清进行培养。

不同的培养体系 CIK 细胞培养时间略有差别，培养时间一般为 13～21 天，即可收获细胞，可通过体外肿瘤杀伤实验、细胞表面标志分析、细胞计数、细胞活性分析等确定所获得的细胞为成熟的 CIK 细胞。在回输细胞之前，需对培养体系进行内毒素、细菌、真菌、支原体检查，以确保细胞输注的安全性。

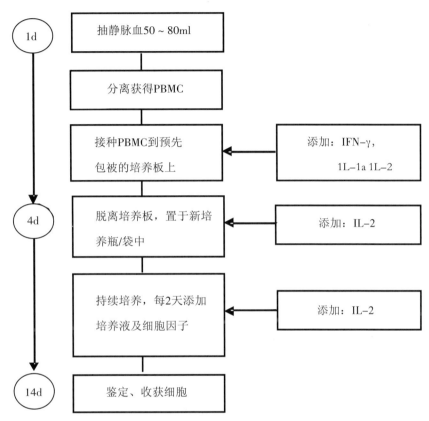

图 3-4　CIK 细胞培养流程示意图

4.CIK 细胞的表面标志

（1）表面抗原　CIK 细胞表面标志多与其他免疫细胞所共有，而很少为 CIK 细胞所特有。对 CIK 细胞群进行检测，其表面抗原表达种类较多，超过 90% 的 CIK 细胞表达 CD3，其中大约 70% 以上的细胞表达 CD8，30% 以下的表达 CD4，同时还能检测到 CD5、CD7、CD11a、CD27、CD28、CD45RA、CD62L、HLA-DR 等多种细胞表现抗原。CIK 细胞中 20%～30% 为 CD3+CD56+ 细胞，这些细胞同时表达 CD2、TCRα/β、CD5、CD8，但几乎不表达 CD4 和 CD16。CD3+CD56+ 细胞介导的细胞毒作用与 NK 细胞一样是非 MHC 限制性的，但由于这个细胞群并不表达 CD16，所以它的杀伤作用是非 ADCC 依赖型的。另外，在 CIK 细胞群中检测出共表达髓系和淋巴系标志的 CD3+CD33+ 细胞，这些细胞同时还表达 CD2、CD5、CD7、CD8 和 HLA-DR，但是不表达 CD4、CD13、CD14、CD15 和 CD16。CD3+CD33+ 细胞群对肿瘤细胞并没有细胞毒活性，这群细胞的功能目前还不清楚。成熟的 CIK 细胞膜表面主要分子有高度表达的 CD3、CD11a、CD54、HLA-DR、CD3、

CD56 和中度表达的 CD28、CD54、CD28。

（2）T 细胞与 NK 细胞受体　由于 CIK 细胞是一群异质性细胞，同时具有 T 细胞和 NK 细胞的生物学特性，因此 CIK 细胞同时表达 T 细胞抗原受体（T cell antigen receptor, TCR），也表达 NK 细胞的活化受体和抑制受体，高度表达 KIR、NKG2C/E、NKG2D、DNAM-1，低度表达 NKp30。

（3）细胞因子受体　CIK 细胞表面表达多种细胞因子受体，包括 IL-2Rβ、IL-2Rγ、IL-7R、IL-10Rα、IL-10Rβ 及 IL-12R 2 等，因此可对相应细胞因子刺激产生反应；另外在肿瘤细胞的刺激下，CIK 细胞会表达 IL-2R、IL-4R、IL-12R 与 IL-15R 等。

（4）其他表面标志　除上述以外，CIK 细胞表面也表达其他多种表面标志，如趋化因子巨噬细胞炎性蛋白 1a（MIP-1a），趋化因子受体 CCR5、CCR7、CXCR3，E- 选择素配体，黏附分子白血球功能相关抗原 -1（LFA-1），caspase-1 以及 Fas 配体等。

（5）细胞因子对 CIK 表面标志的影响　培养过程中，添加 IL-12 能诱导更多 CD3⁺CD56⁺ 细胞，而 IL-7 能诱导 CD11 和 CD28 的表达；IL-15 比 IL-2 更能诱导 CIK 细胞 NKG2D 的表达；兔抗胸腺细胞球蛋白与 CD3 单克隆抗体比较更能诱导 CIK 细胞表达 NK 细胞受体 CD158a、CD158b、NKp46、NKG2D 和 NKG2A 或 CD94，并能分泌 IL-12p40。

5. CIK 细胞分泌的细胞因子

在没有刺激的情况下，CIK 细胞分泌 IL-2、IFN 家族三种细胞因子（α、β 及 γ）以及 TNF-α，但在肿瘤细胞的刺激作用下，CIK 细胞会分泌大量 IL-2、IFN-γ、TNF-α、GM-CSF、IL-4、IL-6、IL-10 等，不仅能直接抑制肿瘤细胞的生存，还可以通过调节机体免疫系统反应性间接杀伤肿瘤细胞。同时还有研究显示在不同的时期，CIK 细胞分泌的细胞因子也不同。在 CIK 细胞培养过程中，自身分泌 IL-2、IL-4、IL-5、IL-18 水平均明显升高，这也是 CIK 细胞在扩增自身的培养条件。

6. CIK 细胞的归巢性

已有研究报道，在动物模型体内 CIK 细胞与 T 细胞的归巢作用极其相似。首先通过血液循环主要集中在肝脏和肺脏，而后分布于各个脏器及头颈部皮肤、四肢关节等部位；随着在体内时间的推移，CIK 细胞会集中在肿瘤、肿瘤浸润的淋巴结与脾脏中。CIK 细胞在体内的分布与流经次序、器官的免疫属性、血运的丰富程度以及其表达的一些特异趋化因子和趋化因子受体相关。例如 CIK 细胞表达 CCR5 与 CXCR3 促使其归巢至肠与肝脏，表达 E- 选择素配体促使细胞归巢至皮肤等。另外，CIK 细胞会通过表达黏附分子 LFA-1、NKG2D、DNAM-1、NKp30 等而归巢于肿瘤部位，进而促进对肿瘤细胞的杀伤作用。

（二）CIK 细胞的主要生物学功能

1. 抗肿瘤作用

近年来，CIK 细胞主要被用于肿瘤过继性免疫细胞治疗而受到广大的关注。由于其同时具有 T 细胞的强大抗瘤活性和 NK 细胞的非 MHC 限制性杀瘤优点，CIK 细胞被用于除 T 淋巴细胞瘤之外的所有肿瘤治疗。CIK 细胞主要从以下四个方面来杀伤肿瘤细胞：

（1）通过细胞间的接触导致 CIK 细胞分泌大量的穿孔素、颗粒酶，并诱导肿瘤细胞凋亡。目前研究明确的主要分为以下途径：①当 CIK 细胞被激活时，通过免疫球蛋白 Fc 受体使淋巴细胞功能相关抗原 –1（LFA–1）和细胞间黏附分子（ICAM–1）的结合从低亲和力转为高亲和力，促使 CIK 细胞分泌大量胞浆毒性颗粒，这些毒性颗粒可以直接穿透封闭的靶细胞膜进行胞吐效应致靶细胞死亡；②CIK 细胞因表面 CD3 受体识别并结合肿瘤细胞表面抗原或配体，导致胞质毒性颗粒释放而产生溶瘤作用；③CIK 细胞分泌穿孔蛋白，使靶细胞溶解。

（2）在肿瘤细胞的刺激下，CIK 细胞可释放细胞因子如 IL–2、IFN–γ、TNF–α、GM–CSF 等，这些因子在较高浓度下可单独杀伤靶细胞或提高效应细胞的活性，同时调节机体产生体液免疫和细胞免疫。

（3）CIK 细胞通过表达 caspase–1、Fas 配体诱导肿瘤细胞凋亡。同时 CIK 细胞又高表达 Bcl–2、Bcl–xL、surivin 和 DAD1 等抗凋亡基因，这些共同导致了 CIK 细胞可以耐受表达凋亡相关因子配体（FasL）的肿瘤细胞诱导的凋亡，从而使抗瘤活性长期持久。

（4）CIK 细胞能促进机体内 T 细胞增殖活化，促进全身细胞免疫抗肿瘤作用的发生。

2. 抗病毒感染

（1）乙肝病毒（HBV） 乙肝慢性感染过程中，HBV 特异性 T 细胞易凋亡、克隆缺失或克隆麻痹；HBV 特异性 T 细胞分泌细胞因子功能和增殖能力显著下降是病毒学和免疫学因素作用的结果；非特异性 CD8$^+$T 细胞功能紊乱导致肝损伤。CIK 细胞治疗后，乙肝患者 HBV 的复制明显被抑制、病毒拷贝数大幅度降低，并促进病毒抗原转阴或血清学转换，同时有助于改善肝功能。CIK 细胞的输注还可使乙肝患者体内树突状细胞数量明显增多，功能明显增强，细胞因子分泌能力明显升高。提示 CIK 细胞对于 HBV 存在持续的免疫应答反应，通过影响乙肝患者功能低下的 DC 以及其他免疫细胞，提高机体的免疫功能进而抑制 HBV 的复制。

（2）丙肝病毒（HCV） 自体 CIK 细胞治疗后，患者外周血中 CD3$^+$、CD4$^+$、CD8$^+$、CD3$^+$CD56、CD3$^-$CD56 的比例不同程度升高，CIK 细胞显著增强 HCV 感染患者的细胞免疫功能，活化抗病毒反应，减低病毒含量，减轻临床症状。

（3）EB 病毒（EBV） 器官移植淋巴系统增殖性疾病，是器官 / 骨髓移植后的严重并发症之一，和 EBV 感染密切相关。现有实验室证据表明，CIK 细胞对 EBV 感染的淋巴细胞有强大的杀伤作用，回输患者体内能改善病毒感染情况，体内 IFN–γ 分泌水平明显升高。

3. 免疫调节作用

CIK 细胞可以释放多种细胞因子，如 IL-2、IL-4、IFN-γ、GM-CSF 等，而这些细胞因子能够调节机体体液免疫和细胞免疫。同时 CIK 细胞在杀伤肿瘤细胞的同时，肿瘤细胞溶解会释放大量的肿瘤抗原，机体内初始 T 细胞在肿瘤抗原的刺激下激活，分化为细胞毒性 T 淋巴细胞（CTL），诱导全身细胞免疫。CIK 细胞同时分泌的细胞因子和肿瘤抗原还能激活树突状细胞（DC）。许多肿瘤患者 DC 功能低下导致抗肿瘤反应失能，DC 的活化，能将肿瘤抗原递呈给 T 细胞，使部分 T 细胞靶向杀伤肿瘤细胞。CIK 细胞分泌的 IL-4/5/6/10 细胞因子可以活化 B 细胞，一方面提高机体的体液免疫，另一方面活化的 B 细胞能增强 DC 或巨噬细胞等抗原递呈细胞的抗原递呈功能，间接活化 T 细胞。因此通过输注 CIK 细胞能够增强机体早期全身抗病毒及肿瘤的免疫能力和免疫监视作用。

（三）CIK 细胞体外实验研究及动物实验

1. DC 联合 CIK 的基础研究

DC 又被称为树突状细胞，是能够活化静息 T 细胞的专职抗原递呈细胞，是启动、调控和维持免疫应答的中心环节。将体外培养大量活化的负载肿瘤抗原的 DC 回输给肿瘤患者，即可诱导机体产生强烈的抗肿瘤免疫反应。由于 DC 是机体免疫应答的始动者，能够诱导持久有力的特异性抗肿瘤免疫反应；CIK 细胞可通过非特异性免疫杀伤作用清除肿瘤细胞，所以负载肿瘤抗原的 DC 联合 CIK 细胞能够产生特异性与非特异性的双重抗肿瘤效应。

目前认为 DC-CIK 细胞抗肿瘤表现及机制主要如下：① DC 与 CIK 细胞共培养后，DC 能促进 CIK 细胞的增殖，提高 CIK 细胞的抗肿瘤活性，同时共培养细胞上清液也能促进 DC 的成熟。②共培养后细胞因子分泌水平提高。DC 表面的 MHC-I 类分子（HLA-DR）及共刺激分子 CD40（B7-1）、CD80（B7-2）、CD86 等可明显增加，同时分泌高水平的 IFN-γ、IL-2、IL-12 等细胞因子，这些细胞因子能促进 CIK 细胞快速增殖。③细胞毒活性增强。DC 高分泌细胞因子 IL-12，从而促使 CIK 细胞中对杀瘤活性起重要作用的 CD56 细胞数量升高，提高 CIK 细胞的细胞毒作用及抗肿瘤活性。同时 CIK 细胞也可通过其表面的 CD40 配体与 DC 上的 CD40 相结合，直接抑制肿瘤细胞的增殖。④免疫抑制 T 细胞减少，IL-10 分泌量降低。DC-CIK 细胞共培养时，CIK 细胞中具抑制抗肿瘤免疫反应的 CD4⁺CD25⁺T 细胞减少，共培养物上清液中具有免疫抑制作用的 IL-10 含量也同时降低。⑤不成熟的 DC 进行临床应用容易引起患者的免疫耐受，而 CIK 细胞可以识别成熟的 DC，成熟的 DC 可以诱导 CIK 细胞分泌 IFN-γ，而未成熟的 DC 细胞则会被 CIK 细胞选择性杀死，这种作用是不依赖于 TCR 的。因此，将 CIK 细胞和 DC 联合应用治疗恶性肿瘤，有助于解除肿瘤患者体内 T 细胞的免疫无能，降低不成熟 DC 引起免疫耐受的风险，提高 CIK 细胞抗肿瘤的效果。

2.CIK 细胞体外实验

（1）CIK 细胞的安全性　　粒细胞 – 单核细胞集落形成实验表明 CIK 细胞对正常骨髓细胞毒性较小。

（2）CIK 细胞的在不同人群中的区别　　健康志愿者 CIK 细胞的扩增能力要显著高于肿瘤患者及乙肝患者，CIK 细胞群体中 $CD3^+$、$CD56^+$ 双阳细胞数增殖能力远远高于其他细胞。

（3）多技术在 CIK 细胞中的应用　　主要有：① IL-7 基因转到 CIK 细胞内，转染了 IL-7 的 CIK 细胞较未转染的 CIK 细胞的增殖活性显著增高，并且分泌细胞因子 TNF，对多种肿瘤细胞株杀伤能力也显著提高。而仅仅在培养液中添加 IL-7 的 CIK 细胞则未出现这种分泌细胞因子的改变。② IL-2 基因片段的重组质粒用电穿孔法导入 CIK 细胞，体外检测发现转染后 CIK 细胞在增殖率和细胞杀伤活性上均高于未转染细胞。③将多药耐药基因（MDR-1）转入 CIK 细胞后，CIK 细胞获得了多药耐药性，并且转染后的 CIK 细胞仍然保持原有的肿瘤细胞杀伤活性。④在 CIK 细胞的体外培养中加入生物特异性抗体，如抗 CA125 的抗体、抗 HER2 的抗体等，CIK 细胞的细胞毒作用要显著高于不加抗体组，说明生物特异性抗体可以增强 CIK 细胞的细胞毒作用，而这一作用是通过 NKG2D 受体实现的。⑤溶瘤病毒是指能特异性感染肿瘤细胞，并在肿瘤细胞内繁殖，最终裂解肿瘤细胞的一类病毒。它不感染正常细胞。这类病毒并非外源基因的载体，而是依靠病毒本身特异性地在肿瘤细胞中复制来杀死、裂解肿瘤细胞。裂解细胞后释放出来的病毒。又可以进一步感染周围的肿瘤细胞。利用 CIK 输送溶瘤病毒，动物实验中显示出为小鼠提供有效的抗肿瘤治疗，它直接针对肿瘤细胞而不影响周围的正常组织，而且 CIK 细胞能够在深入小鼠体内肿瘤细胞后，再释放出溶瘤病毒，提示 CIK 细胞与有溶瘤作用的病毒相结合能产生强大的协同抗肿瘤作用。⑥将编码抗 CD33-C 和抗 CD33-CCD28-OX40-C 受体基因的 SFC 反转录病毒载体导入 CIK 细胞，结果显示转基因后 CIK 细胞的抗白血病活性显著改善，对不同来源的急性髓性白血病细胞的杀伤活性提高到 80%，同时释放高水平的细胞因子。

（4）动物实验　　主要包括：①目前研究显示 CIK 细胞体内外对多种血液肿瘤与实体瘤均存在强大的杀瘤活性。表 3-5 是近年来对 CIK 杀伤肿瘤细胞系及在动物体内抗瘤活性的实验总结。②生物发光技术（bioluminescence imaging，BLI）实验明确 CIK 细胞在体内的功能及归巢作用。采用人宫颈癌 HeLa 细胞进行荧光素酶基因转染（GFP）后植入小鼠腹腔，随后进行 CIK 细胞治疗。动态观察到 CIK 细胞治疗后小鼠肿瘤有显著的缩小甚至完全消除，同样的结果在小鼠淋巴瘤细胞株中得到验证。使用同样方法对 CIK 细胞进行转换，CIK 细胞注射到小鼠体内后，在 30 分钟时最先到达肺部，7 小时后 CIK 细胞迁移到肿瘤部位并持续到第 9 天仍存在于肿瘤局部，同时伴随有肿瘤缩小。重要的是，观察到 CIK 细胞抗肿瘤作用的发生无需外源性 IL-2。③通过动物模型鼠淋巴瘤移植后，输注供者脾细胞的小鼠死亡，而供者 CIK 细胞输注使小鼠的肿瘤缩小且延长了 50% 的生存期，同时观察到供者 CIK 只引起轻微移植物抗宿主疾病（graftversus-host disease，GVHD）。另外一个实验采用小鼠接种 A20 淋巴瘤细胞进行骨髓移植后展开，通过荧光素酶标记的供者 CIK 细胞进入小鼠体内后，发现其浸润在经常发生 GVHD 的靶组织（如脾、肝和内脏）数量较少且持续时间短暂。总之，动物实验提示骨髓移植后输注供者 CIK 不容易发生 GVHD，检测到 CIK 细胞分泌大量的 IFN-γ，这可能是抑制 GVHD 发生的重要因素。

表 3-5　CIK 细胞抗肿瘤作用

肿瘤细胞系	体外杀瘤活性（效靶细胞比）	动物实验 CIK 体内活性
人白血病		
OCI-Ly8		
SU-DHL4		延长生存期
H9		
MOLT-4		
THP-1		
TANOUE		
K562		延长生存期
人卵巢癌		
SK-OV-3	30∶1 杀瘤 45%	抑制肿瘤生长
人宫颈癌		
KB-3-1	30∶1 杀瘤 32%	抑制肿瘤生长
HeLa		抑制肿瘤生长
人神经胶质瘤		
U-87	30∶1 杀瘤 43%	抑制肿瘤生长
U251		抑制肿瘤生长
人肝癌		
BEL-7402		抑制肿瘤生长
SNU-354	30∶1 杀瘤 33%	抑制肿瘤生长
人肺癌		
NCI-H460	30∶1 杀瘤 98%	抑制肿瘤生长
NCIH441	30∶1 杀瘤 61%	
A549	30∶1 杀瘤 36%	
NCI-H23	30∶1 杀瘤 61%	
LA 795		肿瘤体积减小
人胃癌		
MKN74	30∶1 杀瘤 58%	抑制肿瘤生长
SGC-7901		抑制肿瘤生长
人直肠癌		
SW1116	50∶1 杀瘤 68%	抑制肿瘤生长

肿瘤细胞系	体外杀瘤活性（效靶细胞比）	动物实验CIK体内活性
人鼻咽癌		
CNE1	30∶1 杀瘤67.9%	
CNE2	30∶1 杀瘤65.2%	

（四）CIK 细胞的临床应用

手术，化、放疗是多种肿瘤治疗的主要手段，也是传统手段，多年的临床流行病学调查结果显示，尽管这些手段的组合可以在某种程度上提高肿瘤患者的缓解率，但长期看来并未显著提高肿瘤患者的生存期。有 30%～80% 的肿瘤患者在治疗后期会不可避免地复发，甚至产生治疗抵抗，成为肿瘤治疗的难点。另外，大量的研究表明，肿瘤患者外周血中存在的癌细胞，是引发肿瘤复发转移、导致患者死亡的重要原因之一。能够有效清除血循环中的癌细胞，对抑制肿瘤的复发和转移，改善肿瘤晚期患者的生存质量具有重要的作用。所以，寻找从根本上解决恶性肿瘤的新型治疗手段是未来治疗恶性肿瘤的关键。

自 20 世纪 80 年代发现具有抗瘤效应的免疫效应细胞 LAK 细胞并被应用于肿瘤的临床治疗以来，不同种类的抗肿瘤免疫效应细胞如 TIL、CTL、NK、DC、NKT 等不断地被发现，并在肿瘤的临床治疗上取得了一定的效果。这种通过输注抗肿瘤的免疫效应细胞治疗肿瘤的方法被称为肿瘤获得性过继免疫细胞治疗（adoptive cellular immunotherapy，ACI）。ACI 是指向肿瘤患者输入具有特异性或非特异性抗肿瘤免疫活性的细胞，直接杀伤肿瘤细胞或激发机体的免疫反应，从而达到治疗肿瘤的目的。

由于 CIK 细胞是以非 MHC 限制性杀伤活性 CD3$^+$CD56$^+$ 细胞为主要效应细胞的异质性免疫细胞，所以其对肿瘤靶细胞的杀伤作用无需预先致敏，与靶细胞混合后 4 小时内即发挥杀伤作用，同时发挥 T 细胞与 NK 细胞杀伤靶细胞作用。与以往的 TIL、LAK 等细胞相比，CIK 细胞具有扩增效率高、杀瘤活性强、抗瘤谱广和毒副反应小等优点。因此，CIK 细胞已经逐渐成为继手术，放、化疗以及靶向治疗后又一抗肿瘤治疗的重要方案，并已经被广泛地应用于肿瘤的临床治疗。自 1991 年美国学者 Schmidt Wolf 等首次报道以来，国内外学者对 CIK 细胞展开了深入的研究（表 3-6）。另外，在临床治疗网站（www.clinicatrails.gov）上已经注册了 42 例不同肿瘤的临床治疗项目，包括多种实体瘤和血液恶性肿瘤，如肺癌、肝癌、胃癌、多发性骨髓瘤、白血病与淋巴瘤等。时至今日，CIK 细胞已逐渐发展成为新一代抗肿瘤过继细胞免疫治疗的重要方案。

表 3-6　CIK 细胞治疗肿瘤的临床研究项目（截至 2013 年）

序号	作者	研究单位	病种	例数
1	Wang Y.	解放军总医院生物治疗病区	AML	10
2	Liu L.	天津医科大学肿瘤医院肿瘤研究所	转移性RCC	74[*]
3	Li J.J.	中山大学癌症中心国家肿瘤重点实验室	转移性鼻咽癌	30[*]
4	Lu XC.	解放军总医院生物治疗病区	NHL	9
5	Laport G.G.	斯坦福大学医学院骨髓移植科	AML、ALL、MM、CLL、NHL、HD、MDS	18[†]
6	Linn Y.C.	新加坡总医院血液科	ALL、HD、AML	16[†]
7	Bo Yang	解放军总医院生物治疗病区	NHL、HD、MDS、CLL、MM、AML	20
8	Zhong R.	上海胸科医院肺病科	NSCLC	28
9	Zhou P.	解放军总医院超声介入科	HCC	10
10	Niu Q.	解放军第309医院北京长城国际癌症中心	肺癌、胃癌、食管癌、结直肠癌、乳腺癌、胆囊癌、肝癌、宫颈癌、卵巢癌、黑色素瘤	20
11	Jiang J.T.	苏州大学江苏省临床免疫学和干细胞重点实验室	胃癌	75[*]
12	Su X.	昆明第一医院生物医学研究中心	转移性RCC	16
13	Olioso P.	意大利Dipartimento di Medicina	NHL、HD、HCC、转移性RCC	12
14	Li H.	天津医科大学肿瘤医院肿瘤研究所免疫室	NSCLC	42[*]
15	Hui D.	天津医科大学肿瘤医院肝胆外科	HCC	84[*]
16	Wu C.	苏州大学江苏省临床免疫学和干细胞重点实验室	NSCLC	29[*]
17	Weng D.S.	中山大学癌症中心国家肿瘤重点实验室	HCC	45[*]
18	Introna M.	意大利Ospedali Riuniti di Bergamo细胞和基因治疗实验室	AML、HD、CML、ALL、MDS	11[†]
19	Jiang J.	苏州大学江苏省临床免疫学和干细胞重点实验室	胃癌	32[*]
20	Leemhuis T.	斯坦福大学医学院骨髓移植科	NHL、HD	9
21	Shi M.	解放军第302医院生物治疗中心	HCC	13
22	Takayama T.	东京大学国家癌症研究中心外科系	HCC	76[*]
23	Schmidt-Wolf I.G.	德国汉堡大学医学科	转移性RCC、结直肠癌、NHL	10

RCC：肾细胞癌；NHL：非霍奇金淋巴瘤；AML：急性髓系白血病；ALL：急性淋巴细胞白血病；MM：多发性骨髓瘤；CLL：慢性淋巴细胞白血病；HD：霍奇金淋巴瘤；MDS：骨髓增生异常综合征；NSCLC：非小细胞肺癌；HCC：肝细胞癌。＊代表对照研究，†代表异基因 CIK 细胞治疗研究

1. CIK 细胞在实体肿瘤中的应用

CIK 细胞过继免疫治疗是一种安全、低副反应、高效杀瘤的肿瘤治疗手段之一，已有大量的研究报道了 CIK 细胞对恶性肿瘤具有较好的疗效。自 CIK 细胞发现至今，已经被应用于抗肿瘤治疗上，并且较多的文献通过报道 CIK 细胞在肿瘤上的治疗明确其临床上可观的应用价值。首例应用 CIK 细胞治疗转移性肾癌、结直肠癌以及淋巴瘤于 1999 年被报道，通过治疗后发现，1 例滤泡淋巴瘤患者获得了完全缓解；除了发热等症状外无其他副反应伴随发生。通过 CIK 细胞输注治疗实体肿瘤的研究已经开展，如Ⅳ期胃癌患者通过 CIK 细胞联合化疗治疗后整体短期缓解率能够达到 56.3%，高于化疗组的 48%。

截至 2012 年，国际报道接受 CIK 细胞治疗的 426 例实体瘤患者大多数为肝细胞癌、胃癌、霍奇金或非霍奇金淋巴瘤。11 个试验中的 10 个采用自体 CIK 细胞，1 个为异体 CIK 细胞治疗。得到评价的 384 例患者中，疗效显著的 24 例，部分恢复的 27 例，微弱反应的 40 例，总反应率是 23.7%；病情稳定的 161 例，病情进展的 129 例，肿瘤缩小的 3 例，副作用轻微，无进展生存率较对照组明显提高（表 3-7）。这些研究报道较好地说明 CIK 细胞对各种恶性肿瘤，包括血液肿瘤和实体肿瘤，都有一定的临床治疗效果。

表 3-7 CIK 细胞过继免疫治疗实体瘤的临床试验总结

肿瘤种类	治疗例数	CIK细胞种类	临床疗效
肠癌、肾癌	10	自体	CR（1），SD（3）
非霍奇金淋巴瘤	12	自体	CR（3），SD（2）
肾癌、肝细胞癌、进展性小细胞肺癌	59	自体+化疗	PFS和OS提高
手术后非小细胞肺癌	127	自体	DFS提高
肝细胞癌	85	自体	复发率降低
胃癌（Ⅳ期）	57	自体+化疗	肿瘤标志物下降，QOL提高
肝细胞癌	13	自体	瘤体缩小（3），症状改善
多种肿瘤（非小细胞肺癌、胃癌、肠癌）	40	同种异体	HEV-DNA减少；PFS和OS提高
胃癌	156	自体+化疗	生存期延长

2. CIK 细胞在血液系统中的应用

国际上针对 CIK 细胞治疗血液系统疾病的研究最为广泛，成果相对较多，疗效较为明确。CIK 细胞在体外实验中被证实对以下多种血液肿瘤细胞系具有很高的细胞毒性：H9（淋巴瘤细胞）；MOLT-4（急性淋巴细胞白血病细胞）；THP-1[急性髓系白血病（AML）] M4 亚型；KG-1a（类白血病干细胞）；B 细胞急性淋巴细胞白血病（B-ALL）细胞；表达 NKG2D 的 U266（骨髓瘤细胞株）和早期骨髓瘤细胞。在临床应用中观察到异基因 CIK 细胞治疗与其他治疗方法相比毒性是最小的，不会发生相关 GVHD。

国内临床及基础研究表明，CIK 联合巩固化疗能使 AML 5 年生存期由单纯化疗的 23% 提高至 73%；CIK 细胞同时能杀伤处于 G0 期的白血病细胞，降低白血病的复发。针对骨髓异常增生综合征（MDS），CIK 细胞治疗虽然不能改变 MDS 向高危亚型转化的自然病程，但有效地减少了 MDS 患者感染的发生，稳定血红蛋白水平，减少红细胞的输注量。

国际最早研究报道的 9 例恶性血液病患者通过输注 CIK 细胞之后 2 例患者获得部分缓解状态，2 例患者获得疾病稳定状态，并无任何的副反应伴随发生。尤其针对老年白血病患者和复发后外周血白血病细胞高负荷的患者，CIK 细胞具有独立的治疗作用，2 例高负荷难治性 AML 患者，1 例经过 4 个疗程的 CIK 细胞输注后，获得了一个 4 周的外周血白血病细胞降低至 5% 以下的临床疗效。一项关于对 HSCT 后复发患者给予供者 CIK 细胞治疗结果显示，11 例患者（AML-4、CLL-1、pre-BALL-1、MDS-2、NHL-3）中有 3 例完全缓解，1 例达到血液学缓解，1 例病情稳定，证实异体 CIK 细胞临床使用安全，具有独立治疗作用。

3. CIK 细胞在肿瘤治疗中的治疗方案

（1）反复多次 CIK 细胞输注　对于无法手术或其他治疗手段无效的恶性肿瘤患者，CIK 细胞免疫治疗是一种较好的、理想的治疗手段，通过对肿瘤患者输注体外大量扩增培养的 CIK 细胞以清除血液循环中的肿瘤细胞，从而达到控制肿瘤转移的目的；另外，CIK 细胞能够有效地归巢到肿瘤部位并杀死肿瘤细胞，从而获得较好的治疗效果。由于 CIK 细胞在体内的存活时间约为 2 周，对于这些恶性肿瘤患者在 CIK 细胞输注之前可进行下一疗程的 CIK 细胞扩增培养，以在体内保持足够的 CIK 细胞数量来杀死肿瘤细胞。对于治疗后具有客观有效率（objective response，OR）的患者，可以延长 CIK 细胞治疗的周期，研究证实 4 个连续的 CIK 疗程能发挥 CIK 细胞的临床治疗效果。

（2）CIK 细胞联合手术　手术是肿瘤治疗的重要方法之一，也是早期肿瘤患者首选的治疗方案。手术治疗肿瘤即是对肿瘤组织进行全部或局部的切除，其治疗的优势在于效果直接迅速，早期患者手术后具有完全治愈的可能。CIK 细胞由于是一种广谱、高效的抗肿瘤免疫效应细胞，手术后的患者可以通过 CIK 细胞输注以清除手术过程中可能残存的肿瘤细胞，防止肿瘤术后的复发与转移，从而达到巩固患者的治疗效果，降低肿瘤复发，并提高患者的生存期的目的。

（3）CIK 细胞联合放、化疗　放疗是指通过射线消除病灶，作为治疗恶性肿瘤的一个重要手段，对于许多癌症可以产生较好效果。而化疗是指通过药物杀死肿瘤细胞以达到较好的治疗效果。尽管这些治疗能够杀死肿瘤细胞，但往往会留有肿瘤细胞残存，从而导致复发与转移，还容易引起二次肿瘤。如果通过放、化疗杀死肿瘤细胞并释放肿瘤抗原，清除患者体内的免疫抑制细胞，再联合 CIK 细胞治疗，将放、化疗作为预处理方案，可使 CIK 细胞产生强大的抗肿瘤作用。

由于化疗药物对所有的细胞都有毒副作用，因此 CIK 细胞输注因避开化疗药，具体有以下方案（图 3-5）：①可在化疗药物半衰期并且患者白细胞恢复正常时进行 CIK 细胞免疫治疗；②在进行化疗当天进行抽血体外扩增培养 CIK 细胞，在化疗结束并且药物半衰期回输 CIK 细胞。在此基础上，通过反复多次的化疗 –CIK 细胞模式以达到最大的治疗效果。由于放疗只对肿瘤局部有损害作用，因此只要在白细胞正常情况下即可放疗联合 CIK 细胞治疗肿瘤。

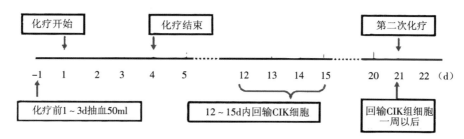

图 3-5　CIK 细胞治疗联合化疗的临床治疗方案

另外，放、化疗会产生放射性皮炎、放射性食管炎以及食欲下降、恶心、呕吐、腹痛、腹泻或便秘等诸多毒副反应。国内外大量研究显示，CIK 细胞除了具有直接杀死肿瘤细胞的作用外，还具有免疫调节作用，对患者的免疫功能有较好的帮助，让患者在放、化疗前、中、后均保持较好的免疫状态，改善患者的生活质量，延长生存期。所以，肿瘤细胞免疫治疗与化疗、放疗联合使用，可相互增效，使患者获益更大。利用 CIK 细胞免疫治疗可增强机体免疫力，使肿瘤患者能够较好地耐受放、化疗。

（4）CIK 细胞联合 DC　主要包括：① CIK 细胞联合 DC 主要有以下两方面临床应用模式。第一种，CIK 细胞与同源 DC 同时培养，于培养第 7 天回输负载自身肿瘤抗原 DC，至第 14 天回输 CIK 细胞，二者分别通过增强机体免疫应答能力与主动杀伤肿瘤作用清除肿瘤细胞，以达到良好的治疗效果（图 3-6）。第二种，CIK 细胞可与同源的 DC 共培养，即为 CIK-DC 细胞，它既可以促进 DC 的成熟，更能促进 CIK 细胞的增殖，并加强其抗肿瘤活性。至 CIK 细胞培养成熟，即可回输至肿瘤患者体内，从而产生强烈的抗肿瘤效应。②已有研究显示，DC 与 CIK 细胞共培养后，CIK 细胞对多发性骨髓瘤细胞、肾癌细胞及非小细胞肺癌细胞杀伤能力显著增强。目前国际上开展的 DC 联合 CIK 细胞临床治疗项目有：多发性骨髓瘤、非小细胞肺癌、非霍奇金淋巴瘤、消化道肿瘤和妇科肿瘤。临床结果显示与单独细胞组或者化疗组相比，DC 联合 CIK 细胞治疗毒副作用低，患者治疗后 T 细胞比例上升，抗肿瘤细胞因子分泌水平上升，生活质量改善，整体生存期延长。

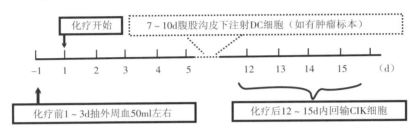

图 3-6　CIK-DC 细胞治疗联合化疗的临床治疗方案

（5）CIK 细胞回输前预处理　肿瘤患者体内存在利于肿瘤生长的微环境，如调节性 T 细胞能够引起免疫抑制效应，从而会大大降低免疫效应细胞——CIK 细胞的抗肿瘤效应。由于这种微环境的存在，CIK 细胞治疗的作用效果与前景无法预测。幸运的是，已有临床研究报道指出通过临床前放、化疗预处理能够打破这种免疫抑制微环境，从而加强 CIK 细胞在体内的抗肿瘤作用。目前，这些预处理被认为是加强 CIK 细胞以及其他免疫效应细胞抗肿瘤作用的有效方法之一。

肿瘤负荷的程度常常能够战胜细胞免疫治疗所产生的免疫应答的强度，对于进展期肿瘤，肿瘤局部是一个免疫细胞很难进入和发挥有效作用的环境。因此，在免疫治疗之前应先进行其他治疗，如手术、放疗、化疗等，最大限度地减少肿瘤负荷，再进行 CIK 细胞治疗，这样才能使细胞治疗效果最大化。

（6）CIK 细胞治疗后处理　由于 CIK 细胞表达终末端分子 CD45RA，从而导致 CIK 细胞体内存活时间较短，约为 2 周左右。文献报道，CIK 细胞回输之后，可注射 IL-2、IL-7、IL-15 及胸腺肽等维持细胞增殖的细胞因子，可以促使 CIK 细胞在体内发挥更长效的抗肿瘤作用。

4. CIK 细胞治疗中与调节性 T 细胞的关系

调节性 T 细胞，简称为 Tregs，是一类控制体内自身免疫反应性的细胞群，主要通过以下几种方式抑制效应性 T、B 等细胞的活性，诱导自身免疫耐受从而避免自身免疫性疾病的产生：①Tregs 与效应细胞相互接触机制；②分泌抑制性细胞因子机制；③局部与免疫效应细胞竞争生长因子机制。

肿瘤患者体内含有 4%～10% 的调节性 T 细胞，大大高于正常人体内的调节性 T 细胞（1%～2%）。已有研究报道，这些肿瘤患者体内存在的调节性 T 细胞不仅能够抑制免疫效应细胞的抗肿瘤作用，而且能够诱导肿瘤的发生与发展。在这种情况之下，Tregs 会抑制输注至肿瘤患者体内的 CIK 细胞的抗肿瘤作用。阻断 Tregs，不仅可以使 CIK 发挥细胞抗肿瘤的正常水平，而且能够抑制肿瘤的发生与发展。

目前，根据 Tregs 的生物学特性，主要有以下几种途径阻断 Tregs：①通过低剂量的环磷酰胺降低肿瘤患者体内 Tregs 数量。②通过抗 CTLA-4 等抗体阻断 Tregs 与免疫效应细胞相互接触。③通过抗 IL-10、抗 TGF-β 抗体中和 Tregs 分泌的抑制性细胞因子 IL-10、TGF-α。

因此，CIK 细胞联合阻断 Tregs 方案能够更好地使 CIK 细胞发挥抗肿瘤效应，从而使肿瘤患者获得较好的预后。

5. 异体 CIK 细胞在恶性肿瘤中的临床应用

（1）对于无法进行自体 CIK 细胞治疗的 T 细胞淋巴瘤，进行异体 CIK 细胞治疗可以给患者带来一定的治疗效果。CIK 细胞是通过体外多种细胞因子刺激活化 T 细胞而获得的一群免疫效应细胞，对于 T 细胞淋巴瘤患者来说，在培养自体 CIK 细胞时可能大量扩增了 T 细胞淋巴瘤细胞，若回输这群细胞，可能给患者带来很大的危害。

因此，对于这群病人可进行异体 CIK 细胞治疗，最好能够选择半倍体供体。输注的细胞数量应该由少至多阶梯式增长，起始细胞数量应为（1～5）×10^7；在细胞输注的过程中，观察病人生命体征，若出现输注引起的相关症状应及时对症处理，避免更大的危害发生。对于这些患者，应该长期跟踪随访、询问病情，以防输注之后发生延迟的 GVHD。

另外，对于无法接受任何毒副作用大的治疗且血常规检测结果不正常的恶性肿瘤患者来说，可通过异体 CIK 细胞治疗以寻求良好的预后。

（2）异体造血干细胞移植（allogeneic hematopoietic stem cell transplantation，allo-HSCT）目前主要应用于恶性血液肿瘤的治疗，并通过供者淋巴细胞输注（donor lymphocytes infusions，DLI）以发挥直接移植物抗肿瘤（graft-versus-tumor，GVT）的作用，而 GVT 同时会伴随 GVHD 的发生，所以 GVHD 以及疾病的复发仍然是导致治疗失败的主要原因。目前主要通过去除 CD8+T 细胞、制备肿瘤抗原特异性的 CTL 以及输注 NK 细胞等或通过剂量递增方式输注减少 GVHD 的发生。

CIK 细胞是一群能够体外大量扩增并具有 T 和 NK 细胞特征的异质性效应细胞。与 T 细胞相比，CIK 细胞通过分裂速度慢、不易发生细胞凋亡、产生大量的 IFN-α、较少的归巢浸润至 GVHD 易发组织中以及表达 PD-1、CTLA-4 等形式降低异体 CIK 细胞输注引发的 GVHD。

目前，异体 CIK 细胞输注已经应用于临床上的肿瘤治疗。已有研究报道，allo-HSCT 复发的恶性血液肿瘤患者接受异体 CIK 细胞输注治疗后部分患者能够达到缓解、部分缓解或疾病稳定状态，并且不易发生 GVHD，即便发生 GVHD，通过环磷酰胺、激素类等药物即可处理。

异体 CIK 细胞输注目前主要应用于治疗 allo-HSCT 血液肿瘤患者，而很少应用于实体肿瘤的治疗。就其安全性来说，由于实体肿瘤患者没有进行 allo-HSCT 治疗，输注异体 CIK 细胞极有可能发生 GVHD。但对于不能接受手术及放、化疗或其他治疗失败并且治疗后血象低的患者来说，异体 CIK 细胞输注可能具有一定的疗效，但需设计一合理方案。输注细胞时，可从最低安全剂量开始并递增输注，输注过程中若发生输注相关性症状需立即对症处理；输注细胞结束后需及时随访，以了解患者的病情。另外，也可对异体 CIK 细胞进行处理，以降低发生 GVHD 的风险，如 CIK 细胞中 CD3$^+$CD56$^-$ 细胞群较易引发 GVHD，在培养过程中可通过实验技术去除这群细胞或增加 CD3$^+$CD56$^+$、CD3$^-$CD56$^+$ 细胞以确保异体输注的安全性。

6. CIK 细胞在其他疾病中的应用

由于 CIK 细胞中含有 NKT 细胞（CD3$^+$CD56$^+$），所以 CIK 细胞除了具有抗肿瘤效应外，还具有抗感染等作用。已有研究报道指出，乙型肝炎病毒引起的肝癌患者进行 CIK 细胞免疫治疗后会大大降低乙型肝炎病毒的拷贝数，提示 CIK 细胞在抗感染上的作用。

7. 基因工程修饰的 CIK 细胞

以 CIK 细胞作为主要成员细胞的过继免疫细胞治疗，已经在临床研究上取得了一定的效果。然而，由于 CIK 细胞缺少肿瘤抗原靶向性，导致其临床应用上疗效难以预测。近几年来，众多学者在过继免疫细胞治疗的基础上研发出了嵌合抗原受体修饰的 T 细胞（chimeric antigen receptor modified T cells，CAR-T），它的设计原理是将肿瘤特异抗原的高亲和抗体的可变区轻链和重链与共刺激信号分子连接后导入 T 细胞内并使其表达，高亲和抗体的可变区与肿瘤抗原特异性结合会激发下游的共刺激信号分子，导致 T 细胞的大量扩增，从而引发免疫效应细胞特异、长期的抗肿瘤效应。目前已有文献证实针对癌胚抗原（carcinoembryonic antigen，CEA）的 CAR-CEA-CIK 细胞临床应用的安全性及可行性。因此，可运用不同的肿瘤抗原来修饰 CIK 细胞，进而加强 CIK 细胞的抗肿瘤效应。

8. CIK 细胞输注引起的不良反应及处理

CIK 细胞具有增殖速度快、杀瘤谱广以及杀瘤活性强等特点，目前广泛应用于恶性肿瘤的临床治疗，并且取得了令人鼓舞的效果。尽管 CIK 细胞输注安全性较高，但是仍然会出现轻重不一的不良反应，如发热、皮疹、消化道不适、关节疼痛、类过敏样反应、溶瘤综合征以及类全身炎症反应综合征样反应等（表 3-8）。CIK 细胞在体内发挥杀瘤效应的同时导致人机体细胞因子网络发生改变，如分泌大量的 TNF-α、IL-6、IL-2、IFN-α、GM-CSF 等细胞因子。由于这些细胞因子的产生，导致机体的免疫平衡失调，进而会引起发热、皮疹、消化道不适、关节疼痛、类过敏样反应、溶瘤综合征以及类全身炎症反应综合征样反应等不良反应。这些不良反应合并血压降低、急性过敏反应以及溶瘤综合征需要对症处理外，其余无需特殊的处理。

在 CIK 细胞治疗千人数据库基础上，CIK 细胞输注引起的不良反应具有个体化差异，并且处理方式也需个体化对待，具体如下：

（1）发热　作为 CIK 细胞治疗最常见的不良反应，一般会在细胞输注后 2～10 小时内出现，体温为 37.5 ℃～41℃，持续大约 2～6 小时。患者应多饮水，避免感染，可自行缓解；高温患者（40 ℃）需服药缓解，如口服新癀片等。

（2）皮疹　一般在回输后 2～3 天内出现，为针尖样点状皮疹，压之不褪色，呈少量散在分布，多发生于颈部及肩背部，5 天左右即可自行缓解。

（3）关节疼痛　多发生在明确诊断为类风湿关节炎患者中，一般在输注后第 2 天诱发关节疼痛，通过抗风湿治疗可缓解。

（4）消化道不适　患者一般在细胞回输后 1 周左右出现该症状，主要表现为食欲下降、饱胀感，偶伴轻度腹泻，持续 2～3 天，可自行缓解。

（5）类全身炎症反应综合征　与发热症状有所不同，该症状一般在 CIK 细胞回输后 1～2 小时内出现 39 ℃～40 ℃ 的高热，寒战，并伴有血压下降（<80/50mmHg），以及四肢末梢皮温低。血培养阴性，白细胞、中性粒细胞升高，淋巴细胞下降，肝酶、C- 反应蛋白升高，血电解质紊乱，出现血钙、血磷下降，凝血功能异常，D- 二聚体升高。对于这些症状可通过补液、升压、抗过敏、抗炎、保肝等对症处理即可，血钙降低明显的患者可通过给予葡萄糖酸钙进行处理，血磷降低可自行缓解，对症处理 24～48 小时后机体可恢复正常。

（6）急性过敏性反应　出现的概率很低，患者在进行 CIK 细胞输注中可能会出现水样便、高热、寒战，随后会出现喉头水肿、心动过速、呼吸困难，血压无明显下降，对症给予紧急插管、吸氧、快速补液处理，经抗过敏、补液、抗炎等处理后 48 小时可恢复正常。

（7）肿瘤溶解综合征　患者一般在回输 CIK 细胞后约 22 小时出现高热、心悸、头晕、乏力、腹胀、恶心、呕吐以及四肢酸痛等症状，血压无明显下降，血尿酸、血尿素氮、血钾、血磷明显增高，血钙降低。出现这种症状应立即给予静脉补液治疗，充分水化，口服碳酸氢钠片碱化尿液、别嘌呤片抑制尿酸形成，给予患者吸氧、利尿、补钙、降血钾等对症治疗。

表 3-8　肿瘤患者通过 CIK 细胞治疗后出现的不良反应

不良反应	病例数	比例（%）
发热	50	6.85
皮疹	12	1.64
消化道不适	7	0.96
关节疼痛	3	0.41
过敏反应	1	0.14
肿瘤溶解综合征	1	0.14
类全身炎症反应	5	0.68

注：数据来自解放军总医院生物治疗病区，总患者数为 730 人次

9.CIK 细胞治疗的禁忌证

目前主要有：①严重的自身免疫性疾病；②T 细胞疾病；③超敏体质，包括严重细胞因子过敏症；④严重血液感染期；⑤器官移植后，或服用免疫抑制剂期间。

（王 瑶 郭业磊 韩为东）

五、NKT 细胞研究进展及在抗肿瘤免疫治疗中的前景

自 20 世纪 80 年代研究人员首次报道 NKT 细胞以来，NKT 细胞的研究迅速成为免疫学领域新的热点。顾名思义,NKT 细胞是一群兼具 NK 细胞和 T 细胞表型特征的免疫细胞。依据其发育是否依赖于 CD1d 分子，以及能否识别脂类抗原 α-GalCer，可将 NKT 细胞分为三类（表 3-9）：I 型 NKT 细胞、II 型 NKT 细胞和 NKT 样细胞。其中，I 型 NKT 细胞，又被称为 iNKT 细胞，其发育依赖于 CD1d 分子，能够识别脂类抗原 α-GalCer，表达恒定的 TCR 链（小鼠为 Vα14-Jα18，人为 Vα24-Jα18）。II 型 NKT 细胞的发育同样依赖于 CD1d 分子，但无法识别脂类抗原 α-GalCer，并表达一定多样的 TCR 链。除 I 型 NKT 细胞和 II 型 NKT 细胞外，其他 NKT 细胞既在发育上不依赖于 CD1d 分子，又无法识别脂类抗原 α-GalCer，且表达类似 T 细胞的多样的 TCR 链，统称为 NKT 样细胞。借助转基因小鼠（CD1d 缺陷小鼠和 Jα18 缺陷小鼠）技术和 CD1d 四聚体染色技术，研究人员能够对 iNKT 细胞的免疫学特征进行细致的解析。因此，上述三类 NKT 细胞亚群中，以对 iNKT 细胞的研究最为广泛和深入。

表 3-9 NKT 细胞的分类

	I型NKT细胞	II型NKT细胞	NKT样细胞
CD1d依赖性	是	是	否
α-GalCer反应性	是	否	否
TCR α链	Vα14-Jα18（小鼠） Vα24-Jα18（人）	一定程度的多样	多样
TCR β链	Vβ8.2, Vβ7, Vβ2（小鼠） Vβ11（人）	一定程度的多样	多样
NK1.1 （CD161）	大部分表达	部分表达	表达
亚群	CD4$^+$和DN（小鼠） CD4$^+$, CD8$^+$和DN（人）	CD4$^+$和DN（小鼠）	CD4$^+$, CD8$^+$和DN
IL-4分泌	是	是	否
IFN-γ分泌	是	是	是

（一）NKT 细胞抗肿瘤基础研究进展

α-GalCer 活化的 iNKT 细胞能够发挥抗肿瘤作用。研究人员发现，在 Jα18 缺陷（即 iNKT 细胞缺陷）小鼠体内，肿瘤细胞的生长快于野生型正常小鼠；过继回输 iNKT 细胞能够有效抑制 Jα18 缺陷小鼠体内肿瘤过快的生长——该现象提示 iNKT 细胞具有抗肿瘤能力。进一步研究表明，iNKT 细胞接受脂类抗原 α-GalCer 刺激后能够分泌大量 IFN-γ，促进抗肿瘤效应。此外，接受 α-GalCer 刺激的 iNKT 细胞能够反作用于递呈抗原的树突状细胞，上调树突状细胞表面 MHC 分子和共刺激分子的表达，增强树突状细胞 IL-12 的分泌水平。IL-12 和 IFN-γ 等细胞因子能够促进 Th1 方向免疫应答的形成，促进 NK 细胞和 CTL 细胞的活化，提高机体的抗肿瘤能力。因此，α-GalCer 作为一种重要的 NKT 细胞激活剂，针对包括黑色素瘤、胸腺瘤在内的多种肿瘤能够发挥有效的抑制效应。对人外周血 iNKT 细胞的研究发现，iNKT 细胞不仅可以通过分泌促 Th1 分化的细胞因子，正向调节抗肿瘤免疫应答，而且能够作为效应细胞直接识别并杀伤肿瘤细胞。iNKT 细胞对肿瘤细胞的杀伤依赖于 CD95/CD178 途径。

与 I 型 NKT 细胞不同，II 型 NKT 细胞一般被认为会通过分泌 IL-4 和 IL-13 等细胞因子，促进 Th2 方向免疫应答，对抗肿瘤免疫发挥抑制效应。近年来，一群表达多样 TCR 的 NKT 细胞（NKT 样细胞）逐渐吸引了肿瘤免疫学家的兴趣。在 I 型 NKT 细胞和 II 型 NKT 细胞缺失的 β_2 微球蛋白缺陷小鼠体内，表达多样 TCR 的 NK1.1$^+$TCRβ$^+$ 细胞展现出强大的杀伤肿瘤细胞的能力。正常小鼠体内也存在一群 CD8$^+$NK1.1$^+$T 细胞，该细胞同样被证明具有杀伤肿瘤细胞的能力。

（二）NKT 细胞抗肿瘤临床试验现状

与小鼠 NKT 细胞对应，人外周免疫细胞 NKT 细胞也包含诸多亚群。人 I 型 NKT 细胞固定表达 TCRVα24，能接受 CD1d 提呈的 α-GalCer。

恶性肿瘤患者体内 Vα24 NKT 细胞的数量和分泌产生 IFN-γ 的能力降低，提示回输活化的 NKT 细胞对肿瘤的治疗作用。荷兰研究人员曾开展过一项为期三年（1998年到 2000 年）的 I 期临床试验，对实体肿瘤患者静脉注射 NKT 细胞激活剂 α-GalCer（KRN7000）。结果表明，肿瘤患者能够耐受大剂量范围的 α-GalCer 静脉输注；然而 α-GalCer 并未体现有临床意义的治疗效果。尽管如此，α-GalCer 注射能够有效提高患者血清中 IL-12、GM-CSF 和 TNF-α 的浓度，这些因子被证明能够参与机体抗肿瘤免疫应答。

考虑到可溶性的 α-GalCer 可能不足以激活体内的 NKT 细胞，结合负载 α-GalCer 的树突状细胞有效抑制小鼠肺部肿瘤生长的基础研究成果，研究人员采用 α-GalCer 活化的树突状细胞作为新的 NKT 细胞激活剂，用于肿瘤治疗的临床试验。在一项针对晚期或复发的非小细胞肺癌患者的试验中，23 例患者入组，静脉输注 $1\times10^9/m^2$ 剂量的负

载 α-GalCer 的树突状细胞；回输 4 次后观察患者的肿瘤进展。结果表明，23 例患者中，10 例患者外周血 IFN-γ 分泌细胞的数量显著增多；外周血 IFN-γ 分泌细胞的数量无显著增多的患者中，病情稳定 5 例，病情进展 12 例。生存期统计表明，外周血 IFN-γ 分泌细胞的数量显著增多的患者，其中位生存期（31.9 个月）显著高于外周血 IFN-γ 分泌细胞的数量无显著增多的患者（18.6 个月，$P=0.0015$）。该临床试验表明负载 α-GalCer 的树突状细胞对非小细胞肺癌患者具有一定的疗效，该方案目前已经进入临床Ⅱ期试验。

与小鼠体内具有杀伤肿瘤能力的 NKT 样细胞相对应，人体内也存在一群 $CD8^+CD56^+$ 细胞，已被证明具有高效抗肿瘤免疫能力。目前越来越多的报道提示，这群有 NK 细胞和 T 细胞共同标志的 NKT 细胞类型具有更强、更广谱的抗肿瘤效应，但该细胞类型体内含量少，难以大量扩增，给临床应用带来困难。清华大学医学中心张明徽教授课题组 2007 年创建了小鼠 $CD8^+NKT$ 细胞的大规模扩增方法，并对其生理和病理效应进行了深入研究，发现该细胞具有特异性和非特异性双向抗肿瘤活性，同时具有更广的抗肿瘤谱；2009 年，成功建立了人 NKT 细胞的大量扩增方法。自 2010 年始，通过 20 余例志愿者的试验性治疗，在 10 例可评价的转移、复发肿瘤病例中，8 例显示能有效抑制肿瘤进展（>6 个月的影像学评价），3 例患者实现转移肿瘤无进展健康生存。该技术已经总后卫生部批准由清华大学与解放军总医院合作开展临床试验。

（三）NKT 细胞抗肿瘤临床应用展望

NKT 细胞的免疫学特征决定了 NKT 细胞免疫治疗包含两个方面的内容：通过激活 NKT 细胞分泌抗肿瘤相关细胞因子，改善体内免疫应答环境；激活 NKT 细胞直接杀伤肿瘤细胞。二者结合才能最大限度地发挥 NKT 细胞的免疫治疗效果。目前 NKT 细胞的研究多集中于基础理论探讨，临床实践不足；且囿于研究手段，NKT 细胞的研究多局限于 iNKT 细胞，对Ⅱ型 NKT 细胞和 NKT 样细胞的研究较少，不利于对 NKT 细胞抗肿瘤功能的全面阐释。根据现有研究所揭示的不同类型 NKT 细胞的功能特点，将 iNKT 细胞强大的促 Th1 细胞因子分泌功能与 NKT 样细胞（特别是 $CD8^+NKT$ 细胞）的高效杀伤肿瘤细胞能力相结合，制备新型广谱抗肿瘤 NKT 细胞制剂，前景广阔，任重道远。

（张明徽）

六、CART 细胞临床转化

肿瘤免疫治疗（tumor immunotherapy）是临床免疫学的一个古老分支，最重要的目的是激发或调动机体的免疫系统，增强肿瘤微环境抗肿瘤免疫力，从而控制和杀伤肿瘤细胞，然而一些障碍使我们很难实现这个目标。尽管已经鉴定出几百个所谓的肿瘤抗原，由于它们普遍来自自身，使得它们是低免疫原性的；此外肿瘤细胞可以通过一些免疫逃逸机制来逃避机体免疫系统的攻击，如降低靶抗原和 HLA 分子的表达和形成抑制性的肿瘤微环境。事实上，肿瘤细胞在应答肿瘤特异性 T 细胞（tumor-specific T cells）产生的炎症信号时，可以通过去分化来逃逸，因此，以疫苗为基础的肿瘤特异性 T 细胞肿瘤免疫治疗没有取得预想的疗效。

最近，基因修饰的 T 细胞的发展为肿瘤免疫治疗带来了新的希望，在这方面最为突出的技术是使用嵌合抗原受体（chimeric antigen receptor，CAR）。这项技术的显著优势是通过 CAR 识别抗原是直接的、非 MHC 限制的。这种靶向免疫治疗的策略具有三大优势：①由于是不依赖 HLA 的，CART 治疗原则上适用于所有的表达靶抗原的肿瘤患者；②抗原加工和呈递机制的破坏是转化细胞的共同属性以及其可能促进免疫逃逸，然而这对 CART 细胞没有作用；③一系列的大分子可以应用于这个系统，包括蛋白质、糖类和糖脂类。细胞的抗原是可以被识别的特定的 HLA 组合的 CAR 分子的靶抗原，这进一步赋予了 CAR 的灵活性。

CAR 技术诞生于 1989 年，Eshhar 研究小组将天然抗原特异的抗体可变轻链或可变重链的基因片段转移并取代相应的在 TCRαβ 异质二聚体中的片段，发现 T 细胞的识别具有非 MHC 限制性，并且由于 T 细胞的活化是耦联抗体样的识别（antibody-like recognition），所以 Eshhar 创造术语 T-body 来命名这项技术。早期阶段，为了重新定向对抗原的特异性，两个嵌合基因（VL 和 VH）需要一起被转移，使得这项技术比较烦琐；VL 和 VH 的自我联系的连接序列的使用克服了这项缺点，由此创造了单链可变片段（single chain variable fragment，scFv）。因此，T 细胞的特异性现在能够通过单个受体二聚体来进行有效的重新定向。

（一）CAR 的介绍

CAR 分子的整体结构由 4 个原件构成：参与抗原识别的靶向结构域、胞外间隔段、跨膜区和胞内结构域（图 3-7）。

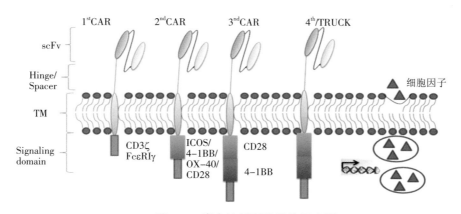

图 3-7　嵌合抗原受体结构示意图

1. 靶向结构域

识别抗原的基体（moiety）存在以下三个类别：①抗体起源的 scFv；②抗原结合的 Fab 片段；③天然配体。由于可以简便地从单克隆抗体获得，使得鼠源免疫球蛋白的 scFv 被普遍应用；然而，相比于来自人体库的 Fab 或恒定人体配体，它们可能更加具有免疫原性。

CAR 靶向性最佳的表位选择标准现在仍不清楚。表位的位置和它到细胞表面的距离预计都会影响到抗原的结合和 T 细胞靶向耦合物和突触的最佳构造，但是很少了解最佳表位选择的总体规则。CAR 分子的长度和从 T 细胞膜表面突出的部分可能影响突触的形成，关于 T 细胞表面 CAR 分子的最佳密度目前也不清楚，比较识别相同表位但亲和力不同的多重 CAR 分子的研究目前仍然缺乏。最后，抗原密度的影响也没有阐明；CAR 分子典型的识别结合高表达的抗原的最小阈值目前不清楚。CAR 分子的结合抗原的表位不仅仅是识别装置，而且也是 CAR 功能的重要组成部分。

2. 胞外间隔区（spacer region）

间隔区是用来分离靶向表位和 T 细胞质膜的，最近研究发现间隔区也极大地影响着 CAR 的功能。当间隔区比较短而促进目标识别时，T 细胞的活化就被加强了；反之，靶表位远离 T 细胞质膜时，间隔区可能消减功能。这表明靶表位和 T 细胞质膜之间的最近距离可以导致最佳的 CAR 功能。

3. 跨膜区

类似于间隔区，CAR 跨膜区也被认为是主要的结构功能。常用的序列来自 T 细胞如 CD4、CD8 或 CD28 等。最近的研究表明跨膜区也可能影响 CAR 功能，包含 CD3ζ 跨膜区和一部分内源性 TCR/CD3 复合物的融合物能够提高 T 细胞活化的敏感性。

4. 胞内结构域

为了优化工程化细胞的功能，这个原件已经被广泛操作。早期 CAR 设计包含模仿天然 TCR/CD3 复合物信号的胞内结构域。这些被称为第一代 CAR，主要采用 CD3ζ 或 IgE，FcεR1 高亲和力受体的 γ 链。CD3ζ 能够模拟完全 CD3 复合物的信号；此外 CD3ζ 被证明优于 FcεR1-γ。为了完善功能，CAR 增加了共刺激信号分子；由于大多数肿瘤不表达共刺激信号配体，插入共刺激信号能够增强细胞增殖能力。第一代 CAR 设计的信号域是单一的信号分子，而肿瘤细胞表面共刺激分子表达减弱或缺失，所以 CART 细胞虽然能识别肿瘤细胞，但由于缺乏有力的"第二信号"，CART 细胞难以充分活化，在体内存在时间短，临床效果有限。为了更好地给 CART 细胞提供活化信号，第二代 CAR 增加了共刺激信号域，将共刺激分子（如 CD28、4-1BB、OX40、ICOS、CD27、CD134、DAP10、2B4 等）的胞内结构域重组到 CAR 分子中。这样，在 CAR 识别肿瘤抗原后，能同时活化共刺激分子和胞内信号域，提供双重活化信号。体内外试验表明第二代 CART 细胞的功能较第一代明显增强。第三代CAR主要是整合了两个以上的共刺激分子以期望能进一步增强T细胞的活化，采用CD3ζ整合p56lck+CD28；OX-40 + CD28；或4-1BB + CD28等组合。一些最近的比较研究表明第三代CAR（4-1BB +CD28）优于分别单个的4-1BB或CD28共刺激信号分子。然而，目前仍然没有研究证明它们之间孰优孰劣，主要是因为没有在体内研究比较第二代和第三代CAR,而体外比较不能精确模拟体内实验的差异。一个有趣的替代方案已经出现，这就是整合共刺激信号4-1BB配体和CD80联合第一代CAR重组到T细胞中，相比于单个共刺激信号分子，这个策略极大地提高了抗肿瘤活性。

（二）基因转导体系

过去15年来，所有的CART转导系统的研究主要集中在反转录病毒载体上，包括γ转录病毒和慢病毒载体。当前研究使用的反转录病毒大多来源于鼠白血病病毒或人类免疫缺陷病毒-1。尽管反转录病毒载体能导致造血干细胞插入致癌，但是T细胞似乎不容易形成反转录病毒引起的转化。目前随机载体插入的转座酶正在CART细胞临床研究中评估。这些不同插入系统的相对优势和劣势还没有阐明，但优缺点取决于CAR表达水平、在体内的持续性、安全特性、操作和使用的方便和成本花费。

大多数的临床试验使用慢病毒或反转录病毒转染CAR进入T细胞中，对于二者的优劣目前仍不清楚。一个正在进行的临床试验（clinicaltrials.gov NCT00968760）使用非病毒载体介导sleeping beauty转染体系来转染CAR进入T细胞。尽管有大量数据证明永久的基因修饰是安全的，但是永久基因修饰仍然是研究中关注的重点。为了增强转基因的可操作性，一些研究小组将"自杀基因"插入T细胞工程化程序中；在细胞中，促凋亡基因的表达是在诱导启动子对系统的药物注射应答的控制下。尽管"自杀基因"在理论上是可行的，但是这个途径并不能使所有修饰T细胞的清除也因此可能导致残余的CART细胞在药物清除后重新增殖。

产生瞬时CAR表达的电转染mRNA系统能引起有效的CAR分子表达，但是也导致CART细胞在数天后100%丢失。RNA CART细胞已经显示依赖抗原的体外效应功能和在实体瘤局部模型中体内抗肿瘤效应。为了达到有效的肿瘤反应，RNA修饰的CART细胞可能需要多次输注，这也减少正常组织的损伤或减少T细胞累积到一定水平导致的细胞因子风暴风险，对于输注细胞的剂量和输注细胞组成正在研究中。

对于CART细胞的临床应用仍然有许多问题需要解决，例如细胞输注后是否需要提供细胞因子支持和病人输注前的预处理是否是必需的。

（三）细胞扩增体系（细胞选择）

临床应用的CART细胞生产操作需要GMP系统,包括质量合格的原始材料、产品、包装、标签、内部质量控制和细胞产品储存、分布控制等；文档和文档管理是质量管理系统的关键点。在CART细胞培养体系中普遍使用两种方法：第一种是使用抗CD3和抗CD28包被的磁珠共刺激获得 T 细胞,培养第 3 天和第 4 天被包被重悬成 2×10^6/ml 浓度,和病毒按 1：1 比例混合在 Retronectin 包被的培养瓶中转染两次,培养条件为 XVIVO-15 培养液,分别加入 100U/ml,200U/ml 和 500U/ml IL-2,直到细胞数达到 3×10^7/kg,分析表型,回输给病人。另一种细胞被 10～30ng/ml OKT3 活化,在 1640 培养液培养 2d,加入 40 U/ml IL-2,培养第 3 和第 4 天被胞被重悬成 2×10^6/ml 浓度,和病毒按 1：1 比例混合在 Retronectin 包被的培养瓶中转染两次,IL-2 增至 300 U/ml,培养 10～14 天收获。此外,滋养细胞扩增系统也已经发展起来,例如,HLA-INEG K562 永生性白血病细胞。这些细胞已经被修饰共表达 Fcγ 受体连同刺激信号配体和（或）细胞因子,从而扩增 T 细胞或 NK 细胞。其他一些临床试验开发病毒特异性 T 细胞作为 CART 细胞免疫治疗的宿主细胞。除了静息细胞扩增系统,生物反应器也可能被用于培养更高密度的工程化 T 细胞。

（四）临床新进展

目前正在开展一系列针对各种肿瘤抗原 CART 细胞治疗的体内外研究（表 3-10）,国内解放军总医院也开展了针对多种血液肿瘤的 CART 临床试验（表 3-11）。在小鼠肿瘤模型的研究已经表明了不同研究方法的局限性和预示了对于病人预想的疗效。CART 细胞对早期扩散或微小转移疾病有抑制作用,偶尔可能清除；但是进展的实体瘤对 CART 细胞治疗是抵抗的。目前大量 CART 临床研究进展已经显示了 CART 细胞治疗的优越疗效。

针对 T 细胞同时靶向两个抗原的途径,研究者已经开发出 CAR 基因修饰靶向 CD30 的 EBV 特异性 T 细胞。EBV 抗原和 CD30 都表达在许多霍奇金淋巴瘤细胞中。CAR-EBV-T 细胞显著增强了抗肿瘤效应,推测可能因为 EBV 抗原提供了基因修饰 T 细胞活化（或）增殖信号。还有靶向标记表位的独立可溶性分子的 CAR 分子,被称为"普遍"CAR（"universal"CAR）。Tamada 等开发出针对 FITC 标记的识别肿瘤细胞单克隆抗体的 anti-FITC CAR T 细胞。Urbanska 等设计了例如生物素化抗体的抗生物素的 CAR 分子的替代策略。这些途径体内应用需要在相关肿瘤模型中得到确认。临床应用被局限在 T 细胞和抗体药物的相互作用,不可排除在体内可能是免疫原性的。

在大量小鼠模型中,肿瘤抗原特异性 T 细胞回输前通过化疗或放疗来清除内源性淋巴细胞可以极大地增强过继 T 细胞的抗肿瘤效应。清除内源性淋巴细胞增强过继 T 细胞治疗疗效的机制是：清除调节性 T 细胞（regulatory T cells）和升高包括 IL-15 和 IL-17 的血清细胞因子。小鼠移植瘤模型研究显示调节性 T 细胞能损害 CART19 细胞的抗肿瘤效应,同源小鼠模型研究表明 CART19 细胞回输前全身照射清除淋巴细胞对根除淋巴瘤是必需的,在淋巴细胞耗尽小鼠中 CART19 细胞的疗效优于单克隆抗体治疗。

表 3-10　目前 CART 细胞的研究

靶向抗原	相关肿瘤	受体类型	靶向抗原	相关肿瘤	受体类型
α-叶酸受体	卵巢癌	scFv–Fc ε RIγ	Erb–B2	乳腺癌和其他	scFv–CD28–CD3 ξ
	上皮性肿瘤	scFv–41BB–D3 ξ			scFv–CD28–CD3 ξ
CAIX	肾癌	scFv–CD4–c ε RIγ			scFv–CD28mut–CD3 ξ
	肾癌	G250–Fc ε RIγ		前列腺癌和结肠癌	scFv–Fc ε RIγ
CD19	B细胞恶性肿瘤	scFv–CD3 ξ（EBV）		各种肿瘤	scFv–CD28–41BB–CD3 ξ
	B细胞恶性肿瘤	scFv–CD3 ξ	Erb–B2, 3，4	乳腺癌和其他	调蛋白–CD3 ξ
	B细胞恶性肿瘤	scFv–CD28–CD3 ξ	FBP	卵巢癌	scFv–Fc ε RIγ
	复发滤泡性淋巴瘤	scFv–CD3 ξ		卵巢癌	scFv–Fc ε RIγ（异体抗原）
	B细胞恶性肿瘤	scFv–CD28–CD3 ξ	FA受体	横纹肌肉瘤	scFv–CD3 ξ
	ALL	scFv–4–1BB–CD3 ξ	G_{D2}	成神经母细胞瘤，黑色素瘤	scFv–CD3 ξ
	ALL	scFv–4–1BB–CD3 ξ			scFv–CD3 ξ
	B细胞恶性肿瘤	scFv–CD3 ξ			scFv–CD28–OX40–CD3 ξ
	B细胞恶性肿瘤	scFv–CD3 ξ			scFv–CD3 ξ（VZV）
	ALL	FMC63–CD28–4–1BB–CD3 ξ		尤文肉瘤	scFv–CD28–CD3 ξ
	B细胞恶性肿瘤	FMC63–4–1BB–CD3 ξ	G_{D3}	黑色素瘤	scFv–CD3 ξ，scFv–CD3 ε
	滤泡淋巴瘤	FMC63–CD28–CD3 ξ			scFv–CD28–CD3 ξ
	B细胞恶性肿瘤	FMC63–CD28–CD3 ξ	HER2	成神经管细胞瘤	scFv–CD3 ξ
	CLL和ALL	SJ25C1–CD28–CD3 ξ			scFv–CD28–CD3 ξ

续表

靶向抗原	相关肿瘤	受体类型	靶向抗原	相关肿瘤	受体类型
	CLL	FMC63-4-1BB-CD3ξ		胰腺癌	scFv-CD28-41BB-CD3ξ
	淋巴瘤	scFv-CD3ζ+scFv-CD28-CD3ζ		恶性胶质瘤	
CD20	淋巴瘤	scFv-CD28-CD3ξ		骨肉瘤	scFv-CD28-CD3ξ
	B细胞恶性肿瘤	scFv-CD4-CD3ξ		卵巢癌	scFv-CD28-CD3ξ
	B细胞淋巴瘤	scFv-CD3ξ	HMW-MAA	黑色素瘤	scFv-CD3ξ，scFv-CD28-CD3ξ
	套细胞淋巴瘤和惰性B细胞淋巴瘤	scFv-CD28-41BB-CD3ξ	IL-11Rα	骨肉瘤	scFv-CD28-CD3ξ
CD22	B细胞恶性肿瘤	scFv-CD4-CD3ξ	IL-13Rα2	胶质瘤	IL-13-CD28-41BB-CD3ξ
CD23	CLL	scFv-CD28-CD3ξ		恶性胶质瘤	IL-13-CD3ξ
CD24	胰腺癌	scFv-CD28-CD3ξ		成神经管细胞瘤	IL-13-CD3ξ
CD30	淋巴瘤	scFv-FcεRIγ	KDR	肿瘤新生血管	scFv-FcεRIγ
	霍奇金淋巴瘤	scFv-CD3ξ（EBV）	k轻链	B细胞性肿瘤（B-NHL，CLL）	scFv-CD3ξ
		scFv-CD28-CD3ξ（EBV）			scFv-CD28-CD3ξ
CD33	AML	scFv-CD28-CD3ξ	Lewis Y	各种癌症	scFv-FcεRIγ
		cFv-4-1BB-CD3ξ		上皮性肿瘤	scFv-CD28-CD3ξ
		scFv-CD28-CD3ξ	L1-细胞黏附分子	成神经细胞瘤	scFv-CD3ξ
CD38	非霍奇金淋巴瘤	scFv-4-1BB-CD3ξ	MAGE-A1	黑色素瘤	scFv-CD4-FcεRIγ
CD44v7/8	宫颈癌	scFv-CD8-CD3ξ			scFv-CD28-FcεRIγ
EGFRvⅢ	恶性胶质瘤	scFv-CD28-41BB-CD3ξ	NY-ESO-1（157-165）	多发性骨髓瘤	scFv-CD28-FcεRIγ

靶向抗原	相关肿瘤	受体类型	靶向抗原	相关肿瘤	受体类型
EGP-2	多种恶性肿瘤	scFv-CD3ε	癌胚抗原	各种肿瘤	scFv-CD3ξ（疫苗）
		scFv-FcεRIγ	PSCA	前列腺癌	7F5-β2-CD3ξ
EGP-40	结直肠癌	scFv-FcεRIγ			scFv-CD3ξ
EphA2	恶性胶质瘤	scFv-CD28-41BB-CD3ξ	PSMA	前列腺癌/肿瘤血管	scFv-CD3ξ
TAG-72	腺癌	scFv-CD3ξ			scFv-CD28-CD3ξ
生物素分子	各种肿瘤，宫颈癌	BBIR-z/CD28z	ROR1	B-CLL和细胞淋巴瘤	scFv-CD28-CD3ξ
VEGF-R2	肿瘤新生血管	scFv-CD3ξ	通过mAb IgE靶向	各种肿瘤	FcεRI-CD28-CD3ξ
EGFRvⅢ	恶性胶质瘤	scFv-CD28-41BB-CD3ξ	NY-ESO-1（157-165）	多发性骨髓瘤	scFv-CD28-FcεRIγ
EGP-2	多种恶性肿瘤	scFv-CD3ε	癌胚抗原	各种肿瘤	scFv-CD3ξ（疫苗）
		scFv-FcεRIγ	PSCA	前列腺癌	7F5-β2-CD3ξ
EGP-40	结直肠癌	scFv-FcεRIγ			scFv-CD3ξ
EphA2	恶性胶质瘤	scFv-CD28-41BB-CD3ξ	PSMA	前列腺癌/肿瘤血管	scFv-CD3ξ
TAG-72	腺癌	scFv-CD3ξ			scFv-CD28-CD3ξ
生物素分子	各种肿瘤，宫颈癌	BBIR-z/CD28z	ROR1	B-CLL和套细胞淋巴瘤	scFv-CD28-CD3ξ
VEGF-R2	肿瘤新生血管	scFv-CD3ξ	通过mAb IgE靶向	各种肿瘤	FcεRI-CD28-CD3ξ
CEA	结直肠癌	scFv-CD3ξ	间皮素	间皮瘤	scFv-41BB-CD3ξ
		scFv-FcεRIγ	鼠源CMV感染细胞	鼠源CMV	Ly49H-CD3ξ
		scFv-CD3ε	MUC1	乳腺癌和宫颈癌	scFv-CD28-OX40-CD3ξ
		scFv-CD28-CD3ξ	MUC16	宫颈癌	scFv-CD28-FcεRIγ
		scFv-CD28-CD3ξ	NKG2D配体	骨髓瘤，宫颈癌和其他	NKG2D-CD3ξ

表 3-11 解放军总医院开展的 CART 临床试验

抗原	肿瘤	基因转移载体	CAR信号结构域	临床期/ID
CD19	ALL，CLL，NHL	慢病毒	CD137-CD3ζ	I/II；NCT01864889
CD20	CD20⁺白血病和淋巴瘤	慢病毒	CD137-CD3ζ	I/II；NCT01735604
CD33	复发难治CD33⁺AML	慢病毒	CD137-CD3ζ	I/II；NCT01864902
CD138	复发难治多发性骨髓瘤	慢病毒	CD137-CD3ζ	I/II；NCT01886976
EGFR	进展的EGFR阳性的实体瘤	慢病毒	CD137-CD3ζ	I/II；NCT01869166
HER2	进展的HER2阳性的实体瘤	慢病毒	CD137-CD3ζ	I/II；NCT01935843

（五）临床应用

1. CART 细胞在血液系统恶性肿瘤中的临床应用

目前国外已经有 14 篇文章报道 CART 细胞在血液系统恶性肿瘤中的临床应用（表 3-12），大多靶向 B 细胞恶性肿瘤的 CD19 或 CD20，还有针对急性髓系白血病（Acute Myelocytic Leukemia，AML）的 Lewis Y 抗原。每个研究小组的设计稍有不同，如 CAR 结构、CAR 分子在 T 细胞的表达、T 细胞培养条件、预处理策略、细胞输注的细胞因子支持、细胞的靶抗原和细胞输注时间。尽管在这些临床试验中存在一些变量，但是临床数据表明 CART 细胞的有效性需要输注前 CAR 分子的高表达和在体内扩增和持续至少数周，高效的 CART 细胞必然也会导致 On-target 毒性副反应。

表 3-12 CART 细胞治疗在血液恶性肿瘤中的应用

靶向抗原	载体	信号结构域	细胞培养方法	病例	疗效
CD20	电转染	CD3ζ	OKT3+IL-2；2～4个月	7（惰性和MCL）	2CR，1PR，4SD
CD20或CD19	电转染	CD3ζ	OKT3+IL-2+辐射处理的LCL滋养层；3个月	4（2 FL，2DLBCL）	在ASCT后2病人维持CR
CD19	γ-反转录病毒	CD3ζ和CD28-CD3ζ	OKT3+IL-2；6～18d	6（NHL）	2 SD
CD19	γ-反转录病毒	CD28和CD3ζ	CD3/CD28beads；16d	8 CLL，1 ALL）	1 死亡，1肿瘤阶梯减小，1B细胞缺乏症（ALL）
CD19	慢病毒	4-1BB和CD3ζ	CD3/CD28beads；10d	3（CLL）	2CR，1PR；3B细胞缺乏症

靶向抗原	载体	信号结构域	细胞培养方法	病例	疗效
CD19	γ-反转录病毒	CD28和CD3ζ	OKT3+IL-2；24d	8（3 FL，4 CLL，1 MZL）	6明显缓解（4B细胞缺乏症）
CD20	电转染	CD28和4-1BB和CD3ζ	OKT3+IL-2；>69d	入组4个，3个治疗（2 MCL，1 FL）	2个患者中没有进展，1病人延迟PR（没有B细胞缺乏症）
CD19	γ-反转录病毒	CD28和CD3ζ	CD3/CD28beads；14d	14入组，5治疗（ALL）	5MRD⁻，其中2肿瘤负荷高；4进入allo-HST，1复发；短暂的B细胞缺乏症
CD19	反转录病毒	4-1BB和CD3ζ	CD3/CD28beads；10d	2（ALL）	2 CR；其中1持续18月，1CD19阴性复发；都有B细胞缺乏症
LewisY	γ-反转录病毒	CD28和CD3ζ	OKT3+IL-2；12d	5个入组，4个治疗（AML）	2 SD，其中1短暂的肿瘤细胞减少，1短暂的细胞学上的缓解
CD19	γ-反转录病毒	CD28和CD3ζ	Ad.pp65，EBV-LCLs，IL-2；5~6周	移植后8个病人	其中4个降低B细胞数；6个中2个有客观疗效；没有GVHD
CD19	γ-反转录病毒	CD28和CD3ζ	OKT3+IL-2；2~4个月	移植和DLI后10个病人（4 CLL，2 DLBCL，4 MCL）	2 PD，6 SD，1 PR，1 CR；没有GVHD

目前 CART19 细胞在 B 细胞系 CD19 阳性复发难治的血液恶性肿瘤中的治疗效果给我们带来了曙光。在 Poter 研究小组中，复发难治的慢性淋巴细胞白血病（chronic lymphocytic leukemia，CLL）病人输注自体包含 4-1BB 共刺激信号的 CART19 细胞后，观察到持续超过 2 年的缓解。在这项研究中，大多数病人低剂量 CART 细胞输注后，观察到 CART 细胞在体内大量增殖，伴随着肿瘤溶解和持续 B 细胞缺乏症。显著的抗肿瘤活

性、B 细胞缺乏、肿瘤溶解和细胞因子释放相关的副反应也被 National Institutes of Health、Memorial Sloan-Kettering Cancer Center 和 Baylor College of Medicine 等研究小组观察到。在这些小组的临床试验中，T 细胞被修饰成表达包含 CD28 共刺激信号的 CART19。除了在 CLL 和套细胞淋巴瘤患者中，CD19 : 4-1BB CAR T 细胞也在儿童和成人 ALL 患者治疗中观察到显著的疗效，并且 CART 可以迁移到骨髓和脑脊液中。目前不清楚在包含 CD28 的 CART 细胞和含有 4-1BB 共刺激信号 CART 细胞中哪种细胞更加优越，Brenjens 研究小组正在开展临床试验比较同等数量输注的 CD28 : CART 细胞和 4-1BB : CART 细胞之间的优劣（clinicaltrials.gov NCT01044069）。

2. CART 细胞在血液系统恶性肿瘤临床应用中应注意的问题

虽然在大量 CART 临床试验遵循着基本的流程（图 3-8），但是结果表明一些关键因素可能影响 CART 细胞在血液肿瘤临床应用中的疗效。一个是不同的疾病对 CART 细胞敏感性是不同的，例如在所有表达 CD19 的疾病中，尽管在 CAR 设计、临床试验设计、研究机构方面是不同的，但是似乎相比于 CLL 或惰性淋巴瘤，ALL 有更好地达到 80% 缓解的临床效果。导致临床效果不同的原因可能在于：淋巴瘤病人宿主 T 细胞缺乏、肿瘤微环境的抑制效应、预处理的强度及性质和输注细胞的组成。对于 CART 细胞生物组成来说，最终产物中 CD4 和 CD8 的比例或调节性 T 细胞数量等要素的重要性是不清楚的，仍然不清楚 T 细胞产品是否可以通过分选或移植工程（graft engineering）来完善。肿瘤微环境特别是影响 CART 细胞毒性功能的抑制性因素的甄别将更加困难。重新分选回输后 T 细胞的基因表达谱和流式分析表明输注的 CART 细胞表达 PD1，这说明 CART 细胞受

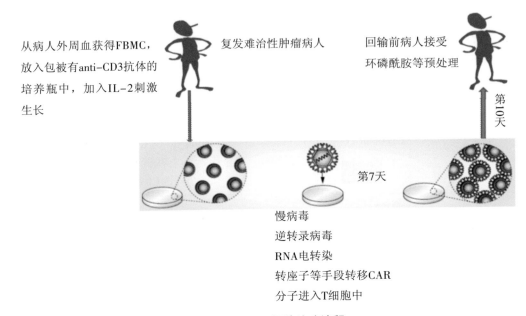

图 3-8　CART 细胞治疗流程

到 PD1/PD-L1 相互作用的影响。鼓舞人心的是，依据于临床前动物模型试验结果，检查点抑制剂联合 CART 细胞治疗方案正在临床试验中评估。一些研究者也聚焦于以下问题：哪种预处理策略应该得到应用或者是否需要预处理；是否需要系统地注射细胞因子来增强细胞在体内的扩增和持续。尽管上述两种策略似乎都提高了 T 细胞的移植，但是它们可能混淆了效能和毒副反应，二者似乎都不是 CART 细胞治疗疗效必需的。

一些关键因素影响着 CART 细胞产物的效能：一个是 CAR 在细胞表面的表达影响着效力；另一个是 CART 细胞在外周血的存在水平。此外，用 PCR 来检测 CAR 的水平并不能完全反映 CAR 的表达水平，应该应用流式细胞仪来检测细胞表面 CAR 的表达，这对于认识 CART 细胞的活性和归巢是至关重要的。另外，我们对于体内 CART 细胞水平和 CART 细胞输注量之间的关系仍然不清楚；当 CART 细胞在体内能有效地扩增时，非常低水平的 CART 细胞仍然可以产生意想不到的临床效果。综上所述，有效低剂量的 CART 细胞输注是在临床研究中值得关注的突破点。

尽管 CART 细胞在体内的存留时间不确定，但是一定程度的持续时间对于临床效果是需要的，这是因为肿瘤清除动力学至少需要持续数月时间。如果 CART 细胞仅仅是作为异基因移植的辅助手段，那么可能仅仅需要数周时间直到可以进行造血干细胞移植治疗。在我们的研究中，我们招募了无法移植的病人，对这些病人的长期随访为我们提供了关于 CART 细胞诱导缓解持续时间的关键数据。相应的，复发难治性成人患者也可能在 CART 治疗中获益和获得持续缓解。我们也正在研究供者来源 CART 细胞治疗复发 ALL。

白血病复发仍然是异基因造血干细胞移植失败的主要原因，寻找没有加剧移植物抗宿主病（graft-versus-host disease，GVHD）的增强移植物抗白血病效应（graft versus leukemia，GVL）的治疗措施目前来说是困难的。CART 细胞在复发 CLL 患者治疗中取得了显著的效应，但是对复发 ALL 患者来说是有限的。异基因 CART 细胞的输注可能增强异体造血干细胞移植（hematopoietic stem cell transplantation，HSCT）效应或供体淋巴细胞输注疗效。宾夕法尼亚儿童医院用 CART19 治疗两名复发 ALL 儿童，自体来源 CART19 细胞没有诱导 GVHD 的发生。在另一个临床试验中，16 个复发难治的 ALL 病人采用自体 CART19 细胞治疗，总体完全缓解率达到 88%，为病人异体造血干细胞移植创造了条件。

3. CART 细胞在实体肿瘤中的临床应用前景

CART 细胞在实体瘤中的应用面临着巨大挑战，最大的挑战是寻找针对靶向肿瘤细胞而不对正常组织产生毒性作用的特异的表面靶抗原。间皮素、L1CAM 和 GD2 是积极寻找的靶抗原，但是缺少临床前动物实验验证。在 CARTGD2 治疗成神经细胞瘤临床试验中，显著的无毒副反应抗肿瘤效应被观察到，然而 CARTGD2 细胞在体内存在时间相对较短，这可能是由于 CAR 分子缺乏共刺激结构域；也不能确定持续地靶向 GD2 的 T

细胞人体是否能很好地耐受。

随着疾病进展，肿瘤细胞在表型和功能上表现出相当大的变异性，产生 T 细胞识别的抗原丢失的肿瘤细胞。此外，一些其他免疫抑制机制降低了特定 T 细胞的抗肿瘤活性，例如缺少细胞凋亡途径来增强对细胞毒性 T 细胞杀伤的抵抗，减少 T 细胞进入的细胞基质，在基质中存在 Treg 细胞、MDSCs 和巨噬细胞等细胞抑制免疫细胞活性，所有这些因素在存在大量循环特定 T 细胞的情况下依然促进肿瘤复发。最近出现了新的临床策略来杀伤抗原丢失肿瘤细胞，即利用 CART 细胞做生产车间，释放转基因细胞因子进入靶向肿瘤组织中招募其他的免疫细胞来杀伤对 CART 细胞不可见的肿瘤细胞。

TRUCKs（T cells redirected for universal cytokine killing）是将 CART 细胞作为运输工具来分泌和释放到靶组织中的转基因产物，转基因产物大多为促炎细胞因子。转基因产物促炎细胞因子在靶组织中积累的目的是通过局部限制方式召集第二波免疫细胞来杀伤那些对 CART 细胞不可见的肿瘤细胞。IL-12 由于强烈的系统 IL-12 毒性而不能给予治疗剂量，而 TRUCK，研究表明局部积累 IL-12 是可行的。T 细胞被修饰为靶向特异肿瘤抗原同时也插入了 CART 细胞识别抗原后可诱导 IL-12 的元件；没有 CAR 激活，就没有 IL-12 的分泌。由于 IL-12 显著的多效性功能，组织积累的 IL-12 能影响肿瘤基质和免疫响应，特别是增强 T 细胞的毒性作用，募集和活化先天免疫细胞和重新编程基质相关的免疫抑制细胞。

到目前为止，正在开展 IL-12CART 细胞治疗转移性黑色素瘤的研究（NCT01236573），目前来说 TRUCK 是 CART 细胞治疗实体瘤中的重大进展。

（六）安全性

与所有癌症疗法疗效一样，T 细胞治疗也有其独特的副反应。这类毒性作用可能是由于培养操作的外在因素存在、伴随细胞回输的细胞因子和细胞本身因素等所致。在 EBV 相关的淋巴瘤病人中细胞毒性 T 细胞的输注出现了呼吸道阻塞，这可能是由于 T 细胞诱导的炎症反应导致肿瘤坏死和瘤周水肿引起的。输注细胞的有效功能是诱导组织损害类似于 T 细胞介导的自身免疫性疾病。在异基因淋巴细胞输注时，GVHD 和骨髓发育不全是有可能发生的。

在 CART19 治疗中 On-target 毒性是被期望发生的，On-target 毒性能产生 B 细胞缺乏症、肿瘤溶解综合征（tumor lysis syndrome，TLS）和细胞因子释放综合征等副反应。TLS 可以按照标准支持治疗措施进行处置，包括水化作用、碱化作用、别嘌呤醇和尿酸氧化酶等药物。

大多情况下 CRS 是与抗肿瘤活性联系在一起的，但是有个疑问是到底是什么先天免疫系统参与了抗肿瘤效应。尽管 CART 细胞直接杀伤肿瘤细胞是简单的假设，但是我们不完全清楚哪种类型细胞分泌了绝大多数的细胞因子，特别是 IL-6；是否阻断细胞因子的抗细胞因子治疗诸如塔西单抗（Tocilizumab）或皮质激素的普通免疫抑制剂能够影响抗肿瘤反应。IL-6 很可能是来自垂死 B 细胞、垂死肿瘤细胞或来自消化溶解肿瘤细胞的活化巨噬细胞。细胞因子的阻断会干扰到抗肿瘤效应吗？这个问题的答案将有助于指导对病人的临床影响和医生决定何时终止 CRS，但是我们仍然还无法回答。此外，尽管在我们的临床试验中，所有取得疗效的病人都有一定程度的 CRS，CRS 的发生似乎与肿瘤负荷相关，但对于严重的 CRS 或 MAS 与抗肿瘤效应的相关性目前仍然令人困惑。因为在实体瘤中，T 细胞不可能像在血液肿瘤中那样优先向肿瘤部位归巢，先天免疫系统是否参与作用机制预示着 CART 细胞在实体瘤中的应用前景。

在一些 CART19 临床试验中，一些病人发生了可逆的意识障碍、抽搐、失语和精神状态变化等副反应，这些副反应中一些可能与 CRS 相关，但是我们不清楚这是因为系统细胞因子穿过血脑屏障进而识别大脑中细胞受体抑或是由于中枢神经系统直接分泌细胞因子所致。此外，我们意外地发现 CART 细胞存在于无症状病人的脑脊髓液中，这可能是由于 CRS 期间高热和 IL-6 增强 CART 细胞以不依赖抗原方式迁移到脑脊髓液；也可能是由于某种交叉反应或至今没有发现的在脑中表达 CD19 的细胞。CART 细胞也许是除了放、化疗外一种控制中枢神经系统肿瘤的有效手段。

B 细胞缺乏症是 CART19 治疗所期望的反应，已经作为确定 CART19 细胞持续性和有效性的指标。幸运的是，B 细胞缺乏症是容易控制的症状；病人可以进行输注丙种球蛋白作为替代治疗。然而，持续的 B 细胞缺乏症即使进行替代治疗也可能增加感染的风险。理想的状态是 CART 细胞能够持续足够长时间来控制疾病发展，同时正常 B 细胞和浆细胞能够恢复使病人获得免疫力。随着 CART19 治疗的病人越来越多，临床研究者将需要建立明确的控制毒性作用的措施包括细胞因子拮抗剂、皮质激素和丙种球蛋白替代治疗等干预手段的最佳时间和剂量。

大量的 off-target 毒性作用理论上可能与 CART 细胞相关。通过各种转基因的方法转染 T 细胞表达 CAR 分子，这增加了恶性转化的风险，诱导了 T 细胞淋巴增殖紊乱和复制能力病毒产生等危险，长期随访 CD3ζ CART 细胞治疗病人的数据表明上述毒性出现概率很低。但是目前没有大于 540 名患者的临床试验来评估转基因的危险性；自从现代包装细胞系和质粒设计出现后，在 29 个临床试验的 297 名患者中没有观察到有复制能力的病毒。

CART 细胞发挥着显著的抗肿瘤生物学效应，同时也伴随着明显的毒副作用，协同自杀基因或干预机制等安全策略也许是需要的；随着 CART 细胞进一步修饰表达能够增强炎症级联反应的细胞因子或 CART 细胞靶向更为广泛地表达抗原，CART 细胞的安全性调控就变得更为重要。然而，由于一些自杀系统是免疫原性的诸如 HSV 胸苷激酶或需要静脉注射诱导的前体药物，使其在 CART 试验中的应用变得困难。相应的，我们可以通过表达趋化因子受体或药物拮抗趋化因子受体来改变 T 细胞的归巢性，这可能是增强效应和减缓毒性作用的策略。

（七）展望

显然，CART 细胞技术是一个非常有发展潜力的工具。从目前发表的Ⅰ期或Ⅱ期临床试验结果来看，二代及三代 CAR T 细胞技术已显示了初步的临床疗效，但是还有很多问题仍然亟待解决，如优化 CAR 分子设计、选择最佳靶分子、寻找最佳联合策略、选择 T 细胞亚群筛选、T 细胞培养等最佳的操作程序和降低 T 细胞相关毒性。在我们的临床试验中已经观察到实现一次或少数 T 细胞输注达到治疗目标和有限的正常组织损伤，使得过继 T 细胞治疗应用前景似乎是触手可及的。CART19 治疗 B 细胞恶性肿瘤可作为 CART 肿瘤治疗中的成功范例，到目前，由于 CART19 治疗的独特性，它被我们视为 CART 治疗的例外。筛选安全的靶分子、选择最佳联合策略和开发新的 CAR 技术治疗实体瘤等方面是 CART 细胞治疗肿瘤未来面临的挑战。为了确定 CART 细胞治疗恶性肿瘤和影响临床实践的各种可能性，需要在多中心开展临床试验。

（代汉仁　王　瑶　韩为东）

七、TCR 工程化的 T 细胞

基因工程修饰带抗原特异性 T 细胞受体（T cells receptor，TCR）的 T 细胞过继性免疫治疗在治疗恶性肿瘤中已经证明其可行性及治疗潜能。为明确 TCR 基因治疗更广泛的临床应用，本节从肿瘤抗原加工递呈和 T 细胞识别抗原、TCR 工程化的 T 细胞治疗两大方面进行详细阐述，有针对性地介绍这些与肿瘤发生相关且选择性表达于肿瘤组织的免疫原性靶点、实施策略、临床应用效果及相关问题等。

（一）肿瘤抗原加工递呈和 T 细胞识别肿瘤抗原

1996 年诺贝尔医学和生理学奖授予了 Zinkernagel 和 Doherty，基于他们在 T 细胞识别抗原认识上的飞跃性发现。1973 年，Zinkernagel 和 Doherty 报道称，小鼠感染了淋巴细胞性脉络膜脑膜炎病毒后，特异性细胞毒 T 细胞（cytotoxic T cells，CTL）对靶细胞的杀伤作用受靶细胞表达的 MHC I 类分子的限制，即著名的 MHC 约束现象。研究进一步证实，抗原与 MHC 分子是以 MHC 分子 - 肽复合物的形式被 T 细胞受体（T cell receptor，TCR）识别的，这个过程称为抗原加工递呈和 T 细胞识别抗原。

1. 抗原递呈细胞

抗原递呈细胞（antigen-presenting cells，APC）是指具有捕捉、加工和处理抗原，并将抗原递呈给抗原特异性淋巴细胞能力的一类免疫细胞。包括：树突状细胞、单核 - 吞噬细胞系统、B 细胞、兼职抗原提呈细胞（内皮细胞、成纤维细胞、活化的 T 细胞）。

一般情况下，将通过 MHC I 类分子向 CD8$^+$ T 细胞递呈抗原的细胞称为靶细胞，而只把表达 MHC II 类分子并能向 CD4$^+$ T 细胞递呈抗原的细胞称为 APC。肿瘤抗原、病毒抗原等内源性抗原由机体有核细胞处理、降解为多肽片段，再与 MHC I 类分子结合为复合物表达于细胞表面，并提呈给特异性 CD8$^+$CTL。CTL 识别上述靶细胞所提呈的抗原，介导对靶细胞的特异性杀伤作用。广义来说，所有表达内源性抗原肽 –MHC I 类分子复合物的靶细胞均可视为 APC。

2. 肿瘤抗原

理想的肿瘤抗原选择性地表达在肿瘤组织中，而在正常组织中不表达，以免引起自身免疫反应。同时，靶向抗原应具有免疫原性以便引发有效的抗肿瘤免疫反应。

多种肿瘤抗原的识别一直是 TCR 工程化 T 细胞免疫治疗发展中重要的决定因素。人类恶性黑色素瘤中被肿瘤浸润淋巴细胞所识别的抗原包括：黑素细胞分化抗原、肿瘤特异性抗原及高度表达于肿瘤组织中的正常蛋白质。最近，许多学者均在关注肿瘤 – 睾丸（cancer testis，CT）抗原，将其作为肿瘤疫苗及 TCR 过继性免疫治疗的靶点。超过 110 种 CT 抗原已经被确定，它们不仅在人类种系中正常表达，而且还表达于多种肿瘤类型中。靶向肿瘤相关 CT 抗原的 T 细胞有可能选择性地消除肿瘤细胞，并且避免或减少对正常组织的毒性。TCR 工程化 T 细胞治疗合适的靶向抗原的识别将是未来数年发展的方向。

T 细胞识别的肿瘤抗原可以分为两大类。第一类被称为肿瘤特异性抗原（tumour-specific antigens，TSAs），这类抗原只存在于肿瘤细胞中，而在正常组织中不表达。另一类被称为肿瘤相关抗原（tumour associated antigen，TAAs），其不仅表达于肿瘤细胞中，在正常组织中亦有表达。从理论上讲，TSAs 是 T 细胞免疫治疗的理想靶点。TSAs 的肿瘤特异性意味着不存在免疫自身耐受，针对 TSAs 的免疫反应不会损伤正常组织。TSAs 包括基因突变产物，如癌基因 RAS 和 bcr/abl 融合蛋白。然而，肿瘤患者中相对较少的 TSAs 可以被 CTL 识别作为靶点，主要是因为这些 TSAs 通常是隐匿的蛋白质，受 MHC I 类分子限制所致。基因突变区域来源的抗原肽由 MHC I 类分子递呈，所表现出的免疫原性相对较弱。此外，一些 TSAs 是个体肿瘤中所特有的，靶向此类抗原，需要个体化的肿瘤疫苗，可能很难从实用的观点出发来实现治疗策略。然而，为一些肿瘤患者个体化应用的肿瘤衍生热休克蛋白疫苗已被开发并在临床试验中得到应用。

（1）肿瘤特异性共享抗原　这类肿瘤抗原由某类基因家族编码，已鉴定的有 MAGE2A、MAGE2B、MAGE2C、BAGE、GAGE、SAGE、HAGE、SSX、SCP1、LAGE 及 NY2ESO21 等 10 个基因家族，多数基因位于 X 染色体，编码多种抗原及抗原肽。MAGE 基因家族包含 24 个相关功能基因，分为三类，即 MAGE2A、MAGE2B 和 MAGE2C。这些基因在除睾丸和胎盘的所有正常组织中处于静止状态，但在许多人类肿瘤中却常有表达，包括黑色素瘤、肺癌、肉瘤、头颈部肿瘤和膀胱癌等，具有高度肿瘤特异性，在肾癌和白血病中极少表达。在这些肿瘤抗原研究过程中，与不同型别 HLA2 I 类分子结合的抗原肽段已逐步得到确定。MAGE21 基因表达与基因启动子去甲基化作用有关。另有一些针对乳腺癌、卵巢癌和胰腺癌的 CTL 识别的黏蛋白上的表位。黏蛋白是一种表面蛋白质，包含有 20 个氨基酸的多次重复结构，在正常细胞中黏蛋白高度糖基化，而在肿瘤组织中糖基化的降低使肽重复结构暴露，导致 CTL 识别。这些黏蛋白具有严格肿瘤特异性，且无 HLA 限制性，因而可作为肿瘤免疫治疗的疫苗制备。

（2）组织特异性分化抗原　已鉴定的黑色素瘤分化抗原有酪氨酸酶、Melan2A2Mart21、gp100、gp75、TRP21 及 TRP22，仅表达于黑色素瘤和黑色素细胞，多数抗原肽类为 HLA2A2 所呈递。有日本学者近年来利用从一肺腺癌浸润 T 淋巴细胞建立的 HLA2A2404 限制性 CTL 克隆细胞系，发现和鉴定了 7 个肺癌抗原，包括环孢素 A 受体 B、腺癌抗原 1、腺癌抗原 4、多重耐药相关蛋白 3、BTB 结构域 2、HBP 及尚未命名的 clone83，其表达均有组织特异性。

（3）突变所致肿瘤特异性抗原　由肿瘤组织中突变基因编码产生，已鉴定出 cyclin2DK4、β_2 连环蛋白（$\beta_2$catenin）、FLICE、MUM21、HLA2A2 等。cyclin2DK4 的基因突变阻止了其抑制剂 P16 与 CDK24 结合，促使细胞进入细胞周期；参与 Fas 或 TNF 受体凋亡信号转导蛋白 FLICE 的基因突变，使细胞不发生凋亡；基因突变的 $\beta_2$catenin 与转录因子 LEF21 形成活化复合物，异常激活基因转录。

（4）过表达抗原　这类肿瘤抗原由肿瘤组织中过表达的基因编码，包括 HER2/neu、PRAME。HER2/neu 在正常组织中表达低，而在 30% 的乳腺癌和卵巢癌中有高水平表达。

（5）病毒抗原　这类肿瘤抗原来源于致癌病毒，如人类乳头瘤病毒 16（HPV16）的癌蛋白 E7 中的肽类，在多数宫颈癌中均可发现，这类抗原肽由 HLA2 A2 呈递至 CTL。目前研究仅有黑色素瘤等少数肿瘤被鉴定可为 T 细胞所识别的肿瘤抗原表位，绝大多数人类肿瘤特异性抗原未明，而且某种单一抗原决定簇无法引起有效抗肿瘤效应，必须针对多个抗原决定簇共同作用才能发挥最佳抗肿瘤效应。因此有必要筛选更多的肿瘤抗原或抗原肽，为肿瘤生物治疗奠定基础。对于多数实体瘤，由于免疫原性弱，难以产生 HLA2 I 类分子限制性肿瘤特异性 CTL，其肿瘤抗原仍不明确。研究发现，其弱免疫原性是由于肿瘤细胞低表达或不表达 HLA2 I 类分子，不能有效呈递抗原给淋巴细胞而引起。

3. 抗原加工递呈分子及途径

外源性抗原和内源性抗原在细胞内加工的部位、所结合的 MHC 分子种类以及与 MHC 分子发生结合的区室是截然不同的，加工过程中涉及的酶、细胞内转运过程中所需的信号或伴随蛋白等也是不同的。下面详细叙述这两条不同的抗原加工和递呈途径。

（1）外源性抗原加工和递呈途径

①抗原来源　通过各种途径进入机体的非己抗原为外源性抗原的主要来源，包括非己蛋白和病原体及其产生的毒素。非己蛋白包括细菌外毒素、各种用于免疫防治的类毒素等；病原体包括各种胞外感染的细菌、真菌、原虫和肠道寄生虫等。自身蛋白经 APC 摄入后也进入外源性抗原加工递呈途径。事实上，体外培养的 MΦ 表面 MHC Ⅱ 类分子所递呈的肽中 99% 以上来自自身蛋白。在正常情况下，这些自身肽是不会被免疫系统当成抗原来识别的。

②抗原的加工递呈　外源性抗原被 APC 摄取后，质膜将抗原包围，在胞质中形成空泡称为内体。初形成的内体逐渐向胞质深部移动，移动过程中，内体逐渐成熟，最终成为溶酶体。内体 – 溶酶体中均为酸性环境，含有各种能降解蛋白、糖类、脂类和核酸的酶，为各种酶类提供了适宜的作用条件，也有利于 HLA–DM 与 Ⅱ 类分子的相互作用。内体 – 溶酶体中的蛋白酶按照作用方式的不同分为内切酶和外切肽酶两类。外源性抗原在内体 – 溶酶体中降解产生肽，其中一些长度为 13～18 个甚至长到 30 个氨基酸的肽可以与适当的 MHC Ⅱ 类分子结合。 MHC Ⅱ 类分子在内质网中合成，并与 Ⅱ 链结合为复合物，经高尔基体转运，与吞噬溶酶体融合形成 MHC Ⅱ 类小室（MHC class Ⅱ compartment，M Ⅱ C）。在 M Ⅱ C 内，Ⅱ 链被蛋白酶降解，肽结合槽中保留一小段 80～104 个残基的小片段。HLA–DM 可使 Ⅱ 类分子肽结合槽得以完全暴露，与抗原多肽结合形成抗原肽 –MHC Ⅱ 类分子复合物，并被转运至 APC 表面，通过胞吐空泡膜与细胞膜融合，供 CD4+ T 细胞识别。在细胞表面的中性环境下，MHC Ⅱ 类分子 – 抗原肽复合物形成一种更为紧密和稳定的状态，细胞外液中的肽很难置换 Ⅱ 类中的肽。

（2）内源性抗原加工递呈途径　一切出现在胞质内的抗原均属内源性抗原。在自身免疫性疾病中，某些自身蛋白也成为内源性抗原。内源性抗原肽在胞质中产生。内源性抗原在细胞内的降解过程与胞内其他蛋白质的降解并无本质区别。在真核细胞中，蛋白质的合成是受严密调节的。内源性抗原在胞质内的降解过程所利用的，实际上就是正常细胞内蛋白质转换的降解机制。内源性抗原的降解过程可分为内源性抗原泛素化和泛素化内源性抗原在蛋白酶体中降解两个步骤。内源性抗原被蛋白酶降解所产生的肽段借助 TAP 转运至内质网，与新合成的 MHC Ⅰ 类分子结合为复合物，经高尔基体转运至细胞表面，供 CD8+T 细胞的 TCR 识别。

（3）抗原加工递呈的非经典途径　除了上述两条抗原加工递呈途径外，还存在其他的递呈途径，称之为非经典抗原加工递呈途径。这些非经典途径与经典途径并存，使一种抗原可通过不同的途径被加工递呈，扩大免疫应答的范围。事实上，某些非经典途径在抗肿瘤免疫、免疫耐受和抗胞内感染中具有极其重要的作用。参与非经典途径的 APC 主要是 DC 和 MΦ。

非经典外源性抗原加工递呈途径，此又称为非经典I类途径。外源性抗原肽最终被MHC I类分子递呈。相关机制包括：①吞噬体－胞质溶胶方式：外源性抗原或抗原肽从内体中逸出，进入胞质，进入内源性抗原加工递呈途径。例如，肿瘤抗原和分枝杆菌抗原可以通过此途径被HLA I类分子递呈，激活CD8$^+$CTL的产生。②某些外源性蛋白可直接穿透细胞膜进入胞质。③MHC I类分子经内质网和高尔基体直接进入内体，与外源性抗原肽结合并将其递呈到细胞表面。④溶酶体中的外源性抗原肽经胞吐作用被释放至胞外，与细胞表面的MHC I类分子结合。前两种方式中外源性抗原完全以内源性抗原方式加工和递呈，依赖蛋白酶体和TAP，后两种方式里外源性抗原的加工方式不变，但是被MHC I类分子递呈。

非经典内源性抗原加工递呈途径，又称为非经典II类途径。指内源性抗原经由MHC II类分子递呈。相关机制包括：①自吞小泡形成：在应激情况下，胞质内出现自吞现象，产生包含蛋白质抗原的自吞小泡。自吞小泡与内体－溶酶体融合，使胞质蛋白进入外源性抗原加工递呈途径。内源性抗原在此途径中完全以外源性抗原方式加工和递呈。②MHC II类分子在内质网腔中与内源性抗原肽结合：有些II类分子可以在ER中与肽结合，这可能是因为这些II类分子与II链的亲和力低所造成的，使得II链不能覆盖II类分子抗原结合槽，而将它暴露于内源性抗原肽。此途径可导致自身免疫性疾病的发生。

（4）脂类抗原的加工与递呈　近年来发现T细胞也能识别脂类抗原。与蛋白质抗原一样，脂类抗原也必须经过加工和递呈才能为T细胞所识别。与蛋白质抗原不同的是，脂类抗原是由CD1分子，而非MHC分子递呈。主要包括：①脂类抗原来源。CD1b和CD1c递呈的脂类抗原主要来自于分枝杆菌胞壁成分，包括糖脂和磷脂等。CD1d分子不仅递呈疏水肽，也能够递呈脂类抗原；②CD1分子提呈抗原途径。APC摄入脂质抗原并转运至MIIC，MIIC中大量的酶可降解脂质抗原的糖基。新合成的CD1分子经高尔基体转运进入MIIC并与脂质抗原结合，之后转运至细胞表面，提呈给DN和CD8$^+$T细胞识别。

（5）抗原递呈的生理意义　①抗原递呈与T细胞对非己抗原的监视。由于T细胞只能识别经过加工并被MHC分子递呈的肽，因此，抗原加工和递呈是T细胞识别和监视非己抗原的前提。从某种意义上来说，只有能被递呈的抗原才有可能被T细胞识别。

非己抗原经加工后被MHC I类和II类分子递呈至APC或靶细胞表面，分别被CD8$^+$和CD4$^+$T细胞识别。一个特异性T细胞能够识别APC表面由100~200个特定MHC分子递呈的特定非己抗原肽，此数量不到APC表面MHC-肽复合物总量的1%。T细胞对MHC-肽复合物的特异性识别极其灵敏。因此，在体内不断循环的T细胞通过其特异性TCR识别MHC分子递呈的非己蛋白，从而实现免疫监视作用。

②免疫调节作用。MHC呈高度多态性，不同个体表达不同的等位基因产物。一种特

定的 MHC 分子只能选择性地结合一组具有相似锚定残基的肽段，造成不同个体对蛋白质抗原免疫应答的差异。因此，一个个体对抗原的免疫应答在很大程度上是由该个体的 MHC 基因型所决定的。MHC 等位基因产物通过抗原递呈参与免疫调节。

脂类抗原的加工和递呈代表了另一种特殊的抗原加工递呈途径。从本质上来说，脂类抗原的加工和递呈的生理意义与上述的蛋白质抗原的加工递呈是一样的。由于 MHC 分子只能递呈蛋白质抗原，所以 CD1 分子递呈脂类抗原是对 MHC 抗原递呈系统的补充，扩大了 T 细胞应答的抗原范围，为 T 细胞提供了另一种监视目标。

4. T 细胞识别肿瘤抗原

（1）T 细胞对蛋白质抗原的识别

① TCR 与抗原肽 –MHC 分子复合物的相互作用（图 3-9）。在适当的条件下，经过加工的抗原被 MHC 分子递呈至细胞表面，被具有特异性受体的 T 细胞所识别。在外周淋巴器官中未致敏 T 细胞与 APC 相遇并被激活，已致敏 T 细胞离开外周淋巴器官经血液循环进入抗原入侵部位发挥效应。

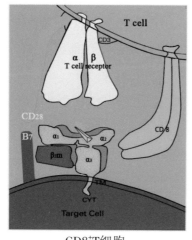
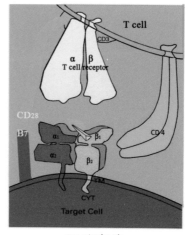

CD8⁺T细胞　　　　　　　　　CD4⁺T细胞

图 3-9　TCR 与抗原肽 –MHC 分子复合物的相互作用

无论是 CD4⁺T 细胞还是 CD8⁺T 细胞，表面都具有特异性 T 细胞抗原受体，即 TCR。最近研究发现，TCR 是以二聚体形式识别配体。αβTCR 和 γδTCR 识别抗原的方式相同，下面以 αβTCR 为例叙述 T 细胞对抗原的识别作用。

αβTCR 是由两条跨膜糖蛋白（即 α 链和 β 链）通过二硫键连接而形成的异二聚体。α 链和 β 链的膜外部分各含有两个 Ig 样结构域，一个为膜近端的恒定区，另一个为膜远端的可变区。α 链和 β 链的可变区共同组成 TCR 的抗原结合部位。TCR 的膜内段较短，不具备传递信号的条件。

TCR 识别抗原的信号主要是通过 CD3 复合体传导的。APC 与 T 细胞短暂结合过程中，若 TCR 遭遇特异性抗原肽，则 T 细胞与 APC 发生特异性结合，并由 CD3 分子向胞内传递特异性识别信号，导致 T 细胞表面黏附分子 LFA-1 变构并增强其与 ICAM-1 或 ICAM-2 的亲和力，从而稳定并延长 APC 与 T 细胞间的接触，以有效诱导抗原特异性 T 细胞激活和增殖。TCR 在特异性识别 APC 所提呈抗原多肽的过程中，T 细胞表面的 CD4 与 CD8 分子作为共受体，参与 MHC 分子的非多态样区结合，从而增强 TCR 与特异性抗原肽 –MHC 分子复合物结合的亲和力，并提高 T 细胞对抗原刺激的敏感性。

虽然 MHC 具有高度多态性，但是每一个体只能具有为数有限的几种 MHC 分子。同一种 MHC 分子因可与许多序列不同的肽结合，形成多种不同的 TCR 配体，因此，TCR 配体的多样性主要由其中的肽所决定。TCR 识别配体时，多样性程度较低的 CDRl 和 CDR2 与配体两侧的 α 螺旋接触，而多样性丰富的 CDR3 则与配体中央的肽接触，TCR 的多样性主要集中在它所识别抗原肽的 CDR3 部分。

TCR 与其配体的结合为低亲和性，一定的时间内一个 MHC 分子 – 肽复合物可连续激活几十至 200 个 TCR-CD3 复合体，TCR-CD3 信号的不断积累并激活 T 细胞。这一作用方式使得 APC 或靶细胞表面只要有少量配体即可激活特异性 T 细胞。

②参与 T 细胞活化的信号要求。T 细胞识别抗原时要求 T 细胞与 APC 或靶细胞发生短暂的接触，此过程中 T 细胞活化需要两个信号，一是 TCR 与抗原肽 –MHC 分子复合物特异性结合，提供 T 细胞活化的第一信号；二是 APC 与 T 细胞表面多种黏附分子相互作用，为 T 细胞激活提供共刺激信号。由于 TCR 与抗原肽 –MHC 分子复合物的结合为低亲和性的，仅仅依靠这种低亲和力的结合不能保证 T 细胞的激活，因而需要辅助受体分子 CD4、CD8 和一系列其他黏附分子的参与，以便加强 TCR 与配体的结合、抗原识别信号以及协同刺激信号的转导。

CD4 和 CD8 分子在 T 细胞对 MHC Ⅱ类和Ⅰ类分子的区别性结合中起着关键性作用。在 T 细胞识别抗原的过程中，CD4 分子通过膜远端的结构域与 MHC Ⅱ类分子 β2 结构域中一个保守部位结合，CD4⁺T 细胞识别 APC 表面 MHC Ⅱ类分子 – 抗原肽复合物。CD8 分子则与 MHC Ⅰ类分子重链 α3 结构域中一个保守部位结合，CD8+T 细胞识别靶细胞表面 MHC Ⅰ类分子。CD4 和 CD8 分子提高了 T 细胞识别抗原的敏感性，可使 T 细胞激活所必需的抗原剂量降低至 1/100。

除了 CD4 和 CD8 分子外，一些表达于 T 细胞、APC 或靶细胞表面的黏附分子在加强 T 细胞与 APC 或靶细胞之间的牢固结合中亦发挥着重要作用。这些黏附分子中包括 T 细胞表面的 CD2 和 LFA-1，及 APC 表面的 ICAM-1、2、3 和 LFA-3 等。T 细胞一旦致敏，其表面的 LFA-1 构象即发生改变，使 LFA-1 对 ICAM-1、2、3 的亲和力大大提高。黏附分子之间的相互作用是可逆的，当 T 细胞不能识别 APC 或靶细胞上的 MHC– 抗原肽复合物，或 T 细胞完成对靶细胞的杀伤作用后，T 细胞即与相结合的细胞分离。

③ MHC 限制性。T 细胞对蛋白质抗原进行识别时的一个重要特点，是必须同时识别 MHC 分子，称为抗原识别中的 MHC 限制性或约束性。MHC 限制性是一个在二次应答中才能得到体现的免疫生物学现象。二次应答的出现，不仅需要有初次进行致敏的抗原，并要求抗原肽由原先的 MHC 等位基因产物进行递呈，因此，T 细胞的回忆性应答同时受抗原特异性和 MHC 等位基因特异性的约束。CD4⁺ T 细胞对抗原的识别受 MHC Ⅱ类分子的约束；CD8⁺ T 细胞对抗原的识别受 MHC Ⅰ类分子的约束。

（2）TCR 与脂类抗原配体的相互作用　T 细胞对脂类抗原的识别是特异性的。CD1b 分子递呈的各种脂类抗原均包含有一个亲水头部和一个疏水尾部。亲水部分由酰基或糖组成，疏水部分由两条直链或分枝脂肪酸链组成。疏水尾部与 CD1b 分子抗原结合槽内的 A' 袋和 F 袋结合，并埋藏在抗原结合槽内，不与 TCR 接触。亲水头部与 CD1 分子的两条 α 螺旋中的某些残基共同构成 TCR 配体。实验显示，脂类抗原头部一个己糖中一个 –OH 基构型的改变足以使特异性 T 细胞不能识别。识别脂类抗原的 T 细胞可表达 αβTCR 或 γδTCR。

至此，抗原特异性 T 细胞在识别 APC 或靶细胞表面的 MHC 分子 – 抗原肽或 CD1– 脂类抗原后，完成对肿瘤抗原的识别。T 细胞受到协同刺激信号作用后进一步激活、增殖，最终分化成效应细胞和记忆细胞。

（二）过继性免疫细胞治疗

生物免疫治疗被认为是继手术、放疗、化疗之后，对肿瘤具有确切疗效的又一治疗方法。而生物免疫治疗中以过继性免疫细胞治疗最为成熟，过继性细胞免疫治疗（ACT）是一种有前景的癌症治疗方法，通过向病人体内注入自体的或同种异体的肿瘤反应性 T 细胞而发挥治疗作用。ACT 已经成功地在移植相关的恶性肿瘤、淋巴瘤、恶性黑色素瘤中使肿瘤消退。这个过程包括对淋巴细胞的识别，这种淋巴细胞有较高的肿瘤识别能力，可以在体外大量扩增，然后注射回输患者体内。

本部分主要从过继性免疫细胞治疗的定义、种类、优点、影响因素及存在的问题等方面进行阐述。

1. 定义

过继性免疫细胞治疗是指将体外激活的自体免疫效应细胞回输给患者，以达到杀伤患者体内肿瘤细胞的一种肿瘤治疗方法。过继性免疫细胞治疗更适用于细胞免疫功能低下的患者，如大剂量放疗、化疗后，骨髓移植后，病毒感染损伤免疫细胞数量及功能的患者，尤其是血液 / 免疫系统肿瘤。

在进行效应细胞大量扩增前，过继性免疫细胞治疗遵循输入细胞"越多越好"的原则，但随着培养技术方法的成熟完善，细胞在体内的存活能力、体内环境对细胞的影响等因素上升到与细胞数量同等重要的地位。

2. 种类

过继性免疫细胞治疗包括免疫细胞的体外分选、刺激诱导、扩增、确定抗原特异性和免疫表型等技术过程。通过以上方法，可以获得不同的效应细胞的多克隆细胞群，也可以获得高选择性的 T 细胞群，该细胞群具有确定的免疫表型、肿瘤特异性和肿瘤亲和力。

根据不同的培养扩增方法获得不同的免疫细胞种类，目前常见的过继性免疫细胞治疗包括：细胞因子诱导的杀伤（cytokine-induced killer, CIK）细胞、自然杀伤（natural killer, NK）细胞、与 DC 细胞共培养的 CIK（DC-CIK）细胞、自然杀伤样 T 细胞（natural killer like T cell, NKT）、肿瘤浸润淋巴细胞（tumor infiltrating lymphocytes, TIL）等，以获得对预期免疫应答更为确定的肿瘤特异性和明确的免疫表型。

3. 优点

与其他治疗方法相比，肿瘤过继性免疫治疗多年研究证实，具有以下主要优点：①免疫细胞在体外处理，可绕过肿瘤患者体内免疫障碍的影响。如新鲜分离的 TIL 细胞往往缺乏抗肿瘤效应，而在体外一定条件下培养一段时间后即可恢复特异性抗肿瘤作用。研究显示，肿瘤疫苗在体内应用可增加体内肿瘤特异性细胞毒性 T 淋巴细胞（cytotoxic T lymphocyte, CTL）的数量，但一定程度后，体内 CTL 到达平稳期而不再增加，这主要是由于体内存在的特异性及非特异性免疫调节网络限制了 CTL 的扩增。而在体外培养可避免此调节限制，肿瘤抗原特异性耐受的免疫细胞可被逆转，达到大量扩增免疫效应细胞的目的。②免疫细胞的体外激活、扩增可避免一些生物制剂在体内大量应用而带来的严重毒副作用，如：抗 CD3 单克隆抗体的体内应用可激活 T 淋巴细胞，白细胞介素 -2（IL-2）、肿瘤坏死因子（TNF）- α、IL-4、IL-12 等具有抗肿瘤作用，但这些制剂作用极其复杂，在体内大量应用可产生严重的毒副作用，甚至导致死亡，这也是这些因子难以被批准临床使用的重要原因，而在体外操作可避免这些毒副作用的产生。③目前基因工程可大量克隆多种细胞因子，这正是免疫细胞活化及效应过程中所需要的。同时，也可大量克隆肿瘤抗原或多肽，这使体外活化、扩增大量抗肿瘤特异性免疫效应细胞成为可能，即通常所说的 TCR 工程化 T 细胞。

4. 影响因素

影响过继性免疫细胞治疗疗效的因素较多，包括：输入的免疫细胞的数量、肿瘤特异性、肿瘤亲和力和细胞免疫表型；同时亦包括：输入免疫效应细胞在体内的存活时间及体内环境的影响等。

（1）扩增细胞数量　经研究认为，效应细胞至少应占到总 $CD8^+T$ 细胞的 $1\% \sim 10\%$，也就是说输入人体的效应细胞应达到 $(2 \sim 20) \times 10^9$ 个。已证实使用非特异方法可以在 $2 \sim 4$ 周内将 PBMC 在体外成功扩增到 $> 10^{10}$，TIL 在体外经大剂量 IL-2 诱导可以在

10～12 周内扩展到 10^{10}～10^{11} 个。使用抗 CD3 抗体共刺激条件下，具有确定的抗原特异性和免疫表型的 CD8 和 CD4 T 细胞在 2 周内可以扩增 500 倍，甚至大于 5000 倍；细胞数量＞10^{10}。在此条件下对患者进行反复回输，可以使宿主体内的特异性 T 细胞达到占总 $CD8^+$T 细胞 5% 的比例。动物实验显示，这种反复的输入可以起到对肿瘤细胞的持续攻击，从而起到逐步缩小肿瘤的作用。

（2）免疫效应细胞体内存活时间　免疫效应细胞在体内的存活时间很大程度上取决于其体外培养方式及处理方法。研究显示，输入细胞的数量、IL-2 使用剂量、PBMC 的来源等都会对效应细胞的体内生存时间产生影响。MITCHELL 等研究显示，输入 10^8 个肿瘤特异性 CTL，患者当天外周血中可以检测到特异性 CTL，而 3 天后则完全检测不到。虽然在其他研究中，进行了 10 倍于此剂量的输注，仍然不能保证在检测中找到特异的效应细胞。大量研究显示，效应细胞在体外低剂量 IL-2 存在情况下可存活 2 周以上。这种检测缺失可能是因为缺乏共刺激信号、未能同期给予 IL-2 等所致。另外一些研究发现，通过同期给予 IL-2 或应用以脐带血为来源的效应细胞，可以延长效应细胞被检测到的窗口期。

（3）体内免疫效应细胞受到的免疫抑制　当效应细胞回输入机体后，不可避免地受到体内存在的免疫抑制状态的影响，目前对此影响尚无较好的解决方法。研究显示，同期给予 IL-2、IFN-γ 等免疫调节因子，可增加效应细胞在机体内引起的免疫反应，但其缺点在于类似 IL-2 的免疫调节因子在增强输入效应细胞的功能、保持其在体内存活的同时，也会不可避免地引起 $CD4^+CD25^+$Tregs 细胞的扩增，后者是目前认为引起肿瘤免疫逃逸的重要原因之一。而如果在输入效应细胞时，给予抗 CD25 抗体，则有可能将具有潜在益处的 $CD25^+$T 细胞耗竭。

（4）存在问题　主要包括：①由于肿瘤细胞的不均一性及效应细胞的异质性造成疗效的不稳定性；②体外大量扩增过继免疫细胞技术有待开发；③输注的细胞向肿瘤组织的聚集性较弱；④缺乏统一的能指示临床转归的免疫检测指标；⑤与其他肿瘤治疗方法的有机整合需要进一步完善。

（三）TCR 工程化 T 细胞治疗

过继性免疫细胞治疗的局限性在于很难从每个患者的外周血或肿瘤标本中获得足够数量的抗原特异性 T 细胞。自体及同种异体 T 细胞被分离出来，在体外有利于细胞靶抗原特异性的条件下进行扩增，注射到患者体内，并成功治疗了感染 EB 病毒、巨细胞病毒和黑色素瘤患者。反转录病毒转导 TCR 基因是一种具有吸引力的治疗策略，因为它能获得足够数量的自体的抗原特异性 T 细胞。本部分内容主要从 TCR 工程化 T 细胞治疗的基本概念、应用机制、临床应用及现有问题等方面进行阐述。

1. TCR 工程化 T 细胞治疗的概念及机制

（1）概念　T 细胞表面表达一种异二聚体 αβ 受体，即 TCR。这种受体识别由主要组织相容性复合物呈递的抗原肽。编码 TCRαβ 链的基因能够从少量对肿瘤有应答作用的患者 T 细胞内识别和分离出来。这些链通常以病毒或非病毒的技术转导入 T 细胞内。以这种方式，大量的抗原特异性 T 细胞能够快速地产生。表达修饰后的 TCR 的 T 细胞对表达靶向抗原和释放 TH1 细胞因子（包括 IFN-γ/GMCSF/TNF-α）的肿瘤细胞有应答。此外，TCR-T 细胞可以增殖并直接杀伤靶细胞，提示 T 细胞的功能活性能够用这种策略有效地重定向。

临床 TCR 基因治疗的原则为：将 TCRαβ 基因转染 T 细胞；转染后的 T 细胞体外扩增；输注基因工程化 T 细胞给患者（图 3-10）。在这种情况下，TCRα 和 β 基因作为一种现成的试剂对表达特定抗原和 HLA 限制性分子的肿瘤细胞起到应答作用。

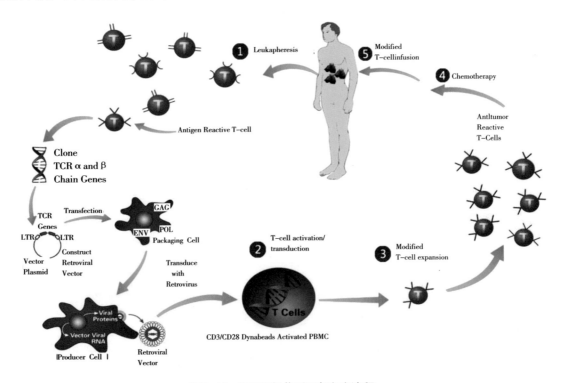

图3-10 TCR工程化T细胞治疗流程

TCR 基因治疗技术提供了一个良好的解决方法：转导特异性 TCR 的 α 和 β 链的 T 细胞可诱导该细胞对该转导 TCR 靶点的特异性重定向，通过转导目的抗原的高亲和性 TCR 基因产生大量抗原特异性 T 细胞。Morgan 等第一次在人体展示了这种基因修饰 T 细胞的治疗潜力，证实了在接受肿瘤相关抗原 MART-1 特异性 TCR 基因转导的自体 T 细胞过继性治疗的转移性恶性黑色素瘤患者中，2/15 患者肿瘤消退。

（2）机制　这种方法需要从个体肿瘤患者体内分离出肿瘤特异性 T 效应性细胞，因为 TCR 转导的 T 细胞呈现肿瘤特异性识别。已经证实，体外 TCR 基因修饰的 T 细胞在遇到抗原阳性肿瘤细胞后分泌免疫激活因子，如 IFN-γ、IL-2 及 TNF-α，表现出抗原特异性毒性，发生抗原刺激反应性增殖。在早期的临床研究中，用抗恶性黑色素瘤分化抗原 MART-1 和 gp100 TCR 修饰的淋巴细胞，过继性治疗淋巴清除的肿瘤患者导致癌症消退。

这种技术通过对肿瘤抗原特异性的 TCR 基因修饰，使正常的 T 细胞识别肿瘤抗原。这种技术可以产生大量的肿瘤抗原特异性的 T 细胞，并应用于治疗。目前，通过优化基因表达和基因转染技术，TCR 基因转染系统已经取得了很大的进步。质粒和蛋白修饰使转入人淋巴细胞内的 TCR 链有很好的表达，同时降低了转入内源性 TCR 链之间的错配。初步的临床研究表明，TCR 基因修饰的 T 细胞在体内可以介导肿瘤的消退。

2. 靶抗原的选择

（1）靶抗原　大量肿瘤抗原的识别对 TCR 为基础的免疫治疗的发展是必需的。研究最广泛的抗原通过肿瘤浸润性淋巴细胞识别，在人的恶性黑色素瘤中包括：黑素细胞分化抗原、肿瘤特异性抗原和在肿瘤中高度过表达的正常蛋白。最近，很多研究者已经集中于癌胚抗原作为治疗性肿瘤疫苗和 TCR 为基础的过继性免疫细胞治疗的靶点。110 多种癌胚抗原已经得到识别，一般只在人生殖细胞系表达，但是亦表达在各种肿瘤类型。靶向肿瘤相关抗原的 T 细胞选择性地清除肿瘤细胞，避免或减少对正常组织的损害和毒性。TCR 基因治疗合适的靶抗原识别将会成为未来几年研究的重点。

理想的靶抗原应该是选择性表达于肿瘤组织而不表达于健康组织，因此才不会激发针对自身的免疫反应。同时，靶抗原应该有足够的免疫原性来激发有效的抗肿瘤免疫反应。

肿瘤相关抗原（Tumor_associated antigens，TAAs）可以分为四大类，如下：①分化抗原。表达在肿瘤发展或者细胞分化的不同阶段的细胞表面蛋白。这些抗原的表达可以从周围的正常细胞中识别肿瘤细胞，但正常细胞并不是完全没有表达。MART-1、gp100、CEA 和酪氨酸相关蛋白（TRP）1/2 均属于此类抗原。②过表达抗原。与正常细胞相比，非选择性表达，但高表达于肿瘤细胞的细胞表面蛋白。例如 HER2 和 Survivin。③癌睾抗原（CTAs）。仅表达于肿瘤和某些正常成人细胞类型中的蛋白，有限的几种 CTAs 可能不表达于正常成人细胞。例如：MAGE-A1、MAGE-C2、NY-ESO1。④新抗原。源于肿瘤细胞基因突变或畸变而来的蛋白。这些蛋白只表达于肿瘤细胞而不表达于正常细胞。例如变异蛋白 p53、B-Raf 激酶和 CDK4。

应用 TCR 基因工程 T 细胞进行治疗，这四类抗原可能代表了最好的选择。仅 CTAs 就有数百个基因被发现，其中约 40 个属于定位于 X 染色体上的多基因家族。一些挑选出的大部分 X 染色体定位的 CTAs 是 T 细胞治疗的靶点所在：第一，这些抗原除了睾丸和胎盘组织，正常组织并不表达，而这些表达抗原的正常组织并不表达 MHC 分子，因此，不会成为 T 细胞的靶点。第二，CTAs 表达于畸变的表观遗传学调节后不同组织器官的肿瘤组织，CTAs 的表达与疾病的发展阶段和不良预后有关。还有证据表明，MAGE 蛋白与癌症发生有关,它们抑制了 p53 依赖的凋亡,引起纤连蛋白增加及肿瘤细胞的增殖和转移。第三,CTAs 为免疫原性蛋白,有报道称其能诱导病人体液和细胞免疫反应而不会诱发毒性。不可否认的是,现有的临床研究均强调精确识别靶 CTAs 的必要性。在某一研究中,Robbins 和其同事证实靶向 NY-ESO1/HLA-A2 的 TCR 在转移性恶性黑色素瘤和滑膜肉瘤患者中显示了明显的抗肿瘤效应,而且没有检测到毒性。在另外一项临床试验中,靶向 MAGE-A3/HLA-A2 的 TCR 在治疗转移性恶性黑色素瘤时有两例患者出现了昏迷和死亡。这些不良反应很有可能是由于 T 细胞识别了 MAGE-A12 和 MAGE-A9 抗原阳性的少数正常神经元细胞,它们与 MAGE-A3 抗原有共有或者高度相似的表位。在第三项研究中,靶向 MAGE-A3/HLA-A1 的 TCR 在治疗恶性黑色素瘤患者过程中出现了心血管毒性而导致死亡。这种毒性有可能是 T 细胞识别了肌联蛋白的相似表位,称之为"脱靶"毒性。

关于新抗原,不同患者这些抗原的表达有着明显不同,但是它们专一表达于肿瘤组织中。如果一个新抗原是驱动突变的结果,这种抗原可能为 T 细胞治疗的理想靶点。驱动突变与肿瘤发生有关,可能与已知基因相连,为肿瘤提供选择性生长优势。尽管如此,认识肿瘤基因组中多达 100 000 个突变中有 15% 为驱动突变非常重要。此外,并非所有的驱动突变都会诱导新的免疫原性抗原。探索新抗原靶点不仅需要新一代测序技术来识别肿瘤特异性突变,而且需要确定一个新表位能否被 MHC 提呈并被 T 细胞识别的技术手段。

简单来说,我们认为从选择性表达的 CTAs 和新抗原中选取表位应该是潜在的安全的 T 细胞靶抗原。但是,无论何种抗原,均推荐运用严格的计算机分析技术和临床前检测来明确这种抗原在重要脏器中不表达。用来识别肌联蛋白作为交叉识别表位的策略,比如氨基酸扫描技术、基因数据库搜索和 3-D 细胞培养的应用都是潜在的有用技术。此外,可以在临床试验之前用自杀系统来去除自身反应性 T 细胞。尽管自杀基因可以清除 TCR 基因工程 T 细胞,但是这样一种策略能否抵消上面提及的临床试验中报道的急性毒性反应仍然是个问题。

(2)免疫原性　一种抗原的免疫原性可以激发免疫反应,取决于其表达水平、如何被处理和提呈,及能否很好地被 T 细胞所识别。

①抗原的表达水平及处理。理想状态下,靶抗原即使不被所有的肿瘤细胞表达,也应该高表达于大部分肿瘤细胞。这样一个特点总是限于那些与肿瘤形成有关并且肿瘤不可或缺的抗原。值得注意的是,这些抗原的产生会随着去甲基化药物或者组蛋白脱乙酰基酶类的治疗而被加强且同源化。在一项靶向血液系统恶性肿瘤的Ⅱ期临床试验中,应用了表观遗传学药物,观察到针对 CTAs 的 T 细胞反应增强,而且无不良反应发生。此外,抗原的产生可能依赖于免疫性或中间物蛋白酶体,而不是标准蛋白酶体,同时依赖于非传统的转录后事件,如反义剪切和蛋白的脱酰氨基作用。这些对抗原的处理,特别是由

免疫性蛋白酶体介导时,可能得益于局部 IFN-γ 的生成。最后,抗原的释放可能通过化疗、放疗或者酪氨酸激酶抑制剂等治疗诱导的细胞死亡而被增强。

②抗原的交叉提呈。抗原的交叉提呈参与了抗原特异性 CD8+T 细胞的浸润,引起 T 细胞的激活和随后的基质破坏,因此,阻止了抗原阴性肿瘤细胞的生长。最近,Engels 及其同事发现,抗原肽 –MHC 亲和力 10nM 或更低就可以发生基质细胞抗原的交叉提呈。

值得注意的是,在一项动物实验中,带有不同抗原特异性 TCR 的转基因小鼠被用于供者或 T 细胞受体,结果显示,可以被交叉提呈的肽靶点的使用诱导了完全的抗肿瘤效应。破坏肿瘤基质,一种赋予 T 细胞优于药物的旁路反应,可能需要最佳的 T 细胞状态(通过 IFN-γ 的产生来衡量)和 IFN-γ 介导的保存基质细胞 Fas 的表达。

③强大的抗原性。T 细胞浸润后肿瘤抗原的缺失,及其对肿瘤复发的影响是一个重要且存在争议的问题。抗原表达水平的降低被认为是肿瘤细胞分子改变的结果,比如抗原基因、MHC 基因和与抗原处理及提呈有关的基因在基因水平改变和表观遗传学水平上的改变。越来越多的证据证明,肿瘤进展是 T 细胞浸润减少和 T 细胞反应降低的结果。我们推论在 T 细胞治疗过程中靶抗原的缺失,无论通过 T 细胞依赖的选择还是表观沉默,并非是肿瘤复发的启动机制。

④同时靶向多个抗原。现有的 TCR 基因治疗临床试验中,通常靶向单一 MHC I 类限制性抗原。临床前实验提示靶向两个或更多抗原可以增强 T 细胞治疗的潜能。例如,同时输注两群 CD8+T 细胞同时靶向 ovalbumin 和 gp100,将延迟肿瘤复发。由于 CD4+ 和 CD8+T 细胞在抗肿瘤免疫的效应阶段的协同相当重要,因此,对于旁路抑制肿瘤基质可能具有重要意义,同步靶向 MHC I 类和 II 类分子可能会产生有价值的结果。至于人类抗原,有趣的是 X 染色体连接的 CTAs 常常在肿瘤部位共表达,这就允许同步靶向多个 CTAs。

3. T 细胞的选择

针对肿瘤抗原的 T 细胞反应通常是逐渐下调的,大部分处于不同的水平。首先,激活的 T 细胞在胸腺发育过程中将会删减;其次,外周 T 细胞可能更易于反应无能;第三,瘤内 T 细胞可能需要增强的共刺激信号。为克服这些 T 细胞耐受的机制,可以优化 T 细胞的选择。在此,我们从 T 细胞的三个特征来讨论 T 细胞的选择:功能性 T 细胞亲和力、T 细胞共刺激信号和 T 细胞分化。

(1)功能性 T 细胞亲和力 T 细胞亲和力指 T 细胞对特定浓度的识别肽抗原产生反应的能力,可以通过一些策略来增强 T 细胞亲和力,包括通过基因工程转入 TCRαβ,增加细胞表面 TCR 链的表达或者对 TCR 对 peptide-MHC 的亲和性。

①TCR 转基因的表达水平。增强 TCR 转基因的表面表达首先可以通过优化 TCR 基因转入方法学,包括基因转入方法的选择、最佳载体成分的使用和转基因盒子的使用。另外,还可以通过限制或消除 TCR 错配来增强 TCR 转基因的表面表达。TCR 错配指

TCR 异二聚体的形成，即把转基因 TCR 链组合到某一内源性 TCR 链上，代表了 TCR 基因工程 T 细胞生成的一种固有现象。重要的是 TCR 错配降低了 TCR 转基因的表达，而且有未知的特异性，有可能产生与自身 T 细胞反应的 T 细胞。尽管已有的临床试验未观察到由 TCR 错配引起的毒性反应，但临床前实验明确显示，TCR 错配会导致自身抗原有害的识别。促进转基因 TCR α 和 β 链的正确配对（从而防止和减少 TCR 错配）的策略可以依据是否依赖 TCR 转基因基因工程来分类。第一种策略简单来说，包括 TCR 的鼠科化，向 TCR 中加入半胱氨酸的序列，TCR 跨膜区的突变，TCR 中装入一个信号盒子可以将 TCR 跨膜区及胞内区替换为 CD3 ζ 元件分子。最近，已发现有几个鼠氨基酸可以增强鼠的 TCR 表达的增强和正确配对。将 CD3 ζ 信号盒子中氨基酸片段最小化的尝试没有成功，但发现了当插入 CD3 ζ 分子全长片段时，含有 CD3 ζ 信号盒子的 TCR 可以保存得更好。另外一种策略包括增强 T 细胞中 CD3 分子的表达以及干扰内源性 TCR 链的表达。将 CD3 和 TCR 基因共转入 T 细胞可以增加 TCR 的表达，使得 T 细胞能够与更低浓度的抗原发生反应，并以更快的速度浸润和清除肿瘤。RNA 干扰技术被证实可以特异性下调内源性 TCR 链的表达而不影响转基因 TCR 链。

②增强 TCR α β 转基因亲和力。肿瘤特异性 TCRs 亲和力的增强，依赖于最优 TCR 亲和力窗口的存在。这种亲和力窗口的存在基于下面的观察：HLA-A2 限制性病原特异性 TCRs 的分子量，低于 HLA-A2 限制性肿瘤相关自身抗原的 1/10。另有研究支持这一观点，高亲和力 MART-1/HLA- 介导的肿瘤缓解率要明显优于低亲和力 MART-1/HLA2 TCR，而且，亲和力增强的 NY-ESO1 TCR 介导的临床效果更好。亲和力增强的 TCRs 可以通过不同的方法来获得。首先，自身激活系统可以用来克服自身耐受，使得 T 细胞与患者自体 T 细胞相比有更高的亲和力。这些系统包括体外自体 HLA 反应的体外生成、抗原肽特异性 T 细胞、鼠源针对人 MHC 或人 TCR 转基因产物。第二，TCR 亲和力可以通过 TCR 补体决定区（CDRs）变异的合理设计来实现。第三，高亲和力 TCR 可变区可以通过酵母、吞噬或 T 细胞演示等方法筛选 CDR 突变体文库而获得。尽管 T 细胞亲和力明显影响 T 细胞功能，可最新的研究仍然提示，在治疗中实施这项策略时要特别注意。临床有报道称，靶向 CEA/HLA-A2、MAGE-A3/HLA-A2 和 MAGE-A3/HLA-A1 的 TCRs 中 CDR 突变体与患者的毒性反应可能有关。而且，临床前实验提示 TCR 亲和力有封顶效应的存在。有研究发现，靶向 NY-ESO1/HLA-A2 的 TCR 的 KD 值存在一个阈值范围：$1 \sim 5\mu M$，低于此范围 T 细胞的功能下降。高剂量的抗原在肿瘤中通常会损伤高亲和力 T 细胞的功能，这可能与 PD1 表达的增强以及其下游 SHP1 活性的增强有关。

（2）T 细胞共刺激信号信号　T 细胞协同信号由共刺激分子和共抑制分子及它们的配体相互作用，以及 TCR 和肽 -MHC 相互作用来介导。研究最多的 T 细胞共刺激和共抑制分子分别是 CD28 和 CTLA4，它们都与 APCs 表面的配体 CD80 和 CD86 相互作用。最近又出现了新的共刺激和共抑制分子，包括 ICOS、4-1BB、OX40、CD40、BTLA 及 PD1。

肿瘤可以在没有共刺激配体存在的条件下，提供不断的抗原刺激，这会导致 T 细胞耗竭，表现为增殖能力下降，效应功能下降（比如 IFN-γ 的产生），同时导致 T 细胞共抑制分子表达的上调。用单克隆抗体阻断 T 细胞共抑制分子 CTLA4、PD1、PDL1 或同时阻断 CTLA4 和 PD1 对晚期黑色素瘤进行免疫治疗取得了明显的临床疗效。这些临床试验推动了阻断其他共抑制分子或者刺激共刺激分子治疗的发展。靶向 T 细胞协同信号的有利的结果主要依赖于增强了效应 T 细胞（Teff）向肿瘤组织的浸润及 Teff 的活化，和瘤内调节性 T 细胞 Treg 的清除。

（3）T 细胞分化 幼稚 T 细胞分化为 CD8 Teff 或 CD4 Th1 Th17 是 T 细胞发挥完整的抗肿瘤效应功能的必要条件，T 细胞分化需要周围环境中多种细胞因子的刺激。T 细胞分化至某一亚型并非是恒定不变的，尤其是 Th 细胞亚型，有明显的可变性，可能会转为另外的 Th 细胞亚型。CD8 和 CD4 T 细胞的分化遵循同样的原则，但是在不同的条件下，显示了不同的结果。

控制 T 细胞分化来推动 T 细胞治疗的策略将就两种 T 细胞亚型分别来讨论：① CD8 T 细胞。幼稚 CD8$^+$T 细胞在初始抗原和共刺激信号达到一定质和量的前提下可以分化为干细胞记忆性 T 细胞、中心记忆性 T 细胞、效应记忆性 T 细胞及效应 T 细胞。在临床前实验中发现 CD8$^+$T 细胞分化和增殖间存在一个相反的关系，由此可知 CD8$^+$T 细胞分化和体内持久性及治疗效果的相反关系。已报道两种策略应用这种相反关系来改进过继性 T 细胞治疗效果。一种可以简称为"T 细胞协同信号"，T 细胞在回输之前暴露于 common-γ 细胞因子而非 IL-2 的条件下。例如，用 IL-7+IL-15 或者 IL-15+IL-21 培养出的基因工程 T 细胞会带有低分化 CD8$^+$T 细胞表型（如中心记忆性），在外周血中存活更久，有更强的抗原反应性。此外，表达膜结合 IL-15 和 IL-21 的 aAPC 更有利于产生"年轻的"T 细胞。另外一种方法，根据 CD62L 的表达，将低分化 T 细胞富集，随后作为基因转入的受体细胞。最近鉴定的一群"干细胞样记忆"CD8$^+$T 细胞，高表达 CD95、IL-2Rβ，显示增殖潜能增加，介导更强的抗肿瘤效应，可能作为基因工程及治疗应用的很有希望的一个 T 细胞亚型；② CD4$^+$T 细胞。幼稚 CD4$^+$T 细胞可分化为多种亚型，包括 Th1、2、9、17、22，滤泡性辅助 T 细胞核不同的 Treg。通常依据"标志性细胞因子"的分泌，或者特定的功能来定义，例如 B 细胞的激活或下调 T 细胞反应。从抗肿瘤效应来说，Th1 和 Th17 是功能最强的 CD4 T 细胞亚型。CD4$^+$T 细胞的应用，特别是 Th1 细胞，可以防止 CD8$^+$T 细胞的耗竭，增强 CD8$^+$T 细胞的种类浸润，从而引起有效的肿瘤清除。最近研究发现，在 TCR 转基因小鼠模型中 Th17 细胞过继性输注可以有效介导 TRP1 阳性肿瘤的清除。另外，Th17 细胞寿命较长，分子标记与干细胞样记忆性 CD8$^+$T 细胞相似。有趣的是，Th17 细胞的抗肿瘤效应依赖于其不完全分化及向 Th1 细胞的转化，从而出现 Th17 和 Th1 细胞的共存，可能正是由于这种多能性提供了治疗上的优越性。

综上所述，这些数据讨论了联合 CD8⁺T 细胞和 Th1 或 Th17 细胞的临床治疗。要达到这样的目的，CD4⁺T 细胞可以通过基因转入被功能性赋予 MHC I 限制性 TCR 和（或）CD8 分子。我们可以选择体内诱导 CD4⁺T 细胞分化至 Th1 的策略，例如 IL-12、IFNα、IFNγ 或者阻断 PD1 配体。同时，代谢信号，例如 T 细胞 mTOR 的激活和有氧糖代谢可以增强 T 细胞分化至分泌 IFN-γ 的 T 细胞，可使临床治疗更有效。

4. 提高 TCR 工程化 T 细胞治疗

自从首次报道了 TCR-T 细胞在转移性恶性黑色素瘤的应用以来，在提高这种方法方面已经做了很多努力。首先转基因 TCRs 的亲和力能够通过诱导氨基酸替换到 αβ 链互补决定区进一步提高，尤其是与肽结合的 CDR3 区。一方面，质粒设计的提高，导致 TCRs 表面表达的增高，这与对特异性抗原增长的反应性相关。反转录病毒载体表达 αβ 链由内源核糖体插入位点或 2A 序列直接进行比较。这个比较说明 2A 序列对 TCR 表达和 T 细胞的功能来说相对于内源核糖体插入位点更优越。另一方面，引入半胱氨酸以形成链间二硫键，能够防止从内源性的 TCR 链修饰的 TCR 导入的 α- 和 β- 链发生错配。这种错配能够导致 TCR 表达的减少和降低生物功能的降低。此外，外源性细胞因子（如 IL-2）的实施和非骨髓抑制的淋巴结病可能增加与阳性临床反应相关的转染的 T 细胞的持续性。

（1）转导 TCR 表面表达的最大化　当达到阈值数量的 TCRs 与肽主要组织相容性复合物（MHCs）相互作用，T 细胞被激活获得效应功能。尽管通过共刺激改变了阈值水平，T 细胞的激活仍严重地依赖于细胞表面 TCRs 的数量以及 TCRs 与其抗原的亲和性：优化这两个属性对 TCR 基因治疗的成功是至关重要的。

转导 TCR 的组装及表面表达是个复杂的过程，需要把转导的 α、β 链组装形成异源二聚体，然后结合到 4 条不变的 CD3 链上——γ、δ、ε 和 ζ。CD3，尤其是 ζ 成分的浓度是有限制的，不完整的 TCR-CD3 复合物在内质网被降解。错配的 TCRs 与引入的 TCR 争夺 CD3，抑制了 T 细胞通过引入的 TCR 对抗原识别的重定向；更严重的是，错配可能产生自身抗原特异性的 TCRs，导致产生自身反应 T 细胞，这些 T 细胞并没有经过中央耐受，有可能导致致命的移植物抗宿主样综合征。

任何一种引入的 TCR 的表面表达也受 TCR 固有属性的影响：一个"强"TCR 表达水平高于"弱"内源性 TCR，在细胞表面"强"TCR 取代了"弱"内源性 TCR，反之，两个"强"TCRs 将会共表达。在内源性 TCR 库内结构不同赋予的优势差异仍然不能被完全理解；然而，引入 TCRs 的一些结构修饰被证实能成功地增加表面表达，无论单独或结合几种修饰。

①结构修饰从而增强表达，降低错配。意想不到的观察发现当转导完全鼠源性 TCR

时人淋巴细胞表现出增强的抗原特异性，与修饰后含有人源性恒定 α 和 β 链的相同 TCR 相比，Cohen 等展示了同时包括人类可变结构域和鼠恒定区的混合型 TCR 在人细胞中发挥的功能强于完全人源性 TCR。这同时反映了混合型 TCR-CD3ζ 复合物的稳定性增强，以及鼠恒定区与自身的优先配对而不是内源性人 TCR 链。最初的研究利用黑色素瘤的抗原特异性 TCRs，随后这种方法也被其他 TCRs 采用。然而，在引入的 TCR 中插入非人源性肽序列可诱发针对这些区域的免疫反应，可能降低改造 T 细胞在体内的寿命。最近，已证实少数氨基酸残基对鼠源性 TCRs 的功能改善至关重要，使 TCRs 被最低限度的修饰从而降低免疫原性。

野生型 TCRs 的 α 和 β 链通过二硫键共价结合在恒定区。复制最初用来稳定可溶性 TCRs 的方法，利用两组点突变以半胱氨酸取代 α 链上的苏氨酸 –48 和 β 链上的丝氨酸 –57，在恒定区之间形成额外的二硫键。基因修饰的肽能有效配对，导致在细胞表面 TCR 表达增加，调节改善抗原特异性反应。近来，已证实额外的二硫键可降低由内源性 TCR 链错配引起的自身免疫病理反应。

详细分析 TCR 恒定结构域的晶体结构使我们得以识别在 α 和 β 链恒定区交界面相互作用的两个残基：α 链上的甘氨酸和 β 链上的精氨酸以类似于"旋钮式洞"立体静电的方式相互作用。α 和 β 链之间交换这些残基，形成一个"洞式旋钮"的配置，有利于选择装配引入的 TCR，同时保留其功能。

②优化转导的 TCR α 和 β 链的等摩尔表达。即使最少的结构修饰也能增加引入 TCR 的免疫原性。另一种方法就是把重点放在提高转基因的 TCR mRNA 的翻译上。利用密码子在宿主物种的优化表达已被证实能在许多系统提高蛋白表达，同样的情况也存在于转基因人 T 细胞表达 TCRs 时，由此改善抗肿瘤反应。

虽然可同时转导 TCR 的 α 和 β 链到一个 T 细胞中，通过两个载体或者在含有两个启动子的一个载体上，这两种方法都存在转导的 TCR 链表达失衡的危险，增加了一条链表达过多与内源性 TCR 链错配的可能性。虽然脑心肌炎病毒的内部核糖体进入位点（IRES）的序列已被广泛用于构建双顺反子病毒载体，IRES– 介导的翻译是相对低效的，并且近年来，几乎已经被普遍采用，即利用来自小核糖核酸病毒或猪肠病毒的"自我裂解"2A 肽序列使引入的 TCR 链达到等摩尔表达。通过核糖体跳跃机制，这些序列导致两个独立肽的翻译从单一的 mRNA 转录本，达到每一条肽的相近化学计量产生。虽然 2A 短肽序列保持附着到最初翻译肽的 C– 末端，并没有随之而来的免疫原性或功能受损的报告。

③通过共转导 CD3 提高 TCR 的功能。最近的研究表明，在基因修饰的 T 细胞中，内源性 CD3 的准备是引入 TCR 表达限速步骤。利用密码子优化及结合额外二硫键修饰的两个不同的 TCR，我们证明了共转导小鼠 T 细胞与编码 CD3 复合物 γ、δ、ε 和 ζ 链的基

因，除了使 TCR 表达增加 16～20 倍，也增加了同源抗原的亲和性，提高了肿瘤清除率和更有效的记忆反应。尽管有可能通过减少 CD3 竞争使 TCR 表达提高，但也可能增加错配 TCR 的表达，我们先前已发现，使用强的 TCR 能完全抑制内源性 TCR 的表面表达。

④下调内源性 TCRs。不是增加供给 CD3 复合体，另一种策略是在引入 TCR 的表达上限制 CD3 的竞争效果，即通过下调内源性 TCRs 的表达而减少对于 CD3 的需求。具有同时减少与内源性 TCR 链错配的理论优势。Okamotoet 等设计编码 TCR α 和 β 链的载体，识别肿瘤特异性抗原 MAGE-A4，同时设计了野生型 TCR α 和 β 链恒定区的保守部分的小干扰 RNA（RNA 干扰）；下调引入 MAGE-A4 的 TCR 通过其编码序列的密码子优化而避免，其呈现抗 RNA 干扰。转导 MAGE-A4-TCR-siRNA 载体的原代人 T 淋巴细胞被证实能增加转导 TCR 的表达，降低而不是消除内源性 TCR 的表达。最近，Wilms 瘤抗原 1（WT1）特异性 TCR 载体中加入 siRNA 在体内可增加抗白血病活性；扩增后失去抗原特异性的倾向降低，反映了错配的非特异性 TCR 减少。RNA 干扰的这些可喜成果为新策略提供了理论支持，指在 DNA 水平上利用锌指核酸酶来破坏内源性 TCR α 和 β 链基因。转导锌指核酸酶到这些基因中已被证明可完全废除内源性 TCR 的表达；随后转导 WT1 特异性 TCR 产生识别这个靶点的细胞，但缺乏对内源性残留 TCR 的反应性，包括同种异体反应性，如移植物抗宿主病。

（2）鉴定高亲和性 T 细胞，增强 TCR 亲和力　到目前为止，TCR 基因治疗发展的主要焦点一直是针对肿瘤相关疾病。一些肿瘤细胞表达的抗原，包括那些异常融合基因的产物，例如慢性髓性白血病的 bcr-abl，是肿瘤特异性抗原，这些抗原能导致强烈的 T 细胞反应。然而，很多肿瘤细胞的标志物在正常组织也有弱表达；自身 T 细胞通常低亲和性地识别自身抗原，因为高亲和性 T 细胞克隆已经通过耐受过程清除，耐受过程作为自然安全机制清除了自身反应性 T 细胞从而防止自身免疫性疾病。

为了分离出对肿瘤相关抗原有高亲和力的 T 细胞克隆，研究人员已转向使用新的系统，其中特别是 MHC/TAA 肽组合在耐受形成时是不表达的。

①从人造非耐受环境中分离出高亲和性 T 细胞克隆。这种方法，最初由 Theobald 等报道，利用参与肿瘤的鼠蛋白与人类蛋白的肽序列差异。在人类中对肿瘤相关抗原 p53 有高亲和性的 CD8+ T 细胞克隆通常被删除，人类主要组织相容性分子 HLA-A2 转基因小鼠接种人 p53 肽疫苗可引起对人 p53 高亲和性的鼠 CD8+ T 细胞的扩增；分离出来自这些克隆的 TCR 基因，可用于人 CD8+ 或 CD4+ T 细胞的重定向。利用相同方法，已分离出了对其他肿瘤相关抗原高亲和性的 T 细胞克隆，包括 MDM2、癌胚抗原（CEA）和 gp100。利用人 TCR 和 MHC 基因转基因小鼠可以避免在鼠系统分离的高亲和性 TCRs 的潜在免疫原性。

②从 MHC 不匹配的供者分离出高亲和性同种异体 MHC 限制性 T 细胞克隆。一个替代方案中，同种异体 MHC 限制性方法利用来自 HLA-A2 阴性的供者的天然淋巴细胞库

分离出对 HLA-A2 呈递的肿瘤相关抗原高亲和性的 T 细胞克隆，此方法最初用于小鼠。利用这种方法，分离出对于一些肿瘤相关抗原如 cyclin-D1、WT-1 和 MDM2 高亲和性人 T 细胞克隆，把它们的 TCR 基因克隆到载体中用于基因治疗。将同种异体 HLA-A2/TAA 特异性 TCR 基因转到人多克隆 T 细胞显示出对广泛范围的肿瘤细胞系和白血病患者的肿瘤细胞能够重定性其特异性。同种异体 HLA-A2/TAA 特异性 TCR 基因转导的人 T 细胞也已证明在小鼠移植瘤模型中能清除人的肿瘤细胞。

使用 TAA 肽负载 HLA-A2 阳性刺激细胞，在 HLA-A2 阴性供者中许多情况下不能成功分离 TAA 肽特异性 T 细胞克隆，由于异基因刺激细胞常导致主导的 $CD8^+$ T 细胞对于无关异体抗原表位的应答。已经有新的方法来简化和完善识别 allo-HLA-A2/TAA 特异性 T 细胞克隆的过程。其中一个不同的方法是标记 HLA-A2，使其结合来自 HLA-A2 阴性宿主 B 细胞负载的肽来分离 T 细胞。这种方法是把同种异体 HLA-A2/TAA 复合物作为唯一一种抗原，不需要用有相关肽的细胞系，减少了交叉识别的现象。另外，Wilde 等用编码 HLA-A2 的 RNA 和一完整的肿瘤蛋白去转染来自 HLA-A2 阴性供者的专职抗原呈递细胞以确保 HLA-A2 / TAA 复合物能够表达。这个系统有可以不需要确定肿瘤蛋白的免疫显性肽的优势，最近它被用来确定关于 TAA、生存素的 T 细胞克隆。最后，HLA-A2 多聚体是多个 HLA-A2 与含有相关肽的蛋白相结合的结构，这种多聚体使确定和分离来自 HLA-A2 阴性供者或接受来自 HLA-A2 阴性供者不匹配的造血干细胞移植的 HLA-A2 阳性的白血病患者的抗原特异性 T 细胞成为可能。Amir 等用 HLA-A2 多聚体技术分离出一个患者的 T 细胞克隆，该克隆是针对 HLA-A2 限制性的黑色素瘤特异性抗原的一群 T 细胞克隆。

关于 T 细胞上 TCR 抗原特异性的问题，在 HLA-A2 这方面不经历成熟和胸腺选择是关键问题。这些 TCR 通过 HLA-A2 对一系列肽的识别力比较低。最近的一些研究花了很长的时间去从事这些工作，但是获得了一些不同的结果。50 个 allo-HLA-A2/TAA 限制性的 T 细胞克隆来自一个接受了 HLA-A2 不匹配的供者的淋巴细胞输入后，具有严重的移植物抗宿主病的患者，只有一个识别单个 HLA-A2/ 抗原肽复合物表明具有良好的抗原特异性。关于 Allo-HLA-A2 限制性的 TCR 的详细结构性研究支持了关于来自 allo-HLA-A2/TAA 限制性的 T 细胞 TCR 具有针对 TAA 肽的抗原特异性的理论。然而，近来的一项探究发现来自 HLA-A2 阴性且提前接种 WT-1 肽疫苗的患者的 allo-HLA-A2 限制性的 T 细胞克隆也能高亲和性地识别其他 HLA-A2 肽段，这暗示着很大程度上存在抗原交叉识别。不同的结论有可能与这些研究中用的不同的设计与方法有关，尽管如此，在临床应用之前 allo-HLA-A2/TAA 限制性的 T 细胞抗原特异性的安全性测试仍是必需的。

由于 TAA 在正常组织中也可能表达，自身限制性、基因修饰的 T 细胞也可能会有靶向正常组织的现象。Amir 等报道，allo-HLA-A2 限制性的黑色素瘤抗原特异性的 T 细胞克隆不仅能高特异性识别一系列肿瘤细胞系和白血病细胞，而且能与肾脏的上皮细胞起反应。在不同的研究中，Leisegang 等发现转导靶向生存素 allo-HLA-A2 限制性的 TCR 的HLA-A2 阳性的 T 细胞在培养过程中大多数发生凋亡。生存素表达在相同的 T 细胞上导致 HLA-A2 限制性误伤。尽管转入自杀基因能减少靶向杀伤有活力组织的风险，但是避免 HLA-A2 限制性误伤的问题仍比较困难。如果肿瘤相关抗原也表达在淋巴细胞上，因此，应该避免这种情况的发生。

③在体外 TCRs 亲和性的成熟。亲和性的成熟指的是自然发生的一个过程，该过程中 B 细胞克隆获得了针对同源抗原的高亲和性 B 细胞受体，具有生存优势。与抗体与同源抗原的亲和性（10-9 到 10-12M）相比，来自循环的 T 细胞 TCRs 亲和性低（10-4 到10-6M）。这反映了 T 细胞不在体内经历亲和性成熟的现象。因此，用体外方法使 TCR 亲和性成熟提供了一条关于 TCR 基因治疗的具有吸引力的途径。

采用涵盖了很多不同氨基酸组合的突变体库来诱导亲和力成熟的方法，主要目的是使 TCRs 的亲和性增加。果然，大部分有效的突变指向 TCR 的抗原结合区域。用到的技术包括易错 PCR、定点突变和结构的设计。亲和力成熟的 TCRs 用酵母、噬菌体或哺乳动物的 T 细胞来显示，最初与单链短的含有 TCR α 和 β 链的可变区基因结构。

用酵母和噬菌体的系统需要大量的包含酵母或噬菌体表面蛋白突变的短链 TCRs 库。然而，在非哺乳类动物细胞中 TCR 的单链 Vα 和 Vβ 表达、折叠、联合经常需要 TCR 整体框架区域的附加基因的改变。最近的创新在于噬菌体模型中多顺反子载体上整个 TCR链的表达。通过把 TCR 转导到 TCR 缺陷的小鼠 T 细胞中来筛选 TCR 突变的方法已经得到应用，尽管与酵母或噬菌体相比，这种方法的筛选结果比较少。

TCR 表达在细胞表面，突变的 TCR 链通过结合多聚体的能力增加而挑选出来。亲和力成熟的 TCR 的 cDNA 随后赋予表征，并且用于转基因。亲和性成熟的 TCRs 都有缓慢的 MHC 解离的速率，与 MHC 解离速率的快慢这一特性与功能活性的增加有关。通常抗原结合区有一个或两个氨基酸的替换就能大大增强亲和力至几百倍。尽管许多高亲和力的 TCR 保持着抗原特异性，但是也常有自身肽段交叉反应、同种异体反应和拮抗肽反应等现象发生。

表达有亲和性成熟的 TCR 的 T 细胞或细胞系的功能研究落后于生化方面的研究。令人惊讶的是，T 细胞杂交瘤中的筛选结果表明了一些高亲和性 TCR 对肽敏感性无反应，甚至是负性反应。

近来的一项研究详细证明了亲和性成熟的 TCRs 能够提高 CD8+ T 细胞的抗原特异性反应的能力。用具有 HLA-A2 限制性的 TAX 特异性的 TCR 和 3 个增加有 700 倍亲和力的突变体，这些显示了具有高亲和性的 CD8+ T 细胞能够快速反应。然而，表达有高亲和性 TCR 的 CD8⁺ T 对低浓度的抗原无应答，说明亲和力的进一步成熟并不意味着灵敏度的提高。

另有一些研究主要通过修饰 TCR 抗原结合区域来改善 T 细胞功能。一项数据发现在 TCR 框架区域的 107 位点一个氨基酸的替换能够稳定 CD3β 的环状结构，并且增强一些 TCRs 的抗原特异性。实际上通过移除氮端的糖基化位点来操纵 TCR 的恒定区域在增强抗原敏感性方面有着深远的影响。除了 TCR，一些在 TCR 信号通路上的分子经过修饰后可以抵抗降解，增强 T 细胞的功能。

（3）产生抗原特异性辅助，杀伤和抑制性 T 细胞　早期研究主要集中于抗原特异性 CD8⁺T 细胞的产生，最近的研究扩大了基因治疗的目标，包括 CD4 辅助细胞和调节性 T 细胞，目的是重定向可控的治疗用途的抗原特异性和功能。最常见的用于 TCR 基因治疗的非 CD8⁺T 细胞是 CD4⁺T 细胞。CD4⁺T 细胞参与由 MHC II介导的肽呈递，MHC II主要存在于专职抗原呈递细胞，比如树突状细胞。CD8⁺T 细胞的主要功能是细胞毒效应，而 CD4⁺T 细胞有相反的作用，调节适应性免疫系统，增强 CD8⁺T 细胞功能，以及诱导长期记忆。

虽然从 T 细胞分离的肿瘤抗原高亲和性 TCRs 大多是 MHC I类分子限制性的，存在 CD8 共受体时功能最佳，但是发现在 CD8 共受体缺乏时很多 TCR 在 CD4⁺ T 细胞发挥功能。这一发现激发了我们极大的兴趣，因为几乎没有天然 CD4⁺T 细胞能够识别分离的肿瘤靶点。用 MHC I类分子限制性的 TCRs 基因转移能够产生肿瘤特异性的 CD4⁺T 细胞，增强肿瘤特异性 CD8⁺ T 细胞的杀瘤能力。CD4⁺ 辅助细胞的形成机制仍不清楚，其可能涉及 T 细胞生长因子 IL-2 的产生，或通过 CD40/CD40L 相互作用树突状细胞的激活。引入 CD8 共受体能够改善 CD4⁺T 细胞中 MHC I类分子限制性 TCRs 的功能。

转导 TCR 基因的 CD4⁺ T 细胞除了能靶向肿瘤细胞外，还可以用于抑制自身免疫反应。我们在小鼠关节炎模型证实了这一点，使用自然 CD4⁺CD25⁺ Tregs 和传统的 CD4⁺T 细胞，CD4⁺T 细胞通过转染 Foxp3 转录因子转变成 Tregs。尽管自然 Tregs 抑制病理性 Th17 细胞的能力强于转化的 Tregs，这两种 TCR 基因修饰的 Tregs 都能以抗原特异性的方式减轻关节肿胀和炎症，导致疾病完全缓解。其他研究显示使用 CAR 转导的自然 Tregs 能有效地改善结肠炎。近期在人体环境也进行了应用 TCR 转基因 Tregs 的可行性研究，利用自然 Tregs 和转导 Foxp3 的转化的传统 CD4⁺T 细胞。尽管如此，TCR 基因修饰的 Tregs 还没有用于临床研究。

（4）促进基因修饰 T 细胞的体内存活时间　成功肿瘤免疫治疗的一大挑战是基因修饰的 T 细胞在输注后能存活几个月。与转导传统 TCR 基因相比，这对于转导 CAR 基因的 T 细胞来说将是更大的挑战。两个使用 CAR 转导 T 细胞的I期人体试验数据显示体内存活时间相当有限：肿块型病变患者低至 1～7 天，大多数病人可达 6～12 天。另一方面，在鼠和人体的研究结果显示，TCR 转导的 T 细胞在输注后更倾向于长期存活。这种差异可能与早期 CAR 结构信号转导弱有关，最近 CAR 的分子改造包括插入共刺激域 CD28 或 CD27 已改善了其生存时间。

通常用于临床方案中增加输注 T 细胞的存活时间的方法包括外源性 IL-2 的给予以及利用放疗或化疗的非清髓性淋巴细胞清除。人们普遍接受淋巴细胞清除疗法可通过降低内源性 T 细胞的竞争来提高可用的 T 细胞生长因子水平。动物实验证明，若不清除淋巴细胞，输注的 T 细胞不能生存也不能清除肿瘤。另一个方案，输注的基因修饰 T 细胞的疫苗诱导的激活，不如亚致死照射。

全身性 IL-2 治疗被一致认为可导致显著毒性，尤其是高剂量应用时，因而限制其治疗时间只能是很短的几天。围绕这个问题进行创新的尝试，包括将细胞因子基因和受体转移到 T 细胞，虽然结果有好有坏：将 IL-2 基因转导到黑色素瘤患者的 TIL 中，并不能使其存活超过 4 个月，当细胞被再转导时。在另一项研究中，把 IL-12 基因导入 PMEL-1 转基因的 CD8$^+$T 细胞增加抗肿瘤效果，而不需要 IL-2，但也并没有增加存活。虽然也有体外数据表明，增加细胞因子受体如 IL-7R 的表面表达，以及利用嵌合受体与 IL-2/IL-15 信号转导结构域，可提高 CD8$^+$ T 细胞的扩增，但目前为止没有发现对体内存活时间影响的报道。

研究发现分化的 T 细胞肿瘤清除能力较弱，导致其他的研究主要集中于未分化的 T 细胞。一项研究表明，在 TCR 转基因模型中，调节抗肿瘤免疫的能力强于中心记忆 T 细胞（Tcm）。天然存在的另一群 T 细胞，即记忆干细胞（Tscm），使用 GSK 激酶抑制剂产生 Tscm，进而诱导初始 T 细胞的 Wnt/β-catenin 信号通路。将 WT1 特异性 TCR 转导到造血干细胞（HSC），发现它们可以通过阳性胸腺选择发育为成熟 CD8$^+$ T 细胞，能产生快速抗原特异性反应。其他研究也证实，TCR 转基因的 HSC 可产生高效抗肿瘤的 CD8$^+$T 细胞。

另一种影响 CD8$^+$ T 细胞存活时间的有前景的方法是调节代谢通路。最近两项研究证明，雷帕霉素可防止 mTOR 形成 mTORC1 复合，和二甲双胍、刺激线粒体脂肪酸氧化，可以促进记忆 T 细胞的发育。随后的研究表明，雷帕霉素和淋巴细胞清除联合治疗显示初始 OT-1 转基因 CD8$^+$ T 细胞抗肿瘤效应增强。

5. TCR 工程化 T 细胞治疗目前应用情况

T 细胞有独特的功能，如能特异性识别肿瘤抗原、连续杀伤肿瘤细胞、自我复制、形成记忆及诱发肿瘤完全缓解。因为这些特性，使用某种类型的 T 细胞进行临床治疗与药物、抗体或者小分子抑制剂相比来说可能更具有优越性。

T 细胞治疗目的在于通过给病人转入自体或者体外扩增的 T 细胞来治疗肿瘤。两个不同的医学中心研究发现，在非清髓性清除淋巴细胞之前用肿瘤浸润 T 淋巴细胞（TILs）治疗转移性黑色素瘤患者取得了约 50% 的客观缓解率。在这些完全缓解率（CR）介于 10%~22% 的临床试验中，同样值得注意的是观察到了持续的完全缓解。同样，过继性回输由自体外周血 T 细胞加工而来的肿瘤特异性 T 细胞克隆可以使某些个体的转移恢复正常，10 例黑色素瘤患者有 8 例取得客观缓解。此外，外周血 T 细胞与负载肿瘤抗原的抗原提呈细胞（APC）共培养，在 7 例可评价疗效的黑色素瘤患者中 4 例出现了有临床疗效的 T 细胞。

至今大部分检测的临床的 TCRs 为 HLA-A2 限制性的，以 T 细胞识别黑色素瘤相关抗原 -1（MART-1）、糖蛋白 100（gp-100）、癌胚抗原（CEA）、p53、黑色素瘤相关抗原（MAGE-）A3 或 NY-ESO1 为靶点。总体来说，这些临床试验不仅仅显示了可行性，而且在转移性黑色素瘤、结直肠癌和滑膜肉瘤患者中显示了明显的临床疗效。尽管疗效差异较大，值得注意的是，TCR 基因工程 T 细胞能够迁移至黑色素瘤患者的中枢神经系统并诱导脑转移的完全缓解，这虽然是鼓舞人心的，暗示了 T 细胞治疗转移性肿瘤和难以到达部位肿瘤的能力。

总结目前国际上开展的 TCR 工程化 T 细胞治疗临床试验，如下表 3-13、3-14、3-15：

表 3-13　TCR 工程化 T 细胞治疗临床试验统计表

肿瘤抗原（肽）	T 细胞克隆	肿瘤类型	OR（%）	CR（%）	毒性（%）	毒副反应	参考文献
MART-1（AAG）/ HLA-A2	TIL clone DMF4 from responding patient	Metastatic melanoma	2/17（12）	n.r.	0/17（0）	n.r.	1
MART-1（AAG）/ HLA-A2	TIL clone DMF5 from responding patient with high in vitro avidity	Metastatic melanoma	6/20（30）	n.r.	9/36（25）	Severe melanocyte Destruction in skin, eye, and ear（in some cases leading to uveitis and hearing loss）	2
gp100（KTW）/ HLA-A2	Splenocytes from immunized mouse	Metastatic melanoma	3/16（19）	n.r.			
CEA（IMI）/ HLA-A2	Splenocytes from Immunized mouse ; TCR is affinity-enhanced	Metastatic colorectal carcinoma	1/3（33）	n.r	（3/3）（100）	Severe inflammation of colon	3
NY-ESO1（SLL）/ HLA-A2	T cell clone1 G4 from human subject ; TCR is affinity-enhanced	Metastatic melanoma / Metastatic synovial sarcoma	5/11（45） / 4/6（67）	2/11（18） / 0/6（0）	0/11（0） / 0/6（0）	n.r.	4
MAGE-A3（KVA）/ HLA-A2	Splenocytes from immunized mouse ; TCR is affinity-enhanced	Metastatic melanoma	5/9（55）	2/9（22）	3/9（33）	Changes in mental status, two patients fell into coma and subsequently died, one patient recovered	5

续表

肿瘤抗原（肽）	T细胞克隆	肿瘤类型	OR（%）	CR（%）	毒性（%）	毒副反应	参考文献
MART-1（ELA）/HLA-A2	T cell clone 1D3 from human subject；TCR is codon-optimized and murinized	Metastatic melanoma	n.r.	n.r.	1/1（100）	Lethal cardiac toxicity in one patient	B
MAGE-A3（EVD）/HLA-A1	T cell clone a3a from human subject；TCR is affinity-enhanced	Metastatic melanoma and multiple myeloma	n.r.	n.r.	2/2（100）	Lethal cardiac toxicity in two patients	6

表 3-14　TCR 工程化 T 细胞治疗临床试验统计表

肿瘤类型	肿瘤抗原（肽）	淋巴细胞删除	转基因载体	临床试验识别码
Melanoma	MART-1	Y	RTV	NCT00509288 NCT00910650
Melanoma	gp100	Y	RTV	NCT00509496
Renal cancer	DR4-TRAIL	Y	RTV	NCT00923390
p53 expressing metastatic cancer	p53	Y	RTV	NCT00393029
HIV infection	HIV-Gag	N	LTV	NCT00991224
CEA expressing metastatic cancer	CEA	Y	RTV	NCT00923806
NY-ESO-1 expressing metastatic cancer	NYE-ESO-1	Y	RTV	NCT00670748
MAGE-A3.12 expressing metastatic cancer	MAGE-A3/12	Y	RTV	NCT01273181
Melanoma	NY-ESO-1/MAGE-A3	Y	LTV	NCT01350401
Myeloma	MAGE-A3/NY-ESO	N	LTV	NCT01352286

表 3-15　TCR 工程化 T 细胞治疗临床试验统计表

细胞类型	肿瘤抗原（肽）	肿瘤类型	毒性	备注	参考文献
TCR-T cells	MART1	Melanoma	No	No toxicities because of the low avidity TCR	7
TCR-T cells	MART1 And gp100	Melanoma	Inflammation and destruction of normal melanocytes in the skin, eye, and ear	Various on-target toxicities due to the high-avidity TCRs	8
TCR-T cells	CEA	Colorectal cancer	Colitis	On target toxicity due to the TCR-T cells recognizing CEA expressed within normal colonic mucosa	9
TCR-T cells	NYESO-1	Synovial sarcoma and melanoma	No toxicity	No on-target toxicities were seen because of the lack of NYESO-1 expression of normal tissues	10

6. 现有问题及解决对策

（1）提高安全性的途径　除了为修饰的 T 细胞治疗集中选择可能的靶向肿瘤相关抗原之外，有一些方法可能对提高 ACT 的安全性有帮助。首先，高亲和力的 TCRs 有像交叉识别肿瘤细胞一样识别正常细胞的潜力。例如，表达高亲和力 MART-1 DMF5 TCR 的 T 细胞能够损伤分离的抗原表达正常细胞；相比之下，表达中等亲和力的 DMF4 TCR 的细胞则不能。因此，选择合适的亲和力是非常重要的。第二，修饰的 T 细胞合并自杀基因将会提供一种额外的安全对照。这诱导的半胱天冬酶 9 自杀基因系统是在半胱天冬酶途径中自然发生的成分，和当被小分子二聚物激活时产生快速凋亡是高度有效的。这种方法目前正在评估异基因造血干细胞的移植后移植物抗宿主病（GVHD）发生的供体 T 细胞的接受者。在这个实验中，在实施和结束抗宿主病（GVHD）不再复发后二聚体药物的单次剂量能够在 30min 内消除 90% 以上的调节性 T 细胞。

（2）处理关于 TCR 工程化 T 细胞治疗的问题　即使利用 TSA / TAA 特异性 TCR 基因转染很有吸引力，很多问题仍然亟待解决，其中大概可以分为两部分。

①增强表面 TCR 表达效率。当 CD3 缺失时，TCR α/β 二聚体不能在细胞表面正确表达。细胞表面表达转染的 TCR α/β 二聚体也需要结合 CD3 分子的 γ、δ、ε、和 ζ 链。转染的和内源性 TCR 与 CD3 的结合具有竞争性，进而决定转染的 TCR 表达水平，因为 T

细胞的 CD3 分子数量是一定的。最近，Heemskerk 证明功能性活化 TCR 转染的 T 细胞和 TCR 细胞表面表达相关，诱导地、内源性地和嵌合体 TCR 与 CD3 竞争性结合进行细胞表面表达而建立最优模型。如果简单的考虑，TCR 结合和表达包括两步：TCR α 和 β 链首先进行配对，随后配对的 TCR 链和 CD3 进行结合。后者包括 TCR 固定不和 CD3 链的相互作用。由此推论，促进理想的 TCR α 和 β 链配对以及诱导的和内源性 TCR 与 CD3 竞争性组装，将增强 TCR 二聚体在 T 细胞中的表达。

根据上述理论，已有大量研究试图增强 TCR 的表达。因为在人类 T 细胞中，小鼠 TCR 表达比人类 TCR 要高，利用小鼠序列替换人类恒定部位，产生杂交鼠和人的固定部位，这将导致高效的 TCR 杂交体的表达。另外，杂交体 TCR 比人类 TCR 与 CD3 的结合效率要高，因此，可以通过增强特定的 TCR 的表达来增强与 CD3 的竞争结合力。

另外一个改进 TCR 表达的方法是修饰 TCR α/β 连接体，通过增强诱导的 TCR α/β 的正确配对，减弱诱导的和内源性 TCR 的错配。因此，有人试图利用引进外源性半胱氨酸残基，为 TCR α/β 提供额外的二硫键来修饰 TCR 链。和未进行修饰的 TCR 相比，半胱氨酸插入的 TCR 链的表达更高，而且错配率也明显降低。为了降低错配率，Sebestyen 报道了一个有趣的策略，他们用改良的双链 TCR，其中包括可以使 CD3ζ 和 TCR α/β 高效率配对的人类全部 CD3ζ 和没有出现错配的 TCR，即 CD3ζ 和未修饰的 TCR 链。在文章中，作者表明，经修饰的 TCR α：CD3ζ 和 TCR β：CD3ζ 链将使表面的表达增高，同时提高结合的肽 -MHC 复合物和抗原特异性 T 细胞的功能。另外，这种组合并不影响内源性 TCR α/β 的表达和功能。优化密码子是提高 TCR α/β 表达的另一个方法。对 TCR 的密码修饰包括删除 mRNA 不稳定序列和剪接位点，这将使 CD8$^+$T 细胞的 TCR α/β 表达上调，增强转染细胞抗癌的活性。另外，我们报道了通过使特异性内源 TCR 沉默来增强诱导的 TCR 表达和反应的方法，减弱诱导的和内源性 TCR 的错配比例，这些错配会损坏诱导 TCR 细胞表面表达水平和减弱其功能以及自体反应性 T 细胞的产生，我们构建了编码有 SiRNA 的反转录病毒载体，它将特异性降低内源性 TCR 的表达，能进行密码优化，针对人类肿瘤抗原 MAGE-A4 或 WT1 的 SiRNA 抵抗 TCR。在低拷贝的完整载体中，诱导的人类淋巴细胞具有诱导的肿瘤特异性 TCR 的高表达和内源性 TCR 的低表达，从而使淋巴细胞对肿瘤细胞具有更强的细胞毒性。我们打算临床应用这些载体进行 ACT 治疗。

为了避免诱导的和内源性 TCR 的错配，诱导 TCR 基因进入 γδ T 也是一个不错的选择，因为它缺乏内源性 TCR。次要组织相容性抗原 HA2 特异性 TCR、CMV 特异性 TCR，或 MAGE-A4 特异性 TCR 诱导的外周血衍生 γδ T 细胞，这些已经被证明具有产生靶向特异性细胞毒性和细胞因子产物的能力。因为 γδ T 细胞不表达 CD4 或 CD8 分子，使 TCR α/β 诱导的 γδ T 共表达这两个分子的细胞，将提高这些细胞的靶向反应。

②保持 TCR 诱导 T 细胞功能记忆持久。上述提高细胞表面表达诱导型 TCR 基因的方法阻碍了转染子的抗肿瘤活性。虽然具体的原因还未找到，但已有研究表明这些编辑的 T 细胞在很短时间内就会丢失表面表达的诱导 TCR。因此，为了使抗癌作用持久，尤其是为了防止肿瘤患者疾病复发，保持诱导 TCR 的表达的方法很重要。例如，对 HA2 特异性 TCR 诱导的细胞进行巨细胞病毒感染，使 T 细胞应答记忆增强的实验正在进行中。已有实验表明，在体外培养 HA2 特异性 TCR 诱导的巨细胞病毒感染的特异性 CTL 单克隆细胞，可以对 CMVpp65 和 HA2 阳性白血病细胞产生长久的细胞毒性。因此这种方法可以尝试用来保持使它们生存和抗肿瘤活性的性能。最近，肿瘤反应性嵌合体抗原受体（CAR）基因转导的 EB 病毒特异性 CTL 已经应用于神经母细胞瘤的患者，而且具有持久的抗肿瘤活性。和体外扩增肿瘤特异性 T 细胞一样，为了使体内 TAA / TSA 特异性 TCR 基因诱导 T 细胞长期存活，这个转染子的核心记忆部分是很重要的。然而，Hinrichs 利用小鼠模型揭示了幼稚 T 细胞是 TAA / TSA 特异性 TCR 基因诱导 T 细胞更好的靶点，它能持续更长时间并具有抗肿瘤活性。作者报道称，经反复刺激，TCR 基因诱导的中心存储 T 细胞比基因修饰的幼稚 T 细胞更易于衰老，因此使该细胞的抗肿瘤活性更低且持续时间更短。因此，通过分离去除白血病病人白细胞血液样本的 CD62L$^+$CD45RO$^-$ 幼稚 T 细胞，将使 TAA / TSA 特异性 TCR 基因诱导 T 细胞更好地发挥作用。

为了使 TAA / TSA 特异性 TCR 基因诱导 T 细胞在体内生存期延长，将 TCR 基因转染至造血干细胞，通过造血系统不断调节 T 细胞的产生，这一构象很有吸引力。为了试验这一方法，把 TCR 基因诱导的造血干细胞和表达 DL1 的 OP9 基质细胞在体外共培养，将促使干细胞分化为成熟 T 细胞。即使存在大量限制，从 OP9-DL1 系统中获得分化的表达 TCR 的 T 细胞更容易产生细胞毒性。然而，这些 TAA/TSA 特异性 TCR 基因诱导 T 细胞通过胸腺系统进入循环系统后是否可以继续分化还不是很清楚。在临床应用之前，我们需要首先解决反转录病毒载体调节的无法控制的"shotgun"基因插入造血干细胞，它将导致白血病的生成。对白血病经异体干细胞移植后复发的病人，应用插入有 HVS-TK 基因的淋巴细胞输入，在使用更昔洛韦后供体淋巴细胞开始减少，这表明该选项可以考虑从基因水平操纵造血干细胞，消除那些不良细胞。而且，对于利用反转录 HSV-TK 基因插入并输注 DL1 淋巴细胞的病人淋巴细胞的全基因组分析发现，诱导 T 细胞群保持明显稳定的基因表达谱、表现型、生物学功能和免疫功能，并在 9 年内未出现克隆筛选。作者认为同时干扰正常 T 细胞功能将有可能导致体内克隆消融。这些研究表明只要 TAA / TSA 特异性 TCR 基因通过反转录插入外周成熟 T 细胞基因组，将不会影响到患者生命安全。最近有很多文章描述将造血干细胞作为基因治疗的靶细胞。虽然这些发现均证明造血干细胞可以作为 TCR 基因的转染子，是否将它应用于临床仍是需要讨论的事情。

7. 展望

到现在为止，TCR 基因治疗研究的可行性已经得到了很好的实验证实，并被进一步优化增强。TCR 工程化 T 细胞的临床试验，展现了前所未有的疗效，但在同一时间被治疗相关的毒性和肿瘤消退的短暂性所阻碍。相对于第一个挑战，即选择靶抗原，一个重要的标准是最小的或此类抗原在健康组织中不表达。在这方面，非共享和肿瘤受限的 CTA 以及新抗原应该被视为潜在的安全目标抗原。在分离和鉴定从个体患者样品的细胞提取的抗肿瘤 T 细胞方面的进步可以增加可能有资格作为靶抗原的 CTAs 新抗原的数量。T 细胞识别为基础的相似但不相关的肽应被排除在外，并为此强烈建议应在硅片分析和临床前试验中严格确认该交叉反应性抗原不存在于健康组织。为了提高患者安全进一步措施，允许定向杀灭工程改造的 T 细胞进行了测试，并应考虑至少为在不久的将来测试新颖的电阻温度系数。除了肿瘤限制性表达，另一种选择目标抗原的标准是免疫原性。肽表位已报道诱导完全的抗肿瘤应答，并且可以代表例子中选择的靶抗原时需要考虑。

治疗方案有望得到未来的试验验证。此外，发展获取和基因修改的早期分化阶段 CD8$^+$ T 细胞，包括干细胞记忆 CD8$^+$ T 细胞，正被推向临床边缘。无论选择的给药途径，在体内的 T 细胞适用性的一个重要措施是这些细胞是否是 CD8$^+$ T 细胞或 CD4$^+$ T 细胞的某些亚型，以产生 IFNγ 和 TNFα。这些细胞因子的产生不仅决定 T 细胞的反应，而且决定先天免疫细胞被招募到肿瘤并成为激活的程度，以进一步提高抗肿瘤反应并有可能避免肿瘤复发。第二步代表一种免疫抑制环境的拮抗作用。各种策略诸如抗体或介导血液瘀滞的药物、化疗剂，以提高瘤内 T 细胞浸润及（T 细胞介导的）细胞因子的传递，这已被证明对增强效应和抑制免疫之间的细胞比率是有益的。这种两步协议连同针对选定抗原的开发正在前进的路上，预计将进一步提高 TCR 基因治疗固体肿瘤的成功率。

（四）结束语

总之，用基因修饰的 T 细胞（TCR-T）来靶向肿瘤抗原的过继性 T 细胞治疗对于癌症治疗来说是一种强有力的治疗策略。临床试验说明靶向抗原的明智选择是第一步，修饰的 T 细胞治疗癌症可能为癌症治疗提供重要的提升。这些发展提供了一个新的希望：一种可靠的以病人特异性免疫为基础的癌症治疗很快就会实现，而不仅是遥远的目标。但是，迫切地需要一个新颖的非病毒载体的方法可以可靠的可持续的改造宿主的免疫效应器。系统地学习需要全面的包含 TCR 改造的转基因 CD4 和 CD8 T 细胞的生物学特性、安全性和临床疗效。另外，通过 TCR 改造或 CARs 调节的下一代改造 T 细胞的发展需要克服 / 抵抗癌症免疫治疗领域的历史性限制因素，如免疫功能紊乱。改造 T 细胞对于发展一种针对人群以 T 细胞为基础的可靠的癌症免疫治疗是至关重要的。

（张　毅　杨　黎）

八、以调节性 T 细胞免疫抑制作用为基础的免疫治疗

（一）调节性 T 细胞的概念及表面标志

调节性 T 细胞（regulatory cell，Treg）是一类控制体内自身免疫反应性的细胞群。1995 年 Sakaguchi 发现成年鼠中近 10% 的外周 CD4 T 细胞表达白介素 2（interleukin 2，IL-2）受体 α 链 CD25，去除这群细胞会引起小鼠自发产生多种自身免疫性疾病，而回输该细胞则阻止疾病的发生，因此将这群细胞命名为 CD4$^+$CD25$^+$ 调节性 T 细胞。

调节性 T 细胞可分为天然产生的自然调节性 T 细胞（natural regulatory T cell，nTreg）和诱导产生的适应性调节性 T 细胞（adaptive regulatory T cell，aTreg 或 iTreg），如辅助性 T 细胞 3（T helper cell，Th3）、1 型调节 T 细胞（type I regulatory T cell，Tr1），另外尚有 CD8 Treg、自然杀伤 T（natural killer T，NKT）细胞等，与自身免疫性疾病的发生关系密切，其异常表达可导致自身免疫性疾病。

1. 自然调节性 T 细胞（nTreg）

CD4$^+$CD25$^+$Treg 占外周血及脾脏 CD4 T 细胞的 5% ~ 10%，CD4$^+$CD25$^+$Treg 除表达 CD4 分子和 CD25 分子外，其特征标志为其高表达转录因子 Foxp3。Foxp3 不仅能作为 CD4$^+$CD25$^+$Treg 的标志分子，还是决定 CD4$^+$CD25$^+$Treg 功能的关键基因。CD127 也可作为该群细胞的一个特异性标志，Foxp3 高表达和 CD127 低表达之间有很好的相关性，即 Foxp3 的细胞群为 CD127$^-$CD4$^+$CD25$^+$Treg，分泌 β 转化生长因子（transforming growth factor β，TGF-β）和 IL-10，这两种细胞因子与其免疫调节功能的发挥相关。

2. 适应性调节性 T 细胞（aTreg 或 iTreg）

它是在小剂量抗原或免疫抑制性细胞因子诱导下由外周幼稚 T 细胞发育而成，包括 Tr1、Th3 等细胞，主要分泌 IL-10 和 TGF-β 发挥免疫负调控作用。

Tr1 型 CD4$^+$ 调节性 T 细胞：体外以 IL-10 刺激抗原特异性的 CD4 T 细胞克隆，可以获得一群细胞因子表型区别于 Th1 和 Th2 细胞的 CD4 T 细胞群。该群细胞主要分泌高水平的 IL-10、中等水平的 TGF-β 和 IFN-β，不分泌 IL-4 和 IL-2，被称为 Tr1 细胞。Tr1 细胞可以通过分泌 IL-10 和 TGF-β 抑制幼稚型和记忆型 T 细胞增殖反应，当把该群细胞和 CD4$^+$CD45 RBhi 细胞共同输给 SCID 小鼠后，可以防止自身免疫性肠炎的发生。在接受同种干细胞移植的重症免疫缺陷患者体内，也发现了 Tr1 细胞，与 CD4$^+$CD25$^+$Treg 相似。Tr1 细胞也需要抗原对 TCR 的激活以发挥调节作用，其体内抑制作用依赖 IL-10，体外抑制作用机制可能是通过细胞间接触。

Th3 型 CD4$^+$ 调节性 T 细胞：它分泌产生大量的 TGF-β，对 Th1 和 Th2 都有抑制作用，Th3 细胞在抗原特异性激活后可分泌 TGF-β 和水平不等的 IL-4 和 IL-10。

3. CD8$^+$ 调节性 T 细胞

人体内的 CD8$^+$Treg 主要来源于 CD8$^+$CD28$^-$T 淋巴细胞。体外研究表明，用 GM-

CSF 刺激后，单核细胞分泌的 IL-10 在产生 CD8$^+$Treg 过程中起重要的作用。CD8$^+$Treg 有 CD28$^+$ 和 CD28$^-$ 两个亚群，目前研究较多的是 CD8$^+$CD28$^-$，它是具有免疫抑制作用的 Treg，又分为三型，Ⅰ型细胞通过与树突状细胞的直接接触，改变树突状细胞共刺激分子的表达并发挥其抑制作用；Ⅱ型细胞则通过细胞因子 IFN-γ、IL-6 等发挥其抑制作用，不需要与抗原递呈细胞的直接接触；Ⅲ型细胞主要通过分泌 IL-10 发挥其抑制作用。

（二）Treg 介导的免疫抑制作用机制

CD4$^+$CD25$^+$Foxp3$^+$ 对维持免疫自身耐受起到了很重要的作用，特别是在肿瘤中有大量的表达，它们大多数是被吸引到肿瘤组织中，在局部扩散然后分化成为调节性 T 细胞，这类细胞亚群对肿瘤抗原特异性的效应细胞的活化和扩散有很强的抑制作用。一些肿瘤的免疫疗法以 CD4$^+$CD25$^+$Foxp3$^+$ 调节性 T 细胞为靶标，包括对 Treg 细胞的清除，此外，对免疫检查点的阻断如细胞毒 T 淋巴细胞相关抗原 4（cytotoxic T lymphocyte-associated antigen-4，CTLA-4）单克隆抗体的治疗，至少可以从肿瘤组织中清除一部分 Treg 细胞，因此，需要一个最佳的策略去减少肿瘤组织中 Treg 的数量或是减弱它们的抑制功能，同时使肿瘤抗原特异性效应细胞能够活化及增殖扩散。

存在于免疫系统中的调节性 T 细胞主要通过抑制自身活性 T 细胞来维持自身免疫耐受。人类 Foxp3$^+$ 细胞在表型和功能上存在异型性，包括抑制和非抑制亚群，例如在体外低水平的 TCR 刺激的情况下，幼稚 CD4 细胞会短暂表达 Foxp3，它们几乎没有抑制作用，尝试着去描述外周血中 Foxp3$^+$CD4$^+$ 细胞，可以根据 Foxp3 的表达水平和细胞表面分子 CD45RA 和 CD25 分成三个细胞亚群，① Foxp3lowCD45RA$^+$CD25low，指的是幼稚或者是静止的 Treg 细胞，在抗原的刺激下可以分化成为 Foxp3highCD45RA$^-$CD25high；② Foxp3highCD45RA-CD25high，指的是 eTreg，它具有很强的抑制功能；③ Foxp3lowCD45RA-CD25low，指的是非 Treg 细胞，此类细胞没有抑制功能，但是能够分泌促炎症细胞因子。Foxp3$^+$CD4$^+$ 的这些亚群是可以用于定义抑制和非抑制的 Foxp3$^+$ 细胞亚群，可以描述 Treg 的发育阶段，可以评估在生理和病理学上免疫反应的应答情况。

（三）Treg 体外扩增及活化

1. Treg 的体外扩增方法

外周或保存的脐带血可作为 Treg 的来源。冻存的脐带血每单位产出约 $(5 \sim 7.5) \times 10^6$ 个 Tregs；成人外周血机采每单位可产生约 10^8 个。成功的分离需要用抗体标记细胞表面标记物，然后用 FACS 或者磁珠分选。尽管小鼠中 Foxp3 的表达是特异的 Treg 系，但在人体中 T 细胞间或表达，且 Foxp3 检测需要破膜，使得细胞不能再进行过继转移。因为活化的 CD4$^+$ 传统 T 细胞可能也瞬时表达 CD25、CD127（IL-7 受体 α 链），CD49b（整合素 VLA-4 α 4β1 α 链）、淋巴细胞活化基因 3（LAG-3）、CD45RA、CD45RO 和潜在相关肽段（LAP），可以帮助鉴别

Treg。尽管 Treg 表达 CTLA-4、糖皮质激素诱导的 TNFR 家族相关基因（glucocorticoid-induced tumor necrosis factor receptor，GITR）、CD69 和 CD44，激活的 non-Treg 也可能表达这些分子。

在体外用抗 CD3/CD28 微球在人重组 IL-2 的刺激下扩增 Treg。由于是非特异性 TCR 的刺激，得到的 Treg 有多克隆的活性。另外的方法，Treg 在供者抗原递呈细胞（antigen presenting cell，APCs）存在下扩增，这些 Treg 比多克隆活化的 Treg 更有潜力，并且在体内显示了更好的安全性。用已知的抗原特异性，用反转录病毒载体转导基因编码 TCRs，可以得到异型抗原反应性 Treg。抗 CD3 抗体加载的以 K562 为基础的人工 APCs 可能有效地扩增 Treg，对 K562 为基础的 aAPCs 基因改造，增加细胞表面分子的分泌，能进一步加大 Treg 扩增的数量。

体外将 CD4$^+$CD25$^-$ 幼稚 T 细胞转变为具有抑制功能的 iTreg，提供了一种替代体外分离和扩增 nTreg 的方法。将幼稚 CD4$^+$CD25$^-$ 或者 CD4$^+$CD45RO$^-$T 细胞暴露在 TGF-β，再添加 IL-2、IL-10 或者 VD3，吲哚胺 2、3 双加氧酶（indoleamine2, 3-dioxy- genase，IDO），全反式视黄酸，Foxp3$^-$ 表达反转录，或者表观遗传修饰（DNA 甲基转移酶抑制剂或者组蛋白去乙酰化酶抑制剂）可以完成该转换。Lan 等提出了 iTreg 比 nTreg 在细胞间接触上更有效力，扩增 iTreg 用于 Treg 细胞治疗非常有吸引力。未来工作需要验证鉴定人的 nTreg 和 iTreg，并确认它们的稳定性和可塑性。

在体内有大量的方法诱导 Treg 的数量或活性，包括扩增 nTreg 和将非 Treg 转换成 iTreg。例如，在小鼠移植前用供体同种型抗原和抗 CD4 抗体，使 Treg 扩增。这种方法得到的 Treg 可以控制移植排斥反应。给小鼠注射 IL-2/IL-2 单克隆抗体复合物，会在体内 10 倍扩增 Treg。在皮下给予 IL-2 治疗慢性活动性移植物抗宿主病（graft-versus-host disease，GVHD）的I期剂量梯度试验中，每天给予低剂量 IL-2 可使 Treg 持续地扩增，改善 GVHD 的症状。

IL-2 依赖 STAT-5 活化 Treg，效应 T 细胞通过 PI3K/AKT/mTOR 通路。mTOR 抑制剂雷帕霉素利用后面的途径优先扩增 Treg。临床上，雷帕霉素可以增加肺移植受者外周血中的 CD62Lhigh Treg，使肾移植患者 Treg 的数量增多。糖皮质激素对 T 细胞有广泛的作用，它可以作用于朗格汉斯细胞促进 Treg 的扩增。抗 CD52 单抗结合雷帕霉素，有利于 Treg 的存活。对于过敏性皮炎患者，用低剂量的环孢素可以增加 Treg 的数量。Weng 等报道了用蛋白酶体抑制剂硼替佐米降低急性 GVHD 的严重性，延长存活时间，促进 Treg 的产生。

2. 在实际应用方面的障碍

将 Treg 用于细胞治疗，功能的稳定性仍然面临着挑战。少量的 Foxp3$^+$ 细胞的 Foxp3 的表达会随时间丢失；Foxp3 表达的丢失和促炎微环境有关，转换为效应 T 细胞表型特征，分泌 IL-17 和 IFN-γ。利用 Foxp3 基因的表观遗传控制，可以维持 Foxp3 的表达和

Treg 的稳定性。Foxp3 上游控制区的 DNA 甲基化和染色体重组，都有助于决定 Treg 的可塑性。药物 DNA 甲基化转移酶抑制剂或者组蛋白去乙酰化酶抑制剂能维持 Treg 过继转移后的稳定性。记忆 T 细胞是诱导临床耐受的一个重要因素，减少供体反应性 T 细胞可以使 Treg 控制移植物排斥反应。因此，研究者希望药物方案可以在维持免疫调节时使记忆 T 细胞丧失功能。

美国食品和药品管理局批准细胞治疗制剂时需要提供制剂的无菌安全性、成分、纯度和疗效。体外实验证实了 Treg 抑制传统 T 细胞增殖的能力，可能不足以描述细胞制剂的功效。这些发现提示研究者在将其用于人体前可能需要先研究疾病特异性 Treg 效能检测系统。

Treg 输注的潜在不利影响包括对感染和恶性肿瘤相关的免疫抑制。有报道说 Treg 用于急性 GVHD 后不会增加感染的风险。大量的研究提出 Treg 抑制抗肿瘤免疫。

（四）Treg 免疫治疗应用

1. 同种异体移植耐受

移植物抗宿主病来源于异基因造血干细胞移植后供体 T 细胞介导的炎症免疫调节机制。临床症状发生在供者细胞识别了宿主细胞作为异己，引发炎症反应，炎症通常引起组织损伤。临床前数据支持 CD4$^+$CD25$^+$Treg 抑制急性 GVHD。Trzonkowski 等首次报道了两例体外扩增供体来源 Treg 成功治疗 HSCT 后的 GVHD。I 期剂量梯度试验证明了安全性和疗效。研究者们用 CD25 磁珠分离 Treg，用抗 CD3/CD28 微球和 rhIL-2 进行扩增，造血干细胞（hematopoietic stem cell，HSC）时输注扩增的 Treg。在 28 例患者中慢性 GVHD 仅发生了 2 例。

2. 过敏性疾病

过敏主要有 Th2 炎症反应和过敏原特异性 IgE 产生，吸引促炎细胞聚集，效应细胞脱颗粒作用。文献支持 Treg 在维持正常机体对过敏原耐受中发挥作用。Treg 和 Th2 细胞失衡导致过敏现象。近来 E3 连接酶 Itch 被认为是一种控制 Treg 对 Th2 炎症反应应答至关重要的蛋白，可能成为过敏性疾病的治疗靶点。过敏原特异性免疫治疗即减少过敏原特异性 T 细胞增殖，抵制 Th2 型细胞因子的产生和炎细胞活性。研究发现 IL-10 分泌型 Treg 是对过敏性疾病的主要抑制机制。抗抑郁药地昔帕明可以通过调节 Treg 和 Th17 细胞减轻过敏性鼻炎的症状。临床试验已经证实了 Treg 可以用于过敏性疾病的过继治疗。

3. 自身免疫性疾病

大量研究证明自身免疫性疾病患者外周血 Treg 数量减少，Treg 缺陷与疾病发展相关。

1 型糖尿病（type 1 diabetes，T1D）是由于自身反应性 T 细胞持续活化并破坏胰岛 B 细胞，使胰岛素分泌功能受损引发的代谢紊乱综合征，属于自身免疫性疾病。T1D 的发病与调节性 T 细胞的数目、功能以及调节性 T 细胞与效应性 T 细胞的比例失衡有关。

阻断非肥胖糖尿病（NOD）鼠 CD-28B7 通路可使 CD4+CD25+ Treg 减少而使自身免疫性疾病加重。在自身免疫性糖尿病患者及 NOD 鼠体内 CD4+CD25+ Treg 数量均减少，且在发生自身免疫性糖尿病之前，就已出现该细胞功能异常，表现为体外不能抑制多克隆活化的 CD25-Treg 增殖，其作用可能通过 TGF-β 途径发挥。

调节性 T 细胞在系统性红斑狼疮（systemic lupus erythematosus，SLE）中主要与自然调节性 T 细胞有关：① SLE 的发病可能与 Treg 的减少有关：SLE 患者外周血中 CD4+CD25+Treg 数量明显减少，SLE 活动期患者外周血 CD4+CD25+Treg 数量较之 SLE 非活动期患者及正常人均明显减少。SLE 活动期 IL-2 的产生受到抑制与 T 细胞数量的变化一致，由此证实 CD+4 CD+25 Treg 在 SLE 活动期明显减少，SLE 发生的时候体内自身抗体大量增加，CD4+CD25+Treg 是被其不适当的诱导至凋亡而清除。② Treg 抑制 Th 细胞的活性及 B 细胞功能：Treg 可通过细胞间直接接触机制和细胞因子分泌机制抑制 Th 细胞活性，从而有可能避免 SLE 的发生。③ Treg 抑制树突状细胞（dendritic cells，DC）的成熟和抗原递呈功能：DC 能够促进 SLE 的发生。④ Treg 分泌的 IL-10 可抑制 IFN-α 的产生：IFN-α 诱导产生的抗病毒基因产物 RNA 依赖的蛋白激酶（double-stranded RNA-dependent protein kinase，PKR）、寡腺嘌呤核苷酸合成酶（OAS）、核糖核酸酶配体（RNASL）、Mx 蛋白等与 SLE 的发病有关。

再生障碍性贫血（aplastic anemia，AA）是一种以全血细胞减少、骨髓造血功能衰竭为特征的血液系统较为常见的疾病。AA 时，T 细胞功能异常亢进是细胞毒性 T 细胞的直接杀伤作用引起骨髓衰竭的重要原因，Treg 能够抑制和调节 CD4+ 和 CD8+T 细胞的活化和增殖，起到负调节作用。Chen 等发现 Treg 与 T 细胞之间的抑制活化不平衡导致了骨髓的衰竭，输注 CD4+ CD25+Foxp3+T 后逆转 AA 发展的事实进一步论证了 Treg 在 AA 发病中的作用。Solomou 等证实 AA 患者 CD4+ CD25+ Treg 以及 CD4+ CD25+ Foxp3+ Treg 的相对和绝对数量均低于健康人。

特发性血小板减少性紫癜（idiopathic thrombocytopenic purpura，ITP）患者体内存在多种 T 淋巴细胞异常，尤其是 T 细胞亚群功能和比例失调，在 ITP 发病中起着重要的作用。ITP 患者外周血 CD4+T 细胞、CD4+ CD25+Treg 数均低于对照组，CD4+CD25+/CD4+ 的比值也显著降低，使机体内免疫耐受平衡破坏。细胞数量减少，分泌的细胞因子含量降低，可能导致细胞免疫抑制功能减弱，自身免疫耐受平衡被打破，出现激活的自身反应性 T 细胞增多，血小板破坏增加；T 淋巴细胞激活增多，还可辅助 B 细胞产生更多的抗血小板抗体，血小板破坏增加，出现血小板减少、皮肤及黏膜出血等症状，提示 T 细胞在 ITP 发病机制中可能发挥着重要的作用。

多发性硬化（multiple sclerosis，MS）是一种发生于中枢神经系统（central nervous system，CNS）白质的炎性脱髓鞘疾病，是 T 细胞介导的自身免疫性疾病，主要出现在青壮年，其临床症状多样，有视神经炎、眼球震颤、眼肌麻痹、共济失调、瘫痪、痉挛等，伴随着复发和缓解。病理损伤的主要特征是发生在中枢神经系统白质的髓鞘脱失，并伴有 T 淋巴细胞的浸润。近来研究证明了尽管I型辅助性 T 细胞（Th1）起重要作用，但其他免疫细胞，包括 B 细胞、CD8$^+$Treg、NKT 和 CD4$^+$CD25$^+$Treg 等也能通过诱导或调控 MS 患者 CNS 内的免疫应答过程而可能参与了其发病过程。去除 CD28 基因小鼠的 CD8$^+$Treg 后增加这些小鼠患自身免疫性脑脊髓炎的机会，此外，在 CD8 和 CD28 基因都去除的小鼠发生自身免疫性脑脊髓炎的概率显著增高，说明在 CD28 基因去除的小鼠中，CD8$^+$Treg 在该病的发病的进程中起着一定的作用。MS 患者无 CD4$^+$ CD25$^+$Treg 数量的异常，可能存在免疫活性的改变而发生自身免疫性脑脊髓炎。

调节性 T 细胞与重症肌无力、类风湿性关节炎、自身免疫性甲状腺炎、自身免疫性肝病、多种肾脏疾病等很多自身免疫性疾病的发病也有关。调节性 T 细胞对于自身免疫性疾病的发生和发展都具有重要意义，对其进行深入研究将有助于了解自身免疫性疾病的发病机制，对疾病预后判断及进一步的治疗有着深远的意义。

大多数 Treg 免疫疗法的临床试验采用 CD4$^+$CD25$^+$ 或者 CD4$^+$CD25$^+$CD127$^-$ 细胞。然而还存在更精确的人 Treg 亚群，例如 ICOS$^+$Treg 比 ICOS$^-$Treg 分泌更多的 IL-10，可以改善 IL-10 缺乏症状，用于治疗过敏性疾病。ICOS$^+$Treg 在推荐树突状细胞功能方面也发挥了重要的作用。CD4$^+$CD25$^+$Treg 的 CD62L$^+$ 亚群，能更有效地治疗急性 GVHD。类风湿性关节炎中，异常 Treg 功能可以阻止 CTLA4 缺乏；因此，增强功能性 CTLA4$^+$Treg 对类风湿性关节炎有利。尽管在一些自身免疫性疾病动物模型包括重症肌无力上有好的结果，但是 nTreg 过继免疫治疗并没有取得普遍成功。nTreg 不能治疗多种自身免疫性疾病，可能与促炎性细胞因子抑制了其功能有关，或是当过继治疗时，它们转变成了致病 T 细胞。另外，活化的 Th17 细胞可以削弱 nTreg 的抑制作用。iTreg 可能更加适合用于自身免疫性疾病的免疫治疗。数据显示 iTreg 能更有效地抑制自身免疫激活，与 nTreg 相比，在炎症环境中有更好的稳定性。

（五）Treg 在肿瘤免疫中的作用

1. Treg 浸润与肿瘤进展相关

在各种类型的肿瘤如乳腺癌、肝癌、胰腺癌、胃肠道癌及恶性黑色素瘤的肿瘤组织中都发现有很多数量的 Treg 细胞，这些 CD4$^+$ Treg 存在于肿瘤浸润的淋巴细胞中，特别是在 CD8 细胞比例减少的肿瘤浸润的淋巴细胞中，和卵巢癌、乳腺癌、胃癌的预后是相关的，这些发现证实了在肿瘤组织中具有肿瘤活性的 CD8 细胞是被 CD4$^+$ Treg 细胞所抑制的，相反也有一些报道 Foxp3$^+$ Treg 细胞在结肠癌、头颈部肿瘤和霍奇金淋巴瘤中的高侵润反而有着比较好的预后，这些显然是有矛盾的，Foxp3$^+$ T 细胞在肿瘤组织中有着不同的组成部分。黑色素瘤浸润的淋巴细胞大部分是 eTreg，有非常少的幼稚性 Treg 细胞和 Foxp3+ 的非 Treg 细胞，与外周血中 Foxp3+T 细胞的亚群组分相符合。相反，Foxp3+T 细胞的在结肠癌肿瘤组织的浸润有大量的非 Treg 细胞的 eTreg 细胞。这些结果表明非 Treg 细胞的增加而且更有能力分泌促炎症细胞因子，能够使一些结肠肿瘤的患者有良好的预后，即使是在肿瘤浸润淋巴细胞中有大量 Foxp3+ T 细胞的情况下。已经被证实肿瘤细胞或肿瘤浸润巨噬细胞产生的趋化因子配体 22[chemokine（C-C motif）ligand 22，CCL22]，通过化学吸引和招募到肿瘤组织。Foxp3+CD4+Treg 细胞表达趋化因子受体 4（chemokine receptor 4，CCR4），另外，其他的趋化因子和趋化因子受体如 CCR10-CCL28 和 CXCR3-CXCR3L（CXCL9，10，11），也参与了促进 Treg 细胞的浸润。

2. 以去除 Treg 或改变其功能为靶标的免疫治疗

由于调节性 T 细胞表达高亲和力的 IL-2 受体，CD25（IL-2 受体链）可以用于调节性 T 细胞的清除。在动物模型中，用抗 CD25 单克隆抗体可以使接种的肿瘤消失，在人体外实验中去除 CD25+CD4+Treg 细胞可以使肿瘤特异性 T 细胞的产生或在临床实验中应用抗 CD25 的抗体。一些研究已经证明了在 CD25+T 细胞缺失的情况下可以增强抗肿瘤免疫应答。

调节性 T 细胞的缺失，趋化因子受体是另外一个重要的因素。已经证实在 Foxp3highCD45RA-CD25high 的 eTreg 上表达趋化因子受体 CCR4，但是在外周血中 CD45RA+Foxp3lowCD4+ 的初始调节性 T 细胞和大部分的效应性 T 细胞上不表达。用 CCR4+T 细胞的消除和在体外用抗原 NY-ESO-1 肽的刺激，NY-ESO-1 特异性的 CD4+T 细胞能够被有效的活化，同时 CD25+T 细胞减少或消失，在黑色素瘤的患者中 CCR4+T 细胞的缺失也可以增加 NY-ESO-1 特异性 CD8+T 细胞的诱导作用，另外在黑色素瘤中 CCR4+eTreg 占主要的优势，肿瘤侵润的 Foxp3+T 细胞要比外周血高很多。抗-CCR4 的抗体因此可以起到激发和增加抗肿瘤免疫的效果，有选择性地减少 eTreg 的数量，以后将会被应用于临床治疗。

Treg 细胞也表达其他一些分子，GITR（糖皮质激素诱导的 TNF 受体相关蛋白）是一个共刺激分子，在静止的 CD4 和 CD8 T 细胞上是低表达，但是在 Foxp3+Treg 细胞上是高表达的，GITR 的活化信号能够被抗 GITR 的抗体或 GITR 的配体抑制，能够减轻 Foxp3+Treg 对效应性 T 细胞的抑制作用。另外一个分子是 OX40，是 TNF 受体家族的一个共刺激分子，它短暂地表达在活化的 T 细胞上，而在 Foxp3+Treg 细胞上是构成性表达。以前的研究应用抗 OX40 的抗体能够通过减弱 Foxp3+Treg 细胞介导的抑制作用和激活效应性 T 细胞的功能增加抗肿瘤免疫的效应。以 GITR 和 OX40 为靶标的治疗应用于临床试验。

免疫检查点被抗体阻断例如抗细胞毒性 T 淋巴细胞联合抗原 4（CTLA-4）的抗体和

抗程序性死亡蛋白（PD1）抗体在不同的实体瘤中已经得到了证实，而且有着良好的效果。实际上，人的 CTLA-4 抗体已经用于治疗恶性黑色素瘤。以Ⅲ期临床试验数据为基础，CTLA-4 是表达在 Foxp3$^+$Treg 细胞上。最近的动物实验研究表明 CTLA-4 抗体可以清除肿瘤组织中的 Foxp3$^+$Treg 细胞，而不是直接促进效应性 T 细胞的激活。应用 CTLA-4 的抗体能够减少肿瘤组织中的 Foxp3$^+$Treg 的数量，而且与预后相关。另外，在动物的实验中已经证实 CTLA-4 对于 Foxp3$^+$CD4$^+$Treg 的功能起到了决定性的作用，由于 CTLA-4 的缺乏可以减弱 Foxp3$^+$CD4$^+$Treg 的抑制功能，从而增加抗肿瘤免疫作用。

在临床也有很多的研究涉及抗 PD-1 抗体和抗 PDL-1 抗体，因为 PD-1 也高表达在肿瘤浸润的 Treg 细胞上。由于 PD-1 的抗体 CT-011 是 IgG1 亚类，用不同的同种型使用抗 PD-1 抗体在临床上还是有益的。免疫检查点的阻断靶标还有其他的一些分子，例如 LAG3 也正在进行临床研究。这些分子在 Foxp3$^+$CD4$^+$Treg 细胞上的表达值得我们进一步的研究，是否能利用抗体的特异性改变 Foxp3$^+$CD4$^+$Treg 细胞的功能是我们需要进一步探讨的问题。

除了一些生物制剂对 Treg 细胞的清除或者是功能造成影响外，一些抗肿瘤的药物例如环磷酰胺和氟达拉滨也能够选择性地影响 Treg 细胞，可能是因为天然的 Treg 细胞在生理学上要比其他的 T 细胞更易识别自身抗原或微生物。试验结果显示多个肽疫苗联合单剂量的环磷酰胺能够减少 Treg 细胞的数量，诱导较强的免疫反应，使肾细胞癌的病人有更长的生存期。另外这类药物还能够促进 T 细胞的增殖。可能一些化学物质影响了 Treg 细胞和效应性细胞的功能，如不同的细胞因子、代谢敏感性，从而增强了效应性 T 细胞抗肿瘤免疫功能。

（刘天懿）

九、Th17 细胞及相关细胞因子在疾病中的多层次作用

（一）Th17 的细胞因子特征和分化图谱

1. Th17 的概念

多年来，人们认为初始的 CD4$^+$T 淋巴细胞可以分化为两个完全不同的亚群：辅助性 T 细胞 1（T helper cell，Th1）或辅助性 T 细胞 2（T helper cell，Th2）细胞。Th1 细胞可以表达转录因子 T-bet，产生 γ 干扰素（interferon-γ，IFN-γ），活化细胞毒性 T 细胞（cytotoxic T lymphocytes，CTL）、巨噬细胞，并可消除细胞内病原体。Th1 细胞是由 IFN-γ 和白介素 2（interleukin 2，IL-2）刺激产生的。Th2 细胞表达转录因子 GATA-3，分泌白介素 4（interleukin 4，IL-4）、白介素 5（interleukin 5，IL-5）、白介素 10（interleukin 10，IL-10）和白介素 13（interleukin 13，IL-13）。在 B 细胞介导的体液应答中起着重要作用，可抵抗细胞外病原体，并抑制 Th1 依赖的细胞免疫。

最近几年，Th17 淋巴细胞作为 CD4$^+$ 辅助性 T 细胞的新亚群出现在人们的视野。Th17 产生大量的白介素 17（interleukin 17，IL-17），抑制 Th1 和 Th2 淋巴细胞的效应功能。它们能有效清除不能被 Th1 和 Th2 淋巴细胞处理的病原体。Th17 细胞与炎症反应和自身免疫性疾病的发生、发展相关。

2. IL-17 和相关细胞因子

IL-17 家族由 6 个成员组成（IL-17A ~ F）。尽管 IL-17A 和 IL-17F 是判定 CD4$^+$Th17 细胞的标记性细胞因子，应该注意的是，IL-17 也可由 γδT 细胞、自然杀伤（natural killer cells，NK）细胞、CD8T 细胞、巨噬细胞、中性粒细胞、嗜酸性粒细胞产生。在另一项报道中，收集肝癌小鼠的肥大细胞培育招募骨髓来源的抑制细胞（myeloid-derived suppressor cells，MDSC），由 MDSC 分泌的 IL-17 吸引调节 T 细胞至肿瘤部位增强其抑制能力，促进肿瘤生长。此外，在人乳腺癌组织中检测到肿瘤相关巨噬细胞表达 IL-17，它的存在直接关系到肿瘤的浸润程度。是否这些非 Th17 细胞产生的 IL-17 介导促癌和抗癌的能力不单单取决于 IL-17，还取决于大量其他可变的细胞因子？总的来说，IL-17 不能单独地影响 Th17 的功能。

IL-21 由 Th17 淋巴细胞产生。IL-6 诱导 IL-21 产生是在信号转导与转录激活因子 3（signal transducer and activator of transcription 3，STAT3）依赖和孤独核受体 γt（orphan nuclearrecptor γt，RORγt）非依赖的方式。在小鼠体内，IL-6 缺乏会损害 IL-17 和 IL-21 的生成。IL-21 与 IL-12 协同作用能增强宫颈上皮肉瘤Ⅲ期和宫颈癌患者外周血单个核细胞（peripheral blood mononuclear cell，PBMC）的细胞毒作用。

IL-22 属于 IL-10 家族，也是由 Th17 淋巴细胞产生的细胞因子。在人类中，IL-22 具有 Th1 类细胞因子的最初特点。也有报道说，IL-22 可由缺乏 IL-17 的 CD4$^+$T 细胞分泌。这表明可能存在能分泌 IL-22 的 CD4$^+$T 细胞系（Th22），Th22 是否属于 Th17 家族目前仍未明确。事实上，初始 CD4$^+$T 在 IL-6 存在并缺乏外源性 β 转化生长因子（transforming growth factor β，TGF-β）时表达高水平的 IL-22 和少量的 IL-17，当 IL-6 和 TGF-β 联合时可引起传统的 Th17 淋巴细胞极化，表达大量的 IL-17 和低水平 IL-22。这些分泌 IL-22 的细胞被认为有抗感染的作用。然而，能产生 IL-22 的 CD4$^+$T 细胞的存在与胃癌患者的不良预后有关。IL-22 被认为具有促进和拮抗肿瘤的双重作用。

人粒细胞巨噬细胞集落刺激因子（granulocyte-macrophage colony stimulating factor，GM-CSF）天生具有抗肿瘤的性能，在自身免疫性疾病中，Th17 细胞产生 GM-CSF 并依赖于活化的 IL-12、IL-23 受体复合物和 RORγt。相反，IFN-γ、IL-12、IL-27 可以抑制 RORγt 表达，阻碍 GM-CSF 的分泌。

Th17 和 Th17 / Th1 淋巴细胞混合物能产生肿瘤坏死因子 α（tumor necrosis factor-α，TNF-α）和 IFN-γ。曾有报道说人肿瘤浸润 Th17 细胞能生成高水平 TNF-α 和 IFN-γ。

这两种细胞因子天生具有直接的细胞毒和抑制肿瘤细胞生长的作用，存在于天然和获得性免疫细胞中，促进抗肿瘤免疫。虽然 TNF-α 对于 Th17 的产生并非必要，但它能和 IL-6 与 IL-1β 产生协同作用放大 Th17 反应。对于卵巢癌患者，TNF-α 信号传递的基因表达和 Th17 路径的基因表达之间存在着明显的正相关。IFN-γ 是 Th1 淋巴细胞的标志，在体外，Th17 细胞产生少量的 IFN-γ。然而，特别是在自身免疫性疾病，Th17 细胞在体内生成或继承性转移的 IL-17$^+$Th17 细胞能发展为 IL-17$^+$IFNγ$^+$ 细胞。

3. Th17 细胞的分化

在体外，Th17 可以通过向初始 CD4$^+$ T 淋巴细胞中加入特殊的细胞因子产生。在小鼠中，联合使用 TGF-β、IL-6、IL-23、TCR 和 CD28 信号（抗原递呈细胞，瓶底包被抗 CD3 和抗 CD28 或抗 CD3/抗 CD28 覆盖的磁珠）可以有效促进初始 CD4$^+$CD25$^-$T 细胞分化为 Th17 细胞。研究证实，IL-6 通过抑制由 TGF-β 介导的 Foxp3 的产生，阻碍调节性 T 细胞的分化，使得 Th17 生产的 RORγt$^+$ 淋巴细胞产生。在 IL-6 缺陷型小鼠中，调节性 T 细胞消耗，致病的 Th17 反应增强，提升了动物对实验性自身免疫性脑炎（experimental autoimmune encephalomyelitis，EAE）的敏感性。近来的观察建议 Th17 淋巴细胞在缺乏 IL-6 时产生。近来证实，在缺乏 IL-6 时，IL-21 可作为供选择的促炎因子抑制 TGF-β 介导的 Foxp3 的表达。IL-21，大量产生于 Th17，特别是在缺乏 IL-6 时，促进 Th17 产生。IL-23 受体由 IL-23 受体和 IL-12 受体 β1 组成。初始 CD4$^+$T 淋巴细胞表达低水平的 IL-23 受体。相反，Th17 表达 IL-23 受体。虽然 IL-23 并不是 Th17 的决定性因子，但可以促进 Th17 的生存与扩增，有助于它的稳定和促炎性。事实上，在 IL-23p19 缺乏的小鼠中，相对于野生型的小鼠，Th17 的数量是大幅下降的。在胶原诱导性关节炎（collagen-induced arthritis，CIA）和 EAE 模型中表明，IL-23 的出现对于 Th17 的致病属性是至关重要的。

在持续的体外培养时，IL-23 对于 Th17 的产生也是很重要的。有报道称，在促炎环境中，促炎因子 IL-1β 对于 Th17 细胞极化是另一个重要的因素。IL-1β 介导干扰素调节因子 4（interferon regulatory factor 4，IRF-4），其对于 IL-21 自分泌信号回路起到关键的调整作用。

杨等人的研究指出，TGF-β 联合 IL-21，不包括 IL-6 对诱导 Th17 分化是有效的。另一报道建议单独使用 IL-1β 或与 TGF-β 联合使用是人 Th17 产生所必需的。与对小鼠的观察相似，IL-23 的加入可以支持 Th17 的扩增与稳定。

4. Th17 细胞的可塑性

Th1 和 Th2 细胞是相对稳定的终末分化亚群：它们实质上不能转化为其他专门的 CD4$^+$T 细胞系。另一方面，Th17 最突出的特征是其高度的可塑性和可以产生其他亚群的能力，包括 Th1 等促炎的效应细胞和具有免疫抑制力的 Foxp3$^+$ 调节 T 细胞。有趣的是，Th17 可以起源于 Foxp3$^+$ 调节 T 细胞，并且在特定的环境条件下进行"重塑"。中间的细胞亚群既表达 Foxp3，也表达 RORγt，证实了免疫抑制的活动度。

TGF-β 主要调节 Th17 和抑制性调节 T 细胞分化的平衡。这可能决定于 TGF-β 提供的信号的强度和分化细胞环境中 TGF-β 的浓度。大量的 TGF-β 主要促进天生具有免疫抑制力（存在低剂量的 IL-6 和 IL-21）的细胞发展。中间的或低浓度的 TGF-β 联合促炎因子 IL-6 或 IL-21 驱使主要的初始 CD4$^+$T 细胞分化为 Th17。这可以解释 Th17$^-$ 调节 T 细胞的可塑性。最近报道也证实，在特定的条件下，全分化的 Foxp3$^+$ 调节 T 细胞能经过"再设计"成为效应辅助 T 细胞。这些重塑的调节 T 细胞不是免疫抑制的，其产生促炎细胞因子（IL-2、TNF-α 或 IL-17），在抗肿瘤 CD8$^+$T 细胞活化中起到重要作用。在 IL-2 和 IL-1β 存在时，人 Th17 会优先于 Foxp3$^-$CD25$^-$CD4$^+$T 细胞从初始 Foxp3$^+$CD25$^-$CD4$^+$T 细胞分化。在这些研究中，Th17 的分化被 IL-23 和 TGF-β 增强。

Th17 能再次重分化为 Th1 淋巴细胞。事实上，IL-17 产生 CD4$^+$T 淋巴细胞表达 Th1 系特殊的转录因子 T-bet 并生成 IFN-γ。最初认为 IL-23 和 IL-12 分享共同的 IL-12p40 亚族，发现 IL-23 不仅诱导 IL-17，还诱导低数量的 IFN-γ，导致推测 Th17 细胞是 Th1 系的远枝。然而，最近报道 Th17 前体细胞也许产生 IFN-γ，独立的 IL-23 和 IL-12 信号。这些 Th17 前体细胞在缺乏或存在低浓度的 TGF-β 时，也能对 IL-23 和 IL-12 产生反应，能分化为高产出 IFN-γ 和低分泌 IL-17A、IL-17F 的细胞。这些研究证实，Th17 淋巴细胞属于明显易受影响的细胞，被重塑为 Th1 细胞。

因此，Th17 淋巴细胞代表一个高度多样化的细胞群，具有非凡的灵活性，可以分化为免疫抑制调节 T 细胞或效应促炎因子 Th1，这取决于环境条件。既然众所周知，当 Th1 增强抗肿瘤免疫时，调节性 T 细胞可以抑制抗肿瘤免疫应答、促进肿瘤发展，那么，也无需惊奇于 Th17 曾被报道既可以促癌，也可以抗癌。

（二）Th17 与自身免疫性疾病

实验性自身免疫性脑脊髓炎（EAE）是小鼠自身免疫性疾病模型，Park 等对动物模型的研究发现：清除或中和 Th1 型细胞因子 IFN-γ 或 IL-12 的功能，并不能预防或减轻疾病的进展，而 IL-23 的缺失可延缓 EAE 疾病的进展，还可降低体内 IL-17 细胞的比例。随后的研究中，给予 EAE 小鼠抗 IL-17 抗体处理，可以延缓 EAE 所致麻痹的发生，并且使已经发生的麻痹明显减轻。以上研究说明缺失 IL-17$^+$T 细胞可以使 EAE 的发病受抑制，从而认识到 IL-17$^+$T 细胞而不是经典的 Th1 细胞在此环境中诱导自身免疫性疾病的发生。

1. 类风湿关节炎

类风湿关节炎是以对称性多关节病变为主要表现的慢性自身免疫性疾病。在类风湿关节炎小鼠模型中已证实 Th17 细胞高水平分泌 IL-17，与严重的关节破坏相关。Kim 等发现患者血浆和关节腔滑膜液 IL-17、IL-23p19 含量增加。Th17 细胞在关节腔内的数量较外周血液中高。Evans 等发现类风湿关节炎活动期患者关节腔内的 CD14[+] 单核细胞可以特异性地激活 Th17 细胞，且不需要 TGF-β 参与，提示在类风湿关节炎关节腔内可能存在特殊的 Th17 细胞活化方式。因此以分泌 IL-17 为主要特征的 Th17 细胞可能在人类风湿关节炎疾病中发挥很重要的作用。

2. 自身免疫性甲状腺疾病

自身免疫性甲状腺疾病（autoimmune thyroid disese，AITD）包括：Graves 病、Graves 眼病和自身免疫性甲状腺炎（hashimoto´s thyroiditis，HT），是常见的器官特异性自身免疫性疾病。Figneroa-Vega 等研究发现 AITD 患者，尤其是 HT 患者与 Graves 病和对照组相比较，外周血、甲状腺组织中 IL-22、IL-17 的表达水平均明显升高；自身免疫性甲状腺疾病患者外周血中 IL-6/IL-23 诱导的 T 淋巴细胞向 Th-17 分化增加，同时 IL-23 刺激 HT 患者外周血中转录因子受体 RORC2 基因，从而促进大量 Th17 细胞分化发育。相关数据表明桥本甲状腺炎患者体内测到的 Th17 细胞数量及 IL-6、IL-15 水平明显高于 Graves 病患者。因此推测 Th17 细胞及相关因子在自身免疫性甲状腺疾病的免疫反应和组织破坏中发挥了重要作用。

3. 1 型糖尿病

1 型糖尿病是一种 T 淋巴细胞介导的胰岛 B 细胞进行性破坏所致的自身免疫性疾病。近年来，在自身免疫性糖尿病的动物模型 NOD 鼠中已被证实 Th17 细胞与自身免疫性糖尿病的发生有关联。在 10 周的 NOD 鼠中发现注射抗 IL-17 中和性抗体或 rIL-25 中和 IL-17 后，能够阻断自身免疫性糖尿病的进展。Jarno Honkanen 等研究显示与对照组相比较，1 型糖尿病患儿体内 IL-17 及促进 IL-17 分泌的转录因子受体 RORC2 和 IL-22 的水平同时增加。在人胰岛中检测 IL-17RA 和 IL-17RCmRNA，IL-17 与 IL-17RA 和 IL-17RC 结合，联合 IL-1β、IFN-γ 等炎性因子，导致胰岛 B 细胞破坏死亡。同时，IL-17 可增加 SOD2 的转录，在 IL-1β、IFN-γ 协同下诱导 NOS2A、COX-2 表达，它们均在胰岛细胞的炎症反应中发挥作用，最终打破慢性胰岛炎平衡状态，促发糖尿病的发生。

IL-17 及其受体是新近发现来源于 Th17 细胞的一个独特的家族系统，其家族成员结构的多样性造成其功能的多样性，在不同的疾病中发挥着不同的作用。目前认为 IL-17 家族成员在炎症疾病、自身免疫性反应和肿瘤中起积极作用。进一步研究其功能、信号转导途径和调节机制，将有助于深入了解 IL-17 及其受体的作用和地位。目前，生物制剂的研发还处在起步阶段，药物对 IL-17 及其受体的作用有待更广泛的研究。开发新的作用于 IL-17 及其受体的靶向药物，有望成为治疗领域的一个新方向。

（三）Th17 与肿瘤

肿瘤发生在一个复杂和动态的微环境。癌巢中癌细胞和周围的细胞——间充质细胞、内皮细胞、先天的细胞和淋巴细胞相互作用，形成了肿瘤的微环境。研究已经证实炎症环境，免疫细胞分泌的趋化因子在肿瘤微环境被扮演重要的角色。CD4[+] T 细胞在介导细胞免疫中是重要的参与者，参与免疫反应的每个阶段。初始 CD4$^+$T 细胞可以被某处特定的环境中的细胞因子诱导分化到特定细胞系，比如 Th1、Th2、Th17 和调节 T 细胞（regulatory cell，Treg）。此外，人类 Th17 细胞会释放促炎细胞因子 IL-17。IL-17 通过上调其他促炎细胞因子和趋化因子来协调管理炎症反应。Th17 细胞在某些感染、肿瘤、自身免疫性疾病中发挥有效的促炎作用是近年来研究的一个热门话题。虽然 Th17 细胞的发现是一个巨大的进步，但是 Th17 细胞的性质和作用在人类肿瘤进展仍然未知。

1. Th17 在肿瘤中的数量变化

现已在小鼠和人类肿瘤中观察到了 Th17 细胞增高。例如，在颌面部肿瘤、纤维肉瘤和前列腺癌的老鼠模型中都可以观察到 Th17 细胞比例的增加。人类肝细胞癌组织瘤旁基质的 Th17 细胞比正常肝组织中也要高。与此相同的是，胃癌患者与健康的志愿者相比，Th17 细胞在外周血中也有较高比例。值得注意的是，Th17 细胞增加的比例与临床分期阶段也有紧密的联系。值得注意的是，虽然在卵巢癌患者肿瘤组织中 Th17 细胞的水平要比健康志愿者显著增高，但是在外周血液中的水平却是相似的。其他研究人员报道，在肿瘤的早期阶段 Th17 细胞增加，但它们的数量会随着疾病的发展而降低。

除上述所提到的肿瘤类型外，高水平的 Th17 细胞也出现在头颈部肿瘤、口腔鳞状细胞癌、膀胱癌、结肠癌及中枢神经系统肿瘤如胶质瘤和小脑髓母细胞瘤等恶性肿瘤的瘤组织中，表明 Th17 细胞浸润是恶性肿瘤的一个普遍特性。

2. 肿瘤浸润 Th17 的生物学特性

通常 Th17 细胞表达趋化因子受体（chemokine receptors，CCR），代表性的有 CCR2、CCR4、CCR5、CCR6、CXCR3、CXCR4。Th17 细胞通过趋化因子受体和趋化因子的结合而迁移，使其积聚在肿瘤微环境。Th17 细胞还能释放细胞因子 IL-17A 和 IL-17F、IL-21、IL-22、IL-26、CCL20。CCL20 的增加可能导致肿瘤微环境中的 Th17 细胞数目增加。Th17 细胞高表达 CCR6、CCL20 和 CCR6 能形成配位体，CCL20 / CCR6 复合体能有效地诱导 Th17 细胞的迁移。另一方面，在 Th17 细胞迁移中，CCL22 / CCR4 和 CXCR4 / CXCL12 复合体可能有类似的功能。除了趋化作用招募 Th17 细胞进入肿瘤，肿瘤微环境中 IL-1β、TNF-α、IL-17A 也可能导致 Th17 细胞扩散。此外，在培养的肿瘤细胞微环境中也发现了分泌的 CCL20 增加。所以我们可以认为，肿瘤组织的炎性环境可能上调 CCL20 的表达，随后增加 Th17 细胞迁移和扩散。Th17 细胞调节炎症反应通过选择性迁移和对特定位点的积累记忆。这些观察结果可以表明，肿瘤发展和 Th17 分化之间通过在肿瘤微环境中的细胞因子网络有一个交叉。

3. 肿瘤患者外周血 Th17 的临床意义

有研究表明外周血中 Th17 细胞的数量变化与肿瘤的恶性程度有关，并且其变化可能用于肿瘤的临床分期并预示肿瘤的治疗效果。局限期小细胞肺癌患者外周血中含有较多的能产生 IL-17、IFN-γ 及 IL-4 的 CD62LlowCD4$^+$T 效应性细胞（Teff），Teff 大部分是 Th17 细胞，且 Teff 的数量与患者生存期呈正相关，即长期存活的患者保持很高的 Teff-Treg 比值，复发性患者常显示 Teff-Treg 比值降低，说明 Th17 细胞起免疫保护作用，而 Treg 细胞则起免疫抑制作用，故认为一种治疗小细胞肺癌有希望的策略是增加 Th17 细胞和降低 Treg 细胞。与人表皮生长因子受体 2（human epidermal growth factor receptor-2, HER2）阴性乳腺癌患者相比，Th17 细胞在 HER2 阳性乳腺癌患者外周血中的数量明显下降，经曲妥珠单抗治疗后，其 Th17 细胞比例增加。而 Treg 细胞在 HER2 阳性乳腺癌患者与 HER2 阴性乳腺癌患者外周血中的比例却无统计学差异。Horlock 等认为检测血中 Treg 和 Th17 细胞的数量在患者对某种治疗是否有反应方面能提供有益的指示。此外，胃癌患者外周血中 Th17 细胞的比例增高，与胃癌的临床分期密切相关。Th17 细胞在宫颈上皮内瘤和子宫颈癌患者的血液中占有很高的比例，且增高的 Th17 细胞与临床分期、淋巴结转移及血管浸润密切相关。在有激素抗性非骨转移的前列腺癌患者中，主动全细胞免疫治疗前外周血中的 Th17 细胞与疾病进展期呈负相关，提示 Th17 细胞可预测免疫治疗的效果。

4. 肿瘤微环境对 Th17 的作用

肿瘤微环境（包括肿瘤细胞和间质细胞及其分泌的各种细胞因子）有调节 Th17 细胞分化或增殖的作用，但不同肿瘤类型，其趋化及募集 Th17 细胞的方式和性质有所不同。

肿瘤微环境中的间质细胞包括巨噬细胞和树突状细胞，它们均可对 Th17 细胞起诱导分化和调节作用。如骨髓瘤患者骨髓中的树突状细胞，可通过直接接触的方式来调节 Th17 细胞的扩增。体外实验表明，活化的单核细胞和肝癌相关的巨噬细胞均可诱导循环中的记忆性 T 细胞扩增为 Th17 细胞。尽管前者的作用更强，但两者所产生的 Th17 细胞表型特征极其相似。同时，如果抑制活化的单核/巨噬细胞介导的炎性反应就可明显地降低肿瘤浸润的 Th17 细胞数量及肿瘤的生长。虽然肿瘤微环境中的巨噬细胞或树突状细胞能诱导记忆型 T 细胞分化成 Th17 细胞，但却不能诱导初始 T 细胞分化成 Th17 细胞。另外，肿瘤细胞本身也可直接调节 Th17 细胞。例如，在无 B 淋巴瘤细胞的情况下，用 IL-1β/IL-6 或脂多糖处理 CD4$^+$T 细胞，则 Th17 细胞的产生增强；当 CD4$^+$T 细胞与 B 淋巴瘤细胞共培养时，这种 Th17 细胞产生增强的效果就会减弱；如果用抗 CD70 抗体或抗 CD80/86 抗体阻断 CD27-CD70 或 CD28-CD80/86 的相互作用则可恢复脂多糖诱导 Th17 细胞产生的效果，表明 B 淋巴瘤细胞有特异性抑制 Th17 细胞产生的作用。

肿瘤微环境中的各类细胞所分泌的多种细胞因子可募集、调节和促进 Th17 细胞的分化和增殖。肿瘤细胞及肿瘤相关成纤维细胞通过分泌受激活调节正常 T 细胞表达和分泌因子（regulated upon activation normal T cell expressed and secreted factor, RANTEs）和单核细胞趋化蛋白 -1（monocyte chemotatic protein 1, MCP-1）来募集外周血中的 Th17 细胞到肿瘤微环境中；通过分泌一些炎性介质如 IL-6、IL-1β、IL-23、TGF-β 等来促进 Th17 细胞的扩增。血管免疫母细胞 T 细胞淋巴瘤患者瘤组织中含有大量的肥大细胞，这些细胞能分泌 IL-6，从而形成有利于 Th17 细胞分化和增殖的微环境。肺癌患者恶性胸腔积液中的促炎因子如 IL-1β、IL-6、TGF-β 都能促进初始 CD4$^+$T 细胞向 Th17 细胞分化，其中趋化因子 CCL20 和 CCL22 能募集外周血中的 Th17 细胞。进展期小细胞肺癌患者外周血中含较多 Treg 细胞，而局限期小细胞肺癌患者外周血中含有较多的 Th17 细胞，这种偏向 Th17 细胞而非 Treg 细胞的分化与肿瘤微环境中 IL-23 高表达密切相关。

5. 调控 Th17 的分化用于肿瘤免疫治疗

许多研究强调了 IL-17 水平与肿瘤患者不良预后的关系。对于肝癌和非小细胞肺癌患者，提高产生 IL-17 的细胞的数量和肿瘤微血管密度与整体不良预后有关。与这些研究结果一致，另一项研究表明在黑色素瘤、乳腺癌和结肠癌患者中，IL-17 的水平（大部分由 CD4$^+$T 细胞分泌）是上升的。进一步描述显示，肿瘤来源的表达 IL-17 的细胞是非免疫抑制的，但是在体外培养体系中，会促进肿瘤的生长。此外，在结肠癌患者中，相对于正常组织，肿瘤组织中 CD4$^+$ 和 CD68$^+$ 细胞产生 IL-17 的频率是显著升高的。IL-17 高表达与微血管密度上升有关。

IL-17 的血管生成属性还存在着争议。事实上，一些研究将 IL-17 的产量与促血管新生因子介导联系在一起。早期的研究表明，在肿瘤细胞中（MCA205 纤维肉瘤和 MC38 结肠癌），反转录转导 IL-17 基因会导致体内肿瘤的生长，但对于体外培养的肿瘤细胞则没有增殖的作用。与对照相比，肿瘤转导 IL-17 会表现为明显的高血管密度。IL-17 能增强血管内皮细胞的形成。综合这些结果表明，IL-17 能参与血管生成。尽管如此，很重要的是，如同血管生成因子，IL-17 联合 IFN-γ 可以提升有效的抗血管新生因子，如：CXCL9 和 CXCL10，CXCL9 和 CXCL10 的水平和肿瘤浸润效应 T 细胞有关并能改善卵巢癌患者的预后。

虽然 Th17 在自身免疫性疾病和感染中的作用已经得到完全的论述，但 Th17 在肿瘤中的影响仍然很难确定。这些细胞的发展的可塑性授予它们具有再分化为抑制性调节 T 细胞妨碍抗肿瘤免疫或成为促炎的辅助 T 细胞例如 Th1 样淋巴细胞能活化肿瘤杀伤免疫效应细胞的能力。对于 Th17 细胞在复杂肿瘤微环境影响下的不同的发展倾向缺乏明确系统的解释。Th17 最终极化的方向可能取决于肿瘤环境中存在的细胞因子和趋化因子的浓度和比例，也取决于其他肿瘤浸润免疫细胞的存在和影响。肿瘤微环境依赖于肿瘤的类型、位置与分期，期望 Th17 功能能与这些条件非常一致。控制动物肿瘤模型中肿瘤细胞分泌的细胞因子的水平和类型能帮助确定 Th17 淋巴细胞活化为促癌或抑癌的条件需要。此外，这对于进一步评估在肿瘤的不同阶段 Th17 细胞对肿瘤免疫的贡献是很重要的。这些细胞的可塑性程度和它们在体外不可预言的行为使得 Th17 为基础的肿瘤免疫的前景具有高度挑战性。然而，基于在临床前动物模型中获得的有前景的结果，采用体外极化的 Th17 细胞治疗患者的前景具有一定的吸引力，应接受临床试验的评估。最近发现了 Th17 的干细胞样性能，使得它们能够自我更新，具有分化为 Th1 样或下一代调节性 T 细胞的能力，有可能对 Th17 为基础的治疗结果产生重大的影响。虽然在人和动物中，Th17 淋巴细胞通过表达 IFN-γ 来介导抗肿瘤效果，但对于 Th17 来说，随着体内的过继转移，能一致再生地分化为表达 IFN-γ 的 Th1 样细胞仍是一个挑战。今后的研究需要更加清楚地理解维持 Th17 极化为潜在的抗肿瘤效应细胞的驱动力。

（四）Th17 与抗感染免疫治疗

Th17 细胞以分泌 IL-17、IL-21、IL-22 等致炎细胞因子为主要特征，在对抗机体内多种细菌、真菌、病毒感染中发挥着重要作用，但同时也可能通过炎症反应而引起病理性损伤。因此，平衡 Th17 细胞在微生物感染中的保护效应与损伤作用才能有效地保护机体。

1. Th17 疫苗在细菌感染中的免疫作用

近年来研究发现，Th17 细胞在抵御胞外寄生菌感染中发挥重要作用。中性粒细胞是清除淋病奈瑟菌的关键免疫细胞，Feinen 等进行的体外实验显示，淋球菌感染可诱导鼠 T 细胞大量分泌 IL-17，体内实验也证实在生殖道淋球菌感染小鼠模型中回肠淋巴结内 IL-17 增高，当给予抗体封闭 IL-17 后中性粒细胞募集减少，感染时间也相对延长，提示 Th17 细胞和 IL-17 具有抗淋病奈瑟菌的作用。幽门螺杆菌是与慢性胃炎、胃溃疡甚至是胃癌发生密切相关的病原菌，Th17 细胞及 IL-17 最初被认为参与了抗幽门螺杆菌的免疫防御机制，目前的研究显示除了通过特异性 Th1 细胞引起胃部炎症反应外，Th17 细胞也可能参与了该细菌的致病性，幽门螺杆菌感染后通过巨噬细胞分泌的细胞因子促进了 Th17 细胞的分化。多项研究表明，Th17 细胞介导的宿主防御功能也可以减轻李斯特菌、肠炎沙门菌、结核杆菌等胞内菌的感染，而在传统上则认为 Th1 细胞介导的细胞免疫效应是机体对抗这些细菌感染的主要方式。Th17 细胞在分枝杆菌感染方面的作用也正日益受到重视。结核分枝杆菌是典型的胞内感染细菌，除了刺激 Th1 细胞产生强烈的应答外，研究发现用结核杆菌纯蛋白衍生物再刺激那些婴儿时期曾接种过卡介苗（bacillus calmette-guerin，BCG）的健康成人时，机体表现出较强的分枝杆菌特异性 Th17 细胞的应答，IL-17 和 IL-22 大量表达。不同于 Th1 细胞的"效应记忆"表型，这些 Th17 细胞表现为"中枢记忆"表型（CCR7$^+$CD45RA$^+$），提示分枝杆菌特异性 Th17 细胞可能提供的是一种长效的持久性免疫，而 Th1 细胞则可能是对感染部位快速起效而不能长期扩增和存活。病原体特异性 Th1 细胞和 Th17 细胞相互协同来发挥最佳的机体防御功能。研究还发现，分枝杆菌感染能诱导巨噬细胞和树突状细胞分泌 IL-23 来促进 Th17 细胞的分化，在结核杆菌感染初期 Th17 分泌的 IL-17 作用于多种造血及非造血细胞使其分泌抗微生物肽、粒细胞集落刺激因子（granulocyte colony-stimulating factor，G-CSF）、CXC，促使中性粒细胞和 T 细胞趋化、募集至感染部位，有助于细菌的清除。但随着感染部位 Th17 细胞的增多，其分泌的过量 IL-17 将使中性粒细胞的自身稳定性和细胞表型都发生变化，最终导致病理性损伤。因此，Th17 细胞在结核杆菌感染中既发挥了一定的抗感染效应，但又与局部的免疫病理损伤密切相关。

2. Th17 疫苗对真菌感染的作用

以往 Th1 / Th2 平衡模式被用来解释真菌感染和真菌病的免疫发病机制，IL-12 / IFN 轴介导的 Th1 应答在对抗真菌的保护性免疫中处于主导地位，目前的研究显示 Th17 细胞在真菌感染过程中也发挥着复杂的作用。Deepe 等以荚膜组织胞浆菌感染小鼠，急性感染期检测到肺部 IL-17 表达量上调，中和 IL-17A 后使真菌清除能力下降，提示 IL-17 是产生最佳保护性炎症反应所必需的，IL-17 / IL-23 轴发挥着重要的调节作用。目前对于 Th17 细胞在念珠菌感染中的作用则颇有争议。Conti 等比较了 Th1 细胞和 Th17 细胞在白色念珠菌感染鹅口疮中的作用，Th17 缺陷（IL-23p19$^{-/-}$）和 IL-17R 缺陷（IL-17R$^{-/-}$）小鼠出现了严重的鹅口疮，中性粒细胞募集能力受损，而 Th1 缺陷（IL-12p35$^{-/-}$）小鼠体内的真菌数量则较少，且没有明显的病理表现，此外，IL-22 缺陷小鼠只表现出轻度鹅口疮，提示 Th1 细胞主要是通过 IL-17 防御口腔念珠菌感染。Kagami 等也证实，与野生型小鼠及 IL-22 缺陷型小鼠相比，白色念珠菌感染 IL-17 或 IL-23 缺陷小鼠后，皮肤感染灶延期愈合，提示皮肤对抗白色念珠菌感染主要是依靠 IL-17 和 IL-23 而不是 IL-22。进一步的研究发现，念珠菌感染诱导 IL-17 产生主要依赖于抗原提呈细胞和巨噬细胞上的甘露糖受体（mannose receptor，MR），MR 诱导 IL-17 产生是通过 Toll 样受体 2（toll-like receptor 2，TLR2）/ dectin-1 途径而非 TLR4 或 NOD2 基因（nueleotide-binding oligomerization domain protein 2，NOD2）途径，这表明念珠菌能够通过特异性的模式识别受体触发 Th17 型反应。然而研究者认为，虽然炎症反应是机体抗真菌感染的主要手段，但炎症反应的失调却可以导致感染的恶化，IL-23 / IL-17 对于 Th1 细胞介导的抗真菌免疫具有负调节作用。Zelante 等认为 IL-17 和 IL-23 可以直接抑制中性粒细胞对白色念珠菌和烟曲霉菌的杀伤作用，加强 IL-23 / Th17 应答使小鼠对这两种真菌的易感性增加，而使用抗体中和 IL-17 则可提高真菌的清除能力并减轻炎症病理，保护性的 Th1 抗真菌能力得到恢复。这些看似相互矛盾的结果表明 Th17 细胞在真菌感染中的作用机制较复杂，过度增高的 Th17 细胞反而可能加重炎症性病理损伤并阻止病原体清除。

3. Th17 疫苗诱导抗病毒免疫反应

Zhang 等就 Th17 细胞与慢性乙型肝炎肝损伤的相关性进行了研究，发现随着疾病进展外周及肝内 Th17 细胞数量随之增加，Th17 细胞数量的增加与血清中病毒载量、转氨酶水平呈正相关，提示 Th17 细胞可能加剧了肝脏损伤。Elhed 等发现，Th17 细胞能被人免疫缺陷病毒（human immunodeficiency virus，HIV）及猴免疫缺陷病毒（simian immunodeficiency virus，SIV）感染，且 HIV 感染患者胃肠道内的 Th17 细胞被耗竭，Th17 细胞的耗竭可能影响机体对 HIV 的固有免疫。通过使用反转录酶抑制剂治疗后，随着 Th17 细胞数量的增加机体的黏膜免疫防御功能也随之增强。在 HIV 感染早期患者外周血中可发现 n17 细胞，慢性期和非进展期却难以检测到 Th17 细胞。因此，HIV 特异性 Thl7 细胞是否出现于感染的不同阶段、IL-17 促进还是抑制 CD4$^+$T 细胞中 HIV 的复制，这些问题仍悬而未决。

作为新发现的细胞亚群，Th17 细胞的研究突破了人们对传统 CD4$^+$T 细胞在抗感染免疫领域认识的局限，为研究感染病因学及治疗学打开了新的思路。尽管 Th17 细胞在黏膜防御中的作用已被认同，但 Th17 细胞在某些情况下犹如一把双刃剑，免疫保护和免疫病理之间的博弈决定了炎症的转归。此外，Th17 细胞在不同疾病及疾病的不同阶段是否扮演着不同角色，Th17 细胞如何与其他免疫细胞相互作用，如何平衡 Th17 细胞在炎症反应中的免疫保护效应与免疫病理损伤，这些问题都有待进一步研究。随着对 Th17 细胞研究的深入，必将为人们更好地认识传染性疾病的发生机制及进行有效的免疫疗法提供有益的帮助。

（刘天懿）

参考文献

[1] O'Neill D W，Adams S，Bhardwaj N. Manipulating dendritic cell biology for the active immunotherapy of cancer[J]. Blood，2004，104（8）：2235-2246

[2] Tacken P J，de Vries I J，Torensma R，et al. Dendritic-cell immunotherapy: from ex vivo loading to in vivo targeting[J]. Nat Rev Immunol，2007，7（10）：790-802

[3] Hsu F J，Benike C，Fagnoni F，et al. Vaccination of patients with B-cell lymphoma using autologous antigen-pulsed dendritic cells[J]. Nat Med，1996，2（1）：52-58

[4] DeFrancesco L. Landmark approval for Dendreon's cancer vaccine[J]. Nat Biotechnol，2010，28（6）：531-532

[5] Higano1 C S，Small E J，Schellhammer P，et al. Sipuleucel-T[J]. Nature Reviews Drug Discovery，2010，9（7）：513-514

[6] Ledford H. A shot in the arm for cancer vaccines?[J]. Nature，2010，464（7292）：1110-1111

[7] Hodi F S，O'Day S J，McDermott D F，et al. Improved survival with ipilimumab in patients with metastatic melanoma[J]. N Engl J Med，2010，363（8）：711-723

[8] Gulley J L，Madan R A，Schlom J. Impact of tumour volume on the potential efficacy of therapeutic

vaccines[J]. Curr Oncol，2011，18（3）：e150-157

[9] Drake C G. Prostate cancer as a model for tumour immunotherapy[J]. Nat Rev Immunol，2010，10（8）：580-593

[10] Wolchok J D，Hoos A，O'Day S，et al. Guidelines for the Evaluation of Immune Therapy Activity in Solid Tumors： Immune-Related Response Criteria[J]. Clin Cancer Res，2009，15（23）：7412-7420

[11] Kantoff P W，Higano C S，Shore N D，et al. Sipuleucel-T immunotherapy for castration-resistant prostate cancer[J]. N Engl J Med，2010，363（5）：411-422

[12] Burgdorf S K，Fischer A，Myschetzky P S，et al. Clinical responses in patients with advanced colorectal cancer to a dendritic cell based vaccine[J]. Oncol Rep，2008，20（6）：1305-1311

[13] Simon T，Fonteneau J F，Grégoire M. Dendritic cell preparation for immunotherapeutic interventions[J]. Immunotherapy，2009，1（2）：289-302

[14] Schwaab T，Schwarzer A，Wolf B，et al. Clinical and immunologic effects of intranodal autologous tumor lysate-dendritic cell vaccine with Aldesleukin （Interleukin 2） and IFN-{alpha}2α therapy in metastatic renal cell carcinoma patients[J]. Clin Cancer Res，2009，15（15）：4986-4992

[15] Draube A，Klein-González N，Mattheus S，et al. Dendritic cell based tumor vaccination in prostate and renal cell cancer： a systematic review and meta-analysis[J]. PLoS One，2011，6（4）：e18801

[16] Banchereau J，Palucka A K. Dendritic cells as therapeutic vaccines against cancer[J]. Nat Rev Immunol，2005，5（4）：296-306

[17] Romano E，Rossi M，Ratzinger G，et al. Peptide-Loaded Langerhans Cells，Despite Increased IL-15 Secretion and T-Cell Activation In Vitro，Elicit Antitumor T-Cell Responses Comparable to Peptide-Loaded Monocyte-Derived Dendritic Cells In Vivo[J]. Clin Cancer Res，2011，17（7）：1984-1997

[18] De Vries I J，Krooshoop D J，Scharenborg N M，et al. Effective Migration of Antigen-pulsed Dendritic Cells to Lymph Nodes in Melanoma Patients Is Determined by Their Maturation State[J]. Cancer Res，2003，63（1）：12-17

[19] De Vries I J，Lesterhuis W J，Scharenborg N M，et al. Maturation of Dendritic Cells Is a Prerequisite for Inducing Immune Responses in Advanced Melanoma Patients[J]. Clin Cancer Res，2003，9（14）：5091-5100

[20] Bhardwaj N. Processing and presentation of antigens by dendritic cells： implications for vaccines[J]. Trends Mol Med，2001，7（9）：388-394

[21] Gitlitz B J，Belldegrun A S，Zisman A，et al. A pilot trial of tumor lysate-loaded dendritic cells for the treatment of metastatic renal cell carcinoma[J]. J Immunother，2003，26（5）：412-419

[22] Dillman R O，Selvan S R，Schiltz P M，et al. Phase II trial of dendritic cells loaded with antigens from self-renewing， proliferating autologous tumor cells as patient-specific antitumor vaccines in patients with metastatic melanoma： final report[J]. Cancer Biother Radiopharm，2009，24（3）：311-319

[23] Kitawaki T，Kadowaki N，Fukunaga K，Cross-priming of CD8（+）T cells in vivo by dendritic cells pulsed with autologous apoptotic leukemic cells in immunotherapy for elderly patients with acute myeloid

leukemia[J]. Exp Hematol，2011，39（4）：424-433

[24] Avigan D E，Vasir B，George D J，et al. Phase I/II study of vaccination with electrofused allogeneic dendritic cells/autologous tumor-derived cells in patients with stage IV renal cell carcinoma[J]. J Immunother，2007，30（7）：749-761

[25] Frank M O，Kaufman J，Tian S，et al. Harnessing naturally occurring tumor immunity： a clinical vaccine trial in prostate cancer[J]. PLoS One，2010，5（9）： e12367

[26] von Euw E M，Barrio M M，Furman D，et al. A phase I clinical study of vaccination of melanoma patients with dendritic cells loaded with allogeneic apoptotic/necrotic melanoma cells. Analysis of toxicity and immune response to the vaccine and of IL-10 -1082 promoter genotype as predictor of disease progression[J]. J Transl Med，2008，6：6

[27] Butterfield L H，Ribas A，Dissette V B，et al. A phase I/II trial testing immunization of hepatocellular carcinoma patients with dendritic cells pulsed with four alpha-fetoprotein peptides[J]. Clin Cancer Res，2006，12（9）：2817-2825

[28] Small E J，Schellhammer P F，Higano C S，et al. Placebo-controlled phase III trial of immunologic tHERapy with sipuleucel-T （APC8015） in patients with metastatic，asymptomatic hormone refractory prostate cancer[J]. J Clin Oncol，2006，24（19）：3089-3094

[29] Amin A，Dudek A，Logan T，et al. A phase II study testing the safety and activity of AGS-003 as an immunotherapeutic in subjects with newly diagnosed advanced stage renal cell carcinoma （RCC） in combination with sunitinib[J]. J Clin Oncol，2010，28（15s）：4588

[30] Van Tendeloo V F，Van de Velde A，Van Driessche A，et al. Induction of complete and molecular remissions in acute myeloid leukemia by Wilms' tumor 1 antigen-targeted dendritic cell vaccination[J]. Proc Natl Acad Sci USA，2010，107（31）：13824-13829

[31] Butterfield L H，Comin-Anduix B，Vujanovic L，et al. Adenovirus MART-1-engineered autologous dendritic cell vaccine for metastatic melanoma[J]. J Immunother，2008，31（3）：294-309

[32] Lesterhuis W J，De Vries I J，Schreibelt G，et al. Immunogenicity of dendritic cells pulsed with CEA peptide or transfected with CEA mRNA for vaccination of colorectal cancer patients[J]. Anticancer Res，2010，30（12）：5091-5097

[33] Hersey P，Menzies S W，Halliday G M，et al. Phase I/II study of treatment with dendritic cell vaccines in patients with disseminated melanoma[J]. Cancer Immunol Immunother，2004，53（2）：125-134

[34] Morse M A，Coleman R E，Akabani G，et al. Migration of human dendritic cells after injection in patients with metastatic malignancies[J]. Cancer Res，1999，59（1）：56-58

[35] Ridolfi R，Riccobon A，Galassi R，et al. Evaluation of in vivo labelled dendritic cell migration in cancer patients[J]. J Transl Med，2004，2（1）：27

[36] Fong L，Brockstedt D，Benike C，et al. Dendritic cells injected via different routes induce immunity in cancer patients[J]. J Immunol，2001，166（6）：4254-4259

[37] Kyte J A，Mu L，Aamdal S，et al. Phase I/II trial of melanoma therapy with dendritic cells transfected with autologous tumor-mRNA[J]. Cancer Gene Ther，2006，13（10）：905-918

[38] Lesterhuis W J，de Vries I J，Schreibelt G，et al. Route of administration modulates the induction of dendritic cell vaccine-induced antigen-specific T cells in advanced melanoma patients[J]. Clin Cancer Res，2011，17（17）：5725-5735

[39] Verdijk P，Aarntzen E H，Lesterhuis W J，et al. Limited amounts of dendritic cells migrate into the T-cell area of lymph nodes but have high immune activating potential in melanoma patients[J]. Clin Cancer Res，2009，15（7）：2531-2540

[40] Figdor C G，de Vries I J，Lesterhuis W J，et al. Dendritic cell immunotherapy：mapping the way[J]. Nat Med，2004，10（5）：475-480

[41] Walker D G，Laherty R，Tomlinson F H，et al. Results of a phase I dendritic cell vaccine trial for malignant astrocytoma：potential interaction with adjuvant chemotherapy[J]. J Clin Neurosci，2008，15（2）：114-121

[42] Fadul C E，Fisher J L，Hampton T H，Immune response in patients with newly diagnosed glioblastoma multiforme treated with intranodal autologous tumor lysate-dendritic cell vaccination after radiation chemotherapy[J]. J Immunother，2011，34（4）：382-389

[43] Ribas A，Comin-Anduix B，Chmielowski B，et al. Dendritic cell vaccination combined with CTLA-4 blockage in patients with metastatic melanoma[J]. Clin Cancer Res，2009，15（19）：6267-6276

[44] Rini B I，Weinberg V，Fong L，et al. Combination immunotherapy with prostatic acid phosphatase pulsed antigen-presenting cells （provenge） plus bevacizumab in patients with serologic progression of prostate cancer after definitive local therapy[J]. Cancer，2006，107（1）：67-74

[45] Jacobs J F，Punt C J，Lesterhuis W J，et al. Dendritic cell vaccination in combination with anti-CD25 monoclonal antibody treatment：a phase I/II study in metastatic melanoma patients[J]. Clin Cancer Res，2010，16（20）：5067-5078

[46] KunII N，Horiguchi S，Motohashi S，et al. Combination therapy of in vitro-expanded natural killer T cells and alpha-galactosylceramide-pulsed antigen-presenting cells in patients with recurrent head and neck carcinoma[J]. Cancer Sci，2009，100（6）：1092-1098

[47] Hoos A，Eggermont A M，Janetzki S，et al. Improved endpoints for cancer immunotherapy trials[J]. J Natl Cancer Inst，2010，102（18）：1388-1397

[48] de Vries I J，Bernsen M R，Lesterhuis W J，et al. Immunomonitoring tumor-specific T cells in delayed-type hypersensitivity skin biopsies after dendritic cell vaccination correlates with clinical outcome[J]. J Clin Oncol，2005，23（24）：5779-5787

[49] Hersey P，Menzies S W，Halliday G M，et al. Phase I/II study of treatment with dendritic cell vaccines in patients with disseminated melanoma[J]. Cancer Immunol Immunother，2004，53（2）：125-134

[50] Trepiakas R，Berntsen A，Hadrup S R，et al. Vaccination with autologous dendritic cells pulsed with

multiple tumor antigens for treatment of patients with malignant melanoma: results from a phase I/Ⅱ trial[J]. CytotHERapy, 2010, 12 (6): 721-734

[51] Ribas A, Comin-Anduix B, Chmielowski B, et al. Dendritic cell vaccination combined with CTLA-4 blockage in patients with metastatic melanoma[J]. Clin Cancer Res, 2009, 15 (19): 6267-6276

[52] Butterfield L H, Ribas A, Dissette V B, et al. Determinant spreading associated with clinical response in dendritic cell-based immunotherapy for malignant melanoma[J]. Clin Cancer Res, 2003, 9 (3): 998-1008

[53] Wheeler C J, Black K L, Liu G, et al. Vaccination elicits correlated immune and clinical responses in glioblastoma multiforme patients[J]. Cancer Res, 2008, 68 (14): 5955-5964

[54] Fadul C E, Fisher J L, Hampton T H, et al. Immune response in patients with newly diagnosed glioblastoma multiforme treated with intranodal autologous tumor lysate-dendritic cell vaccination after radiation chemotherapy[J]. J Immunother, 2011, 34 (4): 382-389

[55] Small E J, Schellhammer P F, Higano C S, et al. Placebo-controlled phase Ⅲ trial of immunologic therapy with sipuleucel-T (APC8015) in patients with metastatic, asymptomatic hormone refractory prostate cancer[J]. J Clin Oncol, 2006, 24 (19): 3089-3094

[56] Higano C S, Schellhammer P F, Small E J, et al. Integrated data from 2 randomized, double-blind, placebo-controlled, phase 3 trials of active cellular immunotherapy with sipuleucel-T in advanced prostate cancer[J]. Cancer, 2009, 115 (16): 3670-3679

[57] Goldman B, DeFrancesco L. The cancer vaccine roller coaster[J]. Nat Biotechnol. 2009, 27 (2): 129-139

[58] Barbuto J A, Ensina L F, Neves A R, et al. Dendritic cell-tumor cell hybrid vaccination for metastatic cancer[J]. Cancer Immunol Immunother, 2004, 53 (12): 1111-1118

[59] Kim J H, Lee Y, Bae Y S, et al. Phase I/Ⅱ study of immunotherapy using autologous tumor lysate-pulsed dendritic cells in patients with metastatic renal cell carcinoma[J]. Clin Immunol, 2007, 125 (3): 257-267

[60] Ledford H. A shot in the arm for cancer vaccines?[J]. Nature, 2010, 464 (7292): 1110-1111

[61] Schuler G. Dendritic Cells indispensable? [J]. Cancer J, 2011, 17 (5): 337-342

[62] Lutz M B, Romani N, Steinkasserer A. Handbook of dendritic cells[M]. Weinheim: VCH-Wiley, 2006: 1107-1107

[63] Welles L C. Dendritic cells types, life cycles and biological functions[M]. New York: Nova Science Publishers Inc, 2010: 21-23

[64] Hoos A, Eggermont A M, Janetzki S, et al. Improved endpoints for cancer immunotherapy trials[J]. J Natl Cancer Inst, 2010, 102 (18): 1388-1397

[65] Steinman R M, BancHEReau J. Taking dendritic cells into medicine[J]. Nature, 2007, 449 (7161): 419-426

[66] Flavell R A, Sanjabi S, Wrzesinski S H, et al. The polarization of immune cells in the tumour environment by TGF-β. Nat Rev Immunol, 2010, 10: 554-567

[67] Vivier E, Raulet D H, Moretta A, et al. Innate or adaptive immunity? The example of natural killer cells. Science, 2011, 331: 44-49

[68] Fregni G, Perier A, Avril M F, et al. NK cells sense tumors, course of disease and treatments. OncoImmunology, 2012, 1: 38-47

[69] Platonova S, Cherfils-Vicini J, Damotte D, et al. Profound coordinated alterations of intratumoral NK cell phenotype and function in lung carcinoma. Cancer Res, 2011, 71: 5412-5422

[70] Delahaye N F, Rusakiewicz S, Martins I, et al. Alternatively spliced NKp30 isoforms affect the prognosis of gastrointestinal stromal tumors. Nat Med, 2011, 17: 700-707

[71] Klebanoff C A, Acquavella N, Yu Z, et al. Therapeutic cancer vaccines: Are we there yet? Immunol Rev, 2011, 239: 27-44

[72] Rosenberg S A. Cell transfer immunotherapy for metastatic solid cancer-what clinicians need to know. Nat Rev Clin Oncol, 2011, 8: 577-585

[73] Thompson E D, Enriquez H L, Fu Y X, et al. Tumor masses support naive T cell infiltration, activation, and differentiation into effectors. J Exp Med, 2010, 207: 1791-1804

[74] Norell H, Zhang Y, McCracken J, et al. CD34-based enrichment of genetically engineered human T cells for clinical use results in dramatically enhanced tumor targeting. Cancer Immunol Immunother, 2010, 59: 851-862

[75] Porter D L, Levine B L, Kalos M, et al. Chimeric antigen receptor-modified T cells in chronic lymphoid leukemia. N Engl J Med, 2011, 365: 725-733

[76] Knutson K L, Disis M L. Tumor antigen-specific T helper cells in cancer immunity and immunotherapy. Cancer Immunol Immunother, 2005, 54: 721-728

[77] Takeshima T, Chamoto K, Wakita D, et al. Local radiation therapy inhibits tumor growth through the generation of tumor-specific CTL: its potentiation by combination with Th1 cell therapy. Cancer Res, 2010, 70: 2697-2706

[78] Muranski P, Borman Z A, Kerkar S P, et al. Th17 cells are long lived and retain a stem cell-like molecular signature. Immunity, 2011, 35: 972-985

[79] Wang L, Yi T, Kortylewski M, et al. IL-17 can promote tumor growth through an IL-6-Stat3 signaling pathway. J Exp Med, 2009, 206: 1457-1464

[80] Wang L, Yi T, Zhang W, et al. IL-17 enhances tumor development in carcinogen-induced skin cancer. Cancer Res, 2010, 70: 10112-10120

[81] Chae W J, Gibson T F, Zelterman D, et al. Ablation of IL-17A abrogates progression of spontaneous intestinal tumorigenesis. Proc Natl Acad Sci U S A, 2010, 107: 5540-5544

[82] Silva-Santos B. Promoting angiogenesis within the tumor microenvironment: the secret life of murine

lymphoid IL-17-producing gamma delta T cells. Eur J Immunol，2010，40：1873-1876

[83] Lochner M，Peduto L，Cherrier M，et al. In vivo equilibrium of proinflammatory IL-17[+] and regulatory IL-10[+] Foxp3[+] RORgamma t+ T cells. J Exp Med，2008，205：1381-1393

[84] Wakita D，Sumida K，Iwakura Y，et al. Tumor-infiltrating IL-17-producing gamma delta T cells support the progression of tumor by promoting angiogenesis. Eur J Immunol，2010，40：1927-1937

[85] Mattarollo S R，Loi S，Duret H，et al.Pivotal role of innate and adaptive immunity in anthracycline chemotherapy of established tumors. Cancer Res，2011，71：4809-4820

[86] Girardi M，Oppenheim D E，Steele C R，et al. Regulation of cutaneous malignancy by gamma delta T cells. Science，2001，294：605-609

[87] Gomes A Q，Martins D S，Silva-Santos B. Targeting CD T lymphocytes for cancer immunotherapy： from novel mechanistic insight to clinical application. Cancer Res，2010，70：10024-10027

[88] Lança T，Correia D V，Moita C F，et al. The MHC class Ib protein ULBP1 is a nonredundant determinant of leukemia/ lymphoma susceptibility to gamma delta T-cell cytotoxicity. Blood，2010，115：2407-2411

[89] Correia D V，Fogli M，Hudspeth K，et al.Differentiation of human peripheral blood Vd1[+] T cells expressing the natural cytotoxicity receptor NKp30 for recognition of lymphoid leukemia cells. Blood，2011，118：992-1001

[90] D'Cruz L M，Yang C Y，Goldrath A W. Transcriptional regulation of NKT cell development and homeostasis. Curr Opin Immunol，2010，22：199-205

[91] Exley M A，Nakayama T. NKT-cell-based immunotherapies in clinical trials. Clin Immunol，2011，140： 117-118

[92] Mantovani A，Germano G，Marchesi F，et al. Cancer-promoting tumor-associated macrophages： new vistas and open questions. Eur J Immunol，2011，41：2522-2525

[93] Biswas S K，Mantovani A. Macrophage plasticity and paradigm. Nat Immunol，2010，11： 889-896

[94] Sierra J R，Corso S，Caione L，et al. Tumor angiogenesis and progression are enhanced by Sema4D produced by tumor associated macrophages. J Exp Med，2008，205： 1673-1685

[95] Gocheva V，Wang H W，Gadea B B，et al. IL-4 induces cathepsin protease activity in tumor-associated macrophages to promote cancer growth and invasion. Genes Dev，2010，24：241- 255

[96] Houghton A M. The paradox of tumor-associated neutrophils： fueling tumor growth with cytotoxic substances. Cell Cycle，2010，9：1732-1737

[97] Houghton A M，Rzymkiewicz D M，Ji H，et al. Neutrophil elastase-mediated degradation of IRS-1 accelerates lung tumor growth. Nat Med，2010，16：219-223

[98] Kessenbrock K，Plaks V，Werb Z. Matrix metalloproteinases： regulators of the tumor microenvironment. Cell，2010，141：52-67

[99] Siegler U，Meyer-Monard S，Jorger S，et al. Good manufacturing practice-compliant cell sorting and large-scale expansion of single KIR-positive alloreactive human natural killer cells for multiple infusions

to leukemia patients. Cytotherapy，2010，12： 750-763

[100] Cheng M，Zhang J，Jiang W，et al. Natural killer cell lines in tumor immunotherapy. Front Med，
2012，6： 56-66

[101] Patel D，Kell A，Simard B，et al. The cell labeling efficacy，cytotoxicity and relaxivity of copper-
activated MRI/PET imaging contrast agents. Biomaterials，2011，32： 1167-1176

[102] Nguyen-Pham T N，Yang D H，Nguyen T A，et al. Optimal culture conditions for the generation of
natural killer cell-induced dendritic cells for cancer immunotherapy. Cell Mol Immunol，2012，9： 45-
53

[103] Wu L，Zhang C，Zhang J. HMBOX1 negatively regulates NK cell functions by suppressing the NKG2D/
DAP10 signaling pathway. Cell Mol Immunol，2011，8： 433-440

[104] Luevano M，Madrigal A，Saudemont A. Generation of natural killer cells from hematopoietic stem cells
in vitro for immunotherapy. Cell Mol Immunol，2012，9： 310-320

[105] Sutlu T，Stellan B，Gilljam M，et al. Clinical-grade，large-scale，feeder-free expansion of
highly active human natural killer cells for adoptive immunotherapy using an automated bioreactor.
Cytotherapy，2010，12： 1044-1055

[106] Shi F D，Ljunggren H G，la Cava A，et al. Organ-specific features of natural killer cells. Nat Rev
Immunol，2011，11： 658-671

[107] Jha P，Golovko D，Bains S，et al. Monitoring of natural killer cell immunotherapy using noninvasive
imaging modalities. Cancer Res，2010，70： 6109-6113

[108] Slavin S，Ackerstein A，Or R，et al. Immunotherapy in high-risk chemotherapy-resistant patients with
metastatic solid tumors and hematological malignancies using intentionally mismatched donor lymphocytes
activated with rIL-2： a phase I study. Cancer Immunol ImmunotHER，2010，59： 1511-1519

[109] Spanholtz J，Tordoir M，Eissens D，et al. High log-scale expansion of functional human natural killer
cells from umbilical cord blood CD34-positive cells for adoptive cancer immunotherapy. PLoS One，
2010，5： e9221

[110] Iliopoulou E G，Kountourakis P，Karamouzis M V，et al. A phase I trial of adoptive transfer of allogeneic
natural killer cells in patients with advanced non-small cell lung cancer. Cancer Immunol Immunother，
2010，59： 1781-1789

[111] Navid F，Santana V M，Barfield R C. Anti-GD2 antibody therapy for GD2-expressing tumors. Curr
Cancer Drug Targets，2010，10： 200-209

[112] Knorr D A，Kaufman D S. Pluripotent stem cell-derived natural killer cells for cancer therapy. Transl
Res，2010，156： 147-154

[113] Cheng M，Ma J，Chen Y，et al. Establishment，characterization and successful adaptive therapy against
human tumors of NKG cell，a new human NK cell line. Cell Transplant，2011，20： 1731-1746

[114] Gong W，Xiao W，Hu M，et al. Ex vivo expansion of natural killer cells with high cytotoxicity by K562

cells modified to co-express major histocompatibility complex class I chain-related protein A, 4-1BB ligand, and interleukin-15. Tissue Antigens, 2010, 76: 467-475

[115] Geller M A, Cooley S, Judson P L, et al. A phase II study of allogeneic natural killer cell therapy to treat patients with recurrent ovarian and breast cancer. Cytotherapy, 2011, 13: 98-107

[116] Buhtoiarov I N, Neal Z C, Gan J, et al. Differential internalization of hu14.18-IL2 immunocytokine by NK and tumor cell: impact on conjugation, cytotoxicity, and targeting. J Leukoc Biol, 2011, 89: 625-638

[117] Jiang X, Chen Y, Peng H, et al. Single line or parallel lines: NK cell differentiation driven by T-bet and Eomes. Cell Mol Immunol, 2012, 9: 193-194

[118] Pichler B J, Kolb A, Nagele T, et al. PET/MRI: paving the way for the next generation of clinical multimodality imaging applications. J Nucl Med, 2010, 51: 333-336

[119] Deng X, Terunuma H, Nieda M, et al. Synergistic cytotoxicity of ex vivo expanded natural killer cells in combination with monoclonal antibody drugs against cancer cells. Int Immunopharmacol, 2012, 14: 593-605

[120] Sanchez-Correa B, Morgado S, Gayoso I, et al. Human NK cells in acute myeloid leukemia patients: analysis of NK cell-activating receptors and their ligands. Cancer Immunol Immunother, 2011, 60: 1195-1205

[121] Curti A, Ruggeri L, D'Addio A, et al. Successful transfer of alloreactive haploidentical KIR ligand-mismatched natural killer cells after infusion in elderly high risk acute myeloid leukemia patients. Blood, 2011, 118: 3273-3279

[122] Iliopoulou E G, Kountourakis P, Karamouzis M V, et al. A phase I trial of adoptive transfer of allogeneic natural killer cells in patients with advanced non-small cell lung cancer. Cancer Immunol Immunother, 2010, 59: 1781-1789

[123] Voskens C J, Watanabe R, Rollins S, et al. Ex-vivo expanded human NK cells express activating receptors that mediate cytotoxicity of allogeneic and autologous cancer cell lines by direct recognition and antibody directed cellular cytotoxicity. J Exp Clin Cancer Res, 2010, 29: 134

[124] Parkhurst M R, Riley J P, Dudley M E, et al. Adoptive transfer of autologous natural killer cells leads to high levels of circulating natural killer cells but does not mediate tumor regression. Clin Cancer Res, 2011, 17: 6287-6297

[125] Spanholtz J, Preijers F, Tordoir M, et al. Clinical-grade generation of active NK cells from cord blood hematopoietic progenitor cells for immunotherapy using a closed-system culture process. PLoS One, 2011, 6: e20740

[126] Sun J C, Lanier L L. NK cell development, homeostasis and function: parallels with CD81 T cells. Nat Rev Immunol, 2011, 11: 645-657

[127] Denman C J, Senyukov V V, Somanchi S S, et al. Membrane-bound IL-21 promotes sustained ex vivo

proliferation of human natural killer cells. PLoS One，2012，7：e30264

[128] Kohrt H E，Houot R，Goldstein M J，et al. CD137 stimulation enhances the antilymphoma activity of anti-CD20 antibodies. Blood，2011，117：2423-2432

[129] Alderson K L，Sondel P M. Clinical cancer therapy by NK cells via antibody-dependent cell-mediated cytotoxicity. J Biomed Biotechnol，2011，2011：379123

[130] Kircher M F，Gambhir S S，Grimm J. Noninvasive cell-tracking methods. Nat Rev Clin Oncol，2011，8：677-688

[131] Wongkajornsilp，S. Sangsuriyong，S. Hongeng，et al. "Effective osteosarcoma cytolysis using cytokine-induced killer cells pre-inoculated with tumor RNA-pulsed dendritic cells"，Journal of Orthopaedic Research，2005，23（6）：1460-1466

[132] Aguayo A，Estey E，Kantarjian H，et al. Cellular vascular endothelial growth factor is a predictor of outcome in patients with acute myeloid leukemia. Blood，1999，94：3717-3721

[133] Alvarnas J C，Linn Y C，Hope E G，et al. Expansion of cytotoxic CD3$^+$CD56$^+$ cells from peripheralblood progenitor cells of patients undergoing autologous hematopoietic cell transplantation. Biol Blood Marrow Transplant，2001，7：216-222

[134] Bellamy W T，Richter L，Sirjani D，et al. Vascular endothelial cell growth factor is an autocrine promoter of abnormal immature myeloid precursors and leukemia progenitor formation in myelodysplastic syndromes. Blood，2001，97：1427-1434

[135] Bruserud Ø，Ryningen A，Olsnes A M，et al. Subclassification of patients with acute myelogenous leukemia based on chemokine responsiveness and constitutive chemokine release by their leukemic cells. Haematologica，2007，92：332-341

[136] D Yip，A. H. Strickland，C. S. Karapetis，et al.Immunomodulation therapy in colorectal carcinoma. Cancer Treatment Reviews，2000，26（3）：313

[137] Kagl，B. Lederman，K. Burkl，et al. Cytotoxicity mediated by T-cells and natural killer cells is greatly impaired in perforindeficient mice. Nature，1994，369：31-37

[138] Edinger M，Cao Y A，Verneris M R，et al. Revealing lymphoma growth and the efficacy of immune cell therapies using in vivo bioluminescence imaging. Blood，2003，101：640-648

[139] Gabrilove J L，White K，Rahman Z，et al. Stem cell factor and basic fibroblast growth factor are synergistic in augmenting committed myeloid progenitor cell growth. Blood，1994，83：907-910

[140] H. M. Kim，J. Lim，Y. D. Yoon，et al. Anti-tumor activity of ex vivo expanded cytokine-induced killer cells against human hepatocellular carcinoma. International Immunopharmacology，2007，7（13）：1793-1801

[141] Heusel J W，Wesselschmidt R L，Shresta S，et al. Cytotoxic lymphocytes require granzyme B for thraepid induction of DNA fragmentation and apoptosis in allogeneic targets. Cell，1994，76：977-987

[142] Hoyle C，Bangs C D，Chang P，et al. Expansion of Philadelphia Chromosome-Negative CD3$^+$CD56$^+$

Cytotoxic Cells from Chronic Myeloid Leukemia Patients: In Vitro and In Vivo Efficacy in Severe Combined Immunodeficiency Disease Mice. Blood, 1998, 92: 3318-3327

[143] G. Schmidt-Wolf, P. Lefterova, V. Johnston, et al., "Sensitivity of multidrug-resistant tumor cell lines to immunologic effector cells," Cellular Immunology, 1996, 169 (1): 85-90

[144] G. Schmidt-Wolf, S. Finke, B. Trijaneck, et al. "Phase I clinical study applying autologous immunological effector cells transfected with the interleukin-2 gene in patients with metastatic renal cancer, colorectal cancer and lymphoma. British Journal of Cancer, 1999, 81 (6): 1009-1016

[145] G. Schmidt-WolfI, P. Lefterova, B. A. Mehta , et al. "Phenotypic characterization and identification of effector cells involved in tumor cell recognition of cytokine induced killer cells. Experimental Hematology, 1993, 21 (13): 1673-1679

[146] J. Baker, M. R. Verneris, M. Ito, et al. Expansion of cytolytic CD8 (+) natural killer T cells with limited Capacity for graft-versus-host disease induction due to interferon gamma production. Blood, 2001, 97 (10): 2923-2931

[147] J. J. Mule, S. Shu, S. L. Schwarz, et al. Adoptive immunotherapy of established pulmonary metastasis with LAK cells and recombinant interleukin-2. Science, 1984, 225 (1669): 1487-1489

[148] J. O' Connell, G. C. O' Sullivan, J. K. Collins, et al. The Fas counter attack: Fasmediated T cell killing by colon cancer cells expressing Fas ligand. The Journal of Experimental Medicine, 1996, 184 (3): 1075-1082

[149] Jiang H, Liu K Y, Tong C R, et al. The efficacy of chemotherapy in combination with auto-cytokine-induced killer cells in acute leukemia. Zhonghua Nei Ke Za Zhi, 2010, 44: 198-201

[150] K. A. Foon, J. Yannelli , M. Bhattacharya-Chatterjee. Colorectal cancer as a model for immunotHERapy. Clinical Cancer Research, 1999, 5 (2): 225-236

[151] Karp J E, Gojo I, Pili R, et al. Targeting Vascular Endothelial Growth Factor for Relapsed and Refractory Adult Acute Myelogenous Leukemias: Therapy with Sequential 1-β-d-Arabinofuranosylcytosine, Mitoxantrone, and Bevacizumab. Clin Cancer Res, 2004, 10: 3577-3585

[152] Kornacker M, Moldenhauer G, Herbst M, et al. Cytokine-induced killer cells against autologous CLL: direct cytotoxic effects and induction of immune accessory molecules by interferon-γ. Int J Cancer, 2006, 119: 1377-1382

[153] L. Kaklamanis, A. Townsend, I. A. Doussis-Anagnostopoulou, et al. Loss of major histocompatibility complex-encoded transporter associated with antigen presentation (TAP) in colorectal cancer. The American Journal of Pathology, 1994, 145 (3): 505-509

[154] Laurin D, Marin V, Biagi E, et al. Exploration of the lysis mechanisms of leukemic blasts by chimaeric T-cells. J Biomed Biotechnol, 2010, 234540

[155] Leemhuis T, Wells S, Scheffold C, et al. A phase I trial of autologous cytokine-induced killer cells for the treatment of relapsed Hodgkin disease and non-Hodgkin lymphoma. Biology of Blood and Marrow

Transplantation，2005，11：181-187

[156] Linn Y C，Lau L C，Hui K M. Generation of cytokine-induced killer cells from leukemic samples with in vitro cytotoxicity against autologous and allogeneic leukaemic blasts. Br J Haematol，2002，116：78-86

[157] Linn Y C，Lau S K，Liu B H，et al. Characterization of the recognition and functional heterogencity exhibited by cytokine-induced killer cell subsets against acute myeloid leukaemia target cell. Immunology，2009，126：423-435

[158] Lopez R D，Waller E K，Lu P H，et al. CD58/LFA-3 and IL-12 provided by activated monocytes are critical in the in vitro expansion of CD56+ T cells. Cancer Immunol Immunother，2001，49：629-640

[159] Lu X C，Yang B，Yu R L，et al. Clinical Study of Autologous Cytokine-Induced Killer Cells for the Treatment of Elderly Patients with Diffuse Large B-Cell Lymphoma. Cell Biochem Biophys，2012，62（1）：257-265

[160] M. Edinger，Y. A. Cao，M. R. Verneris，et al. Revealing lymphoma growth and the efficacy of immune cell therapies using in vivo bioluminescence imaging. Blood，2003，101（2）：640-648

[161] M. Kornacker，G. Moldenhauer，M. Herbst M，et al. Cytokine-induced killer cells against autologous CLL：direct cytotoxic effects and induction of immune accessory molecules by interferon-gamma. International Journal of Cancer，2006，119（6）：1377-1382

[162] M. R. Verneris，M. Kornacker，V. Mailander ，et al. Resistance of ex vivo expanded CD3+CD56+ T-cells to Fas-mediated apoptosis. Cancer Immunology，immunotherapy，2000，49（6）：335-345

[163] M. Shimoyama，T. Kanda，L. Liu，et al.，"Expression of Fas ligand is an early event in colorectal carcinogenesis，" Journal of Surgical Oncology，2001，76（1）：63-68

[164] Mazumder A，Rosenberg S A. Successful immunotherapy of natural killer-resistant established pulmonary melanoma metastasis by the intravenous adoptive transfer of syngeneic lymphocytes activated in vitro by interleukin 2. J Exp Med，1984，159：495-507

[165] Mulé J J，Shu S，Schwarz S L，et al. Adoptive immunotherapy of established pulmonary metastasis with LAK cells and recombinant interleukin-2. Science，1984，225：1487-1489

[166] Niam M，Linn Y C，Fook Chong S，et al. Clinical scale expansion of cytokine-induced killer cells is feasible from healthy donors and patients with acute and chronic myeloid leukemia at various stages of therapy. Exp Hematol，2011，39：897-903

[167] Olsnes A M，Motorin D，Ryningen A，et al.T lymphocyte chemotactic chemokines in acute myelogenous leukemia（AML）：local release by native human AML blasts and systemic levels of CXCL10（IP-10），CCL5（RANTES）and CCL17（TARC）. Cancer Immunol Immunother，2006，55：830-840

[168] P. H. Lu ，R. S. Negrin. A novel population of expanded human CD3+CD56+ cells derived from T cells with potent in vivo antitumor activity in mice with severe combined immunodeficiency. The Journal of Immunology，1994，153（4）：1687-1696

[169] P. Liu，L. Chen ，X. Huang. The Antitumor effects of CIK cells combined with docetaxel against

drug-resistant lung adenocarcinoma cell line SPC-A1/DTX in vitro and in vivo. Cancer Biotherapy & Radiopharmaceuticals，2009，24（1）：91-97

[170] P. Moller，K. Koretz，F. Leithauser，et al. Expression of APO-1（CD95），a member of the NGF/TNF receptor superfamily，in normal and neoplastic colon epithelium. International Journal of Cancer，1994，57（3）：371-377

[171] Pende D，Spaggiari G M，Marcenaro S，et al. Analysis of the receptor-ligand interactions in the natural killer-mediated lysis of freshly isolated myeloid or lymphoblastic leukemias： evidence for the involvement of the Polio virus receptor（CD155）and Nectin-2（CD 112）. Blood，2005，105：2066-2073

[172] R. Lafreniere，S. A. Rosenberg. Successful immunotherapy of murine experimental hepatic metastasis with LAK cells and recombinant interleukin 2. Cancer Research，1985，45（8）：3735-3741

[173] Rosenberg S A，Restifo N P，Yang J C，et al. Adoptive cell transfer： a clinical path to effective cancer immunotherapy. Nat Rev，2008，8：299-308

[174] Rosenberg S A. The immunotherapy and gene therapy of cancer. J Clin Oncol，1992，10：180-199.

[175] S. H. Thorne，R. S. Negrin，C. H. Contag. Synergistic antitumor effects of immune cell-viral biotHERapy. Science，2006，311：1780-1784

[176] S. Sun，X. M. Li，X. D. Li，et al. Studies on inducing apoptosis effects and mechanism of CIK cells for MGC-803 gastric cancer cell lines，Cancer Biotherapy & Radiopharmaceuticals，2005，20（2）：173-180

[177] Scheffold C，Brandt K，Johnston V，et al. Potential of autologous immunologic effector cells for bone marrow purging in patients with chronic myeloic leukemia. Bone Marrow Transplant，1995，15：33-39

[178] Schmidt-Wolf I G，Lefterova P，Johnston V，et al. Sensitivity of multidrug-resistant tumor cell lines to immunologic effector cells. Celluar Immunology，1996，169：85-90

[179] Schmidt-Wolf I G，Lefterova P，Mehta B A，et al. Phenotypic characterization and identification of effector cells involved in tumor cell recognition of cytokine-induced killer cells. Exp Hematol，1993，21：1673-1679

[180] Schnittger S，Schoch C，Kern W，et al. Nucleophosmin gene mutations are predictors of favourable prognosis in acute myelogenous leukemia with a normal karyotype. Blood，2005，106：3733-3739

[181] Schwartzentruber D J，Hom S S，Dadmarz R，et al. In vitro predictors of therapeutic response in melanoma patients receiving tumor-infiltrating lymphocytes and interleukin-2. J Clin Oncol，1994，12：1475-1483

[182] T. Nozoe，M. Yasuda，M. Honda M，et al. Fas ligand expression is correlated with metastasis in colorectal carcinoma，" Journal of Clinical Oncology，2003，65（1）：83-88

[183] T. Takayama，T. Sekine，M. Makuuchi，et al. Adoptive immunotherapy to lower postsurgical recurrence rates of hepatocellular carcinoma： a randomised trial. Lancet，2000，356：802-807.

[184] Takahashi H，Nakada T，Puisieux I. Inhibition of human colon cancer growth by antibody-directed human LAK cells in SCID mice. Science，1993，259：1460-1463

[185] Verneris M R，Kornacker M，Mailänder V，et al. Resistance of ex vivo expanded CD3⁺CD56⁺ T-cells to Fas-mediated apoptosis. Cancer Immunol Immunother，2000，49：335-345

[186] Wang Y，Dai H，Li H，et al. Growth of human colorectal cancer SW1116 cells is inhibited by cytokine-induced killer cells. Clin Dev Immunol，2011，621414

[187] Wongkajornsilp A，Sangsuriyong S，Hongeng S，et al.Effective osteosarcoma cytolysis using cytokine-induced killer cells pre-inoculated with tumor RNA-pulsed dendritic cells. J Ortho Res，2005，23：1460-1466

[188] 王津，江朝光，韩为东，等.恶性肿瘤患者应用细胞因子诱导的杀伤细胞治疗后不良反应分析。解放军医学院学报，2013，34（6）：628-631

[189] Godfrey D. I.，MacDonald H. R.，Kronenberg，M.，et al.NKT cells：what's in a name? Nat Rev Immunol，2004，4：231-237

[190] Crowe N. Y.，Smyth M. J.，Godfrey D. I.，A critical role for natural killer T cells in immunosurveillance of methylcholanthrene-induced sarcomas. J Exp Med，2002，196：119-127.

[191] Hayakawa Y.，Takeda K.，Yagita H.，et al.Critical contribution of IFN-gamma and NK cells，but not perforin-mediated cytotoxicity，to anti-metastatic effect of alpha-galactosylceramide. Eur J Immunol，2001，31：1720-1727

[192] Smyth M. J.，Crowe N. Y.，Pellicci D. G.，et al. Sequential production of interferon-gamma by NK1.1（+）T cells and natural killer cells is essential for the antimetastatic effect of alpha-galactosylceramide. Blood，2002，99：1259-1266

[193] FujⅡ S.，Shimizu K.，Smith C.，et al.Activation of natural killer T cells by alpha-galactosylceramide rapidly induces the full maturation of dendritic cells in vivo and thereby acts as an adjuvant for combined CD4⁺ and CD8⁺ T cell immunity to a coadministered protein. J Exp Med，2003，198：267-279

[194] FujⅡ S.，Liu K.，Smith C.，et al.The linkage of innate to adaptive immunity via maturing dendritic cells in vivo requires CD40 ligation in addition to antigen presentation and CD80/86 costimulation. J Exp Med，2004，199：1607-1618

[195] Kawano T.，Cui J.，Koezuka Y.，et al.CD1d-restricted and TCR-mediated activation of valpha14 NKT cells by glycosylceramides. Science，1997，278：1626-1629

[196] Hayakawa Y.，Godfrey D. I.，Smyth M. J.. Alpha-galactosylceramide：potential immunomodulatory activity and future application. Curr Med Chem，2004，11：241-252

[197] Smyth M. J.，Crowe N. Y.，Hayakawa Y.，et al.NKT cells - conductors of tumor immunity? Curr Opin Immunol，2002，14：165-171

[198] Kawano T.，Nakayama T.，Kamada N.，et al. Antitumor cytotoxicity mediated by ligand-activated human V alpha24 NKT cells. Cancer Res，1999，59：5102-5105

[199] Metelitsa L. S., Naidenko O. V., Kant A., et al.Human NKT cells mediate antitumor cytotoxicity directly by recognizing target cell CD1d with bound ligand or indirectly by producing IL-2 to activate NK cells. J Immunol, 2001, 167: 3114-3122

[200] van der Vliet, H. J., Molling J. W., et al. The immunoregulatory role of CD1d-restricted natural killer T cells in disease. Clin Immunol, 2004, 112: 8-23

[201] Wingender G., Krebs P., Beutler B., et al.Antigen-specific cytotoxicity by invariant NKT cells in vivo is CD95/CD178-dependent and is correlated with antigenic potency. J Immunol, 2010, 185: 2721-2729

[202] Motohashi S., Kobayashi S., Ito T., et al.Preserved IFN-alpha production of circulating Valpha24 NKT cells in primary lung cancer patients. Int J Cancer, 2002, 102: 159-165

[203] Tahir S. M., Cheng O., Shaulov A., et al.Loss of IFN-gamma production by invariant NK T cells in advanced cancer. J Immunol , 2001, 167: 4046-4050

[204] Giaccone G., Punt C. J., Ando Y., et al.A phase I study of the natural killer T-cell ligand alpha-galactosylceramide （KRN7000） in patients with solid tumors. Clin Cancer Res, 2002, 8: 3702-3709

[205] Motohashi S., Nagato K., KunⅡ N., et al.A phase Ⅰ-Ⅱ study of alpha-galactosylceramide-pulsed IL-2/GM-CSF-cultured peripheral blood mononuclear cells in patients with advanced and recurrent non-small cell lung cancer. J Immunol , 2009, 182: 2492-2501

[206] Sadelain M, Rivière I, Brentjens R. Targeting tumours with genetically enhanced T lymphocytes. Nat Rev Cancer, 2003, 3: 35-45

[207] Biffi A, Bartolomae C C, Cesana D, et al. Lentiviral vector common integration sites in preclinical models and a clinical trial reflect a benign integration bias and not oncogenic selection. Blood. 2011, 117 （20）: 5332-5339

[208] Rosenberg SA, Restifo NP, Yang JC, Morgan RA, Dudley ME. Adoptive cell transfer: a clinical path to effective cancer immunotherapy. Nat Rev Cancer, 2008, 8: 299-308

[209] Sadelain M , Brentjens R , Rivière I. The promise and potential pitfalls of chimeric antigen receptors. Curr Opin Immunol, 2009, 21: 215-223

[210] Cruz C R, Micklethwaite K P, Savoldo B, et al. Infusion of donor-derived CD19-redirected virus-specific T cells for B-cell malignancies relapsed after allogeneic stem cell transplant: a phase 1 study. Blood 2013, 122 （17）: 2965-2973

[211] Dustin M L, Depoil D. New insights into the T cell synapse from single molecule techniques. Nat Rev Immunol, 2011, 11: 672‑684

[212] Christopoulos P, Pfeifer D, Bartholom- K, et al. Definition and characterization of the systemic T-cell dysregulation in untreated indolent B-cell lymphoma and very early CLL. Blood, 2011, 117 （14）: 3836-3846

[213] Stone J D, Chervin A S, Kranz D M. T-cell receptor binding affinities and kinetics: impact on T-cell

activity and specifi city. Immunology，2009，126：165-176

[214] Edwards L J，Evavold B D. T cell recognition of weak ligands： roles of signaling，receptor number，and affinity. Immunol Res，2011，50：39-48

[215] Irving B A，Weiss A. The cytoplasmic domain of the T cell receptor zeta chain is suffi cient to couple to receptor-associated signal transduction pathways. Cell，1991，64：891-901

[216] Romeo C，Seed B. Cellular immunity to HIV activated by CD4$^+$ fused to T cell or Fc -receptor polypeptides. Cell，1991，64：1037-1046

[217] Letourneur F，Klausner R D. T-cell and basophil activation through the cytoplasmic tail of T-cell-receptor zeta family proteins. Proc Natl Acad Sci U S A，1991，88：8905-8909

[218] Chmielewski M，Kopecky C，Hombach A A，et al. IL-12 release by engineered T cells expressing chimeric antigen receptors can effectively Muster an antigen-independent macrophage response on tumor cells that have shut down tumor antigen expression. Cancer Res 2011，71，5697-5706

[219] Eshhar Z，Waks T，Gross G，et al.Specific activation and targeting of cytotoxic lymphocytes through chimeric single chains consisting of antibody-binding domains and the gamma or zeta subunits of the immunoglobulin and T-cell receptors. Proc Natl Acad Sci USA，1993，90： 720-724

[220] Cooper L J，Topp M S，Serrano L M，et al. T-cell clones can be rendered specific for CD19： toward the selective augmentation of the graft-versus-B-lineage leukemia effect . Blood，2003，101：1637-1644

[221] Hwu P，Yang J C，Cowherd R，et al. I n vivo antitumor activity of T cells redirected with chimeric antibody/ T-cell receptor genes. Cancer Res，1995，55： 3369-3373

[222] Scholler J，Brady T，Binder-Scholl G，et al. Decade-long safety and function of retroviral-modified chimeric antigen receptor T cells. Science Translational Medicine，2012，4（132）： 132Ra153

[223] Brocker T，Karjalainen K. Signals through T cell receptor-zeta chain alone are insuffi cient to prime resting T lymphocytes. J Exp Med，1995，181： 1653-1659

[224] Gong M C，Latouche J B，Krause A，et al. Cancer patient T cells genetically targeted to prostate-specific membrane antigen specifically lyse prostate cancer cells and release cytokines in response to prostate-specific membrane antigen. Neoplasia，1999，1：123-127

[225] Maher J，Brentjens R J，Gunset G，et al.Human T-lymphocyte cytotoxicity and proliferation directed by a single chimeric TCRzeta/CD28 receptor. Nat Biotechnol，2002，20：70-75

[226] Finney H M，Lawson A D，Bebbington C R，et al.. Chimeric receptors providing both primary and costimulatory signaling in T cells from a single gene product. J Immunol，1998，161： 2791-2797

[227] Kalos M，Levine B L，Porter D L，et al. T cells expressing chimeric receptors establish memory and potent antitumor effects in patients with advanced leukemia. Science Translational Medicine，2011，3（95）： 95ra73

[228] Milone M C，Fish J D，Carpenito C，et al. Chimeric receptors containing CD137 signal transduction

domains mediate enhanced survival of T cells and increased antileukemic efficacy in vivo. Mol ther，2009，17：1453-1464

[229] Kowolik C M，Topp M S，Gonzalez S，et al. CD28 costimulation provided through a CD19-specific chimeric antigen receptor enhances in vivo persistence and antitumor efficacy of adoptively transferred T cells. Cancer Res，2006，66：10995-11004

[230] Billiau A D，Roskams T，Van Damme-Lombaerts R，et al.Macrophage activation syndrome: characteristic findings on liver biopsy illustrating the key role of activated，IFN-γ-producing lymphocytes and IL-6-and TNF-α producing macrophages. Blood，2005，105（4）：1648-1651

[231] Carpenito C，Milone M C，Hassan R，et al. Control of large，established tumor xenografts with genetically retargeted human T cells containing CD28 and CD137 domains . Proc Natl Acad Sci USA，2009，106：3360-3365

[232] Zhong X S，Matsushita M，Plotkin J，et al.Chimeric antigen receptors combining 4-1BB and CD28 signaling domains augment PI3kinase/AKT/Bcl-XL activation and CD8$^+$ T cell-mediated tumor eradication. Mol Ther，2010，18：413-420

[233] Grupp S A，Kalos M，Barrett D，et al. Chimeric antigen receptor-modified T cells for acute lymphoid leukemia. N Engl J Med，2013，368（16）：1509-1518

[234] Tammana S，Huang X，Wong M，et al. 4-1BB and CD28 signaling plays a synergistic role in redirecting umbilical cord blood T cells against B-cell malignancies. Hum Gene Ther，2010，21：75-86

[235] Wang J，Jensen M，Lin Y，et al. Optimizing adoptive polyclonal T cell immunotherapy of lymphomas，using a chimeric T cell receptor possessing CD28 and CD137 costimulatory domains. Hum Gene Ther，2007，18：712-725

[236] Andre Kunert，Trudy Straetemans，Coen Govers，et al.TCR-engineered T cells meet new challenges to treat solid tumors: choice of antigen，T cell fitness，and sensitization of tumor milieu. Front Immunol，2013 Nov 8，4：363

[237] Ling Zhang，Richard A. Morgan . Genetic engineering with T cell receptors. Advanced Drug Delivery Reviews，2012（64）756-762

[238] J.N. Blattman，P.D. Greenberg，Cancer immunotherapy: a treatment for the masses，Science，2004，305：200-205

[239] P. Romero，J.C. Cerottini，D.E. Speiser，The human T cell response to melanoma antigens，Adv. Immunol，2006，92：187-224

[240] A.J. Simpson，O.L. Caballero，A. Jungbluth，et al. Old，Cancer/testis antigens，gametogenesis and cancer，Nat. Rev. Cancer，2005（5）：615-625

[241] A. Suri.Cancer testis antigens—their importance in immunotherapy and in the early detection of cancer. Expert Opin Biol Ther，2006（6）：379-389

[242] Gavin M Bendle，Angelika Holler，Anne-Marie Downs，et al. Broadly expressed tumour-associated

proteins as targets for cytotoxic T lymphocyte–based cancer immunotherapy. Expert Opin Biol ther，2005，5（9）：1183–1192

[243] Skipper J，Stauss H J. Identification of two cytotoxic T lymphocyte–recognized epitopes in the Ras protein. J. Exp. Med，1993，177（5）：1493–1498

[244] Clark R E，Dodi I A，Hill S C, et al. Direct evidence that leukemic cells present HLA–associated immunogenic peptides derived from the BCR–ABL b3a2 fusion protein. Blood，2001，98（10）：2887–2893

[245] Janetzki S，Palla D，Rosenhaoer V，et al.： Immunization of cancer patients with autologous cancer derived heat shock protein gp96 preparations： a pilot study. Int. J. Cancer，2000，88（2）：232–238

[246] Castelli C，Rivoltini L，Rini F，et al. Heat shock proteins： biological functions and clinical application as personalized vaccines for human cancer. Cancer Immunol. Immunother，2004，53：227–233

[247] Benjamin J. Uttenthal，Ignatius Chua，Emma C. Morris，et al. Challenges in T cell receptor gene therapy. J Gene Med，2012，14： 386–399

[248] Barnes D.W.H，Corp M.J，Loutit J.F，et al. Treatment of murine leukaemia with X rays and homologous bone marrow. BMJ，1956，2： 626–627

[249] Odom L，Githens J，Morse H，et al. Remission of relapsed leukemia during a graft–versus–host reaction a 'raftversus–leuk–mia reaction' in man? Lancet，1978，312： 537–540

[250] Goldman J M，Gale R P，Horowitz M M，et al. Bone marrow transplantation for chronic myelogenous leukemia in chronic phase. Increased risk for relapse associated with T–cell depletion. Ann Intern Med，1988，108： 806–814

[251] Horowitz M M，Gale R P，Sondel P M，et al. Graft–versus–leukemia reactions after bone marrow transplantation. Blood，1990，75： 555–562

[252] Rooney C M，Smith C A，Ng CY，et al. Use of gene–modified virus–specific T lymphocytes to control Epstein‐Barrvirus–related lymphoproliferation. Lancet ，1995，345： 9–13

[253] Riddell S R，Watanabe K S，Goodrich J M，et al. Restoration of viral immunity in immunodeficient humans by the adoptive transfer of T cell clones. Science （New York），1992，257： 238–241

[254] Mackinnon S，Thomson K，Verfuerth S，et al.Adoptive cellular therapy for cytomegalovirus infection following allogeneic stem cell transplantation using virus–specific T cells. Blood Cells Mol Dis，2008，40： 63–67

[255] Rosenberg S A，Dudley M E. Cancer regression in patients with metastatic melanoma after the transfer of autologous antitumor lymphocytes. Proc Natl Acad Sci USA，2004，101（Suppl 2）： 14639–14645

[256] Huan Shi，Lin Liu，Zhehai Wang. Improving the efficacy and safety of engineered T cell therapy for cancer. Cancer Letters，2013（328）： 191–197

[257] Butler M O，Friedlander P，Milstein M I，et al. Establishment of antitumor memory in humans using in vitro–educated CD8[+] T cells. SciTranslMed，2011，3（80）： 80ra34

[258] Gilham D E，Debets R，Pule M，et al. CAR-T cells and solid tumors： tuning T cells to challenge an inveterate foe. TrendsMolMed，2012，18（7）：377-384

[259] Caballero O L，Chen Y T. Cancer/testis（CT） antigens： potential targets for immunotherapy. CancerSci，2009，100（11）：2014-2021

[260] Schuler-Thurner B，Schultz E S，Berger T G， et al. Rapid induction of tumor-specific type1 T helper cells in metastatic melanoma patients by vaccination with mature，cryopreserved，peptide-loaded monocyte-derived dendritic cells. J ExpMed，2002，195（10）：1279-1288

[261] Lurquin C，LethéB，DePlaen E，et al. Contrasting frequencies of antitumor and anti-vaccine T cells in metastasis of a melanoma patient vaccinated with a MAGE tumor antigen. J Exp Med，2005，201（2）：249-257

[262] Stratton M R. Exploring the genomes of cancer cells： progress and promise. Science，2011，331（6024）：1553-1558

[263] Lee W，Jiang Z，Liu J，et al. The mutation spectrum revealed by paired genome sequences from a lung cancer patient. Nature，2010，465（7297）：473-477

[264] Cameron B J，Gerry A B，Dukes J，et al. Identification of a Titin-derived HLA-A1-presented peptide as a cross-reactive target for engineered MAGEA3-directed T cells. Sci Transl Med，2013，5（197）：197ra103

[265] Bonini C，Ferrari G，Verzeletti S，et al. HSV-TK gene transfer into donor lymphocytes for control of allogeneic graft-versus-leukemia. Science，1997，276（5319）：1719-1724

[266] DiStasi A，Tey S K，Dotti G，et al. Inducible apoptosis as a safety switch for adoptive cell therapy. N Engl J Med，2011，365（18）：1673-1683

[267] Kieback E，Charo J，Sommermeyer D，et al.A safeguard eliminates T cell receptor gene-modified autoreactive T cells after adoptive transfer. Proc Natl Acad Sci USA，2008，105（2）：623-628

[268] Marin V，Cribioli E，Philip B，et al. Comparison of different suicide-gene strategies for the safety improvement of genetically manipulated T cells. Hum Gene ther Methods，2012，23（6）：376-386

[269] Goodyear O，Agathanggelou A，Novitzky-BassoI，et al. Induction of a CD8[+]T-cell response to the MAGE can certestis antigen by combined treatment with azacitidine and sodiumval protein patients with acute myeloid leukemia and myelodysplasia. Blood，2010，116（11）：1908-1918

[270] Skipper J C，Hendrickson R C，Gulden P H，et al. An HLA-A2-restricted tyrosinase antigen on melanoma cells results from post translational modification and suggests a novel pathway for processing of membrane proteins. J Exp Med，1996，183（2）：527-534

[271] Dalet A，Robbins P F，Stroobant V，et al. An antigenic peptide produced by reverse splicing and double asparagines deamidation. Proc Natl Acad Sci USA，2011，108（29）：E323-331

[272] Guillaume B，Stroobant V，Bousquet-Dubouch M P，et al. Analysis of the processing of seven human tumor antigens by intermediate proteasomes. J Immunol，2012，189（7）：3538-3547

[273] Klebanoff C A，Khong H T，Antony P A，et al.. Sinks，suppressors and antigen presenters： how lympho depletion enhances T cell-mediated tumor immunotherapy. Trends Immunol，2005，26（2）： 111-117

[274] Blank C U，Hooijkaas A I，Haanen J B，et al.Combination of targeted therapy and immunotherapy in melanoma. Cancer Immunol Immunother，2011，60（10）：1359-1371

[275] Engels B，Engelhard V H，Sidney J，et al. Relapse or eradication of cancer is predicted by peptide-major histocompatibility complex affinity. Cancer Cell，2013，23（4）：516-526

[276] Anders K，Buschow C，Herrmann A，et al. Oncogene-targeting T cells reject large tumors while oncogene in activation selects escape variants in mouse models of cancer. CancerCell，2011，20（6）： 755-767

[277] Briesemeister D，Sommermeyer D，Loddenkemper C，et al. Tumor rejection by local interferon gamma induction in established tumors is associated with blood vessel destruction and necrosis. Int J Cancer，2011，128（2）：371-378

[278] Listopad J J，Kammertoens T，Anders K，et al. Fas expression by tumor stromais required for cancer eradication. Proc Natl Acad Sci USA，2013，110（6）：2276-2281

[279] AlgarraI，Cabrera T，Garrido F. The HLA crossroad in tumor immunology. Hum Immunol，2000，61（1）：65-73

[280] Marincola F M，Jaffee E M，Hicklin D J，et al.Escape of human solid tumors from T-cell recognition: molecular mechanisms and functional significance. AdvImmunol，2000，74：181-273

[281] Seliger B，Maeurer M J，Ferrone S. Antigen-processing machinery breakdown and tumor growth. Immunol Today，2000，21（9）：455-464

[282] Scarlett U K，Rutkowski M R，Rauwerdink A M，et al. Ovarian cancer progression is controlled by phenotypic changes in dendritic cells. J Exp Med，2012，209（3）：495-506

[283] Ward P L，Koeppen H K，Hurteau T，et al. Major histocompatibility complex class I and unique antigen expression by murine tumors that escaped from CD8[+]T-cell-dependent surveillance. Cancer Res，1990，50（13）：3851-3858

[284] DuPage M，Cheung A F，Mazumdar C，et al. Endogenous T cell responses to antigens expressed in lung adenocarcinomas delay malignant tumor progression. Cancer Cell，2011，19（1）：72-85

[285] Kaluza K M，Kottke T，Diaz R M，et al. Adoptive transfer of cytotoxic T lymphocytes targeting two different antigens limits antigen loss and tumor escape. Hum Gene Ther，2012，23（10）：1054-1064

[286] Cheung A F，Dupage M J，Dong H K，et al. Regulated expression of a tumor-associated antigen reveals multiple levels of T-cell tolerance in a mouse model of lung cancer. Cancer Res，2008，68（22）： 9459-9468

[287] Coccoris M，Straetemans T，Govers C，et al. T cell receptor （TCR） gene therapy to treat melanoma: lessons from clinical and preclinical studies. Expert Opin Biol Ther，2010，10（4）：547-562

[288] Bendle G M，Linnemann C，Hooijkaas A I，et al. Lethal graft-versus-host disease in mouse models of T cell receptor gene therapy. Nat Med，2010，16（5）：565-570

[289] vanLoenen M M，deBoer R，Amir A L，et al. Mixed T cell receptor dimmers harbor potentially harmful neoreactivity. Proc Natl Acad Sci USA，2010，107（24）：10972-10977

[290] Govers C，Sebesty-n Z，Coccoris M，et al.T cell receptor gene therapy: strategies for optimizing transgenic TCR pairing. Trends Mol Med ，2010，16（2）：77-87

[292] Cohen C J，Zhao Y，Zheng Z，et al.Enhanced antitumor activity of murine-human hybrid T-cell receptor （TCR） in human lymphocytes is associated with improved pairing and TCR/CD3 stability. Cancer Res，2006，66（17）：8878-8886

[292] Kuball J，Dossett M L，Wolfl M，et al. Facilitating matched pairing and expression of TCR chains introduced into human T cells. Blood，2007，109（6）：2331-2338

[293] Thomas S，Xue S A，Cesco-Gaspere M，et al. Targeting the Wilms tumor antigen 1 by TCR gene transfer: TCR variants improve tetramer binding but not the function of gene modified human T cells. J Immunol，2007，179（9）：5803-5810

[294] Haga-Friedman A，Horovitz-Fried M，Cohen C J. Incorporation of transmembrane hydrophobic mutations in the TCR enhance its surface expression and T cell functional avidity. J Immunol，2012，188（11）：5538-5546

[295] Kuball J，Hauptrock B，Malina V，et al. Increasing functional avidity of TCR-redirected T cells by removing defined N-glycosylation sites in the TCR constant domain. J Exp Med，2009，206（2）：463-475

[296] Willemsen R A，Weijtens M E，Ronteltap C，et al. Grafting primary human T lymphocytes with cancer-specific chimeric single chain and two chain TCR. Gene Ther，2000，7（16）：1369-1377

[297] SebestyénZ，SchootenE，SalsT，et al. Human TCR that incorporate CD3zeta induce highly preferred pairing between TCR alpha and beta chains following gene transfer. J Immunol，2008，180（11）：7736-7746

[298] Sommermeyer D，Uckert W. Minimal amino acid exchange in human TCR constant regions fosters improved function of TCR gene-modified T cells. J Immunol，2010，184（11）：6223-6231

[299] Bialer G，Horovitz-Fried M，Ya'Acobi S，et al. Selected murine residues endow human TCR with enhanced tumor recognition. J Immunol，2010，184（11）：6232-6241

[300] Govers C，Sebestyén Z，Berrevoets C，et al. T cell receptor fused to CD3z: transmembrane domain of CD3z prevents TCR mis-pairing，whereas complete CD3z directs functional TCR expression. Open Gene Ther J，2011，4：11-22

[301] Ahmadi M，King J W，Xue S A，et al. CD3 limits the efficacy of TCR gene therapy in vivo. Blood ，2011，118（13）：3528-3537

[302] Ochi T，Fujiwara H，Okamoto S，et al. Novel adoptive T-cell immunotherapy using a WT1-specific

TCR vector encoding silencers for endogenous TCRs shows marked antileukemia reactivity and safety. Blood，2011，118（6）：1495-1503

[303] Okamoto S，Mineno J，Ikeda H，et al. Improved expression and reactivity of transduced tumor-specific TCRs in human lymphocytes by specific silencing of endogenous TCR. Cancer Res，2009，69（23）：9003-9011

[304] Dudley M E，Yang J C，Sherry R，et al. Adoptive cell therapy for patients with metastatic melanoma: evaluation of intensive myeloablative chemoradiation preparative regimens. J Clin Oncol，2008，26（32）：5233-5239

[305] Besser M J，Shapira-Frommer R，Treves A J，et al. Clinical responses in a phase II study using adoptive transfer of short-term cultured tumor infiltration lymphocytes in metastatic melanoma patients. Clin Cancer Res，2010，16（9）：2646-2655

[306] Butler M O，Friedlander P，Milstein M I，et al. Establishment of antitumor memory in humans using in vitro-educated CD8[+] T cells. Sci Transl Med，2011，3（80）：80ra34

[307] Morgan R A，Dudley M E，Wunderlich J R，et al. Cancer regression in patients after transfer of genetically engineered lymphocytes. Science，2006，314（5796）：126-129

[308] Johnson L A，Morgan R A，Dudley M E，et al. Gene therapy with human and mouse T-cell receptors mediates cancer regression and targets normal tissues expressing cognate antigen. Blood，2009，114（3）：535-546

[309] Parkhurst M R，Yang J C，Langan R C，et al. T cells targeting carcinoembryonic antigen can mediate regression of metastatic colorectal cancer but induces everetransientcolitis. Mol ther，2011，19（3）：620-626

[310] Robbins P F，Morgan R A，Feldman S A，et al. Tumor regression in patients with metastatic synovial cells arcoma and melano mausing genetically engineered lymphocytes reactive with NY-ESO-1. J ClinOncol，2011，29（7）：917-924

[311] Morgan R A，Chinnasamy N，Abate-Daga D，et al. Cancer regression and neurological toxicity following anti-MAGE-A3 TCR gene therapy. J Immunother，2013，36（2）：133-151

[312] Linette G P，Stadtmauer E A，Maus M V，et al. Cardio vascular toxicity and titincross-reactivity of affinity-enhanced T cells in myeloma and melanoma. Blood，2013，122（6）：863-871

[313] R.A. Morgan，M.E. Dudley，J.R. Wunderlich，et al.Cancer regression in patients after transfer of genetically engineered lymphocytes. Science，2006（314）：126-129

[314] L.A. Johnson，R.A. Morgan，M.E. Dudley，et al. Gene therapy with human and mouse T-cell receptors mediates cancer regression and targets normal tissues expressing cognate antigen，Blood，2009（114）：535-546

[315] M.R. Parkhurst，J.C. Yang，R.C. Langan，et al.T cells targeting carcinoembryonic antigen can mediate regression of metastatic colorectal cancer but induce severe transient colitis，Mol. ther，2010（19）：

620-626

[316] P.F. Robbins, R.A. Morgan, S.A. Feldman, et al.Tumor regression in patients with metastatic synovial cell sarcoma and melanoma using genetically engineered lymphocytes reactive with NY-ESO-1, J. Clin. Oncol, 2011（29）: 917-924

[317] Arvind Chhabra. TCR-Engineered, Customized, Antitumor T Cells for Cancer Immunotherapy: Advantages and Limitations. The Scientific World JOURNAL, 2011, 11: 121-129

[318] Jotereau F, Gervois N, Labarrière N. Adoptive transfer with high-affinity TCR to treat human solid tumors: how to improve the feasibility? Targ Oncol, 2012, 7: 3-14

[319] Berry L J, Moeller M, Darcy P K. Adoptive immunotherapy for cancer: the next generation of gene-engineered immune. Tissue Antigens, 2009（74）: 277-289

[320] Wing K, Sakaguchi S. Regulatory T cells exert checks and balances on self tolerance and autoimmunity. Nat Immunol, 2010, 11: 7-13

[321] Sakaguchi S, Miyara M, Costantino C M, et al.Foxp3$^+$ regulatory T cells in the human immune system. Nat Rev Immunol, 2010, 10: 490-500

[322] Sugiyama D, Nishikawa H, Maeda Y, et al. Anti-CCR4 mAb selectively depletes effector-type Foxp3$^+$CD4$^+$ regulatory T cells, evoking antitumor immune responses in humans. Proc Natl Acad Sci USA, 2013, 110: 17945-17950

[323] Faget J, Biota C, Bachelot T, et al. Early detection of tumor cells by innate immune cells leads to Treg recruitment through CCL22 production by tumor cells. Cancer Res, 2011, 71: 6143-6152

[324] Facciabene A, Peng X, Hagemann I S, et al. Tumour hypoxia promotes tolerance and angiogenesis via CCL28 and Treg cells. Nature, 2011, 475: 226-230

[325] Redjimi N, Raffin C, Raimbaud I, et al.CXCR3$^+$ T regulatory cells selectively accumulate in human ovarian carcinomas to limit type I immunity. Cancer Res, 2012, 72: 4351-4360

[326] Rech A J, Mick R, Martin S, et al. CD25 blockage depletes and selectively reprograms regulatory T cells in concert with immunotherapy in cancer patients. Sci Transl Med, 2012, 4: 134ra162

[327] Mitsui J, Nishikawa H, Muraoka D, et al. Two distinct mechanisms of augmented antitumor activity by modulation of immunostimulatory/inhibitory signals. Clin Cancer Res, 2010, 16: 2781-2791

[328] Hodi F S, O' Day S J, McDermott D F, et al. Improved survival with ipilimumab in patients with metastatic melanoma. N Engl J Med , 2010, 363: 711-723

[329] Robert C, Thomas L, Bondarenko I, et al.Ipilimumab plus dacarbazine for previously untreated metastatic melanoma. N Engl J Med, 2011, 364: 2517-2526

[330] Bulliard Y, Jolicoeur R, Windman M, et al. Activating Fcg receptors contribute to the antitumor activities of immunoregulatory receptor-targeting antibodies. J Exp Med, 2013, 210: 1685-1693

[331] Mark J S, John J E, Michael Q, et al.Anti-CTLA-4 antibodies of IgG-2a isotype enhance antitumor activity through reduction of intratumoral regulatory T cells. Cancer Immunol Res, 2013, 1: 32-42

[332] Simpson T R，Li F，Montalvo-Ortiz W，et al. Fc-dependent depletion of tumor-infiltrating regulatory T cells co-defines the efficacy of anti-CTLA-4 therapy against melanoma. J Exp Med，2013，210：1695-1710

[333] Ise W，Kohyama M，Nutsch K M，et al.CTLA-4 suppresses the pathogenicity of self antigen-specific T cells by cell-intrinsic and cell-extrinsic mechanisms. Nat Immunol，2010，11：129- 135

[334] Brahmer J R，Tykodi S S，Chow L Q，et al. Safety and activity of anti-PD-L1 antibody in patients with advanced cancer. N Engl J Med，2012，366：2455-2465

[335] Hamid O，Robert C，Daud A，et al. Safety and tumor responses with lambrolizumab （anti-PD-1） in melanoma. N Engl J Med，2013，369：134-144

[336] Gagliani N，Magnani C F，Huber S，et al. Coexpression of CD49b and LAG-3 identifies human and mouse T regulatory type 1 cells. Nat Med，2013，19：739-746

[337] Abbas A K，Benoist C，Bluestone J A，et al.Regulatory T cells： recommendations to simplify the nomenclature. Nat Immunol，2013，14： 307-308

[338] Ohkura N，Kitagawa Y，Sakaguchi S. Development and Maintenance of Regulatorny T cells. Immunity，2013，38： 414-423

[339] Zhang P，Tey S-K，Koyama M，et al. Induced regulatory T cells promote tolerance when stabilized by rapamycin and IL-2 in vivo. J Immunol，2013，191： 5291-5303

[340] Baumgrass R，Brandt C，Wegner F，et al. Low-dose，but not high-dose，cyclosporine A promotes regulatory T-cell induction，expansion，or both. J Allergy Clin Immunol，2010，126： 183-184

[341] Brandt C，Liman P，Bendfeldt H，et al. Whole blood flow cytometric measurement of NFATc1 and IL-2 expression to analyze cyclosporine A-mediated effects in T cells. Cytometry A ，2010，77： 607-613

[342] Weng J，Lai P，Lv M，et al. Bortezomib modulates regulatory T cell subpopulations in the process of acute graft-versus-host disease. Clin Lab，2013，59： 51-58

[343] Mao R，Xiao W，Liu H，et al. Systematic evaluation of 640 FDA drugs for their effect on CD4（+） Foxp3[+] regulatory T cells using a novel cell-based high throughput screening assay. Biochem Pharmacol，2013，85： 1513-1524

[344] Ohkura N，Hamaguchi M，Morikawa H，et al. T cell receptor stimulation-induced epigenetic changes and Foxp3 expression are independent and complementary events required for Treg cell development. Immunity，2012，37： 785-799

[345] Lee K，Nguyen V，Lee K-M，et al. Attenuation of donor-reactive T cells allows effective control of allograft rejection using regulatory T cell therapy. Am J Transplant，2014，14： 27-38

[346] Golab K，Leveson-Gower D，Wang X-J，et al. Challenges in cryopreservation of regulatory T cells （Tregs） for clinical therapeutic applications. Int Immunopharmacol，2013，16： 371-375

[347] Mougiakakos D，Choudhury A，Lladser A，et al. Regulatory T cells in cancer. Adv Cancer Res，2010，107： 57-117

[348] Nadig S N，Wieckiewicz J，Wu D C，et al. In vivo prevention of transplant arteriosclerosis by ex vivo-expanded human regulatory T cells. Nat Med，2010，16：809-813

[349] Soyka M B，Holzmann D，Akdis C A. Regulatory cells in allergen-specific immunotherapy. Immunotherapy，2012，4：389-396

[350] Q. Shi，H. Cao，J. Liu，et al. CD4$^+$Foxp3$^+$regulatory T cells induced by TGF-β，IL-2 and all-transretinoic acid attenuate obliterative bronchiolitis in rat trachea transplantation. International Immunopharmacology，2011，11（11）：1887-1894

[351] P. Muranski，N. P. Restifo. Essentials of Th17 cell commitment and plasticity. Blood，2013，121（13）：2402-2414

[352] C. M. Wilke，K. Bishop，D. Fox，et al. Deciphering the role of Th17 cells in human disease. Trends in Immunology，2011，32（22）：603-611

[353] I. Kryczek，E. Zhao，Y. Liu，et al. "Human TH17 cells are long lived effector memory cells，" Science Translational Medicine，2011，3（104）：100-104

[354] L. Li，L. Huang，A. L. Vergis，et al. IL-17 produced by neutrophils regulates IFN-β-mediated neutrophil migration in mouse kidney ischemia-reperfusion injury. The Journal of Clinical Investigation，2010，120（1）：331-342

[355] K. Ghoreschi，A. Laurence，X.-P. Yang，et al. Generation of pathogenic TH 17 cells in the absence of TGF-β 2 signalling. Nature，2010，467（7318）：967-971

[356] K.Hebel，M. Rudolph，B.Kosak，et al.IL-1β and TGF-β act antagonistically in induction and differentially in propagation of human proinflammatory precursor CD4$^+$ T cells. Journal of Immunology，2011，187（11）：5627-5635

[357] S.Hori. Developmental plasticity of Foxp3$^+$ regulatory T cells. Current Opinion in Immunology，2010，22（5）：575-582

[358] D. M. Tartar，A. M. VanMorlan，X.Wan，et al. Foxp3$^+$RORγt+ T helper intermediates display suppressive function against autoimmune diabetes，Journal of Immunology，2010，184（7）：3377-3385

[359] Z. Yang，B. Zhang，D. Li，et al. Mast cells mobilize myeloidderived suppressor cells and Treg cells in tumor microenvironment via IL-17 pathway in murine hepatocarcinoma model.PLoS ONE，2010，5（1）：e8922

[360] M. D. L. L. Garcia-Hernandez，H. Hamada，J. B. Reome，et al. Adoptive transfer of tumor-specific Tc17 effector T cells controls the growth of B16 melanoma in mice. Journal of Immunology，2010，184（8）：4215-4227

[361] Y. Tian，C. Yuan，D. Ma，et al. IL-21 and IL-12 inhibit differentiation of Treg and TH17 cells and enhance cytotoxicity of peripheral blood mononuclear cells in patients with cervical cancer. International Journal of Gynecological Cancer，2011，21（9）：1672-1678

[362] R. Jiang，Z. Tan，L. Deng，et al.Interleukin-22promoteshuman hepatocellular carcinoma by activation of STAT3. Hepatology，2011，54（3）：900-909

[363] R. Jiang，H. Wang，L. Deng，et al.IL-22 is related to development of human colon cancer by activation of STAT3. BMC Cancer，2013，13（1）：59

[364] Z.-J. Ye，Q. Zhou，Y.-Y.Gu，et al. Generation and differentiation of IL-17-producing CD4[+] T cells in malignant pleural effusion. Journal of Immunology，2010，185（10）：6348-6354

[365] J. L. Gnerlich，J. B.Mitchem，J. S.Weir，et al.Induction of Th17 cells in the tumor microenvironment improves survival in a murinemodel of pancreatic cancer.Journal of Immunology，2010，185（7）：4063-4071

[366] D. Alizadeh，M. Trad，N. T. Hanke，et al.Doxorubicin eliminates myeloid-derived suppressor cells and enhances the efficacy of adoptive T cell transfer in breast cancer. Cancer Research，2013

[367] F. Chalmin，G. Mignot，M. Bruchard，et al.Stat3 and Gfi-1 transcription factors control Th17 cell immunosuppressive activity via the regulation of ectonucleotidase expression. Immunity，2012，36（3）：362-373

[368] T. Ⅱda，M. Iwahashi，M. Katsuda，et al.Tumor-infiltrating CD4[+] Th17 cells produce IL-17 in tumor microenvironment and promote tumor progression in human gastric cancer，Oncology Reports，2011（25）：1271

[369] J. Liu，Y. Duan，X. Cheng，et al.IL-17 is associated with poor prognosis and promotes angiogenesis via stimulating VEGF production of cancer cells in colorectal carcinoma. Biochemical and Biophysical Research Communications，2011（407）：348-354

[370] R. Kesselring，A. Thiel，R. Pries，et al.Human Th17 cells can be induced through head and neck cancer and have a functional impact on HNSCC development，British Journal of Cancer，2010（103）：1245-1254

[371] L.J. Yang，Y.X. Qi，J. Hu，et al.Expression of Th17 Cells in breast cancer tissue and its association with clinical parameters. Cell Biochemistry and Biophysics，2012：1-7

[372] D.A. Wainwright，S. Sengupta，Y. Han，et al.The presence of IL-17A and T helper 17 cells in experimental mouse brain tumors and human glioma. PloS One，2010（5）：e15390

[373] G. Cantini，F. Pisati，A. Mastropietro，et al.A critical role for regulatory T cells in driving cytokine profiles of Th17 cells and their modulation of glioma microenvironment. Cancer Immunology ImmunotHERapy，2011（60）：1739-1750

[374] X. Su，J. Ye，E.C. Hsueh，et al.Tumor microenvironments direct the recruitment and expansion of human Th17 cells. The Journal of Immunology，2010（184）：1630-1641

[375] L. Maggi，V. Santarlasci，M. Capone，et al.CD161 is a marker of all human IL-17- producing T-cell subsets and is induced by RORC. European Journal of Immunology，2010（40）：2174-2181

[376] W. Zou，N.P. Restifo. TH17 cells in tumour immunity and immunotherapy. Nature Reviews Immunology，

2010（10）：248-256

[377] T. Hirata，Y. Osuga，M. Takamura，et al.Recruitment of CCR6-expressing Th17 cells by CCL 20 secreted from IL-1b-，TNF-a and IL-17A-stimulated endometriotic stromal cells.Endocrinology，2010（151）：5468-5476

[378] Z. Tong，X.O. Yang，H. Yan，et al.A protective role by interleukin-17F in colon tumorigenesis.PloS One，2012（7）：e34959

[379] R.H. Prabhala，D. Pelluru，M. Fulciniti，et al.Elevated IL-17 produced by TH17 cells promotes myeloma cell growth and inhibits immune function in multiple myeloma. Blood，2010 （115）：5385-5392

[380] I. Kryczek，K. Wu，E. Zhao，et al.IL-17$^+$ regulatory T cells in the microenvironments of chronic inflammation and cancer. The Journal of Immunology，2011（186）：4388-4395

第四章

肿瘤的疫苗治疗

所谓肿瘤疫苗治疗，实际上是生物治疗的一种重要手段，可通过激活机体自身的免疫而达到主动识别并有效杀死恶性肿瘤细胞的目的，具有高度特异性。肿瘤疫苗还可诱发免疫记忆细胞，产生长效免疫效应，防止肿瘤的转移和复发，因此肿瘤治疗性疫苗是一种理想的特异性主动免疫治疗手段。肿瘤疫苗以肿瘤抗原为基础，通过合适的抗原递送系统和疫苗佐剂，激活机体特异性免疫应答，包括体液免疫和细胞免疫，尤其是CD8$^+$T细胞（杀伤性T细胞，CTLs），产生抗肿瘤免疫应答。肿瘤疫苗的抗肿瘤免疫活性不仅在动物实验中已得到证实，目前多种肿瘤疫苗已进入临床试验阶段，美国食品和药品管理局（FDA）于2010年4月批准一种应用抗原呈递细胞激活肿瘤抗原特异性T细胞的个体化治疗PROVENGER（sipuleucel-T）用于治疗前列腺癌，重组抗原由前列腺癌组织中表达的抗原—前列腺酸性磷酸酶（PAP）与GM-CSF融合而成，活化抗原呈递细胞和树突状细胞。因此，肿瘤的疫苗治疗是一种有着广阔应用前景的肿瘤免疫治疗方法，可用于肿瘤化疗后的辅助治疗。目前正在进行临床研究的肿瘤抗原主要有：CT抗原（包括MAGE-A1、MAGE-A3、NY-ESO-1等），癌基因（HER2/neu），肿瘤特异性抗原以及热休克蛋白（heat shock protein，HSP），治疗范围涉及诸如黑色素瘤、肺癌、乳腺癌、卵巢癌、前列腺癌、肾癌、神经胶质瘤和肝癌等多种肿瘤。

目前制约肿瘤治疗性疫苗疗效的主要因素之一是肿瘤微环境中存在抑制性细胞如Treg，以及引起T细胞无能和无应答的"刹车"分子如PD-1/PD-L1和CTL-A4的高表达，鉴于目前靶向PD-1/PD-L1、CTL-A4的抗体在临床实验中已经取得了明显抗肿瘤的疗效，因此将肿瘤疫苗与靶向T细胞抑制分子或细胞的抗体联合使用是将来肿瘤免疫治疗发展的一个方向。

一、以MAGE-A 抗原为基础的肿瘤疫苗

黑色素瘤相关抗原-A（melanoma-associated antigen，MAGE-A）属于MAGE家族，是CT抗原。第一个MAGE基因是于20世纪90年代早期由Boon等人利用T细胞表位克隆技术在黑色素瘤细胞MZ-2中发现的，命为MAGE-A1，该抗原能够诱导黑色素瘤患者产生自发性CTL应答。之后，几十个新的MAGE基因相继被发现，它们均含有一段约200个氨基酸组成的保守序列，称之为MAGE同源结构域（MAGE homology domain，MHD）。依据基因表达形式和功能的不同，可将MAGE家族分为MAGE-I和MAGE-II。MAGE-I包括MAGE-A、MAGE-B、MAGE-C亚家族，分别定位于染色体Xq28、Xq21、Xq26-27区域。其中 MAGE-A亚家族是MAGE-I的重要成员，也是研究最多的CT抗原。它由12个家族成员组成（MAGE-A1 ~ MAGE-A12）。这些抗原除了在睾丸和胎盘中表达外，在正常组织中均不表达，但在多种肿瘤中却高表达。MAGE-II包括MAGE-D亚家族，位于X染色体上但无明确定位，表达于多种正常组织中，与肿瘤无关。

（一）MAGE-A在肿瘤细胞中的表达特点

MAGE-A在多种肿瘤中均有表达，例如乳腺癌、卵巢癌、肺癌、膀胱癌等，其在肿瘤细胞中的表达方式趋向于以一种固有的方式共表达，例如MAGE-A3和MAGE-C2经常作为共表达抗原与其他抗原组合一起在肿瘤细胞中表达。此外，MAGE-A主要在具有侵袭性和转移性的恶性肿瘤中表达，与癌症患者的预后不良密切相关。

MAGE-A基因的启动子区含有转录因子Ets和SP1的结合位点：胞嘧啶－磷酸盐－鸟嘌呤核苷酸位点（CpG岛），CpG岛甲基化后可阻碍转录因子Ets和SP1与作用位点的结合，从而抑制MAGE-A的转录。在人体正常细胞中，CpG岛高度甲基化，MAGE-A的表达也因此受到抑制。而在肿瘤细胞中，由于全基因组表观遗传的改变，导致MAGE-A基因的启动子区域的低甲基化，从而促使MAGE-A抗原在肿瘤细胞中异常表达。此外，在肿瘤细胞中组蛋白乙酰化和甲基化也是促使MAGE-A抗原异常表达的因素。同时，肿瘤细胞中MAGE-A亚家族成员在细胞核和细胞质的定位具有显著的差异性，控制其表达定位的机制可能具有肿瘤细胞特异性。

（二）MAGE-A在肿瘤细胞中的生物学功能

MAGE-A作为肿瘤抗原基因，其功能和作用机制尚不完全明确，但已查明与肿瘤的发生、发展及不良预后密切相关。有研究显示MAGE-A蛋白在细胞增殖的调节通路中发挥作用，MAGE-A蛋白可通过控制肿瘤抑制因子p53的表达来促进肿瘤发生和发展。MAGE-A蛋白可募集转录抑制因子组蛋白去乙酰化酶（histone deacetylase，HDAC）至MAGE/P53复合物上，从而抑制p53的转录功能，以及导致对依赖p53的抗肿瘤药物如依

托泊苷的耐药。卵巢癌细胞株SKOV3对紫杉酚/多柔比星耐药性的形成也与MAGE-A亚家族成员（MAGE-A2、-A3、-A6、-A11和-A12）在SKOV3细胞中过表达有关。此外，MAGE-A1、-A3的表达与卵巢癌的分化和临床分期呈正相关，分化越差，分期越晚，MAGE的表达率越高。因此MAGE-A在某种程度上可能发挥癌蛋白的功能，从而促进恶性肿瘤的发展。

（三）MAGE-A抗原在设计肿瘤治疗性疫苗中的应用

由于睾丸不表达HLA分子，因此不能进行抗原递呈，导致机体对CT抗原的免疫反应天然豁免，MAGE-A编码的肿瘤特异性抗原肽可被HLA-I类分子呈递给CD8$^+$T淋巴细胞，从而对表达MAGE-I抗原的肿瘤细胞具有特异性的杀伤功能，因此基于MAGE-A抗原肽和抗原作为肿瘤疫苗得到了广泛的研究。这两种肿瘤治疗性疫苗均可作为防止肿瘤术后复发的辅助治疗手段。

1. 肽疫苗

目前已发现MAGE-A抗原包含有多种特异性的抗原肽，既有HLAI类或Ⅱ类分子提呈的表位，也有 HLAI类 和Ⅱ类分子同时提呈的抗原表位。在一项使用MAGE-A3抗原肽疫苗对25例HLA-A1限制性的黑色素肿瘤患者进行治疗的临床试验中，有7例患者肿瘤生长明显受到抑制，其中3例完全康复。尽管MAGE-A3抗原肽肿瘤疫苗具有一定的临床治疗效果，但是疫苗介导的MAGE特异性的CTL应答却处在低反应水平，即使是在那些对治疗有应答的患者个体也是如此，这说明疫苗的抗肿瘤免疫活性具有明显的个体差异。

MAGE-A亚家族成员在不同肿瘤细胞中的表达存在差异，但是大部分肿瘤细胞至少表达一种MAGE-A抗原。MAGE-A亚家族成员的部分CTL表位在一定程度上存在同源性和相似性，筛选MAGE-A抗原的共有表位有助于研制更具广谱性的肿瘤抗原肽疫苗。Graff-Dubois等人研究发现一种具有高亲和性的可变肽表位p248V9，可交叉识别HLA-A*0201限制性MAGE-A2、-A3、-A4、-A6、-A10、-A12（p248G9）和MAGE-A1（p248D9）两种表位肽。p248V9诱导产生的特异性CTL可识别MAGE-A的每一个单独抗原，并特异性杀伤表达MAGE-A抗原的肿瘤细胞。利用共有表位作为抗原肽疫苗可同时杀伤表达不同MAGE-A抗原的肿瘤细胞，可望作为一种广谱的、高效的通用肿瘤疫苗。

2. 重组蛋白疫苗

重组蛋白疫苗可诱导广泛的CD8$^+$和CD4$^+$ T细胞免疫应答，并且可以不受患者HLA限制型的限制，使疫苗的临床应用更具广泛性和普遍性。葛来素史克（GSK）公司研制的MAGE-A3治疗黑色素瘤（DERMA）和非小细胞肺癌的研究在临床试验中取得了很好的结果。这是一种N端带有protein D和组氨酸标签的 MAGE-A3重组蛋白疫苗，疫苗设计目的是刺激免疫系统识别 MAGE-A3抗原并清除表达MAGE-A3的肿瘤细胞，因此，这种肿瘤疫苗仅适用于肿瘤MAGE-A3阳性的群体。

DERMA研究：MEGA-A3蛋白在约65%的Ⅲ期黑色素瘤中高表达。Ⅱ期临床试验数据显示，在对26例处于Ⅲ/Ⅳ期的黑色素瘤患者进行接种免疫，发现其中有5例患者对治疗产生完全反应，1例产生部分反应，4例产生混合反应。在一项随机、双盲、安慰剂对照Ⅲ期临床试验中，对治疗性疫苗DERMA治疗ⅢB/C阶段MAGE-A3呈阳性并已通过手术切除的黑色素瘤患者的疗效和安全性进行评价。然而结果显示，与安慰剂相比，MAGE-A3未能显著改善MEGA-A3阳性群体的无瘤生存期（DFS），未能达到该项研究的首要目标。但GSK将继续推进DERMA试验，期望通过进一步分析，鉴别出可能对治疗性疫苗MAGE-A3有反应的MAGE-A3阳性黑色素瘤亚组群体。

MAGRIT研究：在阳性非小细胞肺癌（NSCLC）中，MAGE-A3在IB-ⅡA期肿瘤细胞中表达率为35%。在一项随机、双盲、安慰剂对照研究中，对182例手术切除的非小细胞肺癌患者按2∶1的比例随机分配到MAGE-A3免疫治疗组（n = 122）或安慰剂组（n = 60）。在为期27个月的治疗期间，分别进行13次疫苗或安慰剂肌肉注射。44个月后，69例癌症患者复发，其中57例死亡。与安慰剂组相比，MAGE-A3治疗组的患者癌症复发的时间更晚，复发率和死亡率都更低。Ⅱ期临床研究数据显示，在手术后的IB-ⅡA期NSCLC患者中，MAGE-A3抗原特异性免疫疗法（ASCI）的治疗毒性较低，无瘤生存期和辅助化疗相似，此疗法目前正进行大规模Ⅲ期临床试验。

除以上两种形式的肿瘤治疗性疫苗之外，也有研究以MAGE抗原肽结合自体树突状细胞的方式免疫接种，从而提高抗肿瘤免疫反应的方式。此外，也有利用MAGE抗原表达的异质性，应用DNA甲基化抑制剂或者组蛋白脱乙酰基抑制剂来提高MAGE抗原的表达，从而激起更强的肿瘤特异性CTL反应。

二、以HER2/neu 抗原为基础的肿瘤疫苗

HER2/neu（human epidermal growth factor receptor type 2）是一类可被肿瘤特异性CTL识别的抗原，典型的原癌基因产物，与乳腺癌等肿瘤的发生、发展和不良预后密切相关。HER2最先在大鼠神经、胶质纤维瘤中发现，该基因位于人染色体17q21，编码1255个氨基酸的蛋白，分子量约185kDa，因此又被称为p185。HER2/neu蛋白结构可分为三个区域：胞外区、跨膜区和胞内酪氨酸激酶区。HER2/neu属于表皮生长因子受体家族（epithelial growth factor receptor）成员，该家族共有四个成员：HER1（EGFR）、HER2、HER3和HER4，HER2与该家族的其他三个成员之间可形成异源二聚体，该异源二聚体与配体结合后能激活下游的MAPK、ERK、PI3K等信号通路，促进细胞生长和抑制细胞凋亡。HER2的过表达向肿瘤细胞提供促有丝分裂的信号，导致肿瘤的生长速度加快，并抑制凋亡。HER2/neu蛋白在胚胎期即有表达，而在成熟期的组织和器官中极少表达，因此机体免疫系统不能有效识别导致免疫耐受。

（一）HER2与肿瘤发生的机制

HER2/neu原癌基因通过基因扩增和蛋白的过度表达，引起乳腺癌、卵巢癌、肺癌和消化道肿瘤等恶性肿瘤发生与发展。它参与了抑制细胞凋亡，促进肿瘤细胞存活；上调血管内皮生长因子（VEGF）/血管通透性因子（VPF），促进肿瘤新生血管生成；增加肿瘤细胞的侵袭力，破坏机体组织抗侵袭屏障等。临床研究发现HER2过表达的肿瘤恶性程度高，迁移性和浸润性强，对化疗药物更加不敏感，且治疗后复发的可能性更大。因此，HER2被认为是肿瘤免疫治疗的理想靶点之一。此外，在正常成人组织HER2表达很低，而在部分肿瘤原发灶和转移灶中均有HER2的稳定表达。因此抗HER2免疫治疗可产生针对肿瘤的特异性疗效。

（二）HER2作为肿瘤免疫治疗的靶点

除了众所周知的 HERceptin （trastuzumab）——一种针对HER2胞外区的单克隆抗体，可抑制HER2阳性的肿瘤生长，并于1998年9月被美国FDA批准用于临床治疗HER2过表达和HER2基因扩增的肿瘤外，诱导患者产生针对HER2的主动免疫反应也是有效的免疫治疗方法。HER2作为潜在的肿瘤疫苗具有许多优势。首先，一些HER2表达阳性的肿瘤患者体内有针对HER2的免疫反应，这就提示机体可以克服针对自身蛋白的免疫耐受。其次，由于HER2在肿瘤细胞过表达，而在正常组织低表达，使得患者产生的针对HER2的免疫反应具有肿瘤组织特异性，而对正常组织毒性很小或基本没有毒性。最后，HER2作为一个重要的生长因子受体，患者体内产生的针对HER2的体液免疫反应可通过多种机制诱导肿瘤细胞死亡。

Pupa等人于1993年首次报道，HER2过表达的乳腺癌患者体内存在针对HER2的血清抗体和T细胞反应。此外，其他报道也证明乳腺癌患者体内存在针对HER2的内源性体液和细胞免疫反应。而目前已发现的可被辅助性T细胞或CTL细胞识别的肽表位，是设计HER2疫苗的主要依据。

（三）HER2抗原在设计肿瘤治疗疫苗中的应用

随着HER2/neu氨基酸序列中T细胞表位的发现，并证实其可以在体外和体内诱导出特异性的细胞免疫应答，以这些表位肽为基础的肿瘤疫苗受到了研究者的关注。George采用HLA A*0201限制性的九肽表位E75（HER2 369-377）作为多肽疫苗可引发淋巴结阳性乳腺癌（NPBC）接受过治疗的某些无瘤患者的特异性免疫反应。该疫苗基于单一的免疫刺激肽E75，同时联合粒细胞巨噬细胞集落刺激因子（GM-CSF）作为辅助治疗。以月为单位皮下用药，持续治疗6个月。在Ⅱ期临床试验中，对186例乳腺癌患者给予疫苗治疗，评估E75疫苗对乳腺肿瘤复发的预防作用，其中对101例HLA-A2$^+$/A3$^+$患者给予疫苗治疗，85例HLA-A2$^-$/A3$^-$患者作为对照，结果显示疫苗对患者毒性反应小，患者出现疫苗剂量依赖性反应。在20个月的随访中，免疫组患者肿瘤复发率为5.6%，对照组为14.2%

（*P*=0.04）。随着疫苗特异性免疫反应的减弱，随访26个月后两组的复发率未呈显著性差异，分别为8.3%和14.8%，但是在复发形式上有明显差异，对照组复发患者有50%出现骨转移，而免疫组复发患者无骨转移出现。同时免疫组复发患者死亡率为12.5%，对照组为41.7%。因此应用E75诱导HLA–A2$^+$/A3$^+$患者的抗肿瘤免疫治疗是安全有效的。NeuVaxⅡ期临床试验的阳性结果显示，该疫苗对于HER2低到中等表达水平的乳腺癌患者可推迟肿瘤的复发和进展，而此类患者不适合用药物赫赛汀进行靶向治疗。NeuVax可以刺激T细胞攻击表达HER2任何水平的细胞，对于50%以上不能使用赫赛汀的乳腺癌患者来说，这无疑是一个好消息。2011年4月RXi Pharmaceuticals公司获得美国FDA许可，继续对其实验性治疗性疫苗NeuVax进行Ⅲ期临床试验。

与NeuVax一样，AE37表达于75%~80%的乳腺癌，同样，AE37最初定位也是HER2的表达水平过低不适合赫赛汀治疗的乳腺癌患者的辅助治疗。AE37是由Mittendorf等将LRMK连接到HER2/neu 776-790的氨基末端而形成的新肽，LRMK可以有效地通过抗原呈递细胞的MHC Ⅱ类分子激活Th细胞。应用AE37（100~1000μg）与GM–CSF（0~250μg）佐剂对15例乳腺癌患者进行免疫治疗，结果显示，疫苗毒性反应弱，患者可耐受，1级毒性反应占40%，2级毒性反应占60%，无3、4级毒性。免疫后患者产生了CD4$^+$ T细胞反应。AE37目前正在进行Ⅱ期临床试验，该试验涉及200多例淋巴结阳性或高风险淋巴结阴性乳腺癌患者。在17个月的随访中，AE37治疗HER2表达低水平的患者复发率是对照组的一半，疗效明显。

由于HER2为自身蛋白，完整的HER2蛋白可使机体产生免疫耐受，而不能有效引发抗HER2的免疫反应，因此对于HER2蛋白疫苗的研究主要是针对HER2蛋白片段。此外，HER2的DNA疫苗以及以DC为基础的HER2疫苗也开始临床前研究，有些已经开始小规模的临床试验，并取得了一定的效果。

三、以MUC1抗原为基础的肿瘤疫苗

（一）MUC1蛋白的结构及表达特点

人MUC1 基因的编码产物Mucin是一种I型跨膜蛋白，其结构由N端和C端两部分构成，这两部分通过非共价键连接。其中N端包含了PTS区和SEA区，PTS区包含了由20个氨基酸组成的串联重复结构（VNTR），其中富含丝氨酸和苏氨酸是潜在的O型糖基化位点，同时在靠近跨膜区的非PTS区有5个N型糖基化位点。C端包括58个氨基酸的胞外区、28个氨基酸的跨膜区和72个氨基酸的细胞质尾区，在正常情况下MUC1高度糖基化，这种结构一方面有利于MUC1的核心肽免于蛋白酶的降解，另一方面利于其发挥保护、感知外界环境及信号转导的功能。

在肿瘤发生的过程中，由于糖基化转移酶活性增高，导致糖链合成过早的终止，

糖链变短形成糖基化结构异常的 MUC1，从而使正常隐蔽的表位（如PDTRP区）暴露，并出现新的糖链及新表位（如TF、Tn、STn等糖表位）。PDTRP区是B细胞和T细胞共同识别表位，可活化MUC1特异性CTL应答，是具有免疫原性的免疫显性结构域（immunodominant domain）。抗原肽表位（如PDTRP区）暴露后，使其具有免疫原性，成为肿瘤特异性免疫治疗的理想靶点。同时在肿瘤细胞中MUC1表达量上调，且与肿瘤的恶性程度呈正相关，此外，在肿瘤发生的过程中 MUC1极性也随之消失。

（二）MUC1在肿瘤细胞中的生物学功能

MUC1几乎在所有上皮细胞腺癌中表达，如乳腺癌、胰腺癌、卵巢癌等。MUC1的异常表达与肿瘤细胞的发生和发展有密切关系。在肿瘤细胞中，MUC1可调节细胞间相互作用，介导细胞信号转导并参与机体免疫调节。MUC1可通过介导表皮生长因子的表达，如结缔组织生长因子（CTGF）、血小板衍生生长因子A（PDGF-A），和PDGF-B、活化的MAPK和PI3K/Akt信号途径，从而促进肿瘤细胞增殖和存活；可加强细胞间、肿瘤细胞与基底膜蛋白的黏附作用，促进肿瘤细胞对基底膜的黏附作用而使之侵袭转移，同时 MUC1还可以通过降低整合素和钙黏素细胞黏附分子的黏合，发挥抗黏附作用，从而降低同质肿瘤细胞间的黏附力，使癌细胞易于脱落，成为活性游离癌细胞使肿瘤细胞侵袭性增强。由于MUC1在肿瘤细胞中的调节增殖、侵袭和转移，以及化疗和免疫抑制的多重角色，从而使这种糖蛋白在肿瘤免疫治疗中成为具有吸引力的靶标之一。

（三）MUC1抗原在设计肿瘤疫苗中的应用

MUC1在细胞癌变时可发生质和量的改变，出现新的抗原表位。肿瘤MUC1可以非MHC限制性和MHC限制性的方式活化CTLs，这些活化的CTLs可杀伤表达MUC1的肿瘤细胞。因此，MUC1是肿瘤主动特异性免疫治疗理想的靶分子。

目前对MUC1主动特异性免疫治疗在动物实验中已经取得了很好的疗效，现已开展多种基于MUC1的免疫原作为疫苗用于肿瘤治疗的研究，有些已进入临床试验阶段。其中最为瞩目的默克公司研发的 L-BLP25，这是一种合成的MUC1肽类疫苗，可以诱导机体对MUC1阳性的癌细胞产生免疫应答。L-BLP25包含了一个MUC1癌细胞黏蛋白的具有免疫原性的VNTR区的25氨基酸序列，采用脂质体运输系统加强抗原在体内的输送，有助于免疫系统更好地识别癌细胞抗原。一项II期临床研究显示，与对照组相比，延长肿瘤患者中位生存期4.4个月，延长患者对化疗药物的耐受3~4个周期，并提高患者的生存质量（QOL）。报告显示，MUC1多肽疫苗可诱导细胞免疫应答，清除表达MUC1抗原的肿瘤细胞，产生IFN-γ并诱导Th1型免疫应答。L-BLP25生物治疗NSCLC已进入了III期临床试验阶段。

其他几个以MUC1为基础的免疫治疗性疫苗还在研发阶段，其中包括一个用于治疗晚期结肠癌，但是由于非糖基化疫苗序列和肿瘤相关的MUC1异常糖基化之间的构象差异导致试验未达预期目标。最近，一种人工合成的异常糖基化的MUC1肽疫苗，通过共价连接到TLR激动剂，免疫小鼠后可引发有效的体液和细胞免疫应答，可有效地打破免疫耐受，并诱发小鼠的抗肿瘤应答反应。由于肿瘤微环境中免疫抑制细胞（如Treg）和抑制性因子（如IL-10、PD-1/PD-L1、CTL-A4）的存在，抵消了由疫苗引起的抗肿瘤T细胞免疫反应，这是肿瘤治疗性疫苗研发的一个主要障碍。因此，应用MUC1疫苗与肿瘤诱导免疫抑制的拮抗剂相结合的新型疫苗正在研发过程中，已经开展利用这些方法增强疫苗的抗肿瘤效果的临床前研究，但尚未开展临床试验。

四、DC疫苗

树突状细胞（dendritic cells，DC）是近年来备受人们关注的功能最强的专职抗原呈递细胞（antigen presenting cells，APCs），能高效地摄取、加工及呈递抗原，启动T细胞介导的免疫反应。自从40年前Ralph Steinman发现DC以来，一直被定义为是T细胞和B细胞免疫反应的关键调控细胞。而基于DC的肿瘤免疫治疗方法也有20年的历史，利用DC肿瘤疫苗治疗肿瘤是一种新的肿瘤生物治疗方式，是目前国内外疗效最佳的肿瘤生物疗法之一。近年来，国内外的临床研究结果显示，应用负载肿瘤抗原的树突状细胞，能够激发机体内肿瘤特异性细胞毒性T淋巴细胞，从而有效地杀伤肿瘤细胞，并且能够建立起持久的抗肿瘤的特异性免疫应答。通过大量体外活化培养负载肿瘤抗原的DC，当达到一定数量后回输给病人，可诱导机体产生强烈的抗肿瘤免疫反应。目前临床试验中采用的基本方法都是通过GM-CSF和IL-4诱导获得的MoDC。虽然MoDC在临床上治疗肿瘤已经有很长一段历史，但是其肿瘤免疫应答的机制尚不完全清楚，直到最近有研究显示，一种在形态和表型上类似MoDC的DC亚型细胞在化学治疗抗肿瘤免疫应答方面起着关键作用，这才为MoDC在肿瘤治疗方面提供了一些证据。最近有研究证明CD141⁺cDC在抗肿瘤免疫应答中发挥关键作用。

DC疫苗的临床应用

2010年4月，美国食品和药品管理局（FDA）批准了首个治疗性疫苗——Dendreon的Provenge。Provenge是第一个也是唯一被FDA批准用于免疫治疗晚期前列腺癌的疫苗。Provenge是一种自体树突状细胞疫苗，将前列腺酸性磷酸酶（PAP）抗原融合于GM-CSF佐剂，其中PAP是一种膜结合蛋白，在大多数前列腺癌组织中都有特异性的大量表达。这种疫苗可以激起对存在于大多数前列腺癌细胞中的一个特定的抗原识别分子的特异性免疫应答。在一项双盲、安慰剂对照、多中心Ⅲ期临床试验中，512例病人以2：1的比例随机分为两组，一组接受Sipuleucel-T（341例患者），另一组接受安慰剂（171例患者）。总生存期分别为25.8个月和21.7个月（HR=0.775，P=0.032），36个月生存率分别为31.7%和23.0%。与安慰剂组相比，Sipuleucel-T组的死亡危险相对下降了22%，患者的中位生存期延长了4.1个月。接受了Sipuleucel-T的病人中，可观察到对免疫接种抗原的免疫反应。Sipuleucel-T组比安慰剂组更常报告的不良事件包括寒战、发热和头痛。

五、HAMLET

肿瘤细胞致死性人α-乳清蛋白（human α-lactalbumin made lethal to tumor cells，HAMLET），是由人α-乳清蛋白与油酸结合形成的脂蛋白复合物，可以选择性地杀伤肿瘤细胞和未成熟癌细胞，而不影响没有完全分化的健康细胞。这种功能是在研究人乳组分对细菌黏附肺癌细胞功能影响的过程中发现的。

天然人α-乳清蛋白是人乳中的主要蛋白，本身无肿瘤杀伤活性，但当其局部解折叠并与油酸结合后，就具有杀伤肿瘤细胞的活性。但是无论是单独的解折叠突变体还是油酸，均不具备杀伤肿瘤细胞的功能，这说明特殊的α-乳清蛋白和油酸结构是其杀伤肿瘤细胞的基础。在酸性条件下，α-乳清蛋白与维持其三级结构稳定的钙离子解离后，可以与油酸结合形成复合物HAMLET，而油酸可以稳定蛋白的部分去折叠构象，使其在生理条件稳定存在并发挥其抗肿瘤活性。目前有两种方法可以获取HAMLET复合物：①直接从人乳中提取。首先对脱脂的人乳进行酸处理（pH4.3），获得酪蛋白沉淀，将沉淀溶解后用离子交换层析，高盐洗脱后即可获得。②利用纯化的α-乳清蛋白（可从人乳中提取，也可重组表达）经钙离子螯合剂处理去除Ca^{2+}，再在酸性条件下与油酸结合。得到复合物后利用离子交换层析，高盐洗脱获得。

（一）HAMLET抗肿瘤的机制

1. HAMLET对肿瘤细胞具有易感性

HAMLET可能是通过识别和利用肿瘤细胞的保守区来实现其抗肿瘤功能的。迄今为止，在体外已经有超过40种不同类型及来源的肿瘤细胞系证实对HAMLET敏感。有研究发现c-MYC和RAS等原癌基因对于肿瘤细胞对HAMLET的敏感程度起关键作用。通过siRNA筛选发现Hexokinase 1、PFKFB1 and HIF1-alpha对于肿瘤细胞对HAMLET的敏感性起关键作用。利用蛋白质微阵列发现Hexokinase 1存在高达8000个HAMLET的作用靶点。HAMLET通过抑制这些酶的活性，阻断糖酵解的进行，从而影响肿瘤代谢，使得肿瘤细胞因能量供应缺乏而死亡。

2. HAMLET与细胞膜相互作用

HAMLET可与细胞膜相互作用进而从正常分化的细胞中识别肿瘤细胞，关键分子间的相互作用尚不完全清楚，但有研究认为，HAMLET进入细胞依赖其特殊的蛋白-脂肪酸结构，这种稳定构象有利于HAMLET与细胞膜的相互作用。HAMLET与细胞膜结合并扰乱膜的完整性。同时肿瘤细胞膜的流动性以及位于肿瘤细胞丰富的细胞膜磷脂乳清蛋白与细胞膜的相互作用非常重要。这些可能是HAMLET能高效结合肿瘤细胞膜并侵入肿瘤细胞的重要原因。

3. HAMLET参与内质网应激与蛋白酶体

HAMLET在干扰细胞膜的完整性后进入细胞，而其解折叠蛋白累积到一定程度触发了细胞的内质网应激效应，内质网应激信号激活了细胞程序性死亡。另一方面，HAMLET作用于细胞内蛋白酶和泛素化蛋白酶体系统，使活化的蛋白酶体发生结构和催化亚单位的降解性改变。20S蛋白酶体可以降解未经泛素修饰的解折叠蛋白，而HAMLET结合20S蛋白酶体，改变不同亚基的分子大小影响其结构，抑制降解蛋白的活性，使其不能发挥降解解折叠蛋白的功能。细胞内具有细胞毒效应的HAMLET大量累积，从而影响了细胞正常功能，导致细胞死亡。

4. HAMLET作用于细胞核组蛋白

HAMLET也可作用于细胞核，利用共聚焦显微镜可观察到肿瘤细胞摄入HAMLET的量远高于正常细胞，并且只有在肿瘤细胞内的HAMLET能转运并在细胞核中积累。入核后的HAMLET以高亲和力结合组蛋白H2B、H3和H4，HAMLET在细胞核内与染色质中的组蛋白结合，使肿瘤细胞染色质形成非水溶性复合物，从而致基因转录停止，细胞死亡。

5. 细胞凋亡和巨自噬

研究发现，HAMLET可诱发凋亡反应，但其机制不依赖于caspases、Bc-l2和p53信号转导通路而诱发的细胞凋亡途径，而是第二种程序性细胞死亡方式——巨自噬（macroautophagy）。在细胞巨自噬过程中，部分细胞浆蛋白质和变性坏死的细胞器被非溶酶体来源的双层膜结构包裹而形成自噬体（autophagosome），经自噬体运至溶酶体加工而被降解。电镜下观察到由经HAMLET处理而死亡的肿瘤细胞的细胞质和被破坏的线粒体等形成的自噬体。HAMLET促进微管相关蛋白LC3-Ⅰ向LC3-Ⅱ的转变，经RNA干扰而抑制自噬基因Beclin-1和Atg5表达，可阻止自噬体形成，从而降低肿瘤细胞对HAMLET的应答反应性。这些研究结果表明，诱导肿瘤细胞巨自噬是HAMLET杀伤肿瘤细胞的重要作用机制之一。

（二）HAMLET与肿瘤治疗

目前，关于HAMLET的临床治疗研究主要集中于人神经胶质瘤、皮肤乳头状瘤及膀胱癌。HAMET治疗神经胶质瘤的效果非常明显，向人神经胶质瘤模型鼠脑内注射HAMLET，可显著减小脑瘤体积，延长人神经胶质瘤模型鼠的生存期；表明HAMLET介导脑肿瘤细胞死亡，对健康脑细胞则无明显毒性作用。

Gustafsson采用双盲法对40例皮肤乳头状瘤患者进行了治疗研究，以安慰剂作为对照，治疗3周，1个月后观察治疗结果：HAMLET治疗组皮肤乳头状瘤体积平均缩小75%，而安慰剂组患者的皮肤乳头状瘤体积仅缩小15%~20%；继而采用HAMLET治疗先前服用安慰剂的患者组，1个月后皮肤乳头状瘤体积缩小82%，所有接受过HAMLET治疗的患者中有83%的病人被治愈，即使免疫能力较差的皮肤乳头状瘤患者接受HAMET治疗后也无明显的不良反应。

在膀胱癌的HAMLET治疗研究中，对9例表浅性膀胱癌患者每天5次患处滴注HAMLET，发现膀胱癌细胞脱落并从尿液排出，内镜检查发现其中8名患者的膀胱癌组织体积缩小，TUNEL法检测发现这些脱落的癌细胞与病人残留的癌组织细胞都显示出明显的凋亡特征，而癌旁组织中的正常细胞未呈现任何凋亡特征。HAMLET对其他恶性肿瘤的治疗效应尚在进一步研究中。

六、Toll样受体（toll-like receptoers，TLRs）激动剂

近年来随着天然免疫研究的不断发展，人们逐渐关注天然免疫与机体抗肿瘤的关系。TLRs是一类在天然免疫系统发挥重要作用的受体，因其与Toll基因的相似性而得名，发现于20世纪80年代，属于典型的模式识别受体（pattern recognition receptor，PRR），识别病原相关分子模式（pathogen-associated nolecular pattern，PAMP），被视为联系天然免疫与获得性免疫之间的桥梁。

（一）Toll样受体信号通路与肿瘤免疫

TLR主要分为两类：一类包括TLR1、TLR2、TLR4、TLR5、TLR6和TLR11，位于细胞表面，配体为微生物的膜结构如蛋白、脂类、脂蛋白等，可以被小分子或抗体激活；另一类包含TLR3、TLR7、TLR8和TLR9，位于胞内囊泡结构（溶酶体、内涵体和内质网等），识别微生物的核酸。大部分TLRs（TLR3和TLR8除外）可以髓样分化因子88（MyD88）为初始衔接子进行信号转导，最终激活NF-κB和丝裂原活化蛋白激酶（MAPK）。TLRs信号通路还存在MyD88非依赖途径，如部分TLRs的TIR区域能够分别与TIRAP（TIR区衔接蛋白，也称作MyD88衔接子样蛋白，MAL）、TRIF（TI-CAMI）、TRAM（TICAM2）作用，最终激活NF-κB。另外，TLR3和TLR4还可诱导激活磷脂酰肌醇3激酶（PI3K）进行信号转导。

TLRs信号通路激活的生物学效应主要反映在多种细胞因子的产生及树突状细胞的活化。产生的细胞因子可以按功能分为两类，一类为促进天然免疫的细胞因子，如I型IFN、IL-12、巨噬细胞趋化因子等，它们能够使NK细胞活化，中性粒细胞表面Fc受体表达增加，ADCC活性增强，从而增强宿主对肿瘤的直接清除作用；另一类为促进获得性免疫的细胞因子，如IL-1、IL-2、IL-6、IL-8、IL-12、IL-18和IFN-α等，能够增强宿主肿瘤特异性CTL对肿瘤细胞的识别及其清除能力。而TLRs信号通路活化的树突状细胞，其表面膜分子（MHC Ⅱ、CD80、CD86、趋化因子受体CCR7）表达量增加，使其对肿瘤抗原的识别及提呈能力增强，促进获得性免疫系统对肿瘤细胞的清除。

（二）以TLRs激动剂为基础的肿瘤疫苗

1. 卡介苗（BCG）

是多种TLR激动剂。早期临床试验结果显示，BCG结合自体肿瘤细胞疫苗治疗Ⅱ期结肠癌患者是安全有效的。Sharma等人利用NY-ESO-1结合GM-CSF和卡介苗治疗尿路上皮癌患者，该疫苗的耐受性良好，最重要的是，可产生抗NY-ESO-1抗体和CD4[+]T细胞应答。迄今，除了应用BCG治疗浅表性膀胱癌之外，还有很多正在进行临床试验以评估BCG作为佐剂用于各种癌症的治疗（例如，乳腺癌、肺癌、结肠癌和卵巢癌）。

2. 单磷酰脂质A（monophosphoryl lipid A，MPL）

是TLR4激动剂。MPL与其他免疫活性剂混合物，被称为辅助系统（AS），在抗癌疫苗的使用中发挥作用。例如ASO2B，组成成分有MPL和皂素/脂质（QS21），与MAGE-A3联合免疫非小细胞肺癌患者，研究结果显示，ASO2B是诱导患者产生MAGE-A3特异性免疫应答的先决条件，同时还可以延长患者的无病生存期。另一种由MPL、QS21、CpG和脂质体组成的AS15，与重组蛋白HER2联合免疫治疗转移性HER2过表达的乳腺癌患者的临床Ⅰ期试验结果显示，AS15比ASO2B更能增强免疫反应。

3. 胞嘧啶-鸟嘌呤（CpG）寡核苷酸（CpG oligodeoxynucleotides，CpG ODN）

是TLR9的激动剂。CpG ODN是含有非甲基化CpG基序的DNA序列，根据刺激的免疫细胞类型和IFN-α产生量可分为A、B、C三类，但是它们均可与TLR9特异性作用，从而促进DC的成熟。在治疗黑色素瘤患者中发现，利用CpG-7909结合Melan-A肽类似物免疫患者，可以促进抗原特异性的CD8[+]T细胞应答，而利用CpG-7909结合NY-ESO-1蛋白免疫治疗可以先产生体液和CD4[+]T细胞应答，之后产生CD8[+]T细胞应答。在最近的一项对14例患有不同类型肿瘤患者进行的Ⅰ期临床试验中，患者接种CpG-7909和NY-ESO-1肽（p157-165），结果显示其中有9例患者可以产生CD8[+]T细胞应答，在这其中有6人平均生存期延长了39个月。

4. 聚肌胞苷酸（poly-I：C）

是TLR3的激动剂。poly-I：C是人工合成的双链RNA，是TLR3的一种重要激动剂。与TLR-3结合后可以促进DC的MHCI/Ⅱ分子以及CD83、CCR7、CD86和CD40表达上调，并提高Th1型细胞因子的产生。一项以小鼠为模型的动物实验表明，用poly-I：C联合肽疫苗给药，能产生抗肿瘤免疫，可提高抗原特异性CD8[+]T细胞的数量和功能。目前关于治疗前列腺癌和黑色素瘤患者的的临床试验正在进行中。

5. 咪喹莫特（imiquimod）

是TLR7的激动剂。咪喹莫特是一种合成的咪唑并喹啉，可以与TLR-7结合并发挥作用，在皮下刺激单核细胞细胞因子IFN-α、TNF-α、IL-1、IL-6和IL-8的产生。自从2004年美国FDA宣布批准咪喹莫特可用于光化性角化病和浅表性基底细胞癌（sBCC）的治疗以来，咪喹莫特作为疫苗的佐剂成分得到了广泛的研究。咪喹莫特结合肿瘤特异性抗原或表位肽均可诱导抗原特异性T细胞应答及体液应答。近日，Feyerabend等人在对19例激素敏感的前列腺癌患者进行的I/II期临床试验中，患者接受多表位疫苗联合咪喹莫特免疫，在3例患者中可以稳定或减缓前列腺特异性抗原倍增时间。目前，使用咪喹莫特治疗黑色素瘤、慢性淋巴细胞白血病、脑中枢神经系统肿瘤、子宫颈癌、神经胶质瘤、胶质母细胞瘤和神经母细胞瘤几个临床试验正在进行或招募。

（三）TLRs激动剂在DC肿瘤疫苗的应用

利用TLR激动剂活化树突状细胞，进而提高DC的抗原递呈能力的肿瘤治疗性疫苗也已用于许多临床试验。 Wilgenhof等用电穿孔法把编码CD40配体、TLR4和CD70的mRNA转染自体单核细胞诱导的DC——TriMix-DC，联合4种黑色素瘤相关抗原中的一种（MAGE-A3、MAGE-C2、tyrosinase或gp100），免疫治疗17例晚期黑色素瘤患者，除了证明其安全性和疫苗的免疫原性外，1例患者产生局部反应，5例表现病情稳定。一项在恶性神经胶质瘤患者中评估自体树突状细胞结合肿瘤裂解物，在添加或者不添加的TLR激动剂（咪喹莫特或poly-I：C）作为免疫刺激的II期临床试验已经授权。

使用TLR激动剂作为抗肿瘤疫苗的佐剂优势已经在动物试验以及临床上得到证实（表4-1）。TLR激动剂是强有力的免疫增强剂，联合抗原肽作为抗癌疫苗，可促进DC的成熟和Th1型反应，增加细胞毒效应，目前已经被广泛应用于免疫治疗肿瘤。

表4-1　TLR激动剂作为佐剂在设计肿瘤疫苗中的应用

药物	激动剂类型	肿瘤类型	疾病进程	给药途径	备注	Ref.
AS15	TLR2 TLR4 TLR9	非小细胞肺癌	II	肌内注射	单一药剂	NCT01853878
BCG	TLR2 TLR4	黑色素瘤	I	脊髓腔注射	联合ipilimumab使用	NCT01838200
			II/III	n.a.	联合照射黑色素瘤细胞和rhGM-CSF使用	NCT01729663
CBLB502	TLR5	头颈部鳞癌	I	皮下注射	联合顺铂和逆向调强放疗使用	NCT01728480
GNKG168	TLR9	急性淋巴细胞白血病 急性髓细胞白血病	I	静脉注射	单一药剂	NCT01743807

续表1

药物	激动剂类型	肿瘤类型	疾病进程	给药途径	备注	Ref.
Hiltonol™	TLR3	急性髓细胞白血病骨髓增生异常综合征	I	皮下注射	联合重组疫苗和地西他滨使用	NCT01834248
		黑色素瘤	I	皮下注射	联合NY-ESO-1为基础的疫苗及ipilimumab	NCT01810016
		多发性骨髓瘤	I	肌内注射	联合多肽疫苗（PVX-410）	NCT01718899
		非小细胞肺癌	I/II	皮下注射	联合MUC1靶向疫苗	NCT01720836
		胰腺癌	0	脊髓腔注射	联合未成熟DC	NCT01677962
		实体瘤	II	n.a.	联合自体DC细胞	NCT01734564
		肛门癌	IV	局部用药	单一药剂	NCT01663558
		星形细胞瘤	I	局部用药	联合DC疫苗	NCT01808820
		胶质母细胞瘤				
		神经胶质瘤				
		室管膜瘤		局部用药	结合HLA-A2限制性肿瘤相关抗原衍生肽	NCT01795313
Imiquimod	TLR7	神经胶质瘤	0	局部用药	联合肿瘤细胞裂解疫苗使用	NCT01678352
		恶性雀斑样痣	III	局部用药		NCT01720407
		肉瘤	I	局部用药	结合DC免疫接种±吉西他滨	NCT01803152
		外阴上皮内瘤变	III	局部用药	可作为一种替代手术的方法	NCT01861535
		皮肤T细胞淋巴瘤	I/II	局部用药	单一药剂	NCT01676831
Resiquimod	TLR7 TLR8	黑色素瘤	n.a.	局部用药	结合MLANA靶向疫苗	NCT01748747
		结节性基底细胞癌	I/II	局部用药	单一药剂	NCT01808950
SD-101	TLR9	淋巴瘤	I	脊髓腔注射	联合放射治疗	NCT01745354

药物	激动剂类型	肿瘤类型	疾病进程	给药途径	备注	Ref.
TMX-101	TLR7	非肌层浸润性膀胱癌	Ⅱ	膀胱内灌注	单一药剂	NCT01731652
VTX-2337	TLR8	头颈部鳞癌	Ⅱ	n.a.	结合常规化疗并联合西妥昔单抗	NCT01836029
		生殖道癌	Ⅱ	n.a.	结合聚乙二醇包裹的脂质体阿霉素（PLD）	NCT01666444

引自 Vacchelli E., et al, Toll-like receptor agonists for cancer therapy. Oncoimmunology. 2013, Aug 1；2（8）：e25238

七、以热休克蛋白为基础的肿瘤疫苗

（一）热休克蛋白（Heat shock protein, HSP）简介

Ferruccio Ritossa在1962年发现"热休克"的果蝇的染色体有一些区域会凸起，凸起的现象表明这个区域的基因被激活，因此被称为热休克基因座。热休克反应是自然界中古老、进化保守的保护机制之一，存在于每种生物体内。热休克蛋白广泛存在于原核和真核生物中，具有高度保守性。热休克蛋白有两种表达方式：组成性表达和应激条件诱导性表达。除了热休克之外，环境因素（紫外线辐射或重金属等）、病理学改变（病毒感染或恶性肿瘤）和生理学改变（生长因素或者细胞分化）等多种应激条件会诱导热休克蛋白的大量表达。热休克蛋白组成一个具有必需的看家功能的系统，在蛋白的折叠、转运、修复和降解过程中起到重要作用。与热休克蛋白作为分子伴侣的主要功能一致，热休克蛋白能够结合细胞内其他的蛋白和多肽。热休克蛋白是细胞内表达丰度最高的可溶性蛋白，鉴于热休克蛋白在保护细胞完整和存活方面的细胞保护和分子伴侣功能，它在细胞中具有极其重要的作用。

热休克蛋白根据序列同源性和分子量大小进行分类，主要分为9个不同的家族：HSPH（HSP110）、HSPC（HSP90）、HSPA（HSP70）、DNAJ（HSP40）、HSPB（small HSPs）、the chaperon families HSPD（HSP60）、HSPE（HSP10）、CCT（TriC）和chaperon-like genes（MKKS，BBS）。

（二）gp96简介及其免疫学功能

热休克蛋白gp96（heat shock protein glycoprotein 96），即GRP94（glucose-regulated protein 94），是HSP90家族中与胞浆中HSP90蛋白高度同源、分子量为94～96kD的蛋白质。在正常的生理条件下，gp96定位于细胞的内质网。gp96在进化过程中高度保守，成熟的gp96蛋白由4个结构域组成：N端结构域，含有ATP/核苷酸/药物结合区及结合抗原肽

的区域；带电铰链区，位于N端结构域之后，是gp96发挥活性必需的，调节gp96构象的改变；中间结构域，含有参与蛋白-蛋白相互作用的亮氨酸拉链和 KEKE 区；C 端结构域含有二聚化区，还有内质网定位信号 KDEL基序。gp96 N端的21个氨基酸的信号肽介导gp96分子进入内质网，进入内质网后信号肽被切除，gp96分子通过C端的KDEL序列与内质网中的KDEL受体相互作用滞留在内质网。

早期的研究表明无论肿瘤是由化学诱变剂、紫外线照射诱发或自发形成，用放射性射线照射的肿瘤细胞免疫近交系小鼠，能够抑制同系肿瘤的生长。因此，研究者积极地寻找肿瘤细胞中能够激活特异性免疫反应的分子。 通过体内实验测试肿瘤裂解液的不同组分的抗肿瘤效果，发现热休克蛋白是很好的肿瘤抗原。进一步的研究表明gp96、HSP90、HSP70、calreticulin、HSP110和GRP170都能够激活肿瘤保护性免疫反应，更进一步的研究对这些热休克蛋白进行了深入研究并成功地进行了临床前肿瘤免疫试验。

第一个研究的具有免疫活性的热休克蛋白是gp96。众多动物实验研究表明，肿瘤组织中纯化的gp96能激活肿瘤特异性的CTL反应和保护性免疫反应。而且，gp96既可作为预防性疫苗又可作为治疗性疫苗。gp96的序列具有高度保守性，肿瘤组织中纯化的gp96和在正常组织中纯化的gp96的氨基酸序列是完全一致的，说明肿瘤组织中纯化的gp96分子本身并不能激活肿瘤特异性的免疫反应。gp96激活肿瘤特异性免疫反应的能力来源于其结合的抗原多肽。最近的研究表明细胞质中产生的多肽经TAP转运到内质网中，在内质网中按顺序从gp96呈递给calreticulin，再由calreticulin呈递给MHC I类分子，形成一个抗原传递链。热休克蛋白-多肽复合物在正常细胞代谢过程中一直产生，因此具有每个表达热休克蛋白细胞的特异性肽谱。因此，在肿瘤细胞中，肿瘤抗原包含于热休克蛋白-多肽复合物中。至今已经从gp96-多肽复合物中分离并鉴定出来源于病毒、肿瘤、分枝杆菌和小的组织相容性抗原等的抗原多肽。Demine等人的研究证实热休克蛋白结合的细胞内多肽的多样性，他们分离并鉴定了人淋巴癌细胞的gp96结合的216种不同的多肽。

更加重要的是抗原呈递细胞（树突状细胞和巨噬细胞等）能够胞吞体外组装的热休克蛋白-多肽复合物，热休克蛋白结合的多肽通过交叉呈递传递给MHCI类分子，也可以呈递给MHCII类分子。至今，已经在抗原呈递细胞表面发现了多种热休克蛋白（包括gp96）的受体，包括：CD91、CD36、CD14、CD40、SR-A、Lox-1和TLR2/TLR4。此外，gp96蛋白本身与这些受体结合能够促进树突状细胞和巨噬细胞的成熟和活化。树突状细胞和巨噬细胞的成熟和活化是通过上调共刺激分子CD80、CD86、CD40、CD83、MHC I类分子和MHC II类分子的表达以及分泌细胞因子和趋化因子（TNF-α、IL-1β、IL-6、IL-12、GM-CSF、MIP-1α、MCP-1、RANTES和NO等）实现的。因此，热休克蛋白具有两种主要的功能：将抗原多肽呈递给MHC I、II类分子，以及作为免疫活化分子的佐剂活性，从而激活多肽特异性的CD8+杀伤性T细胞和CD4+辅助性T淋巴细胞。

尽管有许多关于gp96免疫活性的报道，但是热休克蛋白的免疫活性主要是由热休克蛋白在生理条件下非共价结合的多肽激活的这一假说仍然被质疑。Binder等的研究工作证实了这一假说，他们从β-半乳糖苷酶转染的肥大细胞瘤细胞中制备gp96，研究结果表明，gp96特异性的免疫原性主要是由gp96结合的MHC I表位前体肽而不是β-半乳糖苷酶引起的。此外，一系列可信的证据表明热休克蛋白能够激活细胞内信号通路。同时，gp96作为治疗性疫苗，其治疗性的免疫活性（刺激细胞因子分泌和激活CTL反应）到底是制备过程中内毒素污染引起的还是热休克蛋白分子本身或者其结合的抗原多肽引起的？进一步的研究表明，用分泌gp96的肿瘤细胞免疫小鼠能够激活特异性的抗肿瘤的CTL反应。与单独抗原相比，热休克蛋白作为佐剂的疫苗交叉呈递抗原激活T细胞的能力提高了100万倍。激活免疫反应的热休克蛋白制品中没有任何的内毒素污染和修饰。

本实验室的研究表明，在乙肝病毒感染的肝癌患者的肿瘤中gp96结合病毒来源的T细胞表位，为gp96活化T细胞的机制提供了直接证据。进一步研究发现，将乙肝病毒来源的T细胞表位与gp96体外组装成gp96-多肽复合物免疫小鼠，可活化多肽特异性T细胞，揭示了细胞内通过抗原呈递T细胞激活的放大机制，为研究以gp96为基础的乙肝治疗性疫苗提供了理论依据。

使用gp96免疫BALB/c小鼠能同时激活效应T细胞和调节性T细胞（Treg细胞），不同剂量的gp96对免疫系统调节的结果不同，低剂量gp96（20 μg/只小鼠）更加显著地激活效应T细胞，而高剂量gp96（100 μg/只小鼠）更加显著地激活Treg细胞的功能。Treg细胞的数量和抑制功能随着gp96的剂量增加而增加，逐渐地抑制效应T细胞的功能。此外，低剂量的环磷酰胺能够恢复高剂量gp96激活的Treg细胞抑制的效应T细胞的功能。进一步的机制研究表明，gp96与Treg细胞细胞膜表明的TLR2/4作用激活NF-κB信号通路，上调Foxp3、IL-10和TGF-β_1的表达，增强Treg细胞的增殖和抑制功能。我们进一步的工作通过免疫耐受的HBV转基因小鼠模型研究低剂量gp96为佐剂的乙肝治疗性疫苗对HBV转基因小鼠体内病毒复制的影响，研究结果表明，免疫gp96为佐剂的乙肝治疗性疫苗能有效激活病毒特异性T细胞，包括病毒S抗原和C抗原特异性CTL反应，并降低HBV转基因小鼠体内HBV病毒的载量。与此同时，免疫gp96为佐剂的乙肝治疗性疫苗能降低小鼠脾脏淋巴细胞中Treg细胞的比例达到30%，说明gp96为佐剂的乙肝治疗性疫苗能够通过降低Treg细胞数量而打破免疫耐受，介导抗病毒的T细胞免疫。

至今，研究最多的激活抗肿瘤免疫反应的热休克蛋白是细胞质中的HSP70和内质网驻留蛋白gp96。实验结果表明，gp96和HSP70的免疫活性相同且高于HSP90。尽管这三种热休克蛋白都具有ATP结合位点，并具有ATP酶活性。在制备HSP70的过程中ATP能够使HSP70结合的多肽分离，从而降低了HSP70的免疫活性。现在纯化HSP70使用ATP亲和层析柱，HSP70产量不高且结合的多肽损失量大。然而，体外制备的gp96-多肽复合物不受

ATP的影响。进一步的研究表明gp96和HSP70与它们不同的配体蛋白或多肽结合的亲和力是不同的。Gp96能够结合亲水性和疏水性的蛋白或多肽。而HSP70结合的多肽一般具有疏水氨基酸或具有芳香族或疏水残基。细胞溶质中的HSP90结合底物如有专一性，主要结合长的多肽链。尽管肿瘤细胞中热休克蛋白的表达量上调，但是诱导型表达的HSP70结合的多肽要多于组成型表达的HSC70。一系列研究表明，从肿瘤细胞中制备的HSP70具有免疫活性而HSC70不具有免疫活性。现在，HSP70和gp96已经开展临床前试验和临床试验研究。

Gp96是第一个用于免疫治疗肿瘤的热休克蛋白。鉴于gp96定位于内质网中，研究者认为gp96直接参与MHC I类分子-多肽复合物的形成，gp96将结合的多肽呈递给MHC I类分子。已有的研究成果以及gp96蛋白极高的表达量（占内质网蛋白的1%～2%）使gp96成为临床免疫治疗肿瘤的最优选择。gp96-多肽复合物免疫调节活性主要是激活肿瘤抗原特异性的CTL和辅助性T细胞（图4-1）。

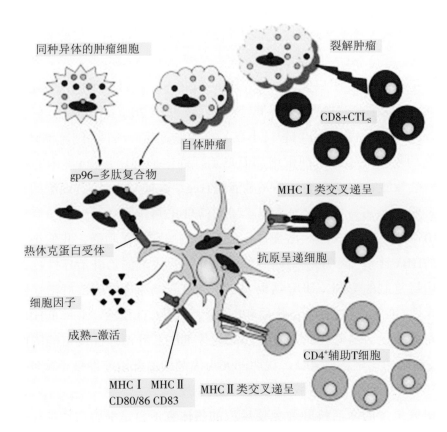

图4-1　肿瘤自体gp96疫苗的基本原理。

通过一系列的层析柱从肿瘤患者体内切除的肿瘤组织中纯化gp96-多肽复合物。按照特定的免疫程序，给患者皮下或皮内注射肿瘤自体gp96疫苗。gp96与抗原呈递细胞（巨噬细胞和树突状细胞等）表面的热休克蛋白受体（CD91、CD36、SR-A、Lox-1、TLR2

和TLR4等）相互作用，促进抗原呈递细胞的成熟和激活。抗原呈递细胞的激活和成熟是通过上调细胞表面的分子（MHCI、MHCII、成熟标志物CD83以及共刺激分子CD86/CD80和CD40等）和分泌细胞因子和趋化因子（TNF-α、IL-1β IL-6、IL-12、GM-CS、MIP-1α、MCP-1、RANTES和NO等）实现的。gp96的佐剂特性和其结合的肿瘤来源的多肽为交叉呈递MHC I和MHC II限制性的多肽提供理想环境。肿瘤自体gp96激活靶向患者体内残留的肿瘤细胞和微转移的肿瘤细胞特异性的CD4$^+$辅助性T细胞和细胞毒性的CD8$^+$ T细胞。鉴于制备肿瘤自体gp96疫苗的肿瘤组织的限制，体外培养肿瘤细胞系可能是大量制备gp96-多肽复合物的原材料，前提条件是肿瘤组织和体外培养的肿瘤细胞系的肿瘤抗原表达是一致的。

（三）自体gp96肿瘤疫苗的临床研究

gp96-多肽复合物可有效活化肿瘤抗原特异性的CTL反应和辅助性T细胞，自体gp96肿瘤疫苗已经临床应用于肿瘤免疫治疗，gp96-多肽复合物（Vitespen）作为抗肿瘤疫苗已经进入I/II/III期临床实验。gp96-多肽复合物的临床试验针对多种肿瘤，例如胃癌、结直肠癌、肾癌、胰腺癌、高风险的卵巢癌、转移性黑色素瘤、神经胶质瘤、多形性细胞瘤、慢性骨髓性淋巴癌和非霍奇金淋巴癌等（表4-2）。

表4-2　自体肿瘤来源的gp96疫苗治疗肿瘤的临床试验研究

肿瘤种类	临床试验	患者数	疾病进程	gp96用量及免疫流程
各种肿瘤	I	16	晚期	25 μg；皮下注射；每周1次，共4次
转移性结直肠癌	II	29	Adjuvant	2.5、25或100μg；皮内注射；每周1次，共4次（第一个疗程）； 2.5、25或100μg；皮内免疫；每两周1次，共4次（第二个疗程）
转移性黑色素瘤	II	39	IV	5、50μg；皮下或皮内注射；每周1次，共4次（第一个疗程）； 5、50μg；皮下或皮内注射；每两周1次，共4次（第二个疗程）； 5、50 μg；皮下或皮内注射；每月1次，共2~3次（第三个疗程）
转移性黑色素瘤	II	38	IV	25μg；皮下注射；每周1次，共4次（第一个疗程）； 25μg；皮下注射；每两周1次，共4次（第二个疗程）； GM-CSF和IFN-α联合用药

续表

肿瘤种类	临床试验	患者数	疾病进程	gp96用量及免疫流程
转移性黑色素瘤	III	322	IV	25 μg；皮下注射；每周1次，共4次（第一个疗程）； 25 μg；皮下注射；每两周1次，共4次（第二个疗程）；
转移性黑色素瘤	I/II	36	III/IV	2.5、25或100μg；皮内注射；每周1次，共4次
非霍奇金淋巴癌	II	10	早期	25 μg；皮下注射；每周1次，共4次（第一个疗程）； 25 μg；皮下注射；每两周1次，共4次（第二个疗程）； 25 μg；皮下注射；每两周到一年1次，（第三个疗程）
非霍奇金淋巴癌	II	20	II ~ IV	25 μg；皮内注射；每周1次，共4次（第一个疗程）； 25 μg；皮内注射；每两周1次，共4次（第二个疗程）；
胰腺癌	I	10	I/II	5 μg；皮内注射；每周1次，共4次
肾癌	II	84	IV	每周一次，共4次（第一个疗程）； 每两周一次，共2次（第二个疗程）； 每两周一次，IL-2联合用药，共4次（第三个疗程）； 另外两个疗程，IL-2联合用药或重复3个疗程的用药
肾癌	III	728	I ~III	25 μg；皮内注射；每周1次，共4次（第一个疗程）； 25 μg；皮内注射；每两周1次，共4次（第二个疗程）

Vitespen是自体肿瘤来源gp96-多肽复合物制品的商品名，特指HSPPC-96或OncophageV（Agenus）。其制备流程如下：手术切除的肿瘤组织用干冰运输到生产车间，然后通过一系列层析柱纯化出gp96蛋白，在产量、纯度、无菌、内毒素等检测合格后将分装的gp96-多肽复合物低温运输到医院给病人使用。

至今，一系列临床试验已经证明肿瘤自体gp96疫苗的安全性和疗效。第一个临床试验在德国柏林的夏里特医院（the University Hospital Charite´ in Berlin, Germany）进行，入组16位对现有疗法产生抗性的恶性肿瘤晚期患者，患者皮下免疫自体肿瘤来源的20μg gp96（每周1次，共4次）。临床上没有观察到和治疗相关的严重不良反应。免疫gp96

后，在12位患者中有6位检测到MHC Ⅰ类分子限制性的、肿瘤特异性的CTL反应；在13位患者中有8位检测到自然杀伤性细胞（natural killer cell）的扩增。一位同时患有Ⅲ期肝癌（HCC）和Ⅳ乳腺癌的患者，在免疫3次HCC来源的gp96-多肽复合物后，>50%的原发肝癌坏死。接着给患者免疫自体乳腺癌来源的gp96，能够检测特异性的CTL反应。由于乳腺癌发展过快，最终引起患者的死亡。这个案例揭示每种肿瘤表达特异性的抗原表达谱，激活特定的免疫反应，这直接影响临床免疫治疗的方法和临床疗效。显然，肿瘤自体gp96疫苗是个体化治疗肿瘤的最优选择之一。鉴于这一起始临床试验的良好结果，后续临床试验陆续展开。

Oki等开展Ⅱ期临床试验，用自体肿瘤gp96疫苗治疗非霍奇金淋巴瘤，共入组17名患者。其中1名患者患有Ⅱ期非霍奇金淋巴瘤，6名患者患有Ⅲ期非霍奇金淋巴瘤，10名患者患有Ⅳ期非霍奇金淋巴癌；5名患者接受过CD-20抗体治疗。从至少2g切除的未坏死的肿瘤组织中纯化gp96。每次皮内注射25μg的自体gp96，每周1次，连续4次，然后每两周1次，直到自体肿瘤gp96疫苗用完。通过CT扫描胸腔、腹腔和骨盆以及骨髓活检评估治疗效果。接受治疗的患者没有严重的不良反应。不过，对于病情处于活跃期的患者，自体肿瘤gp96疫苗的疗效有限。一名边缘区淋巴癌患者在免疫后3~7个月仍然能检测到强烈的反应。通过两例皮肤结节活检检测到能清除肿瘤细胞的淋巴细胞的大量浸润，不过，完全或部分起反应的标准并没有达到，7个月后病情继续恶化。所有接受治疗的患者平均无失败生存期（failure-free survival）是5.2个月。8名患者的病情稳定。不过，另外8名患者的病情继续恶化。总的来讲，自体肿瘤gp96疫苗治疗方法是可以接受的，但是效果一般。尽管该治疗方法的反应率偏低，但是研究者认为有必要继续进行临床试验，以检测对疫苗起反应患者的无病生存期（disease-free survival）和总生存期（overall survival），并分析gp96的免疫学活性。

此外，也开展了自体肿瘤gp96疫苗针对Ⅳ期黑色素肿瘤的临床试验。患者被随机分为两组，一组接受Vitespen治疗，另一组按医生指导进行治疗（化疗、IL-2治疗或手术完全切除）。133名患者接受自体肿瘤gp96治疗，并与其他治疗方法进行比较。平均从皮肤、结节、肺脏和内脏中获取17.8g肿瘤组织用于制备gp96，平均每克组织能制备56μg gp96。疗效分析（the intention-to-treat analysis）结果显示，尽管两组间的总生存期没有显著性差异，但Ⅳ期黑色素瘤早期M1a（远端皮肤、皮下和结节转移）和M1b（肺脏转移）患者接受10次或更多自体肿瘤gp96免疫的总生存期要显著地高于其他治疗方法。

在肾癌的临床试验中，疗效分析中Vitespen组有361名患者，而对照组有367名患者，并且对肾脏肿瘤切除后接受Vitespen疫苗免疫和未接受疫苗免疫的患者进行观察。根据美国肿瘤联合会（American Joint Committee on Cancer，AJCC）的标准，Vitespen免疫组患者的肿瘤分级如下：AJCCⅠ（2%）、Ⅱ（36%）、Ⅲ（56%）和Ⅳ（6%）。由于各种原因，

Vitespen免疫组的361名患者中有28名患者退出试验，其中318名患者皮内接种了自体肿瘤gp96疫苗，先免疫4次，每周1次，然后再每两周免疫1次，直到疫苗使用完毕。用于制备疫苗的肿瘤组织平均重量高达51g。只有一名患者发生自身免疫性甲状腺炎的严重不良反应。大部分的不良反应是精神不振、注射位点红肿和结痂、背痛、头痛和疲惫。18名患者因为这些不良反应退出试验。Vitespen免疫组和对照组的无复发生存期（recurrence-free survival）没有差异。不过，对于患有AJCCI和II期肿瘤的早期肿瘤患者免疫Vitespen具有一定的效果（危害比：0.576；95%置信区间：0.324～1.023；$P = 0.056$）。鉴于此次临床试验的良好结果，进一步研究自体肿瘤疫苗对于早期肾癌的疗效。

Agenus公布的临床数据表明，针对中等风险的肾癌患者（AJCCI/II晚期和T1/2/3a早期），与对照组相比，OncophageV®/Vitespen疫苗免疫组患者的无复发生存期延长45%，令人兴奋的是无复发生存期能够提高1.7年。

因此，在2008年4月，俄罗斯卫生部批准自体肿瘤gp96疫苗作为治疗肾癌的辅助疗法。OncophageV®/Vitespen成为世界范围内第一个被批准的治疗性肿瘤疫苗。此外，OncophageV®/Vitespen通过美国FDA快速审批并被指定为治疗转移性黑色素瘤、肾癌和神经胶质瘤的孤儿药。同时，欧盟药监局也将其指定为治疗肾癌和神经胶质瘤的孤儿药。

（四）自体gp96肿瘤疫苗的不足

自体gp96疫苗几乎没有副作用，因此是肿瘤免疫治疗的选择之一。研究证明肿瘤来源的gp96能激起肿瘤特异性的T细胞反应，引起体内肿瘤特异性T细胞的扩增，但是临床试验仅对部分患者疗效显著。Rosenberg等人观测到类似的现象，在黑色素瘤患者体内，在多肽免疫之后有大量的肿瘤特异性的CD8+ T细胞，但是肿瘤依然继续恶化。选择压力有利于低免疫原性肿瘤细胞的生存的免疫编辑现象，或者免疫负调节机制，或者存在CD4+CD25+调节性T细胞、骨髓来源的抑制性细胞等均会影响疫苗疗效，此外肿瘤细胞本身的主动的免疫逃避机制也能抵消肿瘤免疫治疗的效果。已经鉴定出大量的免疫调节分子，既包括细胞表面相关受体也包括可溶性分子，这些分子有：CTL-A4、PD-1/PD-L1、FasL、Bcl-2、CD55、CD59、CD200、RCAS1和sICAM-1、IDO、VEGF、TGF-β、PGE2、IL-6和IL-10。清除免疫调节细胞或者阻断或中和免疫抑制分子可能是提高免疫治疗成功率的途径之一。相应的方法已经开始在临床上应用。例如使用抗CD25抗体daclizumab或者抗CTLA-4抗体Ipilimumab清除调节性T细胞，利用特异性抗体阻断PD1/PDL1对T细胞功能的抑制作用。

尽管在I～III期接受gp96治疗中的患者体内能检测到有效的免疫反应，大部分的患者仍然肿瘤复发或者生存期短，只有一部分患者能从自体gp96疫苗免疫治疗方案中受益，例如，gp96自体免疫治疗肿瘤在临床I和II期前期的肾癌，或者M1a和M1b黑色素瘤患者中疗效显著。即使从科学的角度来讲，靶向策略是合理的，但是日益集中的个体化医疗趋势给医疗体系带来了巨大压力。高昂的治疗费用与结果的不确定性之间的不平衡，引发一个问题，自体gp96肿瘤疫苗的应用是否合理。虽然证明Vitespen在肿瘤治疗中的价值，但是高费用的治疗手段，。更加显而易见的问题是手术切除的用于纯化gp96疫苗的肿瘤组织的量不足。即使肿瘤组织足够，由于纯化问题或者疫苗产量不足，一些患者不能进行治疗或者进入临床治疗。因此，gp96个体化治疗肿瘤，在疫苗提取技术、敏感患者人群的界定、疗效标志物的筛选都是亟待解决的问题，此外，如何阻断肿瘤微环境中T细胞的负调控因素也是进一步提高gp96个体化治疗性疫苗抗肿瘤活性的一个关键环节。

（五）自体gp96肿瘤疫苗的展望

无论是从gp96非共价结合多肽还是gp96本身的免疫激活佐剂能力来讲，都有充分的证据证明gp96的免疫活性。从患者肿瘤中提取的gp96作为自体疫苗给患者使用，能够交叉呈递肿瘤抗原给MHCⅠ类和MHCⅡ类分子，从而激活和扩增特异性的细胞毒性T细胞和辅助性T细胞。然而，在临床免疫治疗试验中，免疫Vitespen疫苗对患者的肿瘤复发和总生存期方面仅对患者亚群有明显疗效。作为正面案例，详细的分析证明Vitespen治疗的早期肾癌患者的无复发生存期和M1a和M1b黑色素瘤的总的生存期疗效依赖于免疫次数。与CTL-A4抗体Ipilimumab相比，自体gp96疫苗在某些方面具有优越性，与CTL-A4抗体药物治疗仅提高患者4个月的总生存期相比，自体gp96疫苗治疗在特定患者亚群能提高总生存期到1.7年，更重要的是自体gp96疫苗没有严重的副作用。然而，自体gp96疫苗严重依赖于自体肿瘤组织的限制，因此急需开发以同样异体或者重组表达的热休克蛋白作为替代方法。同时需要鉴定多种共享的肿瘤抗原表位。gp96能够结合广泛的具有免疫抗原肽，这些抗原肽没有MHC限制性，将gp96与肿瘤抗原肽体外组装成复合物，这样就可以大规模制备gp96肿瘤治疗性疫苗，摆脱肿瘤组织来源的限制。更重要的是，在未来的研究中，清除伴随免疫治疗产生的相应的免疫抑制是增强自体肿瘤gp96疫苗疗效的方法之一。

（六）胎盘来源的gp96作为肿瘤预防和治疗性疫苗

大部分癌前病变细胞和肿瘤细胞在一定程度上表达胚胎抗原，被称为癌胚抗原。正常细胞在形成肿瘤的恶性转化进程中往往表现出类似胚胎细胞的表型，胚胎基因和原癌基因再次被激活，因此癌前细胞和胚胎组织抗原表达谱有很大相似性，使用胚胎来源的抗原免疫小鼠能够有效抑制肿瘤的生长，预防由病毒或者化学试剂诱发的肿瘤的发生。但使用胚胎干细胞作为疫苗具有一定的伦理问题，其次胚胎干细胞的来源有限，技术可行性差。而胎盘组织具有稳定的来源且癌胚抗原表达水平较高，研究发现胎盘高表达IGF2、 HIG-2-a、 GPC3、PAPP-A和MUC等多种癌胚抗原，是制备肿瘤预防性疫苗的理想来源（图4-2）。

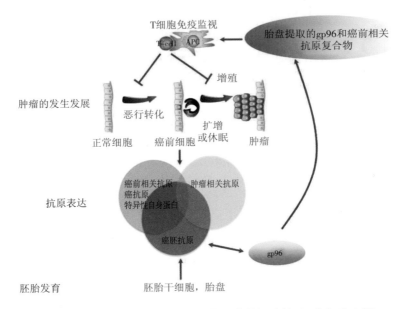

图4-2 胎盘来源的gp96调节抗癌前细胞的T细胞免疫应答

此图总结了目前对gp96与癌前细胞抗原、肿瘤相关抗原、癌胚抗原（圆圈）相互作用的网络。在肿瘤形成的长期进程中，癌前细胞不断积累突变逃脱T细胞介导的免疫监控或者维持休眠以免被清除。图中显示癌前细胞抗原、肿瘤相关抗原和癌胚抗原具有重叠。促进（↑）或抑制（丁）代表胎盘gp96（椭圆）对抗肿瘤T细胞激活的调控以及抗肿瘤T细胞如何增强机体的免疫监视能力有效清除或控制在肿瘤形成早期阶段的癌前病变细胞。

我们课题组利用B16-F10黑色素瘤和TUBO乳腺癌两种移植小鼠肿瘤模型验证胎盘来源的gp96抑制肿瘤的效果。免疫胎盘来源的gp96能够激活有效且长期的肿瘤保护性免疫应答。胎盘来源的gp96对肿瘤的抑制效果和肿瘤细胞裂解液刺激树突状细胞疫苗的效果几乎一致。同时，胎盘来源的gp96能够完全抑制DMBA诱发的大鼠乳腺癌的发生。在HER2转基因小鼠模型中，免疫胎盘来源的gp96能够显著地推迟自发乳腺癌的发生和肿瘤的生长。初步的机制研究表明，胎盘来源的gp96可能结合HER2和MUC1蛋白来源的表位肽，激活肿瘤抗原特异性的T细胞反应。

胎盘来源的gp96作为肿瘤疫苗具有两个突出的优点：第一，用于制备gp96疫苗的胎盘组织来源广泛，可大量生产胎盘gp96疫苗；第二，胎盘gp96结合多种肿瘤相关抗原，靶向多种肿瘤。我们实验室研究表明，免疫胎盘gp96疫苗能够抑制小鼠乳腺癌、黑色素瘤、肝癌和结直肠癌等肿瘤的生长。因此胎盘来源的gp96疫苗可望开发成为新型肿瘤预防性疫苗。

八、肿瘤疫苗的展望

目前肿瘤疫苗的研发和肿瘤的免疫治疗均有长足的进展，随着对T细胞调控因子的深入了解和对肿瘤免疫耐受机制的不断探索，预期近年来将有突破性进展。将来肿瘤免疫治疗可能面临的挑战和机遇主要有三方面：首先，与其他疫苗设计一样，肿瘤疫苗的研发首先是选择合适的抗原，具有肿瘤特异性且能高效活化T细胞应答，发现新的肿瘤特异性抗原、组织特异性抗原和分化抗原等，需要合理设计多价疫苗或单价疫苗；其次是选择高效的疫苗佐剂，并消除肿瘤免疫耐受机制对T细胞活化的抑制，这方面近期已经有突破性进展，例如靶向PD1/PDL1、CTL-A4的抗体在临床试验中已经取得了很大成功，人工构建的CAR（chimeric antigen receptor）T细胞在治疗B淋巴瘤中也取得了令人瞩目的疗效；最后，肿瘤疫苗的疗效最终也取决于活化的T细胞和肿瘤细胞之间的数量关系，很难想象T细胞能有效清除大于自身很多倍数量的肿瘤细胞，这可能也是为什么大多数肿瘤疫苗对早期肿瘤疗效显著的根本原因，解决这一问题的关键可能是尽早进行肿瘤免疫治疗，免疫治疗与肿瘤手术切除及放、化疗联合使用，肿瘤疫苗的主动免疫与T细胞治疗被动免疫相结合，以及肿瘤疫苗与消除肿瘤免疫耐受的技术手段联合使用等。

此外，肿瘤预防性疫苗也是一个有趣而重要的方面，近期有许多突破性进展，这方面有待深入细致的基础研究和大胆并设计合理的临床试验。应对传染病（如乙肝慢性感染）的经验告诉我们，疫苗最高效的免疫学功能是预防疾病，一旦机体被病原微生物感染并慢性化，疫苗的疗效则很有限。鉴于肿瘤的发生与发展通常经历一个较长的窗口期，这给予疫苗的免疫干预充分的时间发挥作用，将处于癌前病变的细胞通过疫苗免疫消灭在萌芽状态。肿瘤预防性疫苗有许多理论上的问题需要深入探讨，如选择适合的抗原活化T细胞，靶向癌前病变和正在转化的细胞；多价抗原和单价抗原的优势和劣势的分析；选择强有力的T细胞佐剂和疫苗递送系统等。也许将来有一天，像预防传染病一样，可以通过疫苗接种预防肿瘤。

（孟颂东）

参考文献

[1] Sang M，Wang L，Ding C，et al. Elanoma-associated antigen genes，an update. Cancer Lett.，2011 Mar 28，302（2）：85-90

[2] Meek D W，Marcar L. MAGE-A antigens as targets in tumour therapy. Cancer Lett，2012 Nov 28，324（2）：126-132

[3] Sang M，Lian Y，Zhou X，et al. MAGE-A family：attractive targets for cancer immunotherapy. Vaccine，2011 Nov 3，29（47）：8496-8500

[4] Baxevanis C N，Voutsas I F，Gritzapis A D，et al. HER2/neu as a target for cancer vaccines. Immunotherapy，2010 Mar，2（2）：213-226

[5] Peoples G E，Gurney J M，Hueman M T，et al.Clinical trial results of a HER2/neu （E75） vaccine to prevent recurrence in high-risk breast cancer patients. J Clin Oncol，2005 Oct 20，23（30）：7536-7545

[6] Milani A，Sangiolo D，Montemurro F，et al. Active immunotherapy in HER2 overexpressing breast cancer： current status and future perspectives. Ann Oncol，2013 Jul，24（7）：1740-1748

[7] Sangha R，Butts C.L-BLP25： a peptide vaccine strategy in non -small cell lung cancer.Clin Cancer Res，2007 Aug 1，13（15 Pt 2）：s4652-4

[8] Nath S，Mukherjee P.MUC1： a multifaceted oncoprotein with a key role in cancer progression.Trends Mol Med，2014 Mar 22，4（14）：S1471-49100031-8

[9] Radford K J，Tullett K M，Lahoud M H.Dendritic cells and cancer immunotherapy.Curr Opin Immunol，2014 Apr，27C：26-32

[10] Dawson N A，Roesch E E.Sipuleucel-T and immunotherapy in the treatment of prostate cancer.Expert Opin Biol ther，2014，14（5）：709-719

[11] Higano C S，Schellhammer P F，Small E J，et al.Integrated data from 2 randomized，double-blind，placebo-controlled，phase 3 trials of active cellular immunotherapy with sipuleucel-T in advanced prostate cancer.Cancer，2009，115（16）：3670-3679

[12] Ho C. S. J，Rydstr-m A，Trulsson M，et al.HAMLET： functional properties and therapeutic potential. Future Oncol，2012，8（10）：1301-1313

[13] Baxevanis C N，Voutsas I F，Tsitsilonis O E.Toll-like receptor agonists： current status and future perspective on their utility as adjuvants in improving anticancer vaccination strategies. Immunotherapy，2013，5（5）：497-511

[14] Marzec M，Eletto D，Argon Y. GRP94： An HSP90-like protein specialized for protein folding and quality control in the endoplasmic reticulum. Biochim Biophys Acta，2012，1823 （3）：774-787

[15] Pawaria S，Binder R J. CD91-dependent programming of T-helper cell responses following heat shock protein immunization. Nat Commun ，2011，2

[16] Kropp L E，Garg M，Binder R J. Ovalbumin-derived precursor peptides are transferred sequentially from gp96 and calreticulin to MHC class I in the endoplasmic reticulum. J Immunol ，2010，184（10）：5619-5627

[17] Wang S，Qiu L，Liu G，et al. Heat shock protein gp96 enhances humoral and T cell responses，decreases Treg frequency and potentiates the anti-HBV activity in BALB/c and transgenic mice. Vaccine，2011，29（37）：6342-6351

[18] Liu B，Yang Y，Qiu Z J，et al. Folding of Toll-like receptors by the HSP90 paralogue gp96 requires a substrate-specific cochaperone. Nat Commun 1，2010，79

[19] Wu S，Hong F，Gewirth D，et al. The molecular chaperone gp96/GRP94 interacts with Toll-like receptors and integrins via its C-terminal hydrophobic domain. J Biol Chem，2012 ，287 （9）：6735-6742

[20] Tarang S，Kumar S，Batra S K. Mucins and Toll-like receptors： Kith and kin in infection and cancer.

Cancer Lett，2012，321（2）：110-119

[21] Vacchelli E，Eggermont A，Saut-s-Fridman C，et al.Toll-like receptor agonists for cancer therapy. Oncoimmunology，2013，2（8）：e25238

[22] Liu Z，Li X H，Qiu L P，et al. Treg suppress CTL responses upon immunization with HSP gp96. Eur J Immunol，2009，39（11）：3110-3120

[23] Li X，Liu Z，Yan X，et al.Induction of regulatory T cells by high-dose gp96 suppresses murine liver immune hyperactivation. PLoS One，2013，8（7）：e68997

[24] Srivastava P K，Callahan M K，Mauri M M. Treating human cancers with heat shock protein-peptide complexes：the road ahead. Expert Opin Biol Ther，2009，9（2）：179-186

[25] Wilczynski J R，Duechler M. How do tumors actively escape from host immunosurveillance? Arch Immunol Ther Ex，2010，58（6）：435-448

[26] Qian J F，Hong S，Wang S Q，et al. Myeloma cell line-derived，pooled heat shock proteins as a universal vaccine for immunotherapy of multiple myeloma. Blood，2009，114（18）：3880-3889

[27] Rech A J，Vonderheide R H. Clinical use of anti-CD25 antibody daclizumab to enhance immune responses to tumor antigen vaccination by targeting regulatory T cells. Ann Ny Acad Sci，2009，1174：99-106

[28] Cameron F，Whiteside G，Perry C. Ipilimumab：first global approval. Drugs，2011，71（8）：1093-1104

[29] Zhao B，Wang Y，Wu B，et al.Placenta-derived gp96 as a multivalent prophylactic cancer vaccine. Sci. Rep，2013，3：1947

[30] Zhao B，Li X，Wang B，et al. Prophylactic cancer vaccine，from concept to reality? Chin. Sci. Bull，2014，59（10）：944-949

[31] Randazzo M，Terness P，Opelz G，et al. Active-specific immunotherapy of human cancers with the heat shock protein Gp96-revisited. Int J Cancer，2012，130（10）：2219-2231

第五章
肿瘤的靶向治疗

一、肿瘤靶向治疗概述

世界卫生组织（WHO）GLOBOCAN 2012 统计结果显示，与 2008 年统计所得的 1270 万新发病例和 760 万癌症相关死亡病例相比，2012 年新增 1410 万例癌症病人，与癌症相关死亡 820 万例，截止到 2012 年，在过去 5 年里全球约有 3260 万病人被诊断为癌症，最常见的癌症类型是肺癌（180 万，占 13%）、乳腺癌（170 万，占 11.9%）和结直肠癌（140 万，占 9.7%）；最主要的癌症致死原因为肺癌（160 万，占 19.4%）、肝癌（80 万，占 9.1%）和胃癌（70 万，占 8.8%）。根据现有数据预计，随着全球人口增长和老龄化，到 2025 年，全球每年新增癌症病例数将高达 1930 万。2012 年，全球新增癌症病例和癌症死亡病例总数的一半以上发生在不发达地区，分别为 56.8% 和 64.9%，而这一比例将在 2025 年后进一步增加。报告还显示，非洲、亚洲和中南美洲的发展中国家癌症发病形势最为严峻。

GLOBOCAN 2012 统计显示中国有 307 万新增癌症患者及 220 万癌症死亡病例，分别占全球总量的 21.9% 和 26.8%。最常见的癌症依次为肺癌、胃癌、肝癌、直肠癌和食道癌。由于我国目前环境污染、吸烟等问题仍较严重，在 2025 年前癌症发病率下降的可能性不大。肿瘤已成为严重威胁我国居民健康和社会发展的重大疾病，必须采取有效措施加强预防和管理。随着现代医学发展和分子生物学技术的提高，人们已经充分认识到化学药物结合生物治疗在恶性肿瘤多学科综合治疗中的重要性，发现能够指导放、化疗的生物标志物将有助于提高放、化疗的效果并减少其毒副作用，高效的生物分子靶向治疗在肿瘤的治疗中也占有越来越重要的地位。

肿瘤的靶向治疗（targeted cancer therapies）是指能够与肿瘤生长、进展和扩散相关的特异性分子（分子靶标，molecular targets）相互作用的药物或其他物质，通过特异性地干预这些靶点而阻止肿瘤生长和扩散。肿瘤的靶向治疗有时被称为"分子靶向药物（molecular targeted drugs）""分子靶向治疗（molecularly targeted therapies）""个体化医学（precision medicines）"等。

靶向治疗与标准的化疗（chemotherapy）不同：①靶向治疗作用于与肿瘤相关的特异性分子靶标，而绝大部分的化疗针对增殖、分裂较快的正常细胞和肿瘤细胞；②靶向治疗是根据与其相互作用的靶标准确地选择和设计的，而许多化疗方案则是以杀死细胞为目的；③靶向治疗常常是抑制细胞生长（阻滞细胞增殖），而化疗药物则是产生细胞毒性（杀死肿瘤细胞）。

目前靶向治疗主要集中在抗肿瘤药物的研制方面，它是个体化医学的基础，其特点是利用病人的基因组、核酸和蛋白的相关信息来预防、诊断和治疗疾病。

肿瘤在发生、发展过程中获得了6种生物学功能，包括持续的增殖信号、逃避生长抑制、对细胞死亡的抵抗能力、永生化的复制、诱导血管生成及促进侵袭和转移。这些生物学特性导致基因组的不稳定性。过去10年的研究发现肿瘤细胞能够进行能量代谢的重编程和免疫逃逸；除肿瘤细胞的上述特性外，肿瘤间质（肿瘤微环境）对肿瘤的发生和发展也起着非常重要的作用。

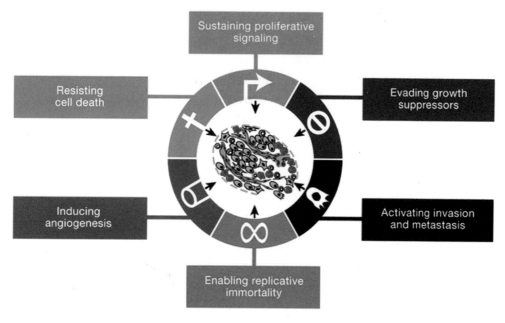

图5-1　肿瘤的生物学功能

[引自：Hanahan，D. and R.A. Weinberg，Hallmarks of cancer: the next generation. Cell，2011. 144（5）：646–74.]

二、以人类基因组为基础的肿瘤靶向治疗

大量的研究显示人类肿瘤发生的分子过程由特定的基因结构或功能异常所致，而这些基因的正常功能是调控细胞的增殖、凋亡和分化等过程，其中对细胞增殖和生长起正调节作用的为癌基因（oncogene），而抑制细胞增殖、生长，促进细胞分化的基因为抑癌基因（tumor suppressor gene）。这些基因发生突变、扩增和染色体重排会导致癌基因的激活或抑癌基因的失活或丢失，二者失去平衡，导致细胞发生持续性增殖和恶变。在过去 10 年中对人类肿瘤全基因组测序的综合分析发现，对大多数肿瘤只有少数的基因发生高频率突变，而多数基因仅发生偶发性突变。到目前为止共计发现仅 138 个"突变驱动基因"（Mut-driver genes）。这些突变驱动基因涉及 12 个与肿瘤相关的信号通路（STAT、MAPK、TGF-β、DNA damage control、Transcriptional regulation、Chromatin modification、APC、HH、NOTCH、Cell cycle/apoptosis、RAS、PI3K）。而这 12 个信号通路调控着 3 种重要细胞程序，包括细胞命运、细胞生存和基因组稳定性的维护。而每一种类型的肿瘤仅包含 2~8 个"驱动突变"。

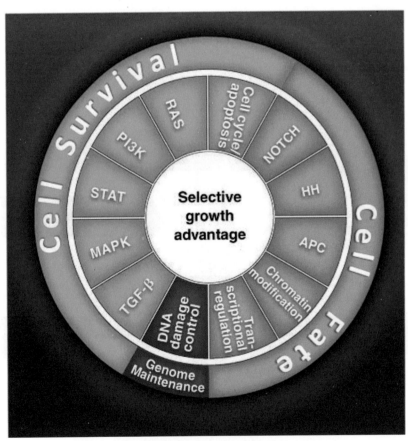

图 5-2　肿瘤细胞信号通路及其所调控的细胞进程

[引自：Vogelstein, B., et al., Cancer genome landscapes. Science, 2013. 339（6127）：1546-58.]

肿瘤治疗所面临的唯一挑战就是发现一种药物能够选择性地只杀死肿瘤细胞而不影响正常细胞。随着基因组时代的到来，人们对肿瘤生物学和肿瘤发生过程中的基因突变的认识不断加深，针对性地作用于某一特定的肿瘤相关基因的治疗，即所谓的"肿瘤分子靶向治疗"的时代已经来临。

自从首次关于上皮生长因子（epidermal growth factor receptor，EGFR）第 19 和 21 号外显子突变与 EGFR 酪氨酸激酶抑制剂（EGFR tyrosine kinase inhibitors，EGFR TKIs）敏感性相关的报道以来，在过去数年中陆续在不同肿瘤中发现许多与化疗或酪氨酸激酶等药物相关的敏感性突变位点。

人们对某些肿瘤中编码蛋白激酶的驱动基因的激活性突变的认识导致了靶向这些激酶的小分子抑制药物的研发。这类以基因组为基础的靶向治疗的代表性例子包括应用 EGFR 酪氨酸激酶抑制剂对 EGFR 突变肿瘤的治疗，应用 ALK（anaplastic lymphoma kinase）抑制剂对 ALK 基因易位肿瘤的治疗，以及应用对 BRAF 突变体特异性的抑制剂治疗 BRAF 突变的肿瘤。在开始应用这些小分子抑制剂治疗肿瘤之前，必须要明确肿瘤中是否包含有这些药物所靶向的突变。只有一小部分肺癌患者具有 EGFR 突变或者 ALK 基因易位，而只有这些人才对上述药物敏感。而对于无特异性基因改变的肺癌患者，这样的治疗除了肿瘤将继续进展外，还会产生药物的毒副作用。

以人类基因组为基础的肿瘤靶向治疗的挑战性问题是，批准临床应用的所有靶向突变基因产物的药物均直接拮抗激酶类，其中的一个原因是小分子物质很容易靶向激酶，且激酶类在生物化学、结构和生理功能方面已被广泛研究。另一个原因比较复杂，目前市场上绝大多数的针对肿瘤和其他疾病的靶向药物主要是抑制靶标蛋白的作用，这种抑制作用是通过药物干扰酶活性（例如激酶促进磷酸化）或者与蛋白上小分子配体（例如与 G 蛋白配对的受体）结合而实现的。许多其他参与蛋白质复合体的蛋白，其相互作用的接触面较大或者具有许多比较弱的作用位点，用小分子药物抑制这些蛋白的功能是非常困难的，因为小分子化合物只能抑制一个这样的作用位点。

尽管人们想象能够研发针对非酶活性蛋白质功能的靶向药物，其面临的挑战更大，大多数的驱动突变基因编码肿瘤抑制蛋白，一般来说，药物常常干扰蛋白质的功能，而不能替代缺失基因蛋白的功能，不幸的是，在实体瘤中抑癌基因的灭活性突变与癌基因的激活性突变相比占主要地位，很少有肿瘤包含两个或以上的癌基因突变。

以酪氨酸激酶抑制剂（tyrosine kinase inhibitors，TKIs））靶向治疗 EGFR 突变的非小细胞肺癌（non-small cell lung cancer，NSCLC）为例分析靶向治疗的原理。

EGFR 家族，又称 EGFR 酪氨酸激酶家族，由 4 个不同的受体酪氨酸激酶（recepor kinases，RTK）组成，分别为 EGFR（HER1/ErbB1）、ErbB2（HER2）、ErbB3（HER3）和 ErbB4（HER4）。这些受体表达于上皮、间质和神经组织。

EGFR 的磷酸化激活可以刺激细胞内 Ras-Raf-MAPK、PI3K/AKT 和 JAK/STAT 信号通路的级联激活。EGFR 家族介导的信号通路对于发育、代谢和生理功能的调控等非常重要，在许多肿瘤中 EGFR 信号通路的活性一般是增加的，常常由于基因的突变或者 EGFR 的过度表达所致。由于它的配体或者辅活因子的过度激活或者对其抑制的减弱，可以促使有丝分裂、抗凋亡、血管生成和细胞的侵袭行为。

针对 EGFR 的靶向治疗药物包括酪氨酸激酶抑制剂吉非替尼（gefitinib）和厄洛替尼（erlotinib）最初用于肺癌的治疗并取得了明显的效果，最近作为一线药物治疗肺癌，对 EGFR 突变病人的有效率达到 70%。临床上抗 -EGFR 治疗作用位点见图 5-3。

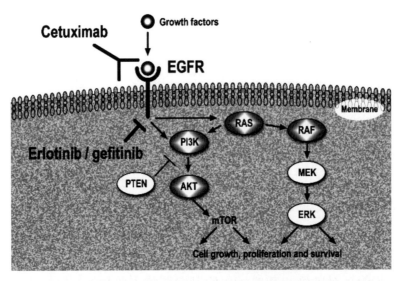

图 5-3 上皮生长因子（EGFR）信号通路及临床中抗 -EGFR 治疗

[引自：Dienstmann, R., Martinez, and E. Felip, Personalizing tHERapy with targeted agents in non-small cell lung cancer. Oncotarget, 2011. 2（3）：165-77.]

在肺癌中，激酶区的突变与 EGFR 抑制剂的敏感性相关，如 EGFR 酪氨酸激酶抑制剂 EGFR 突变与性别、种族、吸烟以及病理类型有关，在东方人群、女性、非吸烟、腺癌的患者中突变发生率较高，EGFR 突变很少在肺鳞癌、小细胞肺癌或者其他上皮恶性肿瘤中发现，最为常见的 EGFR 突变包括 19 号外显子保守的 LREA 区的小片段缺失（residues 747-750）和 21 号外显子上的点突变（L858R），二者占所有 EGFR 激酶突变的 90% 以上。18 号外显子的点突变（G719）占 EGFR 突变的 5%。20 号外显子上的片段插入和点突变占总突变的 5%，如 CL-387，785。

目前吉非替尼（gefitinib）和厄洛替尼（erlotinib）已应用于肺癌、头颈部癌、结肠癌、胰腺癌、乳腺癌、卵巢癌、膀胱癌、肾癌和胶质瘤等肿瘤的治疗，并取得一定的疗效。

多种 EGFR 突变与最初的对 EGFR TKIs 耐药性相关，如 EGFR 20 号外显子的插入突变阻止吉非替尼或厄洛替尼与 EGFR TK 片段的结合，从而导致耐药。NSCLC 中 20 号外显子的插入突变同样存在于 ErbB2，类似的导致对吉非替尼或厄洛替尼的耐药。

K-RAS 属于癌基因 RAS 家族并且在 NSCLC 患者中占 RAS 总突变的 90%，K-RAS 突变在 15%~30% 的 NSCLC 患者中被检测到，主要发生在 12 号和 13 号密码子，尤其是 12 号密码子（>90%）。该突变导致受损的 GTP 酶的活化，并随后持续地激活 EGFR 的下游 RAS 信号，导致增殖以及抗凋亡通路如 ERK 信号通路的激活。K-RAS 突变在包括肺癌等多种肿瘤中被证实是 EGFR TKIs 耐药的主要原因。有效的 K-RAS 抑制剂的研发依然是目前肿瘤治疗的挑战。

针对 EGFR 胞外结构的人单克隆抗体如西妥昔单抗和帕尼单抗已应用于结直肠癌和头颈癌的治疗，将在第四节详述。

另外，还有很多基因的突变与化疗药物的敏感性相关的例子，微卫星不稳定性常常是肿瘤发生及其肿瘤耐药的原因，DNA 错配修复基因（DNA mismatch repair，MMR）MSH2 和 MLH1 在多种对顺铂耐药的肿瘤细胞中的表达缺失达 90%。胸苷酸合成合酶（thymidylate synthase，TS）的过表达和（或）MMR 缺陷与 5-氟尿嘧啶（5-fluorouracil，5-FU）的耐药性相关。另外 BAX 基因功能缺乏的细胞能拮抗 5-FU 所诱导的细胞凋亡。

p53 缺陷细胞对 DNA 损伤药物阿霉素（adriamycin）的敏感是由于不能诱导周期依赖激酶抑制剂 p21 的表达所在，而 p53 缺陷细胞对抗代谢药物 5-FU 则是耐药的。BRAF 抑制剂对黑色素瘤的治疗效果非常明显，最早发现的 Raf 抑制剂索拉非尼（sorafenib）可以抑制 VEGFR、PDGFR、Raf 等多个靶标，目前已被批准应用于肝癌的治疗。厄洛替尼（erlotinib）是人类 HER1 和 EGFR 酪氨酸激酶的可逆抑制剂，厄洛替尼与吉西他滨（gemcitabine）结合应用于无法切除的进展期或者转移的胰腺癌治疗正在进行临床试验。伊马替尼（imatinib）为多激酶抑制剂，已被批准应用于不可切除/转移的胃肠道间质瘤（GIST）的治疗。而舒尼替尼（sunitinib）同样为多激酶抑制剂，被批准应用于伊马替尼治疗失败的 GIST 病人。

三、基于核酸的靶向治疗

人类基因组中只有不到 2% 的序列可以编码蛋白，但 70%~90% 人类基因组 DNA 是被转录的，其转录产物过去被认为是"垃圾"或"暗物质"，近年来人们发现这些转录产物有着重要的生物学功能，参与细胞的分裂、分化、凋亡等生命活动。非编码 RNA 包括 rRNA、tRNA、snRNA、snoRNA、microRNA 以及长链非编码 RNA 等许多类型（图 5-4），根据长度可以分为三类：①短非编码 RNA：这些 RNA 长度在 17~30nt 之间，包括 miRNAs（microRNAs）、piRNAs（piwi-interacting RNAs）以及 tiRNAs（transcription initiation RNAs）等；②中等长度非编码 RNAs：长度介于 20~200nts，snoRNA（small nucleolar RNAs）即属于此类；③长链非编码 RNA（long ncRNAs，lncRNAs）：长度大于 200nt，如已经被广泛研究的 lncRNA MALAT1 和 HOTAIR 等。ncRNA 具有多种功能，在多个水平上调节着基因的表达，如对染色体结构的影响、对 RNA 加工修饰及稳定性的影响、对转录和翻译的影响，甚至对蛋白质的稳定性和转运都有影响，这些 RNA 的共同特点是都是从基因组上转录而来，但是不翻译成蛋白，在 RNA 水平上就能行使各自的生物学功能。目前受到广泛关注的与肿瘤相关的非编码 RNA 主要包括 miRNA、siRNA 以及 lncRNA。

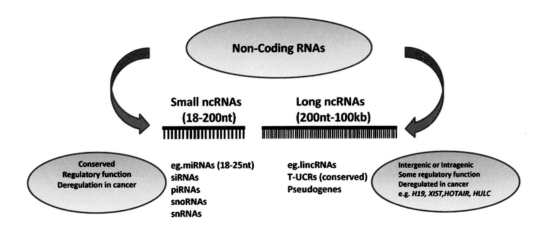

图 5-4 非编码 RNA 概览：

miRNAs（microRNAs），siRNAs（small interfering RNAs），piRNAs（piwi-interacting RNAs），snoRNAs（small nucleolar RNAs），snRNA（small nuclear RNAs），lincRNAs（long intergenic RNAs），T-UCRs（transcribed ultraconserved regions）.

（引自：Nana-Sinkam，S.and C.M. Croce，Non-coding RNAs in cancer initiation and progression and as novel biomarkers. Mol Oncol，2011，5（6）：483-91.）

（一）miRNA 与肿瘤靶向治疗

微小 RNA（microRNA）是一类由内源基因编码的长度约为 18~25nt 的非编码单链 RNA 分子，可以导致 mRNA 的降解。miRNA 由核内 RNA 聚合酶Ⅱ作用于初级转录物（primary transcripts，pri-miRNAs）产生。与编码蛋白基因的转录本类似，pri-miRNAs 包括有 5′ 帽子结构以及 poly（A）尾，有时候会有内含子序列。每个 pri-miRNA 会由部分互补序列形成一个茎环结构，在核内核糖核酸酶的作用下，DROSHA 和它的分子伴侣 DGCR8 一起识别该茎环结构并进一步介导 pri-miRNA 形成 pre-miRNA 中间体，在 exportin-5/Ran-GTP 作用下 pre-miRNA 进入胞浆后，在另一个核糖核酸酶 DICER1 作用下形成双链 miRNA 分子。两条链均可产生成熟 miRNAs，但也可能仅有一条链（引导链，guide strand）变成有功能的 miRNA，而另一条链（过路链，passenger strand）将很快降解。成熟 miRNA 可以与 argonaute 蛋白联合形成一个 RNA 诱导的沉默复合体（RNA-induced silencing complex，

RISC），从而由 miRNA 引导该复合体到靶 mRNA 的 3'UTR 区阻断其翻译和（或）诱导其降解。目前根据 Sanger 研究所（http：//www.mirbase.org/）miRNA 数据库（miRBase）的统计已有大于 2500 个人类 miRNA 被定义，生物信息学分析提示 miRNAs 可能调控超过 5300 个人类基因，约占人类基因的 30%，并且每个 miRNA 调控大约 200 个基因。因此肿瘤中 miRNA 表达的改变可以导致显著的基因表达的改变，并对肿瘤的发生和发展具有重要作用。

许多 miRNAs 参与调控细胞的生命活动，与肿瘤发生相关的 miRNAs 又被称为 "oncomirs"。依据其主要的靶标是抑癌基因或癌基因，被分为促癌和抑癌的 miRNAs。靶向 miRNAs 的治疗主要分为 miRNA 的减少以及 miRNA 的替代。miRNA 的减少治疗主要针对肿瘤中上调或者过表达的促癌 miRNAs，而 miRNAs 替代疗法主要应用于肿瘤中表达下调或者缺失的抑癌 miRNAs。对于促癌性的 miRNA 主要治疗手段有抗 -miRNA 的寡聚核苷酸、miRNA 海绵（miRNA sponges）、miRNA masking 以及小分子抑制剂等。而对于抑癌的 miRNAs，通过恢复这些 miRNAs 的表达将是有效的治疗手段。

1. 抗 -miRNA 的寡聚核苷酸

MiRNAs 与它对应的靶标的结合遵循 Watson-Crick 碱基配对原则。MiRNA 的显著抑制分子即抗 -miRNA 寡聚核苷酸（anti-miRNA oligonucleotides，AMOs），可以竞争性地抑制 miRNA 与其靶 mRNAs 的结合。通过不同方式的化学修饰增加 AMOs 的稳定性，如锁定核酸（locked nucleic acid，LNA），常被称为难接近的 RNAs（inaccessible RNAs）。LNA 可与 RNAase 共存并在体内具有很好的水溶性，低毒性。另一种寡聚核苷酸类似物，如 2'-O- 甲基化（2'-O-methyl）以及 2'-O- 甲氧乙基修饰（2'-O-methoxyethyl-modified，2'-MOE）寡聚核苷酸同样被证明可有效抑制 miRNAs。除了化学修饰外，增加 AMOs 的长度也可以提高其抑制活性。综上，有效的 AMO 需要与最优的序列、结构及化学修饰相结合。

靶向 mir -21 的研究是通过下调促癌 miRNA 表达来抑制肿瘤发展的最早的具有代表性的例子。Mir -21 在多种不同肿瘤中过表达，研究发现 mir -21 可以通过下调肿瘤抑制基因 Tpm1 和 PTEN 在细胞增殖过程中发挥重要作用。在荷瘤裸鼠模型中，Si 等通过注射有瞬转抗 -mir-21 的 2-O- 甲基化寡聚核苷酸的 MCF-7 细胞到裸鼠体内，发现瞬转抗 -mir -21 组裸鼠体内肿瘤在体积上比对照组小 50%。在恶性胶质瘤细胞系中，体外敲降 mir -21 可以诱导细胞凋亡。这些研究提示 AMOs 可成为通过抑制促癌 miRNAs 治疗肿瘤的有效药物。

2.MiRNA 海绵（microRNA sponges）

MiRNA 海绵被定义为包含有多个内源性 miRNA 结合位点的合成 mRNA，从而阻止 miRNA 与其内源性靶标的相互作用。Ebert 等在 miRNA 结合位点之间可以被 Argonaute 2

切开的位置插入一个突起部分,增加 miRNA 海绵与沉默复合体(microribonucleoprotein,miRNP)结合的稳定性,另外,他们设计了特异性的海绵(the specifically designed sponges with complementary heptameric seed),使单个海绵可以有效地抑制整个 miRNA 种子家族。体外实验中,这些"海绵"使 miRNA 失去抑制的能力与化学修饰的 AMOs 相当。然而这些稳定表达的"海绵"在体内的功效有待进一步研究。

3.miRNA 罩(miRNA masking)

每个 miRNA 可以调控上百个基因,每个基因可以被多个 miRNAs 调控,与内源性 miRNA 相似,AMOs 只是序列特异性而并非基因特异性。因此 AMOs 可能会导致脱靶副作用以及毒性。Xiao 等设计了"miR 罩",即可以与内源性 miRNA 完全互补的一段序列,"miR 罩"与靶 mRNA 具有较高的亲和性并可形成二聚体,从而阻断 miRNA 与其结合位点的结合,并避免了 AMOs 介导 mRNA 降解时的潜在副作用。这种基因特异性的 miRNA 干扰手段被应用到斑马鱼的 mir –430 调控 TGF-β 中。"miR 罩"可以与 mir –430 在靶 mRNA 上的结合位点互补配对进而破坏特异性的 mir –430-mRNA 的结合,从而放大或者减弱节点信号通路。值得注意的是"miR 罩"的效果主要取决于靶基因的选择,在肿瘤治疗应用中,关键肿瘤抑制基因或者癌基因的选择则尤为重要。

对 miRNA 特异性的小分子抑制剂的研究正在进行中,Gumireddy 等鉴定出偶氮苯(azobenzene)为 mir –21 的特异性有效抑制剂。这样的特异性 miRNA 抑制剂不仅为 miRNA 的功能研究提供了条件,而且为肿瘤患者对特异性药物的反应提供了条件。该类小分子抑制剂在体内的作用有待探讨。

4. 恢复具有抑癌作用 miRNAs 的表达

人们设想恢复具有抑癌作用 miRNAs 的表达可能像恢复蛋白编码抑癌基因表达一样具有抑癌作用。体外实验显示在肺癌细胞中过表达 Let-7 可以抑制细胞的生长,以 Let-7 稳定表达的 BT-IC 细胞建立的裸鼠成瘤模型,其成瘤能力受到抑制。Lin28 可以阻抑 Let-7 加工的进程并可以导致 Let-7 前体的降解,因此,通过抑制 Lin28 而恢复 Let-7 的表达可能抑制肿瘤的生长。另一个 miRNA 替代治疗的例子是 mir –15 和 mir –16,其表达常常在 CLL 患者中缺失,它们能靶向 BCL2,转染 mir –15/16 表达载体可以抑制 BCL2 的表达并诱导肿瘤细胞的凋亡,提示 mir –15a 和 mir –16–1 可能用于 BCL2 过表达肿瘤的治疗。MiR-26a 在肝癌中被证实为抑癌 miRNA,在肝癌的动物模型中,恢复缺失 miR-26a 的表达可以抑制肿瘤细胞的增殖,诱导肿瘤细胞的凋亡。AAV(adeno-associated virus)载体不会整合到宿主基因组中,以 AAV 为载体的 miRNA 可能用于人类肿瘤的治疗。

除了病毒载体为基础的基因恢复表达,miRNA mimics 同样被应用于功能获得性实验(gain-of-function experiments),这些 miRNA mimics 是小的、化学修饰的模仿内源性成熟 miRNA 的双链 RNA 分子。很多基因的 miRNA mimics 如 pre-miR™ miRNA 前体(dmbion)

和 miRI-DIAN^{TM} microRNAmimics（thermo scientific dharmacon）已上市。为了使这些寡聚核苷酸在体内达到良好的治疗效果，已启动了应用脂质体及聚合物形式的纳米颗粒（polymer-based nanoparticles）的体内给药方式，并取得了可喜的结果。由于 miRNA mimics 没有载体相关的毒性，有望成为肿瘤治疗的有效手段。

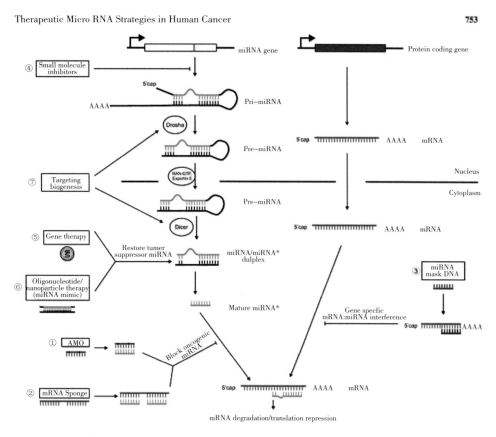

图 5-5　基于 miRNA 的肿瘤治疗

[引自 : Li, C., et al. Therapeutic microRNA strategies in human cancer. AAPS J., 2009. 11（4）: 747-57.]

（二）siRNA 与肿瘤靶向治疗

RNAi 治疗是指应用 RNA 分子在转录后水平调节基因表达。SiRNA 是长约 21 ~ 25nt 的双链 RNA 序列，在胞浆中 siRNA 与 RNA- 诱导沉默复合体（RNA-induced silencing complex，RISC）相互作用诱导 mRNA 的降解，从而调控基因的表达。RNAi 的序列选择的特异性以及有效抑制基因表达的能力，在真核生物体内、体外实验中均得到了证实。在肿瘤治疗方面，RNAi 已被用来抑制 K-ras 等基因突变诱导的肿瘤。

RNAi 可以抑制染色体易位、点突变等所导致的癌基因的高表达。如慢性粒细胞白血病中的 bcr/abl 。bcr/abl 断点特异性的 siRNAs 可以抑制 Bcr/Abl 蛋白的表达及活性，重要的是同样的 siRNAs 可以加强 Abl 激酶竞争性抑制剂效果（Abl-kinase-specific competitive inhibitor），如影响伊马替尼的药效。这些研究证实 RNAi 单独治疗或者联合其他药物可以增加疾病对一线治疗药物的敏感性。

对化疗药物耐药是肿瘤治疗复发的主要原因，MDR1 编码的 p- 糖蛋白在多种药物耐药中起着重要的作用。在胰腺癌和胃癌中靶向 MDR1 的 RNAi 可敲降 90% MDR1 的表达，在体外可降低 89% 的胰腺癌细胞及 58% 的胃癌细胞对道诺霉素（daunorubicin）的耐药。

RNAi 具有可以沉默任何已知序列的基因的特性，并且 RNAi 只靶向沉默与其 100% 互补配对的靶基因，已成为基因功能研究的有力手段，同时也为肿瘤的靶向治疗提供了契机。Thijin Brummelkamp 及其同事收集了抑制人类 50 个去泛素化酶的 RNAi 载体，并研究它们与肿瘤相关信号通路的联系。其中 CYLD 可以增加 NF-KB 的活性，敲降后可以增加细胞对凋亡的耐受性。RNAi 治疗的主要目标是通过下调与肿瘤恶性转化和血管生成等相关的基因的表达进而抑制肿瘤的生长。目前已有大量的编码转录因子、抗凋亡蛋白、GTPases、RTKs 以及黏附因子等的基因被 RNAi 靶向应用于基因治疗。基于 RNAi 药物研发所面临的挑战是如何有效地将 siRNA 运输到哺乳动物细胞内。RNA 纳米颗粒的研发则为 RNAi 药物的临床应用提供了条件，并受到广泛关注。RNA 纳米颗粒可以设计成不同的形式：① siRNAs 靶向基因的某一个位点；②不同的 siRNAs 靶向同一基因的不同位点；③不同的 siRNAs 靶向不同的基因，从而调节多个信号通路产生协同或者加强的治疗效应。并且 RNA 纳米技术有很多优势：①纳米颗粒的大小及其呈现分支状、棘齿状外形使得 RNA 纳米颗粒容易被动靶向于肿瘤并产生高通透性和滞留效应（enhanced permeability and retention effect，EPR）；② RNA 纳米颗粒可以根据设定的大小、结构及化学计算来合成；③ RNA 的多聚阳离子趋向特性防止了 RNA 纳米颗粒与带负电荷细胞膜的非特异性结合；④ RNA 纳米颗粒是高水溶性的而且在正常的生理条件下不容易聚合；⑤ RNA 纳米颗粒与其他异质纳米颗粒相比免疫原性低（如抗体嵌合的纳米颗粒），因为 RNA 纳米颗粒由多核苷酸组成，具有生物相容性，从而避免了异质纳米颗粒带来的副作用；⑥ RNA 纳米颗粒的多价特性允许靶向分子、治疗分子以及成像分子等在同一纳米颗粒整合这些结构，从而达到协同或者增强效应，而不会发生交叉联结；⑦ RNA 纳米结构（RNA nano-scaffold）在体内具有良好的药代动力学及药效，并在小鼠体内是无毒的；⑧ RNA 纳米颗粒的特异性转运以及长时间的潴留减少了用药的剂量及相关的副作用，特异性转运通过 EPR 效应以及与肿瘤标志物特异性配体的靶向结合而实现；⑨ RNA 是化学试剂，它的调控过程将优于基于蛋白质的临床药物。目前 RNA 纳米颗粒应用于临床的主要挑战就是 RNA 产品的产量及成本。

（三）lncRNA 与肿瘤靶向治疗

长链非编码 RNA（Long noncoding RNA，lncRNA）的概念是指其长度大于 200nt 且

缺乏开放阅读框的 RNA，大多数的长链非编码 RNA 具有 polyA 尾。根据 lncRNA 在基因组的位置可分为：①正义和反义长链非编码 RNA。正义 lncRNA 是从编码基因的正义链转录生成，可包含编码基因的外显子，它们可能和蛋白编码基因的一部分重叠或者覆盖编码基因的整个序列；反义 lncRNA 是从编码基因的反义链转录而来。 ②基因间和基因内 lncRNA。基因间 lncRNA 是从基因组上位于基因间的区域转录生成的 lncRNA；基因内 lncRNA 是从编码基因的内含子区域转录生成的 lncRNA。 ③双向 lncRNA（bidirectional）。双向 lncRNA 是指在邻近的蛋白编码 RNA 的 1000bp 内与其呈头对头的方向，它们共享同样的转录调控元件。lncRNA 可以在转录、翻译和转录后水平对基因的表达进行调控。

近年来随着高通量测序技术的发展和 RNA 芯片技术的成熟，越来越多的 lncRNA 被发现，但是大部分的 lncRNA 的功能并不明确。已有报道 lncRNA 在增殖、细胞周期、凋亡、分化、侵袭迁移等生理和病理过程中发挥重要作用。在肿瘤中研究比较成熟的 lncRNA 主 要 有 HOTAIR、MALAT1、PANDA、PCAT-1 等。MALAT1（metastasis-associated lung adenocarcinoma transcript 1）最先在转移相关基因分析中被发现并定义。MALAT1 在多种恶性肿瘤如肺癌、子宫内膜间质肉瘤及肝癌中均表达上调，在转移的肺癌中 MALAT1 的表达量是非转移肺癌的 3 倍，是评估早期肺腺癌生存时间的独立预后指标。另外 MALAT1 在大部分人类正常组织中广泛表达，包括胰腺和肺，但是在皮肤、胃、骨髓以及子宫等组织中表达缺乏，提示 MALAT1 可能具有组织特异性功能。MALAT1 在子宫内膜间质肉瘤、宫颈癌以及肝癌中高表达，而在相对应的正常组织中表达低甚至检测不到。Hox transcript antisense RNA（HOTAIR）是从 HOXC 基因位点转录生成，通过反式调控方式抑制跨越 40kD 的 HOXD 基因位点的染色质的活性从而导致 HOXD 基因的转录抑制。HOTAIR 与乳腺癌、结肠癌、胰腺癌、肝癌等多种肿瘤的增殖和转移相关。HOTAIR 通过与 PRC2 复合体相互作用促进 H3K27 三甲基化，从而导致多个基因的转录抑制，特别是与转移相关的基因。PTEN（phosphatase and tensin homolog）是具有磷酸酶活性、被诠释得较全面的肿瘤抑制基因，近期研究发现 PTEN 的表达受其假基因（pseudogene）PTENP1（又称为 PTH2 或 ψPTEN）的调控。假基因是指与其同源基因有相似序列但无蛋白编码能力的基因，由于过早出现停止密码子、插入 / 缺失或者移码突变等，导致其不能翻译成有功能的蛋白质。PTEN 的假基因 PTENP1 在一些组织中高表达，提示其存在具有生物功能的可能性。Poliseno 等发现 PTENP1 通过扮演 PTEN- 靶向 miRNA 的"分子海绵"（molecular sponge for PTEN-targeting miRNA）在转录后水平调节内源性 PTEN 的生成。PANDA 由 p53 依赖的方法诱导表达，DNA 损伤后 p53 直接与 CDKN1A 结合，进而活化 PANDA，PANDA 可以直接与转录因子 NF-YA 结合使 NF-YA 从基因启动子区脱靶而抑制凋亡基因的表达。PANDA 在人类乳腺癌中高表达，而且 PANDA 是乳腺癌化疗耐药的标志。PCAT-1（prostate cancer associated transcript-1）是从前列腺癌患者中通过高通量 RNA 测序技术获得的在前列腺癌组织中特异性高表达的 lncRNA。lncRNA PCA3（the prostate cancer antigen–3 gene）已经美国食品和药品管理局（FDA）于 2012 年批准用于前列腺癌的早期检测和预后评估。

lncRNA 在肿瘤的发生、发展中起到重要作用，对 lncRNA 功能的研究有望为肿瘤的治疗奠定基础。基于 lncRNA 的肿瘤治疗受到人们的广泛关注。针对 lncRNA 的靶向治疗策略主要有：小干扰 RNA（siRNA）、反义寡核苷酸（antisense oligonucleotide，ASO）、核糖酶（ribozyme）、适配体（aptamer）、小分子化合物、转录后加工通路以及靶向 lncRNAs 的 miRNAs 等（图 5-6）。

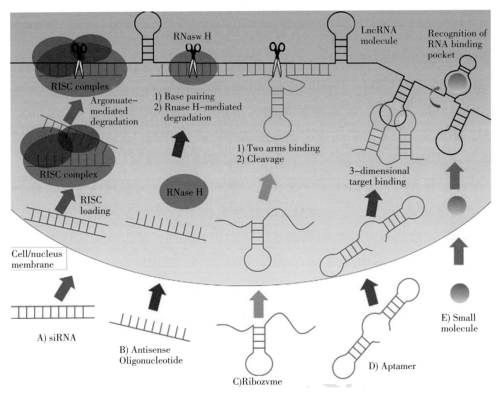

图 5-6 靶向 lncRNA 因子作用机制

[引自：Li, C.H. and Y. Chen, Targeting long non–coding RNAs in cancers：progress and prospects. Int J Biochem Cell Biol, 2013, 45（8）：1895–910.]

1. siRNA

siRNA 可介导目标 RNA 的转录后沉默，近期研究显示，应用 siRNA 敲降 HOTAIR 可以抑制乳腺癌细胞的侵袭能力，也可以抑制胰腺癌移植瘤的生长。Ren 等在前列腺癌中通过应用 siRNA 下调 lncRNA MALAT 的表达，进而抑制了前列腺癌细胞的生长、侵袭迁移，同时诱导去势抵抗性前列腺癌细胞周期阻滞在 G0/G1 期。瘤内给予靶向 MALAT-1 的治疗性 siRNA 可以延缓去势荷瘤裸鼠模型肿瘤的生长以及转移，同时延长荷瘤裸鼠的生存期，因此 MALAT-1 有成为去势抵抗性前列腺癌潜在的治疗靶标。虽然应用 siRNA 抑制 lncRNAs 的治疗仍处于初级阶段，但是通过抑制肿瘤相关关键基因治疗肿瘤的 siRNA 已处于不同的临床试验阶段，靶向 lncRNAs 的治疗将很快成为现实。

2. 反义寡核苷酸（antisense oligonucleotide，ASO）

ASOs 是针对目标 RNAs 设计的长度在 8～50nt 之间的短的单链 DNAs 或者 RNAs，大量研究显示 ASOs 具有较高的靶向特异性并能够识别单个碱基的错配。ASOs 主要通过碱基配对与 lncRNA 结合并被内源性 RNase H1 识别导致 lncRNA 分子的降解。有研究显示 ASO 介导 HeLa 细胞以及 HUVEC 细胞中 MALAT1 的降解进而破坏 MALAT1 的功能。ASO 抑制 MALAT1 可以诱导宫颈癌细胞周期的阻滞，荷瘤裸鼠皮下肺癌移植瘤注射 ASO 可以显著抑制 MALAT1 的表达并抑制肺癌的转移。

3. 核糖酶（ribozyme）

核糖酶在细胞内 RNA 的合成过程中起催化作用，它的分子功能之一是降解 RNA 分子。其中锤头状核酶（hammerhead ribozyme，HamRz）因具有良好的靶向抑制效果而受到青睐。已有研究证实核糖酶具有抑癌作用，另外核糖酶的应用可能弥补 siRNAs 设计中的不足。

4. 适配体（aptamer）

适配体是短的 DNA 或者 RNA 寡核苷酸链或者多肽，在体内具有稳定的三维结构，并且可以依据 lncRNA 的三维结构特异性地结合到相应的靶标。适配体的靶标包括蛋白、RNA 以及小分子。理论上将适配体融合到肿瘤细胞的基因组中可以产生功能性 RNA 适配体从而靶向核内以及胞浆中的 lncRNAs。

5. 小分子化合物

小分子化合物可特异性地结合到目标 lncRNAs 的 RNA 结合带，与蛋白因子或者细胞内小的配体竞争性与 lncRNAs 结合，特异性阻断 lncRNA 的功能途径。另外小分子与 lncRNA 的结合可导致 lncRNAs 分子构象改变或者阻碍重要的 lncRNA 结构的形成，从而阻抑 lncRNAs 功能的发挥。

lncRNA 在肿瘤发生、发展中的作用受到了人们广泛的关注，基于 lncRNA 的靶向治疗有望成为肿瘤治疗的有效手段。

（四）核酸适配体（Aptamer）与肿瘤靶向治疗

Aptamer 是碱基数为 20～80 的单链核酸，既可以是 DNA 也可以是 RNA。因为 Aptamer 可以与靶标特异性结合，其结合强度与结合特异性与传统抗体相当，故又称为化学抗体。核酸适配体技术与传统抗体技术相比具有独特优势，在肿瘤的基础研究与临床治疗上逐渐为大家所认知。目前核酸适配体已经成功应用到肿瘤标记物发现、肿瘤诊断、肿瘤成像以及肿瘤治疗中，成为非常有应用前景的核酸类化合物。

1. 以肿瘤细胞作为靶标分离肿瘤标记物

目前以细胞作为靶标的 SELEX（systematic evolution of ligands by exponential enrichment）技术分离肿瘤标记物的研究很多，该方法发现的肿瘤标记物在未来肿瘤的靶向治疗上具有重要意义。Yang 等筛选特异性识别急性髓性白血病 NB4 细胞的核酸适配体，应用其核酸序列中的 K19 结构富集、鉴定出与其结合的蛋白 siglec-5，作为急性髓性白血病的标志物，并且通过检测 siglec-5 可以检测骨髓提取物中极低丰度的 AML 细胞，在肿瘤的治疗中具有一定的应用前景。Shangguan 等以 T 细胞标记的淋巴细胞白血病细胞作为正筛靶进行 SELEX 筛选后得到特异性的核酸序列。随后以其中的一条序列 Sgc8 在 T 细胞急性淋巴细胞白血病细胞蛋白中进行靶蛋白纯化、质谱鉴定发现了靶标 PTK7 蛋白，PTK7 蛋白已被证实在血液系统肿瘤及结肠癌中高表达，是白血病治疗的一个潜在的靶标。

2. 以肿瘤蛋白质组为靶标应用 SELEX 筛选核酸 aptamers 的方法分离和鉴定肿瘤标志物

考虑到肿瘤的发生、发展是一个多基因共同参与的过程，单蛋白、单靶标的研究方法不能很好地满足实际需要，以肿瘤病人的血清或者肿瘤细胞的蛋白质组作为 SELEX 的筛选靶标对发现诊断标记物具有重要意义。Partha Ray 等用胰腺癌细胞的分泌蛋白组作为正筛靶，使用正常胰腺细胞的分泌蛋白质组作为反筛靶，筛选到特异性与胰腺癌细胞分泌蛋白结合的核酸序列，用筛选到的核酸序列分离出在胰腺癌细胞高表达的分泌蛋白 CypB，在胰腺癌病人的血清中表达增加。Ostroff R.M. 等通过大规模筛选针对多个蛋白质的 aptamers，并在肺癌患者和健康人的血清找到 44 个差异表达的蛋白，对其中的 cadherin-1、CD30 ligand、endostain、HSP90α、LRIG3、MIP-4、pleiotrophin、PRKCI、RGM-C、SCF-sR、sL-selectin 等 14 种蛋白的组合进行检测可能成为肺癌诊断手段。

3. Aptamer 与肿瘤治疗

Aptamer 的许多特性与抗体相似，如亲和性及特异性。同时，Aptamer 与蛋白质的结合多在其活性区域，因此与抗体一样，Aptamer 也可以用于肿瘤的靶向治疗。Aptamer 与抗体相比，在治疗上具有自己独特的优势，首先就是自身的免疫原性。由于 Aptamer 序列较小，免疫原性低，不会引起人体的免疫反应；而单克隆抗体多源于小鼠，容易产生机体的免疫反应。且核酸可以反复冻融易于保存，而抗体要求一定的保存条件，因此 Aptamer 用于肿瘤治疗可能更方便。现已有多个 aptamer 分子应用于临床或正在进行临床前期试验。针对老年性黄斑病变的 aptamer（macugen）已经上市，但是在肿瘤治疗中应用较少。AS1411 已进入肿瘤治疗的临床试验。Zamay 等人发现 vimentin 蛋白的核酸适配体 NAS-24 对小鼠腹水中腺癌细胞生长具有明显的抑制作用，并诱导肿瘤细胞凋亡。Aptamer 还可作为化疗药物的靶向载体，由于 aptamer 易于被修饰，通过化学方法在 aptamer 上耦联具有杀伤肿瘤细胞的药物能够显著提高治疗的特异性而降低其毒副作用。阿霉素 –aptamer 复合物对其靶细胞具有较好的特异性，并且能够被靶细胞内吞，在细胞内受酸性溶酶体作用释放阿霉素，能有效杀伤肿瘤细胞。Wang J. 等应用 SELEX 筛选获得的能特异性识别前列腺癌细胞的 aptamer CSC13，与金纳米棒耦联后增加对肿瘤干细胞的特异性杀伤效果。Aptamer 与化疗药物耦联治疗将成为肿瘤靶向治疗的一个新方向。

四、基于蛋白水平（抗体）的靶向治疗

自从 1975 年 Georges Köhler 和 César Milstein 发明杂交瘤细胞技术后，单克隆抗体（monoclonal antibodies，mAbs）已经成为人类疾病诊断和治疗的不可或缺的工具，Georges Köhler 和 César Milstein 在 1984 年与在免疫学方面做出其他贡献的 Niels Jerne 共同获得了诺贝尔医学生理学奖。单克隆抗体主要用于：①激活针对肿瘤细胞的免疫系统；②阻断肿瘤细胞自身的信号通路；③携带毒性物质到达肿瘤部位以及干扰肿瘤细胞和间质之间的相互作用。目前人们主要致力于研发免疫刺激的单克隆抗体，这些单克隆抗体不仅可以增强肿瘤相关的免疫反应，而且可以限制肿瘤或者药物所引起的免疫抑制。单克隆抗体技术很大程度上改进了许多诊断技术，包括表位特异性免疫印迹、免疫荧光以及免疫组化等。

另外单克隆抗体在以下几方面已经成功应用于体内（在疾病的动物模型中或者患者体内）：①中和循环中的致病因子；②激活针对维持疾病发生的细胞群的免疫应答效应器；③抵抗疾病特异性致病分子或者分子级联反应；④交联血浆膜受体并激活治疗性的信号通路（疾病细胞自发或非自发）；⑤携带放射性核素、药物前体、毒物或者药物包裹囊泡到达靶细胞（器官）。肿瘤治疗相关的单克隆抗体至少有 6 种（表 5–1）：

1. 直接抑制肿瘤细胞自身生存所依赖的信号通路。如西妥昔单抗（cetuximab）和帕尼单抗（panitumumab）可以抑制表皮生长因子受体（EGFR），并已批准用于结直肠癌的治疗。西妥昔单抗与 EGFR 胞外区的亲和力比内源性配体更高，可竞争性抑制内源性配体与 EGFR 的结合而阻断 EGFR 介导的信号转导通路，从而抑制肿瘤细胞生长，诱导细胞凋亡。也有研究发现西妥昔单抗可以介导抗体依赖的针对肿瘤细胞的细胞毒性。西妥昔单抗已经被证实对 KRAS 野生型的转移性结直肠癌有效（metastatic colorectal cancer，mCRC），KRAS 编码的小 G 蛋白可连接胞内 EGFR 信号通路的配体依赖性受体的活化的关键位置，常见的密码子 12 和 13 的突变可导致 KRAS 相关信号的持续激活，越来越多的证据表明肿瘤 KRAS 突变与西妥昔单抗和帕尼单抗的耐药性相关。西妥昔单抗联合伊立替康（irinotecan）作为一线治疗方案与单用伊立替康相比可明显延缓转移性结直肠癌的病程。其疗效仅限于 KRAS 野生型的肿瘤患者。

2. 干扰肿瘤与间质的相互作用，从而间接抑制肿瘤生长。如贝伐单抗（bevacizumab）

可以抑制血管内皮生长因子（vascular endothelial growth factor，VEGF），用于结直肠癌、乳腺癌、肾癌以及肺癌的治疗；贝伐单抗早在 2004 年和 2006 年即由美国 FDA（US Food and Drug Administration）批准作为治疗转移性结直肠癌的一线和二线的干预性治疗。

3. 单克隆抗体通过与肿瘤细胞表面的抗原结合并通过选择性激活 ADCC/ADCP 和 CDC 而发挥作用，如利妥昔单抗（rituximab）通过识别带有 CD20 标记的恶性 B 细胞和正常 B 细胞而发挥特异性的杀伤作用，对其他细胞无作用。利妥昔单抗是第一个被批准用于肿瘤治疗的单克隆抗体，也可应用于标准化疗后复发的非霍奇金淋巴瘤（NHL）患者。

4. 具有三种（或两种）特异性功能的单克隆抗体，可以与两个不同的抗原结合并且保持其免疫效应机制。如卡妥索单抗（catumaxomab），是一种抗 -CD3、抗 -EpCAM 的嵌合性单克隆抗体，用来治疗 EpCAM 阳性的恶性腹水的肿瘤患者。

5. 免疫交联物。如替伊莫单抗（Y-ibritumomab tiuxetan）和托西莫单抗（I-tositumomab），与放射性核素耦合的抗 -CD20 单克隆抗体，用于淋巴瘤的治疗。

6. 免疫刺激单克隆抗体，通过同时交叉结合靶向的肿瘤细胞和免疫系统而激活所诱导的信号通路达到肿瘤特异性免疫反应的效果。一个有趣的例子就是，将推定的肿瘤抗原和靶向树突状细胞表面受体的抗体（如 CLEC9A、DC-SIGN、DEC205）交联，这些分子通过抗原递呈促使 $CD4^+$ 和 $CD8^+$ 细胞建立肿瘤特异性的免疫反应而起到肿瘤疫苗的作用，这一方法在感染领域也取得了一些进展。

表 5-1 目前已应用于癌症治疗的单克隆抗体

mAb	Target	Approved	Type	Indication(s)
Alemtuzumab	CD52	2001	Hzed IgG1	Chronic lymphocytic leukemia
Bevacizumab	VEGF	2004	Hzed IgG1	Colorectal, breast, renal and lung cancer
Catumaxomab	CD3 and EpCAM	2009	M-R hybrid	Malignant ascites in patients with EpCAM-positive cancer
Cetuximab	EGFR	2004	C IgG1	Colorectal cancer
Gemtuzumab	CD33	2000	Hzed IgG4	Acute myeloid leukemia (coupled with calicheamicin)
Ibritumomab tiuxetan	CD20	2002	M IgG1	Non-Hodgkin lymphoma (coupled with ^{90}Y or ^{111}In)
Ipilimumab	CTLA-4	2011	H IgG1	Melanoma
Panitumumab	EGFR	2006	H IgG2	Colorectal cancer
Ofatumumab	CD20	2009	H IgG1	Chronic lymphocytic leukemia
Rituximab	CD20	1997	C IgG1	Non-Hodgkin lymphoma
Tositumomab	CD20	2003	H IgG1	Non-Hodgkin lymphoma (naked or coupled with ^{131}I)
Trastuzumab	ERBB2	1998	Hzed IgG1	Breast cancer

C, chimeric；CTLA-4, cytotoxic T lymphocyte antigen 4；EGFR, epidermal growth factor receptor；EpCAM, epithelial cell adhesion molecule；H, human；Hzed, humanized；M, murine；R, rat；VEGF, vascular endothelial growth factor. *by FDA or European Medicines Agency（EMA）at the day of submission.

[引自：Galluzzi, L., et al., Trial Watch：Monoclonal antibodies in cancer therapy. Oncoimmunology, 2012. 1（1）：28-37.]

五、基于表观遗传修饰的肿瘤靶向治疗

过去的 20 余年，是人类基因组技术高速发展的时代，对恶性肿瘤细胞编码基因及其蛋白质产物的研究也达到了白热化的程度。在过去 10 年中对人类肿瘤全基因组测序的综合分析发现，大多数肿瘤只有少数的几个关键的驱动基因发生高频率突变（driver mutation），而多数基因仅发生偶发性伴随（passenger mutation）突变。到目前为止共计发现 138 个基因的突变属于"驱动基因突变"（driver gene mutation，这种突变能够促进肿瘤的发生），每一种典型的肿瘤仅包含 2~8 个"驱动突变"。近些年来越来越多的研究显示肿瘤的发生、发展不仅受遗传学的调控，同时与表观遗传学（epigenetics）的累加性改变密切相关。表观遗传学是一门研究基因表达的新兴学科，表观遗传学改变可能成为肿瘤的诊断、预后、化疗敏感性标志物，对于表观遗传调控机制的研究为表观遗传治疗奠定了基础。

表观遗传学是指不依赖于 DNA 序列改变的可遗传的基因表达调控。遗传学的改变，如基因突变通常是不可逆转的，而表观遗传学的改变在一定条件下可以逆转，表观遗传学的这一特性为肿瘤的临床治疗提供了新的机遇。表观遗传学改变具有组织特异性和肿瘤特异性，在肿瘤早期诊断、预后评估及化疗敏感性等方面的应用已成为目前的研究热点。表观遗传学主要包括 DNA 甲基化、组蛋白修饰以及非编码 RNA 等。

肿瘤癌变过程中最为常见的表观遗传学改变为抑癌基因启动子区域 CpG 岛发生甲基化，甲基化相关基因的灭活影响到许多细胞信号通路的转导，包括 Wnt/beta-catenin、TGF-β、Estrogen receptor、JNK、MAPK、DNA damage repair、cell cycle、p53、ATM 等信号通路。本研究组之前的工作证明了 DNA 甲基化在肿瘤发生、发展中的重要作用，如 SOX17 的甲基化沉默在食管癌、肺癌和肝癌的发生、发展起到重要作用，CXCL14 在结直肠癌频发甲基化并可诱导结直肠癌细胞的侵袭迁移。组蛋白（histone）是真核生物染色体的基本结构蛋白，与带负电荷的双螺旋 DNA 结合成 DNA-组蛋白复合物，共有五种类型组蛋白：H1，H2A，H2B，H3，H4。在哺乳动物基因组中，组蛋白可以有很多修饰形式，包括组蛋白末端的乙酰化、甲基化、磷酸化、泛素化、ADP 核糖基化等，这些修饰都会影响基因的转录活性。

（一）DNA 甲基化与肿瘤靶向治疗

DNA 甲基化是指生物体在 DNA 甲基转移酶（DNA methyltransferase，DNMT）的催化下，以 S-腺苷甲硫氨酸（SAM）为甲基供体，将甲基转移到特定的碱基上的过程。甲基化是基因组 DNA 的一种主要表观遗传学修饰形式，是调节基因组功能的重要方式。在脊椎动物中，DNA 甲基化主要发生在 CpG 二核苷酸位点。CpG 岛常位于转录调控区附近。CpG 岛覆盖约一半的人类基因的启动子区，包括活跃表达的基因以及处于转录静止期的基因，

抑癌基因的表观沉默在肿瘤的发生、发展中起着重要作用（图5-7）。

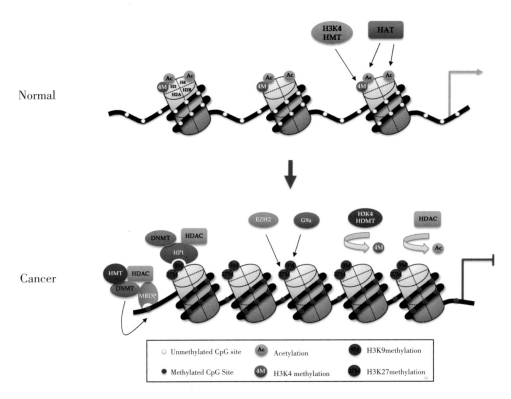

图 5-7 肿瘤发生中抑癌基因表观遗传沉默机制

　　DNA 甲基化主要是通过 DNA 甲基转移酶家族（DNAmethyltransferase，Dnmt）来催化。DNA 甲基转移酶分两种：一种是维持 DNA 甲基化的酶，如 Dnmtl、另一种是从头（启动）甲基化的酶（de novo），如 Dnmt 3a 和 Dnmt 3b。 DNA 的甲基化由 Dnmt 3a 和 Dnmt 3b 催化，并由 Dnmtl 维持其甲基化状态。在细胞分化的过程中，基因的甲基化状态将遗传给后代细胞。但在哺乳动物的生殖细胞发育时期和植入前胚胎期，其基因组范围内的甲基化模式通过大规模的去甲基化和接下来的再甲基化过程发生重编程，从而产生具有发育潜能的细胞。

　　甲基化 CpG 结合蛋白家族是一类与甲基化 CpG 二核苷酸结合的核蛋白，该家族成员含有能够阅读 DNA 甲基化的结构域 MBD。甲基化的 DNA 能够被甲基 -CpG 结构域（methyl-CpG binding domain，MBD）或 C2H2 锌指结构（C2H2 zinc fingers）所识别。包含 MBD 结构域能够阅读 DNA 甲基化的蛋白有 MeCP2、MBD1、MBD2、MBD3 及 MBD4。而 Kaiso（ZBTB33）、ZBTB4 和 ZBTB38 蛋白是应用锌指结构结合甲基化的 DNA 的。MBDs 和 Kaiso 被认为是通过参与肿瘤抑制基因启动子区 DNA 甲基化而调控基因转录的。MBD2 作为甲基化 CpG 结合蛋白家族成员，能有机地将 DNA 甲基化和组蛋白修饰耦联起来，在表观遗传中发挥着纽带作用，并与细胞调控、组织发育及肿瘤生成有着密切的关系。

DNA 甲基化所致基因表观遗传学转录失活已经成为肿瘤表观基因组学研究的重点内容。基因组水平上研究 DNA 甲基化模式对于肿瘤及其他疾病的诊断、治疗和预后判断具有重要的应用价值。1996 年 James G. Herman 等人发明的甲基化特异性 PCR（methylation-specific polymerase chain reaction）可以用来检测少量 DNA 的甲基化，对于某个位点 CpG 岛的甲基化，其敏感度可达到 1/1000。MSP 还可用于检测石蜡包埋的组织中的 DNA 甲基化状态。

阿扎胞苷（azacitidine，5-azacitidine，AZA）和地西他宾（decitabine，5-aza-2'-deoxycytidine，DAC）是两个主要的 DNA 甲基化抑制剂。低剂量应用阿扎胞苷和地西他宾对血液病具有疗效且很少有毒副作用，高剂量应用 DNA 甲基化抑制剂则会导致急性 DNA 损伤及细胞毒性。近年来阿扎胞苷和地西他宾已被应用于白血病前期（pre-leukemic hematological disease）、骨髓增生异常综合征（myelodysplastic syndrome，MDS）以及确诊的白血病的治疗，具有良好的疗效，经美国 FDA 批准应用于 MDS 患者的治疗。地西他宾在肺癌、食管癌等多种实体瘤中的治疗处于临床试验阶段。Tsai 等研究发现将白血病细胞以及上皮来源的肿瘤细胞短期暴露于临床低剂量的甲基化抑制剂，并不引起急性细胞毒性，而产生抗肿瘤“记忆”反应，包括抑制肿瘤干细胞的亚群。这些效果的产生是伴随着维持全基因组基因启动子区甲基化的减低、基因表达的恢复以及关键信号调控通路抗肿瘤作用的变化。最近完成的一个临床试验表明，采用过去治疗 MDS 的甲基化抑制剂的有效剂量，应用于联合多种化疗药治疗失败的进展期肺癌患者，获得了较长时间稳定的完全或部分反应。低剂量的阿扎胞苷及地西他宾可诱导持续的抗肿瘤作用，因此，低剂量的阿扎胞苷及地西他宾在肿瘤治疗中具有广泛的应用前景。

由于 DNA 甲基化的检测方法比较稳定可靠，将 DNA 甲基化作为肿瘤标志物具有一定的临床应用价值，DNA 甲基化对抑癌基因的调控作用为肿瘤的个体化治疗奠定了基础，而对化疗药物敏感性标志物的发现在个体化化疗的实施中显得尤为重要。本节我们将主要从 DNA 甲基化及与 DNA 修复、解毒、程序性细胞死亡和信号转导等相关的酶来探讨 DNA 甲基化、基因调控以及药物敏感性之间的联系。

（二）DNA 修复机制

最典型的启动子区甲基化调控基因表达抑制和耐药的例子是 DNA 损伤修复基因 O6- 甲基鸟嘌呤 -DNA 甲基转移酶（O6-methylguanine-DNA methyltransferase，MGMT）。MGMT 基因定位于 10q26，含有 5 个外显子和 4 个内含子，其第 4 外显子编码一个由 5 个氨基酸残基（-Pro-Cys-His-Arg-Val-）组成的高度保守区。其中的半胱氨酸残基（-Cys-）为烷基受体，也是蛋白酶的活性部位，存在于包括细菌及哺乳动物等几乎所有的生物中，MGMT 基因和大多数管家基因一样，启动子区缺少 TATA 框和 CAAT 框，但存在富含 GC

的区域。MGMT 在多种肿瘤中存在启动子区高甲基化。烷化剂能使 DNA 鸟嘌呤 O6 位发生烷基化，MGMT 基因自身半胱氨酸可作为烷基受体，将鸟嘌呤 O6 位上的烷基转移到自身的半胱氨酸残基上，结果在受体蛋白分子中形成 S- 烷基半胱氨酸，DNA 分子中烷基鸟嘌呤去烷基后得以修复，同时 MGMT 失去活性。烷化剂是一种致癌剂，同时也是一种广泛应用于肿瘤治疗的化疗药物，如亚硝脲类化疗药物卡氮芥 [1, 3-Bis（2-chlorethyl）-1-Ni-trosourea，BCNU，carmustine]，治疗高分化的脑肿瘤以及小细胞肺癌、乳腺癌、淋巴瘤等效果显著，其主要作用机制是在肿瘤细胞 DNA O6 位形成具有毒性的加合物，并进一步导致 DNA 交联，产生细胞毒性作用，导致肿瘤细胞死亡。但其耐药现象也很常见，研究发现该现象与肿瘤细胞中 MGMT 蛋白含量高低有关。MGMT 可以修复烷化剂化疗药造成的这种 DNA 损伤，使肿瘤细胞对烷化剂化疗药产生耐药，MGMT 基因是目前公认的烷化剂化疗药耐药基因。MGMT 基因启动子区高甲基化造成的基因沉默，是肿瘤发生的一种机制，也是肿瘤对烷化剂化疗药如卡氮芥和替莫唑胺（temozolomide）化疗敏感性评估的标志物。

DNA 修复也影响肿瘤对铂类（例如顺铂）化疗的敏感性。错配修复基因 MLH1 的甲基化与卵巢癌细胞系对顺铂的化疗耐药性相关，而去甲基化药物可以恢复修复基因的表达并增加卵巢癌细胞系对化疗的敏感性，在体内实验小鼠模型中，该去甲基化药物同样可以增加对铂类化疗药物的敏感性。同时 MLH1 甲基化在原位卵巢癌标本中是频发事件，更加提示了上述发现的临床价值。随着全基因组分析技术的应用，ARMCX2、COL1A1、MDK、MEST、BMP4 和 IGFBP3 等基因被认为可以作为 DNA 甲基化介导的对顺铂耐药性的标志物。

BRCA1 通过对 DNA 修复的影响及其在乳腺癌和卵巢癌中频发高甲基化失活，成为肿瘤对 DNA 损伤药物的敏感性评估的另一个生物标志物，BRCA1 的高甲基化与乳腺癌及卵巢癌对顺铂的化疗敏感性相关，然而 BRCA1 甲基化对铂类化疗敏感性的影响尚存在争论，不同的研究小组得出了不同的结论，因此，需要进一步的研究。BRCA1 相关的 DNA 损伤修复通路中的 FANCF 的高甲基化与顺铂的化疗敏感性相关。BRCA1 的表观遗传学沉默同时可作为 PARP 抑制剂敏感性的生物标志物。不同于 BRCA1，PARP 通过切除碱基发挥其 DNA 修复作用。在 BRCA1 缺陷细胞中针对 PARP 功能的化疗可以导致 DNA 损伤和细胞死亡，该作用最先发现于 BRCA1 突变的细胞中。但是 BRCA1 突变仅存在于少数的散发性乳腺癌和卵巢癌中，而 BRCA1 的表观遗传学改变在这些病人中占到了 20%，可以作为一个潜在的预测对 PARP 抑制剂敏感的标志物。

另外，WRN、ERCC1 和 ERCC5 等 DNA 修复基因的高甲基化同样与药物的有效性相关。WRN 为 DNA 解旋酶（3'-5'核酸外切酶活性）参与到 DNA 复制、重组和 DNA 修复中。WRN 表达的抑制可以增加对拓扑异构酶抑制剂如伊立替康的化疗敏感性。这一点在临床实践中也得到了证实，伊立替康治疗的患者中 WRN 甲基化的患者的预后要比非甲基化的患者的预后好。类似的 ERCC1 DNA 甲基化与神经胶质瘤对顺铂的敏感性相关。相反的另一个核苷酸切除修复基因 ERCC5 的甲基化则与拓扑异构酶抑制剂奈莫柔比星（nemorubicin）的耐药性相关，ERCC5 的甲基化存在于大量的原发性卵巢癌中，并且可以由去甲基化剂恢复表达，化疗与去甲基化治疗的联合应用可能成为肿瘤治疗的一个方向。

综上，DNA 损伤修复基因的甲基化改变可能成为个体化治疗的一个标志。

（三）外源性物质的解毒

外源性物质的解毒指的是代谢通路和清除非机体本身产生或者存在的化学物质的排除，解毒酶通过去除致癌物对癌症的预防显得尤为重要。而在肿瘤的治疗中，解毒过程则通过去除治疗药物而引发对药物的耐受。在细胞解毒过程中，GSTP1 甲基化作为潜在的生物标志物，最早被认为是前列腺癌的诊断标志物。该基因的甲基化在肿瘤中频发，并作为候选的诊断标志物。鉴于 GSTP1 的对外源性物质和致癌物的解毒作用，GSTP1 对健康细胞是有益的，但是，在化疗过程中，它会排除治疗性外源物质而有益于肿瘤细胞的存活。研究显示 GSTP1 的甲基化及表达抑制与肿瘤对多柔比星（doxorubicin）的敏感性相关，在多柔比星治疗的乳腺癌患者中，GSTP1 甲基化患者的生存期更长一些。另一个异源物质运输基因 ABCB1 在乳腺癌患者对多柔比星化疗有效性中起着类似的作用。

（四）程序性细胞死亡

细胞凋亡被认为是某些类型的细胞对 DNA 损伤所做出的应激反应，该过程依赖于野生型 p53 的存在，细胞 DNA 损伤后，p53 首先诱导细胞周期阻滞和 DNA 修复，如果损伤不能被修复，p53 就活化诱导细胞凋亡通路下游基因的转录，导致细胞发生程序性死亡，即细胞凋亡。TP53 的失活多为基因突变导致而非甲基化所致，但是 TP53 相关基因 TP73 和 APAF1 在肿瘤细胞中常常发生甲基化改变。应用 NCI60 肿瘤细胞组合筛选多种药物，发现 TP73 的甲基化可以预测肿瘤对包括顺铂等烷化剂的敏感性。

APAF1 是与细胞色素 C 的释放以及 caspase 的活性相关的细胞死亡效应器。它的甲基化及转录抑制在黑色素瘤细胞中可以阻止阿霉素介导的肿瘤细胞死亡。去甲基化药物可逆转 TP73 和 APAF1 的甲基化状态，恢复肿瘤细胞对药物的敏感性。DNA 损伤药物所诱导的细胞凋亡可能与表观遗传沉默有密切关系，因此，细胞凋亡相关基因的甲基化不仅是有效的生物标志物，而且也是非常有前景的治疗靶标，结合常规化疗和去甲基化治疗将会成为新的治疗手段。

（五）信号转导

到目前为止，主要的表观遗传学生物标志物与 DNA 损伤类药物相关，但是受体介导的网络同样为代表性的有潜力的治疗靶标并且与表观遗传沉默相关。特别是成功用于抗雌激素治疗的生物标志物呈现出较强的临床转化潜能。抑制 CDK10 基因可激活 MAPK 而驱动有丝分裂信号通路，与乳腺癌细胞对抗雌激素治疗的耐药性相关。与其一致，甲基化所致 CDK10 表达抑制的 ER-α 阳性的乳腺癌患者，在他莫昔芬（tamoxifen）治疗后出现早期复发现象。

激素受体阳性的患者经他莫昔芬化疗后可依据表观遗传学标志物 PITX2 的启动子区甲基化状态而分为低风险和高风险组，86% 的 PITX2 低甲基化患者无转移生存期长达 10 年，而 PITX2 高甲基化患者的 10 年无转移生存期的比例为 69%。

另一个可以将 DNA 甲基化作为标志物具有预测潜能的信号通路是 EGFR 通路，是靶向治疗的代表性模式。CHFR 基因可诱导蛋白酶体依赖的大量蛋白的降解，有人提出 CHFR 可能泛素化 EGFR。有趣的是 CHFR 的高甲基化与 EGFR 突变事件互为排除。CHFR 非甲基化的非小细胞肺癌患者在 EGFR 抑制剂（gefinitib 或 erlotinib）作为二线治疗后其生存期延长。近期的综合的基因组学方法发现，DNA 甲基化标志物可用来分类非小细胞肺癌的上皮及间质表型，上述情况可能作为 EGFR 拮抗剂敏感性的替代标志物，因为间质表型与多种化疗药，包括埃罗替尼（erlotinib）的化疗耐药相关。

（六）组蛋白修饰与肿瘤靶向治疗

组蛋白（histones）是真核生物染色质的基本结构蛋白，约 1/4 的氨基酸残基为精氨酸和赖氨酸等碱性氨基酸，组蛋白与带负电荷的双螺旋 DNA 结合成 DNA-组蛋白复合物。有五种类型：H1、H2A、H2B、H3、H4。组蛋白的修饰包括乙酰化、甲基化、磷酸化及泛素化等，主要是通过组蛋白甲基转移酶（histone methyltransferases，HMTs）和去甲基酶（histone demethylases）如 KDMs、组蛋白乙酰转移酶（histone acetyltransferases，HATs）和去乙酰化酶（histone deacetylase，HDACs）等的相互协调平衡来调控的。这些修饰会影响染色质结构、基因的转录及活性。其中组蛋白 H3 赖氨酸修饰的作用比较明确（图 5-8）

（七）组蛋白乙酰化

组蛋白乙酰化是基因表达的一个重要因素，乙酰化主要与表达的激活相关，而组蛋白的去乙酰化与基因的表达抑制相关。组蛋白去乙酰化酶（histone deacetylases，HDACs）通过移除组蛋白上的乙酰基调控基因的表达。HDACs 在非组蛋白蛋白如在细胞增殖、凋亡相关的 p53、E2F1 及 NF-κB 等表达的调控中起着关键作用。经典的 HDACs 包含 11 个成员，根据其与酵母蛋白的同源性、亚细胞定位以及酶活性分为三类（I，II，和 IV），I 类包括 HDAC1、HDAC2、HDAC3 和 HDAC8，IIa 类包括 HDAC4、HDAC5、HDAC7 和 HDAC9，IIb 类包括 HDAC6 和 HDAC10，HDAC11 属于 IV 类。第 III 类 HDACs，即 sirtuins，具有 NAD-依赖的催化部位并与经典的 HDACs 具有交叉作用。但是 sirtuins 不会被传统的 HDAC 抑制剂（HDACis）所抑制。

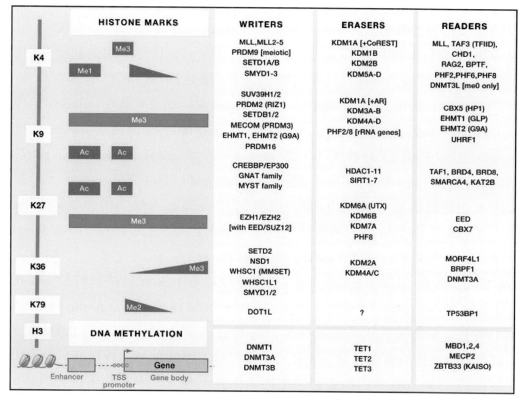

图 5-8 组蛋白 H3 赖氨酸——"写者""橡皮擦""阅读者"

（Ac：乙酰化；me1：单甲基化；me3：三甲基化；红色：抑制标志；蓝色：活化标志）不同赖氨酸的乙酰化共用"写者"和"橡皮擦"，而甲基化则有专用的酶，"阅读者"（同时可以作为"写者"和"橡皮擦"）识别不同的染色体位点并通过不同途径转导信号，包括自我强化、交互作用、转录的激活和抑制，或 DNA 修复。交互作用可以发生在组蛋白修饰和 DNA 甲基化之间，是因为 DNMT3A、DNMT3L 和 UHRF1 均含有染色质的阅读域。

[引自：Shen，H. and P.W. Laird, Interplay between the cancer genome and epigenome. Cell, 2013. 153（1）：38–55.]

　　有研究发现肿瘤细胞中存在广泛的组蛋白 H4 的单乙酰化及三甲基化的缺失，提示基因组范围内的组蛋白乙酰化的改变可能与肿瘤的发生及进程相关。大量的研究显示人类肿瘤中存在 HDACs 表达的改变，而且 HDAC1、-5 和 -7 的表达可以作为肿瘤的生物标志物。有趣的是在前列腺癌、结直肠癌、乳腺癌、肺癌、肝癌以及胃癌等多种肿瘤中，单个 HDACs 的过表达与无病生存期及总的生存期的下降显著相关，可作为预后差的标志，且与肿瘤的类型及疾病的进程无关。HDACs 的过表达与肿瘤发生中的关键基因，如抑癌基因 CDKN1A 以及编码 DNA 损伤修复酶的 BRCA1、ATR 基因的表观遗传沉默相关。然而 HDAC 过表达并不总是预后差的标志，HDAC6 的表达增加则是 ER 阳性的乳腺癌患者预后好的标志。HDACs 活性的改变常常与关键致癌事件相关，在结肠癌、乳腺癌、肺癌以及急性早幼粒细胞白血病等多种肿瘤中，敲降单个 HDAC，尤其是 HDAC1、-2、-3 和 -6，可以诱导细胞凋亡和细胞周期阻滞。

（八）组蛋白去乙酰化酶抑制剂（histone deacetylase inhibitiors，HDACIs）

HDACIs 是靶向抑制 HDACs 活性的一类小分子，可以诱导肿瘤细胞的凋亡、生长阻滞、衰老、分化以及免疫原性，抑制血管生成。根据 HDACI 的化学结构不同，可分为羟肟酸类（hydroxamic acids），如 TSA（trichostatin A）、伏立诺他（vorinostat）；羟酸类（carboxylic acids），如丙戊酸盐（valproate）、丁酸盐（butyrate）；苯胺类（aminobenzamides），如 entinostat、mocetinostat；环肽类（cyclic peptides），如 apicidin，romidepsin；环氧酮类（epoxyketones），如 trapoxins，以及杂交分子（hybrid molecules）等。

临床上应用最成功的 HDACIs 是已经美国 FDA 批准的伏立诺他（vorinostat）和罗咪酯肽（romidepsin）应用于难治性皮肤 T 细胞淋巴瘤（cutaneous T-cell lymphoma，CTCL）的治疗，除了这两个经 FDA 批准的 HDACI 类药物之外，丁酸盐、丙戊酸以及新的化合物如 panobinostat（LBH-589）、givinostat（ITF2357）、mocetinostat（MGCD01030）、belinostat（PXD101）、pracinostat（SB939）和 entinostat（MS275）已在临床上得到广泛的实验和研究（表 5-2）。目前，超过 20 种不同的 HDACis 药物临床显示对恶性血液病的治疗有效，如霍奇金淋巴瘤、不同种类的骨髓瘤以及 AML。除了恶性血液病，HDACis 单药治疗实体瘤的效果并不理想。未来临床研究的趋势将是 HDACis 联合其他药物的尝试，如 HDACis 联合硼替佐米（bortezomib，velcade）治疗骨髓瘤以及其他恶性血液病的研究正在进行中。

伏立诺他（vorinostat，SAHA，suberoylanilide hydroxamic acid；Zolinza）主要通过与酶的催化区的锌离子相结合抑制 HDAC 的活性。伏立诺他在荷瘤裸鼠模型中具有诱导分化及凋亡的作用，与化疗药联合具有加强和协同作用。2006 年伏立诺他经美国 FDA 批准用于进展期、持续性或者复发的 CTCL 患者或已接受两种系统治疗的患者。除了在 CTCL 和其他血液肿瘤中的治疗效果，在实体瘤中并没有如此的疗效，尽管I期临床试验的结果令人鼓舞。

罗咪酯肽（romidepsin，depsipeptide；Istodax）作为具有二硫键的前体药物在细胞内释放锌结合巯基通过与锌依赖 HDAC 结合袋处的锌原子结合从而抑制 HDAC 的活性。罗咪酯肽于 2009 年经美国 FDA 批准应用于 CTCL 的治疗，主要根据两个共计有 167 个复发的、耐药的或者进展期的 CTCL 患者的II期临床试验。2011 年罗咪酯肽由美国 FDA 批准用于治疗周围 T 细胞淋巴瘤（peripheral T-cell lymphoma，PTCL），基于两项研究的结果：一个针对于至少一个系统性治疗失败的 PTCL 患者多中心、国际化、非盲、无对照II期临床试验；另一个针对之前治疗失败的 PTCL 患者的无对照临床研究。很多罗咪酯肽应用于实体瘤患者的I期和II期临床试验均为令人失望的结果。

第二代基于临床有效药物如异羟肟酸、伏立诺他和苯甲酰胺（entinostat，mocetinostat）的化学结构设计的可口服的 HDACIs 已得到研发，其中一些已进入临床，包括I类 HDAC

特异性药物 CHR-3996，西达苯胺（chidamide，CS055/HBI-8000），I 类和II类 HDAC 特异性的 AR-42、hydroxamides quisinostat（JNJ-26481585）及 abexinostat（PCI- 24781）等，初步结果见表 5-2，临床前期研究显示这些药物比父代（本）化合物（parental compounds）更加有效，具有改进的药效和药代动力学，且可能具有更少的毒副作用。鉴于这些药物与已应用于临床的 HDACIs 具有同样的作用位点，其临床疗效尚待观察。这些药物的有效性及可以接受的毒性表明可能作为新一代药物应用于联合治疗。

表 5-2　临床试验阶段的 HDACIs

HDACi	Highest phase trial	Cancer type	Best clinical outcome	Reference
Panobinostat (LBH-589)	III	CTCL	Ongoing; promising in phase II against CTCL (74% tumor reduction), HL (74% tumor reduction and 27% OR), and WM (MR or better in 47% of patients, 50% SD)	122-124
Belinostat (PXD101)	II	Thymoma	Significantly enhanced survival	125
Entinostat (MS275)	II	Melanoma	Some clinical activity, promising PK and PD values	126-128
Mocetinostat (MGCD01030)	II	B cell malignancies	Disease control (35% rate) in HL	129
Givinostat (ITF2357)	II	JAK2^{V617F}-expressing myeloproliferative neoplasms	Pruritus relief (~100%), splenomegaly reduction (75% of PV/ET and 38% of MF patients)	130
Practinostat (SB939)	II	Prostate cancer	Limited clinical efficacy to date but promising PK values	131, 132
Chidamide (CS055/HBI-8000)	II	Solid tumors and lymphomas	Ongoing; PR was observed in 5/31 patients during phase I	61
Quisinostat (JNJ-26481585)	II	CTCL	Ongoing; 31.6% reduction in mSWAT score of tumor burden, 1/19 CR, 4/19 PR	63
Abexinostat (PCI- 24781)	II	FL	Tumor reduction in 86%, ORR of 64%	64
CHR-3996	I	Various (mostly solid tumors)	Favorable PK and PD values	60
AR-42	I	Hematological malignancies	Ongoing, minor clinical responses in myeloma and T cell lymphoma	62

CR, complete response; ET, essential thrombocythemia; FL, follicular lymphoma; MF, myelofibrosis; MR, minimal response; OR, overall response; ORR, overall response rate; PD, pharmacodynamic; PK, pharmacokinetic; PR, partial response; PV, polycythaemia vera; SD, stable disease; WM, Waldenström macroglobulinemia.

（引自：West, A.C. and R.W. Johnstone, New and emerging HDAC inhibitors for cancer treatment. J Clin Invest, 2014. 124（1）: 30-9.）

（郭明洲　曹宝平）

参考文献

[1] Ferlay J, S.I., Ervik M, et al. Cancer Incidence and Mortality .GLOBOCAN, 2012（1）.Worldwide : IARC CancerBase No. 11, in [Internet]. France Lyon : International Agency for Research on Cancer, 2013

[2] Hanahan D, Weinberg R.A.. Hallmarks of cancer : the next generation. Cell, 2011, 144（5）: 646-674

[3] Vogelstein B, Papadopoulos N, Velculescu VE, et al. Cancer genome landscapes. Science, 2013, 339（6127）: 1546-1558

[4] Sharma S V, Bell D W, Settleman J, et al. Epidermal growth factor receptor mutations in lung cancer. Nat Rev Cancer, 2007, 7（3）: 169-181

[5] Kwak E L，Bang Y J，Camidge D R，et al.，Anaplastic lymphoma kinase inhibition in non−small−cell lung cancer. N Engl J Med, 2010, 363（18）: 1693−1703

[6] Chapman P B，Hauschild A，Robert C，et al. Improved survival with vemurafenib in melanoma with BRAF V600E mutation. N Engl J Med, 2011, 364（26）: 2507−2516

[7] Lemmon M.A.，J.Schlessinger. Cell signaling by receptor tyrosine kinases. Cell, 2010, 141（7）: 1117−1134

[8] Arkin M.R.，J.A. Wells.Small−molecule inhibitors of protein−protein interactions: progressing towards the dream. Nat Rev Drug Discov, 2004, 3（4）: 301−317

[9] Bienstock R.J. Computational drug design targeting protein−protein interactions. Curr Pharm Des, 2012, 18（9）: 1240−1254

[10] Hynes N.E.，H.A. Lane.ERBB receptors and cancer: the complexity of targeted inhibitors. Nat Rev Cancer, 2005, 5（5）: 341−354

[11] Zhang Z.，Stiegler A L，Boggon T J，et al.EGFR−mutated lung cancer: a paradigm of molecular oncology. Oncotarget, 2010, 1（7）: 497−514

[12] Dienstmann R.，Martinez, E. Felip. Personalizing therapy with targeted agents in non−small cell lung cancer. Oncotarget, 2011, 2（3）: 165−177

[13] Mok T S，Wu Yi−long, Thongprasert S，et al.，Gefitinib or carboplatin−paclitaxel in pulmonary adenocarcinoma. N Engl J Med, 2009, 361（10）: 947−957

[14] Rosell R，Moran T，Queralt C，et al. Screening for epidermal growth factor receptor mutations in lung cancer. N Engl J Med, 2009, 361（10）: 958−967

[15] Shigematsu H，Lin L，Takahashi T，et al. Clinical and biological features associated with epidermal growth factor receptor gene mutations in lung cancers. J Natl Cancer Inst, 2005, 97（5）: 339−346

[16] Sequist L V，Bell D W，Lynch T J，et al. Molecular predictors of response to epidermal growth factor receptor antagonists in non−small−cell lung cancer. J Clin Oncol, 2007, 25（5）: 587−595

[17] Riely G J，Pao W，Pham D，et al.，Clinical course of patients with non−small cell lung cancer and epidermal growth factor receptor exon 19 and exon 21 mutations treated with gefitinib or erlotinib. Clin Cancer Res, 2006, 12（3 Pt 1）: 839−844

[18] Nguyen K.S.，S. Kobayashi，D.B. Costa.Acquired resistance to epidermal growth factor receptor tyrosine kinase inhibitors in non−small cell lung cancer dependent on the epidermal growth factor receptor pathway. Clin Lung Cancer, 2009, 10（4）: 281−289

[19] Sharma S.V.，J. Settleman. ErbBs in lung cancer. Exp Cell Res, 2009, 315（4）: 557−571

[20] Eberhard D A，Johnson B E，Amler LC，et al.，Mutations in the epidermal growth factor receptor and in KRAS are predictive and prognostic indicators in patients with non−small−cell lung cancer treated with chemotherapy alone and in combination with erlotinib. J Clin Oncol, 2005, 23（25）: 5900−5909

[21] Pao W，Wang T Y，Riely G J，et al.，KRAS mutations and primary resistance of lung adenocarcinomas to gefitinib or erlotinib. PLoS Med, 2005, 2（1）: e17

[22] Zandwijk N V，Mathy A，Boerrigter L，et al. EGFR and KRAS mutations as criteria for treatment with tyrosine kinase inhibitors：retro- and prospective observations in non-small-cell lung cancer. Ann Oncol，2007，18（1）：99-103

[23] Esteller M. Non-coding RNAs in human disease. Nat Rev Genet，2011，12（12）：861-874

[24] Deng G.，G. Sui.Noncoding RNA in oncogenesis：a new era of identifying key players. Int J Mol Sci，2013，14（9）：18319-18349

[25] Nana-Sinkam S，C.M. Croce. Non-coding RNAs in cancer initiation and progression and as novel biomarkers. Mol Oncol，2011，5（6）：483-491

[26] Kim VN. MicroRNA biogenesis：coordinated cropping and dicing. Nat Rev Mol Cell Biol，2005，6（5）：376-385

[27] Czech B，G.J. Hannon. Small RNA sorting：matchmaking for Argonautes. Nat Rev Genet，2011，12（1）：19-31

[28] Bartel D P. MicroRNAs：target recognition and regulatory functions. Cell，2009，136（2）：215-233

[29] Lewis B P，C.B. Burge，D.Bartel. Conserved seed pairing，often flanked by adenosines，indicates that thousands of human genes are microRNA targets. Cell，2005，120（1）：15-20

[30] Lujambio A，S.W. Lowe. The microcosmos of cancer. Nature，2012，482（7385）：347-355

[31] Krek A，Grun D，Poy M N，et al. Combinatorial microRNA target predictions. Nat Genet，2005，37（5）：495-500

[32] Wang D，Q Chengxiang，Zhang Haijun，et al. Human microRNA oncogenes and tumor suppressors show significantly different biological patterns：from functions to targets. PLoS One，2010，5（9）

[33] Li Chunsheng，Feng Yi，Coukos G，et al.，Therapeutic microRNA strategies in human cancer. AAPS J，2009，11（4）：747-757

[34] Weiler J，J. Hunziker，J. Hall. Anti-miRNA oligonucleotides（AMOs）：ammunition to target miRNAs implicated in human disease? Gene Ther，2006，13（6）：496-502

[35] Elmen J，Lindow M，Schütz S，et al. LNA-mediated microRNA silencing in non-human primates. Nature，2008，452（7189）：896-899

[36] Krutzfeldt J，Rajewsky N，Braich R，et al. Silencing of microRNAs in vivo with ´antagomirs´. Nature，2005，438（7068）：685-689

[37] Esau C，Davis S，Murray SF，et al. miR-122 regulation of lipid metabolism revealed by in vivo antisense targeting. Cell Metab，2006，3（2）：87-98

[38] Vermeulen A，Robertson B，Baskerville S，et al. Double-stranded regions are essential design components of potent inhibitors of RISC function. RNA，2007，13（5）：723-730

[39] Krichevsky A M，G. Gabriely.miR-21：a small multi-faceted RNA. J Cell Mol Med，2009，13（1）：39-53

[40] Si M- L，Zhu S，Wu H，et al. miR-21-mediated tumor growth. Oncogene，2007，26（19）：2799-2803

[41] Chan JA，A.M. Krichevsky，K.S. Kosik. MicroRNA-21 is an antiapoptotic factor in human glioblastoma

cells. Cancer Res，2005，65（14）：6029-6033

[42] Ebert M S，J.R. Neilson，P.A. Sharp.MicroRNA sponges：competitive inhibitors of small RNAs in mammalian cells. Nat Methods，2007，4（9）：721-726

[43] Xiao J，Yang B，Lin H，et al. Novel approaches for gene-specific interference via manipulating actions of microRNAs：examination on the pacemaker channel genes HCN2 and HCN4. J Cell Physiol，2007，212（2）：285-292

[44] Choi WY，A.J. Giraldez，A.F. Schier. Target protectors reveal dampening and balancing of Nodal agonist and antagonist by miR-430. Science，2007，318（5848）：271-274

[45] Gumireddy K，Young Douglas D，Xiong X，et al. Small-molecule inhibitors of microrna miR-21 function. Angew Chem Int Ed Engl，2008，47（39）：7482-7484

[46] Kumar MS，Erkeland S J，Pester R E，et al. Suppression of non-small cell lung tumor development by the let-7 microRNA family. Proc Natl Acad Sci USA，2008，105（10）：3903-3908

[47] Johnson C D，Esquela-kerscher A，Stefani G，et al.The let-7 microRNA represses cell proliferation pathways in human cells. Cancer Res，2007，67（16）：7713-7722

[48] Esquela-Kerscher A，Trang P，Wiggins J F，et al.，The let-7 microRNA reduces tumor growth in mouse models of lung cancer. Cell Cycle，2008，7（6）：759-764

[49] Roush S，F.J. Slack. The let-7 family of microRNAs. Trends Cell Biol，2008，18（10）：505-516

[50] Calin G A，Dumitru C D，Shimizu M，et al. Frequent deletions and down-regulation of micro- RNA genes miR15 and miR16 at 13q14 in chronic lymphocytic leukemia. Proc Natl Acad Sci U S A，2002，99（24）：15524-15529

[51] Cimmino A，Calin G A，Fabbri M，et al. miR-15 and miR-16 induce apoptosis by targeting BCL2. Proc Natl Acad Sci U S A，2005，102（39）：13944-13949

[52] Bonci D，Coppola V，Musumeci M，et al. The miR-15a-miR-16-1 cluster controls prostate cancer by targeting multiple oncogenic activities. Nat Med，2008，14（11）：1271-1277

[53] Kota J，Chivukula R R，O'Donnell K A，et al. Therapeutic microRNA delivery suppresses tumorigenesis in a murine liver cancer model. Cell，2009，137（6）：1005-1017

[54] Landen C N，Chavez-Reyes A，Bucana C，et al. Therapeutic EphA2 gene targeting in vivo using neutral liposomal small interfering RNA delivery. Cancer Res，2005，65（15）：6910-6918

[55] Merritt W M，Lin Y G，Spannuth W A，et al. Effect of interleukin-8 gene silencing with liposome-encapsulated small interfering RNA on ovarian cancer cell growth. J Natl Cancer Inst，2008，100（5）：359-372

[56] Akinc A，Zumbuehi A，Goldberg M，et al. A combinatorial library of lipid-like materials for delivery of RNAi therapeutics. Nat Biotechnol，2008，26（5）：561-569

[57] Wall N R，Y. Shi.Small RNA：can RNA interference be exploited for therapy? Lancet，2003，362（9393）：1401-1403

[58] Wohlbold L，van der Kuip HMiething C，Vornlocher HP，et al. Inhibition of bcr-abl gene expression by

small interfering RNA sensitizes for imatinib mesylate（STI571）. Blood，2003，102（6）：2236-2239

[59] Scherr M，Battmer K，Winkmer T，et al. Specific inhibition of bcr-abl gene expression by small interfering RNA. Blood，2003，101（4）：1566-1569

[60] Wilda M，Fuchs U，Wössmann W，et al. Killing of leukemic cells with a BCR/ABL fusion gene by RNA interference（RNAi）. Oncogene，2002，21（37）：5716-5724

[61] Chi J T，Chang H Y，Wang N N，et al.Genomewide view of gene silencing by small interfering RNAs. Proc Natl Acad Sci USA，2003，100（11）：6343-6346

[62] Brummelkamp T R，Nijman S.M.B，Dirac A.M.G，et al. Loss of the cylindromatosis tumour suppressor inhibits apoptosis by activating NF-kappaB. Nature，2003，424（6950）：797-801

[63] Shu Y，Pi F，Sharma A，et al. Stable RNA nanoparticles as potential new generation drugs for cancer therapy. Adv Drug Deliv Rev，2014，66：74-89

[64] Guo P. The emerging field of RNA nanotechnology. Nat Nanotechnol，2010，5（12）：833-842

[65] Guo P，Haque F，Hallahan B，et al. Uniqueness，advantages，challenges，solutions，and perspectives in therapeutics applying RNA nanotechnology. Nucleic Acid Ther，2012，22（4）：226-245

[66] Fougerolles A de，Vornlocher H P，et al. Interfering with disease：a progress report on siRNA-based therapeutics. Nat Rev Drug Discov，2007，6（6）：443-453

[67] Kim D H，J.J. Rossi.Strategies for silencing human disease using RNA interference. Nat Rev Genet，2007，8（3）：173-184

[68] Rozema D B，Lewi D L，Wakefield D H，et al.，Dynamic PolyConjugates for targeted in vivo delivery of siRNA to hepatocytes. Proc Natl Acad Sci USA，2007，104（32）：12982-12987

[69] Shu D，Shu Y，Haque F，et al.Thermodynamically stable RNA three-way junction for constructing multifunctional nanoparticles for delivery of therapeutics. Nat Nanotechnol，2011，6（10）：658-667

[70] Haque F，Shu D，Shu Y，et al. Ultrastable synergistic tetravalent RNA nanoparticles for targeting to cancers. Nano Today，2012，7（4）：245-257

[71] Abdelmawla S，Guo SC，Zhang LM，et al.Pharmacological characterization of chemically synthesized monomeric phi29 pRNA nanoparticles for systemic delivery. Mol Ther，2011，19（7）：1312-1322

[72] Mercer TR，M.E. Dinger，J.S. Mattick. Long non-coding RNAs：insights into functions. Nat Rev Genet，2009，10（3）：155-159

[73] Maruyama R，H. Suzuk.Long noncoding RNA involvement in cancer. BMB Rep，2012，45（11）：604-611

[74] Rinn J L，Kertesz M，Wang JK，et al. Functional demarcation of active and silent chromatin domains in human HOX loci by noncoding RNAs. Cell，2007，129（7）：1311-1323

[75] Yang Z，Zhou L，Wu L M，et al. Overexpression of long non-coding RNA HOTAIR predicts tumor recurrence in hepatocellular carcinoma patients following liver transplantation. Ann Surg Oncol，2011，18（5）：1243-1250

[76] Kogo R，Shimamura T，Mimori K，et al. Long noncoding RNA HOTAIR regulates polycomb-dependent

chromatin modification and is associated with poor prognosis in colorectal cancers. Cancer Res，2011，71（20）：6320-6326

[77] Poliseno L，Salmena L，Zhang J，et al. A coding-independent function of gene and pseudogene mRNAs regulates tumour biology. Nature，2010，465（7301）：1033-1038

[78] Hung T，Wang YL，Lin MF，et al. Extensive and coordinated transcription of noncoding RNAs within cell-cycle promoters. Nat Genet，2011，43（7）：621-629

[79] Prensner J R，Iyer MK，Balbin OA，et al. Transcriptome sequencing across a prostate cancer cohort identifies PCAT-1，an unannotated lincRNA implicated in disease progression. Nat Biotechnol，2011，29（8）：742-749

[80] Li，C.H. and Y. Chen，Targeting long non-coding RNAs in cancers：progress and prospects. Int J Biochem Cell Biol，2013；45（8）：1895-910

[81] Gupta R A，Shah N，Wang KC，et al. Long non-coding RNA HOTAIR reprograms chromatin state to promote cancer metastasis. Nature，2010，464（7291）：1071-1076

[82] Kim K，Jutooru I，Chadalapaka G，et al. HOTAIR is a negative prognostic factor and exhibits pro-oncogenic activity in pancreatic cancer. Oncogene，2013，32（13）：1616-1625

[83] Ren S，Liu Y，Xu W，et al. Long noncoding RNA MALAT-1 is a new potential therapeutic target for castration resistant prostate cancer. J Urol，2013，190（6）：2278-2287

[84] Gutschner T，Hämmerle M，Eißmann M，et al. The noncoding RNA MALAT1 is a critical regulator of the metastasis phenotype of lung cancer cells. Cancer Res，2013，73（3）：1180-1189

[85] Tripathi V，Ellis JD，Shen Z，et al. The nuclear-retained noncoding RNA MALAT1 regulates alternative splicing by modulating SR splicing factor phosphorylation. Mol Cell，2010，39（6）：925-938

[86] Tripathi V，Shen Z，Chakraborty A，et al. Long noncoding RNA MALAT1 controls cell cycle progression by regulating the expression of oncogenic transcription factor B-MYB. PLoS Genet，2013，9（3）：e1003368

[87] Citti L，G. Rainaldi. Synthetic hammerhead ribozymes as therapeutic tools to control disease genes. Curr Gene Ther，2005，5（1）：11-24

[88] Mayer G，Raddatz M，Sophie L，et al. RNA ligands that distinguish metabolite-induced conformations in the TPP riboswitch. Angew Chem Int Ed Engl，2007，46（4）：557-560

[89] Tuerk C，L. Gold. Systematic evolution of ligands by exponential enrichment：RNA ligands to bacteriophage T4 DNA polymerase. Science，1990，249（4968）：505-510

[90] Yang M，Jiang G，Li W，et al. Developing aptamer probes for acute myelogenous leukemia detection and surface protein biomarker discovery. J Hematol Oncol，2014，7（1）：5

[91] Shangguan D，Li Ying，Tang Zhiwen，et al. Aptamers evolved from live cells as effective molecular probes for cancer study. Proc Natl Acad Sci USA，2006，103（32）：11838-11843

[92] Ray P，Rialon-Guevara KL，Veras E，et al. Comparing human pancreatic cell secretomes by in vitro aptamer selection identifies cyclophilin B as a candidate pancreatic cancer biomarker. J Clin Invest，2012，

122（5）：1734-1741

[93] Ostroff R M，Bigbee WL，Franklin W，et al. Unlocking biomarker discovery：large scale application of aptamer proteomic technology for early detection of lung cancer. PLoS One，2010，5（12）：e15003

[94] Barbas A S，Mi J，Clary B M，et al. Aptamer applications for targeted cancer therapy. Future Oncol，2010，6（7）：1117-1126

[95] Mongelard F，Bouvet. AS-1411，a guanosine-rich oligonucleotide aptamer targeting nucleolin for the potential treatment of cancer，including acute myeloid leukemia. Curr Opin Mol Ther，2010，12（1）：107-114

[96] Zamay T N，Kolovskaya OS，Glazyrin YE，et al. DNA-aptamer targeting vimentin for tumor therapy in vivo. Nucleic Acid Ther，2014，24（2）：160-170

[97] HuangY F，Shangguan D，Liu H，et al. Molecular assembly of an aptamer-drug conjugate for targeted drug delivery to tumor cells. Chembiochem，2009，10（5）：862-868

[98] Wang J，Sefah K，Altman M B，et al. Aptamer-conjugated nanorods for targeted photothermal therapy of prostate cancer stem cells. Chem Asian J，2013，8（10）：2417-2422

[99] Kohler G，C. Milstein. Continuous cultures of fused cells secreting antibody of predefined specificity. Nature，1975，256（5517）：495-497

[100]Guo Yu-Ting，Hou Qin-Yu，Wang Nan，et al. Trial Watch：Monoclonal antibodies in cancer therapy. Oncoimmunology，2012，1（1）：28-37

[101] Weiner L M，R. Surana，S. Wang. Monoclonal antibodies：versatile platforms for cancer immunotherapy. Nat Rev Immunol，2010，10（5）：317-327

[102] Weiner L M，Belldegrun A S ，Crawford J，et al. Dose and schedule study of panitumumab monotherapy in patients with advanced solid malignancies. Clin Cancer Res，2008，14（2）：502-508

[103] Miller K，Wang M，Gralow J，et al. Paclitaxel plus bevacizumab versus paclitaxel alone for metastatic breast cancer. N Engl J Med，2007，357（26）：2666-2676

[104] Sandler A，Gray R ，Perry M C，et al. Paclitaxel-carboplatin alone or with bevacizumab for non-small-cell lung cancer. N Engl J Med，2006，355（24）：2542-2550

[105]Hurvitz S A，Allen H J，Moroose R L，et al. A phase Ⅱ trial of docetaxel with bevacizumab as first-line therapy for HER2-negative metastatic breast cancer（TORI B01）. Clin Breast Cancer，2010，10（4）：307-312

[106] McLaughlin P，Grillo-López A J，Link B K，et al. Rituximab chimeric anti-CD20 monoclonal antibody therapy for relapsed indolent lymphoma：half of patients respond to a four-dose treatment program. J Clin Oncol，1998，16（8）：2825-2833

[107]Seimetz D. Novel monoclonal antibodies for cancer treatment：the trifunctional antibody catumaxomab（removab）. J Cancer，2011，2：309-316

[108]Witzig T E，Gordon L I，Cabanillas F，et al. Randomized controlled trial of yttrium-90-labeled ibritumomab tiuxetan radioimmunotherapy versus rituximab immunotherapy for patients with relapsed or

refractory low-grade, follicular, or transformed B-cell non-Hodgkin's lymphoma. J Clin Oncol, 2002, 20
（10）: 2453-2463

[109] Kaminski M S, Estes J, Zasadny K R, et al. Radioimmunotherapy with iodine（131）I tositumomab for
relapsed or refractory B-cell non-Hodgkin lymphoma : updated results and long-term follow-up of the
University of Michigan experience. Blood, 2000, 96（4）: 1259-1266

[110] Tacken P J, De Vries IJ, Torensma R , et al. Dendritic-cell immunotHERapy : from ex vivo loading to in
vivo targeting. Nat Rev Immunol, 2007, 7（10）: 790-802

[111]Yu Y Z, Yin D T, Hoque M O, et al. AKT signaling pathway activated by HIN-1 methylation in non-
small cell lung cancer. Tumour Biol, 2012, 33（2）: 307-314

[112]Yin D, Jia Y , Yu Y, et al. SOX17 methylation inhibits its antagonism of Wnt signaling pathway in lung
cancer. Discov Med, 2012, 14（74）: 33-40

[113]Jia Y, Yang Y, Zhan Q, et al. Inhibition of SOX17 by microRNA 141 and methylation activates the WNT
signaling pathway in esophageal cancer. J Mol Diagn, 2012, 14（6）: 577-585

[114]Jia Y, Yang Y S, Liu S A, et al. SOX17 antagonizes WNT/beta-catenin signaling pathway in
hepatocellular carcinoma. Epigenetics, 2010, 5（8）: 743-749

[115]Jia Y, Yang Y, Brock M V, et al. Epigenetic regulation of DACT2, a key component of the Wnt signalling
pathway in human lung cancer. J Pathol, 2013, 230（2）: 194-204

[116] Jia Y, Yang Y S, Brock M V, et al. Methylation of TFPI-2 is an early event of esophageal carcinogenesis.
Epigenomics, 2012, 4（2）: 135-146

[117]Jia Y , M. Guo. Epigenetic changes in colorectal cancer. Chin J Cancer, 2013, 32（1）: 21-30

[118]Guo M, Jia Y, Yu Z, et al. Epigenetic changes associated with neoplasms of the exocrine and endocrine
pancreas. Discov Med, 2014, 17（92）: 67-73

[119]Cao B, Yang Y S, Pan Y M, et al. Epigenetic silencing of CXCL14 induced colorectal cancer migration
and invasion. Discov Med, 2013, 16（88）: 137-147

[120]Galm O, J.G. Herman. Methylation-specific polymerase chain reaction. Methods Mol Med, 2005, 113 :
279-291

[121]Tsai H C, Li H, Van Neste L, et al. Transient low doses of DNA-demethylating agents exert durable
antitumor effects on hematological and epithelial tumor cells. Cancer Cell, 2012, 21（3）: 430-446

[122]Hegi M E, Diserens A C, Gorlia T, et al. MGMT gene silencing and benefit from temozolomide in
glioblastoma. N Engl J Med, 2005, 352（10）: 997-1003

[123]Olson R A, P.K. Brastianos, D.A. Palma. Prognostic and predictive value of epigenetic silencing of MGMT
in patients with high grade gliomas: a systematic review and meta-analysis. J Neurooncol, 2011, 105（2）:
325-335

[124]Zhang Y J, Chen Y, Ahsan H, et al. Inactivation of the DNA repair gene O6-methylguanine-DNA
methyltransferase by promoter hypermethylation is a common event in primary human neoplasia. Cancer
Res, 1999, 59（4）: 793-797

[125]Strathdee G，MacKean M M，Brown R，et al. A role for methylation of the hMLH1 promoter in loss of hMLH1 expression and drug resistance in ovarian cancer. Oncogene，1999，18（14）：2335-2341

[126]Plumb J A，Strathdee G，Sludden J，et al. Reversal of drug resistance in human tumor xenografts by 2′-deoxy-5-azacytidine-induced demethylation of the hMLH1 gene promoter. Cancer Res，2000，60（21）：6039-6044

[127]Heyn H，J. Mendez-Gonzalez，M. Esteller.Epigenetic profiling joins personalized cancer medicine. Expert Rev Mol Diagn，2013，13（5）：473-479

[128]Stefansson O A，Villanueva A，Vidal A，et al. BRCA1 epigenetic inactivation predicts sensitivity to platinum-based chemotherapy in breast and ovarian cancer. Epigenetics，2012，7（11）：1225-1229

[129]Taniguchi T，Tischkowitz M，Ameziane N，et al. Disruption of the Fanconi anemia-BRCA pathway in cisplatin-sensitive ovarian tumors. Nat Med，2003，9（5）：568-574

[130]Veeck J，Ropero S，Setien F，et al. BRCA1 CpG island hypermethylation predicts sensitivity to poly（adenosine diphosphate）-ribose polymerase inhibitors. J Clin Oncol，2010，28（29）：e563-4；author reply e565-6

[131]Agrelo R，Cheng W H，Setien F，et al. Epigenetic inactivation of the premature aging Werner syndrome gene in human cancer. Proc Natl Acad Sci U S A，2006，103（23）：8822-8827

[132]Chen H Y，Shao C J，Chen F R，et al.Role of ERCC1 promoter hypermethylation in drug resistance to cisplatin in human gliomas. Int J Cancer，2010，126（8）：1944-1954

[133]Van Neste L，Herman J G，Otto G，et al. The epigenetic promise for prostate cancer diagnosis. Prostate，2012，72（11）：1248-1261

[134]Dejeux E，Ronneberg J A，Solvang H，et al. DNA methylation profiling in doxorubicin treated primary locally advanced breast tumours identifies novel genes associated with survival and treatment response. Mol Cancer，2010，9：68

[135]Chekhun V F，Kulik G I，Yurchenko O V，et al. Role of DNA hypomethylation in the development of the resistance to doxorubicin in human MCF-7 breast adenocarcinoma cells. Cancer Lett，2006，231（1）：87-93

[136]Shen L，Kondo Y，Ahmed S，et al. Drug sensitivity prediction by CpG island methylation profile in the NCI-60 cancer cell line panel. Cancer Res，2007，67（23）：11335-11343

[137]Soengas M S，Capodieci P，Polsky D，et al. Inactivation of the apoptosis effector Apaf-1 in malignant melanoma. Nature，2001，409（6817）：207-211

[138]Iorns E，Turner N C，Elliott R，et al. Identification of CDK10 as an important determinant of resistance to endocrine therapy for breast cancer. Cancer Cell，2008，13（2）：91-104

[139]Maier S，Nimmricha I，Koeniga T，et al. DNA-methylation of the homeodomain transcription factor PITX2 reliably predicts risk of distant disease recurrence in tamoxifen-treated，node-negative breast cancer patients--Technical and clinical validation in a multi-centre setting in collaboration with the European Organisation for Research and Treatment of Cancer（EORTC）. PathoBiology，grou Eur J Cancer，2007，

43（11）：1679-1686

[140] Koga T，Takeshita M，Yano T，et al. CHFR hypermethylation and EGFR mutation are mutually exclusive and exhibit contrastive clinical backgrounds and outcomes in non-small cell lung cancer. Int J Cancer, 2011，128（5）：1009-1017

[141] Salazar F，Molina M A，Sanchez-Ronco M，et al. First-line therapy and methylation status of CHFR in serum influence outcome to chemotherapy versus EGFR tyrosine kinase inhibitors as second-line therapy in stage IV non-small-cell lung cancer patients. Lung Cancer，2011，72（1）：84-91

[142] Shen H，P.W. Laird. Interplay between the cancer genome and epigenome. Cell，2013，153（1）：38-55

[143] West A C ，R.W. Johnstone. New and emerging HDAC inhibitors for cancer treatment. J Clin Invest, 2014，124（1）：30-39

[144] Ozdag H，Teschendorff A E，Ahmed A A，et al. Differential expression of selected histone modifier genes in human solid cancers. BMC Genomics，2006，7：90

[145] Slingerland M，H.J. Guchelaar，H. Gelderblom. Histone deacetylase inhibitors：an overview of the clinical studies in solid tumors. Anticancer Drugs，2014，25（2）：140-149

[146] Marks P A. Discovery and development of SAHA as an anticancer agent. Oncogene，2007，26（9）：1351-1356

[147] Mann B S，Johnson JRCohen M H，Justice R，et al. FDA approval summary：vorinostat for treatment of advanced primary cutaneous T-cell lymphoma. Oncologist，2007，12（10）：1247-1252

[148] Ueda H，Manda T，Matsumoto S，et al. FR901228，a novel antitumor bicyclic depsipeptide produced by Chromobacterium violaceum No. 968. I. Taxonomy，fermentation，isolation，physico-chemical and biological properties，and antitumor activity. J Antibiot（Tokyo），1994，47（3）：301-310

[149] Shigematsu N ，Manda T，Matsumoto S ，et al. FR901228，a novel antitumor bicyclic depsipeptide produced by Chromobacterium violaceum No. 968. II. Structure determination. J Antibiot（Tokyo），1994，47（3）：311-314

[150] Ueda H，Manda T，Matsumoto S，et al. FR901228，a novel antitumor bicyclic depsipeptide produced by Chromobacterium violaceum No. 968. III. Antitumor activities on experimental tumors in mice. J Antibiot（Tokyo），1994，47（3）：315-323

[151] Coiffier B，Pro B ，Prince HM ，et al. Results from a pivotal，open-label，phase II study of romidepsin in relapsed or refractory peripheral T-cell lymphoma after prior systemic therapy. J Clin Oncol，2012，30（6）：631-636

[152] Piekarz R L，Frye R，Prince H M，et al. Phase 2 trial of romidepsin in patients with peripheral T-cell lymphoma. Blood，2011，117（22）：5827-5834

第六章

干 细 胞 治 疗

一、造血干细胞

（一）造血干细胞来源与胚胎发生

造血干细胞（hematopoietic stem cells，HSC）是第一种被认识的组织特异性细胞，在20 世纪 60 年代 Till 和 McCulloch 首次通过小鼠脾集落形成实验证实造血干细胞在体内的存在，这一里程碑式的论证无疑开启了对造血干细胞研究的热潮。伴随着单克隆抗体技术与流式细胞分选技术的成熟，人们以此分离得到相对较纯的人骨髓与胚胎组织中的造血干细胞与造血前体细胞群（hematopoietic progenitor cell）。

1. 造血干细胞的来源

目前，造血干细胞的主要来源是骨髓、外周血、脐血。由于脐血来源丰富、采集方便、免疫原性弱等优点，近年来脐血移植越来越受到重视。然而，脐血中造血干／祖细胞含量较低，难以满足成年及体重较大患者的需要，移植后造血重建延迟，限制了其在临床中的应用。近年，伴随着对胎盘干细胞的进一步研究发现，胎盘中也存在着丰富的 $CD34^+$、$CD133^+$ 细胞以及其他原始的造血祖细胞，这一新发现提示胎盘可以提供自体干细胞足够的数量重建成年人的造血系统。但是，胎盘造血干细胞目前依然停留在基础研究，缺乏可靠的大动物实验验证其造血重建功能，其将来是否可以取代骨髓、外周血和脐血的移植还需要进一步验证和探索。

2. 造血干细胞的胚胎发生

经过长达一个多世纪的体外和动物体内的研究，目前关于造血干细胞发育起源仍然存在一定争议。广义上将脊椎动物造血分成两个阶段即原始造血（primitive hematopoiesis）和永久造血（definitive hematopoiesis）。原始造血是短暂一过性的，主要产生红细胞和一定数量的巨噬细胞，在哺乳动物位于胚外卵黄囊（yolk sac，YS），在斑马鱼则位于胚内后部中胚层和中间细胞群。定向造血位于主动脉–性腺–中肾（aorta-gonad-mesonephros，AGM）区，在脊椎动物进化中高度保守，被认为是第一个定向造血干细胞发生的位点。永久造血产生的造血干细胞可以分化成造血与免疫系统的所有终端分化细胞，其造血干细胞的功能可以一直延续到成年以后。研究表明在小鼠第 10 天的胚胎中，造血干细胞开始向肝脏迁移，到胚胎第 12.5 天时，胚肝成为胚胎最主要的造血器官。在胚胎期的第 16 天时，胚肝的造血干细胞开始向骨髓中迁移，这种迁移一直持续到出生后，最终骨髓成为最主要的造血器官。同样的结果在人体研究也得到证实，人类造血干细胞首先出现于胚龄 2~3 周的卵黄囊，在胚胎早期 2~3 月迁至肝、脾，第 5 个月又从肝脾迁至骨髓，在胚胎末期一直到出生后，骨髓成为造血干细胞的主要来源。目前，争论的焦点是 AGM 区的定向造血干细胞是独立起源还是由卵黄囊血岛原始造血前体细胞发育而来，近年 Mikkola 研究组报道在胎盘微环境中的血管内皮细胞发现造血干细胞，使造血干细胞的发育起源问题进一步复杂化。这些位于不同解剖位点的造血干细胞也许仅仅反映了它们在发育过程中的迁移路径，而不是代表独立的发育起源。但为什么造血干细胞要经历这样一个复杂的迁移路径，出现在解剖上高度隔离的位点，其原因还不十分清楚。

（二）造血干细胞的形态和表面标记物

1. 造血干细胞的形态

早期，人们经光镜、电镜观察，认为造血干细胞的形态类似小淋巴细胞，直径 8μm，呈圆形，胞核为圆形或肾形，胞核较大，具有两个核仁，有少量的胞浆，除游离核糖体和少量线粒体外，无其他细胞器，过氧化物酶染色阴性。与淋巴细胞相比较，造血干细胞大小变动范围较大，胞内线粒体多且小，细胞核大致呈圆形，多不规则，凹陷不如淋巴细胞的深。造血干细胞的染色质较淋巴细胞更为细小、弥散分布，游离核糖体较多，且极少有多聚核糖体。

2. 造血干细胞的表面标志

若干年来，许多表面标记物常被用来鉴别、分离和纯化从骨髓和血液中提取的 HSC。通过不断的研究探索发现了一系列造血干细胞表面抗原：Lin⁻、Sca-1⁺、c-kit⁺、CD34⁻、Thy-1low、CD48⁻、CD150⁺ 等细胞群中，约有一半的细胞是造血干细胞，并且不同细胞表面抗原的组合显示不同的植入分化潜能，目前，已知人造血干细胞处于 Lin⁻ 和 CD34⁺ 的细胞群中。Morrison S.J. 等通过研究 HSC 表面抗原的异同发现了至少三种多能干细胞亚群：长效造血干细胞（long-term-HSC，LT-HSC）、短效造血干细胞（short-term-HSC，ST-HSC）、多潜能祖细胞（multi-potent progenitor，MPP）。此外，除了利用细胞表面抗原进行抗体染色外，造血干细胞也可以用活体染色剂 Hoechst-33342 以及侧群（side population）细胞的方法来富集。

（三）造血干细胞自我更新

自我更新是造血干细胞区别于造血前体细胞与终端分化细胞最重要的特性。通过自我更新，造血干细胞的群体得以保持稳定与扩增，从而使机体的造血机能得以终身维持。近年来，通过对一系列"转基因"与"基因敲除"实验模型的构建与分析，人们发现有多种细胞因子参与造血干细胞自我更新，如转录因子、细胞周期调节因子、凋亡相关因子、信号通路改变及表观水平的变化。而这一事件中骨髓微环境的变化也是维持造血干细胞的数目恒定以及影响干细胞的移行与分化的关键因素。

1. 转录因子

（1）Hox 家族　　Hox 基因属于同源盒基因（homeobox gene）家族，编码的蛋白质是一类转录因子，此类基因在进化过程中高度保守。该类基因与多个转录共因子的相互作用，参与造血系统的发育，并调控 HSPCs 的增殖、分化。造血系统中过量表达 hemeobox 转录因子 Hoxb4、Hoxa9 与 Hoxa10，可以增强小鼠造血干细胞在体外扩增的能力。其中，Hoxb4 被认为是最重要的 HSC 自我更新的调控因子之一，并随着 HSC 的分化表达下降。Hoxb4 基因通过反转录病毒转染入小鼠骨髓细胞，培养 10~14 天，未转染的 HSPCs 大部分丧失了干细胞特性，而转染 Hoxb4 组的细胞大量扩增约 1000 倍，HSPCs 扩增约 40 倍，保持体内淋巴系、髓系完全植入。最近，Watts 等通过 Hoxb4 与 δ-1 配体的联合应用体外培养人脐血 CD34$^+$ 细胞 2 周，扩增有核细胞约 1050 倍，CD34$^+$ 细胞约 105 倍，CFU 约 25 倍，取得了较单用 Hoxb4 或 δ-1 配体更好的扩增效果，表明了多信号通路协同作用调控 HSC。

（2）转录因子 Tel/Etv6、C/EBP、Stat-5、Zfx、Sox17 与 FoxO　　近年研究发现，转录因子 Tel/Etv6 参与了造血干细胞的自我更新调控，当 Tel/Etv6 在小鼠中被敲除后，骨髓中的造血干细胞会逐渐消失，从而导致小鼠的死亡。也有研究表明转录因子 C/EBP 为粒性细胞发育所必需，当 C/EBP 基因在小鼠中被敲除后，造血干细胞的自我更新能力得以增强，表明 C/EBP 是一个调节造血干细胞自我更新的重要的负调控因子。Stat-5 是 Jak/Stat 信号通路上的重要转录因子，当 Stat-5 基因被敲除后，骨髓中造血干细胞的自我更新能力减弱；与此相反，过量表达 Stat-5 则可以增加造血干细胞的自我更新的能力。研究发现，转录因子 Zfx 为胚胎干细胞与骨髓造血干细胞维持自我更新所必需，在胚胎干细胞中过量表达 Zfx 可以增强自我更新并抑制分化；有趣的是，尽管 Zfx 在调节成体骨髓造血干细胞的自我更新过程中有重要的作用，但是 Zfx 并不为胚肝中的造血干细胞的自我更新所必需。

与此相反，转录因子 Sox17 只在调节胚肝造血干细胞自我更新中起作用，而不为成体骨髓的造血干细胞的自我更新所必需。另外，Forehead 蛋白家族的转录因子 FoxO，在维持骨髓中造血干细胞的数量，以及调控造血干细胞的自我更新中也起到重要的作用。

2. 细胞周期调节因子

多种细胞周期的调节因子参与了造血干细胞在静止与分裂两相的调节，进而参与对造血干细胞自我更新的调控。当细胞周期抑制因子 p21 在小鼠中被敲除后，骨髓中大量的原本处于静止期的造血干细胞进入细胞分裂周期并开始分化，进而造成骨髓中造血干细胞的过度消耗和自我更新能力的减弱。有证据显示，造血干细胞的自我更新能力随着动物体的衰老而逐渐减弱，而细胞周期抑制因子 p16 在造血干细胞中的表达量随着小鼠的衰老而持续增加，当 p16 被敲除后，年老造血干细胞依然保持着较强的自我更新能力，说明 p16 在调节造血干细胞的自我更新过程中起着重要的负调控的作用。p18 是在细胞周期的 G1 期起重要调控作用的因子，当其在小鼠中被敲除后，造血干细胞的自我更新能力显著增强。另有研究显示，细胞周期负向调控因子 p27 也参与了造血干细胞增殖与自我更新的调控，当这个基因被敲除后，小鼠的造血干细胞也表现出自我更新与细胞增殖能力的增强。

3. 凋亡相关因子

Bcl-2 是抑制细胞凋亡的重要蛋白，参与了造血干细胞自我更新的调控，当在造血系统过量表达 Bcl-2 时，小鼠骨髓中造血干细胞的数量显著增加，同时自我更新的能力也显著增强。当另外一种抑制细胞凋亡的重要蛋白 MCL-1 在造血系统被特异性地敲除后，小鼠骨髓中的造血干细胞数量急剧减少，最终导致小鼠死亡。这些结果表明，细胞凋亡是调节造血干细胞自我更新的重要机制。

4. 表观遗传调控因子

许多重要的表观遗传调控因子，如 polycomb（PcG）与 trithorax（TrxG）家族成员，通过对核小体中组蛋白尾端的修饰，参与了染色质重塑以及下游基因的表达调控。一般说来，PcG 家族成员多参与维持下游基因的关闭，而 TrxG 家族成员多参与维持下游基因的表达。近来的研究显示，多种 PcG 与 TrxG 家族成员参与了对造血干细胞自我更新的调控。通过分析 PcG 家族重要成员 Bmi-1 基因敲除小鼠，发现小鼠骨髓中的造血干细胞数量显著减少，其自我更新的能力明显减弱，而过量表达 Bmi-1 则对造血干细胞的自我更新有明显的促进作用。有趣的是，Bmi-1 基因同时也是神经干细胞维持正常自我更新能力所必需，显示不同组织来源的干细胞很可能利用相似的分子机制实现对自我更新功能的调控。非常有趣的是，最近的研究发现，TrxG 家族成员也参与了造血干细胞自我更新的调控。MLL 是 TrxG 家族的重要成员，通过对 MLL 条件型基因敲除小鼠的分析发现，MLL 为维持造血干细胞正常自我更新功能所必需。通过对 TrxG 家族另外一个重要成员

MLL5 基因敲除小鼠的分析，发现 MLL5 也在造血干细胞自我更新中起到关键的调节作用。如前所述，PcG 与 TrxG 家族成员在调节下游基因表达方面起着相反的作用，然而在调节造血干细胞自我更新上却有着相似的作用，因此对 PcG 与 TrxG 蛋白调节造血干细胞自我更新的作用机制还需做进一步的研究。

5. 信号通路调控造血干细胞自我更新

（1）Wnt 通路　Wnt 蛋白家族在动物多种组织中表达，在整个进化过程中高度保守。Wnt 蛋白通过与细胞表面的两种受体结合，通过一系列的磷酸化和去磷酸化过程来完成 Wnt 信号。Wnt 信号对 HSCs 自我更新的调控直接证据来自纯化的 Wnt3a 蛋白和过表达 β-catenin 能增强鼠类造血干细胞在体外的自我更新和在体内的造血重建能力。此外，将 Wnt5a 蛋白通过腹腔注射给 NOD/SCID 小鼠，能促进人脐血干 / 祖细胞 CD34$^+$ 的植入和多系分化，这表明在骨髓微环境有 Wnt 配体的表达，从而显示了 Wnt 信号的旁分泌作用。Wnt 配体在 HSCs 上也有表达，从另一方面显示了 Wnt 信号的自分泌作用。轻度增加 Wnt 信号水平可增加 HSC 的功能，增加造血重建的能力，中度增加 Wnt 信号可以加速髓系分化，更高剂量则加速 T 细胞分化及损伤 HSC 自我更新和分化。

最近的研究有了不同的观点，β-catenin 组成性活化抑制细胞分化，加速了 HSCs 进入细胞周期，导致 LT-HSCs 池的耗竭，致小鼠死亡。研究显示当 β-catenin 和 γ-catenin 同时缺失时，HSCs 的特性及正常造血并没受到影响。也有研究表明非经典信号分子 Wnt5a 可通过抑制 Wnt3a 调控的经典的 Wnt 信号而维持静态的 HSCs 池。因而，这些不同的观点可能是 Wnt 经典和非经典信号相互平衡的结果，其间复杂的联系有待进一步研究阐明。

（2）Notch 通路　Scadden 以及 Reya 实验室报道 Jagged-Notch 信号通路对造血干细胞功能的维持有调节作用，然而另外一篇报道却质疑 Jagged-Notch 信号通路的这一作用。上述结果的不一致极有可能是所用研究系统的差异所造成，相信今后对 N-cadherin 和 Jagged-Notch 信号通路与造血干细胞功能研究的深入会有助于这一问题的解答。

6. 骨髓微环境

造血干细胞的自我更新、定向分化，以及迁移等，都需要微环境信号的调控。Li、Scadden 以及 Suda 的实验室通过对各自的转基因与基因敲除小鼠模型的分析发现，成骨细胞是骨髓中造血干细胞微环境的重要组成部分。成骨细胞通过与造血干细胞直接的相互作用，或者通过分泌一些因子来调节造血干细胞的功能，这类造血干细胞微环境称为骨髓微环境。Sugiyama 等在造血系统中特异性敲除 CXCR4 基因后，发现小鼠骨髓中的造血干细胞数量显著减少，说明 CXCL12-CXCR4 趋化因子信号通路对于维持造血干细胞的数量稳定起到重要作用。一系列的研究发现，组成骨髓微环境中细胞上的粘连分子或分泌因子可以与造血干细胞上的受体相互作用，参与了骨髓微环境对造血干细胞功能的调节。另外有证据显示，RB基因或RAR基因发生突变的骨髓微环境，可以诱使正常造血干细胞的功能发生异常，进而导致造血系统的病变。另外，Nf2/Merlin基因的缺失也可以造成骨髓微环境的结构改变，进而影响到骨髓中造血干细胞的数量及其迁移。这些研究表明，至少部分造血系统的疾病可能并非是由于造血细胞本身的病变引起，而是由于骨髓微环境的改变所诱发，然后造成造血干细胞的功能发生变化。因此，可以明确骨髓微环境对造血干细胞本身的调控作用非常重要。

（四）造血干细胞多能分化

1. 造血干细胞不对称分裂

造血干细胞是维持体内血细胞数量稳定的最重要的细胞群体，具有两个重要特征：自我更新（self-renewal）和多潜能性（pluripotency）。自我更新通过细胞周期分裂而完成，是造血干细胞有丝分裂的一种特殊方式。分裂产生的两个子代细胞中，一个仍然保留造血干细胞的特征；另一个子代细胞相对成熟，进入细胞周期活跃状态，通过系定向（lineage commitment）产生各种类型的成熟血细胞群体，这一过程即多潜能性。由于产生了两个功能不同、命运不同的子代细胞，造血干细胞分裂因而也可被视作不对称分裂。

2. 长效和短效造血干细胞

目前被广泛接受的理论认为，在成体骨髓特定的微环境中存在有数量较少的长效造血干细胞（long-term hematopoietic stem cell，LT-HSC），它们具有极强的自我更新能力，因而在维持机体终身造血的过程中起着主要的作用。在小鼠中，LT-HSC主要存在于Lin$^-$、Sca-1$^+$、c-kit$^+$、CD34$^-$、Flk-2$^-$、CD48$^+$和CD150$^-$细胞群中。在正常情况下，大多数LT-HSC处于静止期，只有少数进入细胞周期进行细胞分裂，LT-HSC的这种特性可以有效地降低细胞分裂时产生基因突变的机会。LT-HSC在骨髓中可以分化成短效造血干细胞（short-term hematopoieticstem cell，ST-HSC），ST-HSC只具备有限的自我更新的能力，因而只能在一定时期内维持机体的造血机能。在小鼠中，ST-HSC主要存在于Lin$^-$、Sca-1$^+$、c-kit$^+$、CD34$^+$和Flk-2$^-$细胞群中。

3. 多潜能前体细胞

ST-HSC可以继续分化成多潜能前体细胞（multipotent progenitors，MPP），MPP则彻底丧失了自我更新的能力，但是依然具备分化成造血与免疫系统所有成熟细胞的能力。MPP可以进一步分化成共同淋巴系前体细胞（common lymphoid progenitors，CLP）或共同髓系前体细胞（common myeloid progenitors，CMP）。其中，CLP可以进一步分化成各种淋巴系的前体细胞，最终分化成T淋巴细胞、B淋巴细胞，以及自然杀伤细胞（natural killer，NK）；而CMP则进一步分化成粒细胞/单核细胞系前体细胞（granulocytic/monocytic-restricted progenitors，GMP）与巨核细胞/红细胞系前体细胞（megakaryocytic/erythroidprogenitors，MEP）。GMP再进一步分化成嗜酸性粒细胞、嗜碱性粒细胞、中性粒细胞，以及巨噬细胞；而 MEP 则可以进一步分化成巨核细胞、血小板以及红细胞。

（五）造血干细胞的临床应用

造血干细胞移植（hematopoietic cell transplantation，HCT）是 1967 年由美国 Fred Hutchinson 癌症研究中心的多纳尔·托马斯发表报告并首次引入临床，经过几十年的发展，HCT 能使几十种难以治愈的疾病得到救治。这是由于被移植到患者体内的造血干细胞能分化增殖成各种、各阶段的血液细胞与免疫活性细胞，不但使正常的骨髓组织代替患者异常的骨髓组织，而且移植到体内的正常免疫细胞还能代替原来可能有缺陷的免疫细胞，对恶性肿瘤（包括白血病细胞）起到免疫治疗作用，实现大剂量化疗 / 放疗和免疫治疗的有效结合。目前，造血干细胞移植治疗的疾病主要以急性髓性白血病、急性淋巴细胞白血病、慢性髓性白血病、骨髓增生异常综合征及淋巴系统恶性肿瘤为主。

1. 自体造血干细胞移植

造血干细胞移植主要分为自体移植和异体移植，异体移植又分为同基因造血干细胞移植和异基因造血干细胞移植。自体 HCT（autologous hematopoietic cell transplantation，Auto-HCT）是指当肿瘤患者接受大剂量化疗或放疗前将患者本身的造血干细胞分离、浓缩，随后冷冻保存。由于很可能受到肿瘤细胞（白血病细胞）的污染，其疗效必然比异基因造血干细胞移植（Syn-HCT）差。在对 Allo-HCT 有经验的医院里，Auto-HCT 的疗效亦低于 Allo-HCT。

2. 同胞同基因与异基因造血干细胞移植

同基因造血干细胞移植在人类仅指同卵孪生同胞间的移植，因此临床应用范围很窄。异基因造血干细胞移植是指非同卵孪生个体间的移植，目前，人类白细胞抗原（human leucocyte antigen，HLA）基因型相合的同胞是异基因 HCT 的最佳供者，是目前最成熟、应用最广、积累病例最多的 HCT。但是，在同胞中 HLA 完全相合的概率仅为 25%，许多需要移植的患者并不具备配型相合的同胞供者，这就促使临床进一步开辟其他的干细胞来源。

3. 非血源关系异基因造血干细胞移植

对于无 HLA 相合同胞的患者，HLA 相合的非血缘关系志愿供髓者是 HSCT 的另一选择。目前，世界上许多国家已经建立了非血缘关系供者骨髓资料库，最大的是美国国立骨髓供者库，这无疑为广大患者带来了福音。非血缘关系志愿供髓者累积的病例在逐年增加，但是，从查询到最终用于患者仍然需要较长时间，查询到的概率也有很大差别，而能否寻找到 HLA 相合的无血缘供者与以下几点有关：①志愿供髓者库的大小：志愿供髓者库越大，找到相合供者的机会越大，如 NMDP 配对成功的机会达 80% 以上；②受者 HLA 单倍体表型：例如，一个约 10 万人的志愿供髓者库，人群常见 HLA 单倍体表型受者找到合适供者的可能性为 90%，而人群少见表型受者找到合适供者的可能性不到 10%；③原发病情况：慢性期 CML 患者一般情况好，有充分的时间找寻无关供者，而一些高危、复发的急重症患者却没有条件等待。

4. 胎盘脐带血移植

自首例脐血造血干细胞移植（cord blood transplantation，CBT）成功至今已近 30 年，世界范围内已有 20 000 例以上的儿童和成人患者接受了 CBT。脐血正被越来越广泛地应用于儿童及成人的恶性和非恶性血液病的治疗。随着世界各地脐血库网络的建立及脐血分离、保存技术的不断完善，同胞或非血缘关系 CBT 病例逐年增多，但是单份脐血 HSC 数量有限，中性粒细胞和血小板恢复延迟，这是 CBT 广泛应用于成人和高体重患者的最大障碍，目前主要病例仍集中于儿童。为了解决 CBT 应用问题，美国明尼苏达大学 Barker 在世界上率先尝试了双份脐血移植。在 21 世纪初，北京大学人民医院血液病研究所也成功采用双份脐带血为两例高危成人白血病患者进行了 CBT，其中一例体重达 95 kg，至今两例仍无病存活。这些研究改变了 UCBT 不能用于成人患者的观点。但是后续研究表明，尽管移植双份脐血，但最终重建造血功能的仍只是其中的一份脐带血。这也说明脐血移植依然有其局限性。因此，获取足量 HSC 是干细胞移植治疗需要解决的一个重要问题。现有研究表明，应用体外扩增脐血细胞进行移植是安全的，但其在促进造血干/祖细胞增殖的同时，也加快了其分化成熟的进程，丧失了造血干/祖细胞的自我更新及造血重建的潜能，未能像预期一样加快植入维持长期造血。新一代扩增脐血干/祖细胞临床试验正以双份脐血模式进行，双份脐血共移植形成供－供－受者嵌合体，其造血重建和免疫重建由两者协同完成，提高了植入率，但作用机制并不清楚，还有待进一步完善探索。近年有关胎盘作为 HSC 发生器官的研究为我们发掘另一 HSC 来源带来期待，根据 2009 年 Cell 报道其细胞量可以满足临床 HSC 移植要求，但目前还处于临床应用前的实验探索阶段。

（六）造血干细胞现状和展望

经过半个多世纪的发展，造血干细胞已经成功地运用于临床疾病的治疗，并取得了巨大的进步。但是，围绕造血干细胞的研究依然面临着许多挑战。首先，造血干细胞移植技术还存在着一定的疗效局限，且其固有的损伤效应不可避免地对患者的长期生存质量造成影响，因此现阶段对于造血干细胞移植规范化和标准化的治疗模式需要建立有效的多中心合作。其次，造血干细胞目前尚无法实现在体外的长期培养，在体外培养状态下，造血干细胞更倾向于分化而非自我更新。因此，研究细胞内因子与微环境信号对维持造血干细胞自我更新的作用机制，对于最终实现造血干细胞在体外的长期培养与扩增具有重要的意义。近年来 iPS 技术的建立与发展解决了长期困扰干细胞治疗领域中的免疫排斥问题。但是还需要国内外学者进一步实验探索，比如寻找并鉴定在胚胎早期控制造血干细胞发生、发育的关键因子，或是明确关键的信号通路，这将有助于最终实现体外定向诱导 iPS 细胞向造血干细胞的有效分化。第三，研究免疫系统中终端分化细胞对造血干细胞的调节作用，探索各种病理、应激状态下造血干细胞功能的变化，以及造血免疫系统外的其他组织与器官对造血干细胞功能的调控作用，也是今后造血干细胞研究领域的重要方向。可以预见，随着造血干细胞基础与应用性研究的进一步扩展，必将把我们带入一个医学的新纪元。

（刘　洋）

二、间充质干细胞

（一）间充质干细胞概述

间充质干细胞（mesenchymal stem cells，MSCs）是干细胞家族的重要成员，具有具备多向分化潜能、造血支持和促进干细胞植入、免疫调控和自我复制等特点。MSCs 在胚胎发育中来源于中胚层，小鼠的胚胎发育 10 天后开始出现，之后几乎分布于机体的所有器官与组织中。成体 MSCs 主要存在于骨髓、脂肪、骨膜下以及各个器官和组织中的血管周围。MSCs 具有分化为多种中胚层细胞系的潜能，包括成骨细胞、脂肪细胞、软骨细胞、基质细胞、成纤维细胞、肌腱细胞等。在机体正常的损伤修复过程中，MSCs 可以在趋化因子的诱导下，招募至损伤部位，在局部增殖、分化，并通过旁分泌作用参与损伤修复与组织再生。

MSC 最初是由骨髓基质中分离获得，其研究历史可追溯至 19 世纪，德国病理学家 Cohnheim 在研究伤口修复时，发现来源于骨髓的纤维细胞参与了远端的损伤修复，因此提出骨髓中可能存在非造血组织的干细胞（marrow stromal cells as stem cells for nonhematopoietic tissues）。1924 年，骨髓形态学家 Alexander A. Maximow 描述了胚胎形成时期间质细胞和新生造血细胞存在密切联系，并推测骨髓中的基质细胞在造血系统的发育和维持过程中起到重要作用。1961 年，科学家 James E. Till 和 Ernest A. McCulloch 等发现将骨髓细胞注入小鼠体内，细胞在脾中形成造血集落，同时发现来自集落的细胞具有多向分化的潜能和自我更新的能力，因此第一次提出干细胞概念。1970 年，Friedenstein 首次在体外利用全骨髓贴壁培养法获得了基质细胞，具有贴壁生长、非巨噬细胞、能够分化形成类似骨或软骨的集落、成纤维样等特点。后续的实验证实，将骨髓基质细胞移植到肾被膜下可以形成新的髓质结构，包括骨小梁、脂肪细胞和宿主来源的未分化的及成熟的血细胞，而将表皮成纤维细胞或结缔组织细胞移植到肾被膜下则没有形成髓质，说明骨髓基质细胞是骨髓所特有的一种基质细胞，是骨髓中的结缔组织细胞的祖细胞。20 世纪 80 年代末，Maureen Owen 和 Arnold Caplan 优化了 Friedenstein 的方法，并发现骨髓基质细胞可以向间质细胞系分化，并且表达 SH2（CD105）和 SH3（CD73）抗原。1991 年，Caplan 首次将这类可分化为间质 / 基质细胞谱系并可为造血干细胞提供造血微环境的基质干细胞命名为间充质干细胞（mesenchymal stem cells）。

自 MSCs 被发现和其分离方法确定之后，该领域立刻获得了飞速的发展，研究者不断从新的组织如脂肪、脐带、胎盘、脐带血、牙周膜等多个组织中分离得到形态相似、功能相近的细胞，并都命名为间充质干细胞。由于干细胞来源不同，分离方法各异，从而分离的细胞纯度、形态、分化潜能等各有不同，需要一个统一的标准进行界定。然而，由于 MSCs 缺乏独特的干细胞标记物，因此无法用单一抗体标记 MSCs，为此，对于临床前研究阶段，国际细胞治疗协会（the International Society for Cellular Therapy，ISCT）间充质组织干细胞委员会（Mesenchymal and Tissue Stem Cell Committee）于 2006 年对界定间充质干细胞的最低标准做了规定：① MSCs 必须是可以在塑料培养器皿中贴壁生长的细胞；②具有以下表型特征：≥ 95% 的细胞表达 CD105、CD73 和 CD90 等，而绝大多数不表达 CD45、CD34、CD14、CD11b、CD79a 及 CD19 等，也不表达 MHC Ⅱ类分子，如 HLA-DR 抗原等；③具有分化为成骨细胞、脂肪细胞、成软骨细胞等三类细胞的能力。

MSCs 具有独特的生物学特性，体外培养的 MSCs 折光性很强，在形态上呈纺锤形的成纤维细胞状，能附着在塑料或玻璃培养皿上生长，形成均匀的集落或贴壁的融合层。MSCs 缺乏独特的标志物，根据研究者对 MSCs 免疫表型的不断研究，可以总结如下：MSCs 表达各种细胞因子受体:干扰素 -γ 受体（CD119），FGF 受体，PDGF 受体（CD140a），TNF-α 受体（CD120a），转铁蛋白受体（CD71），IL-1 受体（CD121），IL-3 受体（CD123），IL-4 受体（CD124），IL-6 受体（CD126），IL-7 受体（CD127）等；表达黏附分子：ALCAM（CD166），ICAM-1（CD54），IFA-3（CD58），HCAM（CD44），VCAM（CD106）；整合素 VLA-β 链（CD29），整合素 -β4（CD104），内皮素（CD105），Thy-1（CD90），5′末端核苷酶（CD73），MHC-Ⅰ类分子。同时，MSCs 不表达内皮黏附分子（CD31），IL-2 受体（CD25），B7-1（CD80），B7-2（CD86），MHC-Ⅱ类分子以及白细胞抗原 CD45、CD34 等。

MSCs 具有分化为多种中胚层细胞系的潜能，包括成骨细胞、脂肪细胞、软骨细胞、基质细胞、成纤维细胞、肌腱细胞等。将体外扩增的 MSCs 移植入体内，MSCs 发挥促损伤修复和组织再生的功能通过两种途径实现：①在损伤局部微环境的作用下，定向分化为特定类型的功能细胞，直接参与组织损伤修复过程；②趋化至损伤部位的 MSCs，通过分泌多种细胞因子和生长因子，改善组织损伤部位的微环境，促进宿主组织中残存的干 / 祖细胞存活、增殖及分化。MSCs 分泌的生物活性物质改善组织再生微环境,具有多种生物学功能：①趋化宿主的干细胞迁移至损伤部位；②促进干 / 祖细胞的存活增殖及分化；③促进损伤部位毛细血管的出芽，加速血管新生；④抑制受损伤细胞的凋亡；⑤激活周围细胞金属基质蛋白酶活性，抑制瘢痕形成；⑥调节免疫细胞功能，抑制炎性反应。

基于以上特性，MSCs 成为除造血干细胞以外第二个进入临床应用的干细胞。目前已经有 180 多项涉及自体或异体 MSCs 的临床试验项目获得美国国家食品和药品监督管理局（FDA）的批准。主要包括：24 项免疫排斥和自身免疫疾病的治疗；23 项关于骨及软骨损伤疾病的治疗；19 项关于心脏缺血性疾病的治疗；18 项关于胃肠肝损伤疾病的治疗；12 项关于神经退行性疾病的治疗；11 项关于 1 型、2 型糖尿病的治疗；5 项关于肿瘤的干细胞治疗等。

大量的基础研究及临床试验研究证实，MSCs 来源广泛且没有伦理限制，易于分离和体外扩增，在经过多次分裂传代后仍保持较高增殖速度和多向分化潜能；同时，MSCs 免疫原性低，异体移植没有排斥，至今为止的临床试验研究未发现 MSCs 有严重副作用。因此，MSCs 是一种非常理想的细胞治疗和再生医学的种子细胞。

（二）间充质干细胞治疗糖尿病现状

近年来，由于生活水平的提高、饮食结构的改变、日趋紧张的生活节奏以及少动多坐的生活方式等因素，全球 T2DM 发病率增长迅速。T2DM 是由遗传因素、免疫功能紊乱、微生物感染及肥胖等各种因素导致的胰岛素抵抗、胰岛功能减退等而引发的糖、脂肪等代谢紊乱综合征；T2DM 发病机制仍未完全阐明，目前认为胰岛素抵抗和胰岛 B 细胞受损为其发生、发展的主要环节。流行病学调查显示，肥胖是 T2DM 的重要危险因素，而内脏脂肪过度蓄积导致的糖、脂代谢紊乱是引起糖尿病及其并发症的重要诱因和病理基础。虽然包括胰岛素、口服降糖药物及胰岛素增敏剂在内的一线糖尿病药物等疗法可以使血糖水平降至正常，但很难完全控制高血糖及纠正因肥胖或糖、脂代谢异常导致的严重并发症，并常伴有低血糖或胃肠道反应及肝功能损伤等严重副作用。胰腺移植和胰岛移植虽然可从根本上解决胰岛功能丧失的问题，但是，供体来源不足及移植物受体免疫排斥反应是这种替代疗法的主要障碍。因此寻找新的有效调节糖、脂代谢异常，同时改善糖尿病并发症的治疗手段成为糖尿病治疗的迫切需求。

研究显示，MSCs 因其具有的多向分化潜能、组织修复能力、免疫调节能力以及分泌生物活性细胞因子和生长因子调控局部微环境的能力，因而具有治疗 T2DM 的临床潜能。体外实验发现，MSCs 可在特定条件下向胰岛 B 细胞分化，动物实验及临床证据显示，MSCs 输注能有效缓解糖尿病患者的高血糖状态，显著提高胰岛素敏感性，并有效改善肌肉、脂肪及肝脏等外周组织胰岛素抵抗，且 MSCs 治疗基本无严重不良反应的发生，具有较好的安全性。据 Clinical trail.org 最新查询结果（截至 2014 年 3 月份）显示，全球范围内应用 MSCs 治疗糖尿病及其并发症的I至Ⅲ期临床研究已多达 26 项。

MSCs 治疗糖尿病的分子机制尚不清晰，当前的研究认为其机制可能包括：①促胰岛 B 细胞再生；②降低外周组织对胰岛素抵抗，提高胰岛素敏感性；③ MSCs 调节免疫系统，保护胰岛 B 细胞；④有效改善糖尿病并发症。

1. MSCs 可向胰岛 β 细胞分化

MSCs 在体外经诱导分化为分泌胰岛素的胰岛细胞：MSCs 先用含有 100 ng/ml β- 神经生长因子（β-nerve growth factor）、4 nM activin-A、10 mM 尼克酰胺和 25 ng/ml 表皮生长因子（epidermal growth factor）的 CMRL1066 培养基培养 7 天，再置换为 DMEM/F12 培养基培养 7~10 天，最后向培养基中加入 10 mM 尼克酰胺 / 胰岛素 / 转铁蛋白 / 硒混合物和 10ng/ml 碱性成纤维生长因子（basic fibroblastic growth factor）诱导结束后，用 C- 肽抗体做免疫组化检测向胰岛 B 细胞分化结果。将预先诱导分化的 MSCs 移植入 1 型糖尿病鼠体内，可分化为有功能的胰岛素分泌细胞（B- 细胞），并表达 PDX-1、Nestin、Ngn-3 等胰岛细胞相关基因，分化后的细胞可分泌胰岛素至外周血中，从而提高小鼠血清中胰岛素含量，降低血糖水平；而未经诱导的 MSCs 在注射入 B 细胞损伤的糖尿病小鼠体内后，可以修复损伤的胰岛，提高小鼠体内原有胰岛 B 细胞功能。

2. MSCs 降低外周组织对胰岛素抵抗

肌肉、肝脏、脂肪靶器官对胰岛素的抵抗是 T2DM 致病的主要特点和标志，也是 T2DM 发生的主要因素。而 MSCs 的移植可降低靶器官的胰岛素抵抗，提高葡萄糖利用率，降低血糖，从而有效缓解糖尿病动物的高血糖状态。

MSCs 分别对 STZ 诱导的 2 型糖尿病大鼠模型早期移植治疗（造模后 7 天）或晚期移植治疗（造模后 21 天），结果发现，早期移植 MSCs 后不仅可以修复损伤的胰岛 B 细胞、升高血清中胰岛素水平，还可以促进肝脏、肌肉及脂肪等 B 细胞靶器官的 Glut-4 受体表达水平、IRS-1 及 Akt 等磷酸化水平表达，增加外周组织的胰岛素敏感性而提高葡萄糖利用率，从而降低大鼠模型高血糖状态。与之相比，晚期移植治疗则效果不明显。

3. MSCs 调节免疫系统，保护胰岛 B 细胞

MSCs 具有较强的免疫调节能力，可以通过抑制淋巴细胞增殖及活化而降低 Th 细胞分泌炎性因子的水平。Jarvinen 等发现 MSCs 在体外培养时不表达免疫刺激分子 CD80、CD86，将 MSCs 加入非特异性丝裂原活化的 T 细胞时，T 细胞增殖显著受到抑制。Corcione 等将骨髓间充质干细胞与 B 细胞体外共培养实验发现，B 细胞的增殖被抑制在细胞周期的 G0/G1 期。Sotiropoulou 等研究发现 MSCs 可改变 NK 细胞的表型，抑制 NK 细胞的增殖及细胞毒性作用。

研究证明，MSCs 在体外与胰岛细胞共培养，在炎症因子 IFN-γ、TNF-α 和 IL-1β 存在下，MSCs 通过提高细胞保护因子如 PGE2、MMP2、MMP9、HGF 的分泌水平，从而保护胰岛细胞应对炎症因子引起的凋亡。同时，MSCs 分泌的 MMP2 和 MMP9 可以抑制效应 T 细胞 CD25 的表达水平。MSCs 的移植可以提高胰岛细胞的移植成功率。

4.MSCs 有效改善糖尿病并发症

MSCs 通过分泌 HGF、VEGF、IGF-1 等一系列生物活性细胞因子和生长因子，调控局部微环境进而调节机体免疫反应以及促进受损组织修复与再生。近年来大量的报道证实，MSCs 对高血糖引起的糖尿病肾病、糖尿病足、下肢血管病变、心血管及视网膜病变等糖尿病并发症均具有较好的改善作用。另外，MSCs 可以耐受高浓度葡萄糖（HG，25mmol/L），且 MSCs 的增殖不受影响，然而，高浓度葡萄糖可能促使 MSCs 胞内的 PPAR-γ、C/EBP-α 的表达水平上升，向脂肪细胞和成骨细胞分化。

（三）间充质干细胞与免疫调节

MSCs 具有较强的免疫调节能力。大量的实验研究证实，MSCs 可抑制免疫细胞增殖及活化，减少造血干细胞移植治疗过程中出现的 GVHD 反应，以及抗炎调节能力。MSCs 本身不表达Ⅱ类主要组织相容性抗原及共刺激因子 CD80、CD86 或 CD40，因此具有低免疫原性。而 MSCs 对主要免疫细胞包括 T 细胞、B 细胞、NK 细胞的增殖和功能活性均有显著抑制作用，同时调节 DC 的活性，激活调节性 T 细胞（T regulatory cells）（图 6-1）。

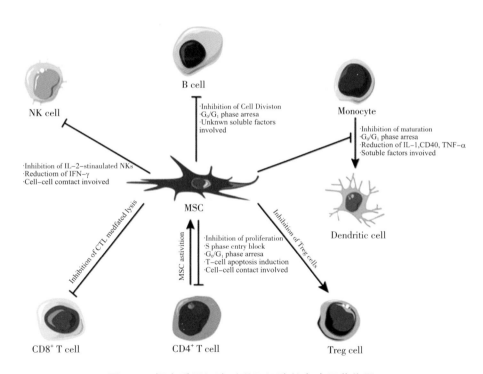

图 6-1　间充质干细胞对淋巴细胞的免疫调节作用

大量的试验研究证实，MSCs 可抑制活化的 T 淋巴细胞、NK 细胞及 DC 增殖及活化，降低活化的免疫细胞分泌的炎性因子水平，表现出显著的抗炎调节能力。MSCs 在体内体外均对异体抗原（alloantigens），丝裂原（mitogens）和抗 -CD3、-CD28 抗体激活的 T 细胞的增殖具有显著抑制作用。MSCs 同样对记忆性 T 细胞和未成熟 T 细胞均有抑制作用。

而且，MSCs 不受主要组织相容性复合体（major histocompatibility complex）限制，异体 MSCs 同样可以发挥抑制效果。在分子水平上，MSCs 可以使活化的 T 细胞阻滞在 G0/G1 期，下调周期蛋白 cyclinD2 的表达，上调 p27 的表达。MSCs 对 NK 细胞功能的影响说法不一，Rasmusson 报道 MSCs 对新分离的 NK 细胞的细胞杀伤功能没有影响，同时 MSCs 不能被 NK 细胞杀伤；相反，Krampera 等人报道，MSCs 与 NK 细胞在 IL-2 刺激下共培养 5 天后，NK 细胞对靶细胞 K562 的杀伤作用减弱，而且 MSCs 的抑制作用与 NK 细胞分泌的 IFN-γ 相关。当 MSCs 与 NK 细胞接触培养时，二者的作用是相互的。有研究就报道，IL-2 活化的 NK 细胞可以有效杀伤 MSCs，因为活化的 NK 细胞表达 NKp30、NKG2D 和 DNAM-1，而 MSCs 表达 ULBP、PVR、nectin-2 等活化 NK 细胞的配体，可以激活 NK 细胞的同种异体反应（alloreactivity）。MSCs 抑制 NK 细胞的机制尚不清楚，Prigione 报道 MSCs 的抑制作用与 MSCs 分泌的 PGE2 相关，而与其分泌的 IDO 和 TGF-β_1 无关。然而 MSCs 只能部分影响 NK 细胞的杀伤功能和细胞因子的分泌。而对于 DC，MSCs 可以抑制单核细胞或 CD34$^+$ 造血干细胞向 DC 分化，降低 DC 共刺激分子的表达，进而抑制未成熟 T 细胞的分化和 IL-12 的分泌。另外，MSCs 对 DC 的抑制作用与 MSCs 分泌的细胞因子有关，且呈剂量依赖性。Spaggiari 等人证实，MSCs 通过分泌 PGE2，而非 IL-6，强烈抑制单核细胞来源的 DC 的成熟与活化。而且，与骨髓来源的 MSCs 相比，脂肪来源的 MSCs 具有更强的抑制作用。但是，在 MSCs- 单核细胞共培养体系中，MSCs 分泌的 PGE2 升高的机制尚不清楚。

MSCs 对免疫细胞的抑制作用机制一般有两种：①直接接触；②分泌细胞因子。以 T 细胞为例，T 细胞细胞膜表面高表达 Fas，而 MSCs 表达其配体 Fas-1，MSCs 通过分泌 MCP-1 将 T 细胞招募到其周围，通过 Fas/Fas-1 经典凋亡通路促使 T 细胞凋亡。同时凋亡的 T 细胞碎片被吞噬细胞吞噬后，刺激吞噬细胞产生 TGF-β，又促使未成熟 T 细胞分化为 CD4$^+$CD25 high forkhead box P3（Foxp3$^+$）调节性 T 细胞，进一步抑制 T 细胞增殖和功能。炎性因子如 IFN-γ、IL-1β、TNF-α，可以促使 MSCs 分泌免疫抑制蛋白吲哚胺 2，3- 双加氧酶（indoleamine 2，3-dioxygenase，IDO），IDO 能够降解色氨酸，并导致犬尿素，3- 氨茴酰丙氨酸（kynurenine）合成，进而抑制淋巴细胞增殖；将 MSCs 与 T 细胞共培养后，促使 MSCs 分泌前列腺素 E2（prostaglandinE 2，PGE2），使用 PEG2 的抑制剂可以逆转 MSCs 对 T 细胞增殖的抑制作用。在炎性因子刺激下，MSCs 胞内一氧化氮合成酶（inducible nitricoxide synthase，iNOS）表达升高，并分泌 NO 至胞外，NO 可以抑制 T 细胞信号转导与转录激活蛋白 5 的磷酸化（signal transducer and activator of transcription-5，STAT5），抑制 T 细胞的活化。在风湿动物模型实验中，研究者发现，MSCs 可以抑制促炎细胞 Th1/Th17 细胞扩增，降低炎性因子如 IFN-γ 和 IL-17 的分泌，同时促进 Th2 细胞分泌抗炎因子如 IL-4 和 IL-10。

由于 MSCs 的免疫调节作用，使得 MSCs 在自身免疫性疾病如类风湿关节炎、多发性硬化、系统性红斑狼疮、GVHD 的临床应用中受到青睐。Shi Songtao 等人报道，异体 MSCs 移植可以改善多发性硬化患者的症状，降低 ANA 水平。Wang L.M. 等报道，采用脐带间充质干细胞治疗 172 名类风湿关节炎患者，结果发现脐带间充质干细胞移植可有效减轻和缓解 RA 的临床症状，降低血清中 TNF-α、IL-6 等炎性因子水平，同时增加 Treg 细胞水平，而且 MSCs 治疗对人体各项指标无明显副作用。Zheng 等从 RA 患者外周血和滑膜液中选取 CII 刺激阳性的 T 细胞进行培养，同时在一部分 T 细胞中加入由正常捐献者提供的 MSC 进行 T 细胞增殖实验，结果发现与 MSC 共培养不能诱导 T 细胞增殖，而当 T 细胞被 CII 刺激后，MSC 可抑制 T 细胞增殖，并且抑制程度与 MSC 的剂量呈正相关。取 MSC 和 T 细胞共培养上清检测细胞因子，发现 T 细胞产生 IFN-γ 和 TNF-α 被抑制，同时 IL-10 的水平升高和 IL-4 分泌增多；实验同时也证实了 TGF-β1 在其中发挥了重要作用。

近年对干移植物抗宿主病（GVHD）的治疗是 MSC 研究的热点之一。GVHD 的出现是导致骨髓抑制和其他实体器官移植失败的主要原因，MSC 与 HSC 联合移植，能促进造血细胞增殖，预防 GVHD，还可用于治疗严重的急性 GVHD。Lazarus 等开展的I期临床试验结果表明 MSCs 输注可减少 GVHD 发生，并无任何相关副作用，MSCs 输注是安全的。Garnett 等进行的 GVHD 临床试验表明，MSCs 对激素治疗无效的严重急性 GVHD 仍有明显疗效，且 MSCs 输注无任何相关副作用。鉴于 MSCs 对免疫性疾病的良好治疗作用，使得许多国家已经相继开展了 MSCs 的临床治疗研究。Jianming Tan 等人报道，自体 MSCs 移植可以降低肾移植患者极性 GVHD 的发生率，降低条件性感染（opportunistic infection）的风险，改善植入的肾功能。截至 2012 年 2 月，美国 FDA 已批复应用 MSCs 治疗免疫类疾病的临床试验达数十项，2012 年 1 月和 5 月在韩国、加拿大上市的 MSCs 新药分别用于治疗克罗恩病及儿童急性 GVHD。然而，MSCs 的移植是一把双刃剑（double-edged sword），由于 MSCs 的免疫抑制功能，在抑制 GVHD 的同时，也会增加白血病复发或其他肿瘤发生的风险。

（四）MSCs 治疗缺血性心脏病

缺血性心脏病（myocardial ischemia，MI）及后续的综合征是导致人类死亡的主要诱因之一。心肌梗死导致部分心脏组织氧气和营养物质匮乏，进而出现心肌细胞凋亡和组织坏死。与其他细胞不同，心肌细胞属于终末端分化的成熟细胞，本身几乎失去了分裂和增殖的能力，在受到损伤时，会引起纤维结缔组织增生，最终导致瘢痕形成，严重影响心脏的功能。传统的药物治疗只能减轻心肌梗死综合征的程度，不能从根本上修复损伤的心肌细胞。近十几年来，随着干细胞技术的兴起，以多能干细胞移植体内分化，替代死亡的心肌细胞的干细胞疗法给缺血性心脏病的治疗带来新的希望。

MSCs 是一种多能干细胞，在缺血性心脏病的临床前和临床试验中均取得良好的效果，无论是通过心脏介入移植，还是通过静脉输注移植，MSCs 均能改善受损心肌，增强心脏功能。Dai 等将 MSCs 移植入心肌损伤的大鼠模型中，结果发现异体同源的 MSCs 可以使受损心肌整体功能得到显著提高。Amado 等的研究结果表明干细胞疗法能够有效治疗猪的心脏病发作或者心肌梗死。Orlic 等将 Lin（$^-$）、C-kit（$^+$）的原始骨髓干细胞移植到大鼠心肌梗死局部，发现移植细胞也可以分化产生心肌细胞、内皮细胞、平滑肌细胞等。目前韩国 FDA 已经批准了 MSCs 药物 heartcellgram-AMI 用于治疗急性心梗。

MSCs 治疗缺血性心脏病的确切机制尚未清晰。研究认为有两种可能：①抗凋亡与促再生。研究发现，组织细胞可引起一系列趋化性细胞因子（chemotactic cytokines，CK）的释放，损伤组织同时表达特异性受体或配体引导对应的干细胞迁移并黏附于损伤处。由于氧气和营养成分的匮乏，心肌组织出现大量凋亡与坏死，吸引免疫细胞聚集，并释放出大量炎症因子，MSCs 可以趋化到受损部位，分泌大量抗凋亡细胞因子如 SDF、HGF、IGF、PDGF 等，降低 MI 心肌细胞凋亡蛋白 caspase-3 的表达，提高抗凋亡蛋白 Bcl-2/Bax 的表达水平。另外，研究发现，心脏中存在少量表达 c-kit、sca-1 的心脏干/祖细胞，受损的心肌组织也会缓慢地再生，而 MSCs 本身是参与构成心脏干/祖细胞的"niche"细胞，可以作为支持细胞（supportive cell）促进心脏干/祖细胞的增殖分化。血管新生可以及时提供氧气和营养成分，对于心脏再生至关重要。MSCs 可以分泌 VEGF、HGF 等促进血管新生的细胞因子，加速微血管新生。②改善受损心肌组织微环境。心肌细胞凋亡与组织坏死释放大量的坏死因子和炎症因子，使得受损心肌部位微环境变得恶劣，十分不利于附近心脏干细胞迁移与再生，而研究证明，尾静脉输注的 MSCs 可以作为微栓（emboli）停留在肺部，并迅速释放抗炎因子 TSG-6，减轻炎症反应，改善梗死部位微环境。

（刘广洋　狄国虎）

三、干细胞与代谢病

（一）干细胞治疗代谢综合征的机制

1. 代谢综合征的概念

代谢综合征（metabolic syndrome，MS）又被称为"死亡四重奏""胰岛素抵抗综合征"，是指人体的蛋白质、脂肪、碳水化合物等物质发生代谢紊乱，在临床上出现一系列综合征。例如糖代谢紊乱时出现糖耐量减低，导致糖尿病；脂肪代谢障碍时出现高脂血症、脂肪肝、肥胖症、高血黏稠度等；蛋白质代谢障碍，出现高尿酸血症（痛风）等。并可由以上三大代谢障碍而出现许多并发症,如高血压、动脉硬化、冠心病、脑中风等。也可概括为"八高症",即高血糖、高血脂、高血压、高血黏稠度、高尿酸血症、高脂肪肝、高胰岛素血症(因为胰岛素抵抗,致胰岛素过度分泌,引起的继发性高胰岛素血症)、高体重(肥胖症)。1988 年,Reaven 注意到脂质异常、高血压、高甘油三酯血症常汇集一起,提出了"X-综合征"的概念,并把胰岛素抗性作为 X 综合征的主要特点。鉴于本综合征与多种代谢相关疾病有密切的联系,1997 年 Zimmet 等主张将其命名为 MS。 1999 年世界卫生组织(WHO)首次对 MS 进行工作定义,中国也于 2004 年由中华医学会糖尿病学会提出了中国人的工作定义即 CDS 标准。国际上于 2005 年由国际糖尿病联盟(IDF)颁布了新的 MS 工作定义。

2. MS 的病因与发病机制

MS 的发病机制十分复杂,目前尚不完全清楚。现有研究表明其发生、发展主要是多种因素如遗传因素、饮食因素、环境因素、免疫因素等的相互作用所致。在 MS 的病理生理过程中扮演最重要角色的是向心性肥胖和胰岛素抵抗(insulin resistance,IR),而研究证实,慢性炎症是肥胖的主要特征,也直接导致了 IR。

(1)肥胖 目前普遍认为 MS 患者中 IR 的发生多是由肥胖诱导,从而引起机体糖耐量异常、血压升高、血脂代谢异常等。有研究表明,腹腔内脂肪细胞和皮下脂肪细胞对血清总胆固醇和甘油三酯的摄取存在差异,血清总胆固醇的摄取前者约为后者的 2 倍,而甘油三酯则近百倍,进而造成血清总胆固醇在腹腔脏器及肌肉中异位沉积,肥大的脂肪细胞在内脏脂肪形成后开始快速脂解,产生大量的游离脂肪酸(FFA),联合过多的甘油三酯进入肝脏,使肝糖原的代谢发生紊乱、肝脏的胰岛素受体下调。其次,一方面过量的游离脂肪酸进一步分解为三酰甘油,在胰岛素敏感部位异位沉积,对胰岛 B 细胞产生脂毒性,另一方面沉积在内脏的脂肪分泌大量的瘦素、脂联素及抵抗素等活性信号分子,进而参与或介导了 MS 的胰岛素抵抗、脂质异常、高血压、凝血纤溶异常等的形成。中心性肥胖还与高尿酸血症的发生有密切关系。血尿酸主要经肾脏排泄,但其含量同时还受脂肪因子内分泌作用的影响。MS 涉及心血管、代谢内分泌和肾脏疾病,主要后果表现为冠心病、糖尿病、动脉粥样硬化、高尿酸血症、肾损害等。

(2)IR 胰岛素抵抗是 MS 发生的核心环节。胰岛素抵抗使得胰岛 B 细胞处有大量糖堆积,从而胰岛素分泌增加,产生的高胰岛素血症会导致机体抗氧化能力减弱,对内皮细胞造成直接损伤,破坏动脉壁。胰岛素抵抗和游离脂肪酸堆积相互作用使得血液循环中的游离脂肪酸增加,干扰脂肪的正常代谢,产生脂代谢紊乱,并通过多个环节影响糖代谢,导致高血糖的发生。且高血糖状态还进一步引起内皮损伤、血乳酸蓄积、破坏血脑屏障。内皮细胞功能的改变,又可导致微血管和大血管动脉粥样硬化,加重心脑血管病的发展。大量的游离脂肪酸和高水平胰岛素含量刺激交感神经使血管收缩,引起心输出量和肾脏对钠的吸收量增加，从而导致血压升高，还可刺激脂蛋白合成及动脉内膜下平滑肌细胞增生，使细胞内脂质沉积，进而促进动脉粥样硬化的发生。除此之外，一些细胞因子、炎症因子、氧化应激、高尿酸血症、微量白蛋白尿、非酒精性脂肪肝等临床异常，以及不良的生活习惯、不健康饮食、运动过少、某些激素的增多等也参与了 MS 的发生与发展。

（3）炎症、基因遗传因素及其他因素　近年来有不少学者提出关于 MS 发病机制的炎症病因学理论，该理论认为在 MS 患者中机体炎症信号通路激活以及炎症细胞因子产生异常，而 MS 各组分之间很可能是靠这种低度慢性炎症反应来相互联系的，因此认为 MS 从某种意义上来说是一种低度全身性炎症状态。另外，IR 的发生、发展也与低度炎症有直接的关联。MS 是集合多种临床表现的复杂表型，属于多基因遗传病。研究表明脂联素基因、过氧化物酶增殖物激活受体基因、核纤层蛋白 A/C 基因及一些其他炎性因子的基因及其变异与 MS 发病有关。另外不良生活方式（如不健康饮食、吸烟、缺乏运动）以及宫内营养不良均会不同程度的引起 IR，进而使 MS 发生的可能性增加。

（4）间充质干细胞（MSCs）耗竭综合征　对于心血管病的研究显示，干／祖细胞可以促进缺血部位的血管新生，促进组织修复与再生。但当疾病、创伤等持续影响损害的组织器官时，内源性的干细胞池中的 CD34 干细胞、内皮祖细胞也逐渐减少，结果是修复失能而加重或加速 MS 的心血管疾病的发生。内源性干细胞池中的细胞减少的程度与心血管疾病的发生风险呈正相关。间充质干细胞（MSCs）是机体重要的特殊的修复细胞，具有向脂肪、骨、肌肉、软骨、皮肤、神经等细胞多向分化的潜能。可以产生丰富的细胞因子与具备的免疫调节特性使得 MSCs 具有调节炎症与抵抗免疫排斥的作用。生理条件下，位于身体各个部位"MSCs 池"中的细胞处于静止与未分化状态，当组织受损产生诸如 INF-α、IL-6 等炎症因子以及 GM-CSF 等细胞因子的"警报信号"时，MSCs 被激活、增殖、迁移而参与组织的自我修复。那么，在肥胖患者大量摄入高热量而引起 MS 时，大量的炎症因子产生并通过循环系统释放至身体的各个部位，从而导致 MSCs 池中的细胞随着"警报信号"而持续地增殖、迁移，直至耗竭而"隐退"。干细胞耗竭机制直接的后果是组织器官再次受到损伤"警报信号"的刺激时，无法动员干细胞进行自我修复，从而加重 MS 的发生。

（二）MS 的治疗现状

目前防治 MS 的主要目标是防治临床心血管病以及糖尿病，对已有心血管病者则是预防心血管事件再发、病残及死亡率。现有的治疗策略主要是治疗性的改善生活和药物为主的个体化治疗。针对 MS 的病因，治疗性的改善生活主要是改变不良的生活方式，改善饮食、增加运动量、控制体重、戒烟、戒酒等。药物治疗主要目标是要在早期全面有效地控制各项代谢异常，通过药物调节血脂、降血压、改善胰岛素抵抗和增加胰岛素敏感性治疗来保护胰岛 B 细胞，抗血小板药物间接改善低度炎症和凝溶异常、恢复内皮功能及抗炎、防治动脉粥样硬化等。这些治疗方法需要患者有较强的依从性才可维持治疗效果，且容易产生药物依赖性和不良反应，一旦停药病情可能反复甚至加重。所以传统的治疗耗时长，而很多患者自律性差，难以坚持服药或规律服药，导致治疗效果不佳，最终发生一系列的并发症，增加了治疗的难度。

（三）干细胞治疗 MS

由于针对病因的传统治疗方案主要是治疗性的改善生活和药物为主的综合性治疗，这些治疗要求患者有较强的依从性，不易长期规律地坚持治疗，不良反应多，且尚不能从根本上改善、治愈 MS。近年来干细胞移植在肝病、心脏疾病、血液疾病、自身免疫性疾病、代谢病等各个研究领域逐步发展和广泛应用，同样也为 MS 的治疗研究带来了新的契机。尽管现在还没有关于细胞移植在治疗 MS 中应用的报道，但研究证实，干细胞移植对于治疗胰岛素抵抗、高血糖、脂代谢紊乱、高血压、动脉粥样硬化等疾病方面是有重要意义的，而这些疾病正是 MS 的重要组分。干细胞移植既然能够治疗作为 MS 重要组分的上述病变，那将干细胞应用于 MS 的治疗也确实是有希望的。

1. 干细胞治疗 MS 的特性

干细胞是在生物个体的生长和发育中起源头作用的，具有自我更新、高度增殖和多向分化潜能的细胞群体。干细胞在生理条件下可以不断地更新衰老死亡细胞，维持组织器官的正常结构与功能。目前研究认为成体干细胞是比较适合做细胞治疗的原始细胞，成体干细胞的来源既可是自体的骨髓、脂肪，也可来自异体的脐带、胎盘等。它既不涉及伦理问题，也没有移植后转化为肿瘤细胞的危险。很多体外实验、人类疾病动物模型体内生物学行为研究和临床治疗研究证实，干细胞具有对疾病损伤的反应和修复功能，当机体器官组织处于病理条件下时，干细胞可参与各种组织损伤的再生和修复。

2. 干细胞治疗 MS 的作用机制

综合现有研究报道看，结合 MS 涉及机体多脏器以及复杂的致病机制，干细胞治疗 MS 的体内生物学效应具有多重性，主要有以下几点：①细胞可能在特定的环境中横向分化为特定组织细胞；②干细胞具有趋化性和游走性，可以向损伤组织归巢，直接参与组织。通过动脉、静脉或局部输注干细胞后，靶器官血管介入和定位移植均发现有不同程度的外源干细胞进入受损伤组织并参与损伤修复；③干细胞可分泌多种细胞因子，促进损伤组织的原位细胞增殖、分化，进而修复受损组织的结构和功能；④干细胞用于自身免疫性疾病、移植免疫排斥反应和创伤、失血等疾病的研究证实，干细胞具有炎症反应调节及免疫调节功能;⑤干细胞具有促进血管再生的作用，通过清除代谢产物、提供营养，改善损伤组织的血液循环等来促进损伤组织的修复。

（1）干细胞的分泌效应抑制慢性炎症，减轻肥胖。肥胖被认为是 MS 最重要的起始因素和病因。研究证实，慢性低丰度的炎症是肥胖的关键的特征，这种由肥胖诱导的炎症为 MS 发生、发展提供了最佳的"环境"。在慢性营养过剩导致代谢功能障碍的同时也能触发炎症反应，而炎症反应会进一步破坏代谢功能，导致更多的压力和炎症，如此恶性循环。慢性炎症的触发是由多方面的因素引起的，肥胖引起脂肪细胞的脂肪因子分泌失调，营养和代谢压力触发内质网应激，肥胖状态下肝细胞自噬缺陷也会促进内质网应激和胰岛素抵抗，肥胖引起肠道微生物群组成的改变通过内毒素调节炎症的发生。关于慢性炎症触发肥胖进而引起 MS 的研究为 MS 的治疗提供了新的治疗策略。目前已有一些针对 JNK 或 IKK 等炎症通路的药物，通过抑制炎症信号达到了提高糖代谢、糖耐量和胰岛素敏感性的效果。而以内质网为靶标的"细胞器治疗"方法也为 MS 的治疗提供了新的思路。尽管这些作用于单一信号通路或细胞器的"药物"取得了令人鼓舞的结果，但是炎症触发的肥胖引起的 MS 具有多系统的复杂性，因此，如何调整免疫平衡，抑制慢性炎症对于 MS 的治疗至关重要。研究发现，在脂代谢紊乱时，某些脂肪酸、神经酰胺、游离胆固醇、胰岛淀粉样肽等也能引起 NLRP3 炎性小体的活化。NLRP3 炎性小体的活化可以激活 IL-1b、IL-18 炎性因子，影响脂肪组织、肝和骨骼肌等胰岛素信号转导，导致 IR。在人体的初步研究表明，肥胖时干预 NLRP3 炎性小体活化能有效控制炎症的释放。

研究已经证实，MSCs 作为再生修复重要的细胞，通过其分泌机制，发挥抗炎与免疫调节作用。当受到由受损的环境发出的炎症分子的信号如 IL-1、IL-2、TNF-α 和 INF-γ 等，MSCs 分泌系列生长因子与抗炎蛋白，通过复杂的反馈调节机制调节包括 T 细胞、NK 细胞、B 细胞、巨噬细胞等炎性免疫细胞，修复炎症的微环境。MSCs 分泌的 PGE2、TSG-6 等可溶性因子，抑制了巨噬细胞产生 TNF-α、TL-1、TL-6 以及增加 IL-10。同时发现，MSCs 分泌的 STC-1 有效地抑制了巨噬细胞中 NLRP3 炎症小体的激活，降低了 ROS 水平。这些结果，为 MSCs 移植治疗炎症，从而减轻肥胖和 MS 提供了理论依据。

（2）干细胞的分泌作用有效调节机体的 IR。IR 是 MS 另一个重要的起始与触发因素。而炎症是引起胰岛素抵抗的重要因素。炎症因子可激活胰岛素信号转导途径中的丝氨酸激酶，导致 PI3K 通路中 IRS 和 PI3K 亚单位中丝 / 苏氨酸残基磷酸化，阻碍胰岛素刺激下的 IRS 与 PI3K 的蛋白络氨酸磷酸化，使胰岛素信号转导受阻，导致 IR 的发生。Zhao Y . 等在 2011 年、Gopurappilly R. 等在 2012 年先后提出了"MSCs 通过调节 IR 治疗 T2D"的"假说"。而就在同年，一项 BM-MSCs 输注治疗由高糖、高脂饮食与链霉菌素（STZ）诱导的大鼠 T2D 模型中的实验研究，证实了大鼠 BM-MSCs 的静脉输注，明显改善了大鼠的 IR 指数，改善了胰岛素靶组织中的 PI3K-AKT 的信号，促进了葡萄糖转运蛋白 4（Glut-4）的表达与膜转位，继而改善了大鼠的高血糖，也发现了胰岛不同程度的再生。近期的一项 MSCs 治疗 2 型糖尿病的临床试验研究证实了 MSCs 的输注能明显降低患者的血糖水平，并且发现患者血清中 IL-1 的水平明显下降。这些结果为 MSCs 治疗通过改善 IR 从而治疗 MS 提供了基础。

（四）干细胞治疗 MS 存在的问题

目前成体干细胞的分离、培养、体外扩增等技术已相当成熟，干细胞治疗部分临床疾病也取得了良好的效果，但对于在 MS 中的应用，仍然有很多问题尚待解决。

首先，其移植的剂量、次数，移植时机，何种移植途径能够获得最好的治疗效果等都没有最佳答案。尤其是 MS 涉及多系统，持续多系统损伤引起的内源性 MSCs 池中细胞的"耗竭"而失能的机制还需要进一步研究。其次，干细胞移植虽可分别改善胰岛素抵抗和动脉粥样硬化，调节糖、脂代谢，促进心血管及肾脏系统修复，但当上述病变作为 MS 组分聚集在一个个体时，是否还会有这样的治疗效果？并且对于干细胞移植后是否可以改善腹部脂肪的堆积，也是缺乏研究证据的支持的。再者，进入血循环的干细胞，尤其是通过静脉系统移植的干细胞，在归巢到靶细胞之前会被其他器官截留，截留的比例有多少？到达靶器官后可停留多久？远期效果怎么样？都没有确定的结论。且在受损组织器官的微环境下，干细胞具体是怎样迁移分化的，都有待进一步的动物实验研究来解决。另外，以慢性炎症为主要特征的微环境对移植细胞的影响也有待进一步解析。

干细胞治疗要从实验室走向临床，解决有需要患者的问题，提高 MS 的临床疗效，在解决了上述问题后，还要考虑合格的生产规范，选择最佳的细胞类型，适合的细胞制备、储存方法及运输时间、方式等。因此实现临床转化，如同治疗其他疾病一样需要建立一个全新的、不同于原有的化学药品的临床转换平台，以尽可能控制干细胞从细胞库走向临床的每个环节中的关键变量，既要保证从源头上控制应用到临床的种子细胞的可控性，保证临床所需干细胞的丰富性和多样性、临床治疗需求的及时性，又要考虑最大化保存干细胞活性的制备中心辐射范围及运输路径，同时，也需要保证生产的规模化及生产过程的全面质量监督管理。

（郝好杰　韩为东）

四、干细胞标准化制备、质量控制与冷冻保存

干细胞是一类具有不同分化潜能，并在非分化状态下自我更新的细胞。干细胞治疗是指应用人自体或异体来源的干细胞经体外操作后输入（或植入）人体，用于疾病治疗的过程。这种体外操作包括干细胞的分离、纯化、扩增、冻存和冻存后的复苏等过程。目前国内外已开展了多种干细胞类型的临床应用研究，涉及的主要疾病类型包括骨关节疾病、肝硬化、移植物宿主排斥反应（GVHD）、脊髓损伤及退行性神经系统疾病和糖尿病等。其中由于 MSCs 具有一定的多向分化潜能及抗炎和免疫调控能力等，可以从自体或异体的骨髓、脐

带、脂肪组织或胎盘组织分离扩增，通过静脉注射或定点给药的方式广泛应用于临床各种疾病的治疗。开展临床试验治疗，需要制备大量的细胞，而用于干细胞治疗的细胞制备技术具有多样性、复杂性和特殊性。作为一种新型的生物治疗产品，干细胞制剂除了像其他细胞制品一样遵循一个共同的研发过程，即从细胞制剂的制备、体外实验、体内动物实验，到植入人体的临床研究及临床治疗的过程外，还具备其特殊性。这种特殊性就是干细胞是最原始的细胞，任何细微的微环境的改变都会影响其功能的发挥。而在干细胞制备过程中，从体内干细胞龛分离出来后，干细胞的性质就开始发生变化，主要影响干细胞的微环境变化包括：细胞培养液、培养的代数、细胞接种与传代的密度、传代过程中的机械力、细胞混悬液制备与输注时间等。整个制备过程必须遵照《药品生产质量管理规范》（GMP），在临床级干细胞制备平台上进行，以确保干细胞制剂在细胞质量、安全性和生物学效应等方面的质量控制。

（一）临床级干细胞制备平台的要求

1. 平台用房基本要求

功能分区应包括：清洗消毒室、组织细胞分离室、细胞培养室、细胞成品制备室、质量检定室、细胞冻存室、储存室、资料档案室等。

2. 平台洁净室基本要求

进行干细胞制备的洁净室设计应参照《医药工业洁净厂房设计规范》进行。细胞制备应在万级操作间、局部百级的层流操作台内进行，细胞培养环境应分区进行，应具备准备区、操作区、检测区，各区要布置合理，控制污染的发生。

3. 平台仪器基本要求

应按照分区配备设备和仪器，做到专用。建立严格的管理规程。

（二）临床级干细胞制备的先决条件

在开始制备临床级的干细胞之前，有五个因素必须被确定：细胞培养液、培养的代数、细胞接种与传代的密度、细胞混悬液制备与输注时间等。

1. 培养基

培养基是临床级干细胞制备最重要的因素。传统的、经典的是应用低糖 DMEM 或 MEM 为基本成分，添加胎牛血清（FCS）和生长因子。但无论如何，添加 FCS 带来的携带传染病的危险，以及干细胞中保留的 FCS 中的蛋白可能引起体内的免疫应答而减弱干细胞的治疗效应，为临床级干细胞制备带来了风险。新近研究发现，人血小板裂解物（platelet lysate，PL）富含包括 TGF-β 家族成员在内的多种生长因子，而被用于培养临床级干细胞，替代 FCS。一些商业与研究机构开发的研究级的干细胞无血清培养基已陆续应用于临床级干细胞的制备。

2. 传代次数

临床级干细胞制备既需要一定的纯度，又要最大程度上保留干细胞的特性，同时还得扩增到一定的数量级以满足治疗的需求。而由于干细胞离体后，不合适的培养环境，伴随着体外培养增殖过程的过程，细胞开始逐渐出现衰老的表型。研究揭示，干细胞每一次传代的基因表达谱均存在明显不同。同时现有的根据黏附特性制备的干细胞，仍然混杂一些巨噬细胞、淋巴细胞和内皮细胞，需要经过进一步的传代才能制备出相对纯的细胞。通常情况下第 4、5 代的细胞的纯度与细胞的干性能满足临床级的治疗的需求。

（1）细胞接种与收获密度　细胞接种密度以及传代或收获的密度是保证干细胞较高增殖率以及维持干细胞特性的重要因素。为了获得临床级细胞的质量和数量，推荐的细胞接种数目 $1 \times 10^3/cm^2$ 的培养皿。由于干细胞存在接触抑制生长的特性，为了维持干细胞的增殖活性，推荐的细胞融合率是 70% 左右，最多不超过 80% 的融合率。

（2）细胞混悬液制备与输注时间　为了保证制备的干细胞临床治疗的特性，制备的细胞在移植前混悬液、保存温度、时间等对于保证其治疗效应也十分重要。由于经过培养后，MSCs 体外微环境的变化，从贴壁培养到混悬后，需要特殊的保护剂与环境来维持干细胞的特性。到目前为止，还没有特别适合的方案来混悬干细胞。在这种情况下，制备的干细胞制剂，在 4℃ 下保存超过 4h，其包括细胞活性等在内的干细胞的特性就显著下降，超过 6h，细胞活性就明显低于常规细胞治疗推荐的 70% 的界限。常用的方案包括：生理盐水、5% 葡萄糖、5% 葡萄糖盐水、电解质输注液、1% 人血白蛋白、5% 人血白蛋白。推荐上述混悬液中的任意一种，保存温度 4℃，保存时间 4h 内，不能超过 6h。

（三）临床级间充质干细胞（MSCs）的制备

1. MSCs 的来源

尽管目前用于治疗疾病的 MSCs 可以来源于多种组织，本节重点介绍从骨髓、脐带、脂肪组织中制备临床级干细胞的方法，这也是最常见的用于临床试验研究的三种组织来源。首先应对供者的健康情况进行评估和筛查，严格排除 HBV、HCV、HIV、梅毒阳性者、易感染 HIV 的高危人群（如吸毒史者、同性恋者、多个性伴侣者）、各种结核病（如肺结核、肾结核、淋巴结核及骨结核等）患者。

（1）骨髓 MSCs 的分离　取俯卧位，取髂后上棘为穿刺点，碘伏常规消毒，2% 利多卡因局部麻醉。用骨穿针在髂后上棘穿刺，有突破感后拔出针芯。用装有 2ml 含 500U/ml 肝素的 PBS 液的 20ml 无菌注射器抽取骨髓液，摇匀后注入 50 ml 的无菌离心管中，共抽取 50ml 左右。采集的骨髓液，短暂存放于 4℃ 冰箱内（不超过 24 小时）或立即送至实验室。用等量含 20U/ml 肝素的 PBS 液稀释骨髓后，沿管壁徐徐滴流叠加入等体积比重为 1.073 g/ml 的淋巴细胞分离液上。2000 转 / 分，离心 30 分钟，纯化单个核细胞群。用 DMEM（L）培养液离心洗涤 2 次，每次 1000 转 / 分，离心 5 分钟，弃去上清液，取沉淀。无血清培养液混悬，按 5×10^6/ml 接种于培养瓶中，置 37℃ 5%CO_2 饱和湿度培养。3 天后首次换液，弃去未贴壁细胞，以后每 3d 更换培养液 1 次。

（2）自体脂肪 MSCs 的分离　患者下腹部抽取 15～20 ml 自体脂肪颗粒，剔除可见微血管及肌肉组织，PBS 洗涤 3 遍，然后用剪刀将脂肪组织剪碎至糊状，要求 <1mm³。将糊状脂肪组织转移至锥形瓶中，添加消化液（含有 0.1% 胶原酶I型和 0.05% 胰蛋白酶的无血清 DMEM 培养基），37℃ 水浴中匀速搅拌 45～50 分钟，至组织块消化干净。200 目筛网过滤收集滤液，然后使用含有 10%FBS 的低糖 DMEM 培养基等量中和，1500 转离心 10min，弃上清。向沉淀中加入新鲜的无血清培养基，以 1×10^6/ml 的细胞密度，置 37℃ 5%CO_2 饱和湿度培养。3 天后首次换液，弃去未贴壁细胞，以后每 3 天更换培养液 1 次。

（3）脐带 MSCs 的分离　待胎盘娩出 1 分钟内，在靠近胎盘处结扎后剪断脐带，保证采集的脐带总长度不少于 15cm。用生理盐水简单清洗后置一次性无菌采集容器内，拧紧瓶盖，短暂存放于 4℃ 冰箱内（不超过 24h）或立即送至实验室。无菌镊子转移脐带至无菌培养皿中，用含 2 倍双抗生理盐水基本去除血渍。去除血管与外膜，剥离华尔通胶，剪成 0.5～1mm³。按照 2～3cm 长的脐带一皿的量，将上述剪碎的华通胶均匀涂布于 10cm 的培养皿上，室温 5～10 分钟贴附，后加入 5ml 完全培养基（无血清），37℃、体积分数为 5% 的 CO_2、饱和湿度培养箱 7～10 天培养。

2. MSCs 的培养扩增

原代细胞培养 7 天后换液，至细胞 70% 融合，加 0.25% 胰蛋白酶 -EDTA 3ml，消化 1min，细胞收缩脱离瓶壁，加入先前移去的培养上清液中和，使用移液管轻轻吹打，将脐带间充质干细胞悬液移入 50ml 离心管。1000 转离心 8 分钟，弃上清。重新加入完全培养基重悬，按照 1 传 1～1.5 接种 10cm 培养皿。培养 4～5 天后，细胞融合 70% 左右时传代培养，以 1:（6～8）传代至 15cm 培养皿中。

3. MSCs 混悬液成品的制备

取 P4 代培养扩增 72 小时后，细胞融合不超过 80%，用 0.25% 的胰蛋白酶 -EDTA 消化细胞，用生理盐水重复洗涤 3 次。至第二次洗涤时，取细胞样品进行计数。将离心洗涤后的细胞用 5% 人白蛋白（生理生理盐水稀释）10ml 混悬，用注射器将细胞悬液注入 100ml 生理盐水，混匀。标明编号、制备时间（精确到分钟），以及细胞总数，置 4℃ 冰箱中短暂保持、运输。

4. 临床级 MSCs 库

MSCs 的批量冻存是其在临床治疗应用中很关键的技术。为临床研究分离和批量制备大量的 MSCs，为将来临床应用，需要建立长期保存不同组织来源的 MSCs。当完成安全和质量控制的检测后，保存这些细胞，为临床试验研究提供稳定、均一的细胞，也满足细胞可以从一个点运输到另外一个地方。

分别收集制备的处于 P2、P3 对数生长期，细胞融合程度不超过 80% 的细胞，按传代的要求消化、中和、洗涤、收集细胞。用细胞冻存液（90% 胎牛血清、10%DMSO）重悬 MSCs，充分混匀，每管 1ml（1 个 15cm 培养皿）分装于冻存管密封。在冻存管上做好标记，将冻存管置于装有异丙醇的冻存盒中，于 –80℃冰箱过夜，次日移入液氮罐。

（四）临床级 MSCs 制备的质量控制

在 MSC 制备过程中面临着许多不同的风险，如细菌污染、细胞变异、衰老等，临床级 MSC 的安全性直接与整个过程的质量控制相联系。制备安全的细胞产品要求对整个过程进行监管，确保培养的细胞既能维持干细胞的特性，又能确保无微生物的污染。

1.MSCs 的标准

自 MSCs 被发现和其分离方法确定之后，该领域立刻获得了飞速的发展，研究者不断从新的组织中分离得到形态相似、功能相近的细胞，并都命名为间充质干细胞。由于干细胞来源不同，分离方法各异，从而分离的细胞纯度、形态、分化潜能等各有不同，需要一个统一的标准进行界定。然而，MSCs 缺乏独特的干细胞标记物，因此，无法用单一抗体标记 MSCs，2006 年国际细胞治疗协会（ISCT）对干细胞的最低标准做了规定：第一，MSCs 必须是可以在塑料培养器皿中贴壁生长的细胞；第二，MSCs 流式检测必须 ≥ 95% 表达 CD105、CD73、CD90 抗原，同时必须 ≤ 2% 表达 CD45、CD34、CD14、CD11b、CD79a 和 HLA Ⅱ；第三，MSCs 必须具备在体外诱导成为成骨细胞、脂肪细胞、软骨细胞的能力。

2.MSCs 的质量控制

MSC 的质量控制主要包括培养过程的观察（形态、细胞密度）、细菌检测（主要在液体培养基）、细胞表型（不表达造血细胞标志，表达 MSC 的一些标志）、细胞活性，如果可能还要进行功能分析（克隆形成、分泌特殊分子、诱导分化等）。

细胞质量监控系统需要监管细胞治疗所有环节，进行实时检测，包括建筑设施、原材料、耗材、人员和方法。MSC 质量监控包括生产环境的细菌和真菌的检测，要求每 2 周至少进行一次无菌的检测。收获细胞质量控制必须确保含有足够数量的干细胞，达到临床应用的数量要求。还应排除传播传染性疾病的可能。质量控制包括细胞培养的全过程：①分离细胞前，供体严格保证无 HIV、HCV、HBV 等。②培养过程中，要保持不断监测细胞。当 MSC 被分离出来后，确保分离的细胞质量良好，进行培养，并进行细菌污染的检测。这些质控包括计数、评价细胞活性、表型分析、CFU–FS 形成分析。③在治疗前必须对细胞进行质量判定（放行检定），根据质控结果判定这些细胞是否能够被用于临床。这些质控方法必须快速、精确，适用于临床治疗要求。

放行检验的质控应包括：①细胞形态。呈典型的长梭形细胞。②活细胞比例。用台盘蓝染色法测定细胞活力，应大于 95%。③表型检测。CD73、CD9、CD105 表达阳性，CD34、CD45、CD11b、HLA-DR 表达阴性。④外源因子的检测。细菌、真菌、支原体、HIV、HBV、HCV 应为阴性。推荐两次取样检测，第一次为原代传代前取上清（过程检测），第二次为制备混悬液前一天取上清检测（细菌、真菌只能观测 24h 结果）。细菌、真菌常用培养法，支原体、病毒常用 PCR 检测方法。⑤细胞收集前两天检测培养上清内毒素。应小于 2EU/ml。⑥收获的当日取上清涂片革兰染色检测。应阴性。

（郝好杰　韩为东）

五、骨髓来源的干细胞——组织修复的新希望

干细胞的多向分化潜能及其在组织工程中的潜在应用前景，使其无可挑剔地成为 21 世纪生物学和医学研究的焦点。各个国家也都不惜投入大量的人力和财力，希望能在干细胞研究中取得重大突破或夺得制高点。干细胞是一种具有复制能力，可以分化成各种功能细胞的早期未分化细胞。虽然对造血干细胞的研究已有数十年的历史，但是广泛深入地研究各种干细胞的生物特性和分化机制，以及对干细胞在体外进行改造和修饰，从而用来治疗各种疾病的"干细胞生物工程"研究只是在最近几年才蓬勃展开，这要归功于干细胞研究的两项重大突破：一是 1998 年人体胚胎干细胞的体外成功培养；二是成体干细胞"可塑性"（plasticity）或"转分化"（transdifferentiation）现象的发现。胚胎干细胞的获得需要发育到一定程度的胚胎，因此涉及一系列的法律、社会和伦理学问题，同时还存在作为异体细胞移植而带来的免疫排斥问题。相对而言，成体干细胞研究受到了更多的关注。由于骨髓的特殊性——①是成体的主要造血器官，是造血干细胞自我更新、增殖与分化的场所；②是成体最大的干细胞仓库；③与实体器官不同，骨髓是多种细胞组成的液态的细胞混合体，因此骨髓细胞很容易获得；④骨髓中的造血干细胞是研究最早和最为深入的干细胞——使得骨髓干细胞在成体干细胞的研究中占有绝对的优势。近几年来，骨髓干细胞的研究取得了令世人瞩目的成果，为组织器官的损伤修复带来了新的希望。以下就骨髓干细胞的最新研究进展以及在组织修复中的潜在应用前景做一综述。

（一）骨髓来源的干细胞

近年来研究表明，造血干细胞并非是骨髓中存在的唯一干细胞。骨髓基质细胞，也称骨髓间充质干细胞，是骨髓中存在的另一类重要干细胞。这类细胞可以分化为成骨、肌肉、脂肪、神经等多种组织细胞，因此备受研究者的关注。此外，骨髓中还存在其他一些干细胞，如内皮祖细胞、造血血管母细胞等。

1. 造血干细胞

骨髓是成体的造血器官，是各种成熟血细胞生成的场所。造血干细胞（hematopoietic

stem cells, HSC) 是这些成熟血细胞产生的"种子"细胞。在所有骨髓细胞中，造血干细胞的比例为 1% ~ 2%。造血干细胞是研究最早和最为深入的成体干细胞。造血干细胞的概念最早在 20 世纪初被提出，至此已有一个世纪的时间。在一定培养条件下，这类细胞可以分化为巨噬系、髓系和淋巴系造血祖细胞，并最终分化为各种成熟血细胞。此外，这类细胞可以重建机体的造血细胞，在临床上具有重要的应用价值。目前，造血干细胞移植是根治造血细胞肿瘤的唯一方法。造血干细胞有着相对特异的细胞表面标志，这为分离造血干细胞提供了基础。一般来说，人的造血干细胞的表面标志是 $CD34^+CD38^-$，小鼠造血干细胞的表面标志有 $CD34^+lin^-$ 或 $lin^-Sca^+Kit^+Thy1low$ 等。但最近研究发现，$CD34^-$ 的部分细胞也有重建造血的能力。利用这些标志分离的造血干细胞也具有发育成其他非造血组织细胞的能力。

2. 骨髓基质干细胞

骨髓基质干细胞，又称骨髓间充质干细胞（mesenchymal stem cells, MSC），是存在于骨髓的另一类重要干细胞。骨髓 MSC 具有多向分化潜能，在合适条件下可分化为成骨、软骨、脂肪、肌腱、肌肉、神经胶质等多种细胞。与造血干 / 祖细胞相比，MSC 容易分离和培养扩增，在体外传代培养 20 ~ 30 代后仍具有多向分化潜能，因此 MSC 是一种理想的组织工程启动细胞，在缺陷性疾病、退行性疾病、遗传性疾病以及多种组织创伤修复的治疗中具有广阔的应用前景。目前，人们已经利用多种动物模型，研究了 MSC 用于骨、软骨、肌腱、骨髓基质及肌肉等的修复和再生的可行性，均取得了成功。最近 Hofstetter 等研究表明，骨髓 MSC 还可向神经细胞分化，用于治疗脊髓损伤。分离培养骨髓 MSC，诱导其向特定的组织细胞分化，用于针对特定组织损伤修复的细胞治疗，已成为组织细胞工程研究的热点和焦点之一。MSC 没有非常特异的细胞表面标志，目前认为这类细胞不表达 CD45 抗原，但表达 CD29、CD166、CD9、CD105、CD106、CD73、CD124 抗原等。这类细胞的分离一般采用 Percoll 密度梯度离心的方法。

3. 其他多能干 / 祖细胞

除了上述两种主要的干细胞外，近年来，在骨髓中也分离出了其他类型的干 / 祖细胞。其中包括肝卵圆细胞（hepatic oval cells）、造血血管母细胞（hemangioblasts）、内皮祖细胞（endothelial progenitor cells, EPC）、肌祖细胞（myogenic progenitors）、中胚层细胞祖细胞（mesodermal progenitor cells, MPC）等。这些细胞与造血干细胞之间是否存在发育上的相关性，目前还不清楚。骨髓微环境是干细胞生存和生长发育的理想场所。多种干细胞在骨髓组织中相互依存在理论上讲是可以的。它们存在于骨髓组织也可能是自然进化的结果。因为与其他器官相比，骨髓组织有着自己的特殊性，这在上面已经提到。存在于骨髓中的细胞在多种刺激因素作用下可以被动员到外周血，随血液循环到达全身各处。因此，这些存在于骨髓中的其他组织干细胞随时可以到达相应组织器官，分化为有功能的成熟细胞。其他组织干/祖细胞在骨髓中的存在，为利用骨髓细胞修复组织损伤奠定了基础。当然，这些细胞也许和造血干细胞之间有着天然的发育关系，即可能由造血干细胞发育分化而成。或骨髓中存在更为原始的干细胞，骨髓中的各种干细胞都由这类细胞发育分化而来。

（二）骨髓干细胞的可塑性

干细胞的可塑性或转分化研究是近几年干细胞研究领域的一个新的成长点，显示出了极强的生命力。干细胞的可塑性研究不仅在细胞生物学基础研究方面具有极其重要的意义，同时研究成果将直接应用于临床，因此也具有重要的经济及社会效益和应用价值。

1. 研究干细胞可塑性的方法

对干细胞进行可塑性或横向分化研究，首先需要对这些细胞进行分离纯化和鉴定，其次是建立适当的研究模型和细胞追踪技术，再次是分化后成熟细胞的功能分析。其中干细胞的分离纯化是关键。就目前而言，干细胞的分离有三种方法：①利用细胞大小和密度等物理参数进行分离。这种方法简单、经济，但分离的细胞纯度不够，已经很少使用。②利用细胞表面标志对细胞进行流式筛选。③利用细胞的分化性能进行间接分离。目前采用最多的是第二种方法。研究模型和细胞示踪技术的发展则大大促进了干细胞可塑性的研究。各种疾病模型、组织损伤模型或遗传缺陷模型的成功建立为骨髓干细胞的多向分化潜能研究奠定了坚实的基础，稳定可靠的细胞追踪技术则为这类研究提供了有力的技术保障。就目前而言，有四种细胞追踪技术已广泛地应用于干细胞的分化性能研究，它们是：①利用性别不同和相应的基因差异对细胞进行追踪和识别。通常是将雄性来源的细胞移植到雌性受体体内，然后利用性别决定基因（sex-determining region of Y chromosome，Sry）对细胞的分化进行研究。这种方法操作简单，稳定可靠。②利用转基因技术获得携带绿色荧光蛋白基因的细胞，然后利用荧光显微镜或流式细胞术对这些细胞或其子细胞进行识别。③利用转基因技术获得携带细菌 β-半乳糖苷酶的细胞，再利用 X-gal 染色进行细胞识别。④利用细胞的遗传缺陷作为细胞检测标志。分析转分化后成熟细胞的功能目前还有很大的困难，因为当供体细胞分化成靶器官或组织细胞后，很难再将这些细胞分离出来。目前唯一的办法是使用目标器官的细胞功能丧失的动物作为受体动物，研究转分化后细胞的功能。

2. 骨髓干细胞可塑性的证据

（1）骨髓细胞与肝细胞　肝脏与造血之间有着内在的联系。在个体发育过程中，胎肝是主要的造血器官，是 HSC 生存的场所。在成年个体，肝脏是主要的储血器官之一。因此骨髓细胞向肝细胞横向分化看起来是可行的，相关的研究也开展较早。在 20 世纪 90 年代末，Petersen 等将雄性大鼠的骨髓移植到肝损伤的雌性大鼠体内，并用 2-乙酰氨基芴阻断肝细胞本身的增殖。结果发现，这些移植的雄性细胞可以分化成肝细胞。该结果表明，骨髓中可能存在肝的干细胞或骨髓来源的干细胞可以横向分化成肝细胞。2000 年，Theise 等同样用相反性别的小鼠研究了骨髓细胞在肝未受到损伤的情况下向肝细胞分化的能力。研究结果表明，雄性小鼠的骨髓细胞在移植到受致死剂量照射的雌性小鼠体内后 7d，在一只雌性小鼠的肝脏便发现有 2.2% 的细胞来源于雄性供体。2 个月以后，在每只雌性小鼠的肝脏均检测到了雄性细胞。进一步的白蛋白分析显示，这些细胞是成熟的肝细胞。上述两例研究一个共同的特点是，所移植的细胞直接来自骨髓，并不是纯化的骨髓造血干细胞，因此，不能说明造血干细胞可以横向分化为肝细胞，但也不能排除这种可能性。同在 2000 年，Lagasse 等利用荧光激活的细胞分选技术（fluorescence-activated cell sorting，FACS），获得纯化的造血干细胞－KTLS（c-kithighThylowLin-Sca-1$^+$），移植到具有遗传缺陷的 FAH$^{(-/-)}$ 小鼠体内，结果这些纯化的骨髓干细胞可以分化为具有生理功能的肝细胞。这方面的研究已有大量报道。骨髓干细胞如何到达肝损伤的局部并转分化为有功能的肝细胞，机制目前尚不清楚。可能与损伤肝脏分泌一些细胞趋化因子有关。如基质起源的因子 –1（stromal derived factor –1，SDF-1）和它的受体 CXCR4 在造血干细胞向骨髓的归巢中起着重要的作用。当肝脏损伤时，损伤局部肝细胞表达 SDF-1 明显增多，而骨髓干细胞表达 SDF-1 的受体 CXCR4，肝脏的高 SDF-1 梯度可能是动员骨髓干细胞到达损伤肝脏的重要原因。

也有相反的报道。如 2002 年，Wagers 等将携带 GFP 的 HSC 移植到受致死剂量照射的小鼠体内，随后的分析显示这些细胞几乎只存在于造血组织中，在肝脏、心脏等其他非造血组织中只有极个别的 GFP$^+$ 存在。于是作者认为，没有足够的证据表明 HSC 具有发育可塑性。

（2）骨髓细胞与神经细胞　神经细胞属于永久性细胞（permanent cell），没有分裂和增殖能力，死亡后不能再生。干细胞研究为神经损伤性疾病，包括 Parkinson's 病、脑缺血损伤、脊髓横断损伤等的治疗和康复带来了希望。20 世纪 90 年代后期，Eglitis 等报道，骨髓来源的造血细胞能够同时分化为大脑霍特加细胞（microglia cells）和大神经胶质细胞（macroglia）。此后，又有大量结果相同或相似的研究报道。这些研究表明，骨髓来源的造血细胞具有向神经细胞横向分化的能力。为了进一步证实骨髓干细胞向中枢神经细胞分化的可能性，Eglitis 和 Mezey 将带有基因标记的成体骨髓细胞移植到成年小鼠体内。移植后 3 天，在受体的脑组织中就检测到供体细胞。几周后在多个受体的脑组织内检测到超过 14 000 个受体的细胞。这些骨髓起源的细胞在脑组织内广泛分布，包括大脑皮层、海马、脑干、丘脑和小脑，其中一些表达霍特加细胞的表面标志 F4/80。Brazelton 等研究表明，骨髓来源的神经细胞表达典型的神经元蛋白 NeuN、Ⅲ型 β- 微管蛋白和活化 cAMP 反应元件结合蛋白的转录因子。

神经干细胞也具有分化为造血细胞的能力。如 Mezey 等证明，单个神经干细胞能够横向分化为多系造血细胞。将来自 ROSA26 小鼠的神经干细胞进行培养形成单细胞克隆后，移植到致死剂量照射的 Balb/c 小鼠体内。体外克隆分析表明，受体小鼠骨髓细胞中有多个克隆呈 β 半乳糖苷酶阳性，提示来源于供体神经干细胞。同骨髓干细胞向肝细胞分化一样，骨髓干细胞向神经细胞的分化也受到了质疑。Castro 等研究表明骨髓细胞在体内不能分化为神经细胞。这些看来互相矛盾的结果，可能与实验条件的差异、研究模型的不同有关，但更从一个侧面反映了干细胞系统的复杂性。

（3）骨髓细胞与肌肉细胞　　正常情况下，肌纤维的生长和修复依赖存在于肌纤维周围的肌卫星细胞（肌干细胞）来实现。但将经基因标记的骨髓细胞移植到免疫缺陷的小鼠体内，发现这些骨髓来源的细胞能迁移到肌肉病损的局部，参与病损肌肉的修复和重建。因此，骨髓来源的干细胞将为肌萎缩、心肌梗死等多种疾病的治疗提供新的途径。Orlic 等检测了骨髓细胞向心肌细胞分化的潜能。他们用心肌梗死的模型研究了局部注射的骨髓细胞是否能替代坏死的心肌组织。在冠状动脉结扎后，将从骨髓分离的 Lin^-c-kit^+ 干细胞亚群注射到缺血局部。9 天后发现，68% 的新生肌细胞来源于这些细胞。这方面的研究也有大量报道。同神经干细胞一样，肌肉组织的干细胞也能够分化为多系的造血细胞。

（4）骨髓细胞与肾细胞　　骨髓来源的干细胞也能分化为肾的上皮和非上皮细胞。将女性的肾脏移植给男性肾衰患者以后，在移植的肾脏中检测到 Y 染色体阳性的上皮细胞。这些细胞来源于受体即男性患者的骨髓组织。表明骨髓干细胞可以转分化为肾的上皮细胞。此外，肾的非上皮基底膜细胞和间质细胞也可以由骨髓来源的干细胞分化而来。在一个肾缺血模型研究中发现，骨髓干细胞分化成了肾的管状细胞，并明显改善了肾的功能。将受亚致死量照射的 ROSA-26 小鼠的骨髓细胞移植到野生型肾缺血损伤的小鼠体内后，在受体的肾脏检测到稀有的 β 半乳糖苷酶阳性肾小管细胞。在肾缺血性损伤时，流式检测显示小鼠的外周血 Lin^-Sca-1^+ 细胞显著增多。进一步的研究证实，这些细胞参与了肾缺血损伤的修复。这些结果表明，骨髓细胞可以横向分化为肾的实质或间质细胞，这为用骨髓干细胞修复肾损伤奠定了理论基础。

（5）骨髓细胞与肺细胞　　一般认为，在肺组织中，Clara 细胞是气管上皮细胞的干 / 祖细胞，2 型肺细胞是肺泡细胞的干细胞，因 2 型肺细胞有自我更新（self-renewal）能力，并能分化为 1 型肺细胞。但最近研究发现，骨髓细胞也可以分化为支气管上皮细胞和 2 型肺细胞。将雄性小鼠全骨髓细胞或 $CD34^+Lin^-$ 细胞移植到致死剂量照射的雌性小鼠体内，原位荧光杂交结果显示，这些雄性来源的细胞分化为支气管上皮细胞和 2 型肺细胞。肺受到照射后的早期反应是广泛的肺泡破裂。骨髓细胞向 2 型肺细胞的大量分化是其修复照射导致的广泛肺组织损伤的基础。动态研究结果表明，在照射后两周内，供体来源的肺细胞逐渐增多。两个月后，有 1% ～ 20% 的 2 型肺细胞来源于供体细胞。骨髓中的造血干细胞和间充质干细胞均可分化为肺细胞。从骨髓中分离的单个造血干细胞在重建骨髓造血的同时，还可以分化为肺、肠管和皮肤组织的上皮细胞。将 ROSA-26 小鼠来源的骨髓间充质干细胞经静脉移植到博来霉素诱导肺损伤后的受者体内，结果这些细胞可以分化为 1 型肺细胞。在损伤的肺组织中检测到表达 β 半乳糖苷酶的 1 型肺细胞，但没有发现表达 β 半乳糖苷酶的 2 型肺细胞。这些结果向 1 型细胞完全来源于 2 型细胞的传统观念提出了挑战。目前还没有对骨髓来源的肺上皮细胞进行功能研究的报道。

（6）骨髓细胞与胰腺细胞　骨髓细胞在体内也能够分化为胰岛细胞。将雄性 GFP 阳性骨髓细胞移植到雌性受体，4~6 周后，将受体胰岛组织消化成单细胞悬液，用荧光活化的细胞分选技术（fluorescence- activated cell sorting，FACS）在这些细胞中分离到 GFP 阳性的细胞。免疫组织化学和 Y 染色体原位荧光杂交技术进一步确定这些 GFP 阳性来源于供体细胞。RT-PCR 分析显示，这些供体来源的细胞表达胰岛细胞的特有标志胰岛素 I、II，GLUT-2，IPF-I，HNF1a，HNF1b 和 PAX6。大约有 1.7%~3% 的胰岛细胞来源于供体细胞。将骨髓来源的细胞在体外用培养胰岛细胞的条件进行培养，结果这些细胞在加入葡萄糖或 exendin（一种糖原样的多肽）后能分泌胰岛素。在另一相关研究中，结果显示骨髓细胞移植能改善链脲霉素诱导的糖尿病。但研究发现，虽然有约 2.5% 的胰岛素分泌细胞来源于供体骨髓细胞，但在这些骨髓来源的胰岛素分泌细胞能被检测到之前，与非骨髓移植的动物相比，移植组动物本身的胰岛素分泌细胞已经几乎恢复到了正常水平。揭示骨髓移植细胞改善胰岛功能可能通过间接的途径，即骨髓细胞能保护内源性组织的损伤。这与骨髓细胞能保护脊柱损伤的结果类似。

（7）骨髓细胞与其他组织细胞　除了上述组织器官外，骨髓细胞还有更广泛的横向分化能力。如研究发现，在人和小鼠骨髓细胞能分化为皮肤组织细胞。骨髓细胞也能分化为胃肠道的上皮细胞和肌内皮细胞等。所有这些研究不仅提出成体干细胞（adult stem cells）具有可塑性的观点，也掀起了骨髓干细胞可塑性研究的热潮。虽然最近有研究对此提出质疑，但干细胞可塑性的研究仍在不断进展。

3. 骨髓干细胞的可塑性分析

分析骨髓干细胞的可塑性，不能忽视以下两个方面：骨髓干细胞本身的特点和外界环境对干细胞分化的决定作用。

（1）骨髓干细胞本身的特点　成体的骨髓组织主要是造血干细胞生存和发育分化的场所。由于特殊的局部微环境（存在多种细胞因子、各种基质细胞等），骨髓组织非常有利于干细胞的生存和发育。如上所述，在骨髓中除 HSC 外，还存在 MSC、肝卵圆形细胞、EPC、MPC、成血血管细胞、肌祖细胞等多种干细胞。因此，即使高度纯化的骨髓干细胞，也可能混有其他类型的干细胞。骨髓干细胞本身也是一个不均一的群体，即具有异质性。处于不同发育阶段的干细胞具有不同的分化潜能。此外，骨髓干细胞也具有一定的流动性。在个体发育过程中，造血经历了卵黄囊、胎肝和骨髓等多个阶段。正常情况下，成体骨髓干细胞也有少量不断从骨髓到达外周血，在外周血短暂停留后又回到骨髓。此外，骨髓干细胞在体内的分布也受到多种因素的影响。如 G-CSF 可以动员大量骨髓干细胞到达外周血。骨髓干细胞的这些特性既为其分离纯化带来了困难，也为其向其他组织细胞的分化提供了可能。

（2）外界环境对干细胞分化的影响　纵观生物的进化史，可以看出，生物的进化和发育是自身和环境相互协调、相互作用的结果。从某种意义上来说，外界环境决定了生物的进化方向。依此类推，局部的环境对干细胞的发育分化也具有重要的意义。这也正日益受到广泛关注。自 1997 年克隆羊 Dolly 诞生以来，目前已经有多种动物被成功克隆。克隆的过程是将成体体细胞的细胞核与去核的卵细胞融合，然后种植于假孕的子宫内。从该过程我们可以得出以下几点认识：①成体的体细胞核具有发育全能性；②成体体细胞核的发育全能性受卵细胞的胞浆信号启动；③假孕的子宫壁是成体体细胞核实现发育全能性的外部条件。由此可见，外界信号对干细胞的增殖与分化可能具有决定性的作用。这已经被一些研究结果所证实。在已有关于 HSC 可塑性研究的报告中，大部分研究对象都经过了一定条件的处理，或通过照射，或通过化学药物（如注射四氯化碳导致肝脏损伤），或通过手术，使动物器官受到损伤，或者动物本身具有遗传性缺陷。这些处理为 HSC 向其他非造血组织细胞的分化创造了外部条件。

由以上分析可以看出，要么骨髓干细胞本身没有可塑性，所谓的可塑性是由于用于研究的 HSC 掺杂了其他类型的干细胞而引起；要么骨髓干细胞本身具有可塑性，但这种可塑性需要合适的局部外在环境和信号的存在。

4. 骨髓干细胞横向分化的可能机制

由上面提到的实验结果和分析可以看出，骨髓干细胞的多组织细胞分化功能确实是存在的。如上所述，组织损伤或遗传缺陷创造了合适的外部条件，为骨髓干细胞的横向分化提供了基础。虽然已经获得了大量骨髓干细胞横向分化的数据，但对横向分化机制的研究还处在探索的初始阶段。如图 6-2 所示，对骨髓干细胞的横向分化解释存在以下几种假说：①横向分化产生的所有种类细胞都由骨髓中存在的更加原始和多能的干细胞分化而来，也就是说根本不存在所谓的横向分化（图 6-2A）；②造血干细胞还原到更原始的细胞，然后这些细胞再分化为多种细胞类型（图 6-2B）；③造血干细胞直接转分化为其他组织细胞（图 6-2C）；④造血干细胞与其他组织细胞发生自发融合，进而表现出这些细胞的表型（图 6-2D）。关于细胞融合假说，目前已经有了不少的实验的证据，但也没有证据排除其他途径存在的可能性。这些都是需要进一步不断探索的问题。

5. 存在的问题

如果骨髓干细胞的横向分化存在，将大大扩展它们的临床应用领域和范围。这不仅在临床应用，同时在基础研究方面具有决定性的意义。因为不再需要违反伦理道德去克隆人的胚胎而获得胚胎干细胞，骨髓干细胞的多向分化能力同样可以使我们最终实现克隆人体的所有组织和器官的梦想。但是，目前对于骨髓干细胞的可塑性还存在很大的争议，骨髓干细胞的可塑性或横向分化还需要更为深入和广泛的研究。

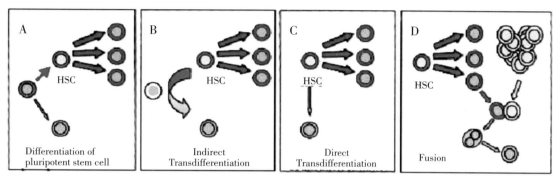

图6-2 骨髓干细胞横向分化的可能机制模式图

此外，一些问题还需要进一步的被证实或阐明：①什么是真正的造血干细胞？虽然造血干细胞是研究最早和最为广泛的干细胞，并且已经从分化特性上证实这些细胞可以分化为各系成熟血细胞。但是什么才是真正的 HSC 目前还是没有定论。对于一些所谓 HSC 的特异性细胞表面标志，随着研究的不断深入也显得不再特异。如 CD34 抗原是人 HSC 的一个特异性细胞表面标志，而近年来研究表明，CD34 阴性细胞也具有分化为各系造血细胞的能力。成体干细胞的概念和内涵是不断发展变化的，也许并不存在实际意义上的各组织器官的干细胞，这些所谓的干细胞只不过是存在于不同组织器官的、来源于同一组织如骨髓的同一种干细胞，不同的是这些干细胞受到了局部环境的影响，表现出了不同的表型或处于不同的分化阶段。②存在于各种组织器官的干细胞是否来自骨髓组织？上面已经提到，骨髓组织中存在多种干细胞。与其他的组织器官相比，骨髓中的干细胞更容易进入外周血，随血循环达到全身各处。事实上，研究已经表明，在正常生理条件下，骨髓中有少量的 HSC 能够进入外周血循环，在经短暂停留后又可回到骨髓。由此看来，各组织器官的干细胞来自骨髓是可能的。这还需要进一步的研究证实。③骨髓中存在的多种干细胞是否来源于更为原始的一类干细胞？④从 HSC 到肝细胞、神经细胞、肌肉细胞等，是 HSC 横向分化的结果，还是由于 HSC 与这些细胞发生了自发融合，表现出了它们的表型？上面已经提到，最近的一些研究表明，HSC 表现出其他细胞的表型是细胞之间自发融合的结果。在体外培养条件下，的确可以看到细胞融合事件的发生，但发生的频率很低，通常只有一万分之一左右。在体内，正常情况下细胞融合是否会发生还不确定。用细胞融合解释所有 HSC 的跨系分化现象显然是不合理的。如有研究将 G-CSF 动员的男性外周血 HSC 移植到女性患者体内，这些移植的干细胞分化成了包括肝细胞在内的多种成熟体细胞，对这些男性来源的细胞进行核型分析，发现它们只有一条 X 染色体和一条 Y 染色体。在 HSC 的可塑性研究中，细胞融合的发生是普遍事件还是偶然事件，是否也受到局部环境的影响，都是需要深入探讨的问题。

（三）骨髓细胞与血管新生

器官或组织损伤修复离不开血管的新生。血管生长是一个极其复杂的生物学过程，是多种因素相互作用的结果。其中包括促血管生长因子和细胞的相互作用、细胞与细胞外基质的相互作用等。一般认为，内皮细胞和血管平滑肌细胞是参与血管组成和生长的两种主要细胞。但近年来研究发现，骨髓来源的干细胞也参与了血管的生长过程，它们在血管的生长中可能具有重要的作用。

1. 骨髓细胞与血管内皮细胞

如上所述，在骨髓中存在造血血管母细胞和内皮祖细胞。这些细胞是骨髓微环境的基本组成部分。在正常情况下，它们形成骨髓微环境血管网的内皮结构，对造血细胞的生长发育起着支持作用，也与造血细胞的动员（mobilization）和归巢（homing）密切有关。在组织损伤或其他一些病理条件下，这些细胞可以被动员进入外周血。这个过程具有重要的病理生理学意义。因为这些细胞的动员有助于组织损伤的修复，是机体的一种保护性反应。造血血管母细胞是造血和成血管细胞的前体细胞，既可向造血细胞分化，又可分化成与血管生成有关的各种细胞。内皮祖细胞则可直接分化为内皮细胞，参与血管的生长。实验已经证实，促血管生长因子、缺血等外界因素对骨髓的内皮祖细胞具有明显的动员作用。动员的内皮祖细胞等骨髓干细胞也直接参与了这些因素刺激的血管生长。我们的研究发现，HGF 静脉注射可导致循环血中内皮祖细胞的数量显著增多。将这些细胞注射到肝损伤小鼠体内，几周后发现它们参与了肝再生中的内皮修复。相关文章即将发表。

骨髓造血干细胞也与内皮细胞生长密切相关。造血干细胞与成血管细胞有着共同的祖先，在胚胎发育过程中，造血干细胞能刺激内皮细胞参与新血管壁的组装（assembly）。在血管新生的局部，发现有大量的造血干细胞。通过分泌 Ang-1 等一些促血管生长因子，这些细胞能刺激胚胎中内皮细胞的生长。图 6-3 是血管新生的一个模式图，揭示了骨髓干细胞在其中的重要作用。

2. 骨髓细胞与血管平滑肌细胞

骨髓中的基质细胞和肌纤维母细胞可能是血管平滑肌细胞祖细胞。研究发现，TGF-β1 能诱导基质细胞向血管平滑肌祖细胞的分化，后者在 PDGF-BB 的刺激下进一步发育为血管平滑肌细胞，参与血管的生长。内皮细胞也能够向血管平滑肌细胞转分化。在胚胎发育时期，血管平滑肌可由内皮直接转分化而来。在心瓣膜形成过程中，内皮细胞可以转分化为平滑肌样的肌纤维母细胞。这个过程需要 TGF-β3 的参与。因此推测，血管平滑肌细胞也可由骨髓中的造血血管母细胞和内皮祖细胞等多种干细胞转分化而来。

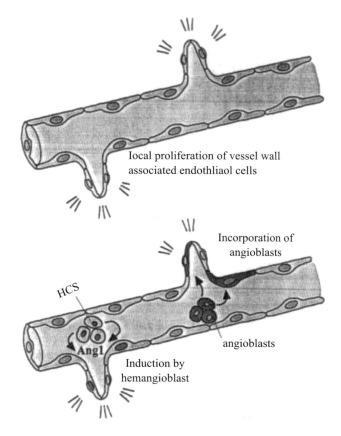

Iocal proliferation of vessel wall
associated endothliaol cells

Incorporation of
angioblasts

HCS

Ang1

angioblasts

Induction by
hemangioblast

图6-3 血管生长模式图。揭示骨髓来源的HSC和造血血管母细胞等干
细胞在其中起着重要的作用

　　骨髓干细胞在血管生长中的作用已经受到了更多的关注。如上所述，这类细胞一方面可以直接参与到血管生长的过程之中，另一方面，它们又可以通过分泌多种促血管生长因子间接地促进血管生长。进一步系统深入地研究骨髓干细胞在血管生长中的作用及机制，将有助于骨髓干细胞在治疗性血管生长和组织损伤修复中的广泛应用，具有重要的意义。

（四）骨髓细胞在组织损伤修复中的应用进展及前景

　　骨髓干细胞的多样性、可塑性、含量丰富和容易获取等特点使其无可挑剔地成为最为理想的组织工程细胞，在组织损伤修复的替代治疗中具有极为广阔的应用前景。其实，早在19世纪的中期，Cohnheim就提出了哺乳动物组织修复的一个假说，认为参与组织修复的细胞均来自血流。此学说曾引起了广泛的争论。早期的动物实验似乎也排除了来自血流和骨髓中非炎性细胞修复组织和器官的可能性。因而，此后大部分关于创伤修复的研究都把目光集中在损伤组织本身的细胞上，如在多数组织修复中具有明显增殖活性的周细胞。然而，最近的研究又似乎验证了Cohnheim的假说。如上所述，向多种非造血组织细胞分化的能力使骨髓细胞在组织修复中的作用和应用再一次得到了广泛关注。目前已经开展了利用骨髓干细胞治疗心肌缺血、神经损伤等损伤性疾病的治疗研究，取得了令人满意的效果。

心肌细胞和神经细胞属于永久性细胞，本身几乎没有分裂和增殖的能力。在受到损伤或细胞缺损时，往往很难修复而在局部形成瘢痕组织，严重影响脏器本身的功能，甚至直接威胁到生命。动物实验及部分临床资料表明，将骨髓干细胞或从中分离得到的间充质干细胞直接注射到心肌缺血损伤的局部及周围组织，可以明显改善心脏的功能。进一步的分析显示，骨髓来源的细胞可以整合到心脏的缺血局部，分化成心肌样细胞。将骨髓分离的间质干细胞在体外诱导培养，也能分化为心肌样或神经样细胞。骨髓基质干细胞的另一个特点是易于外源基因的感染和表达，因此也是一个理想的基因载体细胞。我们利用骨髓间质干细胞为载体，携带肝细胞生长因子基因，对心肌缺血进行了治疗和效果观察。结果干细胞在参与心肌修复的同时，其携带的基因明显改善了缺血局部的血供，取得了双重的效果。利用外源基因对骨髓干细胞进行修复，然后用于组织损伤的修复治疗，是干细胞修复治疗的另一个发展方向。总之，对骨髓干细胞的系统和深入的研究为组织修复治疗带来了新的希望。相信在不久的将来，研究成果会应用于临床，为人类的健康做出重要的贡献。

（段海峰）

参考文献

[1] Till J，Mcculloch E A. A direct measurement of the radiation sensitivity of normal mouse bone marrow cells. Radiat Res，1961，14：213-222

[2] Jacobson LOSE，Marks E K，Eldredge J H. Recovery from radiation injury. Science，1951，113：510-511

[3] Lorenz E U D，Reid T R，Shelton E. Modification of acute irradiation injury in mice and guinea pigs by bone marrow injection. Radiology，1951，58：863-877

[4] Spangrude G J，Heimfeld S，Weissman I L. Purification and characterization of mouse hematopoietic stem cells. Science，1988，241：58-62

[5] Baum C M，Weissman I L，Tsukamoto A S，et al. Isolation of a candidate human hematopoietic stem-cell population. Proc Natl Acad Sci USA，1992，89：2804-2808

[6] Jacobson LOME，Gaston E O，Zirkle R E. Effect of spleen protection on mortality following x-irradiation. J Lab Clin Med，1949，34：1538-1543

[7] T.A.S. Amos，M.Y. Gordon. Sources of human hematopoietic stem cells for transplantation-a review. Cell Transplantation，1995，4（6）：547-569

[8] Broxmeyer H E，Kurtzberg J，Gluckman E，et al. Umbilical cord blood hematopoietic stem and

repopulating cells in human clinical transplantation. Blood Cells，1991，17：313–329

[9] Mikkola H K，Gekas C，Orkin S H，et al. Placenta as a site for hematopoietic stem cell development. Exp Hematol，2005，33：1048–1054

[10] Mikkola H K，Orkin S H. The journey of developing hematopoietic stem cells. Development，2006，133：3733–3744

[11] Ottersbach K，Dzierzak E. The murine placenta contains hematopoietic stem cells within the vascular labyrinth region. Dev Cell，2005，8：377–387

[12] Kumaravelu P，Hook L，Morrison A M，et al.Quantitative developmental anatomy of definitive haematopoietic stemcells/long–term repopulating units（HSC/RUs）：role of the aorta–gonad–mesonephros （AGM）region and the yolk sac in colonisation of the mouse embryonic liver. Development，2002，129（21）：4891–4899

[13] Mikkola H K，Orkin S H. The journey of developing hematopoietic stem cells. Development，2006，133：3733–3744

[14] Kuanyin K. Lin，Grant A. Challen，Margaret A. Goodell.Principles of Regenerative Medicine（Second edition），2011：273–284

[15] Spangrude G J，Heimfeld S，Weissman I L. Purification and characterization of mouse hematopoietic stem cells. Science，1988，241：58–62

[16] Wang L D，Wagers A J. Dynamic niches in the origination and differentiation of haematopoietic stem cells. Nat Rev Mol Cell Biol，2011，12（10）：643–655

[17] Osawa M，Hanada K，Hamada H，et al.Long–term lymphohematopoietic reconstitution by a single CD34–low/negative hematopoietic stem cell. Science，1996，273：242–245

[18] Morrison S J，Weissman I L. The long–term repopulating subset of hematopoietic stem cells is deterministic and isolatable by phenotype. Immunity，1994，1：661–673

[19] Zon L I. Intrinsic and extrinsic control of haematopoietic stem–cell self–renewal. Nature，2008，453：306‐313

[20] Himburg H A，Harris J R，Ito T，et al.Pleiotrophin regulates the retention and self–renewal of hematopoietic stem cells in the bone marrow vascular niche. Cell，2012，25：964–975

[21] Thorsteinsdottir U，Mamo A，Kroon E，et al. Overexpression of the myeloid leukemia–associated Hoxa–9 gene in bone marrow cells induces stem cell expansion. Blood，2002，99：121–129

[22] Magnusson M，Brun A C，Miyake N，et al. HOXA10 is a critical regulator for hematopoietic stem cells and erythroid/megakaryocyte development. Blood，2007，109：3687–3696

[23] Antonchuk J，Sauvageau G，Humphries R K. HOXB4–induced expansion of adult hematopoietic stem cells ex vivo. Cell，2002，109：39–45

[24] Watts KL，Zhang X ，Beard B C，et al.Differential effects of HOXB4 and NUP98–HOXA10hd on hematopoietic repopulating cells in a nonhuman primate model. Hum Gene Ther，2011，22（12）：1475–1482

[25] Hock H，Meade E，Medeiros S，et al. Tel/Etv6 is an essential and selective regulator of adult hematopoietic stem cell survival. Genes Dev，2004，18：2336-2341

[26] Zhang P，Iwasaki-Arai J，Iwasaki H，et al. Enhancement of hematopoietic stem cell repopulating capacity and self-renewal in the absence of the transcription factor C/EBP a. Immunity，2004，21：853-863

[27] Kato Y，Iwama A，Tadokoro Y，et al. Selective activation of STAT5 unveils its role in stem cell self-renewal in normal and leukemic hematopoiesis. J Exp Med，2005，202：169-179

[28] Bradley H L，Hawley T S，Bunting K D. Cell intrinsic defects in cytokine responsiveness of STAT5-deficient hematopoietic stem cells. Blood，2002，100：3983-3989

[29] Galan-Caridad J M，Harel S，Arenzana T L，et al. Zfx controls the self-renewal of embryonic and hematopoietic stem cells. Cell，2007，129：345-357

[30] Miyamoto K，Araki K Y，Naka K，et al. Foxo3a is essential for maintenance of the hematopoietic stem cell pool. Cell Stem Cell，2007，1：101-112

[31] Tothova Z，Kollipara R，Huntly B J，et al. FoxOs are critical mediators of hematopoietic stem cell resistance to physiologic oxidative stress. Cell，2007，128：325-339

[32] Cheng T，Rodrigues N，Shen H，et al. Hematopoietic stem cell quiescence maintained by p21cip1/waf1. Science，2000，287：1804-1808

[33] Janzen V，Forkert R，Fleming H E，et al. Stem-cell ageing modified by the cyclin-dependent kinase inhibitor p16INK4a. Nature，2006，443：421-426

[34] Yuan Y，Shen H，Franklin D S，et al. In vivo self-renewing divisions of haematopoietic stem cells are increased in the absence of the early G1-phase inhibitor，p18INK4C. Nat Cell Biol，2004，6：436-442

[35] Walkley C R，Fero M L，Chien W M，et al. Negative cell-cycle regulators cooperatively control self-renewal and differentiation of haematopoietic stem cells. Nat Cell Biol，2005，7：172-178

[36] Cheng T，Rodrigues N，Dombkowski D，et al. Stem cell repopulation efficiency but not pool size is governed by p27（kip1）. Nat Med，2000，6：1235-1240

[37] Eric M. Pietras，Matthew R. Warr，Emmanuelle Passegué.Cell cycle regulation in hematopoietic stem cells.J. Cell Biol，2011，195：709-720

[38] Domen J. The role of apoptosis in regulating hematopoiesis and hematopoietic stem cells. Immunol Res，2000，22：83-94

[39] Domen J，Cheshier S H，Weissman I L. The role of apoptosis in the regulation of hematopoietic stem cells：Overexpression of Bcl-2 increases both their number and repopulation potential. J Exp Med，2000，191：253-264

[40] Opferman J T，Iwasaki H，Ong C C，et al. Obligate role of anti-apoptotic MCL-1 in the survival of hematopoietic stem cells. Science，2005，307：1101-1104

[41] Schnerch A，Lee J B，Graham M，et al.Human embryonic stem cell-derived hematopoietic cells maintain core epigenetic machinery of the PcG/TrxG complexes distinctly from functional adult HSCs. Stem Cells

Dev，2013，22（1）：73-79

[42] Staal F J，Luis T C，Tiemessen M M. WNT signalling in the immune system：WNT is spreading its wings. Nat Rev Immunol，2008，8（8）：581-593

[43] Reya T，Duncan A W，Ailles L，et al.A role for Wnt signalling in self-renewal of haematopoietic stem cells. Nature，2003，423（6938）：409-414

[44] Austin T W，Solar G P，Ziegler F C，et al.A role for the Wnt gene family in hematopoiesis：expansion of multilineage progenitor cells. Blood，1997，89（10）：3624-3635

[45] Van Den Berg D J，Sharma A K，Bruno E，et al.Role of members of the Wnt gene family in human hematopoiesis. Blood，1998，92（9）：3189-3202

[46] Murdoch B，Chadwick K，Martin M，et al.Wnt-5A augments repopulating capacity and primitive hematopoietic development of human blood stem cells in vivo. Proc Natl Acad Sci USA，2003，100（6）：3422-3427

[47] Willert K，Brown J D，Danenberg E，et al. Wnt proteins are lipid-modified and can act as stem cell growth factors. Nature，2003，423（6938）：448-452

[48]Nemeth M J，Topol L，Anderson S M，et al.Wnt5a inhibits canonical Wnt signaling in hematopoietic stem cells and enhances repopulation. Proc Natl Acad Sci USA，2007，104（39）：15436-15441

[49] Koch U，Wilson A，Cobas M，et al .Simultaneous loss of beta- and gamma-catenin does not perturb hematopoiesis or lymphopoiesis. Blood，2008，111（1）：160-164

[50] Huang J，Nguyen-McCarty M，Hexner E O，et al. Maintenance of hematopoietic stem cells through regulation of Wnt and mTOR pathway. Nat Med，2012，18（12）：1778-1785

[51] Duncan A W，Rattis F M，DiMascio L N，et al. Integration of Notch and Wnt signaling in hematopoietic stem cell maintenance. Nat Immunol，2005，6：314-322

[52] Mancini S J，Mantei N，Dumortier A，et al. Jagged1-dependent Notch signaling is dispensable for hematopoietic stemcell self-renewal and differentiation. Blood，2005，105：2340-2345

[53]Benveniste P，Serra P，Dervovic D，et al. Notch signals are required for in vitro but not in vivo maintenance of human hematopoietic stem cells and delay the appearance of multipotent progenitors. Blood，2014，123：1167 - 1177

[54] Bigas A，D´Altri T，Espinosa L. The Notch pathway in hematopoietic stem cells. Curr Top Microbiol Immunol，2012，360：1-18

[55] Bigas A，Espinosa L. Hematopoietic stem cells：to be or Notch to be. Blood，2012，119（14）：3226-3335

[56] Sugiyama T，Kohara H，Noda M，et al. Maintenance of the hematopoietic stem cell pool by CXCL12-CXCR4 chemokine signaling in bone marrow stromal cell niches. Immunity，2006，25：977-988

[57] Zhang J，Niu C，Ye L，et al. Identification of the haematopoietic stem cell niche and control of the niche size. Nature，2003，425：836-841

[58] Calvi L M，Adams G B，Weibrecht K W，et al. Osteoblastic cells regulate the haematopoietic stem cell

niche. Nature，2003，425：841-846

[59] Arai F，Hirao A，Ohmura M，et al. Tie2/angiopoietin-1 signaling regulates hematopoietic stem cell quiescence in the bone marrow niche. Cell，2004，118：149-161

[60] Li Z，Li L. Understanding hematopoietic stem-cell microenvironments. Trends Biochem Sci，2006，31：589-595

[61] Johnson R H. Differentiation and proliferation of hematopoietic stem cells. Blood，1993，81：2844-2853

[62] Morrison S J，Weissman I L. The long-term repopulating subset of hematopoietic stem cells is deterministic and isolatable by phenotype. Immunity，1994，1：661-673

[63] Osawa M，Hanada K，Hamada H，et al. Long-term lymphohematopoietic reconstitution by a single CD34-low/negative hematopoietic stem cell. Science，1996，273：242-245

[64] Orkin S H，Zon L I. Hematopoiesis：an evolving paradigm for stem cell biology. Cell，2008，132：631-644

[65] Storb R，Blume K G，O. Donnell M R，et al. Cyclophosphamideand antithymocyte globulin to condition patientswith aplastic anemia for allogeneic marrow transplantation：the experience in four centers. Biol Blood Marrow Transplantation，2001，7（1）：39

[66] Tsuchida M，Sao H，Sakamaki H，et al. Unrelated donor marrow transplantation for acute lymphoblastic leukemia in Japan. Blood（ASH Annual Meeting Abstracts442），2005，106：53

[67] Martha L A，Amelia Langston，Sagar Lonial. Decreased Inc-idence of Relapse in Patients with Acute Leukemia Transplanted from Matched Unrelated Donors：Induction of GVL. Blood（ASH Annual Meeting Abstracts 2016），2005，106（11）：570

[68] Beatty P G，Clift R A，Mickelson E M ，et al. Marrow transplantation from related donors other than HLA -identicalsiblings. N Engl J Med，1985，313：765

[69] Delaney C，Ratajczak M Z，Laughlin M J. Strategies to enhance umbilical cord blood stem cell engraftment in adult patients. Expert Rev Hematol，2010，3：273-283

[70] Broxmeyer H E，Cooper S，Hass D M，et al. Experimental basis of cord blood transplantation. Bone Marrow Transplant，2009，4：627-633

[71] Norkin M，Lazarus H M，Wingard J R. Umbilical cord blood graft enhancement strategies：has the time come to move these into the clinic？ Bone Marrow Transplant，2013，48（7）：884-889.

[72] Robin C，Bollerot K，Mendes S ，et al. Human placenta is a potent hematopoietic niche containing hematopoietic stem and progenitor cells throughout development. Cell Stem Cell，2009，5（4）：385-395

[73] Pittenger M F，Mackay AM，Beck SC，et al. Multilineage potential of adult human mesenchymal stem cells. Science，1999，284（5411）：143-147

[74] Dominici M K. Le Blanc，I. Mueller，I. Slaper-Cortenbach，et al. Horwitz，Minimal criteria for defining multipotent mesenchymal stromal cells. The International Society for Cellular Therapy position statement. Cytotherapy，2006，8（4）：315-317

[75] Bianco P，P.G. Robey，P.J. Simmons. Mesenchymal stem cells：revisiting history，concepts，and assays.

Cell Stem Cell，2008，2（4）：313–319

[76] Bianco P，X. Cao，P.S. Frenette，et al. The meaning，the sense and the significance：translating the science of mesenchymal stem cells into medicine. Nat Med，2013，19（1）：35–42

[77] Wang L，L. Wang，X. Cong，et al.Human umbilical cord mesenchymal stem cell therapy for patients with active rheumatoid arthritis：safety and efficacy. Stem Cells Dev，2013，22（24）：3192–3202

[78] Zhou K，H. Zhang，O. Jin，et al. Transplantation of human bone marrow mesenchymal stem cell ameliorates the autoimmune pathogenesis in MRL/lpr mice. Cell Mol Immunol，2008，5（6）：417–424

[79] Zappia E，S. Casazza，E. Pedemonte，et al. Mesenchymal stem cells ameliorate experimental autoimmune encephalomyelitis inducing T-cell energy. Blood，2005，106（5）：1755–1761

[80] Tsai P J，H.S. Wang，Y.M. Shyr，et al. Transplantation of insulin-producing cells from umbilical cord mesenchymal stem cells for the treatment of streptozotocin-induced diabetic rats. J Biomed Sci，2012，19（1）：47

[81] Yuan H，H. Liu，R. Tian，et al. Regulation of mesenchymal stem cell differentiation and insulin secretion by differential expression of Pdx-1. Mol Biol Rep，2012，39（7）：7777–7783

[82] Mabed M，M. Shahin. Mesenchymal stem cell-based therapy for the treatment of type 1 diabetes mellitus. Curr Stem Cell Res ther，2012，7（3）：179–190

[83] Li X Y，Z.H. Zheng，X.Y. Li，et al.Treatment of foot disease in patients with type 2 diabetes mellitus using human umbilical cord blood mesenchymal stem cells：response and correction of immunological anomalies. Curr Pharm Des，2013，19（27）：4893–4899

[84] Abdi R，P. Fiorina，C.N. Adra，et al. Immunomodulation by mesenchymal stem cells：a potential therapeutic strategy for type 1 diabetes. Diabetes，2008，57（7）：1759–1767

[85] Jiang R，Z. Han，G. Zhuo，et al.Transplantation of placenta-derived mesenchymal stem cells in type 2 diabetes：a pilot study. Front Med，2011，5（1）：94–100

[86] Si Y，Y. Zhao，H. Hao，et al.Infusion of mesenchymal stem cells ameliorates hyperglycemia in type 2 diabetic rats：identification of a novel role in improving insulin sensitivity. Diabetes，2012，61（6）：1616–1625

[87] Dave S D，A.V. Vanikar，H.L. Trivedi. Extrinsic factors promoting in vitro differentiation of insulin-secreting cells from human adipose tissue-derived mesenchymal stem cells. Appl Biochem Biotechnol，2013，170（4）：962–971

[88] Urban V S，J. Kiss，J. Kovacs，et al.Mesenchymal stem cells cooperate with bone marrow cells in ther apy of diabetes. Stem Cells，2008，26（1）：244–253

[89] Jarvinen L，L. Badri，S. Wettlaufer，et al. Lung resident mesenchymal stem cells isolated from human lung allografts inhibit T cell proliferation via a soluble mediator. J Immunol，2008，181（6）：4389–4396

[90] Corcione A，F. Benvenuto，E. Ferretti，et al. Human mesenchymal stem cells modulate B-cell functions. Blood，2006，107（1）：367–372

[91] Sotiropoulou P A，S.A. Perez，A.D. Gritzapis，et al.Interactions between human mesenchymal stem cells

and natural killer cells. Stem Cells，2006，24（1）：74-85

[92] Ezquer F E，M.E. Ezquer，D. Contador，et al. MSC Anti-Diabetic Effect is Unrelated to Their Trans-Differentiation Potential but to their Capability to Restore Th1/Th2 Balance and to Modify the Pancreatic Microenvironment. Stem Cells，2012，30（8）：1664-1674

[93] Sordi V，R. Melzi，A. Mercalli，et al. Mesenchymal cells appearing in pancreatic tissue culture are bone marrow-derived stem cells with the capacity to improve transplanted islet function. Stem Cells，2010，28（1）：140-151

[94] Yeung T Y，K.L. Seeberger，T. Kin，et al. Human mesenchymal stem cells protect human islets from pro-inflammatory cytokines. PLoS One，2012，7（5）：e38189

[95] Tamama K，S.S. Kerpedjieva. Acceleration of Wound Healing by Multiple Growth Factors and Cytokines Secreted from Multipotential Stromal Cells/Mesenchymal Stem Cells. Adv Wound Care（New Rochelle），2012，1（4）：177-182

[96] Volarevic V，N. Arsenijevic，M.L. Lukic，et al. Concise review：Mesenchymal stem cell treatment of the complications of diabetes mellitus. Stem Cells，2011，29（1）：5-10

[97] Li Y M，T. Schilling，P. Benisch，et al. Effects of high glucose on mesenchymal stem cell proliferation and differentiation. Biochem Biophys Res Commun，2007，363（1）：209-215

[98] Keats E，Z.A. Khan. Unique responses of stem cell-derived vascular endothelial and mesenchymal cells to high levels of glucose. PLoS One，2012，7（6）：e38752

[99] Krampera M，S. Glennie，J. Dyson，et al.Bone marrow mesenchymal stem cells inhibit the response of naive and memory antigen-specific T cells to their cognate peptide. Blood，2003，101（9）：3722-3729

[100] Glennie S，I. Soeiro，P.J. Dyson，et al. Bone marrow mesenchymal stem cells induce division arrest anergy of activated T cells. Blood，2005，105（7）：2821-2827

[101] Akiyama K，C. Chen，D. Wang，et al. Mesenchymal-stem-cell-induced immunoregulation involves FAS-ligand-/FAS-mediated T cell apoptosis. Cell Stem Cell，2012，10（5）：544-555

[102] Keating A. How do mesenchymal stromal cells suppress T cells? Cell Stem Cell，2008，2（2）：106-108

[103] Shi Y，L. Wei，Y. Wang，et al. Stem cells deployed for bone repair hijacked by T cells. Cell Stem Cell，2012，10（1）：6-8

[104] Shi M，Z.W. Liu，F.S. Wang. Immunomodulatory properties and therapeutic application of mesenchymal stem cells. Clin Exp Immunol，2011，164（1）：1-8

[105] Sato K，Ozaki K，Oh I，et al. Nitric oxide plays a critical role in suppression of T-cell proliferation by mesenchymal stem cells. Blood，2007，109（1）：228-234

[106] Goldberg J L，M.J. Laughlin，V.J. Pompili. Umbilical cord blood stem cells：implications for cardiovascular regenerative medicine. J Mol Cell Cardiol，2007，42（5）：912-920

[107] Noort W A，D. Feye，F. Van Den Akker，et al. Mesenchymal stromal cells to treat cardiovascular disease：strategies to improve survival and therapeutic results. Panminerva Med，2010，52（1）：27-40

[108] Schafer R，H. Northoff. Cardioprotection and cardiac regeneration by mesenchymal stem cells. Panminerva Med，2008，50（1）：31-39

[109] Chiu R C.MSC immune tolerance in cellular cardiomyoplasty. Semin Thorac Cardiovasc Surg，2008，20（2）：115-118

[110] Burdon T J，A. Paul，N. Noiseux，et al. Bone marrow stem cell derived paracrine factors for regenerative medicine：current perspectives and therapeutic potential. Bone Marrow Res，2011，2011：207326

[111] Silva G V，S. Litovsky，J.A. Assad，et al. Mesenchymal stem cells differentiate into an endothelial phenotype，enhance vascular density，and improve heart function in a canine chronic ischemia model. Circulation，2005，111（2）：150-156

[112] Loffredo F S，M.L. Steinhauser，J. Gannon，et al. Bone marrow-derived cell therapy stimulates endogenous cardiomyocyte progenitors and promotes cardiac repair. Cell Stem Cell，2011，8（4）：389-398

[113] Suzuki G，V. Iyer，T.C. Lee，et al. Autologous mesenchymal stem cells mobilize cKit$^+$ and CD133$^+$ bone marrow progenitor cells and improve regional function in hibernating myocardium. Circ Res，2011，109（9）：1044-1054

[114] Lee R H，A.A. Pulin，M.J. Seo，et al. Intravenous hMSCs improve myocardial infarction in mice because cells embolized in lung are activated to secrete the anti-inflammatory protein TSG-6. Cell Stem Cell，2009，5（1）：54-63

[115] Saito I，Iso H，Kokubo Y，et al. Metabolic syndrome and all-cause and cardiovascular disease mortality：Japan Public Health Center-based Prospective（JPHC）Study. Circ J，2009，73（5）：878-884

[116] Zimmet P，Alberti G. The metabolic syndrome：progress towards one definition for an epidemic of our time. Nat Clin Pract Endocrinol Metab，2008，4（5）：239

[117] Kaur J. A Comprehensive Review on Metabolic Syndrome. Cardiol Res Pract，2014，2014：943162

[118] Halberg N，Wernstedt-Asterholm I，Scherer P E. The adipocyte as an endocrine cell. Endocrinol Metab Clin North Am，2008，37（3）：753-768

[119] Gill H，Mugo M，Whaley-Connell A，et al.The key role of insulin resistance in the cardiometabolic syndrome. Am J Med Sci，2005，330（6）：290-294

[120] Jacobs M，van Greevenbroek M M，van der Kallen C J，et al. Low-grade inflammation can partly explain the association between the metabolic syndrome and either coronary artery disease or severity of peripheral arterial disease：the CODAM study. Eur J Clin Invest，2009，39（6）：437-444

[121] Mansilla E，Díaz Aquino V，Zambón D，et al. Could metabolic syndrome，lipodystrophy，and aging be mesenchymal stem cell exhaustion syndromes? Stem Cells Int，2011，2011：943216

[122] Wong N D. Intensified screening and treatment of the metabolic syndrome for cardiovascular risk reduction. Prev Cardiol，2005，8（1）：47-52

[123] Hotamisligil G S. Inflammation and metabolic disorders. Nature，2006，444（7121）：860-867

[124] Wen H，Gris D，Lei Y，et al. Fatty acid-induced NLRP3-ASC inflammasome activation interferes with insulin signaling. Nat Immunol，2011，12（5）：408-415

[125] Dixit V D. NLRP3 inflammasome activation in type 2 diabetes：is it clinically relevant? Diabetes，2013，62（1）：22-24

[126] Vandanmagsar B，Youm Y H，Ravussin A，et al. The NLRP3 inflammasome instigates obesity-induced inflammation and insulin resistance. Nat Med，2011，17（2）：179-188

[127] KoJH，LeeHJ.Mesenchymal stem/stromal cells inhibit the NLRP3 inflammasome by decreasing mitochondrial reactive oxygenspecies. Stem Cells，2013

[128] Zhao Y，Jiang Z，Guo C. New hope for type 2 diabetics：targeting insulin resistance through the immune modulation of stem cells. Autoimmun Rev，2011，11（2）：137-142

[129] Gopurappilly R，Bhonde R. Can multiple intramuscular injections of mesenchymal stromal cells overcome insulin resistance offering an alternative mode of cell therapy for type 2 diabetes? Med Hypotheses，2012，78（3）：393-395

[130] Si Y，Zhao Y，Hao H，et al. Infusion of mesenchymal stem cells ameliorates hyperglycemia in type 2 diabetic rats：identification of a novel role in improving insulin sensitivity. Diabetes，2012，61（6）：1616-1625

[131] LiuX，ZhengP，WangX，etal.A preliminary evaluation of efficacy and safety of Wharton's jelly mesenchymal stem cell transplantation in patients with type 2 diabetes mellitus. Stem Cell Res ther，2014，5（2）：57

[132] Parekkadan BandMilwid JM. Mesenchymal stem cells as therapeutics. Annu Rev Biomed Eng，2010，12：87-117

[133] Hemeda H，Giebel B，Wagner W. Evaluation of human platelet lysate versus fetal bovine serum for culture of mesenchymal stromal cells. Cytotherapy，2014，16（2）：170-180

[134] Si Y L，Zhao Y L，Hao H J，et al. MSCs：Biological characteristic，clinical applications and their outstanding concerns. Ageing Research Reviews，2011，10：93-103

[135] Muguruma Y，Yahata T，Miyatake H，et al. Reconstitution of the functional human hematopoietic microenvironment derived from human mesenchymal stem cells in the murine bone marrow compartment. Blood，2006，107（5）：1878-1887

[136] Hao H，Chen G，Liu J Ti D，et al. Culturing on Wharton's jelly extract delays mesenchymal stem cell senescencethrough p53 and p16INK4a/pRb pathways. PLoS One，2013，8（3）：e58314

[137] Moore K A，Lemischka I R. Stem cells and their niches. Science，2006，311（5769）：1880-1885

[138] Fan X，Liu T，Liu Y，et al. Optimization of primary culture condition for mesenchymal stem cells derived from umbilical cord blood with factorial design. Biotechnol Prog，2009，25（2）：499-507

[139] Gottipamula S，Sharma A，Krishnamurthy S，et al. Human platelet lysate is an alternative to fetal bovine serum for largescale expansion of bone marrow-derived mesenchymal stromal cells. Biotechnol Lett，2012，34（7）：1367-1374

[140] Wagner W，Horn P，Castoldi M，et al. Replicative senescence of mesenchymal stem cells：a continuous and organized process. PLoS One，2008，3（5）：e2213

[141] Kim D S，Lee M W，Yoo K H，et al. Gene expression profiles of human adipose tissue-derived mesenchymal stem cells are modified by cell culture density. PLoS One，2014，9（1）：e83363

[142] Ho J H，Chen Y F，MaWH，et al. Cell contact accelerate replicative senescence of human mesenchymal stem cells independent of telomere shortening and p53 activation：roles os Ras and oxidative stress. Cell Transplant，2011，20（8）：1209-1220

[143] Chen Y，Yu B，Xue G，et al. Effects of storage solutions on the viability of human umbilical cord mesenchymal stem cells for transplantation. Cell Transplant，2013，22（6）：1075-1086

[144] Dominici M，Le Blanc K，Mueller I，et al. Minimal criteria for defining multipotent mesenchymal stromal cells. The International Society for Cellular therapy position statement. Cytotherapy，2006，8（4）：315-317

[145] Perin E C，Geng Y J，Willerson J T.Adult stem cell therapy in perspective. Circulation，2003，107（7）：935-938

[146] Guo Y，Lubbert M，Engelhardt M. CD34（-）Hematopoietic Stem Cells：Current Concepts and Controversies. Stem Cells，2003，21：15-20

[147] Pittenger M F，Mackay A M，Beck S C，et al. Multilineage potential of adult human mesenchymal stem cells. Science，1999 Apr 2，284（5411）：143-147

[148] Hofstetter C P，Schwarz E J，Hess D，et al. Marrow stromal cells form guiding strands in the injured spinal cord and promote recovery. Proc Natl Acad Sci USA，2002，19（99）：2199-2204

[149] Deans R J，Moseley A B. Mesenchymal stem cells：biology and potential clinical uses. Exp Hematol，2000，28（8）：875-884

[150] Petersen B E，Bowen W C，Patrene K D，et al. Bone marrow as a potential source of hepatic oval cells. Science，1999，284：1168-1170

[151] Schatteman G C，Awad O. Hemangioblasts，angioblasts，and adult endothelial cell progenitors. Anat Rec，2004，276A（1）：13-21

[152] Asahara T，Masuda H，Takahashi T，et al. Bone marrow origin of endothelial progenitor cells responsible for postnatal vasculogenesis in physiological and pathological neovascularization. Circ Res，1999，85（3）：221-228

[153] Ferrari G，Cusella-De Angelis G，Coletta M，et al. Muscle regeneration by bone marrow-derived myogenic progenitors. Science，1998，279：1528-1530

[154] Reyes M，Lund T，Lenvik T，et al. Purification and ex vivo expansion of postnatal human marrow mesodermal progenitor cells. Blood，2001，98（9）：2615-2625

[155] Theise N D，Nimmakayalu M，Gardner R，et al. Liver from bone marrow in humans. Hepatology，2000，32：11-16

[156] Lagasse E，Connors H，Al-Dhalimy M，et al. Grompe M. Purified hematopoietic stem cells can

differentiate into hepatocytes in vivo. Nat Med，2000，6：1229-1234

[157] Theise N D，Badve S，Saxena R，et al. Derivation of hepatocytes from bone marrow cells in mice after radiation-induced myeloablation. Hepatology，2000，31：235-240

[158] Alison M R，Poulsom R，Jeffery R，et al. Hepatocytes from non-hepatic adult stem cells. Nature，2000，406：257

[159] Austin T W，Lagasse E. Hepatic regeneration from hematopoietic stem cells. Mech Dev，2003，120：131-135

[160] Korbling M，Katz R L，Khanna A，et al. Hepatocytes and epithelial cells of donor origin in recipients of peripheral-blood stem cells. N Engl J Med，2002，346：738-746

[161] Hatch H M，Zheng D，Jorgensen M L，et al. SDF-1α/CXCR4：a mechanism for hepatic oval cell activation and bone marrow stem cell recruitment to the injured liver of rats. Cloning Stem Cells，2002，4：339-351

[162] Wagers A J，Sherwood R I，Christensen J L，et al. Little evidence for developmental plasticity of adult hematopoietic stem cells. Science，2002，297：2256-2259

[163] Eglitis M A，Mezey E. Hematopoietic cells differentiate into both microglia and macroglia in the brains of adult mice. Proc Natl Acad Sci U S A，1997，94：4080-4085

[164] Mezey E，Chandross K J，Harta G，et al. Turning blood into brain：cells bearing neuronal antigens generated in vivo from bone marrow. Science，2000，290：1779-1782

[165] Brazelton T R，Rossi F M，Keshet G I，et al. From marrow to brain：expression of neuronal phenotypes in adult mice. Science，2000，290：1775-1779

[166] Priller J，Persons D A，Klett F F，et al. Neogenesis of cerebellar Purkinje neurons from gene-marked bone marrow cells in vivo. J Cell Biol，2001，155：733-738

[167] Targeting gene-modified hematopoietic cells to the central nervous system：use of green fluorescent protein uncovers microglial engraftment. Nat Med，2001，7（12）：1356-1361

[168] Woodbury D，Schwarz E J，Prockop D J，et al. Adult rat and human bone marrow stromal cells differentiate into neurons. J Neurosci Res，2000，61：364-370

[169] Mezey E，Chandross K J，Harta G，et al. Turning blood into brain：cells bearing neuronal antigens generated in vivo from bone marrow. Science，2000，290：1779-1782

[170] Castro R F，Jackson K A，Goodell M A，et al. Failure of bone marrow cells to transdifferentiate into neural cells in vivo. Science，2002，297：1299

[171] Gussoni E，Soneoka Y，Strickland C D，et al. Dystrophin expression in the mdx mouse restored by stem cell transplantation. Nature，1999，401：390-394

[172] Orlic D，Kajstura J，Chimenti S，et al. Bone marrow cells regenerate infarcted myocardium. Nature，2001，410：701-705

[173] Kapsa R M，Quigley A F，Vadolas J，et al. Targeted gene correction in the mdx mouse using short DNA fragments：towards application with bone marrow-derived cells for autologous remodeling of dystrophic

muscle. Gene Ther，2002，9：695-699

[174] Fukada S，Miyagoe-Suzuki Y，Tsukihara H，et al. Muscle regeneration by reconstitution with bone marrow or fetal liver cells from green fluorescent protein-gene transgenic mice. J Cell Sci，2002，115：1285-1293

[175] Orlic D，Kajstura J，Chimenti S，et al. Mobilized bone marrow cells repair the infarcted heart，improving function and survival. Proc Natl Acad Sci USA，2001，98：10344-10349

[176] Tse H F，Kwong Y L，Chan J K，et al. Angiogenesis in ischaemic myocardium by intramyocardial autologous bone marrow mononuclear cell implantation. Lancet，2003，361：47-49

[177] Jackson K A，Mi T，Goodell M A. Hematopoietic potential of stem cells isolated from murine skeletal muscle. Proc Natl Acad Sci USA，1999，96：14482-14486

[178] Gupta S，Verfaillie C，Chmielewski D，et al. A role for extra renal cells in the regeneration following acute renal failure. Kidney Int，2002，62：1285-1290

[179] Poulsom R，Forbes S J，Hodivala-Dilke K，et al. Bone marrow contributes to renal parenchymal turnover and regeneration. J Pathol，2001，195：229-235

[180] Grimm P C，Nickerson P，Jeffery J，et al. Neointimal and tubulointerstitial infiltration by recipient mesenchymal cells in chronic renal-allograft rejection. N Engl J Med，2001，345：93-97

[181] Kale S，Karihaloo A，Clark P R，et al. Bone marrow stem cells contribute to repair of the ischemically injured renal tubule. J Clin Invest，2003，112：42-49

[182] Krause D S，Theise N D，Collector M I，et al. Multiorgan，multi-lineage engraftment by a single bone marrow-derived stem cell. Cell，2001，105：369-377

[183] Theise N，Henegariu O，Grove J，et al. Radiation pneumonitis in mice：a severe injury model for pneumocyte engraftment from bone marrow. Exp Hem，2002，30：1333-1338

[184] Kotton D N，Ma B Y，Cardoso W V，et al. Bone marrow-derived cells as progenitors of lung alveolar epithelium. Development，2001，128：5181-5188

[185] Ianus A，Holz G G，Theise N D，et al. In vivo derivation of glucose-competent pancreatic endocrine cells from bone marrow without evidence of cell fusion. J. Clin. Invest，2003，111：843-850

[186] Hess D，Li L，Martin M，et al. Bone marrow-derived stem cells initiate pancreatic regeneration. Nat Biotechnol，2003，21：763-770

[187] Chopp M，Zhang X H，Li Y，et al. Spinal cord injury in rat：treatment with bone marrow stromal cell transplantation. Neuroreport，2000，11：3001-3005

[188] Hematti P，Sloand E，Carvallo C，et al. Absence of donor-derived keratinocyte stem cells in skin tissues cultured from patients after mobilized peripheral blood hematopoietic stem cell transplantation. Exp Hematol，2002，30：943-949

[189] Okamoto R，Yajima T，Yamazaki M，et al. Damaged epithelia regenerated by bone marrow-derived cells in the human gastrointestinal tract. Nat Med，2002，8：1011-1017

[190] Pesce M，Orlandi A，Iachininoto M G，et al. Myoendothelial differentiation of human umbilical cord

blood-derived stem cells in ischemic limb tissues. Circ Res，2003，93：e51-62

[191] Wright D E，Wagers A J，Gulati A P，et al. Physiological migration of hematopoietic stem and progenitor cells. Science，2001，294：1933-1936

[192] Spradling A，Drummond-Barbosa D，Kai T. Stem cells find their niche. Nature，2001，414：98-104

[193] Nishimura E K，Jordan S A，Oshima H，et al. Dominant role of the niche in melanocyte stem-cell fate determination. Nature，2002，416：854-860

[194] Terada N，Hamazaki T，Oka M，et al. Bone marrow cells adopt the phenotype of other cells by spontaneous cell fusion. Nature，2002，416：542-545

[195] Vassilopoulos G，Wang P R，Russell D W. Transplanted bone marrow regenerates liver by cell fusion. Nature，2003，422：901-904

[196] Wang X，Willenbring H，Akkari Y，et al. Cell fusion is the principal source of bone-marrow-derived hepatocytes. Nature，2003，422：897-901

[197] Ying Q L，Nichols J，Evans E P，et al. Changing potency by spontaneous fusion. Nature，2002，416：545-548

[198] Vassilopoulos G，Russell D W. Cell fusion：an alternative to stem cell plasticity and its therapeutic implications. Curr Opin Genet Dev，2003，13（5）：480-485

[199] Korbling M，Katz R L，Khanna A，et al. Hepatocytes and epithelial cells of donor origin in recipients of peripheral-blood stem cells. N Engl J Med，2002，346：738-746

[200] Iwakura A，Luedemann C，Shastry S，et al. Estrogen-mediated，endothelial nitric oxide synthase-dependent mobilization of bone marrow-derived endothelial progenitor cells contributes to reendothelialization after arterial injury. Circulation，2003，108（25）：3115-3121

[201] Natori T，Sata M，Washida M，et al. G-CSF stimulates angiogenesis and promotes tumor growth：potential contribution of bone marrow-derived endothelial progenitor cells. Biochem Biophys Res Commun，2002，297（4）：1058-1061

[202] Murayama T，Asahara T. Bone marrow-derived endothelial progenitor cells for vascular regeneration. Curr Opin Mol ther，2002，4（4）：395-402

[203] Young P P，Hofling A A，Sands M S. VEGF increases engraftment of bone marrow-derived endothelial progenitor cells（EPCs）into vasculature of newborn murine recipients. Proc Natl Acad Sci USA，2002，99（18）：11951-11956

[204] Zhang Z G，Zhang L，Jiang Q，et al. Bone marrow-derived endothelial progenitor cells participate in cerebral neovascularization after focal cerebral ischemia in the adult mouse. Circ Res，2002，90（3）：284-288

[205] van Buul J D，Voermans C，van den Berg V，et al. Migration of human hematopoietic progenitor cells across bone marrow endothelium is regulated by vascular endothelial cadherin. J Immunol，2002，168（2）：588-596

[206] Asahara T，Masuda H，Takahashi T，et al. Bone marrow origin of endothelial progenitor cells

responsible for postnatal vasculogenesis in physiological and pathological neovascularization. Circ Res，1999，85（3）：221–228

[207] Asahara T，Takahashi T，Masuda H，et al. VEGF contributes to postnatal neovascularization by mobilizing bone marrow–derived endothelial progenitor cells. EMBO J，1999，18（14）：3964–3992

[208] Takahashi T，Kalka C，Masuda H，et al. Ischemia and cytokine–induced mobilization of bone marrow–derived endothelial progenitor cells for neovascularization. Nat Med，1999，5（4）：434–438

[209] Takakura N，Watanabe T，Suenobu S，et al. A role for hematopoietic stem cells in promoting angiogenesis. Cell，2000，102（2）：199–209

[210] Hirschi K K，Rohovsky S A，D′Amore PA. PDGF，TGF–beta，and heterotypic cell–cell interactions mediate endothelial cell–induced recruitment of 10T1/2 cells and their differentiation to a smooth muscle fate. J Cell Biol，1998，141（3）：805–814. Erratum in：J Cell Biol，1998，141（5）：1287

[211] Gittenberger–de Groot A C，DeRuiter M C，Bergwerff M，et al. Smooth muscle cell origin and its relation to heterogeneity in development and disease. Arterioscler Thromb Vasc Biol，1999，19（7）：1589–1594

[212] Nakajima Y，Mironov V，Yamagishi T，et al. Expression of smooth muscle alpha–actin in mesenchymal cells during formation of avian endocardial cushion tissue：a role for transforming growth factor beta3. Dev Dyn，1997，209（3）：296–309

[213] Cohnheim J，Ueber entzündung und eiterung. Path Anat Physiol Klin Med，1867，40：1

[214] Ross R，Everett N B，Tyler R. Wound healing and collagen formation. Ⅵ. The origin of the wound fibroblast studied in parabiosis. J Cell Biol，1970，44（3）：645–654

[215] Prockop D J. Marrow stromal cells as stem cells for nonhematopoietic tissues. Science，1997，276（5309）：71–74

[216] Saito T，Kuang J Q，Lin C C，et al. Transcoronary implantation of bone marrow stromal cells ameliorates cardiac function after myocardial infarction. J Thorac Cardiovasc Surg，2003，126（1）：114–123

[217] Duan H F，Wu C T，Wu D L，et al. Treatment of myocardial ischemia with bone marrow–derived mesenchymal stem cells overexpressing hepatocyte growth factor.Mol ther，2003，8（3）：467–474

[218] Fukuda K. Reprogramming of bone marrow mesenchymal stem cells into cardiomyocytes. C R Biol，2002，325（10）：1027–1038

[219] Guo Z K，Liu X D，Hou C M，et al. Human Bone Marrow Mesenchymal Stem Cells Differentiate into Neuron–Like Cells In Vitro. Zhongguo Shi Yan Xue Yi Xue Za Zhi，2001，9（1）：91–92

附：干细胞研究大事记

19 世纪，科学家们就推想体内存在造血干细胞（ hematopoietic stem cells，HSC），但没有直接证据证明它的存在。

19 世纪，德国病理学家 Cohnheim 在研究伤口修复时，就提出骨髓中可能存在非造血组织的干细胞（marrow stromal cells as stem cells for nonhematopoietic tissues）。

1924 年，俄国骨髓形态学家 Alexander A. Maximow 描述了胚胎形成时期间质细胞和新生造血细胞存在密切联系，并推测骨髓中的基质细胞在造血系统的发育和维持过程中起到重要作用。

1951 年，美国 Brookhaven 国家实验室 Brecher 和 Cronkite 等用未经照射的正常骨髓治疗致死量辐射所致的骨髓严重衰竭获得成功，从动物水平证实造血干细胞的存在。

1960 年，美国科学家 Cronkite 首创用细胞放射自显影技术，对造血细胞的增殖分化的动力过程做了大量深入的动物研究，获得了丰富的实验数据。

1961 年，加拿大科学家 James E. Till 和 Ernest A. McCulloch 等发现将骨髓细胞注入小鼠体内，细胞在脾中形成造血集落（脾克隆形成单位，CFU-S），同时发现来自集落的细胞具有多向分化的潜能和自我更新的能力，这是最早关于造血干细胞的实验研究。

1966 年，以色列科学家 Pluznick 和澳大利亚科学家 Metcalf 分别发现人粒 – 单核克隆形成单位（CFU-GM），当时人们对造血祖细胞尚不了解，认为 CFU-GM 就是造血干细胞。

1970 年，Stephenson 首次发现红系晚期祖细胞集落 CFU-E。

1970 年，Friedenstein 首次在体外利用全骨髓贴壁培养法获得了基质细胞，具有贴壁生长、非巨噬细胞、能够分化形成类似骨或软骨的集落、成纤维样等特点。后续的实验证实，将骨髓基质细胞移植到肾被膜下可以形成新的髓质结构，包括骨小梁、脂肪细胞和宿主来源的未分化的及成熟的血细胞，而将表皮成纤维细胞或结缔组织细胞移植到肾被膜下则没有形成髓质，说明骨髓基质细胞是骨髓所特有的一种基质细胞，是骨髓中的结缔组织细胞的祖细胞。

1974 年，Knudtzon 等首先证明人类脐血中富含造血干细胞，为后来脐带血库的建立奠定了基础。

1978 年，Schofield 等提出了造血干细胞微环境（niche）假说，认为骨髓基质（stroma）所构成的微环境是正常造血必要的条件。

1979 年，加拿大的 Fauser、Messner 和美国的 Ogawa 等又先后报道发现小鼠和人类的 CFU-GEMM，他们当时都误认为这类含有多向髓系分化潜能的早期髓系祖细胞是多向分化潜能的造血干细胞。

1980 年，吴祖泽院士主导的世界上第一例胎肝造血干细胞移植治疗急性重度骨髓型放射病成功。

1981 年，Martin Evans 和 Matthew Kaufman 两个研究小组分别报道了由小鼠胚胎中提取多能干细胞并在小鼠子宫中扩增细胞的方法；同年 12 月，Gail R. Martin 等从小鼠胚胎中分离得到干细胞，并在体外成功扩增培养得到小鼠胚胎干细胞（embryonic stem cells）。

1985 年，美国血液病医生 Thomas 用 HLA 相合孪生同胞供者同基因骨髓移植治疗白血病第一例成功的报告，轰动了全世界。

1988 年，Socinski 等发现 G-CSF 动员造血干 / 祖细胞从骨髓大量转移到循环血的作用，经动员的外周血成为干细胞新供源。

20 世纪 80 年代末，Maureen Owen 和 Arnold Caplan 优化了 Friedenstein 的方法，并发现骨髓基质细胞可以向间质细胞系分化，并且表达 SH2（CD105）和 SH3（CD73）抗原。

1990 年，Thomas 因在骨髓移植治疗白血病中取得的巨大成就，获得了诺贝尔生理学与医学奖。

1991 年，Caplan 首次将这类可分化为间质 / 基质细胞谱系并可为造血干细胞提供造血微环境的基质干细胞命名为间充质干细胞（mesenchymal stem cells）。

1992 年，全球首个脐血库在美国纽约建成。

1994 年，美国 Krause 等首次报告了 CD34 是造血干 / 祖细胞的表面标志，从而启动了造血干 / 祖细胞检测、富集的研究。

1995 年，美国 Broxmeyer 在基础研究中第一个发现脐血富含造血干细胞后，立即和法国圣路易医院 Gluckman 合作率先开展临床应用脐血来源造血干细胞移植。

1998 年，美国两个研究小组几乎同时从人胚胎组织中分别培养出了人胚胎干细胞：James A. Thomson 在威斯康星大学带领的研究小组从人类发育至囊胚阶段的胚胎组织中提取了 inner cell mass 细胞并建立细胞株。经测试这些细胞株的细胞表面标志和酶活性，证实这些细胞为全能干细胞。John D. Gearhart 等也从受精后 5 ~ 9 周人工流产的人胚胎中提取生殖母细胞（primordial germ cell），证实培养得的细胞株具有全能干细胞的特征。

1999 年，美国科学家在 *PNAS* 上报告：小鼠肌肉组织的成体干细胞可以"横向分化为血液细胞"。此后，世界各国科学家相继证实，成体干细胞（包括人类的成体干细胞）具有可塑性。同年，干细胞研究进展被 *Science* 杂志评选为该年度世界十大科学成就之首。

2000 年，Zvaifler 等从人外周血中获得间充质干细胞，同年，Erices 等从人脐带血中获得间充质干细胞；Woodbury 等在体外将大鼠及人骨髓间充质干细胞分化为非间质谱系的神经细胞，为神经系统疾病治疗奠定了基础。

2002 年，京都大学利用实验鼠的胚胎干细胞成功培育出神经细胞、视网膜细胞、胰岛细胞，并将它们分别移植到患有帕金森病、视网膜色素变性、糖尿病实验鼠体内，均获得理想的治疗效果。

2003 年，法国国家科学研究中心 Hubner 等成功地将鼠胚胎干细胞转化为雌性生殖细胞 – 卵细胞，首次在试管中培育出生殖细胞，不仅将为解决不育、操纵细胞性特征的生物学机制及生理学基础研究带来新的前景，而且有可能从干细胞中得到无数卵子，以完善治疗性克隆技术。

2003 年，段海峰等将间充质干细胞作为基因载体，携带干细胞生长因子（hepatocyte growth factor，HGF）基因治疗缺血性心脏病取得显著效果；同年，Mangi 等用 Akt 基因修饰间充质干细胞，同样用于缺血性心脏病的治疗。开创了用间充质干细胞携带功能基因治疗疾病的新篇章。

2006 年，国际细胞治疗协会（the International Society for Cellular Therapy，ISCT）间充质组织干细胞委员会（Mesenchymal and Tissue Stem Cell Committee）对界定间充质干细胞的最低标准做了规定：第一，间充质干细胞必须是可以在塑料培养皿中贴壁生长的细胞；第二，间充质干细胞流式检测必须 95% 或以上表达 CD105、CD73、CD90 抗原，同时必须小于或等于 2% 表达 CD45、CD34、CD14、CD11b、CD79α 及 CD19 等，也表达 MHC–Ⅱ类分子，如 HLA–DR 抗原等；第三，间充质干细胞必须具备在体外诱导成为成骨细胞、脂肪细胞、软骨细胞的能力。

2006 年，日本京都大学 Shinya Yamanaka 在世界著名学术杂志《细胞》上率先报道了诱导多能干细胞（iPS）的研究。他们把 Oct4、Sox2、c-Myc 和 Klf4 这四种转录因子基因克隆入病毒载体，然后引入小鼠成纤维细胞，发现可诱导其发生转化，产生的 iPS 细胞在形态、基因和蛋白表达、表观遗传修饰状态、细胞倍增能力、类胚体和畸形瘤生成能力、分化能力等方面都与胚胎干细胞相似。

2007 年，Evans 等三位学者因在胚胎干细胞研究和基因敲除领域里做出的杰出贡献而荣获诺贝尔生理及医学奖。

2007 年，匹兹堡大学医学院研究人员从脂肪组织中分离培养出造血干细胞。

2008 年，Osiris 公司的间充质干细胞产品 Prochymal 在美国上市。Osiris 与美国国防部（DOD）签订了史上规模最大的干细胞合同，合同总值 2.2 亿美元。DOD 购买 2 万剂 Prochymal，每剂 1 万美元，用于治疗修复辐射引起的胃肠损伤和移植物抗宿主病（GVHD）。

2009 年 10 月，欧盟药品管理局的人用药品委员会（CHMP）同意高级疗法委员会（CAT）的肯定意见，推荐医疗产品 ChondroCelect 的上市申请，用于修复成人膝关节股骨髁的单个有症状的软骨损伤（国际软骨修复学会 [ICRS] III 或 IV 级），目前该产品已在比利时、荷兰、卢森堡、德国、英国、芬兰和西班牙等国上市销售。

2009 年，脐血造血干 / 祖细胞体外扩增取得重大进展：Delaney 等利用 Notch 介导的信号通路可以使脐血造血干 / 祖细胞的数量扩增 160 多倍，并且将扩增后的细胞成功用于临床移植，使植入的时间平均缩短 10 天之久；Himburg 等发现多效能因子 PTN 是扩增造血干祖细胞的一个关键因子，可以使干 / 祖细胞数量扩增 10 倍左右。

2009 年，Kuypers 科研团队第一次指出人类足月的胎盘是一个有活性且具有功能的造血器官，可以提供大量的 $CD34^+CD133^+$ 细胞，以及其他原始的造血祖细胞，适合人类移植。由胎盘取得的造血干细胞或培养获得的集落总数量是同一来源由脐带血的 10 倍。

2009 年，美国 FDA 批准 Geron 公司进行世界上第一例胚胎干细胞临床实验研究，该研究中采用胚胎干细胞分化为少突细胞谱系从而治疗脊髓损伤的神经组织病变。

2009 年，中国科学家周琪等用 iPS 细胞通过四倍体囊胚注射得到存活并具有繁殖能力的小鼠，证明 iPS 细胞具有与 ES 细胞相似的多潜能性。该成果被美国《时代周刊》评为 2009 年全球十大生物医学进展之一。

2010 年，美国 FDA 批准先进公司开展利用胚胎干细胞疗法治疗斯特格症的第二例临床试验。将人类胚胎干细胞诱导发育为视网膜色素上皮细胞，并注入患者眼部，从而达到治疗目的。

2010 年，Boisset 等、Kissa 等、Bertrand 等三个科研小组同时发现，造血干细胞可以直接由主动脉内皮转变而来，从而发现了造血干细胞的一个新来源。

2010 年，Mendez-Ferrer 等发现，Nestin 阳性的间充质干细胞是造血干细胞龛的主要组成细胞，维持造血干细胞的自我更新、扩增与分化。

2010 年 7 月，澳大利亚治疗用品管理局（TGA）批准 Mesoblast 公司生产和供应自体间充质前体细胞（MPC）产品在澳大利亚上市，该产品主要应用于受损组织的修复和再生。

2011 年 7 月，韩国食品药品管理局宣布，准许由 FCB-Pharmicell 公司开发的用于急性心肌梗死治疗的自体间充质干细胞产品 Hearticellgram-AMI，自 7 月 1 日起正式投放市场销售。

2011 年 12 月，卫生部发布《关于开展干细胞临床研究和应用自查自纠工作的通知》，卫生部与国家食品药品监督管理局决定开展为期一年的干细胞临床研究和应用规范整顿工作。通知中明确规定，"停止未经卫生部和国家食品药品监督管理局批准的干细胞临床研究和应用活动"。

2012 年 5 月，加拿大卫生部批准了 Osiris 公司生产的间充质干细胞药物上市销售。该药物用于治疗儿童移植物抗宿主病（GVHD），成为世界上第一款经发达国家批准的用于治疗移植物抗宿主病的非处方间充质干细胞药物，并获得了在该领域长达 8 年半的独家生产类似产品的排他性权利。

2012 年，韩国食品药品厅批准两款间充质干细胞的生产许可，分别是 Medipost 公司的软骨再生治疗药物 Cartistem（脐带血间充质干细胞）和 Anterogen 的治疗复杂性克罗恩病并发肛瘘的药物 Cuepistem（自体脂肪间充质干细胞）。

2012 年，Nancy Speck 博士发现在发育中的胚胎里，造血干细胞的直接前体细胞存在分子标记 Ly6a，从而为利用细胞工程技术由前体细胞"制造"造血干细胞提供了极其重要的启示。

2012 年，我国军事医学科学院附属医院（解放军 307 医院）刘兵课题组和军事医学科学院生物工程研究所杨晓课题组通过合作，发现小鼠胚胎头部是造血干细胞发育的新位点，揭示了造血发生的新模式。

2012 年，诺贝尔生理学或医学奖颁给了英国生物学家 John Gordon 和日本细胞研究所主任长 Shinya Yamanaka，主要表彰他们在细胞核重新编程研究领域做出的重要贡献。

2014 年，Derrick J. Rossi 等利用从老鼠获得的成熟血细胞，利用 8 个转录因子将其重编程为造血干细胞（HSCs），将其称为诱导造血干细胞（iHSCs），具有造血干细胞的功能特点，如造血干细胞一样能够自我更新，能够产生所有血造血干细胞一样的细胞成分。

截至 2014 年 5 月，在 Clinical Trails 注册进入临床试验的间充质干细胞产品共计 386 项。

第七章

血液系统疾病的生物治疗

血液系统肿瘤是一系列造血及淋巴组织恶性疾病的总称，根据世界卫生组织 2008 年分类标准，包括骨髓增殖性肿瘤、骨髓增生异常综合征、急性及慢性髓系白血病、急性淋巴细胞白血病、淋巴瘤、多发性骨髓瘤及组织细胞肿瘤等类型。涉及生物治疗的血液病既有肿瘤性疾病，也有非肿瘤性疾病。非肿瘤性血液病如再生障碍性贫血、多中心性 Castleman 病等淋巴组织不典型增生性疾病等，这些疾病的治疗可能会使用到抗胸腺细胞球蛋白、IL-6 受体单抗等，也属于生物治疗范畴。各种细胞因子如粒细胞集落刺激因子、促红细胞生成素、干扰素等用于治疗一些血液系统非肿瘤性疾病均可以纳入广义的生物治疗范畴。限于篇幅限制及相关内容过于庞杂，本章将重点讨论造血及淋巴组织肿瘤的个体化的、特异的生物治疗。

按照治疗原理的不同，一般情况下，我们将血液肿瘤的生物治疗分为两大类：一类是间接抗肿瘤方法，即杀伤或抑制肿瘤细胞的生长，主要通过细胞因子、细菌、疫苗、药物或基因导入等方法，来激活人体自身的免疫系统的效应细胞和它所分泌的细胞因子的方法来完成；另一类是直接抗肿瘤方法，主要是利用免疫效应细胞直接干扰肿瘤细胞的生长、转化或转移，此类治疗也被称为过继细胞免疫治疗。

一、细胞因子

细胞因子在血液系统疾病的应用已经有 30 余年的历史，20 世纪 90 年代粒细胞集落刺激因子（G-CSF）、粒巨噬细胞集落刺激因子（GM-CSF）、白介素 2（IL-2）及干扰素就开始广泛用于血液病临床。目前血液肿瘤临床治疗中常用的细胞因子主要有干扰素、白介素、各种血细胞生长刺激因子三种。

（一）干扰素

干扰素（IFN）主要分为三大类：IFN-α、IFN-β、IFN-γ，在血液肿瘤的治疗中最常用的是 IFN-α，其主要作用是增强主要组织相容性抗原复合物（MHC）和肿瘤相关抗原（TAA）表达；增强自然杀伤（NK）细胞的补体依赖性细胞毒作用（CDC）及抗体依赖性细胞的细胞毒作用（ADCC），同时产生一定程度的直接抑制肿瘤细胞增生和抑制肿瘤组织血管生成的作用。20 世纪 90 年代开始，干扰素甚至作为当时慢性粒细胞白血病、慢性淋巴细胞性白血病等低度恶性淋巴瘤的标准治疗进入相应的疾病诊疗指南，时至今日干扰素仍然作为低度恶性淋巴瘤、骨髓增殖性肿瘤的常规治疗措施普遍用于临床。进入 21 世纪，新的分子靶向治疗药物如伊马替尼、达沙替尼、尼罗替尼等酪氨酸激酶抑制剂取代干扰素成为慢性粒细胞白血病的标准治疗。此外，干扰素也用于治疗一些复发难治性免疫性血小板减少性紫癜及自身免疫性溶血性贫血。

（二）白细胞介素

白细胞介素（interlukin，IL）就是 B 细胞、T 细胞、骨髓基质细胞和单核细胞等血细胞产生的一系列具有调节各类血细胞之间的相互作用及免疫反应功能的可溶性蛋白或糖蛋白，简称为白介素。多数白介素在体内的主要作用是作为炎症介质介导炎症反应，如白细胞介素 6（IL-6）是很多结缔组织病最重要的炎症介质之一，IL-6 抑制剂已经成为一些结缔组织病的标准治疗措施。在血液系统疾病应用最多的白介素是 IL-2 及 IL-11。IL-2 在 T 细胞及 B 细胞淋巴瘤及白血病的治疗中均有成功案例，但其疗效不具有普遍性，因而未能被普遍推广应用；异基因造血干细胞移植后应用 IL-2 或与供者淋巴细胞输注联合应用，能够增强移植物抗肿瘤效应，从而利于清除残留白血病细胞、预防和治疗白血病复发。IL-11 具有刺激骨髓巨核细胞增殖、分化及产生血细胞的功能，一般被用于放、化疗后血小板减少并发症的治疗，其确切疗效需要规范的临床研究进一步证实。

（三）造血细胞生长因子

造血细胞生长因子是对一系列具有刺激骨髓造血功能的细胞因子的统称，这类细胞因子对髓系、粒单核细胞系、红细胞系及巨核细胞系等不同系列的造血细胞具有促进生长、分化、成熟、增殖等调节作用。临床上应用较多的主要有：粒细胞 – 巨噬细胞集落刺激因子（GM-CSF）、粒细胞集落生长刺激因子（G-CSF）和促红细胞生成素（EPO）等。

（四）肿瘤坏死因子

肿瘤坏死因子（tumor necrosis factor，TNF）主要有两种类型，分别是由巨噬细胞产生的 TNF-α 和由淋巴细胞产生的 TNF-β。TNF-α 在临床试验中运用较为广泛，它不仅具有直接破坏肿瘤细胞的细胞毒性，还能破坏肿瘤组织周围的血管上皮组织，通过形成微小血栓来阻断肿瘤组织的血液供应，最终导致肿瘤的出血性坏死。TNF 也是最重要的炎症介质，在各种原因引起的炎症反应中都是常见的炎症反应因子，从而介导产生一系列与炎症反应类似的毒副作用，限制了其临床应用。

二、单克隆抗体

单克隆抗体主要通过以下机制发挥抗肿瘤作用：① 免疫介导的抗肿瘤作用，如抗体依赖性细胞的细胞毒作用（ADCC）、补体依赖性细胞毒作用（CDC）以及抗体介导吞噬作用等；②抗体通过破坏肿瘤组织血管、阻断肿瘤细胞血液供应以及破坏肿瘤基质细胞，从而破坏肿瘤细胞生长的微环境；③抗体直接杀伤肿瘤细胞。目前仅少数单克隆抗体可以直接用于肿瘤临床治疗，更多的单克隆抗体不具备直接杀死肿瘤细胞的作用，或者其介导细胞毒作用很弱，或者因肿瘤细胞诱导的免疫抑制，不足以充分杀死肿瘤细胞。这种类型的单克隆抗体在治疗肿瘤时，需要通过交联方式携带一种细胞杀伤介质，这种介质具有细胞毒作用，通过抗体与肿瘤细胞结合可以直接杀伤肿瘤细胞，这种结构的单克隆抗体在增强抗肿瘤效果的同时，减小了对正常细胞的损害。

（一）无修饰单克隆抗体

已经上市推广用于治疗血液病的无修饰单克隆抗体主要有：抗 CD20 的利妥昔单抗（rituximab）、抗 CD52 的阿伦单抗（alemtuzumab）、补体 C5 单抗（eculizumab）及抗 IL-6 受体的托珠单抗（tocilizumab）等。

CD20 抗原仅表达于所有的前 B 淋巴细胞和成熟 B 淋巴细胞中，造血干细胞、浆细胞和其他造血细胞系无 CD20 表达，因而是 B 淋巴细胞肿瘤治疗的一个理想的靶点。利妥昔单抗是由鼠抗 CD20 单克隆抗体 2B8 的可变区和人源 IgG1γ1 重链及 κ 轻链的恒定区组成的人鼠嵌合型单克隆抗体。利妥昔单抗单独或联合化疗药物治疗 B 细胞淋巴瘤已经成为 CD20 阳性 B 细胞淋巴瘤的标准治疗，一些复发难治性霍奇金淋巴瘤及自身免疫性疾病应用利妥昔单抗治疗也取得了满意的疗效。

CD52 的生物学功能尚不清楚，主要表达于成熟 T 淋巴细胞、B 淋巴细胞、单核细胞及嗜酸细胞，在各系列造血干细胞不表达。阿伦单抗是采用基因工程技术生产的人源化抗 CD52 单克隆抗体，进入体内很快诱导分泌多种具有杀伤淋巴细胞作用的细胞因子，如 IL-6、肿瘤坏死因子 α 及干扰素 γ 等，主要用于治疗慢性淋巴细胞性白血病、T 细胞淋巴瘤、多发性硬化症、异基因造血干细胞移植后并发症移植物抗宿主病以及器官移植后抗排异，偶尔也用于某些难治性自身免疫性疾病。

白介素 -6（IL-6）是一种在免疫反应过程中起重要作用的细胞因子，并参与自身免疫病、多发性骨髓瘤及 Castleman Disease 等疾病的发病机制。托珠单抗是人源化的抗 IL-6 受体单克隆抗体，主要用于治疗自身免疫性疾病、多中心性 Castleman Disease 以及

T细胞抗体治疗和嵌合抗原受体修饰的T细胞治疗过程中发生的细胞因子释放综合征。

Eculizumab是抑制末端补体成分活化的重组人源型单克隆抗体，能特异性地结合到人末端补体C5，通过抑制人补体C5向C5a和C5b的裂解过程阻断炎症因子C5a的释放及C5b-9的形成。阵发性睡眠性血红蛋白尿是因造血干细胞PIG-A基因突变导致的以血管内溶血及血栓形成为主要特征的非肿瘤性克隆性疾病，PIG-A基因突变导致红细胞及白细胞膜上的包括CD55、CD59和CD16在内的一系列膜蛋白缺失，红细胞膜的异常导致补体系统异常激活，同时异常的红细胞对补体系统的作用更敏感，因而容易被破坏发生溶血。Eculizumab主要被用于治疗阵发性睡眠性血红蛋白尿，也可用于治疗溶血性尿毒症。

（二）单克隆抗体耦联物

多数单克隆抗体的抗肿瘤作用较弱，不适宜直接用于肿瘤临床治疗。因而很多研究者探索将单克隆抗体、单克隆抗体的抗原结合片断或可变区片断与具有细胞毒作用的各种分子耦联，以期取得更强的抗肿瘤作用。常用的细胞毒介质包括各种蛋白性质的免疫毒素、小分子细胞毒药物及放射性同位素三类。已经上市或者进入临床试验阶段的此类单克隆抗体针对的抗原有CD19、CD20、CD22、CD25、CD30、CD33、CD37、CD45、CD74、CD79b及CD138等，常用的耦联同位素有^{131}I、^{90}Y及^{225}Ac，小分子药物耦联物常用的有卡奇霉素、阿霉素、美登木素（maytansinoid）及一甲基澳瑞他汀E（monomethyllauristatin E)等。目前已经上市的耦联单克隆抗体主要有吉妥单抗(gemtuzumab ozogamicin，GO）和CD30单抗（brentuximab vedotin）。

1. 吉妥单抗

CD33是髓系细胞的标记性抗原，正常的原始粒细胞到成熟粒细胞均表达CD33，其中以早幼粒细胞及中幼粒细胞表达最强；原始、幼稚及成熟单核细胞、巨噬细胞、树突状细胞、原始红细胞、原巨核细胞及肝脏枯否细胞（Kupffer cell）均有CD33表达。

吉妥单抗是重组人源化抗CD33单抗与细胞毒药物加里奇霉素（calicheamicin）的衍生物的复合物（gemtuzumab ozogamicin，GO）。GO与靶细胞结合后，可被靶细胞胞饮到细胞内，从耦联物上水解游离出来的卡奇霉素能够降解DNA，导致细胞死亡。本品对表达CD33抗原细胞的细胞毒性是不表达CD33抗原细胞的7万余倍。临床上主要用于治疗以急性早幼粒细胞白血病为主的CD33阳性急性髓系白血病，其疗效得到普遍认可。主要副作用是骨髓抑制及肝脏毒性，严重者可因肝静脉闭塞病死亡，其制造商因此在FDA的要求下于2013年将GO退市。近期的临床研究进一步验证了GO的临床效果，并且其毒副作用也在可控的范围，一些研究者呼吁将GO重新上市。

2. CD30单抗

CD30是隶属于肿瘤坏死因子受体家族的跨膜糖蛋白，主要表达在活化的T和B

淋巴细胞，未活化的淋巴细胞不表达。霍奇金淋巴瘤的 Reed-Sternberg 细胞及 T 淋巴细胞起源的间变大细胞淋巴瘤（anaplastic large cell lymphoma，ALCL）的瘤细胞表达 CD30。Brentuximab vedotin 是 CD30 单抗与微管蛋白抑制剂—甲基澳瑞他汀（monomethyl auristatin E，MMAE）耦联的产物，MMAE 进入细胞后与微管结合，诱发细胞凋亡。该药用于治疗系统性 ALCL 及复发难治性霍奇金淋巴瘤的疗效显著，最常见副作用是中性粒细胞减少、神经损伤（周围感觉神经病变）、疲乏、恶心、贫血和血小板减少等。

（三）MHC 限制性多肽单克隆抗体

大多数蛋白分子仅表达于细胞内，在细胞表面无表达，如转录因子、核蛋白等，此类蛋白分子通常被认为不适于作为抗体或细胞免疫治疗的靶点。研究发现一些细胞内的蛋白分子降解成的多肽片断可以被特定的某一类 MHC 分子递呈到细胞表面，这些多肽与 MHC 分子在细胞表面结合形成的抗原分子能够刺激免疫效应细胞产生特异的单克隆抗体。WT1、PR3 以及 Ph 染色体阳性的各种类型白血病细胞内的 BCR/ABL 肿瘤融合蛋白等的多肽降解产物均可以被 MHC 分子递呈到细胞表面形成 MHC 分子 – 肿瘤蛋白多肽耦联抗原，进而刺激产生特异的单克隆抗体。

WT1 是在细胞内表达的肿瘤性转录因子，其降解产生的多肽可以被限制性 MHC 分子递呈到细胞表面组成 MHC 分子与 WT1 双特异的抗原决定簇，进而激活体液免疫系统产生 MHC-WT1 多肽特异的抗体。实验研究证实白血病抗原 HLA-A 0201 限制性 WT1 多肽特异性抗体可以杀死绝大多数 HLA-A 02 限制性 WT1 基因阳性的白血病及实体瘤细胞系。HLA-A 24 特异性 WT1 抗体的实验研究也取得了类似结果。考虑到 50% 以上的人为 HLA-A 02 阳性，且多数实体瘤及 80% 以上的急性白血病 WT1 强表达，正常造血细胞几乎无 WT1 表达，该研究具有鼓舞人心的、非常广泛的应用前景。同样的机制，其他很多在细胞内表达的蛋白分子（包括肿瘤特异性的基因突变蛋白）可以被 MHC 分子限制性地递呈到细胞表面，并用于特异性的抗肿瘤抗体制备研究，未来可能开发出大批具有肿瘤特异性的单克隆抗体用于肿瘤临床治疗。

三、过继免疫细胞治疗

过继免疫细胞治疗的原理是通过给肿瘤患者输入或注射自体或异体的抗肿瘤免疫效应细胞来直接杀伤肿瘤细胞，或是通过其激活患者机体的免疫反应来杀伤肿瘤细胞，达到治疗肿瘤的目的。过继性免疫细胞治疗的主要实施步骤包括：首先，提取患者或供者的外周血；其次，从提取的外周血中分离出免疫杀伤细胞，并对其进行培育，使其不仅在数量上得以扩充，其生物学功能也按照需要的方向分化；最后将分化、扩充后的免疫杀伤细胞输入或注射进患者体内杀伤肿瘤细胞。治疗肿瘤采用的过继性免疫细胞主要种类有：淋巴因子激活的杀伤细胞（LAK 细胞）、肿瘤浸润淋巴细胞（TIL 细胞）、细胞因子诱导的杀伤细胞（CIK 细胞）、树突状细胞（DC）和 Tγδ 细胞等。

（一）异体 T 细胞

异基因造血干细胞移植后输注供者淋巴细胞已经成为预防和治疗白血病复发的常规治疗，有复发倾向或者已经复发的异基因造血干细胞移植后白血病患者在接受供者淋巴细胞输注后重新达到完全缓解，体外去除供者 T 淋巴细胞的异基因造血干细胞移植患者复发率明显提高，这些研究成果均证明了异体的 T 淋巴细胞具有抗肿瘤作用。进一步研究发现，恶性血液肿瘤患者在接受低剂量全身照射（100cGy）后输注亲缘 HLA 半相合外周血单个核细胞，在部分患者体内供者细胞可以长期植入；也有个别化疗耐药或复发的 AML 患者获得了治疗反应，供者细胞却并未植入，提示是供者细胞中的免疫效应 T 细胞及受者自身抗白血病 CTL 对白血病起了反应。国内艾辉胜等化疗联合供者经 G-CSF 动员后分离的外周血单个核细胞输注治疗复发难治性白血病取得满意疗效，完全缓解率明显提高，且感染发生率降低，其中少数患者 2 年后体内仍然可以找到微量供者来源的细胞，提示有微量供者细胞植入，没有观察到有移植物抗宿主病发生，这种微量植入的异体细胞的其生物学意义尚不明了。

（二）NK 细胞

NK 细胞表面的杀伤细胞免疫球蛋白样受体（KIR）识别细胞表面的 HLA-I 类分子，传递免疫抑制或激活信号，当 KIR 配体不相合时可引起 NK 细胞杀伤反应。NK 细胞输注应用于临床的报告较少，不同研究者的研究结果疗效也存在相当大的差距，总体上由 NK 细胞输注引起的抗肿瘤反应较弱，难以达到临床治疗肿瘤的目的，可能与肿瘤诱导的免疫抑制有关。有研究报告，接受不同剂量免疫抑制剂的患者接受亲缘半相合 NK 细胞输注，在输注前接受高剂量环磷酰胺和氟达拉滨的患者体内 IL-15 和 NK 细胞数有所增加，少部分高危组 AML 患者能够因此获得完全缓解。

一般认为异基因造血干细胞移植后的并发症移植物抗宿主病（GVHD）主要是由带有 α、β 受体的 T 细胞与 NKT 细胞介导，NK 细胞不参与 GVHD 免疫反应，因此供者来源的 NK 细胞输注可以用于治疗白血病异基因造血干细胞移植后复发、清除残留白血病细胞，而不必担心诱发严重 GVHD 的风险。

（三）CIK 细胞、树突状细胞（DC）

细胞因子诱导的杀伤细胞（CIK 细胞）是将自体外周血单个核细胞在实验室用多种细胞因子（如抗 CD3 单抗、IL-2、IFN-γ 及 IL-1α 等）处理后，经过培养、增殖、分化一段时间后所获得的具有免疫效应细胞作用的细胞群，所获得的细胞多数具有 NKT 细胞及 NK 细胞的免疫表型及其生物学功能，主要是 CD3$^+$CD56$^+$ 细胞和 CD3$^+$CD8$^+$ 细胞，具有 T 淋巴细胞的抗肿瘤活性以及 NK 细胞的非 MHC 限制性杀伤肿瘤细胞的特点。国内外很多研究证实了 CIK 细胞在体外及体内对白血病细胞均具有杀伤作用，临床试验发现接受 CIK

细胞治疗的白血病病人中，少数可以达到短期的完全缓解，另有部分患者有一定治疗反应，多数患者疗效不确定。用供者来源 CIK 细胞治疗血液肿瘤异基因造血干细胞移植后患者，证实移植后异基因 CIK 治疗安全、可行，并能够在体内发挥移植物抗肿瘤作用。

四、嵌合抗原受体修饰 T 细胞

基于造血及淋巴组织肿瘤的瘤组织及标本易于获得的特性，肿瘤治疗的很多开创性研究成果始于造血系统肿瘤，如分子靶向治疗药物伊马替尼治疗 Ph 染色体阳性慢性髓系白血病及急性淋巴细胞白血病、单克隆抗体利妥昔单抗治疗 CD20 阳性 B 细胞淋巴瘤、维甲酸诱导分化治疗急性早幼粒细胞白血病等。同样，被 Science 杂志评选为 2013 年科学十大突破之首的肿瘤免疫治疗，其主要内容嵌合抗原受体（chimeric antigen receptors，CAR）修饰 T 细胞（CART 细胞）治疗肿瘤也是首先在血液系统肿瘤慢性淋巴细胞白血病及急性淋巴细胞白血病上取得突破，CAR 技术已经在包括造血及淋巴组织肿瘤在内的多种肿瘤治疗上取得了很好的效果。CART 细胞接触到靶细胞时释放颗粒酶和穿孔素发挥强效的特异性的溶解肿瘤细胞活性，并分泌白介素 6、白介素 10、肿瘤坏死因子等多种细胞因子，招募免疫系统的其他成员向肿瘤组织集中，从而放大及延长抗肿瘤免疫反应，因此 CART 细胞能够介导比单克隆抗体介导的免疫反应更强的抗肿瘤效应。迄今，CART 细胞治疗血液系统肿瘤的靶向抗原几乎都是正常血细胞的分化抗原，针对不同抗原在各种血液肿瘤如白血病、淋巴瘤、多发性骨髓瘤等开展了大量的临床研究工作。

（一）急性及慢性淋巴细胞白血病

1. CART19

CD19 在正常 B 淋巴细胞、约 90% 的 B-ALL 患者及部分 T-ALL 患者表达，在非造血组织及造血干细胞不表达，因此，CD19 是 ALL 患者 CART 细胞治疗比较理想的靶点。抗 CD19-CAR 基因转染 T 细胞（CART19 细胞）行体外实验，CART19 细胞表现出持续有效的杀伤 ALL 细胞的活性。小鼠体内进行的 CART 细胞输注实验也得到了相同的结果。CART19 细胞杀伤肿瘤性 B 淋巴细胞的同时也杀死正常 B 淋巴细胞，导致 B 淋巴细胞缺乏及体液免疫缺陷，某些病例因此需要输注免疫球蛋白替代治疗。

与第一代 CART 技术不同，由于引入了共刺激分子 CD28 或 CD137，第二代 CART 细胞更利于在体内扩增并持续存活。Rosenberg 等首先报告了第二代 CART19 细胞（ScFv-CD28-CD3ζ）治疗一例淋巴瘤病例，病人部分缓解持续达 32 周，主要毒副反应为骨髓及外周血 B 淋巴细胞缺乏。

《新英格兰医学杂志》在 2011 年及 2013 年报告了 Carl H. June 等采用含另一种共刺激信号 4-1BB 的第二代 CAR 技术（ScFv-41BB-CD3ζ）治疗慢性淋巴细胞白血病（CLL）及急性淋巴细胞白血病取得成功，开启了 CART 细胞治疗肿瘤的新时代。含 ScFv-41BB-

CD3ζ 的 CART 细胞较 ScFv–CD28–CD3ζ 的 CART 细胞似乎具有更强的抗肿瘤活性，3 例 B–CLL 中的 2 例获得完全缓解，另 1 例获得持续的部分缓解；2 例复发 ALL 病例均获得完全缓解，其中 1 例 2 个月后复发，复发的白血病细胞无 CD19 表达，显示白血病进展过程中丢失了原先表达的 CD19，导致免疫逃逸；另 1 例持续完全缓解状态超过 1 年。CART19 细胞在体内扩增超过 1000 倍，骨髓及外周血中持续保持在高水平达 6 个月以上。除常见的 B 细胞缺乏、浆细胞减少及低免疫球蛋白血症等副作用外，主要的毒副反应包括肿瘤溶解综合征、渗漏综合征、细胞因子释放综合征，部分病人可出现类似成人呼吸窘迫综合征的临床表现，严重者可危及生命。这些综合征均与大量炎症介质释放有关，主要的相关的细胞因子包括 TNF–α、IL–6、IL–10 及 IFN–γ 等，应用 IL–6 受体单克隆抗体（tocilizumab，托珠单抗）及 TNF–α 抑制剂（etanercept，依那西普）能够有效地治疗这些与细胞因子释放有关的并发症，严重者可以考虑采用大剂量糖皮质激素治疗。

影响 CART19 细胞治疗效果的主要问题是回输后体内特异的 CART 细胞扩增数量达不到需要的水平，并且在体内存活的时间太短。Carl H.June 研究组的结果比 Rosenberg 研究组的结果似乎更成功，其原因尚不明了，分析认为与 Rosenberg 研究组的研究体系不同有关，Carl H. June 研究组的研究体系存在以下差别：① 采用了不同克隆的抗 CD19 单链抗体；② 采用了慢病毒载体，而不是反转录病毒载体；③ 转基因前后 T 细胞的处理措施存在差异；④ 回输前进行了预处理化疗；⑤ 回输后未使用白介素 2。正在进行的临床试验中，研究者们正在采取各种措施提高 CART 细胞治疗的疗效，包括优化 CART 细胞制备流程中的每一个环节、采用第三代 CART 技术等。

2. CART23

CD23 仅表达于分泌 IgE 的 B 淋巴细胞、肥大细胞、血小板和树突状细胞表面，正常 B 淋巴细胞几乎不表达 CD23，绝大多数 CLL 表达 CD23。相对于 CD19，CD23 是 CLL 更理想的免疫治疗靶点。Lumiliximab 是一种基因重组的人猴嵌合型抗 CD23 单克隆抗体，对 CLL 治疗作用的I期和II期临床试验证实了其安全性和有效性，Lumiliximab 的不良反应主要是 B 淋巴细胞减少。抗 CD23–CAR T 细胞进行实验，CART23 细胞对 CD23⁺ 肿瘤细胞系及小鼠模型上具有特异性杀瘤效应，且 CART 细胞诱导分泌包括 IL–2 在内的大量的炎症因子，而 IL–2 又反过来促进 CART 细胞增殖。目前尚未有 CART23 治疗 B 淋巴细胞肿瘤的临床报告。

（二）急性髓系白血病（acute myeloid leukemia，AML）

目前 AML 治疗仍是采用沿用 40 余年的 DA 方案为代表的蒽环类抗肿瘤抗生素联合阿糖胞苷的化疗方案，缓解后进行大剂量阿糖胞苷强化及造血干细胞移植，新的进展局限在已有治疗药物剂量的调整上。目前 CAR 技术在 AML 上的应用研究远落后于在淋巴组织肿瘤的应用，包括我们自己在内的一些研究者对 CAR 技术在 AML 的作用进行了研究，已知可以用于 AML 治疗的 CAR 特异性抗原的靶向抗原包括 CD33、CD123、LeY 及 CD44v6 等，目前进入临床试验阶段的仅有抗 CD33-CAR 及抗 LeY-CAR。

1. CART LeY

抗 LeY-CAR 是第一个应用 CAR 技术治疗 AML 的临床试验。约 52% 的多发性骨髓瘤患者和 46% 的 AML 患者表达 LeY 抗原，澳大利亚研究者发现 LeY 特异性 CART 细胞能够延长多发性骨髓瘤老鼠模型的生存期；临床研究中 4 例老年 AML 患者（治疗前 3 例为形态学完全缓解但有细胞遗传学残留白血病，另外 1 例为复发白血病）在接受含氟达拉滨预处理方案治疗后输注抗 LeY-CAR 细胞，未发生 3 级以上毒副反应，第 28 天、第 49 天及第 150 天各有 1 例病人复发或进展，另外 1 例持续完全缓解 23 个月。

2. CART33

CD33 是髓系细胞的特征性标志，从髓系前体细胞到成熟粒细胞均有 CD33 表达，各阶段红细胞、巨核细胞也不同程度地表达 CD33，在 90% 以上的 AML 中有 CD33 表达。抗 CD33 的人源性单克隆抗体吉妥单抗显示出了很好的疗效，其主要副反应是骨髓抑制、一过性中性粒细胞减少、血小板减少及肝毒性。抗 CD33-CART（CART33）细胞在体外及动物实验均有很强的杀 CD33$^+$AML 细胞的作用，有可能成为除传统化疗和骨髓移植外很理想的补充治疗方法。解放军总医院韩为东博士领导的研究组采用抗 CART33 细胞治疗一例 CD33 阳性的复发难治性 AML 患者，输注 CART 细胞后病人骨髓中白血病细胞比例下降约一半，持续 2 个月后骨髓中白血病细胞比例急速升高，疾病快速进展。输注过程中的主要副反应是寒战、高热、全血细胞减少，需要输血支持治疗，同时观察到轻微的一过性胆红素升高，输注 1 周后再次发生持续高热，同时 IL-6 升至最高水平，注射 TNFα 抑制剂 etanercept 后体温逐渐正常，IL-6 水平也渐恢复至接近正常水平，证实发热可能为包括 IL-6 及肿瘤坏死因子在内的细胞因子释放所致。虽然未发生预期可能发生的骨髓衰竭，但持续的全血细胞减少显示抗 CART33 细胞可能更适用于造血干细胞移植前减低肿瘤负荷，或者需要找到一种新方法来构建抗 CART33 细胞以增加其安全性，如引入一个自杀基因。

3. CART123

CD123 在正常造血细胞表达水平很低，而在 AML 细胞呈现过表达；CD44v6 主要在耐药 AML 细胞上呈过表达。抗 CD123 与抗 CD44v6 特异的 CART 细胞治疗在实验室及动物实验中均显示了很强的杀 AML 细胞作用，但均未进入临床试验阶段。CD44v6 单克隆抗体的临床试验发现皮肤角质细胞表达 CD44v6，并导致脱靶毒性，提示类似于 CART33，同样需要采取包括引入自杀基因等措施减少其副作用。

（三）淋巴瘤

1. CART30

CD30 阳性淋巴瘤主要是霍奇金淋巴瘤和非霍奇金淋巴瘤中起源于外周 T 淋巴细胞

的间变性大细胞淋巴瘤（ALCL）。超过 80% 的霍奇金淋巴瘤（HL）患者经放、化疗可以治愈，但有一部分在大剂量化疗和造血干细胞移植后仍无法完全缓解或缓解后复发；ALCL 是一组异质性很高的疾病，其预后与许多因素有关，系统性 ALCL 及 ALK 阴性ALCL 预后很差。

CD30 是一种跨膜受体，属于 TNF 超级家族中的一员。CD30 仅在正常人活化的 T 淋巴细胞、活化的 B 淋巴细胞表面表达，且表达量少。HL 的 Reed-Sternberg 细胞及 ALCL 的肿瘤细胞都有 CD30 过表达，其表达水平与肿瘤负荷及预后高度相关。早在 1992 年就有研究者试图将 CD30 作为靶点治疗复发难治性性 HL，临床试验显示抗 CD30 单克隆抗体对难治性 HL 及 ALCL 有肯定的疗效。2011 年 6 月，美国食品药品监督管理局（FDA）批准了一个抗 CD30 单克隆抗体耦联物新药——Brentuximab vedotin，用于治疗复发性难治性 HL 和 ALCL。与 CD30 单克隆抗体不同，抗 CD30-CART 细胞显示出了持久的抗肿瘤作用。Savoldo 等将含 CAR（ScFv-CD3ζ）基因导入 EB 病毒特异性的细胞毒性 T 淋巴细胞（CTL），由于 HL 患者常伴有 EB 病毒感染，因此此法杀伤 HL 肿瘤细胞具有双重特异性，具有更强的杀肿瘤活性。

2. CART22

CD22 在未成熟 B 细胞和前体 B 细胞中主要存在于胞浆，分化为成熟 B 细胞时，该抗原表达于细胞膜上，B 淋巴细胞激活时 CD22 表达量增加；B 细胞分化至终末阶段浆细胞时，CD22 抗原消失。正常 B 淋巴细胞表面 CD22 表达很弱，而约 70% 的 B 淋巴细胞淋巴瘤及白血病细胞高表达 CD22，因此 CD22 可能成为 NHL 免疫治疗的有效的靶点。Epratuzumab 是一种人源化的抗 CD22 单克隆抗体，作为单一抗体使用或者与 rituximab 结合应用于复发性难治性惰性 B 细胞淋巴瘤均有效。采用抗 CD22-CART 细胞（ScFv-CD4-CD3ζ）进行的体外和小鼠模型体内试验显示抗 CD22-CAR T 细胞对 CD22 阳性 B 淋巴细胞肿瘤具有潜在的临床意义。

3. CART20

CD20 在正常和恶变的 B 淋巴细胞中均有表达。由于 CD20 仅在前 B 淋巴细胞、未成熟 B 淋巴细胞、成熟 B 淋巴细胞和激活 B 淋巴细胞中表达，而在浆细胞、淋巴多能干细胞以及其他组织均无 CD20 表达，因此可以作为 B 淋巴细胞肿瘤的治疗靶点。利妥昔单抗是人鼠嵌合型抗 CD20 单克隆抗体，通过补体依赖性细胞毒性反应和抗体依赖性细胞毒性反应引发细胞溶解。利妥昔单抗已经普遍应用于 CD20 阳性淋巴瘤的联合化疗，在儿童 CD20⁺ 的 B⁻ALL 中的应用也取得了很好的疗效，但仍然有很多复发、难治的 B 淋巴细胞肿瘤困扰着临床医生。抗 CD20-CART 细胞技术结合了利妥昔单抗的优点，克服了利妥昔单抗治疗中效应细胞不足及补体饱和等限制其作用的缺点，成为 B 淋巴细胞恶性肿瘤靶向治疗研究的新热点。解放军总医院韩为东博士领导的研究组采用自体

CART20 细胞治疗 10 例复发难治性的弥漫大 B 细胞淋巴瘤患者，其中 1 例持续完全缓解，4 例部分缓解，4 例疾病进展明显延缓，初步显示了 CART20 细胞治疗淋巴瘤的安全性及有效性。

五、肿瘤疫苗

肿瘤疫苗是利用肿瘤细胞产生的肿瘤相关蛋白或这些肿瘤相关蛋白的降解产物多肽诱导机体产生特异的免疫效应细胞及特异的抗肿瘤免疫反应。理想的可以作为肿瘤疫苗的肿瘤蛋白或多肽应该具备几个特点：

(1) 肿瘤细胞强表达，正常细胞不表达或弱表达；

(2) 表达于肿瘤细胞的表面；

(3) 具有足够强的免疫原性，能够诱发足够强的特异性抗肿瘤免疫反应。

白血病相关抗原（LAA）是指白血病细胞异常高表达的抗原，多数 LAA 参与调控白血病细胞的增殖、分化及凋亡。随着细胞遗传学及分子生物学研究的不断深入，越来越多的与造血系统肿瘤相关抗原被发现，如淋巴细胞肿瘤的细胞表面标记蛋白、骨髓瘤相关蛋白 MUC1 和 NY-ESO、端粒酶反转录酶、慢性淋巴细胞性白血病相关的 RHAMM/CD168 和生存素（survivin）、髓系肿瘤相关的 WT1 及 PR3。这些肿瘤抗原绝大多数已经作为靶点进行肿瘤疫苗研究，并通过改变多肽的氨基酸序列以增强多肽疫苗的免疫原性及 MHC 分子亲和力，通过联合免疫佐剂提高肿瘤疫苗疗效。

（一）髓系肿瘤

髓系肿瘤主要是指急性髓系白血病（AML）、骨髓增生异常综合征（MDS）、骨髓增殖性肿瘤（MPN）及慢性髓系白血病等。已经开展的髓系肿瘤疫苗研究主要是以肿瘤相关抗原 WT1、PR-1、RHAMM/CD168 的多肽作为免疫原制备肿瘤疫苗。

1. WT1 基因

WT1 基因位于染色体 11p13，编码产生的蛋白是一种细胞内的转录因子，参与调控细胞增殖、分化及细胞生长相关基因的表达及转录。正常分化成熟的血细胞一般无 WT1 基因表达或仅有微弱表达，包括 CD34 阳性细胞在内的髓系前体细胞有微弱表达；约 80% 的急性淋巴细胞白血病和急性髓系白血病 WT1 强表达，淋巴瘤、多发性骨髓瘤、慢性粒细胞性白血病 WT1 基因也呈高表达，绝大多数实体瘤的肿瘤细胞呈强表达，因此，美国全国卫生研究院（National Institutes of Health，NIH）将 WT1 基因列为肿瘤特异性免疫治疗第一位重要的靶点。WT1 蛋白作为转录因子在细胞表面不表达，但其降解产物多肽可以被限制性 MHC 分子递呈到细胞膜，由 10 个左右氨基酸组成的 WT1 多肽与 MHC 分子结合共同组成完整的抗原刺激特异的免疫反应。2004 年日本研究者首次报告应用 WT1 多肽疫苗治疗白血病以来，WT1 疫苗治疗白血病已开展多个 I／Ⅱ期临床试验。目前用于白血病免疫治疗最多的 WT1 多肽是 HLA-A 0201 及 HLA-A 2402 的限制性多肽片段。应用 HLA-A 0201 限制性 WT1 多肽疫苗治疗 MDS 的研究发现，超过半数的患者病情得到改善或稳定，1/3 患者的 WT1 mRNA 拷贝数明显下降，WT1 特异性 CTL 有所增加，但无达到完全缓解的病例。迄今为止，单用 WT1 多肽疫苗尚无一例病人达到完全缓解。联合应用 WT1 及 PR1 疫苗能够使 AML 病人获得完全缓解，同时随着患者体内 WT1 特异性 CTL 数量的增加，WT1 基因 mRNA 表达水平明显下降，提示 WT1 疫苗发挥了抗白血病作用，从而获得长期缓解。此外，有研究表明，白血病化疗后持续输注 WT1 疫苗有助于清除残留白血病细胞，从而起到延长患者生存时间、提高疗效的作用。

2. PR-1 多肽

蛋白酶 -3（PR-3）正常表达于粒细胞、髓系前体细胞及 CD34+ 干细胞，参与调控细胞增殖与分化，所有 CML 以及半数 AML 患者存在 PR-3 过表达，阻断 PR-3 能抑制白血病细胞系的增殖和分化。PR-1 是 PR-3 和 NE（中性粒细胞弹性蛋白酶）共有的由 9 个氨基酸组成的 HLA-A 0201 限制性多肽，能够刺激机体免疫系统产生特异性细胞毒 T 淋巴细胞杀伤白血病细胞。PR-1 疫苗治疗 AML 的 I/II 期临床试验表明，其毒性反应很少见，近一半病人 PR-1 特异性 CTL 细胞数明显增加，个别患者受益于 PR1 疫苗而获得细胞遗传学完全缓解，患者的无事件生存率及总生存率均明显改善。

肿瘤细胞免疫逃逸的原因之一就是原先表达的肿瘤抗原肿瘤发展过程中，化疗、单克隆抗体、肿瘤疫苗、CART 细胞均可能导致肿瘤抗原选择性缺失。正是基于这种考虑，接种一次 PR-1 和 WT1 联合疫苗（以 montanide 及 GM-CSF 为佐剂）后，大多数患者 PR-1+ 或（和）WT1+/CD8+T 细胞数量增多，WT1 基因 mRNA 表达水平下降，部分病人可以获得完全缓解，但多数疗效持续时间较短。重复注射 PR-1 和 WT1 联合疫苗，首次注射后即显示出抗肿瘤效应，但反复注射导致抗原特异性 CD8+T 细胞与抗体结合力下降，无法达到长期有效抗白血病的作用，推测可能与肿瘤微环境改变或免疫刹车分子如 PD-1 或 CTLA4 表达有关，期待未来 PR-1、WT1 疫苗与 PD-1 或 CTLA4 抑制剂联合应用的临床试验能够改善疗效。

3. RHAMM 基因

包括髓系白血病、多发性骨髓瘤、慢性淋巴细胞性白血病等多种造血系统肿瘤高表达 RHAMM，其多肽能够被限制性 MHC 分子递呈到细胞表面，诱导发生体液及细胞免疫反应。慢性淋巴细胞性白血病患者接受 RHAMM-R3 多肽疫苗，2/3 的患者白血病细胞明显减少，获得血液学改善，83% 的患者 RHAMM-R3 特异性 CD8+T 细胞数增加，证明 RHAMM-R3 多肽疫苗治疗慢性淋巴细胞性白血病是有效的。HLA-A 0201 限制性 RHAMM-R3 多肽疫苗治疗 AML、MDS 等血液系统肿瘤的临床试验中，多数病人 RHAMM-R3 特异性 CD8+ 效应 T 细胞数量增多，获得免疫反应，但仅少数病人表现出一定临床疗效，增加多肽疫苗剂量并不能提高免疫反应效率及强度。

4. BCR/ABL 基因

由 9 号和 22 号染色体相互易位形成的 Ph 染色体是最早发现的人类肿瘤特异的染色体异常，是慢性髓系白血病的特征性遗传学改变，所有的 CML 病人及 1/4 的成人急性淋巴细胞白血病患者携带有 Ph 染色体。Ph 染色体易位形成特异的 BCR/ABL 融合基因。传统上治愈 CML 的唯一方法是异基因造血干细胞移植，酪氨酸激酶抑制剂（TKIs）的出现，颠覆了 CML 治疗的格局，接受 TKI 治疗的大部分 CML 病人可以长期存活。但仍然有约 1/4 的病人会因基因突变发生耐药，需要寻找新的治疗方法。实验研究证明 BCR/ABL 断点处的多肽能够与限制性 MHC 分子结合，激活机体免疫系统，产生特异的细胞毒 T 淋巴细胞，提示 BCR/ABL 多肽可用于肿瘤疫苗研究。BCR/ABL 多肽疫苗的临床研究发现，多数病人能够获得特异的细胞毒 T 淋巴细胞免疫反应，部分病人能够看出一定疗效，但免疫反应的强度及持续时间均不理想。

（二）多发性骨髓瘤

多发性骨髓瘤（multiple myeloma，MM）仍然属于一种不可治愈的肿瘤，近年来发现的蛋白酶体抑制剂硼替佐米、新型免疫调节剂雷利度胺等新的治疗药物虽然提高了缓解率及生存率，绝大多数患者最终会复发；异基因造血干细胞移植虽然有可能治愈 MM，但治疗相关死亡率很高。因此，开发治疗多发性骨髓瘤的肿瘤疫苗也成为 MM 研究方向之一。

研究发现 MM 及意义未明的单克隆免疫球蛋白血症患者体内存在少量的肿瘤性免疫球蛋白独特型（Idiotype，Id）特异性细胞毒 T 淋巴细胞。接受 Id 疫苗治疗的患者，大多数出现了特异性的细胞毒 T 淋巴细胞免疫反应，个别患者甚至可以达到完全缓解，但也存在疗效不够持久、免疫反应弱的问题。上述 WT1、PR-1、RHAMM-R3 及 NY-ESO-1（肿瘤睾丸抗原）、MUC1 多疫苗治疗 MM 取得的结果与 AML 相似。

DKK1（Dickkopf-1，Wnt 信号抑制蛋白）在几乎所有 MM 患者呈高表达，除胎盘、间充质干细胞以外的正常组织无 DKK1 表达，显示 DKK1 可能是一个理想的治疗 MM 的靶点。目前尚无 DKK1 免疫治疗的研究报告。

（三）其他

上述内容简略总结了造血及淋巴系统肿瘤的疫苗研究的现状，除去提到的肿瘤类型，针对慢性淋巴细胞白血病和淋巴瘤的其他基因多肽等的疫苗研究也少量见于报告。大多数疫苗可以诱发特异的细胞毒 T 淋巴细胞增多及免疫反应，共性的问题是免疫反应的强度弱、持续时间短，不足以充分杀死肿瘤细胞达到理想的治疗效果，其原因可能是相关的肿瘤抗原免疫原性太弱、肿瘤细胞免疫逃逸等。

（王全顺）

参考文献

[1] Essand M，Loskog ASI. Genetically engineered T cells for the treatment of cancer. J Intern Med，2013，273：166‑181

[2] Porter D L，Levine B L，Kalos M，et al. Chimeric antigen receptor‑modified T cells in chronic lymphoid leukemia. N Engl J Med，2011，365（8）：725‑733

[3] Grupp S A，Kalos M，Barrett D，et al. Chimeric antigen receptor‑modified T cells for acute lymphoid leukemia. N Engl J Med，2013，368（16）：1509‑1518

[4] Pizzitola I，Anjos‑Afonso F，Rouault‑Pierre K，et al. Chimeric Antigen Receptors against CD33/CD123 a Chimeric Antigen Receptors against CD33/CD123 antigens efficiently target primary Acute Myeloid Leukemia cells in vivo. ntigens efficiently target primary Acute Myeloid Leukemia cells in vivo. Leukemia，2014，doi：10.1038

[5] Maus M V，Grupp S A，Porter D L，et al. Antibody‑ modified T cells：CARs take the front seat for hematologic malignancies. Blood，2014，123（17）：2625‑2635

[6] Rowe J M，Löwenberg B. Gemtuzumab ozogamicin in acute myeloid leukemia：a remarkable saga about an active drug. Blood，2013，121（24）：4838‑4841

[7] Kharfan‑Dabaja M A，Hamadani M，Reljic T，et al. Gemtuzumab ozogamicin for treatment of newly diagnosed acute myeloid leukaemia：a systematic review and meta‑analysis. Br J Haematol，2013，163（3）：315‑325

[8] Palanca‑Wessels M C，Press O W. Advances in the treatment of hematologic malignancies using immunoconjugates. Blood，2014，123（15）：2293‑2301

[9] Scott A M，Wolchok J D，Old L J. Antibody therapy of cancer. Nat Rev Cancer，2012，12（4）：278‑287

[10] Guo M，Hu K X，Yu C L，et al. Infusion of HLA‑mismatched peripheral blood stem cells improves the outcome of chemotherapy for acute myeloid leukemia in elderly patients. Blood，2011，117（3）：936‑941

[11] Kitawaki T. DC‑based immunotherapy for hematological malignancies. Int J Hematol，2014，99：117‑122

[12] Locatelli F，Merli P，Rutella S. At the Bedside：Innate immunity as an immunotherapy tool for hematological malignancies. J Leukoc Biol，2013，94（6）：1141‑1157

[13] Rein L A，Chao N J. WT1 vaccination in acute myeloid leukemia：new methods of implementing adoptive immunotherapy. Expert Opin Investig Drugs，2014，23（3）：417‑426

[14] Bocchia M，Defina M，Aprile L，et al. Peptide vaccines for hematological malignancies：a missed promise? Int J Hematol，2014，99（2）：107‑116

[15] Dao T，Yan S，Veomett N，et al. Targeting the Intracellular WT1 Oncogene Product with a therapeutic Human Antibody. Sci Transl Med，2013，5（176）：176ra33

[16] Hash II Y，Sato E，Ohta H，et al. WT1 peptide immunotherapy for cancer in children and young adults.

Pediatr Blood Cancer，2010，55（2）：352-355

[17] Ritchie D S，Neeson P J，Khot A，et al. Persistence and Efficacy of Second Generation CAR T Cell Against the LeY Antigen in Acute Myeloid Leukemia. Mol ther，2013，21（11）：2122-2129

[18] Haso W，Lee D W，Shah N N，et al. Anti-CD22 - chimeric antigen receptors targeting B-cell precursor acute lymphoblastic leukemia. Blood，2013，121（7）：1165-1174

第八章
消化系统疾病的生物治疗

一、胃癌的生物治疗

胃癌是消化系统常见的恶性肿瘤，每年诊断的癌症病例中，胃癌居第四位，而在癌症所致的死亡中，胃癌排列在第二位。男性胃癌的发病率和死亡率均高于女性，男女比例约为 2∶1，以中老年人居多。虽然在全球范围内胃癌的发病率呈下降趋势，预防和治疗的手段有所进步，但是该病的预后仍不佳。预后不佳的主要原因是诊断出胃癌时，通常都已经是中晚期。其次，胃癌耐药的发生也是造成预后不佳的原因之一。胃癌仍然是我国最常见的恶性肿瘤之一，死亡率下降并不明显。目前胃癌的主要治疗方法是外科手术治疗加放、化疗。但是由于胃癌对化疗并不敏感，且多产生耐药性而使得胃癌的治疗效果有限，迫切需要新的治疗方法。随着分子生物学、细胞生物学的迅猛发展，人们对肿瘤组织的认识不断深入，肿瘤的生物学治疗成为当前研究的热点。胃癌的生物学治疗分为以下几个方面。

（一）分子靶向药物治疗

分子靶向药物是近年来应用于胃癌的新型辅助治疗药物，相继有许多治疗胃癌的分子靶向药物问世，因其具有高效、低毒等特点而具有较好的应用前景。这些药物多以单克隆抗体为主，其次是受体酪氨酸激酶抑制物。以胃癌组织或者细胞的特异性的结构分子为作用靶点。研究发现 HER2 在 13%～20% 的胃癌组织样本中过度表达且与疾病的预后不佳相关。抗 HER2 单抗的代表药物是曲妥珠单抗，它是由重组 DNA 衍生的人源化单克隆抗体，可以选择性地与 HER2 受体相结合，通过一系列的信号转导过制肿瘤的生长和转移。作为 FDA 批准的第一种用于肿瘤治疗的药物，曲妥珠单抗在胃癌治疗中的作用已经有了很多的研究。594 例 HER2 阳性的胃癌患者进行曲妥珠单抗联合标准化疗方案治疗的一项多中心临床研究结果显示：与单独使用标准化疗方案相比，联合治疗 6 个周期可延长患者的中位生存时间，表明曲妥珠单抗联合化疗药物治疗可以作为 HER2 阳性的胃癌患者的一线用药的标准治疗。另外，中国 15 个研究中心进行了一项有关曲妥珠单抗联合化疗药物治疗 HER2 过表达的胃癌患者与单用化疗药物治疗效果比较的多中心、随机对照的临床Ⅲ期试验，研究发现前者的中位生存期为 12.6 个月，而后者为 9.7 个月。这些试验表明曲妥珠单抗在 HER2 过表达的胃癌的治疗中有着重要的地位。EGFR 作为酪氨酸激酶受体，与配体结合自动发生磷酸化形成二聚体，激活下游信号，最后激活 PBK、MAPK 通路，参与肿瘤的增殖、抗凋亡、转移、血管生成等，靶向抑制 EGFR，可以阻止信号转导，从而发挥抗肿瘤作用。EGFR 抑制物的主要药物是有西妥昔单抗、帕尼单抗、吉非替尼、埃罗替尼等。其中西妥昔单抗已经应用于临床，其他药物也都已经进入临床Ⅱ期或者Ⅲ期试验。临床研究表明西妥昔单抗联合化疗药物有着良好的抗肿瘤作用，预计中位无进展生存期可达到 9.9～16 个月，EGFR 阳性的胃癌患者预后更佳。

（二）胃癌疫苗

肿瘤疫苗，因其特异性强、副作用少而引起了人们的关注。对胃癌特异性抗原的认识，不仅为胃癌的早期诊断提供依据，并且为研发胃癌疫苗提供基础。这些疫苗包括细胞疫苗、蛋白多肽肿瘤疫苗、感染病毒类疫苗、核酸酶疫苗等。用腺病毒载体将 FasL 和 B7-1 基因转染入人 SGC-7901 胃癌细胞系，将得到的转染胃癌细胞灭活并通过腹腔注射免疫小鼠，经检测显示 FasL/B7-1/SGC-7901 胃癌细胞诱导的 CTL 细胞毒性明显高于野生型 SGC-7901 胃癌细胞，表明具有显著的抗胃癌作用。另外，从人血管内皮生长因子（VEGF）受体 1 和 2 派生的肽段疫苗与化疗药物联合应用可以使进展期胃癌患者产生 VEGF 特异性的细胞毒淋巴细胞反应，其中 55% 的患者发生反应并且总的生存期延长。Higashihara 等学者进行了一项Ⅰ期临床试验，观察在胃癌高表达的 URLC10 肽段和 VEGFR1 肽段联合制备的疫苗（HLA-A2402）在进展期胃癌的作用，分别在治疗周期的第 1、8、15、22、28 天注射疫苗，研究发现接受 HLA-A2402 的患者的 MST 为 4.2 个月，而未接受的患者为 3.6 个月。肽段联合树突状细胞疫苗是指利用胃肠肿瘤相关抗原 CTL 表位多肽诱导 DC 作为疫苗。一些学者在胃癌中进行了用靶蛋白和靶肽段刺激特异性免疫反应的实验，这些实验是基于与肿瘤相关的 HER/neu 肽段和具有诱导针对肿瘤的细胞毒 T 淋巴细胞的 MAGE。研究发现高表达 HER2 的胃癌患者在应用 DC-HER2 疫苗后可以使得肿瘤消退，而在胃癌的动物模型中应用 DC-MAGE3 可以刺激抗肿瘤反应并且成功地使肿瘤消退。鉴于幽门螺杆菌（Hp）在人群的高感染率和胃癌的高相关性，Hp 作为胃癌疫苗也得到人们密切的关注。核酸疫苗是把编码特定抗原的基因克隆到真核质粒表达载体上，然后将载体直接注射到动物体内，使该基因在活体内表达，产生的抗原进而激活机体的免疫系统。质粒 DNA 疫苗较稳定，且易于提纯，可针对某一特定抗原决定簇诱导免疫应答，并且转染的宿主细胞能够稳定表达抗原，可满足重复治疗需要。用胃癌 MG7-Ag 模拟表位的 DNA 疫苗免疫小鼠，2 周后，免疫组部分小鼠未形成肿瘤，而对照组的小鼠则全部形成了肿瘤，这表明胃癌 MG7-Ag 模拟表位的 DNA 疫苗可以诱导小鼠产生抗肿瘤免疫反应，然而 DNA 疫苗仍然存在一些问题，如目的基因不表达或患者无应答；诱导宿主产生免疫耐受或者发生细胞转化等，因此仍需要我们进一步深入地研究。胃癌的抗独特型抗体疫苗具有模拟肿瘤抗原、免疫调节的双重作用，且能够更快、更经济地生产，成为胃癌疫苗的研究热点，一些抗独特型抗体已经被筛选出来，为进一步获取具有抗胃癌免疫的独特型抗体奠定了基础。

（三）胃癌的过继免疫治疗

过继免疫治疗是指将具有肿瘤特异性的 T（TAL）细胞输注给肿瘤患者。许多细胞都可以应用，如杀伤细胞、淋巴因子激活的杀伤细胞、肿瘤浸润淋巴细胞（TILs）、抗 CD3 单克隆抗体诱导的杀伤细胞、细胞因子诱导的杀伤细胞等。其中 TILs 细胞已经用于胃癌的治疗，它是从肿瘤患者体内分离出的淋巴细胞，因为其能够识别一些肿瘤特异性的抗原而具有潜在的治疗作用。Kono 等学者进行了一项有关使用 AIT 联合化疗治疗胃癌的临床研究，将从肿瘤患者的恶性腹水、胸腔积液、转移淋巴结中获取的中分离纯化出 TAL 培养 6 周，然后回输给患者，研究结果显示 AIT 治疗组和仅化疗组的 50% 生存率分别为 11.5 个月、8.3 个月，表明 AIT 对胃癌具有治疗意义。另外，细胞因子诱导的杀伤（CIK）细胞具有强烈的抗肿瘤作用，临床研究表明化疗联合 CIK 细胞治疗胃癌较单用化疗的生存期长。

（四）基因治疗

目前胃癌基因治疗的研究最多的是 GCF 和 p53 两个抑癌基因。60% 的胃癌患者的 p53 发生突变，Ohashi 等学者将野生型 p53 基因导入人胃癌细胞株中，发现人胃癌细胞株的生长受到明显的抑制，而没有导入野生型 p53 基因的胃癌细胞株生长没有受到影响，说明在胃癌细胞中转入野生型 p53 可能是抑制胃癌生长的有效方法。GCF 基因也是一种与胃癌有着密切联系的抑癌基因，其结合于 EGFR 基因的启动子上富含 GC 序列的核苷酸序列的特异性区域，进而抑制 EFGR 基因的转录，研究显示将胃癌细胞株 TMK-1 和 MKN-28 转染 GCF 后，这些被转染的细胞不能在没有血清的培养基中生长，将转染 GCF 的胃癌细胞接种到裸鼠皮下，其生长也明显减缓。最近的研究发现一些 microRNA 的表达与胃癌的发病机制和进展相关，对其进行干预治疗可能具有潜在的治疗作用。体外实验表明抑制 miR-421 可以降低 MGC-803、SGC-7901 胃癌细胞的增殖，p53 的下游 miR34 具有潜在的抑制肿瘤的作用，其靶基因是与肿瘤干细胞自我更新和生存相关的 Notch、HMGA2、Bcl-2。再者，miRNA 还具有调节肿瘤细胞对化疗药物的反应的作用，研究发现在多药耐药胃癌细胞系 SGC7901/VCR 中 miR-15b、miR-16 的表达下调，而过表达 miR-15b、miR-16 可以使 miR-15b、miR-16 对 VCR 敏感而诱导胃癌细胞的凋亡。miRNA 使胃癌细胞对化疗药物敏感是通过 Bcl-2 来调节细胞凋亡实现的。

（五）以胃癌干细胞为靶向的治疗

自 2009 年胃癌干细胞（GCSC）被分离鉴定出，吸引了许多学者的目光，胃癌干细胞是由 Takaishi 从胃癌细胞系中用常见的肿瘤干细胞标记物分离出来的 CD44$^+$细胞，研究发现这些细胞在没有血清的培养基中呈团状增长（form into spherical colonies），且可以在裸鼠中形成肿瘤。临床研究发现 GCSC 与肿瘤的恶性程度、分级、评分以及耐药高度相关。因此以 GCSC 为靶向治疗可能成为胃癌治疗的一个重要方面。CD133 和 ALDH 通常被认为是 GCSC 的分子标记物，而 CD133 的表达与胃癌的恶性程度正相关，研究发现由 CD133 调节的 SOX17 过表达具有抑制胃癌生长的作用，因此调节 CD133 的表达可以作为治疗胃癌的一个靶点。另外，ALDH 可以激活 Notch1 和 SHH 信号通路，促进 GCSC 的增殖，导致耐药的发生，干扰 ALDH 的表达、活化以及下游信号转导也可以作为胃癌治疗的一个靶点而发挥胃癌治疗作用。

胃癌的生物学治疗具有广阔的应用前景和良好的治疗效果，我们应该进一步探讨研究胃癌的生物学治疗的机制以及如何克服其缺点，并且尽快地进行临床研究。

二、胰腺癌的生物治疗

胰腺癌是常见的恶性消化道肿瘤，包括胰头癌、胰体尾部癌。腹痛、黄疸、食欲不振、乏力和腹部包块等是胰腺癌的常见临床表现。近年来，胰腺癌的发病率和死亡率呈明显上升趋势。90% 的患者在确诊后一年内死亡，其 5 年生存率仅 1%～3%。胰腺癌的病因目前尚不十分明确，可能与饮酒、吸烟、高蛋白和高脂肪饮食、环境污染及遗传等因素有关。目前，手术是唯一可能根治胰腺癌的方法，手术方式包括胰头十二指肠切除术、扩大胰头十二指肠切除术、保留幽门的胰十二指肠切除术、全胰腺切除术等。对梗阻性黄疸又不能切除的胰腺癌，常常采用解除梗阻性黄疸的姑息疗法。尽管手术仍然是首要的治疗方法，但由于胰腺癌常常发现较晚，易丧失手术根治的机会，而放疗和化疗对胰腺癌的疗效不确切，同时也有较多的副作用，因此探讨新的有效的治疗方法已成为改善胰腺癌患者生存质量并提高生存率所急需解决的问题。随着分子生物学、肿瘤免疫学、细胞生物学的迅猛发展，生物治疗已成为胰腺癌传统治疗方法的重要辅助手段。

胰腺癌的生物治疗是指通过调动机体的天然防御机制或者补充某些生物物质来取得治疗效果，是除手术、放疗和化疗等传统疗法以外的第四种重要的治疗手段。目前胰腺癌的生物治疗主要包括抗体靶向治疗、细胞因子和免疫细胞疗法、肿瘤疫苗以及基因治疗等方面。

（一）抗体靶向治疗

抗体靶向治疗通过利用单克隆抗体及其耦联物与肿瘤的特异性结合而发挥导向性治疗作用。作用机制主要为抗体特异性结合肿瘤抗原从而对肿瘤产生直接或间接的损伤作用。研究发现：约 50% 的胰腺癌组织过表达表皮生长因子受体（epidermal growth factor receptor，EGFR），因此，靶向阻断 EGFR 信号转导通路在胰腺癌治疗中具有很好的应用前景。目前，抑制 EGFR 的药物包括抑制 EGFR 胞外区单克隆抗体（西妥昔单抗、曲妥珠单抗）和抑制 EGFR 胞内区酪氨酸激酶活性的小分子化合物（厄洛替尼、吉非替尼）。研究表明，西妥昔单抗在体内外实验中均可抑制胰腺癌细胞株 BxPC-3 的生长及促进胰腺癌细胞株 MDA PANC-28 的凋亡。I 期临床试验结果显示，胰腺癌患者对西妥昔单抗及联合应用放、化疗具有较好的耐受性；而在 II 期临床试验中，西妥昔单抗联用吉西他滨组的胰腺癌患者 1 年生存率明显优于吉西他滨单药组。目前，西妥昔单抗联用吉西他滨作为胰腺癌化疗的方案已在 III 期临床试验中取得较好的结果。吉非替尼与厄洛替尼均为选择性的 EGFR 酪氨酸激酶抑制剂，与 EGFR 结合的特异性弱于单抗。体外实验证实，吉非替尼能阻断胰腺癌细胞株的增殖与侵袭。然而，有研究表明吉非替尼联用吉西他滨治疗晚期胰腺癌虽然毒副作用较小，但与对照组相比疗效不明显。厄洛替尼可显著促进胰腺癌细胞株移植瘤的凋亡，III 期临床试验结果也表明，厄洛替尼联用吉西他滨组患者的总体生存率高于吉西他滨单药组。厄洛替尼也是美国 FDA 批准的唯一用于治疗胰腺癌的 EGFR 酪氨酸激酶抑制剂药物。

（二）免疫疗法

细胞因子是机体免疫应答过程中由免疫细胞产生的具有免疫调节与效应功能的小分子多肽。胰腺癌中研究较多的细胞因子有 IL-2、IL-12、IFN-α 及 GM-CSF 等等。近来有文献报道，胰腺癌患者 IL-6、IL-8、IL-10 及 IFN-α 浓度显著升高，而 IL-23 浓度显著下降，提示这些相关性的细胞因子可能与胰腺癌的病情进展有关。细胞因子疗法在胰腺癌中很少单独应用。目前研究多关注于将其与化疗药物联合输注或将其作为基因治疗的组成部分。动物实验证实，GM-CSF 基因治疗可抑制小鼠结肠癌生长；IL-12 与 GM-CSF 联合基因治疗可抑制小鼠肝癌生长；p16 和 GM-CSF 联合基因治疗可抑制小鼠肾癌生长。Abdel-Wahab 等在临床试验中发现，与未联合组相比，用 IL-2 联合化疗治疗进展期胰腺癌后，患者的肿瘤体积明显缩小、疼痛减轻、体重增加且生存期明显延长。Nukui 等人报道，联合 5-FU 和 IFN-α 治疗胰十二指肠切除术后的胰腺癌患者，能有效提高其 2 年生存率。

（三）肿瘤疫苗

肿瘤疫苗包括肿瘤细胞疫苗、多肽疫苗、重组病毒疫苗、核酸疫苗和树突状细胞疫苗等，通过疫苗接种使机体产生对肿瘤细胞的主动免疫应答。肿瘤细胞疫苗是研究较早的肿瘤疫苗。Hara 等通过皮下注射构建胰腺癌荷瘤小鼠后，将含重组鼠源 IFN-α 基因的腺病毒注射到皮下瘤内，发现注射靶区的肿瘤生长明显受到抑制，而非注射靶区的肿瘤灶也受到了明显抑制；进一步研究发现，小鼠体内产生了 T 细胞与 NK 细胞介导的抗肿瘤免疫应答，提示局部 IFN-α 基因治疗胰腺癌是有效的。热休克蛋白（heat shock proteins，HSP）在所有物种中广泛存在，并作为伴侣分子，在抗原肽向抗原递呈细胞输送的过程中，维持抗原肽的稳定性。HSP-抗原肽复合物可递呈在细胞表面的 MHC-Ⅰ类分子上，在研发肿瘤疫苗中有重要意义。临床前试验证实，肿瘤源性的 HSP-抗原肽复合物可诱导抗肿瘤免疫应答。在Ⅰ期临床试验中，用自体切除的肿瘤组织来源的 HSP96-抗原肽复合物对 10 例胰腺癌患者进行免疫，且期间未进行化疗和放疗，发现试验组的中位生存期为 2.2 年，与传统治疗相比明显延长，证实了该疫苗的有效性。重组病毒疫苗是在病毒载体上装载肿瘤抗原，通过诱导特异性 CTL 和抗体的产生从而杀伤靶细胞，其特异性高于肿瘤细胞疫苗。核酸疫苗通过含有编码某种抗原蛋白基因序列的质粒载体在体内的直接表达，从而诱导高特异性的抗肿瘤免疫应答。Johnen 等将 MUCI 裸 DNA 克隆入 pCI 质粒构建 pCI-MUCI 核酸疫苗，肌内注射免疫 C57BL/6 小鼠后，pCI-MUCI 和 pCI-MUCI⁺rmGM⁻CSF 两疫苗组中 85% 的小鼠没有生长肿瘤，且生存率明显高于对照组。针对人源性的 MUCI 抗体已广泛地研究于多种癌症中。DC 被广泛认为是最强大的抗原递呈细胞，可有效启动初始 T 细胞产生记忆性 T 细胞并活化 B 细胞，从而介导抗原特异性免疫应答。有研究小组尝试通过分离 DC 并体外负载肿瘤相关抗原（tumor-associated antigen，TAA）以及编码 TAA 或肿瘤源性的 mRNA 后，再回输至患者体内的方法，验证该疫苗在胰腺导管腺癌（pancreatic ductal adenocarcinoma，PDA）患者中的安全性和有效性。结果证实，将该疫苗联合化疗后，在晚期 PDA 患者中具有很好的耐受性，但仍需进一步研究。

虽然目前有多种形式的疫苗正进行动物实验和临床试验，但是还没有胰腺癌疫苗真正应用于临床。其研究方向应该着眼于更为有效地提高抗肿瘤免疫应答，从而有效提高胰腺癌的生物学治疗效果。

（四）基因治疗

基因治疗是指引入外源性目的基因到肿瘤细胞或其他体细胞内以纠正或补偿缺陷基因，从而达到治疗目的。目前常用的方法有反义基因治疗、自杀基因治疗、免疫基因治疗、肿瘤裂解病毒基因治疗以及 RNA 干扰技术等。据报道，90% 以上的胰腺癌组织存在 K-ras 原癌基因突变，约 70% 以上的胰腺癌组织存在 p53 抑癌基因突变。因此，K-ras 基因和 p53 抑癌基因可以作为治疗胰腺癌的靶基因。肿瘤裂解病毒 ONYX-015 是一种 E1B（55 kDa）基因缺失的腺病毒，而 E1B 基因与肿瘤抑制蛋白 P53 结合，能阻断 P53 介导的转录活性，目前已经用于治疗胰腺癌。美国一家癌症研究中心进行的有关腺病毒ONYX-015的临床I、Ⅱ期试验中，50%的胰腺癌患者在应用ONYX-015治疗后肿瘤体积明显缩小，若能联合化、放疗等手段，将会有更好的疗效。很多反义基因治疗均以K-ras为治疗靶点。大量研究表明针对K-ras的反义寡核苷酸对胰腺癌有抑制作用。Morioka等发现K-ras的反义寡核苷酸可以抑制胰腺癌细胞HaP-T1的生长，并且降低活化的基质金属蛋白酶-2（matrix metalloproteinase-2，MMP-2）和MMP-9含量；在动物实验中，治疗组生存时间明显长于对照组，且活化的MMP-2和MMP-9含量显著下降，提示针对K-ras的反义寡核苷酸可以抑制胰腺癌的发展，从而有助于胰腺癌的治疗。自杀基因治疗是将具有某种特性的药物酶基因转入肿瘤细胞内，该药物酶基因表达的产物能够使无毒的药物转化为有毒的物质，从而杀灭肿瘤细胞。单纯疱疹病毒胸腺嘧啶激酶（HERpes simplex virus thymidine kinase，HSV-tk）基因可通过催化抗病毒药物丙氧鸟苷（granciclovir，GCV）产生磷酸化来阻止肿瘤细胞的DNA复制过程。HSV-tK基因疗法的前药有：阿昔洛韦（ACV）及其衍生物GCV、布洛昔非（BCV）、潘洛昔非（PCV）。目前肿瘤TK基因治疗中最常用的是GCV，因为GCV对肿瘤细胞的抑制作用约为ACV的10倍。

胰腺癌的生物治疗改变了传统的治疗思路，变被动抗癌为主动抗癌，是传统治疗肿瘤手段的重要补充。近几年来，胰腺癌的生物治疗取得了较大的进展，其潜在的抗肿瘤特异性和有效性已受到众多关注。同时，生物治疗也存在诸如特异性靶向性不强、动物实验疗效好但临床效果有限、多数是针对单一靶点和单一因素的研究等问题。随着人们对机体抗肿瘤认识的不断深入，生物治疗的地位和重要性正逐步提高，必将成为治疗胰腺癌的有效手段之一。

三、肝癌的生物治疗

我国原发性肝癌（以下简称肝癌）发病人数及死亡人数均居全球首位，约占发病人数的55%及死亡人数的45%。由于肝癌起病隐匿，早期无明显症状，确诊时多数患者属于中晚期。肝癌常见的治疗手段包括手术、介入、局部治疗（如射频、微波等）、放疗、化疗、中医药以及生物治疗等。尽管原位肝移植是肝癌患者的理想治疗方式，但供体紧缺，移植后肿瘤再发及免疫抑制剂昂贵等使其在临床的应用受限。由于大部分肝癌发现时已到肝癌晚期，在我国仅约20%的患者有机会进行手术及肝移植治疗，且术后5年复发率仍高达50%~60%；介入治疗一般是用于对肿瘤直径≤3cm、结节数在3个以内者伴有肝硬化而不能手术的肝癌的治疗方法；射频消融治疗在肝癌的治疗多用于一些体积较小的病灶，也可用于多发小肝癌病灶的治疗；肝动脉栓塞化疗曾被认为是非手术治疗的首选治疗，但最佳的生存时间也仅为52个月；放射治疗适于肿瘤仍局限的不能切除肝癌，通常如能耐受较大剂量，其疗效也较好，但大多患者无法耐受较大剂量的放疗；肝癌单纯化疗效果较差，采用肝动脉给药和（或）栓塞，以及配合内、外放射治疗对肝癌的治疗有一定的疗效。回顾肝癌的治疗手段，发现以上治疗方法均不能有效提高患者的生存率，尤其对于复发患者往往束手无策。因此综合治疗是目前治疗肝癌的最佳方案，以改善患者的生活质量，提高疗效，延长生存期。

中晚期肝癌的生物治疗近年进展尤为迅速，其通过使用体外诱导的各种抗肿瘤免疫细胞、分子靶向药物及抗血管生成药物、基因治疗等生物活性调节剂等以增强患者的免疫力，达到杀伤和抑制肿瘤的目的，延长患者生存期。随着现代分子生物学技术和基因工程技术的迅速发展，使获得大量免疫活性因子或细胞因子成为可能，为原发性肝癌的生物治疗开辟了全新的领域，并已取得了越来越多可喜的成果，分子靶向治疗、免疫治疗、基因治疗、内分泌治疗、干细胞治疗等显示出了良好的应用前景。

（一）分子靶向治疗

肝癌的分子靶向治疗是特异性阻断肝癌发生过程中的关键信号通路的重要分子靶点，或通过抑制肝肿瘤血管的生成，来抑制肝肿瘤细胞生长和增殖，从而发挥抗肿瘤的作用。表皮生长因子（epidermal growth factor，EGF）及其受体（EGFR）在肝癌中存在过表达，与肝癌的形成、发生、发展密切相关。动物实验表明 EGFR 受体抑制剂厄洛替尼可阻止肝纤维化的进程及阻止肝癌的发展。临床研究显示埃罗替尼可提高 HCC 患者的生存期，但抗 –EGFR 治疗在 HCC 的治疗上尚存在一定争议，也有些学者认为埃厄洛替尼对 HCC 的治疗是把双刃剑，其他抗表皮生长因子受体药物如埃罗替尼、帕尼单抗、吉非替尼、西妥昔单抗等也可用于肝癌的治疗。已证实肿瘤患者体内存在多种血管生成因子，其中血管内皮生长因子（vascular endothelial growth factor，VEGF）是体内作用最强的一种血管生成因子。贝伐单抗是一种新型的抗 VEGF 的人源化单克隆抗体，可减少肿瘤内的血管形成，从而使肿瘤组织无法获得生长、增殖所需的血液、氧及其他养分，最终导致肿瘤坏死。 300 例患者的Ⅱ期临床研究显示贝伐单抗用于治疗晚期 HCC 患者具有安全性和有效性，而另一项多中心Ⅱ期临床研究显示贝伐单抗联合厄洛替尼可作为亚洲晚期肝癌的一线治疗方法。索拉菲尼是一种多激酶抑制剂，能同时抑制多种存在于细胞内和细胞表面的激酶，包括 RAF 激酶、血管内皮生长因子受体 –2（VEGFR–2）、血管内皮生长因子受体 –3（VEGFR–3）、血小板衍生生长因子受体 –β（PDGFR–β）、c-Kit 和 FMS–like tyrosine kinase–3 等，从而阻断肿瘤新生血管的形成。另一方面，它可以通过抑制致癌基因 Ras 下游的 Ras/MAPK 信号通路，直接抑制肿瘤的生长。多项临床试验发现索拉菲尼能为进展期肝癌患者的生存带来益处。来自美国和欧洲的两项随机双盲Ⅲ期临床试验结果显示：与安慰剂组相比，索拉菲尼能延长肝癌患者的生存期（由 7.9 个月提高到 10.7 个月）。来自亚洲的一项临床试验显示：索拉菲尼将肝癌患者的生存期由 4.2 个月提高到 6.5 个月。索拉菲尼已成为进展期肝癌患者的有效治疗方法。

（二）免疫治疗

肿瘤免疫治疗正在成为临床医生"对抗癌症的战争"的一个可行的武器。目前肝癌的免疫治疗主要用于手术、介入等方法的辅助治疗，或不能耐受化疗以及能手术切除的 HCC 患者。免疫治疗相对于非生物治疗的优势在于不破坏正常细胞，但保持杀灭肿瘤细胞的能力。免疫治疗是个体化和毒性较低的治疗方法，可显著降低副作用。此外，该治疗可以引起记忆反应，可产生长期的免疫监视，这将可能减少肝癌的复发，从而增加患者长期无病存活期。

重组的细胞因子 IL、IFN、TNF 等单独或联合应用对肝癌具有一定疗效。临床证实给予肝癌患者输注重组 IL-2 后，通过刺激体内生成淋巴因子激活的杀伤细胞（lymphokine activated killer cell，LAK cell），可有效改善患者的生存期。LAK 细胞具有广谱的抗自体及异基因肿瘤的活性，可直接溶解、杀伤瘤细胞。一例进行 LAK 细胞治疗的肝癌患者术后，肝脏无残留肿瘤细胞且存活了 7 年。由于 LAK 细胞在体内的半衰期短，有报道证实 LAK 细胞与 IL-2 联合应用，可提高抗肿瘤作用。IL-2/LAK 细胞治疗目前主要用于根治性切除术后预防复发。肿瘤浸润的淋巴细胞（tumor infiltrating lymphocyte cell，TIL cell）是自体肿瘤特异性杀伤细胞，且 TIL 细胞对肿瘤细胞的杀伤活性较 LAK 细胞高，临床研究证实肿瘤中的 TIL 与肝癌患者生存率有关。细胞毒 T 淋巴细胞（cytotoxic T lymphocyte cell，CTL cell）为特异性抗原体外诱导单核细胞克隆。GPC3 肽特异性的 CTL 细胞克隆可有效提高患者生存率。Haruta 等报道，CTL 细胞治疗晚期肝癌患者效果要优于 LAK 细胞。细胞因子诱导的杀伤细胞（eytokine-induced killer cell，CIK cell）输注可有效延长肝癌患者的中位生存期。Yamazaki.T. 等经随机临床研究证实 CIK 细胞对肝癌根治性肿瘤切除术后的复发具有预防作用。统计显示，经过 CIK 细胞治疗的患者，肝癌复发的危险降低了 41%，3 年无复发率为 48%，而对照组为 33%。DC-CIK 生物细胞免疫治疗也可以在肝癌的直接治疗中发挥重要或主要作用。DC-CIK 生物细胞免疫治疗增强机体免疫功能，诱导癌细胞分化和凋亡，且联合 CIK 细胞免疫治疗，可增加肝动脉化疗栓塞（TACE）和射频消融对肝癌治疗的有效率。

在肝肿瘤的免疫治疗中，可在体外诱导树突状细胞的活化分为两大类：肝癌特异性抗原和细胞因子。有研究证实肝肿瘤特异性抗原 AFP 单独诱导树突状细胞后，抗肿瘤效应并不高，但 IL-2 和 AFP 联合诱导后抗肿瘤效应显著提高。IL-12 诱导的树突状细胞移植入患者体内后同样具有较好的抗肿瘤效应。此外在鼠的体内实验验证 HCC／自噬体诱导的树突状细胞的免疫疗法可能用于抑制残余肿瘤的生长。关于树突状细胞疫苗在肝肿瘤的临床I／II期研究很少，但有临床试验证实了肝肿瘤抗原激活的 DC 疫苗的安全性和可行性。另有研究证实术后树突状细胞疫苗联合活化的 T 细胞转移可提高侵袭性肝癌患者的生存率。

（三）基因治疗

基因治疗为肝癌的生物治疗提供了新的前景。目前用于肝癌基因治疗的候选基因有抑癌基因（如 p53 基因）、自杀基因（如单纯疱疹胸腺嘧啶激酶 HSV-TK 基因）、抗血管生成基因和细胞因子基因等。在抑癌基因治疗中，p53 基因是目前研究和应用最多的，5 型腺病毒携带 p53 基因（Ad5-p53，商品名今又生）是世界首个获准上市的基因治疗药物。p53 基因不仅可抑制癌细胞生长，还可诱导癌细胞凋亡；p16 基因能阻抑细胞生长，但不诱发凋亡抑癌基因。自杀基因治疗是将"自杀基因"导入肿瘤细胞，该转染基因可将无毒性前体药物在肿瘤细胞内代谢为毒性产物而杀伤肿瘤细胞。有临床研究正式将 HSV-tK 基因转染肝癌病人，PET 检查显示该基因主要积聚在肿瘤组织，导致肿瘤组织的大范围坏死，而周围肝硬化组织表达较少，未见明显不良反应，有较好的应用前景。

（四）以肝癌干细胞为靶向的治疗

肿瘤干细胞与正常干细胞在调节通路上具有许多相似性，而两者的差别可作为肝癌的治疗靶点，可在不影响正常干细胞分化的前提下抑制肝癌干细胞的自我更新进而使其凋亡。肝癌细胞的发生过程存在 Wnt、Shh、Notch 通路的持续激活，过度表达 EBP50 蛋白，持续激活 Wnt 通路促进肝癌的形成，Shh 通路的激活有利于肿瘤生长和血管形成。因此可研制针对此类通路的特异性药物来抑制肝癌干细胞的自我更新和生存，阻止肝癌细胞的生成。

（五）RNA 干扰

microRNA 与多种疾病的发生、发展密切相关。通过对人正常肝脏、病毒性肝炎肝脏、肝硬化肝脏和人肝癌 microRNA 组学分析，发现 microRNA-199 表达的高低与肝癌患者预后密切相关。microRNA-199 能够靶向抑制 PAK4，进而抑制下游细胞生长信号通路，从而抑制肝癌细胞的生长。由肝靶向性第 8 型腺相关病毒载体运载到肝癌裸鼠体内的 microRNA-199 基因治疗，能够显著延长肝癌裸鼠生存期。miR-1269 和 miR-224 在 HCV$^-$ 诱导的肝癌的发生中具有协调作用，与肝癌细胞的增殖、迁移、侵袭和抗凋亡等有关。miR-214 在 HCV$^-$ 诱导的肝癌中表达降低，并可作为肝癌早期复发和低生存率的预测因子。此外还有 miR-452、miR-224-3p 等在 HCV$^-$ 诱导的肝癌中高表达。肝癌特异性 microRNA 是肝癌预后判断与治疗新的潜在靶标，为肝癌生物治疗提出了新思路。

总而言之，肝癌的治疗，手术是首选，但是手术后体内还会残存肿瘤细胞。而生物免疫治疗中心专家对患者的身体条件进行评估，以确定是否还有机会进行生物免疫治疗。对于手术后患者，手术后复发患者，放、化疗无效或者不能进行放、化疗的患者来讲生物免疫治疗都是一个可以选择的治疗方式。这种治疗方案主要是在提高身体免疫力的基础上利用自身免疫功能杀灭微小的肿瘤病灶，可以有效地提高患者的生活质量，有效延长生存期。

四、结直肠癌的生物治疗

结直肠癌又称大肠癌，包括结肠癌和直肠癌，每年结肠癌的患病人数可高达 123 万人，并导致 6 万多人死亡。大肠癌好发于直肠、乙状结肠、盲肠、升结肠等。近年来，我国大肠癌发病率、患病率和死亡率均出现明显上升趋势，呈现出城市高于农村、高收入地区高于低收入地区、男性高于女性、老年人高发的特征。男女发病率约为 2∶1。

结直肠癌的早期症状常不明显，容易被忽视。随着癌肿的增大而表现排便习惯改变、便血、腹泻、腹泻与便秘交替、局部腹痛等症状，晚期则出现贫血、体重减轻等全身症状。一旦确诊，手术切除是治疗结直肠癌的主要方法。此外，放疗和化疗作为辅助性治疗手段，也有一定的效果。对于不能耐受手术的患者也可采用局部的治疗以及姑息性治疗。尽管手术仍然是结直肠癌首选的治疗方法，但由于临床上就诊的结直肠癌患者多为晚期患者且易发生肝、肺转移，常常已丧失手术机会，5 年生存率仅为 10%，而放疗和化疗并不能有效治愈结直肠癌，且副作用明显，因此，需要研究新的有效治疗方法来提高结直肠癌患者生存率及改善患者生活质量。目前，随着对结直肠癌的研究不断深入，生物治疗为有效治疗结直肠癌患者带来新的希望，主要包括抗体靶向治疗、细胞因子及免疫治疗、基因治疗等。

（一）抗体靶向治疗

单克隆抗体可以通过诱导细胞凋亡、补体依赖性细胞溶解、抗体依赖性细胞毒性等机制对肿瘤细胞发挥杀伤作用。近年来，抗表皮生长因子受体（EGFR）的单克隆抗体和抗血管内皮生长因子（VEGF）的单克隆抗体为结肠癌的靶向药物治疗带来新的前景，并已经在部分转移性结直肠癌的治疗中取得良好的效果。

EGFR 是一种具有酪氨酸激酶活性的跨膜受体，当其胞内段的酪氨酸激酶发生磷酸化后，Ras/Raf/ MAPK、PI3K/Akt、JAK–STAT 等多条信号通路被激活，从而发生一系列后续效应，包括细胞凋亡抑制、细胞增殖、细胞分化、血管生成等。EGFR 通路的活性异常增高将促进结/直肠等部位肿瘤的生长与侵袭。有研究表明约 80% 的结直肠癌患者存在 EGFR 过度表达。因此，抗 EGFR 单克隆抗体对大部分结直肠癌患者有一定的疗效。目前常用的抗 EGFR 单克隆抗体包括西妥昔单抗（cetuximab）和帕尼单抗（panitumumab）。西妥昔单抗是一种抗表皮生长因子受体（EGFR）的 IgG1 人鼠嵌合的单克隆抗体。临床研究发现，单剂量应用西妥昔单抗，或者与传统化疗药物如伊立替康等联合应用治疗转移性结直肠癌患者，均有一定的抗肿瘤活性。2012 年，美国食品和药品管理局（FDA）批准将西妥昔单抗和伊立替康联合用于治疗原癌基因 K-ras 未突变且表达 EGFR 的转移性结肠癌患者。但西妥昔单抗对 K-ras 基因突变的肿瘤治疗无效，甚至可能给患者带来潜在性的危害。西妥昔单抗治疗不良反应较少，主要包括过敏反应及皮肤毒性反应，少数患者出现腹泻、乏力等。但随着西妥昔单抗在临床上应用的不断增加，该药已经出现一定的耐药性。帕尼单抗是一种抗 EGFR 的完全人源化的 IgG2 单克隆抗体。国际大规模 Ⅲ 期临床研究表明，单剂量应用帕尼单抗治疗结直肠癌患者较应用最佳支持治疗（BSC）显著提高了患者的无进展生存期。因此，该药于 2006 年在美国经批准可单独使用作为结直肠癌的挽救治疗。帕尼单抗对多种类型的结直肠癌均有较好的耐受性和有效性。在临床中，该药与西妥昔单抗均可作为一线治疗药物，可与标准化疗方案如 FOLFOX / FOLEIRI 联合应用，或者与伊立替康联合应用，或者单独使用。

EGFR 的小分子酪氨酸激酶抑制剂，竞争性结合于细胞表面的 EGFR-RTKs 催化区域的 ATP 结合位点上，选择性抑制酪氨酸激酶活性，阻断 EGFR 信号转导通路，从而阻断 EGFR 诱导的肿瘤细胞的生长，促进癌细胞凋亡，同时抗血管生成。由于小分子酪氨酸激酶抑制剂可以有效抑制肿瘤，因此，以酪氨酸激酶为靶点的抗肿瘤治疗也因此成为癌症研究中十分活跃的领域之一。常用的 EGFR 的小分子酪氨酸激酶抑制剂包括吉非替尼（gefitinib）、埃罗替尼（erlotinib）。临床前研究证实，吉非替尼不仅可以抑制人类结直肠癌细胞生长，而且可以诱导下调 EGFR 的表达，减少 pEGFR、pMAPK 和 pAKT 的基础水平。吉非替尼 Ⅱ 期临床试验表明联合不同化疗药物治疗结直肠癌患者，其疗效不同。尚缺乏足够的临床研究证实其确切疗效。因此，目前吉非替尼仍仅作为二线或三线治疗用药，用于化疗或者放疗失败的晚期结直肠癌及肺癌患者。埃罗替尼是另一类 EGFR 的小分子酪氨酸激酶抑制剂，前期临床试验证实埃罗替尼与标准化疗药物联合应用治疗转移性结直肠癌，可提高总体治疗效果。埃罗替尼与吉非替尼联合应用于化疗无效的结直肠癌患者，其治疗结果显示二者可协同抑制肿瘤细胞生长，且埃罗替尼与吉非替尼联合应用较与其标准化疗药物联合，副作用减少。尽管埃罗替尼抗肿瘤作用明确，但其临床应用仍有待于进一步研究。

VEGF 通路在肿瘤生长、增殖与血管生成中发挥重要作用。VEGF 与 VEGFR 结合后，通过激活下游多条信号转导通路，从而使血管内皮细胞增生，新生血管形成，血管内皮通透性增加，促进肿瘤细胞增殖、侵袭和转移。因此，VEGF 已成为重要的治疗、干预靶点。贝伐单抗（bevacizumab）是一种抗 VEGF-A 的人源化单克隆抗体，该药可以阻止 VEGF-A 与其受体结合，从而抑制肿瘤细胞生长与增殖。有研究表明，单独应用贝伐单抗治疗结直肠癌患者，其疗效甚微，但将贝伐单抗与标准化疗药物联合应用治疗结直肠癌，可以显著提高患者药物应答率、无进展生存期和总体生存期。目前，贝伐单抗与标准化疗药物或其他靶向药物结合已频繁应用于结直肠癌的临床治疗中，可以有效抑制肿瘤生长及侵袭，且可以提高肿瘤对化疗和放疗的敏感性。该药不良反应主要有高血压和自发性出血。阿伯西普（aflibercept）是一种重组人融合蛋白，抑制 VEGF-A 型、VEGE-B 型及胎盘生长因子。Ⅲ 期临床试验表明，接受含奥沙利铂方案后疾病出现进展的患者，用阿伯西普联合 FOLFIRI 方案较仅用 FOLFIRI 方案治疗的患者，其无疾病进展期和总体生存期均有所提高。该药在美国已被批准联合传统的 FOLFIRI 方案（伊立替康、亚叶酸钙、5-氟尿嘧啶）用于治疗已使用含奥沙利铂方案后疾病出现进展的转移性直结肠癌患者。

（二）细胞因子与免疫细胞治疗

细胞因子诱导的杀伤细胞（CIK 细胞）是由 Schmidt-Wolf 等最早命名的一群异质性细胞，其主要效应细胞为 $CD3^+$、$CD56^+$ T 细胞。这群细胞具有增殖速度快、杀瘤活性高、无 MHC 限制性等特点。Schmidt-Wolf 等总结并讨论了应用 CIK 细胞治疗消化道肿瘤的临床研究，发现 CIK 细胞疗法对患者是有益的。Wang 等对 7 项研究共 533 名结直肠癌患者采取不同的治疗方法进行 meta 分析，发现 DC-CIK 细胞免疫治疗联合化疗的 1 年、2 年和 3 年的总体生存率都比单独使用化疗要明显升高。同样，患者的 1 年、2 年、3 年的无进展生存期也明显提高。但是肿瘤复发率未见明显差异。可见，CIK 细胞以及结合 DC 治疗结直肠癌已经取得了良好的疗效，但免疫治疗仍存在缺乏足够的免疫激动剂，不能准确作用于肿瘤靶基因等问题，需要进一步的探索。

有研究发现在结直肠癌患者中 Th17 分泌的促炎因子明显升高，同时大量的动物实验显示这类促炎因子可促进结直肠癌的发生和发展。因此，阻断这些促炎因子的产生以及下游通路的激活是很有意义的。Hyun 等证实在 IL-17A 缺乏的小鼠 IL-6、STAT3 及 TNF-α 等表达降低，形成的结直肠肿瘤比野生型更小、更少。IL-17F 高表达的结肠癌细胞系增殖活性明显下降，介导抗肿瘤效应。IL-21 可扩大细胞毒免疫反应，发挥其抗肿瘤效应。而 Th17 细胞分泌的 IL-22 可以促进细胞增殖，在组织修复和肿瘤形成中起重要作用。Jiang 等报道高表达 IL-22 可促进结直肠癌细胞系的生长。也有研究显示 IL-22 缺乏可延缓炎症修复从而促进了肿瘤的进展。所以，针对 Th17 细胞及其细胞因子的靶向治疗要考虑其在特殊环境中的作用，做到有的放矢。

DC 作为高效专职的抗原递呈细胞，在肿瘤生物治疗中发挥重要作用。早在 1989 年，Ambe 研究了 121 例结直肠癌患者，发现肿瘤组织中存在的 DC 与预后有直接的关系。有效的抗肿瘤免疫需要肿瘤特异性 T 细胞的产生与持续活化，而抗原肽负载的 DC 可以激活肿瘤 T 细胞。用大肠癌细胞系的肿瘤抗原粗提取物刺激大肠癌患者外周血中培养的 DC，可诱导高效而特异的抗大肠癌免疫反应。利用肿瘤提取的 RNA 转染 DC，进入细胞质进行转录和进入蛋白质降解途径，可激活 MHC-Ⅰ诱导特定的 T 细胞的细胞毒性反应。DC 瘤苗目前研究非常活跃，与传统的肿瘤细胞瘤苗相比具有很大的优越性。DC 瘤苗可通过肿瘤抗原多肽和蛋白直接刺激，肿瘤组织蛋白提取物刺激或者抗原及细胞因子基因转染 DC 等方式获得。Morse M.A. 等发现 CEA 转染的 DC 可以激活 NK 细胞进行免疫治疗，这与临床治疗密切相关。近期的临床研究也发现在切除转移灶的结直肠癌患者中使用瘤苗后生存率提高。这都提示该疗法是可行的。

（三）基因治疗

Ras 基因、c-myc 基因、Cerb-B2 基因以及 Src 基因等癌基因都与结直肠癌的发生密切相关。其中，Ras 基因的突变在大多数的肿瘤中都是存在的，50% 的结肠癌患者可以检测到 Ras 基因点突变。过度表达的 Kras 基因在肿瘤细胞的转移中发挥重要作用，并且通过降解细胞外基质促进肿瘤血管生成。利用反义核酸技术灭活突变可能是治疗结直肠癌基因治疗的一条新途径。

与结直肠癌相关的抑癌基因包括 p53 基因、APC 基因、DCC 基因及 RET 基因等。p53 基因是最重要的肿瘤抑制基因，其突变是结直肠癌的发生过程中普遍的早期事件。目前可以通过导入野生型 p53 替代突变基因或者利用核酸技术和激活因子等逆转 p53 基因突变而达到治疗目的。有研究表明，从结直肠腺瘤进展至结直肠癌时，RET 基因的甲基化水平明显升高，这意味着 RET 基因的失活与结直肠癌的发生密切相关。此外，RET 甲基化也可能作为一种有用的临床指标来识别高风险阶段患者预后情况。

自杀基因治疗又被称为病毒导向的酶解药物前体疗法，即通过病毒或者细菌的前药转换酶基因导入肿瘤细胞内，其表达的代谢产物能将某种无毒性的前药代谢成短效、有毒物质，选择性杀伤肿瘤细胞，同时具有强大的"旁观者效应"，大大提高了其肿瘤组织特异性及抗肿瘤活性，并且能局限化疗药物的全身副反应。目前应用较多的两大自杀基因前药系统是胞嘧啶脱氨酶 /5- 氟胞嘧啶和单纯性疱疹病毒 / 更昔洛韦。这些方法可以沉默基因表达，通过细胞间抗体的表达阻断重要的信号通路以及半胱天冬酶和 DNA 酶的转基因表达等。

（四）RNA 干扰技术

RNA 干扰又称为基因沉寂技术，主要通过沉默那些增殖、突变或者过表达的关键基因来达到治疗肿瘤的目的。鉴于结直肠上皮细胞的肿瘤转化涉及基因和表观遗传学的改变，RNA 干扰技术提供了一种全新的治疗手段，并且与传统治疗手段相比具有高特异性、高效能以及低毒性等优点。有研究显示靶向 siRNA 可直接抑制 β_2 连接素蛋白的产生，明显改变 β_2 连接素或 APC 突变的结肠癌细胞中的相应蛋白水平，从而抑制癌细胞增生。抗凋亡蛋白 Bcl-X 在结肠癌细胞系呈高表达，RNA 干扰后可显著抑制结肠癌细胞的增殖。RNA 干扰可通过降低 COX 水平来降低肿瘤的侵袭性。STAT 家族参与了多种信号通路传递，包括细胞增殖、存活，血管生成等。Zhang 等对结肠癌细胞转染特异的 shRNA 干扰 STAT3 和 STAT6 的表达，发现细胞周期停滞在 G0 /G1 期，这也为结直肠癌的治疗提供了新的靶点。此外，RNAi 还可以通过干扰趋化因子 CXCR4、基因 Rho 和 Fox 家族等达到减轻和治疗结肠癌的目的。但是，RNA 干扰技术治疗还存在一些低效、降解、不能完全沉默靶基因及产生免疫原性等问题，随着纳米技术的出现和发展，也许能为这项技术开拓新的天地。

（五）基于肿瘤干细胞的靶向治疗

组织病理学、分子生物学以及遗传学证实，结直肠癌是从腺瘤向癌的演变过程，即为腺瘤 – 癌顺序。而导致这一过程的起始环节是肠道上皮细胞的生长调控机制的失控，使基因突变或激活。在功能学分选上发现包括结直肠癌在内的人类消化系统肿瘤中分离到了一群具有干细胞特性的边缘群细胞，这种细胞被认为是结直肠癌的干细胞。CD133CD44 共同标记的阳性细胞更能代表结直肠癌的干细胞。关于结直肠 CSC 的起源有两种观点，即由正常的肠干细胞转化和由定向干细胞及分化细胞转化。结直肠 CSC 表达维持细胞"干性"增殖的因子，能够发动和维持肿瘤的生长。即使是单个的 CSC，一旦到达远隔部位也能够迅速发生克隆增殖形成肿瘤。结直肠 CSC 具有与正常成体干细胞相似的可塑性。在外部微环境中，生长因子和其他信号分子都不同于原发肿瘤部位，转移的 CSC 内在的可塑性更适合利用外部微环境而生存在其他组织中。CSC 具有非对称分裂生成异质性子代细胞的特点，它们可在种植瘤中产生各种异质性的肿瘤细胞，从而很好地解释了转移瘤中肿瘤细胞的异质性。结直肠癌干细胞相关的肿瘤治疗可行性路径有：抑制诱导肿瘤干细胞或低分化肿瘤细胞的增殖，诱导分化，使其表型类似于正常组织；筛选出能特异性针对肿瘤干细胞的基因靶位，从而不影响正常细胞群；以蛋白分子作用于干细胞的各信号通路，如 Wnt 途径的阻断，Notch 通路的抑制因子 γ– 分泌酶的利用。目前关于肿瘤干细胞的形态学、表面标志、信号转导通路及其微环境与肿瘤的发生、发展、转移及复发的关系已有较多报道，但我们仍需要进一步明确其特异性生物学标记，异常信号转导通路、致癌作用及充分的临床试验，使我们对结直肠癌的治疗更加精确、有效。

五、炎症性肠病的生物治疗

炎症性肠病（inflammatory bowel disease，IBD）是一种病因不明的自发的慢性、反复性、非特异性肠道炎症紊乱性疾病，以黏膜 T 细胞功能障碍和改变的细胞炎症反应为特征，最终导致远端小肠和结肠黏膜的损害。流行病学资料表明，炎症性肠病的发病率在全球范围内呈明显上升趋势，可能与人们的生活方式、卫生环境以及工业环境的改变相关。炎症性肠病主要包括溃疡性结肠炎（ulcerative colitis，UC）与克罗恩病（Crohn's disease，CD）。UC 主要侵及结肠黏膜，通常始自左半结肠，可向结肠近端乃至全结肠以连续方式逐渐进展；临床症状轻重不一，可有缓解与发作相交替，患者可仅有结肠症状，也可伴全身症状。CD 在整个胃肠道的任何部位均可发生，但好发于末端回肠和右半结肠；以腹痛、腹泻、肠梗阻为主要症状，且有发热、营养障碍等肠外表现；病程多迁延，常有反复，不易根治。

IBD 的病因和发病机制尚不清楚，研究认为遗传、环境、免疫三者相互作用共同参与 IBD 的发病，并可能决定临床表型。传统的 IBD 治疗主要针对控制活动性炎症和调节免疫紊乱。常用药物主要包括氨基水杨酸类、糖皮质激素和免疫抑制剂。口服氨基水杨酸制剂是 IBD 传统治疗的一线药物，其有效成分 5- 氨基水杨酸（5-ASA）在胃或小肠迅速吸收，到达大肠的药物浓度不足以发挥抗炎作用，为了增加药物在末段回肠或结肠的分布浓度，相继开发了多种 5- ASA 制剂。主要代表药物是美沙拉嗪。自强的松龙用于治疗 UC 以来，临床上使用糖皮质激素治疗 IBD 已有 40 年，至今仍是治疗 IBD 的重要药物。糖皮质激素对控制 IBD 急性发作效果明显，目前用于治疗的激素种类主要有甲基强的松龙、氢化可的松以及发挥局部抗炎作用的布地奈德。2010 年 ECCO《炎症性肠病指南》建议布地奈德可作为轻中度活动性回盲部 CD 的首选治疗。免疫抑制剂用于 IBD 的治疗已有 20 多年，其不仅能有效诱导活动性 CD 和 UC 的缓解，并能有效维持撤除激素后的缓解或减少激素用量，也已有通过大样本长期随访的安全性报道。其中应用最多及研究较多、较深的是硫唑嘌呤（azathioprine，AZA）和 6- 巯基嘌呤（6-mereapeopurine，6-MP）。

（一）生物制剂疗法

炎症性肠病患者应用传统常规治疗的短期缓解率可达 70% ~ 80%，但仅有不到一半的患者可达到长期缓解，且常规治疗无法有效控制危重患者病情，使患者在迁延的病程中出现各种并发症。直至 20 世纪末生物制剂的诞生才改变了这种治疗困境。十余年来，生物制剂在 IBD 的应用中已积累了大量临床经验和试验资料。目前应用于 IBD 治疗的生物制剂分为两类，即肿瘤坏死因子 $-\alpha$（TNF-α）单抗和黏附分子抑制物。

TNF 是一种能促进炎细胞增殖分化的前炎症因子。其在多种自身免疫性疾病中的表达均增高。抗 TNF-α 制剂则以此作为靶点，通过与患者体内可溶性或跨膜性 TNF-α 结合后由 Fc 段介导 T 细胞补体并引发抗体依赖性细胞介导的细胞毒（ADCC）作用诱导 T 细胞死亡，从而减轻机体炎症反应。在 IBD 的发病机制中，TNF-α 是一个关键的细胞因子，在炎症反应的起始和扩增中发挥了重要的作用。在 UC 和 CD 患者的小肠黏膜中 TNF-α 含量明显增加，而且与炎症的活动性相关。通过使用 TNF-α 阻滞剂抑制细胞内的信号级联反应而减少促炎蛋白质的产生。此类生物制剂主要包括英夫利昔单抗（infliximab，IFX）、阿达木单抗（adalimumab）和赛妥珠单抗（certolizumab pegol），其中英夫利昔单抗应用最为突出。临床上主要用于常规保守治疗无效的重度顽固性 CD 和伴瘘管形成的 UC 者。推荐剂量为 5mg/kg，静注，药效可维持 8 周左右。目前，研究显示，英夫利昔单抗和阿达木单抗均可治疗中度到重度的 UC 患者，英夫利昔单抗在治疗的 8 周中诱导缓解和黏膜愈合的能力比阿达木单抗更有效，而在 52 周的维持治疗中两者的有效率相当。

除了 TNF-α 单抗外，另一类生物制剂是黏附分子抑制物。大量白细胞聚集并迁移至肠道黏膜是 IBD 发病的必要条件。黏附分子能促进大量白细胞聚集并迁移至肠道黏膜，从而加重肠道炎症反应。黏附分子抑制物以此为治疗靶点，通过抑制循环中免疫细胞上的黏附分子与血管内皮细胞受体结合，减少炎症细胞向肠道输送，从而改善肠道炎症。首次发现的黏附分子抑制物那他珠单抗（natalizumab）是一种非选择性整合素 α4 抑制剂。但是，其非选择性作用于整合素 α4β1/MabACM-1，可造成进行性多病灶脑白质病发生。所以目前那他珠单抗的应用受到了严格限制。Vedolizumab（VDZ）是一种人源化 IgG1 单克隆抗体，能够特异性结合整合素 α4β7，VDZ 通过选择性阻断促炎性淋巴细胞进入消化道从而减轻胃肠道炎症反应，而无需抑制机体适应性免疫。目前美国食品和药物管理局（FDA）胃肠药物顾问委员会（GIDAC）及药品安全和风险管理咨询委员会（DSaRMAC）召开联合会议，已经批准 Vedolizumab（VDZ，商品名 Entyvio，武田制药美国公司）用于治疗成人 UC 和 CD。

生物制剂的安全性问题值得关注，如：近期的药物输注反应和迟发型变态反应；远期的感染、肿瘤发生率的增加。在一项为时 5 年的随访，纳入 6273 例患者的研究中发现 IFX 能增加患者严重感染的风险，尤其当患者年龄较大、疾病程度较重、生物制剂与激素联合使用时感染风险将大大增加。因此，在使用生物制剂之前一定要对患者进行严格筛查。生物制剂是一种"快速诱导缓解、长期维持稳定"且安全性较好的 IBD 治疗药物生物制剂，然而在我国投入临床使用仅有短短数年。目前，国内仅 IFX 获准用于克罗恩病患者治疗，其他生物制剂及适应证尚处于临床试验阶段。

（二）细胞因子或免疫细胞治疗

黏膜免疫系统的功能紊乱在炎症性肠病的发病机制中发挥了重要的作用，在肠道各类型的炎症性细胞中，黏膜 $CD4^+$ T 细胞通过释放前体炎症细胞因子在慢性炎症的持续和效应阶段起主导作用。黏膜免疫的异常应答是炎症性肠病形成的关键，肠道微生物群的改变及黏膜上皮屏障的异常都可促进这一应答。在炎症性肠病实验性模型中，$CD4^+$ T 细胞群在启动免疫发病机制过程中起着重要作用，且在很大程度上依赖于各种类细胞因子的分泌（如 IL-12、IL-17、IL-23 等）。

IL-2 是被研究了解最多的细胞因子，在正常人或患者的血液中一般检测不到。IL-2 由 Th1 细胞产生，作用于 T 淋巴细胞表面的特定受体，诱导 T 效应细胞克隆增殖。研究发现 CD 患者肠黏膜 T 细胞 IL-2 受体 α 的基因产物很多，给以 IL-2 可加重 CD 病人的病情。已研制的抗 IL-2 受体抗体有达克珠单抗（daclizumab）和巴利昔单抗（basilixmab）。达克珠单抗为人源性抗 IL-2 受体抗体，有研究表明，用达克珠单抗治疗中重度 UC 患者，静脉注射 1 mg/kg，每 4 周 1 次，共 2 次，治疗结束后临床症状、内镜表现、免疫组织化学检查及生活质量均大为改善，且患者耐受性良好。另有临床试验中应用巴利昔单抗 40mg/d 静脉注射后，8 周内临床缓解率达到 50%，24 周达到 65%。以上试验均提示用于 UC 的治疗可能是安全有效的。

T 淋巴细胞的凋亡作用与 IL-6 信号转导有关，通过使用中和性抗 IL-6 受体（IL-6R）抗体封闭该信号转导途径，可减轻结肠炎症，有效抑制黏附分子的表达从而阻止白细胞聚集，促使 T 淋巴细胞凋亡，提示抗 IL-6R 抗体有用于人 CD 治疗的可能性。

无论在体内还是体外，IL-12 都是辅助性 T 细胞的强有力的刺激诱导剂。在 2、4、6-三硝基苯磺酸（TNBS）诱导的结肠炎模型大鼠中，IL-12 在结肠炎发生过程中起重要作用，注射抗 IL-12 单克隆抗体可缓解大鼠结肠炎的症状。也有文献报道，活动性 UC 和 CD 患者的结肠黏膜中 IL-12 表达也是增加的。在一项临床试验中，将 79 例活动性 CD 患者随机分为两组，分别皮下注射人 IL-12 单克隆抗体 1mg/（kg·d）或安慰剂，结果发现 1mg/（kg·d）人 IL-12 单克隆抗体组在第 7 周治疗效果明显高于安慰剂组，但在随访 18 周的长期效果来看，两组间差异无统计学意义。因此，抗 IL-12 单克隆抗体的疗效尚需更多的随机双盲试验验证。

在 IBD 免疫学机制中，Th1/Th2 型细胞因子失衡理论一直占主导地位。近年来，有关 Th17 细胞与 IBD 的关系已愈来愈广泛地受到人们关注，许多实验模型及临床研究均显示 Th17 细胞及其分泌的炎症细胞因子（如 IL-17、IL-21、IL-22 等）与 IBD 的发生、发展密切相关。有研究报道 IL-17 在 IBD 患者结肠黏膜及血清内表达均升高。在 UC 患者，IL-17 细胞主要位于固有层；在 CD 患者则散布在黏膜下层及固有肌层。除此之外，研究显示，IL-23 虽然不是 Th17 细胞分泌的细胞因子，但是在调控 Th17 细胞分化及功能方面具有重要作用。在炎症性肠病模型中，疾病症状、组织病变加重程度与 IL-23、IL-17 水平均呈显著正相关。在正常肠道中，Th17 细胞维持黏膜屏障功能，但在肠道慢性炎症反应中，高水平的 IL-23 能够激活其致病性和抗菌反应并有重要作用。目前根据动物模型推测，IL-23 和 Th17 反应轴可能是一个抑制 IBD 炎症反应的靶点。然而在 Th17 调节自身免疫和机体防御反应中，仍有许多问题有待解决，如 Th17 细胞相关的每种细胞因子在 IBD 发生、发展中的具体作用；病原微生物及其产物如何调配 IL-23 和 IL-17 表达并导致免疫病理效应，且 IBD 动物模型与人类 IBD 患者之间仍有巨大差距，这也将是进一步研究的重点及热点。

（三）干细胞移植治疗

虽然生物制剂对难治性 IBD 的治疗表现出良好的治疗前景，但目前仍难广泛应用于临床。干细胞具有多向分化潜能和免疫调节作用，成为治疗 IBD 的新型治疗方法，是近年来 IBD 治疗领域的热点之一。

造血干细胞（hematopoietic stem cell，HSC）是一种存在于骨髓中的干细胞，具有自我更新能力，能分化成各种血细胞前体细胞，最终生成各种血细胞成分。造血干细胞移植（hematopoietic stem cell transplantation，HSCT）用于治疗炎症性肠病，始于在给血液系统疾病的患者进行造血干细胞移植后，患者的炎性肠道疾病得到明显缓解。随后针对难治性 CD 患者进行造血干细胞移植的研究证实：造血干细胞移植可使患者的临床症状获得长期缓解，并促进肠道损伤的愈合。克罗恩病活动指数（CDAI）大于 250 或克罗恩病严重程度指数大于 16 的患者，进行 HSCT 后，所有患者的病情达到缓解并且 CDAI 少于150。移植后的患者 1 年生存率为 91%，2 年生存率为 63%，3 年生存率为 57%，4 年生存率为 39%，5 年生存率为 19%。难治性 CD 的病例，应用 HSCT 来治疗，可改变其自然进程，有可能成为不能手术的顽固性 CD 患者的重要治疗选择。

间充质干细胞（mesenchymal stem cells，MSCs）具有低免疫原性，同时具有免疫抑制活性，因此被用来治疗各种由于免疫反应失调而引起的疾病。在三硝基苯磺酸（TNBS）诱导的小鼠结肠炎的动物模型中，给模型小鼠输入人脐带 MSCs，并进行组织病理学检查，结果发现人脐带 MSCs 可以迁延到发炎的结肠，并可以改善临床和病理症状，表现出较好的治疗效果。因此，这项实验性结肠炎的治疗研究表明，静脉输入的人脐带 MSCs 能够归巢到炎症结肠并有效地改善结肠炎症状。为了明确 MSCs 移植的安全性和可行性，研究者从 10 位难治性 CD 患者进行局麻骨髓穿刺，取得自体 MSCs，静脉注射（1~2）×10^6 cells/kg，结果发现 MSCs 的免疫调节能力显著降低外周血单核细胞体外增殖，有效缓解病情，患者除了轻微的过敏反应，未出现不良并发症。

临床上，利用骨髓 MSCs 治疗相关疾病遇到一个瓶颈问题，就是不能从骨髓获取大量细胞。而从脂肪组织获得人脂肪干细胞（human adipose-derived stem cells，hASC），并在体外迅速增殖至临床应用级细胞数量，成为一个前景诱人的细胞来源。已有研究报道人脂肪干细胞可以用来治疗各种肠道炎性疾病和脓毒症。给诱导的结肠炎或脓毒症的小鼠腹腔注射 mASC 进行治疗，发现显著改善结肠炎的临床和组织病理学严重程度，提高了小鼠的生存率。其作用机制有可能是 mASC 移植使多种炎性细胞因子和趋化因子表达降低，并使 IL-10 的产生增加。因此，这些结果可以提示我们脂肪干细胞在体内可作为免疫／炎症反应的关键调节子，而应用于炎性肠道疾病和脓毒症的细胞治疗。

干细胞对整个医学研究领域发展具有重要的意义，尽管干细胞生物学已开始在各种系统疾病的临床试验中得到应用，并取得了可喜的初步研究成果，然而，作为一种新的治疗手段，确切的作用机制尚未完全阐明。造血干细胞移植虽然是有效的，但其临床应用的安全性问题依然存在，因此未来的研究应该把注意力集中在改善 MSCs 的疗效和 HSCT 治疗的安全性上。

IBD 严重影响患者的生活质量，追求 IBD 患者临床长期缓解甚至达到黏膜愈合是我们的最终目标，传统药物治疗是 IBD 治疗的基石，新制剂的出现及新方法、新理念的提出为 IBD 患者的治疗带来更多的选择。随着技术的成熟及普及，干细胞治疗蕴含的广阔的临床应用前景也将鼓励成为一项普遍的医疗技术，但达到最终目标我们仍需不断地进行多中心、大样本、随机对照的临床试验研究，才能为 IBD 的治疗选择提供更多的依据。

六、病毒性肝炎肝纤维化的生物治疗

病毒性肝炎是对人类健康危害极大的传染性疾病。据世界卫生组织统计，全球乙型肝炎病毒感染者高达 3.5 亿以上。我国是一个肝炎大国，1 ~ 59 岁人群乙肝表面抗原携带率高达 7.18%（约 9300 万人），占全世界慢性 HBV 感染者的 1/3，其中慢性乙肝约 2000 万例。全国每年死于与乙肝相关肝病的约 30 万例。对该病的治疗显得尤为重要。抗病毒治疗是病毒性肝炎的重要治疗手段之一。由于甲型和戊型肝炎的病程有自限性，不致形成慢性，因此，将抗病毒治疗的重点放在易发展为慢性肝炎的乙型肝炎和丙型肝炎。核苷（酸）类药物是有效的抗乙型肝炎病毒（HBV）药物，目前主要包括拉米夫定、阿德福韦酯、恩替卡韦、替比夫定和替诺福韦酯。这类药物的作用机制是通过竞争性抑制 HBV DNA 聚合酶与原有底物的结合，阻断病毒核酸的合成，从而减轻肝脏炎症坏死和肝纤维化，进而延缓疾病进展，降低肝功能失代偿及肝细胞癌（HCC）的发生。但应用核苷（酸）类药物的这种治疗只能是最大限度地抑制病毒，不能有效地将病毒从体内清除。因此，人类要想真正治愈乙肝，可能还得从免疫治疗上寻找突破。

然而，绝大多数慢性 HBV 感染者（包括慢性 HBV 携带者与慢性肝炎患者）呈免疫耐受状态，对 HBV 及其抗原无免疫应答。针对病毒性肝炎的免疫治疗正被人们所重视，调节机体的免疫状态达到治疗的目的，特别是免疫基因治疗为病毒性疾病的治疗开辟了新天地。生物治疗利用体内的天然蛋白，或激发机体的免疫反应来对抗、抑制、杀灭病毒，其毒性较低，副作用小，有可能为人类战胜乙肝病毒带来希望。

（一）细胞因子和免疫细胞治疗

尽管血中存在高浓度的病毒抗原，然而慢性乙肝患者却没有启动有效的免疫反应，即患者处于免疫耐受状态。可能与慢性乙肝患者对病毒抗原的反应较弱有关。目前已有研究表明，包括 HBV 在内的多种病毒感染中均存在抗原递呈功能缺陷，而这种减弱的抗原递呈功能可通过肿瘤抗原致敏增强。通过生物免疫细胞培养技术，可在体外获得活化的、功能完全正常的并携带有 B 型肝炎病毒抗原信息的树突状细胞（DC）。将这种具有抗 HBV 作用的 DC 回输给感染者，使免疫系统重新恢复对 B 型肝炎病毒的识别，从而打破机体原来对 B 型肝炎病毒产生的免疫耐受状态，激发体内正常免疫，才有可能去除肝细胞核内的 HBV 病毒复制模板及病毒其他 RNA 与 DNA，抑制病毒复制，促进血清转换，使患者获得康复。因此，诱导成熟的 DC 进行免疫过继治疗，可能会取得对慢性乙肝患者重建细胞免疫的作用。

LAK 细胞为细胞因子激活的杀伤细胞，1987 年开始用于慢性乙肝的治疗。临床上有反复轻度肝功能受损，HBeAg 阳性或 HBV-DNA 阳性，ALT 轻度升高且滴度较低的患者效果较佳。LAK 细胞的治疗效果受个体免疫状态的影响，免疫低下者效果差。由于在

LAK 细胞治疗中需要使用大量 IL-2，而 IL-2 可导致毛细血管渗透性增加等不良反应，因此目前研究的方向是寻找更有效的 LAK 前体细胞、改善 LAK 细胞诱导方法、改变 LAK 细胞的输注途径等来期望减轻治疗的副作用。

1991 年美国斯坦福大学医学院骨髓移植中心首先报道了 CIK 细胞（多种细胞因子诱导的杀伤细胞）。随着体外大量增殖 CIK 细胞方法的建立，在全世界范围内引起了广泛关注，国内外很多学者对其细胞来源、免疫学特性、抗病毒、抗肿瘤的杀伤效能都做了深入的研究和阐述。由于 CIK 细胞具有非 MHC 限制性、高细胞毒力、高增殖活性、细胞来源丰富等优点，目前已经开始试用于治疗慢性乙型肝炎。有学者对 16 例慢性乙肝患者用 CIK 治疗 52 周，取得较好效果，完成治疗的 14 例患者中，DNA 转阴，HBeAg/anti-HBe 血清转换及肝功能恢复正常的有 42.86%。但 CIK 细胞用于临床治疗慢性乙型肝炎的经验和报道仍然很少，其清除病毒的机制和效果尚需更多的研究来阐明。

在乙肝的各种生物治疗药物中，干扰素被研究得最多，是美国食品和药品管理局（FDA）最早批准的用于抗 HBV 感染的治疗药物。根据其抗原性不同，可以将 IFN 分为三类，即 IFN-α、IFN-β、IFN-γ。其中，抗病毒的主要药物是 IFN-α。干扰素与靶细胞上的受体相结合，可以诱导产生多种抗病毒蛋白，阻碍病毒核酸以及蛋白质的合成，抑制病毒复制。由此看来，干扰素有重要的免疫调节作用。大量研究结果表明，Th1/Th2 失衡与 HBV 持续感染密切相关。在 HBV 感染的慢性进程中，Th1/Th2 细胞因子分泌紊乱，Th1 产生的细胞因子减少，导致 Th2 细胞应答占优势，HBV 持续感染。IFN-α 治疗后患者 IL-12、IL-2 水平上升，IL-6 下降，使动态平衡倾向于 Th1，有利于 HBV 的清除。

IL-12 可促进 Th1 细胞发育，诱导 T 细胞和 NK 细胞分泌 IFN-γ，介导细胞毒活性以及 IFN-γ 的产生。IL-12 是重要的抗 HBV 细胞因子，其可抑制 HBV 复制，对慢性乙型肝炎患者有较明显的抗 HBV-DNA 活性。有研究显示，IL-12 在体外可刺激慢性乙型肝炎患者外周血单个核细胞产生 IFN-γ，上调细胞免疫应答，有助于 HBV 从体内排除。

（二）干细胞的抗纤维化治疗

近年来，干细胞移植作为促进肝功能恢复的一项新技术为失代偿期肝硬化患者提供了一种新的治疗选择。根据干细胞的不同性质和不同来源，目前临床上干细胞移植治疗失代偿期肝硬化的方式分为六种：自体骨髓干细胞移植、自体外周血干细胞移植、自体造血干细胞移植、自体骨髓间充质干细胞移植、异基因脐血干细胞移植和异基因脐带间充质干细胞移植。

临床上，一般经肝动脉或外周静脉途径进行干细胞移植。目前，干细胞治疗终末期肝病主要适用于如下患者：①各种病因导致的失代偿期肝硬化；②在既往一年内，虽经内科积极治疗，病情仍反复加重，至少因肝硬化并发症如大量腹水、自发性腹膜炎、消化道出血或肝性脑病住院 1 次以上；③需间断补充血浆白蛋白及口服利尿剂治疗；④血浆白蛋白小于 35g/L，总胆红素小于 170μmol/L，凝血酶原活动度大于 30%（凝血酶原时间小于 20s），大量腹水控制到中等以下，自发性腹膜炎及肝性脑病已治愈；⑤外周血血红蛋白浓度大于 70g/L，血小板大于 $3×10^9/L$，红细胞比容大于 0.25；⑥近 1 个月内无消化道出血病史；⑦无意向或无条件接受原位肝移植；⑧自愿签署知情同意书。

2005 年德国学者首次将干细胞用于肝脏疾病治疗，并证实干细胞可以促进肝脏再生。随后，我国研究小组在国际上率先进行了 40 例自体外周血干细胞移植治疗终末期肝病的随机对照临床研究，结果显示与单纯应用粒细胞集落刺激因子组相比，干细胞移植组患者血清白蛋白水平显著升高。目前，已有 20 余项研究进行了干细胞治疗肝脏疾病的疗效和安全性的报道，多数研究结果显示：干细胞移植可显著改善肝病患者的症状和肝功能，延长患者的生存期。目前干细胞用于肝脏疾病的治疗尚未发现严重的不良事件。已经报道的安全性事件主要是术后低热和恶心，多为自限性。少见的事件有穿刺点出血和血肿、穿刺点疼痛、肝区不适，经对症处理后缓解。由于干细胞移植的临床应用时间较短，目前仍应密切注意干细胞移植后是否会发生免疫排斥和诱发肿瘤，也应注意肝、肾等重要脏器功能的变化。

干细胞移植治疗肝脏疾病的理论基础为其在体内外均可以分化为有功能的肝细胞。动物实验也证实，干细胞移植后，可向损伤肝脏迁移，在肝脏局部通过分化或融合的机制发挥肝细胞的功能。通过对比干细胞肝向分化过程不同时间点 miRNA 的表达变化情况，鉴定了肝向分化特异性的 miRNA 表达谱，并证实利用特定的 miRNA 可以将干细胞在体内外直接转化为均具有功能的肝细胞。但是，目前的细胞分化或细胞融合理论并不能完全解释多能干细胞移植时所带来的临床效果。近年来提出的免疫调节理论为干细胞治疗肝脏的机制提供了新的理论支撑。首先，干细胞具有低免疫原性和免疫抑制作用，使其具备了异体移植的免疫学基础。其次，研究发现，多能干细胞还具有免疫调节作用。通过检测患者干细胞治疗前后外周血中细胞因子及免疫细胞的水平，发现干细胞移植后能通过下调血浆中促炎因子 IL-17 水平，改善肝脏的局部免疫微环境，从而改善免疫反应导致的肝损伤。

（韩　英）

参考文献

[1] D. C. Baumgart，W. J. Sandborn. Crohn's disease. Lancet，2012，380：1590–1605

[2] W. Blogowski，A. Deskur，M. Budkowska，et al. Selected cytokines in patients with pancreatic cancer：a preliminary report. PLoS One，2014，9：e97613

[3] V. Boncheva，S. A. Bonney，S. E. Brooks，et al. New targets for the immunotherapy of colon cancer.Does reactive disease hold the answer? Cancer Gene ther，2013，20：157-168

[4] G. Botchkina. Colon cancer stem cells——from basic to clinical application. Cancer Lett，2013，338：127-140

[5] V. De Simone，F. Pallone，G. Monteleone，et al. Role of T17 cytokines in the control of colorectal cancer. Oncoimmunology，2013，2：e26617

[6] L. Faloppi，K. Andrikou，S. Cascinu. Cetuximab：still an option in the treatment of pancreatic cancer? Expert Opin Biol ther，2013，13：791-801

[7] M. Gao，H. Yin，Z. W. Fei. Clinical application of microRNA in gastric cancer in Eastern Asian area. World J Gastroenterol，2013，19：2019-2027

[8] S. Kasper，M. Schuler. Targeted therapies in gastroesophageal cancer. Eur J Cancer，2014，50：1247-1258

[9] H. Y. Kim，J. W. Park.Clinical Trials of Combined Molecular Targeted therapy and Locoregional therapy in Hepatocellular Carcinoma：Past，Present，and Future. Liver Cancer，2014，3：9-17

[10] G. Ku，I. B. Tan，T. Yau，et al.Management of colon cancer：resource-stratified guidelines from the Asian Oncology Summit 2012. Lancet Oncol，2012，13：e470-481

[11] E. N. Maginn，C. H. de Sousa，H. S. Wasan，et al. Opportunities for translation：Targeting DNA repair pathways in pancreatic cancer. Biochim Biophys Acta，2014，1846：45-54

[12] S. Matsueda，D. Y. Graham. Immunotherapy in gastric cancer. World J Gastroenterol，2014，20：1657-1666

[13] E. Niccolai，D. Prisco，M. M. D'Elios，et al.What is recent in pancreatic cancer immunotherapy? Biomed Res Int，2013

[14] J. Prados，C. Melguizo，H. Roldan，et al. RNA interference in the treatment of colon cancer. BioDrugs，2013，27：317-327

[15] M. A. Puglisi，V. Tesori，W. Lattanzi，et al. Colon cancer stem cells：controversies and perspectives. World J Gastroenterol，2013，19：2997-3006

[16] A. Raza，G. K. Sood. Hepatocellular carcinoma review：current treatment，and evidence-based medicine. World J Gastroenterol，2014，20：4115-4127

[17] B. Salman，D. Zhou，E. M. Jaffee，et al.Vaccine therapy for pancreatic cancer. Oncoimmunology，2013，2：e26662

[18] L. Shen，Y. S. Shan，H. M. Hu，et al. Management of gastric cancer in Asia：resource-stratified guidelines. Lancet Oncol，2013，14：e535-547

[19] S. R. Singh. Gastric cancer stem cells：a novel therapeutic target. Cancer Lett，2013，338：110-119

[20] M. Sridharan，J. M. Hubbard，A. Grothey. Colorectal cancer：how emerging molecular understanding affects treatment decisions. Oncology（Williston Park），2014，28：110-118

[21] J. Torres，S. Danese，J. F. Colombel.New therapeutic avenues in ulcerative colitis：thinking out of the box. Gut，2013，62：1642-1652

[22] W. K. van Deen，A. Oikonomopoulos，D. W. Hommes. Stem cell therapy in inflammatory bowel disease：which，when and how? Curr Opin Gastroenterol，2013，29：384-390

[23] Z. X. Wang，J. X. Cao，Z. P. Liu，et al. Combination of chemotherapy and immunotherapy for colon cancer in China：a meta-analysis. World J Gastroenterol，2014，20：1095-1106

[24] L. Yan，Y. Han，J. Wang，et al. Peripheral blood monocytes from patients with HBV related decompensated liver cirrhosis can differentiate into functional hepatocytes. Am J Hematol，2007，82：949-954

[25] Y. Han，L. Yan，G. Han，et al. Controlled trials in hepatitis B virus-related decompensate liver cirrhosis：peripheral blood monocyte transplant versus granulocyte-colony-stimulating factor mobilization therapy. Cytotherapy，2008，10：390-396

[26] L. Cui，Y. Shi，X. Zhou，et al. A set of microRNAs mediate direct conversion of human umbilical cord lining-derived mesenchymal stem cells into hepatocytes. Cell Death Dis，2013，4：e918

[27] L. Zheng，J. Chu，Y. Shi，et al. Bone marrow-derived stem cells ameliorate hepatic fibrosis by down-regulating interleukin-17. Cell Biosci，2013，3：46

第九章

心血管疾病的生物治疗

目前，心血管疾病在世界范围内已经成为威胁人类健康的首要因素，其中，冠心病、心力衰竭和心律失常三大类疾病占据主要发病率和致死率。在美国的所有心血管疾病患者中总死亡率为 0.2%；在总死亡人群中，每三人中就有一人因心血管事件而去世。在我国，心血管疾病流行趋势也不容乐观。据调查，我国患病率男性为 1.78%，女性为 1.10%，全国每年因其死亡人数约 350 万人，每天因心血管病死亡 9590 人。在死亡原因中心血管疾病占总死亡原因的 41%，居于各种死因的第一位。有专家预测到 2030 年中国心血管疾病患者将增加至 2130 万，心血管疾病死亡人数将增加至 770 万。虽然在近几十年，药物治疗和外科手术治疗都有了很大进步，特别是介入治疗的兴起，挽救了很多缺血性心脏病和心律失常患者的生命，但这些治疗方法仍存在一些不足，对于一些复杂难治性疾病仍旧不能有效改善临床预后和减少并发症。而正是这些方法的局限性，促使了更多新的心血管疾病诊治技术的发展。

随着现代生物学技术的发展，越来越多的基础研究成果通过转化医学实践在临床治疗中，产生了现代生物技术与临床医学等多学科交叉融合的新的生物治疗手段。这些生物治疗方法在心血管疾病的临床实践中主要包括基因治疗、细胞治疗、免疫治疗三个方面。

基因治疗是通过基因工程技术将特定外源基因片段导入患者细胞，以达到补偿缺陷基因功能的目的，从而起到治疗疾病的作用。细胞治疗是通过特殊途径，将具有增殖能力的细胞移植到患者心脏，以补偿心肌细胞的不可逆损伤，达到恢复心脏功能的目的。

免疫治疗是通过免疫调节或利用抗体对特殊的心血管疾病进行治疗或预防，包括免疫调节治疗和疫苗预防治疗两个方面。

（郑　哲　刘汉凝）

一、基因治疗

（一）概述

基因治疗（gene therapy）是指应用基因工程技术将一部分外源基因片段植入患者的靶细胞内，以补偿或纠正致病基因的缺陷从而达到治疗疾病的目的。修复途径既可以是原位修复有缺陷的基因，也可以是用有功能的正常基因转入细胞基因组的某一部位，以替代缺陷基因来发挥作用。根据患者发病机制的不同，基因治疗所采用的治疗策略也不同，大致可以分为基因置换、基因矫正、基因修饰、基因失活等。在心血管病领域，研究者们已经进行了一些临床前试验，发现向心肌细胞内转入血管内皮生长因子（vascular endothelial growth factor，VEGF）和成纤维细胞生长因子（fibroblast growth factor，FGF）基因，可以促进血管生成；肌浆网钙离子 ATP 酶基因（sarcoplasmic reticulum Ca^{2+} adenosine triphosphatase）可以增强心肌收缩力，减少心律失常的发生；基质衍生因子 -1 基因（stromal-derived factor-1，SDF-1）可以促进受损心肌修复；G 蛋白 α 亚基抑制剂基因和缝隙连接蛋白 43（connexin-43）可以控制心率，减少房颤发生。在之后的初期临床试验中，基因治疗的有效性和较少副作用的优点也都得到了证实，这标志着基因治疗向大规模的临床应用又迈出了重要的一步。本章将主要根据现有的一些临床试验成果介绍基因治疗在冠心病、心力衰竭和心律失常三类心血管疾病中的应用。

（二）载体选择及外源基因的导入

成功地将外源基因导入靶细胞基因组内是基因治疗的重要环节，并直接决定最终的治疗效果。基因载体是将目的基因导入靶细胞的主要途径，常用的载体主要有非病毒载体和病毒载体。

1. 非病毒载体

非病毒载体主要有 DNA 质粒和阳离子脂质体。DNA 质粒是一种包括启动子、目的基因和多聚腺苷酸化位点闭合的环状 DNA，其优势在于生产工艺简单，无毒性及免疫原性，但是在实际转染中效率较低，只有少部分靶细胞可以表达目的基因产物。阳离子脂质体通常由细胞转染素——一个阳离子两亲化合物和一个中性脂质组成，这种带正电荷的阳离子脂质体与带负电荷的核酸序列通过静电作用形成能进入细胞的缀合物，利用其亲脂性进入细胞，在细胞内核酸序列被慢慢释放出来并在细胞核表达或控制目的基因的表达。它具有可自然降解、无免疫原性、可重复转染等优点，但同时与 DNA 质粒相似，阳离子脂质体的转染效率较低，这限制了基因治疗的效果并增加了治疗成本。因此，目前已经很少使用非病毒载体作为心血管疾病基因治疗的常用载体。

2. 病毒载体

病毒载体拥有高效的转染能力，因此在基因治疗中逐渐被广泛使用。常用的病毒载体包括反转录病毒（包括慢病毒家族的人类免疫缺陷病毒）、腺病毒和腺相关病毒。

反转录病毒可以在正常生理状态下以单拷贝的形式整合入宿主细胞基因组，并随宿主细胞的分裂而增殖；当病毒与细胞结合后，病毒表面的糖蛋白即结合于细胞表面的受体，故细胞不会被同种病毒重复感染。虽然反转录病毒在其他疾病的基因治疗领域中发挥了重要的作用，但是反转录病毒载体的基因组可能会随机整合进靶细胞的基因组中，从而导致不必要的细胞突变。除此之外，反转录病毒载体需要宿主细胞拥有较强的分裂能力，但是心肌细胞是一种终末分化的细胞，不具有活跃的分裂能力，因此反转录病毒并不适用于心血管疾病的基因治疗。慢病毒是一类非鼠源性反转录病毒，以人类免疫缺陷病毒（human immunodeficiency virus，HIV）为代表。虽然其隶属于反转录病毒亚属，但是并不需要靶细胞拥有活跃的分裂能力，因此可以被用于心血管疾病的基因治疗。然而，慢病毒因其严格的宿主范围及 HIV 独特的致病性，特别是通过冠状动脉注射慢病毒载体后，局部滴度不足导致的转染效率下降限制了它作为心血管疾病基因治疗载体的应用。

腺病毒（adenoviruses，ADs）和腺相关病毒（adeno-associated viruses，AAVs）可以感染终末分化的细胞，且转染效率极高，毒性及致瘤性相对较低，因此逐渐被广泛用作基因治疗的载体。同时，AAVs 是一种缺陷型非病原性人类细小病毒，本身对人类无致病性，可以高效定点整合至人染色体中，避免了随机整合可能带来的抑癌基因失活和原癌基因激活的潜在危险性，而且外源基因可以持续稳定表达，因此安全性得到了保证，是理想的心血管疾病基因治疗载体。这两种病毒载体的缺点主要在于引起宿主的有限的免疫反应，从而在转染后的几天至几周内使得目的基因的表达受到一定的影响。特别是 AAVs，由于其不是人类的致病病毒，因此免疫反应更为有限，目的基因的表达一般会比 ADs 更晚。目前的一些前临床研究表明了以 AAVs 作为载体的目的基因一般会在注射载体几个月至十几个月后才会在宿主体内持续表达，例如一项血友病临床试验记录到在 AAVs 载体注射一年后，目的基因才能在骨骼肌内持续表达。除此之外，由于 AAVs 的基因组 DNA 小于 5 kD，这也就意味着 AAVs 作为基因载体时外源基因的容量很小，目前最多只能容纳 5 kD 外源 DNA 片段。同时，AAV 不能独立复制，只有在辅助病毒（如腺病毒、单纯疱疹病毒、痘苗病毒）存在时，才能进行复制和溶细胞性感染，否则只能建立溶原性潜伏感染。

3. 载体导入方法

除了载体的选择之外，基因治疗的另一个关键环节就是将含有目的基因的载体高效地导入靶细胞中。在心血管治疗领域，目前已经报道的导入方法主要有心肌内注射、冠状动脉灌注和心包内或经心外膜导入。这些方法都曾经被成功应用于临床，但是并没有一种方法是完美的，它们在可行性、效率和患者耐受性上都或多或少有些瑕疵。

心肌内注射是一种简单易行的方法，病毒载体被直接用注射器注入心肌层内，这种方法在很多临床试验中被广泛应用和报道。有报道指出，在局部注射范围内，病毒载体含量很高，但是以注射点为中心半径 10mm 之外病毒载体含量几乎检测不出，导致整体治疗效力不足。在动物实验中，单次注射后病毒载体的有效浓度可以刚好覆盖大鼠的整个心室，但是对于人类的心脏来说，可能需要多点注射才能达到必要的载体浓度，这也是心肌内注射这种方法的主要局限性。另外需要注意的一点就是，有研究报道这种方法可能在某些个体上会出现注射区域的急性炎症反应，严重者可以导致心功能不全。

通过冠状动脉内灌注法导入基因载体的方法也曾经被多次报道并在经皮导管介入术、开胸主动脉阻断的左室灌注术和体外循环下冠状动脉灌注术中有过多次应用。这种方法主要优势在于基因载体可以广泛、平均分布在整个心脏中，免去了多点多次注射的麻烦，也大大降低了炎症反应的发生；同时还可以根据冠状动脉的走行，有针对性地对某一区域心肌进行基因载体的灌注。但是目前普遍认为这种载体导入方法的效率低于直接心肌内注射，主要原因在于病毒载体能被有效运输至靶细胞的概率较小，很多载体不能进入靶区域而会被快速血流带至全身各处。在前临床研究中，研究者们发现应用血管舒张剂和增强血管渗透性的药物，如硝酸甘油、硝普钠、5- 羟色胺、缓激肽、组胺、VEGF 以及减少灌流液 Ca^{2+} 浓度等可以使得基因载体更有效地进入靶细胞中。

除了上述两种方法之外，心外膜表面喷涂基因载体被认为是一种很有临床应用前景的导入方法。这种方法主要是将基因载体与特殊溶剂混合，喷涂在靶区域的心外膜上，特殊溶剂与心外膜接触后会迅速变成一种凝胶状态，使得基因载体缓慢渗透进细胞间隙并感染靶细胞。前临床研究表明，这种方法可以使得基因载体均匀地、透壁性地分布于靶区域并高效转染靶细胞。一般认为这种方法的局限性很小，主要在于需要开胸手术暴露靶区域。但是在胸腔镜技术逐渐成熟的今天，或许可以很大程度上解决这个问题。

4. 局限性

当然，基因治疗目前仍面临很多治疗风险，主要有基因载体导入失败或异常表达、基因载体引起的异常免疫反应、脱靶效应、插入诱变以及目的基因时限性表达等。这其中有的问题可以通过改良基因载体来得到解决，而有的问题则是基因治疗方法本身的局限性引起的，如免疫反应就是其中之一。特别在利用腺病毒作为基因载体时，有时免疫反应会产生细胞毒作用并引起严重的炎症反应，甚至在某些病例中出现器官衰竭的严重副作用。因此，有研究者除了对腺病毒衣壳蛋白进行了深入的研究，他们还发现由腺病毒基因载体引起的靶细胞基因突变和缺失也是导致严重免疫反应的原因所在。而对于腺相关病毒载体，由于绝大部分人类是该种病毒的潜伏感染者，体内会产生内生性抗体，从而限制了基因治疗的效果。在近期的几个前临床研究中，研究者找到了一种通过利用生理盐水净化流经肝脏的静脉血液，以减少 AAVs 与抗体的接触机会，从而可以增加 AAVs 转染效率的办法。另外一个之前提到的通过循环灌注的途径将基因载体导入机体的方法，由于其基因载体可能会散布在宿主的全身各个器官，因此而可能引起的非靶副作用也日益受到研究者的关注。因为即使在靶器官内，基因载体仍可能有不可控制的异常基因表达等副作用的发生，更不用说在未知的非靶器官内这将引起怎样的病理损伤。因此，研究者们希望能够通过找到某种定位方式或组织特异性启动子，使得目的基因只能在靶器官内进行表达，从而解决这一棘手的问题。除此之外，在一个利用反转录病毒治疗免疫缺陷病患者的临床试验中，白血病的发生也印证了基因载体致癌的实际风险性，但是有研究者表示，这可能是一种病毒特有的副作用，或许可以通过改良载体得到有效解决。

（三）冠心病的基因治疗

冠心病（coronary heart disease，CHD）是一种常见的心血管疾病，目前发病率和致死率呈逐年上升趋势，据 2009 年的统计结果，美国死亡人群中每 6 个人中就有 1 个是因冠心病而去世。近年来由于药物的治疗和预防作用明显提升、内科介入治疗发展迅速以及外科再血管化技术的成熟改良，使得冠心病患者的带病生存率有所提高。然而，临床上还是逐渐出现了一群难治性的冠心病患者，这些患者主要表现为严重的心绞痛、心肌缺血和心功能的逐渐恶化。同时最大剂量的药物治疗已经不能对病情的发展有所改善，并且由于严重的血管病变使得患者失去了内科介入治疗和外科手术的机会。这类病人无疑是基因治疗的最佳人选，因此研究者们希望建立一种基于基因治疗的血管再生成疗法来治疗这类疾病。其主要原理就是通过转入与血管生成因子相关的基因，使得病变区域产生侧支循环或旁路途径，从而改善血供情况。虽然前临床研究证明了这种方法的可行性与有效性，但是一系列的临床试验的结果均不尽如人意。这些临床试验得出的结论为新的血管生成与多种生长因子有关，并且需要精细的时间调控，否则并不能为治疗带来明显的帮助。在前临床研究中，研究人员锁定了几种可能对血管生成有促进作用的生长因子，主要包括血管内皮生长因子（vascular endothelial growth factor，VEGF）、成纤维细胞生长因子（fibroblast growth factor，FGF）、肝细胞生长因子、血小板来源的生长因子和低氧诱导因子等，其中 VEGF 和 FGF 表现出了较强的改善缺血部位灌注和提高心功能的作用。因此在临床试验中，主要关注了 VEGF 和 FGF 的治疗效果。

VEGF 是一种血管内皮细胞的有丝分裂原，可以刺激血管内皮细胞的迁移和增殖，还可以增加血管通透性并表现出一定的细胞保护作用。一些早期的临床试验证实了 VEGF 基因治疗的有效性，无论是只进行 VEGF 治疗还是联合外科的冠状动脉旁路移植术治疗，都可以明显地改善症状，增加缺血心肌的灌注。随后，一些随机对照试验开始试图验证这种疗法的长久安全性和有效性。在随后的结论中，虽然肯定了 VEGF 基因疗法的安全性，但是对于其是否有效的结论却并不一致。因为在大多数的随机对照试验中，对于改善缺血症状和增加缺血心肌灌注的主要终点的差异性并不明显，但是在一些次要终点上可以看到明显的差异性，如增加运动耐受性和减小缺血面积。除此之外，临床试验中强大的安慰剂效应也是备受争议的问题之一，因为在 VEGF 治疗组的前后疗效对比中，可以看到比较明显的改善作用；但是与安慰剂组相比，却没有发现显著的改善作用。成纤维细胞生长因子（fibroblast growth factor，FGF）是肝素结合蛋白家族中重要的成员，对新血管生成、创伤修复和胚胎生长及发育有重要的促进作用。有关 FGF 基因治疗的临床试验结果表明有一定的促进血管生成和增加缺血心肌灌注的效果。

当前对于基因治疗冠心病的主要问题仍旧停留在如何促进缺血区域的新血管生成。对于目前仍尚不清楚的导致临床试验失败的原因，有研究者认为可能是基因载体的治疗用量不足，或许可以通过加大药量以及增加转入目的基因的种类来提高临床疗效；还有的研究者认为问题可能出在目的基因导入方法或者靶细胞选择错误这方面；除此之外，也有研究者认为基因治疗的"治疗窗"很窄，基因载体使用量的范围可能非常小，超剂量使用可能会引起血管瘤生成和动脉硬化的发生率增加。因此，只有这些问题都被解决后，这种通过新血管生成的基因疗法才能作为治疗冠心病的候选方案。

（四）心力衰竭的基因治疗

心力衰竭（heart failure，HF）是多种心血管疾病如冠心病、心肌病、高血压和瓣膜疾病不断加重和恶化后的最终表现形式。其特点是除了外科心脏移植术之外，几乎没有可以治愈的手段，只能通过药物进行一定程度的控制，但很大程度上不能阻止疾病的进程。心衰患者的 5 年生存率在 50% 左右，而对于终末期心衰患者来说，无论是否采取了除心脏移植之外的治疗措施，其 1 年生存率都只有 22%。在美国，心力衰竭已经成为首要致死性疾病，并且仍有 500 多万人的健康正遭受心衰的侵蚀。截至 2009 年，美国每年用于心衰治疗的直接和间接花费已经达到 372 亿美元。

对于心衰的基因治疗，目前无论是正在进行的还是已经完成的临床试验都是针对肌浆网钙离子 ATP 酶 -2α（SERCA2α）、基质衍生因子 -1（stromal_derived factor_1，SDF-1）和腺苷酸环化酶 -6（adenylate cyclase-6，AC6）的。临床试验疗效主要通过一些非侵入性的检查或调查来判断，如超声心动图测得的左心室射血分数、6 分钟步行试验、New York 心功能分级和生活质量的调查问卷。在其他一些前临床研究中，多种目的基因无论在小鼠还是其他小型哺乳类动物身上都表现出了显著的有效性，如 S100 钙结合蛋白 A1（S100A1）、β- 肾上腺素能受体激酶的 C- 末端片段（βARKct）、小清蛋白（parvalbumin，PVALB）。

　　肌浆网钙离子 ATP 酶 -2a（SERCA2a）是心衰患者的一个关键缺陷蛋白。在绝大多数患者体内检测到 SERCA2a 表达减少和功能退化，而这种改变可以减少心肌细胞的钙瞬变，从而导致收缩性的心力衰竭。一项名为"经皮钙上调基因治疗心脏病"的临床试验（CUPID）观察了 SERCA2a 基因治疗心力衰竭的安全性和效果，在 II 期试验中，共纳入了 39 名进展期心衰患者，这些患者的左室射血分数 < 30%、每分钟最大氧耗量 < 16 ml/kg、New York 心功能分级为 III ~ IV 期，他们统一接受了冠状动脉内注射由重组腺相关病毒载体携带的编码 SERCA2a 蛋白的目的基因。注射的病毒载体有高、中、低三种剂量。在随访 1 年后，发现高剂量组的患者在心衰症状、心功能和阻止左室重塑方面都有了明显改善。

　　另一个刚刚结束的 I 期临床试验评估了基质衍生因子 -1（stromal-derived factor-1，SDF-1）对缺血性心脏病患者心衰症状的改善作用。其机制可能是 SDF-1 可以通过 4 型趋化因子受体途径激活内源性的干细胞，从而达到治疗疾病的目的。该临床试验入选了 17 名缺血性心脏病患者，在心内膜心肌注射携带有 SDF-1 基因的质粒载体，并在随后的 4 个月和 1 年内进行随访，结果表明 SDF-1 基因治疗可以显著改善生活质量、6min 步行测试结果和 New York 心功能分级结果。

　　β- 肾上腺素能系统（β-adrenergic system，β-AR）目前被认为拥有多个靶点和潜在的机制通路可以用于防治心力衰竭和维持正常的心功能。在前临床研究中已经发现，心衰患者中 β-AR 的变化可以作为一种标志性的指标，如心肌细胞 β-AR 受体数目减少、密度减低和反应性下降。在动物实验中发现，降低 β-AR 受体抑制剂的活性或者增加腺苷酸环化酶的活性都可以改善心力衰竭的症状。并且，在 β-AR 兴奋时，腺苷酸环化酶 -6（adenylate cyclase-6，AC6）的过表达可以增强左室功能，并提高环磷酸腺苷（cAMP）水平。对小鼠进行冠状动脉内注射由腺病毒载体携带的 AC6 基因 2 周后，可以看到显著的心功能改善、左室功能改善和存活率提高；在小鼠心梗模型中，AC6 的过表达可以降低死亡率。在对猪这样较大型的哺乳动物的实验中，AC6 也表现出显著改善心功能的作用。

　　另外一些被研究者们关注的分子靶点主要作用于延缓心衰进程，其中一部分的作用机制与 SERCA2a 相似，比如 S100 钙结合蛋白 A1（S100A1）。S100A1 的调控靶点是雷诺定受体和 SERCA2a，它能够将更多的 Ca^{2+} 泵入肌浆网，从而增加心肌收缩性。在大鼠心衰模型中，研究者观察到在转入 S100A1 基因后，心肌细胞肌浆网可以再摄取更多的 Ca^{2+}，增加了射血分数，改善了心功能，并阻止了左室重塑。

　　小清蛋白（parvalbumin，PVALB）是一种含有 EF-hand 结构域的钙离子螯合蛋白，每分子可以结合 2 个 Ca^{2+} 或 Mg^{2+}。这种蛋白质也被研究者们作为治疗心力衰竭的靶点之一。与 SERCA2a 不同的是，PVALB 可以与肌钙蛋白 C 竞争性地结合 Ca^{2+}，从而使心肌细胞舒张，并纠正心肌细胞舒张期的钙衰减，改善心脏的舒张功能。但是其引起的心脏收缩无力等副作用也不容忽视，因此其临床应用尚处于进一步的研究阶段。

总之，随着研究的逐渐深入与扩展，研究者们发现了越来越多的潜在的治疗心力衰竭的靶点和分子机制，使得基因治疗的可应用性逐渐得到了提高。

（五）心律失常的基因治疗

心律失常（cardiac arrhythmias）是因心脏电活动的起源和（或）传导障碍导致心脏搏动的频率和（或）节律异常的一类重要的心血管系统疾病。其特点是可以单独发生也可以与其他心血管疾病并发，并可以导致较高的猝死率，也可以持续使心脏受累从而发展为心力衰竭。在美国的一项调查中显示，在猝死人群中，有43%的患者被检测到有室性心动过速（ventricular tachycardia，VT）或心室颤动（ventricular fibrillation，VF）的发生。同时，心律失常类的疾病的控制和治疗也为国家的医疗卫生体系带来了较大的开支，从美国2010年的统计数据来看，心房颤动（atrial fibrillation，AF）的患者数量已经超过了600万，预计到2050年患者数量将增至1200万，带来的直接医疗成本也将超过500亿美元。目前治疗心律失常的主要问题在于缺乏简单有效的根治手段，从而使得患病人群基数不断增大，发病率和死亡率也不断增加。基因治疗目前可以作为一种潜在的治疗手段，但仍处于临床前研究中，尚未开展相关的临床试验。

对于室性心律失常的治疗策略，目前普遍认为还是以破坏折返环路为主。也有研究者希望通过转基因治疗降低心肌细胞敏感性来治疗室性心律失常，经过一些动物实验发现，转基因治疗不但可以增加心肌细胞的电传导速率，并且会延长心肌细胞不应期，减少快速心律失常的发生。例如在猪的模型上，可以由心肌梗死诱导出现室性心动过速，当研究者把KCNH2-G628S基因通过冠状动脉灌注法导入后，发现其可以关闭控制复极化的内向整流钾通道IKr，延长心肌细胞不应期并消除室性心动过速。在同样的动物模型中，将缝隙连接蛋白43（connexin 43，Cx43）转入心梗边缘的心肌细胞中，发现可以增加心肌的电传导性，减少心律失常的发生。还有研究者发现，心肌内源性的钠通道（SNC5a）在心肌梗死前会发生功能异常，并可能引起心律失常的发生。因此研究者们在犬模型上将骨骼肌的钠通道（SCN4A）导入，发现可以增加心肌的电传导性，减少心律失常的发生。在同样的动物模型上，还有研究者发现转入Cx32基因后，与Cx43不同的是，Cx32并不能减少心律失常的发生率，但是可以增加心肌细胞缝隙连接的电传导性；同时还出现了使心肌梗死面积扩大的不良反应。

心房颤动是基因治疗心律失常领域中一个主要关注的问题，目前的治疗策略集中在对心房电传导和心房细胞复极化过程进行干预。研究者在猪的模型上，使用心外膜喷涂法将携带有KCNH2-G628S基因的腺病毒质粒导入靶细胞。在随后的观察中发现心肌细胞的动作电位时程延长，房颤从而得以消除。相似的动物实验也有利用犬来完成，研究者将腺病毒质粒直接注入心房中，然后进行电刺激来加强转染效率，同样观察到了心肌细胞动作电位时程延长和房颤的消失。在其他一些研究中，Cx40和Cx43同样也可以被用于治疗房颤，其原理主要是改变心房电传导率，从而遏制房颤的发生。

另外一些基因治疗心律失常的研究方向在于改善心脏的起搏功能。前文提到的腺苷酸环化酶-6（adenylate cyclase-6，AC6）在一些研究中表现出除了能够改善心力衰竭的症状之外，在儿茶酚胺类药物的刺激下还具有"生物起搏"的功能。除此之外，AC1 是分布在窦房结中的另一个钙离子依赖性的腺苷酸环化酶家族的成员，已经被证实有生物起搏作用。在培养的心肌细胞中，当超极化激活的环核苷酸门控阳离子通道 2（HCN2）过表达 AC1 时，可以观察到细胞的 cAMP 合成增加以及基础跳动频率增加。在完全性传导阻滞的犬模型中，当在左束支附近注射携带 AC1 的腺病毒载体后，可以很明显地发现心室率逐步提高到每分钟 60 ~ 70 次，在运动状态下平均心室率可以达到每分钟 100 次；而当 HCN2 过表达时，静息基础心率可以提高到每分钟 120 次，最高可以达到每分钟 250 次。

目前对于利用基因治疗手段来根治心律失常的研究和尝试虽然只是停留在基于理论的实验研究中，但是已经发表的这些研究成果让我们感受到了基因治疗的强大潜力与广大的临床应用前景。但是，仍旧有一些亟待解决的问题，例如心外膜喷涂基因载体虽然能够保证相对高且稳定的转染率，但是如何暴露心外膜并完成喷涂的过程仍存在争议，因为常规的外科开胸等创伤性大的方法在基因治疗中并不作为推荐的方法。相关研究人员已经开始对这些问题开展了研究工作，相信在不久的将来基因治疗可以取代药物作为根治心律失常的一种重要方法。

（六）结语

总的来说，基因治疗的目的在于通过修饰基因或增补外源性基因，对一些棘手的疾病提供安全有效的治疗措施和预防作用。目前主要面临的问题就是对外源基因表达的控制、治疗效力的提高和提高患者耐受性等。具体对于心血管疾病来说，基因治疗还面临的局限性在于如何能够在避免引发免疫反应和炎症反应的情况下，将基因载体安全高效地导入靶细胞内。腺相关病毒是比较适合心血管系统疾病的一种基因载体，如果能够克服内生性抗体的阻碍，它可以在宿主体内长期、稳定地表达目的基因。这也是目前的研究较为关注的一点。

在临床试验方面，虽然目前没有特别确切的疗效评估结果，但是其较低的不良事件发生率至少证明了这是一个相对安全的治疗方案，如果能够适当地提高治疗效果，那毫无疑问基因治疗可以成为一个相当有发展前景的治疗手段。目前的难点主要在于进一步摸清疾病发生的关键机制，这样才能准确有效地找到基因治疗的靶点，但这个任务确实也是相当艰巨的。因此，基础与临床的紧密结合、互相借鉴与启发或许是未来攻破基因治疗瓶颈的一个重要的途径和措施。

（高仕君　郑　哲）

二、细胞治疗

心力衰竭已经成为全球范围内首位的致死原因，且该趋势在近 10 年内快速从发达国家向发展中国家扩展。缺血性心肌病（ischemic cardiomyopathy）——以心肌细胞血供减少为主要特征，可以在短期内导致心肌细胞大量死亡丢失和急性心脏泵衰竭，同时残存心肌细胞的超负荷工作、与心肌细胞坏死伴发的心室重构等综合因素最终可引起心力衰竭，除缺血性心肌病导致的心力衰竭外，慢性高血压病、原发性心肌病、心脏瓣膜疾病等发展至终末期心功能衰竭时都会表现为心肌细胞大量凋亡或坏死，成纤维细胞活动性明显增强，心肌细胞最终被无收缩功能的瘢痕组织替代。目前针对缺血性心肌病的再血管化或其他形式的恢复血流灌注治疗可以在起病的早期及时挽救濒死或顿抑的心肌细胞，其他药物治疗也可以在一定程度上减缓心力衰竭进展的速度，但无论何种治疗都无法有效增加心肌细胞的绝对数量并逆转已经出现的心室重构。

心肌细胞在过去的数十年一直被认为是退出细胞周期不再进行分裂增殖的细胞，但该固有观念如今已经一次次遭到挑战和质疑。已有研究证明哺乳动物甚至人类心肌细胞有着自我增殖更新的能力，健康年轻成年人的心肌细胞仍会以每年 1% 的速率进行更新，随着年龄的增长，该速率逐渐降低。显然，如此微弱的增殖潜能远远不能抗衡急性心肌梗死造成的心肌细胞数量的减少，近年来随着对干细胞或祖细胞研究的不断深入，细胞移植理念和技术也慢慢引入心脏疾病领域，如利用外源细胞向心肌分化或移植细胞改变心肌细胞增殖环境来改善受损的心脏功能引起全球研究者的极大兴趣。至今，在干细胞移植治疗心脏疾病方面已经涌现出大量基础或临床研究成果，对今后的临床实践具有很强的指导意义。

干细胞移植从科研设想到实践的过程中，第一个需要解决的问题为移植细胞种类的选择。经过不断地摸索和实践，从临床角度分析，研究者认为满足以下条件的干细胞有较大的可能为患者带来明显的临床益处：①干细胞为自体来源，不会引起免疫排斥反应；②干细胞具有较强的心肌细胞分化潜能；③干细胞可以与宿主心肌细胞形成闰盘联系；④干细胞易于扩增。按照该标准对人体内已经存在的且有一定研究基础的干细胞进行筛选，得出以下结果：①骨髓来源干细胞；②骨骼肌来源成肌细胞；③心脏固有干细胞；④其他种类干细胞。以上四大类干细胞在基础研究中分别显示出不同的优势，骨髓来源干细胞、骨骼肌来源成肌细胞和心脏固有干细胞已经从动物实验进入临床研究阶段，针对不同疾病显示出不同的临床获益。

（一）骨髓来源干细胞

骨髓中包含种类繁多的干细胞，最常用于细胞移植研究的是骨髓来源的单个核细胞，包括：骨髓造血干细胞、骨髓间充质干细胞、骨髓内皮祖细胞以及其他种类的干/祖细胞，早期动物实验结果显示，以上的各种细胞通过移植技术都可以在一定程度上缓解心肌梗死动物模型的心功能。毫无疑问，针对动物实验的阳性结果，我们最期望的解释是移植细胞成功分化为有功能的心肌细胞。然而不同的动物实验得出的结论和相关的机制研究并不完全一致。有动物的机制研究显示，进行骨髓来源干细胞移植后，在心肌梗死部位可以检测到明确的心肌细胞增殖情况，并且动物的心脏功能也出现明显的改善；然而，后续研究指出，心梗动物模型心功能的改善并不是因为移植细胞分化为有功能的心肌细胞，而仅仅是移植细胞通过分泌细胞因子改善残存心肌细胞的生存环境，同时抑制成纤维细胞的活动，减轻心肌梗死后瘢痕形成和心室重构的速度，从而在整体上改善了心脏的功能。将不同的研究进行综合分析，骨髓来源干细胞移植改善受损心脏功能可能通过以下几种机制：①骨髓来源干细胞分泌抗凋亡细胞因子，减少受损心肌的坏死；②促进梗死区血管的新生；③刺激心肌固有干细胞的增殖；④可能促进已分化的心肌细胞重新进入细胞周期，进行增殖分裂。

基础研究虽然在机制上发现骨髓干细胞可以促进受损心功能的修复，但是将骨髓干细胞移植作为有效的治疗手段的可行性还需要进行临床研究的谨慎验证和探索。早期的临床研究结果显示，自体骨髓干细胞的移植确实可以增加患者心肌梗死之后的心功能，但是早期临床研究多为了评价治疗手段的可行性与安全性，对治疗效果的评价存在一定的不足，并且研究设计上并未采用随机对照的试验设计方法。2002 年 *Circulation* 杂志在全球范围内第一次报道自体骨髓干细胞移植的随机对照试验结果，20 位 ST 段抬高性心肌梗死（ST-segment elevation myocardial infarction，STEMI）患者随机分为试验和对照组，研究结果显示在梗死面积的减少、左心收缩功能的提高、患者运动耐量的提高等方面，细胞移植都显示出明显的优势。至今已有 BOOST、TIME、LateTIME、FOCUS-CCTRN、SCIPIO 等一系列研究对骨髓干细胞移植治疗急性心肌梗死或慢性缺血性心功能不全的临床结局、移植技术等临床指标进行评估，然而研究结果之间尚存在一定的差异。BOOST 研究是 2002 年进行的一项随机对照临床研究，先后共有 65 位 STEMI 患者被纳入研究，经筛选后 60 位患者被随机分为试验组（传统治疗 + 经冠状动脉自体骨髓干细胞移植治疗）和对照组（传统治疗），经过半年的随访后，研究结果显示：试验组患者左室射血分数（left ventricular ejection fraction，LVEF）的增加与对照组患者相比有显著差异（试验组 6.7%，对照组 0.7%，$P=0.0026$），另外细胞移植治疗在该研究中并不会显著性增加不良事件（支架内血栓形成、心律失常）。然而，该研究中的 60 位患者的长期随访结果并不十分乐观，18 个月的随访结果显示：试验组患者 LVEF 的增加与对照组患者相比无显著性差异（试验组 3.1%，对照组 5.9%，$P=0.27$），但进行骨髓细胞移植的患者左室射血功能恢复速度明显快于对照组。ASTAMI（Autologous Stem cell Transplantation in Acute Myocardial Infarction）研究同样纳入 STEMI 患者评价自体骨髓干细胞移植后的临床效果，研究结果显示：在 3 年随访结果中，试验组患者与对照组患者的左室射血功能（左室射血分数、左室舒张末期容积、左室收缩末期容积、室壁运动分析）改变之间无显著性差异，试验组患者的运动耐量的提高优于对照组。随后的 REPAIR-AMI（Reinfusion of Enriched Progenitor Cells and Infarct Remodeling in Acute Myocardial Infarction）研究，纳入了更大的样本量，204名急性心肌梗死患者在接受心肌再灌注治疗后接受了自体骨髓移植治疗。4 个月的随访结果提示：与对照组患者相比，细胞移植治疗组患者的 LVEF 有着更明显的升高，两者的差异有显著统计学意义。1 年的随访结果进一步发现：两组患者的临床事件发生率也出现明显的差异，预先设定的死亡、再次心肌梗死、接受第二次再血管化治疗的复合终点事件在细胞移植治疗组发生率明显低于对照组。以上几项研究都获得了阳性的结果，然而 2008年开始的 TIME 和 LateTIME 研究和 2009 年开始的 FOCUS-CCTRN 研究都得出了完全相反的结论，TIME 研究为一项针对 STEMI 患者的随机双盲安慰剂对照临床试验，试验组患者随机分为心梗后 3 天和心梗后 7 天治疗组。6 个月随访结果显示：与安慰剂组相比，治疗组 LVEF 的升高无显著性差异［治疗组 45.2%（95% CI，42.8% to 47.6%）to 48.3%（95% CI，45.3% to 51.3%）］；安慰剂组［44.5%（95% CI，41.0% to 48.0%）to 47.8%（95% CI，43.4% to 52.2%）］（P=0.96）。另外，自体骨髓干细胞移植时间对心功能改善也无影响，无论在心梗后 3 天还是 7 天进行细胞移植，6 个月后的心功能指标间也无显著差异。该研究得出的结论在一定程度上否认了骨髓干细胞移植治疗对 STEMI 患者的治疗作用。以上研究者进一步大胆做出假设：急性心肌梗死后较长时间进行骨髓干细胞移植可能改善心肌梗死后的心功能。LateTIME 研究纳入的 STEMI 患者随机分组后，试验组患者的骨髓干细胞移植时间延迟至经皮冠状动脉介入术（percutaneous coronary intervention，PCI）术后 2~3 周，6个月的随访结果同样并未显示两组患者 LVEF 改变的显著性差异，心肌梗死区域和梗死边缘区域的室壁运动分析也未显示出显著性差异。FOCUS-CCTRN 研究纳入了 92 位慢性缺血性心功能不全的患者，研究结果显示经心内膜的细胞移植并不能改善慢性缺血性心功能不全患者的心功能指标和临床结局。综合 TIME、LateTIME、FOCUS-CCTRN 研究的结果，得出与 BOOST、ASTAMI 研究完全相反的阴性结果。

虽然以上研究在试验设计、数据处理、患者随访以及数据质量控制上都没有明显的差错，但是因为患者样本量较小，得出的结论很可能存在较大偏差。鉴于此，几组研究者针对骨髓干细胞移植的临床效果进行了系统综述。Vinodh Jeevanantham 等针对自体骨髓干细胞移植临床效果选取了 36 项 RCT 和 14 项队列研究（共包括 2625 位患者），将 LVEF、心肌梗死面积、左室收缩末期容积（left ventricular end systolic volume，LVESV）、左室舒张末期容积（left ventricular end diastolic volume，LVEDV）四项指标的改变作为心功能的监测手段。研究结果显示在 LVEF、LVESV、LVEDV、心肌梗死面积四方面，细胞移植组与对照组相比都出现显著的改善。另外，细胞移植治疗还可以明显降低患者死亡率、心肌梗死复发率和支架内血栓率。Rende Xu 等研究者针对慢性缺血性心肌病做出的系统综述纳入了 19 项 RCT 研究,共包括 886 名慢性缺血性心肌病的患者。研究结果显示：骨髓细胞移植治疗组患者 LVEF 明显升高（3.54%；95% CI,1.92% ~ 5.17%；*P*<0.001），LVESV 明显降低（8.96 ml；95% CI,13.64 ~ 4.28 ml；*P*<0.001），而 LVEDV 未发现显著变化。Jagdesh Kandala 等针对慢性缺血性心肌病的系统综述纳入了 10 项随机对照试验（randomized controlled trial，RCT）研究，共包括 519 位慢性缺血性心肌病的患者，该研究目的对骨髓干细胞移植的临床效果进行评价并找出最佳的移植途径。6 个月的随访结果：更倾向于认为细胞移植的治疗效果更明显,可以提高 LVEF 4.48%（95% CI2.43% ~ 6.53%，*P*= 0.0001），同时可以改善患者心功能分级 [New York Heart Association（NYHA）class]。

（二）骨骼肌成肌细胞

骨骼肌成肌细胞也是最早开始进行研究并应用于临床细胞移植治疗的一类自体干细胞,动物实验证实骨骼肌成肌细胞对缺氧的耐受能力较强且可以分化为具有自主跳动能力的肌管结构,明显改善心肌梗死后动物的心功能。研究者最初的愿望是外源植入的骨骼肌成肌细胞在心肌梗死区域定向分化为成体心肌细胞并与周围现存的心肌细胞形成闰盘连接从而进一步实现电耦联和同步跳动,但后续的动物实验证明,骨骼肌成肌细胞在动物心肌梗死区域并不能进一步分化为心肌细胞,其分化而成的肌管结构也并不能与现有的心肌细胞形成闰盘连接从而同步跳动参与心脏泵血。尽管成肌细胞移植存在以上的问题,但是诸多动物确实证实成肌细胞移植可以明显改善心肌梗死动物的心功能,这其中一定存在除定向分化外的其他有待探索的生理机制。

2003 年, *JACC（Journal of the American College of Cardiology）* 杂志第一次报道了骨骼肌成肌细胞移植用于治疗心肌梗死后心功能不全,初步证实骨骼肌成肌细胞作为移植物的安全性和可行性,数月后在心肌梗死部位可以检测到骨骼肌纤维的存在,然而由于试验设计等种种问题,该研究并不能证明该治疗的有效性。2007 年开始的 MARVEL 研究先后纳入了 20 位慢性心功能不全的患者,随机分为三组（对照组 6 人、高剂量治疗组 7 人、低剂量治疗组 7 人）,研究中发现成肌细胞移植有改善患者心功能的倾向,但是有一定引发非致命性心律失常的风险。MARVEL 研究虽然获得了较好的结果,但是我们还需要更大样本量、设计更严密的临床研究来进一步验证骨骼肌成肌细胞移植的有效性和其中的机制。但是随后进行的 MAGIC（The Myoblast Autologous Grafting in Ischemic Cardiomyopathy）研究却得出相反的结论,认为骨骼肌成肌细胞移植并不能改善心梗后患者心功能。

（三）心脏固有干细胞

研究者们在寻找心脏外干细胞的同时,针对心脏内部干细胞的寻找工作也在紧张地进行。2002 年 Hierlihy 与他的研究团队第一次报道了心脏内部干细胞的存在,这一类被称为 SP 细胞的细胞群拥有像成体心肌细胞定向分化的潜能,虽然这一类细胞能够从成人心脏中分离出来，但是其总量并无人知晓。如今，新的观点认为，心脏干细胞在维持成人心肌细胞数量稳态中发挥了重要的作用，濒临死亡和出现功能异常的心肌细胞会逐渐被心脏干细胞分化出的新生心肌细胞替代从而维持正常的心脏功能。研究者们利用先进的探测技术检测到，成人心肌细胞确实以缓慢的速度不断更新，新生的心肌细胞会替代功能异常的心肌细胞。

将成人心肌活检获得的组织进行悬浮培养，可以获得球状的细胞群，被称为cardiosphere，其中一部分cardiosphere表面会表达心肌干细胞特有的c-Kit抗原和Sca-1抗原，有研究证明cardiosphere移植可以改善动物模型心肌梗死之后的心功能。在该结果的启发下，一系列的临床研究也随之而来。SCIPIO是全球第一个将心脏干细胞移植应用于治疗的临床研究，该研究共纳入33位有心肌梗死史的研究者（20位进入治疗组，13位进入对照组），其结果首先证明了冠状动脉旁路移植（coronary artery bypass graft，CABG）术中进行骨骼肌成肌细胞移植的可行性，细胞移植的一系列操作不会妨碍手术的进行；另外4个月 [4个月 LVEF 35.1%±2.4%，（$P=0.004$，n=8）] 和12个月 [12个月 LVEF 41.2%±4.5%，（$P=0.013$，n=5）] 的研究数据均显示LVEF有一定程度的升高（治疗前 LVEF 27.5±1.6%），且心肌梗死面积与存活心肌数量都支持细胞治疗的疗效优于对照组治疗。C-CURE（Cardiopoietic stem Cell therapy in heart failURE）研究纳入了更大的样本并进行了更长时间的随访，其结果显示：针对慢性心功能不全或陈旧性心肌梗死患者，心脏干细胞移植可以在一定程度上改善患者心功能（表现为LVEF升高，LVESV降低），同时细胞治疗可以增加患者6min步行试验的距离，降低患者心功能NYHA等级，增加患者运动耐量等。CADUCEUS（CArdiosphere-Derived aUtologous stem CElls to reverse ventricUlar dySfunction）研究纳入急性心肌梗死后2～4周的患者，同样对干细胞移植的与做出了评价。其研究结果认为，治疗组与对照组患者中不良事件的发生率无显著差异，而在治疗组中可以明显观察到患者临床指标的好转，如改善梗死区域心室壁运动、减小梗死区域面积等。

（四）其他类型细胞治疗

1. 胚胎干细胞

胚胎干细胞是最典型的干细胞类型，满足全部干细胞的属性：无性增殖能力、多能分化潜能、自我更新能力。因此人类胚胎干细胞可以任意分化为任何类型的细胞，当然也可以定向分化为成人心肌细胞，许多研究已经证实胚胎干细胞经过定向诱导已经出现了成体心肌细胞的形态学特征，如规则排列的肌小节结构和细胞之间的闰盘连接。经胚胎干细胞诱导而来的心肌细胞与成体心肌细胞相比十分不成熟，这种非成熟的表型为细胞移植的成功创造了条件，非成熟的诱导心肌细胞可以在移植部位进一步分裂。虽然胚胎干细胞具有以上种种优势，但是其在临床应用中却面对着巨大的障碍：①使用胚胎干细胞面临着巨大的伦理学压力；②胚胎干细胞移植需要使用免疫抑制药物；③胚胎干细胞过于强大的多向分化潜能可能带来致肿瘤的风险。

2. 经诱导的多能干细胞

考虑到胚胎干细胞应用的诸多障碍，研究者开始试图对终末分化细胞进行处理使之重获多向分化的潜能，以替代胚胎干细胞作为细胞移植的材料来源。Takahashi 和 Yamanaka 两位研究者首先经过对终末分化细胞（如皮肤成纤维细胞）重新编程使之获得多能分化潜能，从而使该技术成为可能。但是将经诱导的多能干细胞应用于临床之前还有若干问题亟待解决：首先，如今对终末分化细胞进行重新编程的技术手段为利用病毒与宿主细胞的整合启动重编程的过程，该技术难以控制病毒的生物学行为而可能诱发与病毒有关的恶性的转化；第二，种子细胞的选择问题。经重编程的细胞还会保留原来细胞的表观遗传特征，因此心室肌细胞经重编程后获得的细胞要明显优于皮肤成纤维细胞经重编程后的产物。最后，经诱导的多能干细胞移植之后需要服用免疫抑制药物，因为动物实验结果显示在遗传背景完全相同的小鼠之间进行该细胞的抑制会诱发免疫排斥的出现。待这些问题得到妥善解决后,经诱导的多能干细胞可能会在临床上发挥重要的作用。

（五）临床治疗中面对的挑战和今后的方向

如今，细胞移植治疗已经逐渐成为临床治疗的主流，很多研究也显示出细胞移植的诸多优势，但是细胞移植治疗中依旧存在着很多的挑战，仍旧有许多尚未统一的观点。首先，虽然经过了 10 年临床基础反复的验证与探索，但至今仍没有研究可以说明针对细胞治疗怎样的注射途径最为有效，移植之后细胞的逃逸问题也没有适合的方法给予解决，不同研究得出的细胞滞留率之间有着较大的差异。其次，无论选用何种细胞，约 90% 在移植后 1 周内迅速死亡，至今尚无特效的办法可以明显改善移植细胞的存活情况。最后，心肌梗死后瘢痕的形成很大程度上阻碍了移植细胞与原位心肌细胞之间电耦联的形成，同时存在较大的致心律失常的可能性。以上三大问题为临床和基础研究提出了新的发展方向，若可以得到有效的解决，细胞移植一定会成为临床上最有效的治疗手段之一。

（许政曦　郑　哲）

三、免疫治疗

临床上，免疫机制的紊乱与许多疾病的发生、发展都有关系。一些心血管疾病如心肌炎、自身免疫性心脏病、血管炎等，其发病本身就直接与免疫机制相关；另一类疾病，如动脉粥样硬化、高血压等，在其发生以及发展过程中，免疫相关的功能缺陷等也参与其中。针对前者，免疫治疗主要是以免疫调节疗法为主，通过免疫激活或抑制类药物改善患者病情；对于后者，疫苗疗法对于疾病的防控有一定的意义，通过对疾病发生、发展过程中的某一个或几个关键环节进行干预而达到治疗或预防的目的。

（一）心肌炎

在心血管疾病中，急性心肌炎（acute myocarditis）的诊断和治疗相对较困难，病毒感染是最常见的病因。急性心肌炎的发病机制包括病毒导致的直接心肌损伤和自身免疫反应，急性心肌炎的治疗主要是支持性的，免疫治疗和抗病毒治疗已有确切的临床疗效。

巨细胞性心肌炎（giant cell myocarditis）采用免疫抑制治疗（泼尼松、环孢素、莫罗单抗 –CD3）具有一定疗效，此外，免疫抑制治疗还应用于过敏性心肌炎（hypersensitivity myocarditis）和与全身疾病（红斑狼疮、肉瘤样病）相关的心肌炎的治疗。

急性淋巴细胞性心肌炎（acute lymphocytic myocarditis）的治疗效果还没有明确，而对于炎症性心肌病（inflammatory cardiomyopathy），抗病毒药物、免疫抑制药物、免疫调节（静脉内免疫球蛋白和免疫吸附）等治疗方法目前正处于研究阶段。

干扰素（interferons，IFN）对多种病毒感染具有抵抗效应，内源性干扰素的生成与病毒感染的临床预后相关，体外给予 IFN-β 能够诱导细胞免疫反应，抵抗病毒直接感染心肌细胞。

心肌病毒清除后，因自身免疫导致的心肌炎症可能持续存在，此时免疫抑制治疗可能有效。但是，免疫抑制治疗具有双面性，如果心肌内病毒没有清除干净，免疫抑制将加快病毒复制导致对心肌损伤加重。TIMIC 临床试验发现，对于心肌病毒阴性的炎症性心肌病（心衰、淋巴细胞性心肌炎、慢性炎症），免疫抑制能够有效提高左室功能。大的多中心临床试验还需进一步明确免疫抑制治疗对炎症性心肌病的效果。

（二）动脉粥样硬化（疫苗预防）

动脉粥样硬化是脂蛋白沉积动脉壁导致的慢性炎症疾病，主要治疗策略是用他汀类药物降低血脂水平，但是药物治疗所需时间长，至少 2~3 年才有明显疗效，而半数病人在治疗半年后终止治疗。由于动脉粥样硬化与炎症和自身免疫反应相关，在过去 20 年里，免疫治疗（疫苗）受到越来越多的关注。通过疫苗接种，诱导机体免疫应答，抵抗与动脉粥样硬化发生相关的内生蛋白，具有防止动脉粥样硬化发生的作用。

疫苗的研究重点放在与动脉粥样硬化发生相关的靶蛋白上，如血管内皮生长因子受体 2（vascular endothelial growth factor receptor 2，VEGFR2），研究最多的靶蛋白是载脂蛋白 B 100（Apolipoprotein B 100）和 cholesterilester transferase protein（CETP）。

疫苗接种是动脉粥样硬化的实用治疗策略，与传统药物制剂方法相比，植物来源疫苗（plant-based vaccines）具有方便有效、生产成本低的优点，具有非常大的发展潜力，未来的研究重点将集中在植物来源疫苗模型上，以加速动脉粥样硬化治疗的发展。

（三）自身免疫性心脏病

自身免疫受到遗传、免疫、激素和环境因素影响，病毒感染可能诱发自身免疫性疾病，许多心脏疾病的发病与自身免疫相关。在心脏病患者血清中发现存在抗心脏自身抗体，尽管如此，体液免疫在自身免疫性心脏病中的作用还不明确。在许多心脏疾病中，如心肌炎、扩张型心肌病、Chagas heart disease、川崎病（Kawasaki disease）、风湿性全心炎（rheumatic carditis）、心肌梗死、缺血性心脏病，发现了抗肌球蛋白自身抗体（anti-myosin autoantibodies），可能的致病机制包括抗肌球蛋白自身抗体能与 β 肾上腺素能受体交叉反应，在心脏病动物模型中研究发现，针对抗肌球蛋白自身抗体的免疫调节治疗具有一定疗效，但是，在人体上还不确定。

Skyllouriotis 等提出免疫调节的治疗策略，其他方法包括清除血清中的抗肌球蛋白自身抗体。体外研究发现，利用抗人 IgG 吸附抗肌球蛋白自身抗体或通过抗原特异性抑制能够消除抗肌球蛋白介导的细胞信号。

免疫吸附（immunoadsorption）是清除循环中自身抗体的一种方法，但是回顾文献却没有抗肌球蛋白自身抗体特异性免疫吸附的报道。另一种治疗方法是通过小鼠鼻腔黏膜给予心肌肌球蛋白，引起抗原特异性的免疫耐受，减轻心肌炎的严重程度。也可以通过注射抗 CD4 单抗（anti-CD4 monoclonal antibody），减少循环中 Th1 细胞因子水平，以实现对心肌肌球蛋白的免疫耐受。还可以通过小鼠体内输入抗 L3T3 单抗（anti- L3T3 monoclonal antibody）实现对心肌肌球蛋白的免疫耐受，减少抗肌球蛋白自身抗体产生，抑制心肌炎起始和心肌损伤。

在用肌球蛋白免疫小鼠前给予抗 TNF 单抗（anti-TNF neutralizing monoclonal antibody）能够减轻心肌炎的严重程度，利用猪心肌肌球蛋白和硫氧还蛋白 1（thioredoxin-1）也能够显著减轻心肌炎的严重程度，利用肌球蛋白多肽免疫小鼠建立实验性心肌炎模型，预防性或治疗后给予配体表位抗原递呈系统（心肌肌球蛋白 334-352 位残基结合 J 肽），能够减少心肌炎的发病率和严重程度，尽管有些病例出现副反应、过敏和死亡。但是，在其他实验中，诱导对心肌肌球蛋白的体液耐受却没有阻止自身免疫性心肌炎的发生，也许免疫调节疗法不应集中在一种抗原上，应该关注更多的抗原。

此外，针对心肌 β_1 肾上腺素受体（cardiac β_1-adrenergic receptor，β_1-aabs）的功能活性自身抗体（autoantibodies，aabs）在免疫性心肌病的发病机制中发挥关键作用，β1-aabs 激活交感跨膜信号，提高肌浆 cAMP 和 Ca^{2+} 浓度，cAMP 产生增加和 Ca^{2+} 超负荷具有心肌毒性，导致心肌细胞凋亡，纤维修复，心肌功能障碍，最终出现扩张型心肌病表型。依据发病机制，通过体外免疫吸附（extracorporeal immunoadsorption）或中和（neutralization）清除循环中的自身抗体是有效的治疗策略。大鼠实验发现，β_1-EC II 模拟肽（β_1-EC II - mimicking peptides）能够有效中和功能活性的 β_1 自身抗体。抗 β_1 自身抗体的存在会加重特发性扩张型心肌病患者的预后，因此可以通过 β_1-EC II 模拟肽清除扩张型心肌病患者循环中的自身抗体，以缓解病情，接下来还需临床试验进一步验证。

理论上讲，针对诱发心脏病的病原进行疫苗接种，能够阻止心肌损伤和自身免疫反应，而 Zimmermann 等却发现慢性病毒性扩张型心肌病的病人应用干扰素 β-1b（interferon beta-1b）治疗没有效果，所以这些治疗方法在实际应用到临床前还需更多的研究验证。

（四）血管炎

ANCA 相关血管炎（anti-neutrophil cytoplasmic antibody-associated vasculitis，AAV）的 B 细胞靶向治疗：ANCA 相关血管炎是一组坏死性的血管炎性病变，与循环中 ANCA 的存在相关，ANCA 的作用靶标是髓过氧化物酶（myeloperoxidase）和蛋白酶 3（proteinase-3），之前 AAV 的 2 年死亡率是 93%，主要是肾脏和呼吸衰竭，静脉内环磷酰胺和糖皮质激素应用于缓解诱导提高了存活率，5 年存活率达到 80%，但是仍有复发，反复治疗会导致环磷酰胺累积毒性，长期应用糖皮质激素也会增加发病率，所以还没有安全有效的药物用于 AAV 的治疗。研究发现，B 细胞在 AAV 的发病机制中发挥重要作用，因此针对 B 细胞的治疗策略为 AAV 的治疗提供了新方法。

对 AAV 发病机制研究发现，调节性 T 细胞功能障碍可能促进 B 细胞分化为产生 ANCA 的浆细胞。除了作为产生 ANCA 浆细胞的前体细胞，B 细胞在 AAV 发病中还有其他作用，活化的 B 细胞数量与疾病的活动和严重程度相关，所有这些为 AAV 的 B 细胞靶向治疗提供了理论依据。

2011 年 4 月，利妥昔单抗（rituximab）获得美国 FDA 批准，成为第一个治疗 AAV 缓解诱导的生物药物。主要依据两个成功的 RCT 试验：Rituximab versus Cyclophosphamide for ANCA-Associated Vasculitis（RAVE）试验和 Rituximab versus Cyclophosphamide in ANCA-Associated Renal Vasculitis（RITUXVAS）试验。

RAVE 和 RITUXVAS 两项试验发现，对于新诊断的病人，利妥昔单抗和环磷酰胺两组的缓解率相似。RAVE 试验发现对于复发病例，利妥昔单抗表现出优越性。然而，两组的安全性是相似的，说明糖皮质激素是 AAV 产生治疗毒性的主要原因。在可以避免使用环磷酰胺的情况下，利妥昔单抗对于复发 AAV 和新诊断的 AAV 有一定的优势。

从 RCTs 中得知，实现利妥昔单抗的有效性是目前需要解决的问题，由于在耐药性和累积毒性方面优于环磷酰胺，使得利妥昔单抗能够迅速投入临床。在使用利妥昔单抗成功缓解诱导后，接下来要关注其长期应用的不确定性。对于对其他药物无应答的病人，可能需要反复使用利妥昔单抗，但是其副作用，特别是低丙种球蛋白血症，是需要解决的难题。另外，由于药物的应答时间高度变异，使得长期应用利妥昔单抗的剂量很难确定。

（五）心力衰竭（免疫调节治疗）

免疫和炎症与心力衰竭的发生相关，由于 TNF-α 在心衰中发挥重要作用，因此针对 TNF-α 的治疗策略成为可能。但是，心衰是许多细胞因子参与的复杂综合征，因此需要采取多种干预措施。

静脉滴注免疫球蛋白（intravenous immunoglobulin，IVIG）：研究表明心衰的患者有持续的免疫激活，心衰患者循环中炎症因子 TNF-α、IL-1、IL-6、IL-18 水平升高，心肌炎症调节因子，如黏附分子表达增强。这些炎症因子不仅是免疫激活的标志，还会通过调节凋亡和损伤 β 肾上腺素能受体应答诱导心肌功能障碍。

IVIG 治疗主要用于免疫失调疾病，如川崎综合征（Kawasaki's syndrome）、皮肌炎（dermatomyositis）、多发性硬化（multiple sclerosis）。研究发现 IVIG 甚至在急性心肌病中发挥疗效。IVIG 的治疗原理是中和微生物抗原和自身抗体、阻断 Fc-receptor、灭活补体。IVIG 可能通过调节细胞因子和细胞因子调节因子起到抑制炎症的作用。

在一项前瞻性双盲安慰剂对照研究中，40 个心衰病人（LVEF < 40%）分别用 IVIG 和安慰剂治疗 26 周，安慰剂组 IL-1β 升高，而 IVIG 组 IL-1β 没有升高，IVIG 组 IL-10 升高。IVIG 组 IL-10、IL-1ra、可溶性 TNF 受体表达增强。IVIG 能够起到抗炎作用，IVIG 治疗能够改善血流动力学，如肺动脉楔压和肺动脉压降低、运动能力提高。这项研究发现 IVIG 具有抗炎效应，改善 LVEF。IVIG 治疗心衰的作用机制包括灭活补体、损害凋亡、抑制白血病黏附于内皮细胞。IVIG 可能还会中和抗 β$_1$ 肾上腺素能受体自身抗体和抗独特型抗体（anti-idiotypic antibodies）自身抗体。另一项研究发现，心衰病人单核细胞的细胞因子及其受体的基因表达发生改变，IVIG 治疗能够抑制这种异常变化。

免疫调整疗法（immune modulation therapy，IMT）：临床前研究发现，自体血在体外经氧化应激刺激，再经肌肉注射回体内能够降低炎症因子的产生，提高抗炎因子水平，减少凋亡。临床研究证实，对于外周血管疾病的病人，应用这种免疫调整疗法安全有效，能够改善内皮功能和跛行距离。一项针对心衰病人的研究发现，IMT 能够提高心功能，减少死亡危险和住院率，但对射血分数、TNF-α、IL-6、IL-10、CRP 没有影响。另一项 ACCLAIM 试验平均随访 10.2 个月，最终发现 IMT 组和安慰剂组的主要终点事件和次要终点事件没有差异，但是 IMT 组病人的生活质量改善，此外，亚组分析发现 IMT 治疗对心功能 2 级（NYHA 分级）的病人有益，ACCLAIM 试验表明，IMT 治疗对于没有心梗病史或心功能 2 级的心衰病人有潜在应用价值。

免疫吸附和 IgG 替代疗法（immunoadsorption therapy with IgG substitution）：免疫吸附和随后的 IgG 替代治疗是治疗扩张型心肌病（dilated cardiomyopathy）和心衰的另一种治疗策略。在心肌炎和扩张型心肌病患者中体液免疫和细胞免疫出现障碍，循环中出现抗心脏组织细胞蛋白的自身抗体，如抗线粒体蛋白抗体、抗收缩蛋白抗体、抗心肌 β$_1$ 受体抗体、抗毒蕈碱受体抗体。这些自身抗体在扩张型心肌病的发病机制中发挥很重要的作用，清除自身抗体有可能提高心功能。免疫吸附可以清除心肌自身抗体，之后通过静脉内给予免疫球蛋白（IVIG）预防感染和免疫缺陷。

前期研究发现，扩张型心肌病和心衰的病人免疫吸附和 IgG 替代治疗能够改善心脏指数（cardiac index），免疫吸附和 IgG 替代治疗持续 3 个月改善血流动力学。一项前瞻性双盲对照研究发现，扩张型心肌病患者通过免疫吸附和 IgG 替代治疗，抗 β 受体自身抗体下降，LVEF 升高，治疗 3 个月后心功能增强。免疫吸附和 IgG 替代治疗可能是治疗扩张型心肌病和心衰的有效方法。

由于炎症和免疫在心衰发病中发挥重要作用，以抗炎和免疫调节为靶向的治疗策略成为治疗心衰的全新角度，将来随着研究深入会有新的突破。

（六）高血压（疫苗治疗）

目前研发的高血压疫苗都是治疗性疫苗，而不是预防性疫苗。这种疫苗作用于肾素 – 血管紧张素系统，这个系统的调节紊乱被认为是高血压的主要致病机制。通过把肾素 – 血管紧张素系统的抗原引入人体，人体就会产生抗体，抗体持续地作用于肾素 – 血管紧张素系统，起到降低血压的作用。由于高血压的致病机制复杂，目前的疫苗只针对肾素 – 血管紧张素系统，对于其他发病机制导致的高血压尚不能确定是否有效。另外，高血压疫苗的降压效果还达不到临床要求。

虽然应用疫苗治疗高血压的策略很有吸引力，但是最近十几年的研究却鲜有成功。以肾素 – 血管紧张素系统为靶向的疫苗研制具有应用前景，还可能预防心脑血管疾病、肾脏病发生。然而，疫苗的安全性和有效性不容忽视，动物模型发现针对肾素的免疫策略能够降低血压，但是也会伴随自身免疫性肾病的发生。此外，临床研究发现以肾素 – 血管紧张素系统为靶向的疫苗的降压效果有限，理论上还存在争议。因此以肾素 – 血管紧张素系统为靶向的疫苗还需要进一步研究评估。

（邢 永 郑 哲）

参考文献

[1] Go AS，Mozaffarian D，Roger V L，et al. Executive summary：heart disease and stroke statistics－2013 update：a report from the American Heart Association. Circulation，2013，127：143-152

[2] Moran A，Gu D，Zhao D，et al. Future cardiovascular disease in china：markov model and risk factor scenario projections from the coronary heart disease policy model-china. Circulation，2010，3（3）：243-252

[3] Donahue J K，Heldman A W，Fraser H，et al. Focal modification of electrical conduction in the heart by viral gene transfer. Nat Med，2000，6：1395-1398

[4] Greener I D，Sasano T，Wan X，et al. Connexin43 gene transfer reduces ventricular tachycardia susceptibility after myocardial infarction. J Am Coll Cardiol，2012，60：1103-1110

[5] Sundararaman S，Miller T J，Pastore J M，et al. Plasmid-based transient human stromal cell-derived factor-1

gene transfer improves cardiac function in chronic heart failure. Gene ther, 2011, 18 : 867-873

[6] Igarashi T, Finet J E, Takeuchi A, et al. Connexin gene transfer preserves conduction velocity and prevents atrial fibrillation. Circulation, 2012, 125 : 216-25

[7] Sasano T, McDonald A D, Kikuchi K, et al. Molecular ablation of ventricular tachycardia after myocardial infarction. Nat Med, 2006, 12 : 1256-1258

[8] Buchlis G, Podsakoff G M, Radu A, et al. Factor IX expression in skeletal muscle of a severe hemophilia B patient 10 years after AAV-mediated gene transfer. Blood, 2012, 119 : 3038-3041

[9] Kikuchi K, McDonald A D, Sasano T, et al. Targeted modification of atrial electrophysiology by homogeneous transmural atrial gene transfer. Circulation, 2005, 111 : 264-270

[10] Nagata K, Marban E, Lawrence J H, et al. Phosphodiesterase inhibitor-mediated potentiation of adenovirus delivery to myocardium. J Mol Cell Cardiol, 2001, 33 : 575-580

[11] Sasano T, Kikuchi K, McDonald A D, et al. Targeted high-efficiency, homogeneous myocardial gene transfer. J Mol Cell Cardiol, 2007, 42 : 954-961

[12] Schiedner G, Morral N, Parks R J, et al. Genomic DNA transfer with a high-capacity adenovirus vector results in improved in vivo gene expression and decreased toxicity. Nat Genet, 1998, 18 : 180-183

[13] Losordo D W, Vale P R, Symes J F, et al. Gene therapy for myocardial angiogenesis : initial clinical results with direct myocardial injection of phVEGF165 as sole therapy for myocardial ischemia. Circulation, 1998, 98 : 2800-2804

[14] Go A S, Mozaffarian D, Roger V L, et al. Heart disease and stroke statistics-2013 update : a report from the American Heart Association. Circulation, 2013, 127 : e6-e245

[15] Lloyd-Jones D, Adams R J, Brown T M, et al. Executive summary : heart disease and stroke statistics-2010 update : a report from the American Heart Association. Circulation, 2010, 121 : 948-954

[16] Jessup M, Greenberg B, Mancini D, et al. Calcium Upregulation by Percutaneous Administration of Gene Therapy in Cardiac Disease(CUPID): a phase 2 trial of intracoronary gene therapy of sarcoplasmic reticulum Ca^{2+}-ATPase in patients with advanced heart failure. Circulation, 2011, 124 : 304-313

[17] Takahashi T, Tang T, Lai N C, et al. Increased cardiac adenylyl cyclase expression is associated with increased survival after myocardial infarction. Circulation, 2006, 114 : 388-396

[18] Williams M L, Hata J A, Schroder J, et al. Targeted beta-adrenergic receptor kinase(betaARK1) inhibition by gene transfer in failing human hearts. Circulation, 2004, 109 : 1590-1593

[19] Pleger S T, Most P, Boucher M, et al. Stable myocardial-specific AAV6-S100A1 gene therapy results in chronic functional heart failure rescue. Circulation, 2007, 115 : 2506-2515

[20] Lai N C, Roth D M, Gao M H, et al. Intracoronary adenovirus encoding adenylyl cyclase VI increases left ventricular function in heart failure. Circulation, 2004, 110 : 330-336

[21] Most P, Pleger S T, Volkers M, et al. Cardiac adenoviral S100A1 gene delivery rescues failing myocardium. J Clin Invest, 2004, 114 : 1550-1563

[22] Wang W, Barnabei M S, Asp M L, et al. Noncanonical EF-hand motif strategically delays Ca^{2+} buffering to

enhance cardiac performance. Nat Med，2013，19：305-312

[23] Go A S，Hylek E M，Phillips K A，et al. Prevalence of diagnosed atrialfibrillation in adults：national implications for rhythm management and stroke prevention：the Anti-coagulation and Risk Factors in Atrial Fibrillation（ATRIA）study. JAMA，2001，285：2370-2375

[24] Boink G J，Duan L，Nearing B D，et al. HCN2/SkM1 gene transfer into canine left bundle branch induces stable，autonomically responsive biological pacing at physiological heart rates. J Am Coll Cardiol，2013，61：1192-1201

[25] Amit G，Kikuchi K，Greener I D，et al. Selective molecular potassium channel blockage prevents atrialfibrillation. Circulation，2010，121：2263-2270

[26] Segers V F，Lee R T. Stem-cell therapy for cardiac disease. Nature，2008，451（7181）：937-942

[27] Ptaszek L M，Mansour M，Ruskin J N，et al. Towards regenerative therapy for cardiac disease. The Lancet，2012，379（9819）：933-942

[28] Senyo S E，Steinhauser M L，Pizzimenti C L，et al. Mammalian heart renewal by pre-existing cardiomyocytes. Nature，2013，493（7432）：433-436

[29] Donald Orlic J K，Stefano Chimenti，Igor Jakoniuk，et al.Bone marrow cells regenerate infarcted myocardium. Nature，2001，2001（410）：701-705

[30] Murry CE，Soonpaa M H，Reinecke H，et al. Haematopoietic stem cells do not transdifferentiate into cardiac myocytes in myocardial infarcts. Nature，2004，428（6983）：660-664

[31] Wollert K C，Meyer G P，Lotz J，et al. Intracoronary autologous bone-marrow cell transfer after myocardial infarction：the BOOST randomised controlled clinical trial. The Lancet，2004，364（9429）：141-148

[32] Strauer B E. Repair of Infarcted Myocardium by Autologous Intracoronary Mononuclear Bone Marrow Cell Transplantation in Humans. Circulation，2002，106（15）：1913-1918

[33] Meyer G P，Wollert K C，Lotz J，et al. Intracoronary bone marrow cell transfer after myocardial infarction：eighteen months' follow-up data from the randomized，controlled BOOST（BOne marrOw transfer to enhance ST-elevation infarct regeneration）trial. Circulation，2006，113（10）：1287-1294

[34] Beitnes J O，Hopp E，Lunde K，et al. Long-term results after intracoronary injection of autologous mononuclear bone marrow cells in acute myocardial infarction：the ASTAMI randomised，controlled study. Heart，2009，95（24）：1983-1989

[35] Schächinger V，Erbs S，Elsässer A，et al. Intracoronary bone marrow-derived progenitor cells in acute myocardial infarction. N Engl J Med，2006，355：1210-1221

[36] Traverse J H，Henry T D，Pepine C J，et al. Effect of the use and timing of bone marrow mononuclear cell delivery on left ventricular function after acute myocardial infarction：the TIME randomized trial. JAMA，2012，308（22）：2380-2389

[37] Traverse J H，Henry T D，Ellis S G，et al. Effect of intracoronary delivery of autologous bone marrow mononuclear cells 2 to 3 weeks following acute myocardial infarction on left ventricular function：the LateTIME randomized trial. JAMA，2011，306（19）：2110-2119

[38] Perin E C，Willerson J T，Pepine C J，et al. Effect of transendocardial delivery of autologous bone marrow mononuclear cells on functional capacity，left ventricular function，and perfusion in chronic heart failure：the FOCUS-CCTRN trial. JAMA，2012，307（16）：1717-1726

[39] Jeevanantham V，Butler M，Saad A，et al. Adult bone marrow cell therapy improves survival and induces long-term improvement in cardiac parameters：a systematic review and meta-analysis. Circulation，2012，126（5）：551-568

[40] Laflamme M A，Murry C E. Regenerating the heart. Nature biotechnology，2005，23（7）：845-856

[41] Menasche P，Alfieri O，Janssens S，et al. The Myoblast Autologous Grafting in Ischemic Cardiomyopathy （MAGIC）trial：first randomized placebo-controlled study of myoblast transplantation. Circulation，2008，117（9）：1189-1200

[42] Bartunek J，Behfar A，Dolatabadi D，et al. Cardiopoietic stem cell therapy in heart failure：the C-CURE （Cardiopoietic stem Cell therapy in heart failURE）multicenter randomized trial with lineage-specified biologics. Journal of the American College of Cardiology，2013，61（23）：2329-2338

[43] Makkar R R，Smith R R，Cheng K，et al. Intracoronary cardiospHERe-derived cells for heart regeneration after myocardial infarction（CADUCEUS）：a prospective，randomised phase 1 trial. The Lancet，2012，379（9819）：895-904

[44] Malliaras K，Makkar R R，Smith R R，et al. Intracoronary cardiosphere-derived cells after myocardial infarction：evidence of therapeutic regeneration in the final 1-year results of the CADUCEUS trial （CArdiosphere-Derived aUtologous stem CElls to reverse ventricUlar dySfunction）. Journal of the American College of Cardiology，2014，63（2）：110-122

[45] Frustaci A，Russo M A，Chimenti C. Randomized study on the efficacy of immunosuppressive therapy in patients with virus-negative inflammatory cardiomyopathy：the TIMIC study. Eur Heart J，2009，30：1995-2002

[46] Salazar-Gonzalez J A，Rosales-Mendoza S. A perspective for atherosclerosis vaccination：is there a place for plant-based vaccines? Vaccine，2013，31：1364-1369

[47] Mascaro-Blanco A，Alvarez K，Yu X，et al. Consequences of unlocking the cardiac myosin molecule in human myocarditis and cardiomyopathies. Autoimmunity，2008，41：442-453

[48] Cihakova D，Barin J G，Baldeviano G C，et al. L.E.A.P.S. heteroconjugate is able to prevent and treat experimental autoimmune myocarditis by altering trafficking of autoaggressive cells to the heart. International immunopharmacology，2008，8：624-633

[49] Jahns R，Schlipp A，Boivin V，et al. Targeting receptor antibodies in immune cardiomyopathy. Seminars in thrombosis and hemostasis，2010，36：212-218

[50] Zimmermann O，Rodewald C，Radermacher M，et al. Interferon beta-1b therapy in chronic viral dilated cardiomyopathy.Is there a role for specific therapy? Journal of cardiac failure，2010，16：348-356

[51] Furuta S，Jayne D R. Antineutrophil cytoplasm antibody-associated vasculitis：recent developments. Kidney international，2013，84：244-249

[52] Stone J H, Merkel P A, Spiera R, et al. Rituximab versus cyclophosphamide for ANCA-associated vasculitis. N Engl J Med, 2010, 363 : 221-232

[53] Jones R B, Tervaert J W, Hauser T, et al. Rituximab versus cyclophosphamide in ANCA-associated renal vasculitis. N Engl J Med, 2010, 363 : 211-220

[54] Md Yusof M Y, Vital E M, Emery P. B-cell-targeted therapies in systemic lupus erythematosus and ANCA-associated vasculitis : current progress. Expert review of clinical immunology, 2013, 9 : 761-772

[55] Gullestad L, Aass H, Fjeld J G, et al. Immunomodulating therapy with intravenous immunoglobulin in patients with chronic heart failure. Circulation, 2001, 103 : 220-225

[56] Damås J K, Gullestad L, Aass H, et al. Enhanced gene expression of chemokines and their corresponding receptors in mononuclear blood cells in chronic heart failure − Modulatory effect of intravenous immunoglobulin. Journal of the American College of Cardiology, 2001, 38 : 187-193

[57] Torre-Amione G, Sestier F, Radovancevic B, et al. Effects of a novel immune modulation therapy in patients with advanced chronic heart failure : Results of a randomized, controlled, phase II trial. Journal of the American College of Cardiology, 2004, 44 : 1181-1186

[58] Torre-Amione G, Anker S D, Bourge R C, et al. Results of a non-specific immunomodulation therapy in chronic heart failure (ACCLAIM trial) : a placebo-controlled randomised trial. The Lancet, 2008, 71 : 228-236

[59] Felix S B, Staudt A, Dörffel W V, et al. Hemodynamic effects of immunoadsorption and subsequent immunoglobulin substitution in dilated cardiomyopathy. Journal of the American College of Cardiology, 2000, 35 : 1590-1598

[60] Staudt A, Schäper F, Stangl V, et al. Immunohistological changes in dilated cardiomyopathy induced by immunoadsorption therapy and subsequent immunoglobulin substitution. Circulation, 2001, 103 : 2681-2686

[61] Blum A. Immunological mediated therapies for heart failure. The Israel Medical Association journal, 2009, 11 : 301-305

[62] Campbell D J. Vaccination against high blood pressure. Curr Pharm Des, 2012, 18 : 1005-1010

第十章

自体干细胞移植在血管疾病中的应用

近年来，人体干细胞的研究已经成为生命科学研究的一个新的热点。1999 年，*Science* 将"人类干细胞研究"列入人类十大科学成就的榜首。

干细胞有着巨大的医学应用前景，它有可能作为"种子细胞"用于人体细胞替代疗法，以治疗各种难治性疾病，因此各国都在此领域投入了大量人力物力。干细胞在许多领域的应用上都已显示出了诱人的前景。目前人们已成功地将小鼠胚胎干细胞诱导分化为神经细胞，血细胞、心肌细胞、平滑肌细胞、横纹肌细胞、骨细胞、软骨细胞、肥大细胞、脂肪细胞，甚至胰岛细胞等。成体干细胞也具有很强的可塑性。但到目前，有关干细胞的分化规律及其调控机制还远未被阐明，使干细胞的实际应用受到一定限制。

无论如何，干细胞治疗缺血性疾病已经在临床上得到了验证，其主要机制可能与血管新生有关。而与血管新生有关的因素不仅仅是干细胞，也与细胞因子的参与有关。本章将对血管新生的研究做一叙述。

一、自体干细胞技术的临床应用

干细胞最引人注目之处在于，由于它具有高度增殖和分化为体内各种细胞的潜能，因此它有可能作为移植疗法中的细胞来源，治疗很多疑难疾病。干细胞技术的临床应用可分为三个阶段：

1. 把一种组织的成体干细胞直接移植给相应组织坏损的病人。血液系统干细胞的研究已经有几十年的历史，大家熟悉的"骨髓移植"治疗白血病，实际就是移植造血干细胞。瑞典神经学家及其同事用从流产胎儿脑中分离的神经组织细胞，移植入患者的脑中来治疗帕金森症，对一个术后10年的病人进行跟踪研究，发现移植的神经元仍然存活并继续产生多巴胺，病人的症状明显改善。因为成体干细胞已经经过一定程度的分化，具有相对的"组织特异性"，因此可以直接用来修复相应的坏死组织。但是，如何在体外扩增成体干细胞以提供充足的移植细胞，是应用这一技术的关键。最近有多家实验室在体外成功地扩增了造血干细胞，如果其他组织的成体干细胞也可以通过类似的方法进行扩增，那么利用成体干细胞治疗疾病就有望在临床中率先实施。

2. 在体外对干细胞进行诱导，使之"定向"分化成所需要的细胞后，再进行细胞移植。对于某些遗传性疾病，还可以对干细胞进行基因修饰。将经过"定向分化"或"基因修饰"后的干细胞进行筛选后，把"合格"的细胞移植给患者，这两种方法都属于"细胞替代"。

3. 在体外对干细胞进行诱导，形成一个具有空间结构，有正常血液供应、神经分布和正常生理功能的人体器官，用于替代那些严重坏死的病变器官。这是干细胞技术的理想阶段，就是在体外进行"器官克隆"以供患者移植。但这还是一个"美好的愿望"。

日本科学家最近通过动物实验发现，肝脏干细胞能够分化发育成为胰脏和小肠等其他内脏器官。美国佛罗里达大学的研究人员最近在一项实验中，成功地将成年人的骨髓干细胞转化成鼠的心肌细胞，这为将来在人体进行类似实验积累了经验。德国杜塞尔多夫大学医院的科学家证实，他们运用自体干细胞移植方法治疗一名心肌梗死患者获得成功。这是世界上第一个自体干细胞移植治疗心脏病成功的病例。他们从患者的脊髓中取出干细胞，经过必要处理后，又将其注入借助"球体膨胀法"撑开的栓塞动脉中。经观察，手术10个星期后，患者心肌梗死的规模便缩小了近1/3，心脏功能也得到明显改善。植入的干细胞成功地再造了被破坏的心肌组织，再造的心肌也已部分地承担起已坏死组织的功能。

至1998年底，全世界已有6万名患者成功地接受了骨髓移植和外周血造血干细胞移植，其中2万余人已生存了5年以上。大量的研究已经证明干细胞移植技术是具有广阔临床应用前景且行之有效的医疗技术，是一些难治性血液病和免疫性疾病治愈的希望。当然，干细胞移植的应用并不仅限于血液系统疾病的治疗，还将在许多人类重大疾病的治疗中发挥重要作用。

尽管干细胞有着巨大的临床应用前景，但是仍然存在很多尚未明确的问题，随着对干细胞基础和组织工程研究的不断深入，以及进一步动物实验和临床试验的摸索，相信这些问题都会迎刃而解。

下肢慢性缺血是由各种原因引起的下肢动脉慢性狭窄或闭塞，可导致病变动脉远端组织缺血、缺氧，组织细胞变性、坏死等。病因有下肢动脉硬化闭塞症、血栓闭塞性脉管炎、肢体缺血型的多发性大动脉炎、糖尿病性下肢缺血——糖尿病足的类型之一。

由动脉粥样硬化造成的下肢动脉闭塞，致远端组织缺血而出现一系列临床症候群称为下肢动脉硬化闭塞症，包括单纯下肢动脉粥样硬化和糖尿病性下肢动脉硬化。糖尿病性下肢缺血目前是主要原因。在我们外科治疗的 88 例 100 条下肢中，糖尿病性下肢缺血占 73.9%。与非糖尿病患者的动脉硬化相比，糖尿病性下肢缺血具有以下几个特点：①较为常见；②发病年龄更小；③没有性别的差异；④多个节段发生病变；⑤病变发生在更远端。

无论何种原因引起的下肢缺血，随着病变的进一步发展，在临床的分期上都可以有下肢几种表现：

Ⅰ期：无症状期，仅在激烈运动后感到不适。

Ⅱ期：正常速度步行时出现下肢疼痛。

Ⅲ期：静息状态下出现下肢疼痛——静息痛。

Ⅳ期：静息状态下下肢疼痛，伴有局部营养障碍、营养不良性溃疡、坏疽。也可将下肢缺血分为缺血早期、缺血代偿期和缺血失代偿期。缺血早期即为间歇性跛行期，缺血失代偿期主要指组织缺损期，包括溃疡和坏疽两种情况。

在我们治疗的糖尿病性下肢缺血病例中，是以股浅动脉和（或）腘动脉以及小腿动脉病变多发，其中小腿病变为最多见。除此之外，在糖尿病下肢缺血的下肢动脉病变中，有相当大比例的患者腘动脉以下的动脉全部闭塞，以致在临床上无法通过下肢动脉搭桥解决病变远端的血供问题，这是目前临床上难以解决的难题。另外此类患者大多是高龄患者，身体难以承受搭桥手术的打击，而介入治疗还受很多限制，因此这类患者的治疗也是困扰我们的难题。这些对我们都是很大的挑战，通过创伤更小的技术改善下肢动脉病变远端血供的课题，摆在了我们的面前。

促使缺血的肢体生成新生血管（angiogenesis）无疑能改善患肢的血供，这种方法被称为治疗性血管生成（tHERapeutic angiogenesis）。理论上讲，无论从基因、蛋白质，还是细胞水平，均可以达到治疗性血管生成这一目标。动物实验业已证实，导入外源性血管生长因子基因（如 VEGF165 基因），或直接给予外源性的血管生长因子（如 VEGF、bFGF 等），均能促进缺血组织的侧支血管生成，但从目前极少的临床应用资料来看，并未能达到动物实验的效果。另外，外源性基因和生长因子对人体是否有潜在的危害？是否会导致肿瘤的发生及快速发展？是否会带来其他的不良反应等？出于这些安全性的顾虑，这一方法距离临床应用可能还需要相当的时间及大量的工作。

随着干细胞技术的出现及快速发展，这一技术也逐渐被用于治疗下肢缺血。近年来的动物实验表明，骨髓干细胞移植能促使缺血的后肢生成新生血管。骨髓中最重要的干细胞之一是造血干细胞（hematopoietic stem cell，HSC），将骨髓穿刺抽出的血细胞置于平皿中培养，部分细胞呈圆形并能够分化增殖成各类型血细胞，这类细胞就是 HSC。还有一部分细胞呈梭状并能贴壁生长，并可以增殖传代，这类细胞被称之为间充质干细胞（mesenchymal stem cell，MSC）。MSC 在不同的条件下还可以向不同的组织分化，如向骨组织、软骨组织、肌肉组织、神经组织、肝脏组织、肺组织等分化。实验还发现这些细胞可以定向分化成心肌细胞、血管内皮细胞和平滑肌细胞。这些研究为干细胞移植在心血管内外科的临床应用提供了宝贵信息。骨髓中还存在的另外一种细胞称之为内皮祖细胞（endothelial progenitor cells，EPC）。体外实验发现这类细胞体外培养时可增殖分化为内皮样细胞。我们的实验室研究也证实了这一点（图 10-1 ~ 10-4），不仅能够体外培养出类内皮细胞样的结构，而且其功能检测发现具有内皮细胞样的功能。动物实验已经证实来源于骨髓或外周血的 EPC 能够在血管损伤部位分化形成新生血管。我们的实验研究也发现了类似的现象。我们选择 Lewis 大鼠，随机分为四组，其中实验组为局部肌肉注射和动脉腔内注射两组，并各配一对照组。结果发现血管新生的数量，实验组均与对照组有统计学差异（图 10-5 中 Group A、C 与 Group B、D），而实验组两组本身没有统计学差异（图 10-5 中的 Group A 和 D）。说明自体单个核细胞移植后能够促进血管的新生。而这些单个核细胞中发挥作用的就是 EPC。EPC 主要存在于骨髓中，外周血也含有极少量的 EPC，但经过 G-CSF 动员后外周血 EPC 含量会明显增加。因此抽取骨髓血或应用细胞分离机采集动员后的外周血是近年来普遍采用的方法。

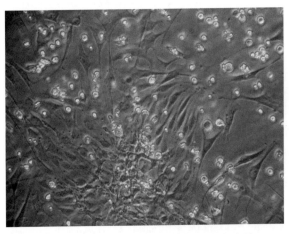 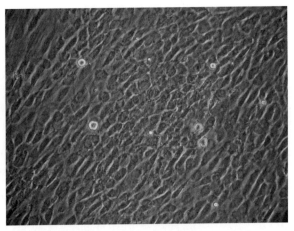

图 10-1　采用骨髓来源的单个核细胞体外培养 48h，可见长梭形、三角形、纺锤形或不规则形贴壁细胞呈集落样生长

图 10-2　培养第 9-11 日，原代细胞汇合成层，近似单层铺路石状排列（EPCs 原代汇合时 -×200）

目前，胚胎干细胞由于存在伦理道德问题，限制了其应用。而自体干细胞具有简单、安全和疗效可靠的特点，且不存在胚胎干细胞的伦理道德问题，越来越受到患者和医生的青睐。

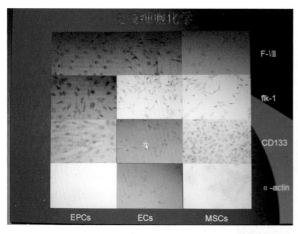

图 10-3　免疫细胞化学检测显示具有内皮细胞功能

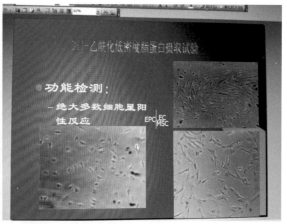

图 10-4　Dil- 乙酰化低密度脂蛋白摄取试验阳性

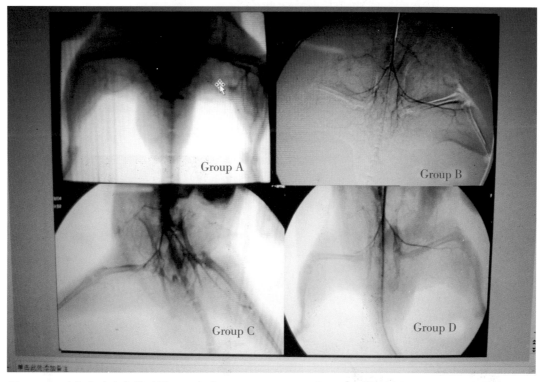

图 10-5　动物实验中血管造影显示实验组（A 和 C 组）侧支循环血管明显多于对照组（B 和 D 组）

应用自体干细胞移植技术是目前国际上最先进的医疗技术之一，已经取得了较好的疗效。最早应用自体骨髓干细胞移植治疗下肢缺血的临床研究报告是日本在 2001 年进行的。日本 Kansai 医科大学的医生用自体骨髓单个核细胞移植（直接腓肠肌内注射）治疗了 45 条下肢的缺血性疾病，取得了可喜的结果，全组 45 条缺血肢体中的 39 条得到改善，其中 30 条踝肱指数（ABI）的增加幅度超过了 0.1，DSA 显示有明显的侧支血管生成。更为重要的是，该试验未出现任何相关的并发症，临床安全性和有效性都得到了初步肯定。但其结果尚需要大样本的临床试验证实。

我们自从 2003 年初在国内率先开展自体骨髓干细胞移植治疗糖尿病足并取得成功以来，目前已经治疗了 500 余例患者，取得了令人振奋的疗效。我们不仅采用了国外的方法，即下肢肌肉局部注射（图 10-6），而且还率先采用了经下肢动脉导管注射的新方法（图10-7）。

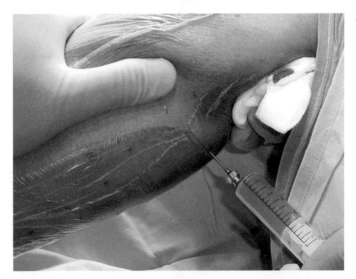

图 10-6　将分离出的单个核细胞悬浊液注射在缺血肌肉内

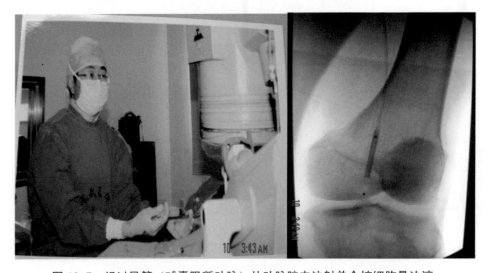

图 10-7　经过导管（球囊阻断动脉）从动脉腔内注射单个核细胞悬浊液

在我们过去的研究中，骨髓血的抽取量在 300～500ml，用 CS3000 血细胞分离器提取骨髓单个核细胞，总细胞数在（1～3）×10^9 个，并涂片观察所抽提的骨髓单个核细胞的组成情况。由于我们的患者大多年龄比较大，体弱且多伴有其他疾病，如冠状动脉硬化性心脏病（或）脑动脉硬化症等，如果一次抽取过多的骨髓血，会造成其他并发症，为了慎重起见，后来我们一般抽取 200ml 左右，而细胞总数达到 10^8 个时也能够达到治疗的目的；不过，究竟多大的细胞总数即可以达到治疗目的，目前回答这个问题为时尚早。移植时将骨髓单个核细胞多点注射至患肢小腿腓肠肌肌间；介入法动脉腔内移植时采用球囊导管暂时阻断近端血流后再注入干细胞。

中国医学科学院血液病研究所黄平平、韩忠朝等在国际上率先采用外周血干细胞移植治疗下肢缺血。随后我们和杨晓凤相继开展了这项工作。目前全国大约有 2000 例患者得到了治疗，其有效率可达 85% 左右。

自体干细胞移植治疗下肢缺血的机制尚不明了。研究表明，新生血管生成需要有内皮细胞和血管生长因子的共同参与和相互作用。组织的缺血、缺氧能增加微环境中血管生长因子的分泌，而骨髓中的干细胞含有多种细胞成分，其中 CD34$^+$ 干细胞中含有血管内皮祖细胞，这些细胞在缺血的组织中可以分化成血管内皮细胞。骨髓单个核细胞中的 CD34$^-$ 细胞在缺血的组织中能分泌多种血管生长因子，因而可以促进新生血管生成。自体骨髓干细胞移植后，干细胞在缺血肌肉内分化成内皮细胞，然后演变为毛细血管，再逐渐塑形为小的侧支血管。只有在远端的足背动脉或胫后动脉本身没有病变，小腿上新生足够丰富的侧支血管血流到达上述动脉后才可能使 ABI 增加。

干细胞移植的安全性问题不容回避。对干细胞移植安全性的忧虑主要是免疫排斥和肿瘤生长的问题。采用自体干细胞移植将不存在免疫排斥的问题；但由于干细胞是未分化细胞，移植的干细胞是否会在移植部位分化为其他组织如骨组织或出现肿瘤样生长？我们的病人中有一些患者移植后未能避免截肢，对 30 余例截肢标本的病理学检查，并未发现移植部位有成骨现象和肿瘤征象；500 多例未观察到严重不良反应。而且我们的病例中有相当一部分随访时间超过了 5 年，可以说明本技术方法是安全的。

自体骨髓干细胞移植治疗下肢缺血可能是一种简单、安全、有效的方法，尤其是对于下肢远端动脉流出道差无法进行搭桥，或者由于年老体弱和伴发其他疾病不能耐受手术搭桥的下肢缺血患者。但最终的结论还需要进一步增加病例数量和进行远期效果随访观察。

今后的研究方向主要应致力于如何提高临床疗效，包括适应证的选择，摸索干细胞移植的有效数量与最佳移植方法等。同时开展干细胞移植的时机也需要进一步探索，目前所治疗的患者大都已到了疾病晚期，临床疗效相对较差，随着这项新技术的日趋成熟，预期治疗的适应证将会逐渐放宽，使更多的患者受益。

二、细胞因子在血管新生中的应用

我们在临床研究中发现血管新生不仅有干细胞的作用，细胞因子也起着重要作用。对此，张磊、韩忠朝等也进行了初步的研究。他们首先经过单采获得 G-CSF 动员的外周血单个核细胞（PBMNC）后，一部分通过 CD34 磁珠抗体分选得到去除 CD34$^+$ 细胞的

PBMNC。动员的 PBMNC 和动员的去除 CD34$^+$ 细胞的 PBMNC 荧光标记后按 1×10^6 细胞或相应体积的 PBS 分别局部肌肉注射移植到裸鼠缺血后肢。观察后肢血流灌注以及毛细血管密度。用 ELISA 法检测下肢肌肉的血管内皮生长因子（VEGF）表达，并进一步观察表达的 VEGF 是否由移植细胞分泌。结果发现 PBMNC 移植后缺血下肢血流量明显增加（$P<0.05$），毛细血管密度明显增加；去除 CD34$^+$ 细胞的 PBMNC 移植组血流量也明显增加（$P<0.05$），毛细血管密度明显增加，虽均较未去除 CD34$^+$ 细胞的疗效有所下降，但仍然高于对照（PBS）组（$P<0.05$）。在 PBMNC 组可以观察到移植的细胞整合到缺血的毛细血管壁。缺血肌肉 VEGF 的表达明显升高。其共表达 VEGF 和移植的单个核细胞。从而证明了移植 G-CSF 动员的 PBMNC 不但可以通过干细胞整合到血管壁的机制促进血管生长，还可以通过提供细胞因子的机制促进血管生长。而去除 CD34$^+$ 细胞削弱了动员的 PBMNC 移植治疗肢体缺血的血管新生效应。

我们采用基因重组的肝细胞生长因子治疗了一些下肢动脉闭塞导致的慢性缺血，并取得了良好的效果。其中两个产品的I期临床已经完成，一个产品的II期临床也已经完成入组。对于此类患者多数能够达到治疗的目的（图 10-8，10-9）。

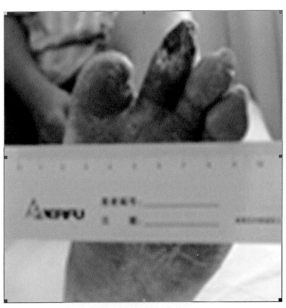 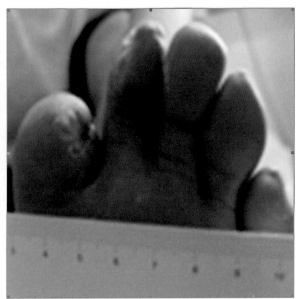

图 10-8 基因重组的肝细胞生长因子注射前，左足第二趾皮肤缺血性坏疽

图 10-9 90 天后创面愈合

（谷涌泉）

参考文献

[1] Lee M S，Lill M，Makkar R R. Stem cell transplantation in myocardial infarction. Rev Cardiovasc Med，

2004，5（2）：82-98

[2] Spangrude G J. Future challenges for hematopoietic stem cell research. Biotechniques，2003，35（6）：1273-1279

[3] Kawamoto A，Asahara T，Losordo D W. Transplantation of endothelial progenitor cells for therapeutic neovascularization. Cardiovascular Radiation Medicine，2002，3：221-225

[4] Eriko T Y，Hiroaki M，Toyoaki M，et al. Therapeutic angiogenesis for patients with limb ischemia by autologous transplantation of bone-marrow cells：a pilot study and a randomized controlled trial. Lancet，2002，360：427-435

[5] 谷涌泉，郭连瑞，张建，等. 自体骨髓干细胞移植治疗严重下肢缺血1例. 中国实用外科杂志，2003，23（11）：670

[6] Jude E B，Oyibo S O，Chalmer N，et al. Peripheral arterial disease in diabetic and nondiabetic patients：a comparison of severity outcome. Diabetes Care，2001，24（8）：1433-1437

[7] Asahara T，Murohara T，Sullivan A，et al. Isolation of putative progenitor endothelial cells for angiogenesis. Science，1997，275：965-967

[8] Yin AH ，Miraglia S，Zanjani ED，et al. AC133，a noval marker for human hematopoietic stem and progenitor cells.Blood，1997，90（12）：5002-5012

[9] Gehling U M，Ergun S，Schumacher U，et al .In vitro differentiation of endothelial cells from AC133-positive progenitor cells.Blood，2000，95（10）：3106

[10] Kalka C，Masuda H，Takahashi T，et al. Transplantation of ex vivo expanded endothelial progenitor cells for therapeutic neovascularization. Proc Natl Acad Sci，2000，97（7）3422-3427

[11] Bhattacharya V，McSweeney P A，Shi Q，et al.Enhanced endothelialization and microvessels formation in polyester grafts seeded with CD34+ bone marrow cells.Blood，2000，95（2）：581-585

[12] Kaushal S，Amiel G E，Guleserian K J，et al. Functional small-diameter neovessels created using endothelial progenitor cells expanded ex vivo. Nat Med，2001，7（9）：1035

[13] Galmiche M C，Koteliansky V E，Briere J，et al. Stromal cells from human long-term marrow cultures are mesenchymal cells that differentiate following a vascular smooth muscle differentiation pathway.Blood，1993，82（1）：66-76

[14] Majumdar M K，Thiede M A，Mosca J D，et al.Phenotypic and functional comparison of cultures of marrow-derived mesenchymal stem cells（MSCs）and stromal cells.J Cell Physiol，1998，176（1）：57-66

[15] Lindner V，Reidy M A. Expression of VEGF receptor in arteries after endothelial injury and lack of increased endothelial regrowth in response to VEGF .Arterioscler Thromb Vasc Biol，1996，16：1299-1305

[16] Ulrich A，Stock JP，Vacanti. Cardiovascular physiology during fetal development and implication for tissue engineering. Tissue Engineering，2001，7（1）：1-7

[17] 谷涌泉，郭连瑞，张建，等. 自体干细胞移植改善下肢严重缺血致运动功能障碍：15例报告. 中

国临床康复，2004，8（20）：3917-3919

[18] 谷涌泉，张建，郭连瑞，等 . 自体骨髓干细胞移植治疗下肢严重缺血：32 例报告 . 中国临床康复，
2004，8（35）：7970-7972

[19] 郭连瑞，谷涌泉，张建，等 . 自体骨髓干细胞移植治疗糖尿病足 13 例报告 . 中华糖尿病杂志，
2004，12（5）：313

[20] 谷涌泉，张建，齐立行，等 . 自体骨髓干细胞移植治疗慢性下肢缺血 94 例不同病变分期患者的效
果比较 . 中国临床康复，2005，9（38）：7-10

[21] 谷涌泉，郭连瑞 . 自体干细胞移植在治疗下肢缺血中的应用 . 中华医学杂志，2005，36（85）：
2536-2537

[22] 郭连瑞，谷涌泉，张建，等 . 不同途径移植骨髓单个核细胞治疗大鼠后肢缺血 . 中国临床康复，
2005，9（10）：57-59

[23] 谷涌泉，张建，齐立行，等 . 自体骨髓干细胞右腘动脉注射治疗糖尿病右足溃疡伴脑梗死后左上
肢瘫痪 1 例报告 . 中国临床康复，2005，9（13）：90

[24] 谷涌泉，张建，齐立行，等 . 不同移植浓度自体骨髓干细胞治疗下肢缺血临床疗效的影响 . 中国修
复重建外科杂志，2006，5（20）：504-506

[25] 谷涌泉，张建，郭连瑞，等 . 自体骨髓单个核细胞移植治疗糖尿病下肢缺血的临床观察 . 中国医师
进修杂志，2006，29（8）：22-25

[26] 谷涌泉，郭连瑞，张建 . 自体骨髓干细胞移植治疗下肢缺血 . 临床外科杂志，2006，14（5）：318-
320

[27] 谷涌泉，张建，苏力，等 . 自体外周血单个核细胞移植治疗下肢缺血 53 例的临床研究 . 中华普通外
科杂志，2006，12：844-847

[28] 谷涌泉，张建，郭连瑞，等 . 骨髓动员刺激后自体骨髓源单个核细胞移植治疗下肢缺血的临床研
究 . 中国修复重建外科杂志，2006，8：12-14

[29] 张建，谷涌泉 . 自体骨髓干细胞移植治疗糖尿病下肢缺血 . 中华医学杂志，2007，26（87）：1810-
1811

[30] 谷涌泉，沈振亚 . 自体骨髓单个核细胞动脉腔内移植治疗下肢缺血 . 南京医科大学学报，2007，27
（2）：180-182

[31] 谷涌泉，张建，齐立行，等 . 自体骨髓干细胞和外周血干细胞移植治疗下肢缺血疗效的对比性研
究 . 中国修复重建外科杂志，2007，7：675-678

[32] 张建，谷涌泉，李建新，等 . 干细胞移植治疗糖尿病足 . 中国实用内科杂志，2007，27（7）：499-
501

[33] 周斌，顾东生，刘鹏霞，等 . 糖尿病患者动员后外周血单个核细胞促血管新生能力 . 中国医学科学
院学报，2007，29（2）：262-267

[34] 马凤霞，任倩，韩忠朝 . 植物雪凝素样氧化型低密度脂蛋白受体介导氧化型低密度脂蛋白对内皮祖
细胞存活和功能的影响 . 中国医学科学院学报，2007，29（3），336-341

[35] 周斌，李抒，顾东生，等 . 动员后外周血中 CD34$^+$ 细胞去除前后对改善肢体缺血疗效的研究 . 中

华血液学杂志，2007，28（3）：194-198

[36] 韩忠朝 . 多能干细胞研究新进展 . 医学研究杂志，2008，37（10）：4-5

[37] 佟铸，谷涌泉，张建，等 . 骨髓刺激对大鼠骨髓源内皮祖细胞的影响 . 中国修复重建外科杂志，2008，22（10）：1218-1221

[38] 佟铸，张建 . 脐血干细胞移植治疗肢体缺血性疾病的研究进展 . 现代生物医学进展，2008，8（4）：784-785

[39] 马凤霞，任倩，韩忠朝 . Akt ／ eNOS 信号途径调节内皮祖细胞存活和功能的实验研究 . 中华心血管病杂志，2007，35（2）：173-177

[40] 谷涌泉，齐立行，张建，等 . 自体骨髓单个核细胞移植治疗下肢缺血的中期疗效 . 中国修复重建外科杂志，2009，23（3）：66-69

[41] Wu Ying Feng, Jian Zhang Yong, Quan Gu, et al. Expansion of Canine Bone Marrow-Derived Endothelial Progenitor Cells and Dynamic Observation. Annals of Vascular Surgery, 2006, 387-394

[42] Feng XM, Chen XL, Liu N, et al. IL-27 up-regulates major histocompatibility complex class II expression in primary human endothelial cells through induction of major histocompatibility complex class II transactivator. Hum Immunol, 2007, 68：965-972

[43] Zhou B, Liu P X, Lan H F, et al. Enhancement of neovascularization with mobilized blood cells transplantation：supply of angioblasts and angiogenic cytokines. J Cell Biochem, 2007, 102：183-195

[44] Zhou B, Han Z C. Prevention of diabetic microangiopathy by prophylactic transplant of mobilized peripheral blood mononuclear cells. Acta Pharmacologica Sinica, 2007, 28：89-97

[45] Wu K H, Zhou B, Yang S G, et al. In vitro and in vivo differentiation of human umbilical cord derived stem cells into endothelial cells. J Cell Biochem, 2007, 100：608-616

[46] Zhou B, Ma F X, Han Z C. Impaired therapeutic vasculogenesis by transplantation of OxLDL-treated endothelial progenitor cells. J Lipid Res, 2007, 48（3）：518-527

[47] Liu M, Han Z C. Mesenchymal stem cells：Biology and clinical potential in Type 1 Diabetes therapy. J Cell Mol Med, 2008, 12：1155-1168

[48] Liu P, Zhou B, Gu D, et al. Endothelial progenitor cells therapy in atherosclerosis：a double-edged sword？Ageing Res Rev, 2008 Dec. 3

[49] Chen Z, Liu F, Ren Q, et al. Hemangiopoietin promotes endothelial cell proliferation through PI-3K/Akt pathway. Cell Physiol Biochem, 2008, 22：307-314

[50] Han Z B, Ren H, Zhao H, et al. Hypoxia-inducible factor-1（HIF-1）directly enhances the transcriptional activity of stem cell factor（SCF）in response to hypoxia and epidermal growth factor（EGF）. Carcinogenesis, 2008, 29：1853-1861

[51] Liu N, Feng X M, Fang Z H, et al. Identification of genes regulated by Nanog which is involved in ES cells pluripotency and early differentiation. J Cell Biochem, 2008, 104：2348-2362

[52] Feng X M, Liu N, Yang S G, et al. Regulation of the class II and class I MHC pathways in human THP-1 monocytic cells by interleukin-27. Biochem Biophys Res Commun, 2008, 367：553-559

[53] Chen Z，Han Z C. STAT3，a critical transcription activator in angiogenesis. Med Res Rev，2008，28：185-200

[54] Gu Y Q，J Zhang，Guo L R，et al. Transplantation of autologus bone-marrow mononuclear cells for patients with lower limb ischeia. Chin Med J，2008，121（11）：963-967

[55] Wu Y F，Zhang J，Gu Y Q，et al. Reendothelialization of tubular scaffolds by sedimentary and rotative forces：a first step toward tissue-engineered venous graft. Cardiovascular Revascularization Medicine，2008，9：238-247

[56] Li Z，Han Z，Wu J C. Transplantation of human embryonic stem cell – derived endothelial cells for vascular diseases. J Cell Biochem（SCI-IF 3.591），2009，106：194-199

[57] Eriko T Y，Hiroaki M，Toyoaki M et al. therapeutic angiogenesis for patients with limb ischaemia by autologous transplantation of bone-marrow cells：a pilot study and a randomized controlled trial. The Lancet，2002，（10）8：413-421

[58] 黄平平，李尚珠，韩明哲，等 . 自体外周血干细胞移植治疗下肢动脉硬化性闭塞症 . 中华血液学杂志，2003，24：308-311

[59] 杨晓凤，吴雁翔，王红梅，等 . 自体外周血干细胞移植治疗 62 例缺血性下肢血管病的临床研究 . 中华内科杂志，2005，44（2）：95-98

[60] GU Yong-quan，Zhang jian，Guo lian -rui，et al.A phase i clinical study of naked DNA expressing two isoforms of hepatocyte growth factor to treat patients with critical limb ischemia. J Gene Med，2011

第十一章
干细胞治疗糖尿病的基础与临床研究

　　糖尿病（diabetes mellitus，DM）是严重危害人类身心健康的常见病、多发病。我国2007年全国糖尿病流行病调查显示，我国的糖尿病发病率已达9.7%。随着经济发展和生活水平的提高，糖尿病的发病率和并发症导致的死亡率也在逐年增加，而目前尚无有效根治糖尿病的方法。糖尿病患者会出现胰岛素抵抗或分泌减少造成糖代谢紊乱，并继发眼、肾、神经及心血管等脏器的损害。由于胰岛素的应用，尤其是近年来在胰岛素剂型以及给药途径等方面均取得了巨大进展，为糖尿病患者带来了福音，但实践证明外源性胰岛素并不能像人体自身分泌胰岛素那样完美地控制血糖并恒定维持血糖正常。为此，临床上提出开展胰腺或胰岛细胞移植以补充自身胰岛素分泌的不足达到精确控制血糖的目的。胰岛移植，替代功能丧失的胰岛——细胞替代疗法（即补充 B 细胞的功能）是一种更接近生理方式的治疗糖尿病的有效方法，可实现对血糖的持续监测和精细调节。它较目前临床常用的胰岛素治疗具有一定的优势。2000 年加拿大的 Edmonton 研究组在同种胰岛移植中取得了可喜的成绩，他们应用移植更多的胰岛细胞和不含糖皮质激素的新型免疫抑制剂的方法，使连续 7 例患者获得了停用胰岛素并维持良好血糖浓度超过 1 年的效果，但供体来源严重不足和免疫排斥问题限制着此种疗法的应用。应用干细胞（包括胚胎干细胞和成体干细胞）诱导分化为胰岛样细胞可能是解决这些难题最有前途的一种方法：一旦建立了可大量诱导分化得到胰岛细胞的细胞系，就可大规模生产可供移植的胰岛细胞，不仅 1 型糖尿病患者有了有效的治疗方法，部分 2 型糖尿病患者也可从中受益。通过自体干细胞诱导分化而得到的胰岛细胞，可避免同种异体移植带来的免疫排斥问题。因此，干细胞分化而来的胰岛样细胞将是糖尿病细胞替代疗法的最佳种子细胞,应用干细胞技术治疗糖尿病成为临床与基础研究的热点。1998 年,美国威斯康星大学 Thomson 等从体外受精形成的囊胚中首次分离并建立了人类胚胎干细胞系,由此推动了干细胞研究的兴起。近年来,国内不少单位开展了干细胞治疗糖尿病的基础与临床研究。

一、干细胞治疗糖尿病的理论基础

(一)糖尿病治疗现状

糖尿病是由于胰岛素的 B 细胞缺失或功能异常而引起的糖代谢异常疾病。目前糖尿病的临床治疗有多种途径,例如注射外源性胰岛素、口服降糖药物等,但这些治疗都只能减轻或延缓糖尿病及其并发症的发生和发展,尚不能完全根治糖尿病。除了 1 型糖尿病中 B 细胞总数的缺乏外,新近研究发现在 2 型糖尿病患者胰腺中同样存在 B 细胞团减少的现象,因此使患者的胰岛功能再生并自动调节胰岛素的分泌是根治糖尿病的唯一手段,利用干细胞的自我更新和多向分化能力来再生胰岛的功能便进入了广大医学研究人员的视野。

(二)干细胞治疗糖尿病的理论依据

干细胞是人体及其各种组织细胞的初始来源,其最显著的生物学特征是既有自我更新和不断增生的能力,又有多向分化的潜能。干细胞根据不同的来源分为成体干细胞和胚胎干(ES)细胞。ES 细胞是从着床前的早期胚胎(囊胚)内细胞团中分离得到的一种二倍体细胞,理论上具有发育和分化成为机体内几乎所有组织细胞类型的潜能。成体干细胞包括胰腺干细胞、骨髓间充质干细胞、神经干细胞等成体组织中存在的干细胞,理论上干细胞在特定条件下可分化为特定的组织器官,是修复和再生的基础。

胰岛移植在重建胰岛内分泌功能中所取得的成功和供体组织来源的匮乏引发了对干细胞作为一种替代资源的关注。干细胞作为一类具有自我更新、多向分化潜能和高度增殖的非特异细胞,能够在一定的微环境中分化成某些特定的功能细胞,如胰岛样 β 细胞,在糖尿病治疗中的作用也日渐突出,开辟了治疗糖尿病的一条新途径。已有研究结果证实,成人或胎儿胰腺组织中存在胰腺干细胞,其在体外培养条件下具有较强的增生能力,并可诱导分化为胰岛素分泌细胞。此外,胰岛内分泌细胞也可能来源于其他组织特异性的成体干细胞的横向分化,譬如肝脏干细胞、脾脏干细胞、骨髓间充质干细胞等。由于 ES 细胞的增生能力远远大于成体干细胞,并且在理论上可诱导分化为几乎所有的组织细胞类型,故而受到的关注度更高。2001 年,Assady 等首次报道了 hES 细胞在去除细胞饲养层后形成的拟胚体(EB),可自发向胰岛素分泌细胞方向分化,EB 中有 1% ~ 3% 的细胞呈胰岛素阳性染色。2005 年,Kwon 等采用体外蛋白质转导技术,将胰十二指肠同源盒 −1(PDX−1)蛋白转染到 hES 细胞内,可诱导其定向分化为胰岛素分泌细胞。2006 年,D'Amour

等报道了改良的五步法体外诱导定向分化方案（即 hES 细胞→定型内胚层→肠管内胚层→胰腺内胚层和内分泌前体细胞→表达激素的内分泌细胞），通过模拟体内胰岛细胞发育过程，在体外培养时分阶段加入相应生物因子，可将 hES 细胞诱导分化为能够产生胰岛素、胰高血糖素、生长抑素、胰多肽及 ghrelin 的胰腺内分泌细胞；hES 细胞来源的胰岛内分泌细胞中的胰岛素合成接近成人胰岛的水平，但其 C 肽释放能力类似于胎儿胰岛细胞，对葡萄糖刺激后的释放反应极为微弱。近期的研究还证实，上述方案中的诱导因子 activin A 和全反式维甲酸在 hES 细胞向定型内胚层分化，和随后向胰腺内分泌前体细胞分化中分别发挥了至关重要的作用，并且分化后的胰岛素分泌细胞在移植到糖尿病小鼠体内后具有明显的降血糖效应。

在糖尿病相关并发症中，干细胞同样归巢到损伤部位，发挥其"万能细胞"应有的功能，在不同的部位或器官分化成不同的组织细胞，如内皮细胞、表皮细胞、视网膜神经细胞、心肌细胞等，进而改善高血糖造成的各器官损伤。此外，干细胞参与免疫调节、诱导免疫耐受，可重建胰岛的免疫平衡，还可能释放各种细胞生长因子，促进向胰岛 B 细胞的分化和增殖，达到治疗糖尿病的目的。

二、具有治疗糖尿病潜能的干细胞种类

作为糖尿病细胞治疗的种子细胞的来源有胚胎干细胞（ESC）、胰腺干细胞、肝干细胞和 BMSC 等。在过去的几年中，许多研究已证实 ESC 能首先沿着神经细胞的路径培养，然后再诱导形成胰岛样细胞团。国外也已有将小鼠胰腺干细胞成功诱导分化为胰岛细胞的报道。在成体干细胞中，骨髓间充质干细胞（BMSC）有望成为胰岛细胞的来源。

（一）胚胎干细胞

目前认为，ESC 存在于胚胎发育早期阶段，主要来源于囊胚的内细胞团和受精卵发育至桑葚胚之前的早期胚胎细胞，最显著的特点是具有自我更新、分化为各种类型细胞的能力。1981 年、1998 年英、美科学家先后建立鼠和人的 ESC 系，为研究 ESC 奠定了基础。研究人员已经由 ESC 诱导分化出血液细胞、心肌细胞和神经细胞等。鼠和人 ESC 向胰岛样细胞分化均已有成功的实验报道。

在鼠 ESC 向胰岛样细胞分化的研究中，主要应用两种策略进行分化：第一种应用基因表达捕获的方法。这种方法，以前应用于心肌细胞的选择。Soria 等构建含有人 Insulin/βgeo 基因和 Pgk-Hygro（phosphoglyceratekinase-hygromycin resistant gene，磷酸甘油酸激酶-潮霉素抗性基因，用于分选转染细胞）基因的质粒，转染鼠 ESC-R1，在含潮霉素的培养基上选出转染克隆，再使其形成拟胚体（embryoidbodies，EBs），逐步培养，获得细胞克隆 IB/3x-99。在体外 IB/3x-99 的胰岛素分泌量随葡萄糖浓度的增高而增高，该细胞团簇移植于糖尿病鼠后，可纠正糖尿病鼠的高血糖。第二种应用复杂的多步分化法。

Lumelsky 等以 ESC 向神经细胞分化的途径为基础，经过实验创立了五步序贯培养策略。研究中，待小鼠 ESC 诱导形成 EBs，将其诱导分化为能表达巢蛋白（nestin）的细胞，然后进一步扩增 nestin 阳性细胞，最后诱导分化 nestin 阳性细胞为胰岛样细胞团。葡萄糖刺激时胰岛样细胞团的胰岛素含量可增加 40 倍，但胰岛样细胞团的胰岛素分泌量仅为正常 B 细胞的 1/50，而将此细胞团植入已制备好的鼠糖尿病模型的皮下，实验组（移植组）比对照组（未移植组）的鼠存活期明显延长。但是，移植后不能纠正糖尿病小鼠的高血糖，原因可能是由于胰岛样细胞团的胰岛素分泌量较低和移植的细胞数量不够。为了提高胰岛样细胞的含量及胰岛素的分泌量，Hori 等改进了多步分化法，在培养液中以磷酸肌醇激酶抑制剂 LY294002 代替 N2 培养基中的 B27，结果证明胰岛样细胞团的胰岛素分泌量为正常 B 细胞的 1/10，有效地增加了胰岛素的分泌量，而且移植到大鼠体内的效果几乎和胰岛移植的效果相同，显著地改善了糖尿病大鼠的高血糖状态。

在人 ESC 的研究中，由于使用人 ESC 的合法性和伦理性争议较大，因此，目前开展的范围非常局限，实验方法也参考鼠的实验方法进行。Assady 等的实验证明，人 ESC 在体外悬浮培养自发分化形成的细胞中胰岛素分泌细胞占 0.1% ~ 0.5%。这虽远远不能满足糖尿病移植的需求，但证明了人 ESC 向胰岛样细胞分化的可能性；Segev 等则通过实验研究，提高了人 ESC 分化来的胰岛样细胞的生成率，其改变以往先提取 nestin 阳性单层细胞后扩增的思路，而是将人 ESC 直接放在 N2，B27，碱性成纤维细胞生长因子（basic fibroblast growth factor，bFGF）培养基中生长，之后撤出 bFGF 并降低培养基中葡萄糖的浓度，加入尼克酰胺，这样得到的胰岛样细胞数量及稳定性均有所提高。未来人 ESC 向胰岛样细胞分化机制的研究，将说明胰岛样细胞的本质，有可能解决人 ESC 的法律性和伦理性问题，为人 ESC 的临床应用开拓广阔的前景。

（二）胰腺干细胞

胰腺干细胞的身份至今并不明确。人们还没有发现胰腺干细胞特异的表面标志，无法像分离造血干细胞那样轻而易举地分离出胰腺干细胞。因此，存在不同说法。Zulewski 等认为人及大鼠胰腺中存在既不表达胰腺导管细胞标志 CK-19（cytokemlin-19），也不表达成熟胰岛细胞标志，但表达胰岛细胞早期分化标志胰十二指肠同源异型盒基因 PDX-1（pancreatic and duodenal homeobox-1）的 nestin 阳性的胰岛前体细胞（nestin-positive islet-derived progenitorcells，NIPs），这可能是胰腺干细胞。这种细胞在体外培养中，可以表达胰岛素、胰高血糖素，通过 RT-PCR 还可以检测到一些神经内分泌因子和胰腺外分泌物质的表达，这些细胞可以形成 "产生胰岛素的胰岛样团簇"（insulin-producing islet-like clusters，ILCs），尤其是在胰高血糖素样肽 -1（glucogen-like peptide-l，GLP-1）的刺激下，这种变化更加明显。但也有人认为胰腺干细胞是由胰管细胞分化而来的，Ramiya 等从尚未发病的非肥胖糖尿病（nonobese diabetic，NOD）鼠的胰腺导管上皮细胞诱导分化得到 "产生胰岛的干细胞"（islet-producing stem cells，IPSCs）或 ILCs，体外培养了 3 年，这些团簇样细胞可以分泌小剂量的胰岛素及其他胰腺内分泌素，移植体内证明这些分化来的胰岛样细胞能降低 NOD 鼠的血糖；而 Bonner 等在体外成功诱导人胰腺导管细胞分化为有组织结构的胰岛样细胞团（cultured human islet bubs，CHIB），在细胞团中检测到细胞发育因子 CK-19 阳性的导管细胞和胰岛素阳性的胰岛样细胞，用免疫组化的方法也证明了这些细胞含有胰岛样细胞及其他同源细胞群，并且胰岛素分泌量随葡萄糖浓度的增高而增加。但这些细胞能否在体内发挥作用目前尚无报道。由于胰腺干细胞的定义并不确定，其特异表面标志是胰腺干细胞的研究热点所在。

（三）间充质干细胞（包括骨髓、脐带、脂肪来源的 MSC）

间充质干细胞（mesemchymal stem cells，MSCs）是具有多向分化潜能的成体干细胞。在 1966 年首先由 Friedenstein 从骨髓中发现，大量研究发现 MSCs 具有多向分化潜能，可以分化为中胚层细胞及组织如骨细胞、软骨细胞、脂肪细胞、肌腱及肌肉，以及内胚层和表皮细胞如血管内皮细胞、神经细胞、肺细胞、肝细胞及胰岛样细胞。MSCs 存在于全身结缔组织和器官间质中，主要来源于骨髓、脐血、外周血和脂肪组织，以骨髓组织中含量最为丰富。MSCs 具有巨大的体外扩增潜能；易于分离培养，获取方便；不引起免疫排斥反应，具有免疫抑制效应，这些优势是其他干细胞无法比拟的。Ianus 等的研究证明了成年 BMSC 在受者小鼠体内能分化为 B 细胞，这些细胞一旦移植到受者的胰岛内，就能表达胰岛细胞的标记物并且能在葡萄糖的刺激下分泌胰岛素。李艳华等首次报道了将人 BMSC 体外诱导分化为胰岛细胞。其采用两步法，第一步首先诱导出 nestin 阳性表达细胞，6 天后检测不到这种 nestin 阳性细胞，进入第二阶段诱导胰岛素产生细胞，6 天后检测到胰岛素等内分泌激素的表达，为 BMSC 应用于糖尿病患者带来新的希望。但成人骨髓源间充质干细胞数量及增殖分化潜能随年龄的增大而下降，且供者间充质干细胞的采集须行骨髓穿刺术，由于疾病的原因，病人常有感染、体质较弱等因素也限制了自体 BMSC 移植的应用，因此寻找新的 MSC 来源是目前国内外干细胞研究的热点。人脐带间充质干细胞（human umbilical cord mesenchymal stem cells，hUCMSCs）是一类具有自我更新和多向分化潜能的成体干细胞，具有来源丰富、对供者无影响、易于采集和运输、无异体排斥反应、可避免伦理争议等诸多优点。随着干细胞治疗技术的发展及其本身所具有的生物学特性，人们逐渐认识到将 hUCMSCs 作为细胞治疗的种子细胞，可为多种疾病的细胞替代治疗走向临床提供广阔的应用前景。因此，其可能成为未来用于分化为胰岛样细胞的首选干细胞。在 BMSCs 的研究中，李艳华等从正常成人骨髓中分离 MSCs，在含 10% 胎牛血清的 α-MEM 培养基中对其进行纯化和扩增，用表皮生长因子（epidermal growth factor，EGF）、bFGF 等诱导 MSCs 向 NIPs 分化，用高糖无血清培养基和 B 细胞调节素、尼克酰胺等诱导 NIPs 向胰岛样细胞分化。结果表明，MSCs 经第一阶段的诱导后可分化成 NIPs，继续诱导 6 天后变圆的细胞逐渐增多，并聚集成团，双硫腙染色阳性，免疫组化实验证明经两阶段诱导后的细胞表达胰岛素、胰高血糖素及生长抑素等内分泌激素，放射免疫分析结果表明诱导的胰岛样细胞团可以分泌胰岛素，葡萄糖反应性较弱。从而证明成人 BMSCs 在体外可以被诱导分化为胰岛样细胞团。近期，陆琰等将人 BMSCs 体外培养，传 3 代后用 EGF、β- 巯基乙醇和高糖培养基诱导 MSCs 向胰岛样细胞分化。结果未经诱导的 MSCs 在培养体系中呈贴壁生长，梭形，经诱导分化后，细胞逐渐变圆，并聚集成团，胰岛素免疫细胞化学表明细胞团内的细胞呈胰岛素染色强阳性反应，双硫腙染色阳性，成功地在体外定向诱导分化人 BMSCs 为胰岛样细胞。但这些人骨髓 MSCs 分化的胰岛样细胞能否在体内发挥调节血糖的作用尚无报道。目前，人脐带血 MSCs 分化为胰岛样细胞未见成功的报道，Shuro 等从人脐带血中提取去除 T 细胞的单个核细胞，注入出生 48 h 内 NOD/SCID/$\beta_2$mnull（nonobesediabetic/severe combined immunodeficient/β_2-microglobullinnull）鼠的静脉，移植 1 ~ 2 个月后，胰岛素免疫荧光染色和人染色体探针的荧光原位杂交（fluorescence insitu hybridization，FISH）分析显示：人脐带血来源的细胞在受体的胰腺组织内产生胰岛样细胞。由于人脐带血 MSCs 来源于单个核细胞，这为人脐带血 MSCs 分化为胰岛样细胞点燃了希望。还有实验研究证实人脐带间充质干细胞经尼克酰胺和 β- 巯基乙醇联合诱导后可表达胰岛素 B 细胞的表面标记，增加细胞内 Zn^{2+} 水平，使之具备胰岛 B 细胞的特点，诱导后的细胞也可分泌胰岛素。王爱红等将人脐带间充质干细胞与大鼠胰岛细胞以半透膜相隔共同培养，采用放射免疫法检测胰岛素水平，RT-PCR 方法检测 PDX-1 基因的表达，以单独培养的脐带间充质干细胞为对照，经尾静脉将 hUMSCs 移植入糖尿病模型大鼠体内，采用半定量 RT-PCR 方法检测人 insulin 基因表达。虽然共培养时诱导分化的机制及 hUMSCs 移植入大鼠体内发挥降糖作用的最佳条件尚需进一步研究，但结果可以说明人脐带间充质干细胞具有在体内外的微环境中向胰岛样细胞分化的潜能。李伟中等将 hUMSCs 在胰岛细胞培养条件下经药物（尼克酰胺、β- 巯基乙醇和高糖）定向诱导其分化，证实 hUMSCs 具有向胰岛素分泌细胞分化的潜能。Chao K.C. 等用阶梯式培养方法在体外将 hUMSCs 诱导成胰岛小岛样细胞团，经过检测该细胞表达胰岛及胰腺 B 细胞相关基因，如 PDX1、HLXB 9，N KX2. 2、NKX6.1 和 GLUT22 等，将这些分化的细胞移植入糖尿病老鼠模型，可大大地降低血糖水平，表明 hUMSCs 可分化成成熟的胰岛 B 样细胞，在 1 型糖尿病中可作为胰岛 B 细胞替代治疗的理想来源。

　　MSCs 体外定向分化为胰岛样细胞取得了一定成果，但在用来鉴定 MSCs 的特异性表面标志、MSCs 体外分离和扩增方法是富集还是纯化、间充质干细胞在体外扩增生长时能否避免混杂的其他干细胞、扩增培养所得的有许多表面标志的细胞是否仍然是 MSCs、优化诱导条件、提高胰岛样细胞数量及分泌胰岛素能力等方面尚需进一步研究。

三、干细胞治疗糖尿病的动物实验

大量动物实验研究表明：干细胞治疗糖尿病并不完全依赖于干细胞向胰岛 B 细胞定向分化，而更多的是从其免疫抗炎、组织修复及再生，甚至其他有待揭示的机制等多重作用下获益。

（一）干细胞分化为胰岛素分泌细胞

郭伟等利用尼克酰胺和胰高血糖素样肽 -1（Glucagon-like peptide-1，GLP-1）诱导兔脂肪间充质干细胞（adipose-derived mesenchymal stem cells，ADSCs）分化为胰岛素样分泌细胞，利用双硫腙特异性染色鉴定诱导后的 ADSCs 并做葡萄糖刺激胰岛素释放试验，结果表明：ADSCs 可以诱导分化为类胰岛素分泌细胞，并通过血糖变化调节胰岛素分泌，发挥胰岛素降血糖的作用。Tang 等通过对照培养，将小鼠的骨髓干细胞分别培养在高糖、低糖环境中，采用流式细胞仪检测发现其不表达 CD34 和 CD45 等，然后加入诱导剂尼克酰胺和 exendin 诱导分化。利用电镜、酶联免疫吸附测定、反转录聚合酶链反应等技术证实细胞被诱导后能够分泌胰岛素，通过监测体内血糖水平发现细胞植入后血糖下降，糖代谢紊乱也有所改善。Ngoc 等将来自小鼠骨髓或 UCMSC 及其诱导分化产生的胰岛素样细胞包裹在海藻酸钠膜中形成胶囊，并把胶囊移植到糖尿病小鼠腹腔，通过监测血糖水平作为评价指标，同样发现糖尿病小鼠血糖降低。

（二）干细胞的免疫调节和抗炎作用

Fiorina 等与 Jurewicz 等最早系统地证明了 BM-MSCs 移植可预防或延缓自发糖尿病小鼠模型糖尿病的发生，而在自身胰岛反应性的 T 细胞过继输注造成的糖尿病模型中，同样观察到这种保护作用。进一步的研究揭示这种保护作用是通过 BM-MSCs 多方位的免疫调控机制实现的，其中主要包括 BM-MSCs 与免疫细胞间的相互作用及干细胞直接促进免疫抑制性的调节性 T 细胞（Tregs）扩增来实现。目前人们已证实 BM-MSCs 可通过细胞与细胞的直接接触来抑制自身反应性 T 细胞的增殖，而这种接触抑制是通过免疫共抑制分子（PD-1）实现的。同样 BM-MSCs 可分泌多种可溶性免疫调控分子抑制自身反应性 T 细胞及树突状细胞（DCs）的增殖、成熟和杀伤性，其中主要包括转化生长因子（TGF-β）、白细胞介素（IL-10）、肝细胞生长因子（HGF）、前列腺素（PG-E2）和多种基质金属蛋白酶（MMPs）等。Zhao 等将脐带间充质干细胞（umbilical cord mesenchymal stem cells，UCMSC）移植到自身免疫性引起的非肥胖糖尿病（NOD）小鼠体内，不仅高血糖得以逆转，缺陷的 $CD4^+CD62L^+$ 调节性 T 细胞也有改善，证实 UCMSC 既可以起到免疫调节作用，也可刺激 β 细胞再生弥补胰岛素分泌的不足。

（三）干细胞的组织修复及再生特性

除增殖与定向分化特性外，干细胞再生与组织修复特性也被广泛报道。首先，干细胞具有向不同损伤部位趋化、归巢的能力，这是其组织修复功能的基础和前提。而一旦到达胰岛细胞损伤部位，BM-MSCs 就可通过多种信号途径发挥减少胰岛细胞损伤、促进损伤胰岛细胞再生及胰岛血管新生和外源胰岛再血管化等多重作用。

Lee 等证实在 1 型糖尿病小鼠中，外源性输注的 BM-MSCs 能定殖到损伤胰岛细胞处，并辅助胰岛 B 细胞的损伤修复。在非肥胖糖尿病联合免疫缺陷（NOD-SCID）小鼠糖尿病模型中，输注 BM-MSCs 可有效地增加胰岛 B 细胞数量，初步提示 BM-MSCs 可能促进损伤胰岛的再生。并通过发现胰腺导管外新的胰岛团的形成进一步证明 BM-MSCs 促进再生的作用。

除直接发挥防止胰岛细胞损伤、促进损伤胰岛细胞再生等作用，最新研究还揭示某些干细胞亚群在促进损伤后的胰岛血管新生及外源性胰岛再血管化方面的作用。

（四）干细胞改善胰岛素抵抗的基础研究

Si 等利用小剂量链脲佐菌素（streptozotocin，STZ）联合高脂饮食诱导的 2 型糖尿病大鼠模型发现，BM-MSCs 输注可有效改善胰岛素抵抗。通过对比两次干细胞移植治疗后发现，早期输注（STZ 注射后第 7 天）比晚期输注（STZ 注射后第 21 天）BM-MSCs 能更有效地保护 B 细胞避免损伤和促进其修复，而两次输注均有效地改善了高脂饮食诱导的胰岛素抵抗。该现象的发现提示了干细胞治疗在 2 型糖尿病以及存在明显胰岛素抵抗的糖尿病前期患者中的重要应用前景。王景麟等研究发现，利用 rhG-CSF 联合促肝细胞生长素和烟酰胺激活自体干细胞治疗可降低 2 型糖尿病大鼠高血糖，并改善其胰岛素抵抗作用，其机制可能与提高细胞膜胰岛素受体数目相关。

（五）干细胞对糖尿病并发症改善的研究

随着糖尿病病程的发展，各种慢性并发症相继出现，临床中以糖尿病肾病、下肢血管病变、心脏及视网膜病变多见。

周虹等将 BM-MSCs 经体外扩增培养后移植入糖尿病肾病（diabetic nephropathy，DN）大鼠体内，结果显示 BM-MSCs 能趋化到肾脏，移植组 24h 尿总蛋白降低，在移植第 2 周肾肥大指数较 DN 对照组减少，且血糖、白蛋白尿水平有显著的降低。Ezquer 等先后两次通过尾静脉注射 BM-MSCs 到 DN 小鼠模型，不仅证明 BM-MSCs 可以定植胰腺和肾脏使胰岛 B 细胞和肾脏再生从而阻止糖尿病肾脏损害，还观察到即便不改善胰腺的内分泌功能，BM-MSCs 的注入也可以起保护肾脏结构和功能的作用。Zhou 等的研究证明 BM-MSCs 对糖尿病肾病的多重保护作用，其中包括 BM-MSCs 改善氧化应激损伤、抗纤维化、免疫调理及营养因子旁分泌如 VEGF、HGF、FGF 等。

同样，BM-MSCs 治疗在改善视网膜病变、糖尿病足、心肌损伤等方面的证据也在不断增加。Amin A.H. 等的研究表明：将 MSCs 移植到糖尿病动物模型中，不仅可以降低血糖，升高 C 肽，达到降糖效果，还可导致心率、左心室压、心脏收缩指数显著增加，收缩压显著降低，能改善糖尿病患者的心脏功能，起到保护心脏的作用。Kicic 等对 MSCs 诱导分化为视网膜光感受器细胞进行了体内外实验，结果表明在体外利用维 A 酸、牛磺酸和 EGF，大鼠 BM-MSCs 可诱导分化为视网膜光感受器样细胞，并且约有 20 % ~ 32 % 的细胞表达光感受器细胞特异标志性蛋白——视紫红质、视蛋白，为糖尿病视网膜病变的治疗带来新希望。

四、干细胞治疗糖尿病的临床研究

干细胞技术为糖尿病及其并发症的治疗学领域提供了新的希望，具有美好的发展前景。然而，对于任何一项治疗新技术，只要是在人体中进行研究，就必须遵从伦理与科学两项基本原则。因此，干细胞治疗糖尿病及其并发症的临床研究必须遵循国际公认的伦理学基本原则，必须获得医药卫生管理当局和本单位伦理委员会的批准；必须严格遵循知情同意原则；必须在手术前与患者及其家属充分讨论获益与风险评估情况；必须禁止纯粹的商业化行为。

由于各国对干细胞临床应用的严格政策限制，因此，国际上有关干细胞临床治疗糖尿病的报道非常之少，鉴于自体造血干细胞移植治疗自身免疫性疾病的临床经验及治疗理论基础，2007 年美国 *JAMA* 杂志报道了在巴西的研究成果，其研究小组对 15 例新诊断的 1 型糖尿病患者实施了自体非清髓造血干细胞移植，结果 14 例患者脱离了胰岛素治疗，最长者已达 35 个月，其确切机制尚未完全阐明，推测是与患者免疫重建，使胰岛免受继续损伤所致。而我们也于《中华医学杂志》及《军医进修学院学报》分别报道了利用自体外周血造血干细胞移植及自体骨髓移植治疗 1 型糖尿病的临床结果，初步结果令人满意。此外我们还于 2010 年在全国干细胞与再生医学大会上报道了 4 例合并 2 型糖尿病的血液病患者在行异基因造血干细胞移植后血糖获得稳定调节，在没有外源性降糖药物（包括口服药物及胰岛素制剂）的干预下，血糖获得稳定正常的结果。

随着干细胞基础及临床研究的深入，利用干细胞治疗各种疾病开始受到人们的重视，针对糖尿病，多数研究及医疗机构开始探索干细胞在糖尿病治疗中的作用，尤其是利用干细胞的多向诱导分化能力来再生出胰岛 B 细胞进行糖尿病治疗的探索。

五、干细胞治疗糖尿病的前景展望

近年来研究人员在干细胞诱导分化为胰岛样细胞方面的研究已取得一定的成果，但这方面的研究还处于开始阶段，还存在以下问题：首先，干细胞分化来的胰岛样细胞，其数量及胰岛素分泌量少，不能达到临床移植要求。目前，研究人员虽然发现了许多干细胞可以分化为胰岛样细胞，如本文所提到的胚胎干细胞、胰腺干细胞及间充质干细胞等，均可以向胰岛样细胞分化，可是分化来的胰岛样细胞数目占分化前干细胞数目的比例很低，胰岛样细胞较正常的胰岛细胞胰岛素分泌量少，从而导致从干细胞"真正"分泌的胰岛素是极少的。原因是干细胞分化为胰岛样细胞的研究仍处于初级阶段，人们还没有真正了解干细胞分化为胰岛样细胞的机制以及如何对胰岛样细胞进行更好地分离、培养、提纯和鉴定。因此，未来将致力于探求干细胞的分化机制、优化干细胞诱导分化的条件、提高干细胞分化为胰岛样细胞的数量、增加胰岛样细胞的胰岛素分泌量等方面的研究，使干细胞能够稳定、专一地向着胰岛样细胞分化，并且使其能如生理状态下的 B 细胞一样根据血糖变化合理动态地分泌胰岛素，以适应临床的要求。其次，胚胎干细胞和成体干细胞孰优孰劣，这是现在和将来必须面对的问题。如果未来动物实验成功，两者谁更适合应用于临床移植就将摆在我们面前。目前，两者在分化、移植方面都各有优劣。分化方面，胚胎干细胞具有在未分化状态下能够长期增殖培养、分化能力强及多向分化等优势，成体干细胞则不能在未分化状态下长期增殖培养，分化能力有限，而且近年来在成体干细胞的"可塑性"上出现新的观点，对其分化的多向性提出了质疑；移植方面，胚胎干细胞应用时所遇到的伦理学问题一直是限制其发展的因素，而成体干细胞在这一方面却具有优势。所以，目前还不能判断两者孰优孰劣，但不远的将来，随着基因技术的不断发展、进步及干细胞分化机制研究的成功，两者均可能成功地通过基因改造分化为胰岛样细胞，共同应用于糖尿病的干细胞移植。最后，胰岛样细胞移植后的免疫排斥问题尚未得到解决。1 型糖尿病是自身免疫性疾病，患者自身免疫系统攻击其正常 B 细胞。由于这一原因，胰岛样细胞移植后，除了患者对移植物的免疫排斥外，患者自身免疫系统可能也会像攻击患者的正常 B 细胞一样，攻击移植的胰岛样细胞，造成移植治疗的失败。目前为了解决这一问题，除了应用微囊包被技术外，对干细胞进行适当的基因修饰以对抗免疫排斥也在研究中。总之，目前干细胞分化为胰岛样细胞在技术、法规及伦理等各方面尚有众多问题亟待解决，实验研究与临床应用之间尚存在一定距离。但可以预见，干细胞无疑是治疗糖尿病的最佳种子细胞。深入了解胰腺的个体发生机制及干细胞定向分化为胰岛样细胞的分子调控机制，将会加快糖尿病细胞治疗的研究进展；进一步探索成体干细胞的可塑性，可回避胚胎干细胞的伦理学争论等困难。糖尿病是遗传因素和环境因素共同作用的结果，虽然其病因复杂，但随着基因工程及细胞工程技术的蓬勃发展，对干细胞的研究逐步深入，诱导干细胞向胰岛样细胞分化必将成功，人类最终将攻克糖尿病。

干细胞来源的胰岛 B 细胞要达到最终能够用于糖尿病患者的细胞替代治疗，目前需要进行下列工作：明确调控胰腺和胰岛 B 细胞正常胚胎发育的关键信号分子；创立新的功能分析方法，以便对体外诱导分化方案进行优化；对体外诱导所产生的 B 细胞必须进行严格的功能鉴定；创建安全的预防移植物排斥反应的新策略。在上述问题得到解决之后，未来还需要对细胞替代治疗进行严格的安全性评价，并需要获得医药卫生管理当局的正式许可批文。

扩增和诱导 BMSCs 向胰岛细胞分化的研究还刚刚起步，将其应用于临床，还需要做很多工作。如果 BMSCs 能分化为胰岛样细胞，那么糖尿病患者将很容易实现自体细胞移植治疗自身疾病的梦想。

（冯　凯　马锡慧）

参考文献

[1] Shapiro A M，Lakey J R，Ryan E A，et al. Islet transplantation in seven patients with type 1 diabetes mellitus using a glucocorticoid-free immunosuppressive regimen[J]. N Engl J Med，2000，343（4）：230-238

[2] 洪天配 . 干细胞用于糖尿病治疗的研究：梦想与现实的距离 . 中国糖尿病杂志，2008，16：65-67

[3] 胡彦华，吴德全 . 干细胞分化为胰岛样细胞的研究近况 . 肝胆胰外科杂志，2008，5（20）：220-222

[4] Thomson J A，Itskovitz - Eldor J，Shapiro S S，et al. Embryonic stem cell lines derived from human blastocysts [J]. Scince，1998，282（5391）：1145- 1147

[5] Ciceri F，Piemonti L. Bone marrow and pancreatic islets：an old story with new perspectives [J]. Cell Transplant，2010，19（12）：1511-1522

[6] 段志胜，徐勉，张军，等 . 脐带间充质干细胞治疗糖尿病的研究进展 . 中华细胞与干细胞杂志（电子版），2013，3（2）：94-96

[7] Reubinoff B E，Pera M F，Fong C Y，et al. Embryonic stem cell lines from human blastocysts：somatic differentiation in vitro[J]. Nat Bio technol，2000，18（4）：399- 404

[8] Klug M G，Soonpaa M H，Koh G Y，et al. Genetically selected cardiomyocytes from differentiating embryonic stem cells from stable intracardiac grafts[J]. J Clin Invest，1996，98（1）：216- 224

[9] Soria B，Roche E，Berna G，et al. Insulin- secreting cells derived from embryonic stem cells normalize glycemia in streptozotocin-induced diabetic mice[J]. Diabetes，2000，49（2）：157- 162

[10] Hori Y，Rulifson I C，Tsai B C，et al. Growth inhibitors promote differentiation of insulin-producing tissue from embryonic stem cells[J]. Proc Natl Acad Sci USA，2002，99（25）：16105- 16110

[11] Rajagopal J，Anderson W J，Kume S，et al. Insulin staining of ES cell progeny from insulin uptake[J]. Science，2003，299（5605）：363

[12] Lumelsky N，Blondel O，Laeng P，et al. Differentiation of embryonic stem cells to Insulin-secreting structures similar to pancreatic islets[J].Science，2001，292：1389-1394

[13] Assady S，Maor G，Amit M，et al. Insulin production by human embryonic stem cells[J]. Diabetes，2001，50（8）：1691- 1697

[14] Segev H，Fishman B，Ziskind A，et al. Differentiation of human embryonic stem cells into insulin-producing clusters [J]. Stem Cells，2004，22（3）：265- 274

[15] Serup P，Madsen O D，Mandrup－Poulsen T. Islet and stem cell transplantation of treating diabetes[J]. British Medical J，2001，322（7277）：29–32

[16] Zulewski H，Abraham E J，Gerlach M J，et al. Multipotential nestin–positive stem cells isolated from adult pancreatic endocrine，exocrine and hepatic phenotypes[J]. Diabetes，2001，50（3）：521–533

[17] Ramiya V K，Maraist M，Arfors K E，et al. Reversal of insulin–dependent diabetes using islet generated in vitro from pancreatic stem cells[J]. Nat Med，2000，6（3）：278–282

[18] Bonner–weir S，Taneja M，Weir G C，et al. In vitro cultivation of human islets from expanded ducal tissue[J]. Proc Natl Acad Sci USA，2000，97（14）：7999–8004

[19] 陆琰，张洹，迟作华. 体外诱导人骨髓间充质干细胞向胰岛 β 样细胞分化的研究. 暨南大学学报（医学版），2005，26（6）：729–733

[20] Shuro Y，Fummihiko I，Noriaki K，et al. Human cord blood–derived cells generate insulin–producing cells in vivo[J]. Stem Cell，2005，23（9）：1409–1416

[21] Erices A，Conget P，Minguell J J. Mesenchymal progenitor cells in human umbilical cord blood[J]. Br J Haematology，2000，109（1）：235–242

[22] 郭伟，孙昱，杨海山. 兔脂肪间充质干细胞向胰岛素样分泌细胞分化及鉴定 [J]. 中国实验诊断学，2014，18（3）：357–360

[23] Tang D Q，Cao L Z，Burkhandt B R，et al. In vivo and in vitro characterization of insulin–producing cells obtained from murine bone marrow [J]. Diabetes，2004，53（7）：1721–1732

[24] Ngoc P K，Phuc P V，Nhung T H，et al. Improving the efficacy of type 1 diabetes therapy by transplantation of immunoisolated insulin–producing cells [J]. Hum Cell，2011，24（2）：86–95

[25] Fiorina P，Jurewicz M，Augello A，et a1. Immunomodulatory function of bone marrow–derived mesenchymal stem cells in experimental autoimmune type l diabetes [J]. J Immunol，2009，183（2）：993–1004

[26] Jurewiez M，Yang S，Augello A，et a1. Congenic mesenchymal stem cell therapy reverses hyperglycemia in experimental type l diabetes [J]. Diabetes，2010，59（12）：3139—3147

[27] Madec A M，Mallone R，Monso G，et a1. Mesenchymal stem cells protect NOD mice from diabetes by inducing regulatory T cells [J]. Diabetologia，2009，52（7）：1391–1399

[28] Li F R，Wang X G，Deng C Y，et al. Immune modulation of cotransplantation mesenchymal stem cells with islet on T and dendritic cells [J]. Clin Exp Immunol，2010，161（2）：357–363

[29] Zhao Y，Lin B，Dingeldein M，et al. New type of human blood stem cell：a double–edged sword for the treatment of type 1 diabetes [J]. Transl Res，2010，155（5）：211–216

[30] Lee R H，Seo M J，Reger R L，et al. Multipotent stromal cells from human marrow home to and promote repair of pancreatic islets and renal glomeruli in diabetic NOD／scid mice [J]. Proc Natl Acad Sci USA，2006，103（46）：17438–17443

[31] Bell G I，Broughton H C，Levac K D，et al. Transplanted human bone marrow progenitor subtypes stimulate endogenous islet regeneration and revascularization [J]. Stem Cells Dev，2012，21（1）：

97－109

[32] Park K S，Kim Y S，Kim J H，et al. Trophic molecules derived from human mesenchymal stem cells enhance survival，function，and angiogenesis of isolated islets after transplantation [J]. Transplantation，2010，89（5）：509－517

[33] Si Y，Zhao Y，Hao H，et al. Infusion of mesenchymal stem cells ameliorates hyperglycemia in type 2 diabetic rats：identification of a novel role in improving insulin sensitivity [J]. Diabetes，2012，61（6）：1616－1625

[34] 王景麟，袁凤山，杨润乔，等 . 自体干细胞激活疗法对 2 型糖尿病大鼠细胞膜胰岛素受体的影响 . 医学临床研究，2014，31（2）：213－215

[35] 周虹，高赟，田浩明 . 骨髓间充质干细胞治疗大鼠糖尿病肾病初探 [J]. 四川大学学报（医学版），2009，4（6）：1024－1028

[36] Ezquer M E，Ezquer F E，Arango-Rodriguez M L，et a1. MSC transplantation：a promising therapeutic strategy to manage the onset and progression of diabetic nephropathy. Biol Res，2012，45（3）：289－296

[37] Zhou H，Tian H M，Long Y，et al. Mesenchymai stem cells transplantation mildly ameliorates experimental diabetic nephropathy in rats [J]. Chin Med J（Engl），2009，122（21）：2573－2579

[38] Yeung T Y，Seeberger K L，Kin T，et a1. Human mesenchymal stem cells protect human islets from pro-inflammatory cytokines [J]. PloS one，2012，7（5）：e38189

[39] Xu Y，Gu z，Shen B，et a1. Roles of Wnt/beta-catenin signaling in retinal neuron-1ike differentiation of bone marrow mesenchymal stem cells from nonobese diabetic mice[J]. J Mol Neurosci，2013，49（2）：250－261

[40] 徐世民，王炳武，孙良智，等 . 自体外周血干细胞移植治疗糖尿病足的疗效及其与 CD34[+] 水平关系的研究 . 中国矫形外科杂志，2013，21（17）：1697－1701

[41] Amin A H，Abd Elmageed Z Y，Nair D，et a1. Modified multipotent stromal cells with epidermal growth factor restore vasculogenesis and blood flow in ischemic hindlimb of type Ⅱ diabetic mice[J]. Lab Invest，2010，90（7）：985－996

[42] Kicic A，Shen W Y，Wilson A S，et al. Differentiation of marrow stromal cells into photoreceptors in the rat eye [J]. J Neurosci，2003，23（21）：7742－7749

[43] 冯凯，许怡薇，叶扶光，等 . 自体外周血造血干细胞移植治疗 1 型糖尿病的临床观察 . 中华医学杂志，2011，91（28）：1966－1969

[44] 冯凯，许怡薇，叶扶光，等 . 自体骨髓移植治疗儿童 1 型糖尿病 . 军医进修学院学报，2012，33（1）：16－18

[45] Ramiya V K，Maraist M，Arfors K E，et al.Reversal of insulin-dependent diabetes using islet generated in vitro from pancreatic stem cells[J].Nature Med，2000，6：278－282

[46] Ianus A，Holz G G，Theise N D，et al.In vivo derivation of glucose competent pancreatic endocrine cells from bone marrow without evidence of cell fusion[J].J Clin Invest，2003，111：843－850

[47] 李艳华，白慈贤，谢超，等 . 成人骨髓间充质干细胞体外定向诱导分化为胰岛样细胞团的研究自

然科学进展，2003，6（13）：593-597

[48] 刘弘光，夏鲲，刘晓玉，等。 移植骨髓间充质干细胞治疗大鼠糖尿病的研究 . 中国组织化学与细胞化学杂志，2007，16（1）：104-109

[49] Meenal Banerjee，Anil Kumar，Ramesh R. Bhonde. Reversal of experimental diabetes by multiple bone marrow transplantation. Biochemical and Biophysical Research Communications，2005，328：318-325

第十二章

神经系统疾病的生物治疗

随着基因组学、蛋白质组学、干细胞生物学等前沿生物技术与基础研究取得重大突破，生物治疗开辟了不同于传统治疗的新的方向，发展迅猛，前景广阔。生物治疗包括生物细胞免疫治疗、基因治疗、癌症干细胞靶向治疗等等。神经系统疾病是指发生于中枢神经系统、周围神经系统、自主神经系统的以感觉、运动、意识、自主神经功能障碍为主要表现的疾病，具有高致残率和致死率。其中大多数神经系统疾病为慢性病，往往迁延不愈，给患者的工作、生活带来很大影响。神经系统疾病可由多种病因引起，许多病因不明。因此，传统的治疗方法有限，多为对症治疗。生物治疗的开展为神经系统疾病打开了新的领域，具体的生物治疗包括基因治疗、抗体治疗、细胞因子治疗以及干细胞治疗等生物治疗。干细胞是机体各组织细胞的最初来源，具有高度的自我复制能力、高度增殖和多向分化潜能的细胞，能产生出与自身完全相同的子细胞，同时又可以进一步分化成表型和基因型与自身不相同的组织细胞。由于近年来干细胞技术的飞速发展，干细胞已经用于多种神经系统疾病的治疗。因此，本章主要就神经系统疾病的干细胞治疗做一概述。

一、神经系统疾病的干细胞治疗

（一）干细胞移植治疗脑瘫

1. 脑瘫的概况

脑瘫（cerebral palsy，CP）是指从受精到出生后 1 个月内各种原因引起的脑损伤或发育缺陷所致的运动障碍或姿势异常。脑瘫主要表现为非进行性的中枢性运动障碍及姿势异常，可伴有智力发育障碍（30%~50%）、对外界反应能力下降、不能与人正常交流、听力减退（10%~15%）、视力异常（斜视、弱视、视野缺失、眼球震颤等达50%）、癫痫（25%~50%）、行为异常或感知觉障碍、语言障碍、自我调控肢体运动能力差、平衡能力差等，症状多在1岁内出现。该病是小儿时期较常见的一种严重致残性疾病，虽为永存但却是可变化的。诊断本病时需除外进行性疾病所致中枢性瘫痪及正常小儿一过性运动发育落后。全球脑瘫的每年患病率在2‰~5‰活产婴，我国发病率与之相似，占小儿神经与遗传咨询门诊人数的首位。由于新生儿监护病房的普及，高危儿和极低出生体重儿的生存率大幅度提高，而这部分患者神经中枢发育尚未完善，使小儿脑瘫的发生率有上升趋势。

2. 脑瘫的临床表现

由于脑损伤的程度、类型、部位、年龄阶段各异，脑瘫的临床表现也多种多样，归纳起来，脑瘫患儿一般都有以下表现：①运动发育落后。脑瘫患儿都表现有程度不等的运动发育落后，如抬头、独坐、爬、站立、行走等粗大运动较正常儿童迟缓；抓握东西，手指的精细动作也落后于正常小儿。②肌张力异常。大多数痉挛型脑瘫患儿，在新生儿期表现不同程度的肌张力低下。随着月龄增加，肌张力逐渐增高，表现为下肢伸直、内收，有时呈剪刀状。上肢屈肌张力增高，两手经常呈握拳状。手足徐动型脑瘫患儿在婴儿期肌张力低下，以后表现为肌张力增高。③主动运动减少。新生儿期表现动作减少，吸吮能力及觅食反应均差。3个月时下肢踢蹬动作明显减少或双腿同时踢蹬。偏瘫型脑瘫常表现为一侧活动减少。④反射异常。正常4个月小儿直立时，若使其向左右倾斜，可出现保护性反射，头自动保持在正中位。5~6个月时向左右倾斜，能伸出上肢，保持平衡。9个月时扶小儿呈俯卧悬空位时，做突然下降的动作正常小儿有"降落伞"似反射，即两上肢做向前伸展的姿势。而脑瘫患儿以上这些保护性反射、保持平衡能力均减弱或缺如。

3. 脑瘫的干细胞治疗现状

随着干细胞研究的逐渐推广，相继已有多种类型的干细胞用于脑瘫的临床转化，比如神经干细胞（neural stem cell，NSC）、间充质干细胞（mesenchymal stem cell，MSC）、CD34$^+$细胞、脐带血单个核细胞等等。Sang-Hun Bae等研究者用异源性脐带血细胞通过静脉注射给脑瘫患儿，结果表明细胞移植组脑瘫患儿的运动功能和社会学行为均得到了一定程度的改善，进一步进行血清学细胞因子分析发现输注异源性脐带血细胞后减少了促炎因子IL-1α、IL-6、TNF-β和RANTES的分泌，这些促炎细胞因子的减少与患儿社会学行为的改善具有直接相关性。Guojun Chen等人用自体骨髓MSC诱导分化的神经干细胞样细胞开展I期临床试验来治疗中重度脑瘫患儿，60个患儿被筛选入组，其中30个患儿接受了细胞[（1~2）×10^7]移植，其余30个患儿进行正常康复训练作为对照，结果表明，在移植后3个月和6个月的时间点，细胞移植组患儿运动功能较康复组明显改善，而语言功能未获得统计学意义的改善，从而为干细胞移植能够改善脑瘫患儿运动功能缺陷提供了证据支持。Zuo Luan 研究小组采用从流产胎儿分离的神经祖细胞 [（8~10）×10^7] 注射入重度脑瘫患儿侧脑室，结果表明移植 1 年后，患儿的粗大功能、精细功能及认知能力均强于对照组，从而验证了流产胎儿神经祖细胞用于重度脑瘫患儿的安全性及有效性。虽然以上临床试验结果均获得了一定的疗效，但是，有的因为种子细胞难以大量扩增培养，以及受到伦理学限制等因素均严重制约了干细胞技术治疗脑瘫的推广应用。因此，寻找一种既安全有效，又能避开伦理学限制，且易于分离、扩增培养的种子细胞非常重要。

间充质干细胞是指体内除造血干细胞之外另一大类具有多向分化潜能的多能干细胞，其来源于中胚层未分化的间质细胞，因其具有取材方便、易于分离和培养、扩增能力强、免疫原性低、旁分泌效应强、具有免疫调节功能以及无医学伦理道德争议等多项优势，迅速成为多种疾病治疗的首选种子细胞，在脑瘫的治疗中也展现了广阔的应用前景。我们课题组在美国食品和药品监督管理局（FDA）开展了采用骨髓间充质干细胞移植用于脑瘫患儿的临床试验研究。研究选取入组了 52 例脑瘫患儿，移植方式选用脑立体定向干细胞移植术和腰椎穿刺干细胞移植术两种手术方式结合的方法，其中脑立体定向干细胞移植术是我们研究团队最早将干细胞技术和功能神经外科技术有效结合的移植术式，具体而言就是通过立体定向的方法在脑瘫患儿前额钻孔，然后将干细胞经穿刺针注射入控制患儿运动的脑组织的方法。选取干细胞移植后 1 个月、6 个月和 18 个月作为随访时间点，研究结果证明间充质干细胞移植能够显著改善脑瘫患儿的运动功能，是一种安全有效的治疗方法。从 2004 年开始，截至目前，我们采用间充质干细胞已成功治疗脑瘫患儿 3000 余例人，在改善患儿运动功能、语言功能、肌张力及高级智能活动等方面均获得了较好的疗效。以下就间充质干细胞治疗小儿脑瘫的临床应用简要介绍。

（1）患者选择

适应证：间充质干细胞移植对任何原因引起的小儿脑瘫均有效，平均有效率约为 70%~80%，其中治疗效果明显的程度依次为痉挛型、徐动与痉挛的混合型及徐动型、偏瘫型，共济失调型、失张力型及同时伴有智力障碍者疗效稍差。间充质干细胞移植对脑瘫引起的脾气暴躁、攻击行为，甚至自闭症均有改善。此外，还可改善脑瘫患儿因口腔肌张力高所致的口齿不清、流涎、咀嚼、吞咽困难等症状。

禁忌证：患有出血性疾病、严重高敏体质、恶性肿瘤患者或易感人群；严重的消化道疾病、活动性结核病及未控制的癫痫等不宜使用大剂量激素治疗的患者；手术区域皮肤感染等也应考虑暂缓手术。

（2）干细胞移植前的围术期处理（术前准备）

患者的准备：对患者及家属做好充分解释工作，使患儿及家长对其疾病及目前国内外小儿脑瘫治疗的发展现状有所认识，并告知间充质干细胞移植治疗小儿脑瘫的机制、治疗方案的选择，同时针对患儿本人个体化分析可能取得的疗效与风险及疗效预测，并签署知情同意书。术前做头颅磁共振、心电图、脑电图、X线胸片、血常规、肝肾功能及出、凝血功能等检查，排除手术禁忌证。此外，还应检查肝炎、性传播疾病等血行传播性疾病。

实验室的处理：如果是采用自体骨髓制作间充质干细胞，则在骨髓采集手术前需做血常规、血型、血液生化、肝炎、性传播疾病、出凝血功能及心电图等检查，确保无手术禁忌证即可安排手术。采骨髓前一天做好个人卫生工作，包括洗头、洗澡、换清洁内衣，保证充足睡眠。进入手术室在严格无菌条件下抽取患儿自体骨髓液，肝素盐水抗凝。利用间充质干细胞贴壁生长的特性，每次换液弃去悬浮生长的非间充质细胞和生长状态较差的干细胞，即用贴壁法分离、培养、纯化骨髓间充质干细胞。我们的前期试验研究发现第4～6代的骨髓间充质干细胞是活力最旺盛的、细胞因子分泌量最多的、用于组织修复效果最好的细胞。

（3）干细胞移植的方法、步骤和措施　通常骨髓间充质干细胞移植治疗小儿脑瘫的术式有：头颅立体定向干细胞移植、腰椎穿刺蛛网膜下腔干细胞移植、静脉输注干细胞移植等。根据患儿的脑瘫类型、权衡病情轻重及年龄因素等差异，制订个体化的治疗方案。每一个疗程中可以交叉使用上述术式以起到协同作用，取得最佳疗效。

（4）干细胞移植的术后处理　由于自体骨髓间充质干细胞移植不存在移植物抗宿主反应及排斥反应，故不需要使用免疫抑制剂等抗排异药物。术后常规给予抗感染、止痛、补液等对症治疗，并进行适当的康复锻炼。

（5）干细胞移植术后不良反应的处理　自体骨髓间充质干细胞移植术的不良反应甚微。可能发生的有低热、低颅压等，给予对症处理即可。

（二）干细胞移植治疗脑外伤

1. 脑外伤概况

随着社会经济和交通业的迅速发展，颅脑外伤（traumatic brain injury，TBI）的发生率逐年增加。颅脑外伤是外界暴力直接或间接作用于头部所造成的损伤，主要病因包括交通事故、钝物或利器损伤以及高空坠落伤等，在我国三者所占的比例分别为60.9%、13.4%和13.1%。随着医学技术的发展，脑外伤的存活率逐步提升。然而，大部分患者遗留了不同程度的残疾，比如运动功能障碍、语言交流困难、情感障碍和社会认知缺陷等等，严重影响着人们的生活质量。目前脑外伤的治疗包括早期的手术治疗和对症处理以及恢复期康复治疗。然而，这些治疗措施对患者神经功能的改善收效甚微，因此，有必要寻求新的治疗方式来开拓脑外伤及其后遗症的治疗。

2. 脑外伤干细胞治疗现状

干细胞的应用引领了颅脑损伤及其后遗症新的治疗方向。目前已有多种干细胞用于探索尝试治疗脑外伤及其后遗症研究。神经干细胞（neural stem cell，NSC）具有自我更新和分化成目的细胞的潜能。已有研究表明，NSC 移植后能够分化为神经元或者胶质细胞，进而改善脑外伤遗留的运动功能障碍。这一令人鼓舞的研究结果让人们努力去探究干细胞治疗脑外伤的潜能以及内在机制。然而，NSC 移植后的存活及分化问题有待进一步解决。嗅鞘细胞作为嗅球和嗅神经的唯一胶质细胞，具有类似于雪旺细胞能够促进和辅助神经元生长的作用。为了解决 NSC 移植后的存活及分化问题，Su-Juan Liu 等研究者使用嗅鞘细胞和 NSC 共移植入脑外伤模型大鼠的损伤脑组织周边，结果表明两种细胞共移植能够促进更多的 NSC 存活，且向神经元分化的比例也更多，最终通过抑制局部炎症等机制改善了脑外伤大鼠的运动功能。Arien-Zakay H. 等人用脐带血单个核细胞通过静脉注射和脑室注射两种方式移植治疗脑损伤大鼠模型，结果表明脐带血单个核细胞中的 CD45$^+$ 细胞亚群展现了神经保护作用。然而，由于脐带血中目的细胞含量有限，因而限制了其推广应用。近年来脐带间充质干细胞（umbilical cord mesenchymal stem cell，UCMSC）移植让人看到了其更广阔的应用前景。W.Liao 等人通过注射细菌胶原酶Ⅶ建立大鼠脑出血模型，经脐带间充质干细胞移植治疗后，发现神经功能缺损明显改善，脑出血损伤面积明显减少。另外，UCMSCs 移植后脑出血区周边的白细胞浸润、小胶质细胞活化、活性氧（reactive oxygen species，ROS）含量及基质金属蛋白酶（matrix metalloproteinases，MMPs）含量均有所减少，而且出血周边区的毛细血管密度明显增加。研究证明 UCMSCs 移植能够促进脑出血大鼠的神经功能恢复，其潜在的机制可能是 UCMSCs 一方面能够抑制炎症反应，另一方面能够促进血管新生，功能血管的形成对后期神经重塑修复受损神经组织起到至关重要的作用。

为了更好地发挥干细胞的治疗效果，一些新的组织工程细胞也不断产生。Zhang S. 等人通过重组腺病毒载体转染人脐带间充质干细胞脑源神经营养因子（brain-derived neurotrophic factor，BDNF）来增加脑损伤后移植的干细胞分化成神经元的比例和神经运动功能，结果表明转染 BDNF 的 UCMSC 较单纯的 UCMSC 移植能够更好地促进其向神经元的分化和运动神经功能的改善。但是由于使用的是病毒载体，因此，安全性问题使得其难以实现最终的临床转化。Chunlei Tian 等人于 2013 年报道了使用自体骨髓间充质干细胞移植治疗脑外伤的临床实验，其采用腰椎穿刺蛛网膜下腔注射的方法，移植 2 周后，24 名持续植物生存状态的脑外伤患者中有 11 名患者有不同程度的意识恢复（占 45.8%）；73 名运动功能障碍的患者中有 27 名患者运动功能部分改善（占 37.0%）；该研究的整体有效率为 39.2%。分析其有效率低的原因，我们认为：①因为生物体自身衰老与其细胞体外培养中复制衰老现象具有相关性，也就是说老年供体的细胞群体倍增的次数要少于那些取自年轻供体的细胞，大多数脑外伤患者均为成年以后，因此，使用患者自体骨髓间充质干细胞会存在这种现象，实际细胞培养中我们也发现成年人骨髓间充质干细胞不如儿童的骨髓间充质干细胞易于培养和扩增，年龄越小，其供体细胞越易于培养和扩增。②观察时间点太短，2 周的时间不足以更多的种子细胞发挥作用。③该研究所募集的患者均为植物生存状态的患者，脑损伤较重。以上三点，有可能导致了该研究的有效率不高。

考虑到以上基础及临床实验治疗脑外伤的局限性，我们课题组选择了脐带间充质干细胞作为种子细胞进行临床试验研究。40 名脑外伤后遗症患者被随机分入干细胞治疗组和对照组，其中干细胞治疗组每位患者接受 4 次腰椎穿刺干细胞移植术，并分别于移植前及移植后 6 个月进行功能独立性评定（functional independence measure，FIM）。对照组不给予任何手术及药物干预治疗，并分别于就诊时及自然观察 6 个月后进行功能独立性评定。结果发现干细胞治疗组患者移植后 6 个月的自我料理、括约肌、转移、运动、交流和社会认知功能均有明显改善（$P<0.05$），而对照组 6 个月后的各项评定均无明显改善。最终证明脐带间充质干细胞移植可以显著改善脑创伤后遗症患者的多项神经功能，从而提高患者的生活质量。

3. 脐带间充质干细胞移植治疗脑外伤的临床转化

（1）脐带间充质干细胞移植治疗脑外伤后遗症的适应证和禁忌证

适应证：①肢体活动障碍。脑外伤后患者多遗留不同程度的肢体活动障碍，主要表现为：患侧肢体僵硬屈曲、肢体活动受限（部分患者可出现关节骨化），不能独立行走、独立站立，蹲起费力，手持物差、手部精细活动差。查体可见患肢肌张力高，多可达Ⅲ级以上，肌力下降，只有Ⅰ～Ⅲ级，腱反射亢进，病理反射阳性。②脑外伤后综合征。脑外伤后综合征临床表现多种多样，但主要以头痛、头晕、自主神经紊乱这三方面为主，表现为睡眠差、易疲劳、记忆力和注意力减退，以及心慌、多汗、性功能降低等自主神经系统功能紊乱情况。③智能损害。脑外伤后患者多伴有不同程度的智力障碍，表现为：不能理解他人言语含义、答非所问、不知美丑和善恶、记忆力减退、失用、行为 IQ 的下降、抽象思维缺失、思维混乱等等。通过临床观察干细胞对此类情况改善较为明显。④植物状态生存。患者有明显的睡眠和觉醒周期，眼睛可转动，双眼少追物，对外界事物和人漠不关心，身体肌张力较高，四肢可成屈曲状，被动屈伸四肢可有痛苦表情，偶有呻吟。

禁忌证：①颅脑损伤急性期患者不建议干细胞治疗。急性期患者病情尚未平稳，基本生命体征不稳定，并且脑细胞代谢和颅内离子平衡紊乱，导致颅内环境不稳定，处于"激惹"状态，如果此时移植入异体细胞，很容易出现排斥反应，轻者发热、头痛，重者可危及患者生命。并且急性期患者多未完全清醒，呼吸、血压或都依靠机械和药物维持，这都会影响干细胞治疗效果。所以我们选择伤后康复期的患者进行治疗，颅内环境相对稳定，可以更好地发挥干细胞移植的修复功能。②癫痫。脑外伤后有近 1/4 的患者合并癫痫，多为局限性小发作，也有大发作情况存在，一般患者多可通过服用抗癫痫药物得到良好控制。如果患者近半年仍有癫痫频繁发作，且脑电图示大量癫痫波存在，建议先口服抗癫痫药物，将癫痫基本控制之后再接受干细胞治疗。③脑积水。脑外伤后遗症患者由于蛛网膜下腔黏连、脑组织膨出和移位、血肿破入脑室阻塞脑脊液循环通路等，导致脑积水情况出现。脑积水时，脑脊液循环不畅，腰椎穿刺干细胞移植后，干细胞无法通过脑脊液循环到达损伤部位，发挥修复功能。再者脑脊液循环不畅，脑细胞代谢不同程度地受到影响，脑细胞功能障碍，恢复神经功能也就无从谈起。故建议此类患者先接受脑室－腹腔分流术后，再接受干细胞治疗。④颅骨缺损。脑外伤患者，手术时为充分减压、去除碎骨等情况，多遗留面积不等的颅骨缺损。由于遗留颅骨缺损，患者的癫痫发生概率增加，故多建议患者先接受颅骨修补术后，再接受干细胞治疗。⑤颅内感染。部分脑外伤患者遗留脑膜炎和脑脓肿情况，多为开放性损伤。此类患者不建议干细胞治疗，原因：此类患者由于感染长期存在，故机体可能处于高敏状态，移植干细胞后，很有可能出现急性或亚急性排斥反应；再者移植干细胞过程中可能会或多或少使用免疫抑制剂（如糖皮质激素），可能会引起原有感染情况加重，甚或导致菌血症或败血症的发生。故建议先行控制感染，去除感染灶，再行干细胞治疗。⑥脑脊液漏。由于外伤导致颅骨骨折、硬膜和蛛网膜破裂，引起脑脊液外漏，多可导致脑内感染。感染和移植后干细胞外流，也都会影响干细胞治疗效果。⑦重要脏器功能不全。如果对患者施行头部立体定向干细胞移植，需要采取全身麻醉。全麻对患者的重要脏器功能具有较高的要求，如果患者具有某个甚至某几个重要脏器的功能不全，则无法耐受全身麻醉。⑧高敏体质。此类患者移植后，容易出现全身的超敏反应，严重者可危及患者生命，故此类患者不建议干细胞治疗。⑨其他情况。凝血异常、严重精神疾患、体质较弱等。

（2）干细胞移植的围术期处理

患者术前常规准备：血常规、尿常规、凝血功能、性传播疾病两项、肝炎系列、肝功能、肾功能、心电图、X 线胸部正位片、脑电图、肝胆胰脾双肾彩超检查。

影像学检查：主要是患者受伤当时和现阶段的 CT 或 MRI 检查。主要是为头部移植干细胞提供依据，并且有助于头部立体定向靶点的选择。必要时入院后也可根据治疗需要，进行 CTA、MRA、DTI 等检查。

脑电图检查：术前脑电图检查主要有两个目的，干细胞治疗后的安全性，尤其是需要头部移植干细胞的患者，术前可根据脑电图结果评价手术安全性及手术前后是否需要预防用药；疗效评价，通过我们对患者术前和术后脑电图对比来看，许多患者术后脑电图较术前有改善，提示脑功能恢复。但在这方面还需要进行更深入的研究，以取得更加翔实可靠的数据。

肢体体感诱发电位：包括感觉和运动诱发电位，主要是用来评价干细胞移植效果，术前和术后对比后发现，传导速度增快、波幅升高、波形多样。

（3）脑外伤后遗症患者常用干细胞移植的方法、步骤和措施

①腰椎穿刺干细胞移植术：就是通过腰椎穿刺的方法将干细胞注入蛛网膜下腔，干细胞随着脑脊液循环，流遍整个中枢神经系统，干细胞移植后可以通过释放神经营养物质，改善神经内环境，对整个中枢神经起到调节作用。此方法主要针对弥漫性脑损伤患者（如弥漫性轴索损伤或者发生脑疝的患者）或患者智力障碍不能配合头部手术。

②头部立体定向干细胞移植术：通过头部立体定向注射的方法，将干细胞注入脑部坏死软化灶周边，直接对病灶周边脑组织营养修复，具有定位准确、局部大量细胞聚集、细胞功能充分发挥的特点。主要适用于脑部形成明确坏死灶、患者肢体活动障碍（主要表现为肌张力高、肌力下降、协调差）等情况。术前须仔细研究患者现有头颅 CT 或 MRI 片，并结合患者现有症状体征，确定术后靶点。可以患侧单点、多点注射或双侧单点、多点注射。同侧多点注射时，每两靶点之间需间隔 1.5cm。术前于核磁共振室定位时，设计手术径路，穿刺时尽量避免通过液化坏死灶；术中穿刺和拔针过程中动作要缓慢轻柔。每一个疗程进行一次头部立体定向手术，如病情需要，也可半年后重新选择靶点注射。

③静脉干细胞移植术：主要是将制备好的干细胞悬液通过静脉进行输注治疗，使干细胞通过血液循环对中枢神经、周围神经、瘫痪肢体肌肉组织起到营养调节作用，多为头部或腰椎穿刺干细胞移植术的辅助治疗，输注时必须使用输血器输注，防止输注过程中有微小细胞栓形成，引起重要脏器的栓塞。每个疗程可采用 1～2 次静脉干细胞治疗。

一般根据患者具体情况，在一个疗程中选择可行的治疗方案，如：四次腰穿干细胞移植、两次腰椎穿刺干细胞移植加一次头部立体定向干细胞移植、三次腰椎穿刺干细胞移植加一次静脉干细胞移植等等。

（4）干细胞移植术后不良反应的处理　①发热。发热是干细胞移植后最为常见的并发症，多于术后 12～24h 内出现，一般体温在 38.5℃ 以下。在排除感染等因素的前提下，出现以上情况对症处理即可。②癫痫。部分脑外伤患者术后可能会出现癫痫情况，可以是癫痫的小发作，也可以是癫痫的大发作，多于移植后 24～48 小时出现，考虑系干细胞移植后中枢神经系统内环境改变，兴奋性增高所致。发作时可给予安定静脉推注，控制症状，其后可给予苯巴比妥钠短期治疗。通过临床观察情况来看，癫痫发作为一过性，短期使用抗癫痫药物控制即可，患者术后回家癫痫情况多不会出现，也就不用长期使用抗癫痫药物。对于癫痫的防治，重在预防，首先对于癫痫发作频繁且症状较重的患者，暂不予干细胞治疗，待癫痫控制满意之后，再行干细胞治疗。其次，脑外伤后遗症患者入院以后常规行脑电图检查，排除潜在癫痫情况，必要时可给予预防用药，但术前一定要向患者及家属讲明干细胞治疗术后癫痫发生的可能性及其危害。③低颅压。常见于腰椎穿刺干细胞治疗后 24～72 小时，头部立体定向手术后患者也时有发生，多见于年龄

较小的患者，考虑患者脑外伤后，脑脊液分泌、吸收障碍，腰穿或头部手术中脑脊液流失较多，所以就会出现低颅压情况。患者多以前额持续性钝痛为主，偶伴有恶心、呕吐、视物不清、头晕等等，上述症状立位明显，卧位缓解，静脉快滴盐水后症状缓解。治疗时应排除颅内出血和积气情况。为防止低颅压情况出现，腰椎穿刺时，放液应慢，并且向蛛网膜下腔注入液体和放出液体的量应该基本相同。头部手术时，尽量取头高脚低位，手术时不要过多放出脑脊液，术后也应静脉补充生理盐水。④颅内积气和出血。常见于头部立体定向术后，积气多可自行吸收，但应注意癫痫情况的发生和防治。颅内出血可根据出血部位和血量，决定保守治疗或二次手术治疗。⑤植物神经紊乱。干细胞治疗后，患者最先改善的是自主神经功能。由于干细胞治疗后打破了患者外伤后建立起来的稳态，但还没有建立起新的稳态，所以患者可能会出现失眠、多汗、四肢潮热、小便增多等等情况，多可在术后半个月左右自行缓解，也可以使用刺五加、谷维素等治疗。

（三）干细胞移植治疗脊髓损伤

1. 脊髓损伤概况

脊髓损伤（spinal cord injury，SCI）是一种严重的神经功能障碍性疾病，大多数脊髓损伤由高能量冲击伤引起，比如竞技比赛中的失误或者交通事故。年发病率为15%～40%，发病年龄在10～40岁。受伤当时造成脊髓完全横断的情况很少发生，但在损伤初期，由于断裂的脊椎挤压、炎症水肿等原因，许多患者临床表现为完全性功能丧失。在伤后12h内直到数星期，如果治疗不及时，尚未死亡的神经细胞仍然会继续死亡。若及时治疗，则可能挽救部分没有死亡的神经细胞，从而恢复部分脊髓的功能。对于急性脊髓损伤的处理是使用大剂量的类固醇激素以控制炎症，手术减压等措施防止进一步的神经损害；然而，包括药物、康复锻炼等在内的传统医疗手段对于陈旧性脊髓损伤患者遗留的运动、感觉、二便、排汗等神经功能障碍无确切的疗效，绝大多数患者终身残疾，对生活的影响非常严重。以往的观点认为损伤的神经不能修复。近来研究发现神经损伤难以恢复的原因并非神经元缺乏再生能力，而是由于成人的中枢神经系统生长受到了抑制。尽管对疾病有了进一步的认识，但治疗方法仍然非常有限。

2. 脊髓损伤的干细胞治疗现状

近年来人们尝试使用多种来源的干细胞移植治疗陈旧性脊髓损伤，其疗效在动物实验和前期临床试验中已经得到了广泛的肯定，其安全性也得到了部分验证，给脊髓损伤的康复带来了新的希望。迄今为止，相继开展了包括胚胎干细胞、神经干细胞、间充质干细胞等用于脊髓损伤的治疗研究。目前理论认为，干细胞移植治疗脊髓损伤的机制包括以下几方面：移植的细胞存活并分化为神经系统细胞（神经元、星形胶质细胞、少突胶质细胞等），轴突的再生及再髓鞘化，神经营养，诱导新生血管，诱导内源性神经干细胞定向迁移，局部炎症环境的调整等。通过基础研究和临床实验探索，间充质干细胞移植治疗脊髓损伤无论是在疗效还是安全性方面均得到更多研究者的认可。

对于脊髓损伤的干细胞移植，常用的细胞移植途径有四种，即损伤局部移植、蛛网膜下腔移植、静脉输注和血管内介入移植。损伤局部细胞移植是目前干细胞移植治疗 SCI 策略中最常应用和最有效的移植方式，其经典的方案是开放性手术探查加脊髓损伤局部干细胞移植（简称开放性手术移植），也就是通过开放性手术暴露脊髓损伤部位及其上下两端的部分正常脊髓组织，在直视下进行脊髓内细胞移植，这种手术基本适合所有脊髓损伤，但有手术风险大、创伤大、可重复性小、手术后需较长时间恢复等缺点。为此，我们研究团队发明了一种新的脊髓损伤局部干细胞移植技术，即 CT 引导下脊髓损伤局部穿刺干细胞移植术（简称 CT 引导下细胞移植术）。我们采用脐带间充质干细胞开展了一项临床试验，比较开放性手术探查加脊髓损伤局部干细胞移植（简称开放性手术移植）和我们发明的 CT 引导下移植两种移植方案的临床疗效及优缺点。在接受开放性手术移植、CT 引导下移植及康复治疗的脊髓损伤患者中，按照年龄、病程、损伤部位和损伤程度作为筛选条件各选择 9 例进行配伍，共分为三组进行对照研究，三组分别为开放性手术细胞移植组、CT 引导下细胞移植组、康复对照组。通过 AIS（ASIA Impairment Scale）分级、ASIA（American Spinal Injury Association）评分及运动诱发电位（motor evoked potentials，MEP）检查，比较三组患者间临床效果方面的差异，在上述基础上进一步比较两种细胞移植方法在手术风险性（术中出血量、手术持续时间、脊柱稳定性保护、麻醉、手术操作难易性、X 线辐射、术后不良反应）、手术操作可重复性、手术与康复锻炼的间隔期、手术适应范围等方面的优缺点。结果表明，无论是 AIS 分级、ASIA 评分还是 MEP 检查的变化，两个细胞移植组均强于康复对照组，其中 CT 引导下细胞移植组患者临床疗效最佳。与传统切开术式相比，CT 引导下细胞移植术式具有手术风险小、无出血、手术持续时间短、不破坏脊柱稳定性、局麻、手术操作简单、术后不良反应发生率低、短期内可重复操作性强以及手术与康复锻炼间隔期短等优点，尽管有 X 线辐射的风险，但疗程期间接受的 X 线总剂量在人体可接受的安全范围内。

3. 颈部损伤患者在 CT 引导下脐带间充质干细胞抑制治疗脊髓损伤的临床转化

（1）患者选择

适应证：脊髓损伤部位无压迫性病变者，脊髓损伤部位未发现血管畸形，神经功能无进行性减退等。

禁忌证：神经功能进行性减退，未查明原因者；脊髓损伤部位存在明显压迫性病变者；拟手术部位有皮肤破溃、感染等情况；身体情况较差，或身体主要脏器功能障碍，不能耐受手术者；有出血倾向或伴有凝血功能障碍者。

（2）干细胞移植的围术期处理——术前准备

①一般检查和整体评估：瘫痪患者可能因为长期卧床，体质消耗很大，故在手术前应对其全身情况和疾病进行全面检查，了解是否存在诸如营养不良，肺、心血管、肝、肾等重要器官的疾病，还要了解手术部位有无皮肤感染等情况，进行全面分析，正确估计患者全身情况及其可能对手术的影响，以便在术前采取相应措施，给予各种必要的补充与纠正，改善患者整体情况，以利于手术正常进行。了解各重要脏器功能及有无潜在疾患。根据需要进行其他必要的特殊检查，如特殊 X 线片、CT 扫描、MRI 扫描等。

②术前用药：术前用药具有镇静、镇痛等作用。常用的药物为苯巴比妥钠 0.05 ~ 0.1g、盐酸哌替啶（杜冷丁）25 ~ 50mg。一般在术前 30 分钟肌内注射。

（3）干细胞移植的方法、步骤和措施

①术前收集培养扩增的 MSCs 用生理盐水将其制备成细胞悬混液，吸入 1ml 注射器备用。

②根据患者颈部核磁分析损伤局部脊髓情况，确定拟移植部位椎间隙及靶点（图12-1）。然后，让患者趴于 CT 机上，颈胸部用枕头垫高，尽量伸展开颈部椎间隙，用金属物标记进针点。根据 CT 影像核对进针椎间隙，然后确定拟穿刺点方向及需要调整的各个方位距离（图 12-2）。最后，通过反复调整穿刺针方向将针逐步进入患者脊髓两端（图 12-3）。

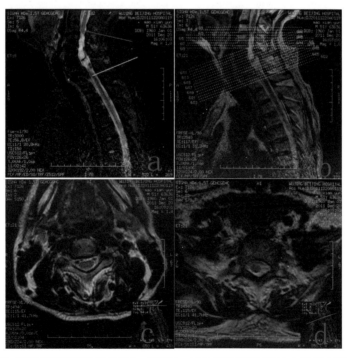

图12-1　图a示颈椎MRI示患者为颈3~6损伤，因此确定拟穿刺的上位椎间隙为颈3/4，下位椎间隙为颈7/胸1，红线代表拟穿刺的上位椎间隙（颈3/4）及拟移植细胞的靶点，绿线分别示拟穿刺的下位椎间隙（颈7/胸1）及拟移植细胞的靶点；图b、c、d分别示拟行干细胞移植的上下位移植靶点部位脊髓状况，示靶点处脊髓饱满，无明显损伤灶，且靠近损伤灶

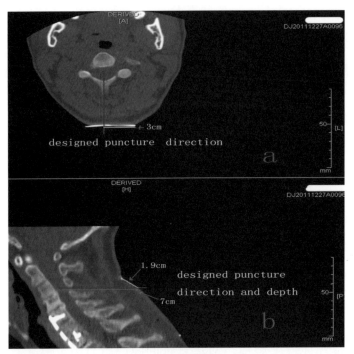

图12-2　图a示轴位像中，红线代表上位椎间隙拟穿刺部位及方向，绿线代表拟穿刺点距标记物左侧边缘3cm；图b示矢状位像中，粉线代表上位椎间隙拟穿刺部位及方向，蓝线示拟穿刺深度为7cm，绿线示拟穿刺点位于上位标记点下方1.9cm

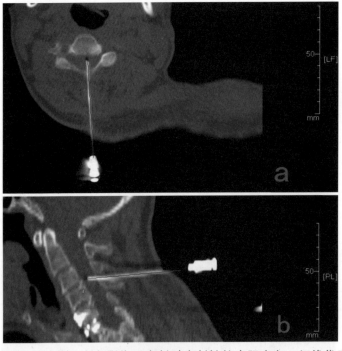

图12-3　图a示轴位像，白色影像示穿刺时穿刺针的实际方向，红线代表拟穿刺方向，实际穿刺与拟订方向基本吻合；图b示矢状位像，白色影像示穿刺针的实际方向，红线代表拟穿刺方向，实际穿刺与拟订方向基本吻合。结合穿刺中脑脊液出现又消失，表明穿刺针已到达脊髓内

③按照上述介绍的 CT 引导干细胞移植术方法将 9 号腰椎穿刺针穿刺至脊髓，而后将存有干细胞的 1ml 注射器连接穿刺针，将细胞缓慢推入脊髓，等待 3 分钟后拔出穿刺针。

（4）干细胞移植术后不良反应的处理

干细胞移植术后最常见的临床不良反应有以下几种：①发热。症状发生于术后 24 小时内，体温维持在 37.5℃ ~ 38.5℃，脑膜刺激征阴性，给予物理降温后体温能恢复至正常，发热症状在 72 小时内缓解，故发热原因考虑术后反应，但应除外感染等问题。②头痛、头晕。头痛以双侧额颞部为主，无明显的脑膜刺激征，与体位变化有关（卧位减轻，坐位及立位加重），给予快速静脉点滴生理盐水后症状可明显缓解，症状均在 72 小时内消失，考虑低颅压引起。如果患者有颈强，应排除是否为血性脑脊液刺激，需要密切观察病情变化，必要时进行诊断性腰穿。③神经刺激症状。部分患者在术后出现四肢放电样疼痛、麻胀感，给予脱水、激素治疗后症状明显缓解并逐渐消失，考虑手术时刺激脊髓、牵拉神经根引起。

（四）干细胞移植治疗神经变性病

神经变性病（neurodegenerative diseases）是指没有明确诱因而出现的特定神经元及相应树突、轴突和髓鞘逐渐变性、缓慢消耗和死亡，但不伴有明显组织和细胞反应的一组疾病，主要包括阿尔茨海默病（Alzheimer′s disease，AD）、帕金森病（parkinson disease，PD）和肌萎缩性侧索硬化症（amyotrophic lateralsclerosis，ALS）等。由于此类疾病临床表型复杂，发病隐匿且多呈慢性进行性发展，现有的治疗手段和疗效非常有限。以下仅以上述三种疾病为代表，简述现今干细胞对神经变性病的治疗进展。

1. 阿尔茨海默病

阿尔茨海默病（Alzheimer's disease，AD）是一种多发于老年人的以进行性认知功能和记忆力损害为特征的神经变性病。阿尔茨海默病的特征是贯穿于全脑的神经元和突触的损害，包括基底节前脑的胆碱能系统、杏仁核、海马和多处皮质区。作为最常见的痴呆类型，阿尔茨海默病影响了约 530 万美国人。在我国，发病人群约 600 万，随着我国老龄化的进程，预计 21 世纪中叶，AD 患病人群将达到 2000 万。AD 的典型病理学改变是由于 β- 淀粉样蛋白沉积和神经元纤维缠结导致了脑内不同部位的多种类型神经细胞死亡，特别是胆碱能神经元的减少导致乙酰胆碱合成、储存和释放减少，继而引起认知障碍和记忆缺失为主要症状的一系列的临床表现。然而，AD 的直接发病机制有待进一步阐明。

目前，对 AD 治疗的药物大部分为胆碱酯酶抑制剂，乙酰胆碱从突触释放后，胆碱酯酶抑制剂延迟其降解，从而达到改善症状的目的。然而，这些药物疗效有效，且患者个体差异大。另一种类型的药物为 N- 甲基 -D 天冬氨酸（N-methyl-daspartate，NMDA）受体拮抗剂——美金刚，美金刚能够通过阻止 NMDA 受体的过度激活减少其产生的毒性。由于以上药物对于帕金森的治疗仅仅局限于症状的改善，且收效甚微、个体差异较大，因此，迫切需要寻求一种新的治疗方法。Blurton-Jones 与其同事同时给转基因 AD 小鼠和与之年龄配对的非转基因小鼠的海马区注射神经干细胞，有趣的是小鼠改变了认知功能，但是 β- 淀粉样蛋白沉积和神经元纤维缠结没有变化。进而作者认为可能是 NSC 分泌的 BDNF 通过增加突触密度获得认知功能的改善。以上说明，在疾病本身病理条件未改变的情况下，NSC 可以促进认知功能的改善。人淀粉样前体蛋白（the human amyloid precursor protein，APP）于 1987 年发现，其经过特殊的分泌酶剪切后形成 β- 淀粉样蛋白。β- 淀粉样蛋白与组成神经元纤维缠结的 tau 蛋白是导致认知障碍和记忆缺失的两个主要标志蛋白。虽然 APP 的生理功能不清楚，但是研究表明：APP 在调节干细胞生物学和成体神经发生过程中起到重要作用；且 APP 能够通过增加趋化因子水平改变细胞迁移能力，APP 的升高能够导致人 NSCs 向胶质细胞分化。这样就产生了一个问题，即在 APP 水平较高的情况下，如何提高 NSC 向神经元分化的能力。同样，在唐氏综合征患者中也发现了 APP 含量的升高，这些病人在生命后期容易发展成 AD，这可能与升高的 APP 促进了更多的 NSC 向胶质前体细胞分化有关。因此，脑内 APP 含量的升高不仅减少了 NSC，从而可能导致了发生 AD 风险的升高，而且干细胞移植后也将使得其向胶质系细胞分化的比例增加，最终降低了移植干细胞改善认知功能的疗效。这样，为了提高干细胞移植疗效，在进行干细胞移植前首先需要降低 APP 水平。Lee H.G. 等人运用上述机制在进行 NSC 移植前，首先使用乙酰胆碱酯酶抑制剂 phenserine 降低了转基因小鼠体内的 APP 含量，最终证明这种前提下移植的 NSC 显著促进了神经发生。

干细胞移植除了其本身释放神经营养因子、促进神经分化及内源性神经发生以外，近来更多的研究方向也转向了移植细胞与受体细胞之间的相互作用。Hyun Ju Lee 等用人脐带血来源的间充质干细胞治疗 AD，结果证明改善了小鼠的空间认知能力和记忆力。通过机制探讨发现，移植的 MSCs 可减少小胶质细胞介导的促炎细胞因子，增加了选择型小胶质细胞的激活，促进其抗炎细胞因子的分泌，继而发挥其神经保护作用。同样，Jone Kil Lee 等人通过脑内移植 BM-MSCs 治疗 AD 也获得了相同的发现，移植的 BM-MSCs 使得小胶质细胞的表型由"经典型"转化为具有神经保护作用的"选择型"。我们通过使用骨髓间充质干细胞移植治疗大鼠急性期和恢复期缺血性脑卒中，均发现有同样的免疫机制存在。移植的 MSC 通过激活小胶质细胞，促进了其神经保护因子的分泌，改善了神经功能。这一机制的发现为干细胞移植治疗神经系统疾患提供一种全新的思路和理论依据，对以后的干细胞在神经系统疾病中的临床应用研究将产生重大的指导意义。

除了干细胞移植外，诱导激活内源性干细胞的化合物和因子也被引入用于 AD 的治疗，比如异烯醇酮（allopregnanolone，APα）、氟西汀、粒细胞集落刺激因子（granulocyte colony stimulating factor，G-CSF）、AMD300 和基质细胞衍生因子 -1α（stromal cell-derived factor-1α，SDF-1α）。其中，APα 通过诱导内源性神经前体细胞激活改善了

转基因 AD 小鼠的学习和记忆功能。另一研究小组用多种因子的混合体，包括 GCSF、AMD3100、趋化因子受体 CXCR4 拮抗剂和 SDF-1α 动员了骨髓来源的造血祖细胞进入脑组织，继而改善了 AD 小鼠模型的记忆功能和海马区神经再生，但是，并没有改变 Aβ 板块的沉积。这些因子可能协同促进了造血祖细胞的动员和迁移，继而产生治疗作用。氟西汀能够促进内源性 NSCs 向神经元分化，拮抗 Aβ 诱导的细胞死亡。

虽然，以上治疗方法均能对 AD 有效，但是针对 AD 发病机制的治疗、临床转化以及疗效的提高需要进一步探索研究。

2. 帕金森病

帕金森病是第二大神经变性病，于 1817 年首次被描述，主要源自于黑质内多巴胺能神经元的变性和缺失。这些神经元正常情况下释放多巴胺，有助于运动的协调。当此类神经元死亡或不能正常运作时，将会导致震颤、运动迟缓、平衡及协调能力障碍等症状。路易小体（Lewy body，LB）形成和神经炎是帕金森病的两个典型病理改变。然而，帕金森病的具体病因仍然不明。

目前对于帕金森病的治疗包括药物和手术治疗。药物治疗是为脑内剩余存活多巴胺能神经元提供左旋多巴，其进入体内后转变成多巴胺。然而，最终当剩余多巴胺能神经元全部死亡时，药物治疗也就无效了。干细胞移植已经作为潜在的治疗方法用于帕金森病的研究。Yasuhara 和其同事使用神经干细胞移植治疗帕金森大鼠，结果表明通过促进神经营养因子的分泌和神经元分化改善了帕金森大鼠的相关症状。然而，Wakeman D.R. 等人使用人胚胎神经干细胞移植治疗帕金森病猴子模型，虽然通过神经保护作用改善了帕金森的相关症状，但是只有 3%～5% 的移植细胞表达了多巴胺能细胞表型。继而作者通过过表达胶质细胞源性神经营养因子（glial cell-derived neurotrophic factor，GDNF）来改变神经微环境，试图增加分化成多巴胺能神经元的数量，结果发现人胚胎神经干细胞移植能够生成神经元，并投射纤维。但是，缺乏部位特异信号的情况下，即使过表达 GDNF，神经干细胞也不能分化成大量成熟的多巴胺神经元。Kim 等人的研究使用胚胎干细胞移植入帕金森病小鼠，发现在小鼠中脑高度富集了源自于移植入胚胎干细胞的神经干细胞，进而这些细胞分化成多巴胺能神经元，表现出了中脑神经元的电生理和行为特征。然而，如何有效募集这些目的细胞，继而证明这些细胞能够在移植部位发挥辅助治疗帕金森病的功能还有待进一步研究。由于视网膜色素上皮（retinal pigment epithelial，RPE）细胞具有分泌多巴胺的功能，因此，Yin F. 研究团队使用 10～20 周人胚胎眼组织分离的 RPE 细胞通过立体定向移植入 12 名帕金森患者的壳核，使用帕金森病统一评分量表（the Unified Parkinson's Disease Rating Scale-M score，UPDRS）评价疗效，结果表明 11 名患者于移植后 3 个月获得了较好的改善，在移植后 12 个月达到最佳。在随后的 24 个月里，患者的症状均有不同程度的改善，在移植后第 36 个月时，仍有 8 名患者的症状好于移植前。

所有患者并未发现任何副作用。最终证明人 RPE 细胞能够改善帕金森症状，安全用于帕金森病患者的治疗。

大量的研究证实，干细胞移植后通过分化成目的细胞而发挥功能的比例非常少，因此，人们对细胞替代机制逐渐丧失了希望。然而，诱导性多功能干细胞（induced pluripotent stem cell，iPS）的成功让人们对细胞替代疗法重新燃起了希望之火。Wernig M. 研究小组使用来自于小鼠成纤维细胞的 iPS 分化成神经祖细胞，然后移植入 6– 羟基多巴胺损伤的帕金森病大鼠模型。研究发现注射的 iPS 细胞能够迁移到脑内不同区域，分化成胶质细胞和神经元，整合入移植宿主的大脑，几乎所有的大鼠移植后脑内均可检测到大量酪氨酸羟化酶阳性细胞。Iacovitti 等研究人员使用商业化的人 iPS 细胞系分化而来的中脑多巴胺能神经元移植入帕金森病大鼠模型，移植入的细胞不仅长期存活，而且整合入了宿主大脑。但是，需要注意的是移植部位同样发现了许多 nestin 阳性的肿瘤样细胞。因此，未来细胞替代治疗的成功还需要研发出更加安全的多巴胺能细胞系。

3. 肌萎缩侧索硬化症

肌萎缩侧索硬化症是一种进行性的破坏脑白质、脑干和脊髓运动神经元的神经退行性病，最终导致瘫痪、呼吸无力和死亡。一般来讲，ALS 的平均发病年龄在 55 岁，发病后生存周期仅有 2 ~ 5 年。具体的 ALS 的病因仍然不明。

在 2006 年，Chi 和其同事开展了使用神经祖细胞移植治疗 ALS 小鼠模型的研究，有趣的是运动神经元的变性刺激了神经发生和神经祖细胞的增殖。另一项研究中，Corti 等人移植神经干细胞到脊髓，结果表明疾病的进程被延迟了，而且被移植小鼠的存活时间延长，部分移植的细胞整合到了小鼠的脊髓。以上研究揭示了移植的干细胞通过分泌神经营养因子保护神经元避免了 ALS 的病理微环境，促进了神经发生。美国 FDA 批准的第一个用神经干细胞移植治疗 ALS 的临床试验于 2010 年启动，2013 年完成。该研究使用人脊髓来源的神经干细胞采用多点注射的方法移植入 15 名中晚期的 ALS 患者的脊髓，结果该试验验证了外科手术方法移植人脊髓来源的干细胞的安全性。该研究的第一个阶段，12 名患者接受了腰髓的局部注射，没有发现长期的手术并发症，而且移植入的干细胞没有加速疾病的进程，也没有对局部脊髓产生不利损害。在第一个阶段完成的基础上，该研究继而开始进行颈髓第 3 ~ 5 节段的局部多点注射神经干细胞，由于颈髓 3 ~ 5 节段负责呼吸和肢体运动，因此风险更大。试验结果证明，ALS 患者脆弱的脊髓可以耐受局部移植干细胞，与此同时在进行细胞移植时患者出现了一些相关的伴随症状，一些患者经历了短暂的疼痛，而其他的副作用或与 ALS 疾病相关或与免疫抑制剂的使用相关。在验证了外科手术方法脊髓移植安全性的基础上，同时获得了神经干细胞移植可能产生的部分阳性结果，即减缓了 ALS 疾病的进程，特别是对于非延髓起病的患者，其中有一名患者获得了较好的临床症状的改善。然而，考虑到 ALS 疾病有一定的误诊率，因此，需要更大规模的临床试验来验证神经干细胞的疗效。

星形胶质细胞的异常是 ALS 的主要病因之一，因此，使用胶质祖细胞和胶质定向前体细胞移植来替代胶质细胞成为潜在的治疗策略。Maragakis 研究小组以及 Rothesteind 研究团队验证了 ALS 患者和 SOD1G93A 大鼠模型中均存在星形胶质细胞的功能异常。后者将胶质定向前体细胞移植入 SOD1G93A 大鼠 ALS 模型的颈髓中，结果发现移植细胞不仅在疾病微环境中存活而且分化成了星形胶质细胞，并减少了脊髓的神经胶质增生。以上研究表明将有效细胞移植入颈髓对减缓 ALS 患者局部运动神经元的缺失起到治疗作用，具有临床转化的潜能。

Krakora 研究小组使用 MSC 移植治疗 ALS 大鼠模型，轻度改善了运动神经元功能。当移植产生 GDNF 的工程 MSC 时，改善作用进一步增强，而且导致了 ALS 大鼠生命周期的延长。

Mazzini 和其同事使用 MSC 进行了一项临床实验，研究人员将骨髓 MSC 通过脊髓注射自体移植给 ALS 患者，结果表明 MSC 对于临床治疗是安全的，并且接受移植的多名患者在最大肺活量及功能分级量表下降趋势减缓。然而，由于该研究病例数过少，因此，需要更大样本的病例来验证其疗效的可靠性。Mazzini 研究小组继而通过大量的病人入组进行 MSC 移植，验证了 MSC 可以减缓 ALS 患者的症状，但是，该研究没有发现 MSC 能够明显减缓 ALS 疾病的进程。对于 ALS 的干细胞治疗我们同样看到了希望，但是，由于 ALS 相关致病机制不明，因此，如何提高现有干细胞治疗疗效以及新的干细胞治疗方向还有待进一步研究。

二、干细胞移植临床应用的未来趋势和发展前景

干细胞技术是近年现代生物科技继克隆技术、基因工程之后的第三大科学成就。它不仅促使人们重新熟悉细胞生长与分化的基本生命原理，也为多种难治性疾病的治疗带来了划时代的革命。传统观点认为神经细胞死亡后是不能再生的，这也是过去神经系统疾病治疗无明显进展的原因之一。干细胞移植可以修复和代替受损脑组织，重建部分环路和功能。虽然在临床试验中发现干细胞移植治疗多种神经系统疾病的疗效与实验动物之间有一定的差距，但是随着基因工程、胚胎工程、细胞工程及组织工程等各种生物技术的快速发展，随着人们对各种疾病认识的不断提高，干细胞的治疗将会有更为广阔的应用前景。

（安沂华　刘学彬）

参考文献

[1] Liao W，Xie J，Zhong J，et al. Therapeutic effect of human umbilical cord multipotent mesenchymal stromal cells in a rat model of stroke. Transplantation，2009，87（3）：350-359

[2] Gaspard N，Vanderhaeghen P. From stem cells to neural networks：recent advances and perspectives for neurodevelopmental disorders. Dev Med Child Neurol，2011，53（1）：13-17

[3] Boyd R，Sakzewski L，Ziviani J，et al. INCITE：A randomised trial comparing constraint induced movement therapy and bimanual training in children with congenital hemiplegia. BMC Neurol，2010，10：4

[4] Wang M，Yang Y，Yang D，et al. The immunomodulatory activity of human umbilical cord blood-derived mesenchymal stem cells in vitro. Immunology，2009，126（2）：220-232

[5] Kim S U，de Vellis J. Stem cell-based cell therapy in neurological diseases：a review. J Neurosci Res，2009，87（10）：2183-2200

[6] Lee J S，Hong J M，Moon G J，et al. A long-term follow-up study of intravenous autologous mesenchymal stem cell transplantation in patients with ischemic stroke. Stem Cells，2010，28（6）：1099-1106

[7] Soto-Gutierrez A，Yagi H，Uygun B E，et al. Cell delivery：from cell transplantation to organ engineering. Cell Transplant，2010，19（6）：655-665

[8] Audet J. Adventures in time and space：Nonlinearity and complexity of cytokine effects on stem cell fate decisions. Biotechnol Bioeng，2010，106（2）：173-182

[9] Xia G，Hong X，Chen X，et al. Intracerebral transplantation of mesenchymal stem cells derived from human umbilical cord blood alleviates hypoxic ischemic brain injury in rat neonates. J Perinat Med，2010，38（2）：215-221

[10] Arien-Zakay H，Lecht S，Nagler A，et al. Human umbilical cord blood stem cells：rational for use as a neuroprotectant in ischemic brain disease. Int J Mol Sci，2010，11（9）：3513-3528

[11] Chen A，Siow B，Blamire A M，et al. Transplantation of magnetically labeled mesenchymal stem cells in a model of perinatal brain injury. Stem Cell Res，2010，5（3）：255-266

[12] Grigoriadis N，Lourbopoulos A，Lagoudaki R，et al. Variable behavior and complications of autologous bone marrow mesenchymal stem cells transplanted in experimental autoimmune encephalomyelitis. Exp Neurol，2011，230（1）：78-89

[13] Wallen M，Ziviani J，Naylor O，et al. Modified constraint-induced therapy for children with hemiplegic cerebral palsy：a randomized trial. Dev Med Child Neurol，2011，53（12）：1091-1099

[14] Russell D J，Avery L M，Walter S D，et al. Development and validation of item sets to improve efficiency of administration of the 66-item Gross Motor Function Measure in children with cerebral palsy. Dev Med Child Neurol，2010，52（2）：e48-54

[15] Silbereis J C，Huang E J，Back S A，et al. Towards improved animal models of neonatal white matter injury associated with cerebral palsy. Dis Model Mech，Nov-Dec 2010，3（11-12）：678-688

[16] Rostami H R，Malamiri R A. Effect of treatment environment on modified constraint-induced movement therapy results in children with spastic hemiplegic cerebral palsy：a randomized controlled trial. Disabil Rehabil，2012，34（1）：40-44

[17] Van den Broeck C，De Cat J，Molenaers G，et al. The effect of individually defined physiotherapy in children with cerebral palsy（CP）. Eur J Paediatr Neurol，2010，14（6）：519-525

[18] Bae S H，Lee H S，Kang M S，et al. The levels of pro-inflammatory factors are significantly decreased in cerebral palsy patients following an allogeneic umbilical cord blood cell transplant. Int J Stem Cells，2012，5（1）：31-38

[19] Chen G，Wang Y，Xu Z，et al. Neural stem cell-like cells derived from autologous bone mesenchymal stem cells for the treatment of patients with cerebral palsy. J Transl Med，2013，11：21

[20] Luan Z，Liu W，Qu S，et al. Effects of neural progenitor cell transplantation in children with severe cerebral palsy. Cell Transplant，2012，21 Suppl 1：S91-98

[21] Wang X，Cheng H，Hua R，et al. Effects of bone marrow mesenchymal stromal cells on gross motor function measure scores of children with cerebral palsy：a preliminary clinical study. Cytotherapy，2013，15（12）：1549-1562

[22] Wang H S，Hung S C，Peng S T，et al. Mesenchymal stem cells in the Wharton's jelly of the human umbilical cord. Stem Cells，2004，22（7）：1330-1337

[23] Qiao C，Xu W，Zhu W，et al. Human mesenchymal stem cells isolated from the umbilical cord. Cell Biol Int，2008，32（1）：8-15

[24] Liao W，Zhong J，Yu J，et al. therapeutic benefit of human umbilical cord derived mesenchymal stromal cells in intracerebral hemorrhage rat：implications of anti-inflammation and angiogenesis. Cell Physiol Biochem，2009，24（3-4）：307-316

[25] Koh S H，Kim K S，Choi M R，et al. Implantation of human umbilical cord-derived mesenchymal stem cells as a neuroprotective therapy for ischemic stroke in rats. Brain Res，2008，1229：233-248

[26] Zhang S，Liu X Z，Liu Z L，et al. Stem cells modified by brain-derived neurotrophic factor to promote stem cells differentiation into neurons and enhance neuromotor function after brain injury. Chin J Traumatol，2009，12（4）：195-199

[27] Weiss M L，Mitchell K E，Hix J E，et al. Transplantation of porcine umbilical cord matrix cells into the rat brain. Exp Neurol，2003，182（2）：288-299

[28] Weiss M L，Anderson C，Medicetty S，et al. Immune properties of human umbilical cord Wharton's jelly-derived cells. Stem Cells，2008，26（11）：2865-2874

[29] Ma L，Feng X Y，Cui B L，et al. Human umbilical cord Wharton's Jelly-derived mesenchymal stem cells differentiation into nerve-like cells. Chin Med J（Engl），2005，118（23）：1987-1993

[30] Fu Y S，Cheng Y C，Lin M Y，et al. Conversion of human umbilical cord mesenchymal stem cells in Wharton's jelly to dopaminergic neurons in vitro：potential therapeutic application for Parkinsonism. Stem Cells，2006，24（1）：115-124

[31] Weiss M L, Medicetty S, Bledsoe A R, et al. Human umbilical cord matrix stem cells : preliminary characterization and effect of transplantation in a rodent model of Parkinson´s disease. Stem Cells, 2006, 24 (3): 781-792

[32] Kermani A J, Fathi F, Mowla S J. Characterization and genetic manipulation of human umbilical cord vein mesenchymal stem cells: potential application in cell-based gene therapy. Rejuvenation Res, 2008, 11(2): 379-386

[33] Wu X, Hu J, Zhuo L, et al. Epidemiology of traumatic brain injury in eastern China, 2004 : a prospective large case study. J Trauma, 2008, 64 (5): 1313-1319

[34] Skardelly M, Gaber K, Burdack S, et al. Long-term benefit of human fetal neuronal progenitor cell transplantation in a clinically adapted model after traumatic brain injury. J Neurotrauma, 2011, 28 (3): 401-414

[35] Ma H, Yu B, Kong L, et al. Transplantation of neural stem cells enhances expression of synaptic protein and promotes functional recovery in a rat model of traumatic brain injury. Mol Med Rep, 2011, 4 (5): 849-856

[36] Liu S J, Zou Y, Belegu V, et al. Co-grafting of neural stem cells with olfactory en sheathing cells promotes neuronal restoration in traumatic brain injury with an anti-inflammatory mechanism. J Neuroinflammation, 2014, 11 : 66

[37] Wang S, Cheng H, Dai G, et al. Umbilical cord mesenchymal stem cell transplantation significantly improves neurological function in patients with sequelae of traumatic brain injury. Brain Res, 2013, 1532 : 76-84

[38] Steeves J, Blight A. Spinal cord injury clinical trials translational process, review of past and proposed acute trials with reference to recommended trial guidelines. Handb Clin Neurol, 2012, 109 : 386-398

[39] Cizkova D, Rosocha J, Vanicky I, et al. Transplants of human mesenchymal stem cells improve functional recovery after spinal cord injury in the rat. Cell Mol Neurobiol, 2006, 26 (7-8): 1167-1180

[40] Alberti E, Los M, Garcia R, et al. Prolonged survival and expression of neural markers by bone marrow-derived stem cells transplanted into brain lesions. Med Sci Monit, 2009, 15 (2): BR47-54

[41] Hess D C, Borlongan C V. Stem cells and neurological diseases. Cell Prolif, 2008, 41 Suppl 1 : 94-114

[42] Dai G, Liu X, Zhang Z, et al. Comparative analysis of curative effect of CT-guided stem cell transplantation and open surgical transplantation for sequelae of spinal cord injury. J Transl Med, 2013, 11 : 315

[43] Dai G, Liu X, Zhang Z, et al. Transplantation of autologous bone marrow mesenchymal stem cells in the treatment of complete and chronic cervical spinal cord injury. Brain Res, 2013, 1533 : 73-79

[44] Lee H J, Lee J K, Lee H, et al. Human umbilical cord blood-derived mesenchymal stem cells improve neuropathology and cognitive impairment in an Alzheimer´s disease mouse model through modulation of neuroinflammation. Neurobiol Aging, 2012, 33 (3): 588-602

[45] Lee J K, Jin H K, Endo S, et al. Intracerebral transplantation of bone marrow-derived mesenchymal stem cells reduces amyloid-beta deposition and rescues memory deficits in Alzheimer´s disease mice by

modulation of immune responses. Stem Cells，2010，28（2）：329-343

[46] Xuan A G，Luo M，Ji W D，et al. Effects of engrafted neural stem cells in Alzheimer's disease rats. Neurosci Lett，2009，450（2）：167-171

[47] Blurton-Jones M，Kitazawa M，Martinez-Coria H，et al. Neural stem cells improve cognition via BDNF in a transgenic model of Alzheimer disease. Proc Natl Acad Sci USA，2009，106（32）：13594-13599

[48] Glass C K，Saijo K，Winner B，et al. Mechanisms underlying inflammation in neurodegeneration. Cell，2010，140（6）：918-934

[49] Park H J，Lee P H，Bang O Y，et al. Mesenchymal stem cells therapy exerts neuroprotection in a progressive animal model of Parkinson's disease. J Neurochem，2008，107（1）：141-151

[50] Murrell W，Wetzig A，Donnellan M，et al. Olfactory mucosa is a potential source for autologous stem cell tHERapy for Parkinson's disease. Stem Cells，2008，26（8）：2183-2192

[51] Wernig M，Zhao J P，Pruszak J，et al. Neurons derived from reprogrammed fibroblasts functionally integrate into the fetal brain and improve symptoms of rats with Parkinson's disease. Proc Natl Acad Sci U S A，2008，105（15）：5856-5861

[52] Cai J，Yang M，Poremsky E，et al. Dopaminergic neurons derived from human induced pluripotent stem cells survive and integrate into 6-OHDA-lesioned rats. Stem Cells Dev，2010，19（7）：1017-1023

[53] Zinman L，Cudkowicz M. Emerging targets and treatments in amyotrophic lateral sclerosis. Lancet Neurol，2011，10（5）：481-490

[54] Riley J，Glass J，Feldman E L，et al. Intraspinal stem cell transplantation in amyotrophic lateral sclerosis：a phase I trial，cervical microinjection，and final surgical safety outcomes. Neurosurgery，2014，74（1）：77-87

[55] Riley J，Federici T，Polak M，et al. Intraspinal stem cell transplantation in amyotrophic lateral sclerosis：a phase I safety trial，technical note，and lumbar safety outcomes. Neurosurgery，2012，71（2）：405-416

[56] Chi L，Ke Y，Luo C，et al. Motor neuron degeneration promotes neural progenitor cell proliferation，migration，and neurogenesis in the spinal cords of amyotrophic lateral sclerosis mice. Stem Cells，2006，24（1）：34-43

[57] Magnus T，Carmen J，Deleon J，et al. Adult glial precursor proliferation in mutant SOD1G93A mice. Glia，2008，56（2）：200-208

[58] Lepore A C，Rauck B，Dejea C，et al. Focal transplantation-based astrocyte replacement is neuroprotective in a model of motor neuron disease. Nat Neurosci，2008，11（11）：1294-1301

[59] Dimos J T，Rodolfa K T，Niakan K K，et al. Induced pluripotent stem cells generated from patients with ALS can be differentiated into motor neurons. Science，2008，321（5893）：1218-1221

[60] Krakora D，Mulcrone P，Meyer M，et al. Synergistic effects of GDNF and VEGF on lifespan and disease progression in a familial ALS rat model. Mol ther，2013，21（8）：1602-1610

[61] Suzuki M，McHugh J，Tork C，et al. GDNF secreting human neural progenitor cells protect dying motor neurons，but not their projection to muscle，in a rat model of familial ALS. PLoS One，2007，2（8）：

e689

[62] Wakeman D R，Redmond D E，Jr. Dodiya H B，et al. Human Neural Stem Cells Survive Long Term in the Midbrain of Dopamine-Depleted Monkeys After GDNF Overexpression and Project Neurites Toward an Appropriate Target. Stem Cells Transl Med，2014

第十三章

内分泌代谢性疾病的生物治疗

一、概述

自 Starling 和 Bayliss 提出激素的概念后，内分泌代谢病学才作为一门学科而正式诞生。经典的内分泌系统包括垂体、甲状腺、甲状旁腺、胰岛、肾上腺、性腺。内分泌腺体分泌的激素释放入血，通过血液循环而转运至靶器官或组织而发挥效应。

人体内分泌系统调节体内代谢、协调机体器官及系统活动并维持内环境稳定，参与细胞生长、分化、发育和凋亡的调控等重要的生理功能，其功能的紊乱可导致机体出现内分泌及代谢性疾病。内分泌学并与其他学科相互融合从而形成一些新兴的学科如神经内分泌学、心血管内分泌学、消化道内分泌学、肾脏内分泌学和脂肪内分泌学等。分子生物学、细胞生物学、免疫学、遗传学等学科的迅猛发展，极大地促进了内分泌及代谢病的发展，从而提高了内分泌代谢性疾病的诊断和治疗水平。近年来，以抗体、细胞因子和多种细胞（免疫细胞、干细胞等）等为代表的生物治疗技术迅猛发展，并且随着基础研究与临床转化应用的快速推进，已经或将要应用于多种内分泌及代谢性疾病的临床治疗。

下丘脑是调节内脏活动的高级中枢，它具有调节体温、摄食、水平衡、睡眠觉醒周期和情绪等重要的生理功能。动物实验资料证实，细胞因子对下丘脑功能具有一定的作用，如白细胞介素 -1（IL-1）、白细胞介素 -6（IL-6）、γ- 干扰素（IFN-γ）和肿瘤坏死因子 -α（TNF-α）等均对下丘脑的功能具有一定的影响，IL-1 对下丘脑的体温调节、睡眠和摄食等功能具有广泛的作用，IL-6 刺激下丘脑促肾上腺皮质激素释放激素（CRH）的释放，IFN-γ 可使血液循环中的泌乳素（PRL）水平升高，TNF-α 可抑制多种下丘脑释放激素对垂体前叶激素分泌的刺激效应。然而，这些细胞因子在人体下丘脑的作用尚不清楚，随着研究的不断深入，上述细胞因子在人体下丘脑的作用不断被证实，将来有可能应用这些细胞因子或其拮抗剂来治疗某些下丘脑疾病。

腺垂体是人体最重要的内分泌腺，它分泌生长激素（GH）、泌乳素（PRL）、促甲状腺激素（TSH）、促肾上腺皮质激素（ACTH）、促性腺激素，对机体的代谢、生长、发育和生殖等具有重要的调节作用。目前应用较为成熟的是应用重组人生长激素治疗因垂体生长激素缺乏所致的身材矮小。此外，动物实验资料显示，IL-1、IL-6 和 TNF-α 可升高血浆中的 ACTH 浓度，但是缺乏这些细胞因子对人垂体作用的深入的研究资料。这些细胞因子可能具有潜在的治疗垂体疾病的价值，但需要将来的基础和临床研究来证实。

糖尿病是一组以糖代谢紊乱为主要表现的临床综合征，2 型糖尿病主要由胰岛素抵抗和胰岛素分泌不足所致。糖尿病患者主要以口服药物治疗，绝大多数患者需要终身接受药物治疗，并随着病程进展最终需要胰岛素补充或替代性治疗。随着科学工程技术的发展、进步，越来越多的新技术被用于糖尿病的治疗，如新的手术方式、胰岛细胞移植、干细胞治疗以及基因工程技术等，并随着在临床中应用范围的扩大及经验的积累，对其认识程度也逐渐加深。

在甲状腺疾病中，特别是自身免疫性甲状腺疾病中，常以免疫炎症反应为主要的发病机制，细胞因子参与其发病的过程中，因此细胞因子在自身免疫性甲状腺疾病的治疗中具有潜在的重要的作用。如在 Graves 病中，TNF-α、IFN-γ 和 β、IL-1 和 6 等细胞因子均参与其发病过程，以这些细胞因子为基础的生物治疗可能具有一定的临床治疗价值，然而目前临床应用的研究较少，尚需进一步的临床研究来证实。例如 IFN-γ、IL-1 和 TNF-α 等参与 Graves 眼病的发病过程，因此，目前有临床研究应用抗 IFN-γ、IL-1 和 TNF-α 细胞因子抗体来治疗 Graves 眼病并取得一定的临床疗效，其确切的临床疗效和不良反应尚需进行深入的研究。

自从 1982 年 Lyons 等报道病毒感染可导致小鼠肥胖（称为感染性肥胖，infectobesity）以来，许多研究者对肥胖与病毒感染进行了研究，相继发现可导致肥胖的病毒，包括腺病毒 36 型（adenvirus-36，Ad-36）、37 型（adenvirus-37，Ad-37），禽腺病毒 SMAM-1 型，犬瘟热病毒（canine distemper，CDV），博尔纳病毒（borna disease virus，BDV），劳斯相关病毒 7 型（rous-associated virus-7，RAV-7）。研究针对上述可能导致肥胖的病毒的疫苗，成为可能具有潜在性的预防肥胖的方法，至少在部分肥胖患者中，然而其临床疗效和不良反应尚待进一步的临床研究。

虽然某些细胞因子参与内分泌及代谢疾病的发病过程，如自身免疫性甲状腺疾病，虽然有些细胞因子拮抗剂已用于 Graves 眼病，但是其临床疗效和不良反应尚需进行深入的研究。

二、重组人生长激素

（一）概述

人生长激素（hGH）是垂体前叶生长激素细胞合成与分泌的由 191 个氨基酸残基组成的分子量为 22kD 的蛋白质，受到多个反馈信号及神经递质的调节，主要间接或直接地通过下丘脑生长激素释放激素（GHRH）和（或）生长激素抑制激素来实现。GH 可促进生长发育和物质代谢，对机体各器官组织产生广泛影响，尤其是对骨骼、肌肉和内脏器官的作用更为显著，它是体内最重要的促进生长的激素，它的促生长作用分为直接作用和间接作用，直接作用是 GH 直接与靶细胞表面的 GH 受体结合促进靶细胞生长，间接作用是刺激肝细胞分泌和释放胰岛素样生长因子Ⅰ，然后通过 IGF-1 转运至靶细胞而发挥促进骨骼生长的作用，IGF-1 还可对下丘脑 GHRH 的释放起负反馈作用，从而调节血 GH 平衡。大部分循环系统中的 IGF-1 与 IGF 结合蛋白结合，目前已发现 6 种 IGF 结合蛋白（IGFBP-1 到 IGFBP-6），其中 IGFBP-3 与 GH 相关性最大，它能延长 IGF-1 的半衰期，调节 IGF-1 的生物活性，因此，IGF-1 和 IGFBP-3 在血中的水平可以很好地反映 GH 的情况，经常作为生长激素相关疾病治疗疗效的观察指标。

生长激素的缺乏可对身体产生很多不良影响，替代治疗可以逆转或减轻这些影响。1956 年，从人垂体中分离和提纯的生长激素（phGH）问世，后因其引起 Greutzfeldt-Jakob 病的副作用于 1985 年被禁用；之后上市的生化合成生长激素因具有较高的抗原性也被停用。同年，重组人生长激素（rhGH）体外合成成功，随后在美国和大部分欧洲国家相继批准上市，并应用于临床。目前，rhGH 替代治疗在儿童和成人生长激素缺乏症、ISS 中均取得良好疗效。

（二）重组人生长激素治疗儿童 GHD

最近的数据表明，儿童单纯性生长激素缺乏（IGHD）可能对儿童的健康和神经发育如大脑结构、认知功能以及心血管、骨骼等产生广泛的影响，rhGH 能逆转这种影响，但逆转的程度仍属未知，同时 rhGH 的安全性也存在争议，还需要长期的对照研究来明确其长期应用的安全性。生长激素通过促进长骨的骨干与骨骺之间的软骨板中的细胞分裂增殖实现对儿童身高的促进作用。rhGH 具有类似于生长激素的作用，从而促进患儿身体长高、发育正常。侯凌等人采取多中心、前瞻性、随机开放的研究方法给予 31 例确诊为完全性 GHD 患儿人重组生长激素注射液，疗程 12 个月，发现身高增长量呈良好线性生长，以 3 个月时增长最显著，可达（4.0±1.3）cm，12 个月增长（12.9±3.3）cm，IGF-1、IGFBP-3 水平明显升高，骨龄未加速发展，治疗期间无不良反应发生。我们已经知道，GHD 儿童生长速率减慢会造成成年后身高明显减低，近年来的报道认为 GHD 患者还会出现成年后骨质疏松症和骨折发生率高，其机制可能与体内骨转换和骨矿物含量明显降低有关。李筠等人对 68 例青春期前 GHD 儿童的骨转换指标和骨超声强度的测定以及对

29 例接受 rhGH 儿童的随访表明，完全性 GHD 儿童体内骨转换水平明显降低，GH 和 IGF-1 共同参与骨代谢调节，GH 替代治疗后，短期效应能加速骨形成和骨吸收，长期治疗是否会引起骨转换指标进一步持续增加，改善体内骨矿物含量的沉积，有效防止 GHD 儿童成年后骨质疏松的发生，有待于进一步随访观察。此外，GHD 患儿由于糖代谢异常，血脂升高，体脂增长，内脏脂肪堆积，心脏结构不正常、功能受损，动脉硬化伴内 - 中膜增厚将致心血管疾病发病率、死亡率升高，经 rhGH 治疗后可改善或部分改善以上指标，对防止成年后心血管疾病有益。

（三）重组人生长激素治疗 ISS

ISS 指在相似的环境下，身高低于正常同龄、同性别、同种族人群身高均值的 2 个标准差，并且除外生长激素缺乏症（GHD）、Turner 综合征、宫内发育迟缓、甲状腺功能减退、慢性器质性疾病及心理社会因素造成的身材矮小。诊断标准是：身高低于同年龄、同性别、同种族人群身高均值的 2 个标准差或在第 3 百分位数以下；骨龄正常或稍延迟 <2 岁。排除低出生体重儿童；身体上下比例正常；肝功能正常无慢性器质性疾病、心理健康无严重情感障碍；甲状腺功能检查正常；生长激素激发试验（胰岛素和可乐定激发试验）血清生长激素（GH）峰值 >10μg/L，排除生长激素缺乏症；排除先天性卵巢发育不全症。2003 年 6 月美国 FDA 正式批准 rhGH 用于治疗身高低于同年龄、同性别人群正常身高 2.25 个标准差分值（SDS）的 ISS 患儿。美国国家生长协作研究组（NCGS）通过对 8018 例 ISS 患者接受 rhGH 治疗 7 年的研究表明，长期 rhGH 治疗 ISS 儿童是安全有效的，临床效果有望达到之前临床试验所报道的结果。但 rhGH 治疗 ISS 仍存在争议，还需积极开展基因、遗传学的研究，结合流行病学方法寻找更好的筛查和诊断方法，还应建立预测最终身高的模型及测试来检验对 GH 治疗的反应性。另外，还需考虑其不良反应及其对患儿产生的心理影响等因素。

（四）重组人生长激素治疗成人生长激素缺乏症（AGHD）

GH 缺乏对成人也会产生许多不利影响，GH 替代治疗可减轻甚至逆转这些影响。低于正常水平的生长激素和胰岛素样生长因子Ⅰ（IGF-Ⅰ）对心血管系统有不良影响，GH 替代治疗可使患者的心血管疾病风险相对基线升高的水平降低，可阻止 GH 缺乏造成的心脏舒张功能的减退，保护 AGHD 患者正常的心脏泵血功能，此外，多项 GH 替代治疗对 AGHD 患者血脂的影响研究表明，GH 能很好地改善患者的体脂组成，并能影响患者的血脂谱，从而能很好地保护患者的心脑血管。AGHD 患者的能量摄入与代谢不平衡导致了肥胖，Deepak 等人发现 GH 替代治疗可显著提高患者主动体力活动和生活质量。但这些替代治疗的影响还需要长期、大样本的实验研究来证实。GHD 患者体内某种特定激素的变化引起主观睡眠质量差和白天嗜睡、睡眠障碍、睡眠不安并增加疲劳感，Morselli 等人对 14 例 22～74 岁的 GHD 患者 4 个月的 rhGH 治疗研究结果表明，rhGH 替代治疗逆转了先前未经治疗的 GHD 患者的睡眠障碍，GHD 患者过强的慢波睡眠很可能是缺乏 GH 的负反馈作用使下丘脑 GHRH 系统过度兴奋所导致的。Maya Barake 等人做的一项荟萃分析表明，rhGHT 在成人 GHD 中的替代治疗 12 个月以上，腰椎和股骨颈的骨密度可能会得到明显改善。由于各研究的剂量和治疗疗程不同，很难找出合适的治疗剂量和疗程。现有的文献也缺乏对这种疗法对骨折风险影响的数据，因为重组人生长激素替代的优势可能不仅限于改善骨密度。因此，需要更大规模的研究以评估目前推荐的低剂量 rhGH 对男性和女性 GHD 患者骨密度和骨折风险的作用。

（五）结束语

尽管大量研究和临床实践已证明 rhGH 是一种有效且安全的药物，能治疗生长激素缺乏引起的 GHD、ISS 等疾病，减轻和逆转生长激素缺乏对全身各系统的不良影响，但我国应用 rhGH 多为短期观察，应用病种少，经验尚不足，仍需进一步开展长期、大量的研究加深对 rhGH 的认识，并对其潜在的危险性提高警惕。

三、垂体腺瘤的治疗

（一）概述

垂体腺瘤是内分泌系统的常见肿瘤，根据激素分泌细胞的起源分为泌乳素瘤、生长激素细胞瘤、促肾上腺皮质激素细胞瘤、促性腺激素细胞瘤、促甲状腺激素细胞瘤和空泡（非分泌）细胞瘤，临床表现与肿瘤的影响和（或）激素的过度分泌有关。近年来，随着影像技术和检验方法的发展，垂体腺瘤的检出率正逐年升高。越来越多的患者面临着不同治疗方案的选择。经蝶窦手术是首选的治疗方法，但手术会带来各种并发症，且很多大腺瘤（直径＞1cm）在术后 5 年内复发；而放射治疗可能会造成不可逆的垂体功能减退。药物治疗逐渐受到了高度重视，目前的研究多集中于生长抑素类似物（SSA）、多巴胺/生长抑素受体嵌合体激动剂等。

生长抑素（SST），像生长激素、胰岛素和胰高血糖素一样，是一种对激素的释放有着广泛抑制作用的环肽。这些作用是 SSA 在垂体腺瘤临床治疗中应用的基础。20 世纪 90 年代 5 种生长抑素受体（SSTR）亚型的发现加深了对于 SSA、多巴胺/生长抑素受体嵌合体激动剂的生物作用的理解，为发现新的治疗机会打下了基础。

（二）泌乳素瘤

泌乳素瘤为最常见的垂体腺瘤，目前多巴胺受体激动剂（DA）治疗泌乳素瘤的疗效已得到广泛认可，但有一部分病人对多巴胺受体激动剂抵抗或者只有部分反应。一个新型药物多受体靶向生长抑素类似物帕瑞肽（SOM230）为这一小群泌乳素瘤患者带来了治疗希望。与表达生长抑素受体亚型 sst2 和 sst5 的分泌生长激素的垂体腺瘤不同，泌乳素瘤主要表达 sst1 和 sst5。奥曲肽对 sst2 有高亲和力，帕瑞肽具有可与多受体结合的特性，可与 sst1、2、3 及 5 结合。泌乳素瘤细胞的体外研究表明帕瑞肽对泌乳素释放的抑制作用要强于奥曲肽，且其抑制作用与 sst5 表达水平相关。泌乳素腺瘤同时表达 D2 和 sst5 受体是 D2/sst5 受体嵌合体激动剂应用的基础，例如 BIM23A760 具有高 sst2 和 D2 活性和温和的 sst5 活性。最近一项对 10 例泌乳素瘤（6 例对多巴胺受体激动剂有反应和 4 例对多巴胺受体激动剂抵抗）原代培养的体外研究表明，BIM 23A760 和卡麦角林产生相似的对泌乳素分泌的部分抑制作用。

（三）分泌生长激素（GH）的垂体腺瘤

　　肢端肥大症主要是由生长激素（GH）分泌性垂体腺瘤引起的，导致生长激素（GH）和胰岛素样生长因子 1（IGF-1）循环浓度过高。多年来，治疗主要有三种措施：手术、放射和药物治疗。这些治疗旨在引起肿瘤收缩，使 GH 和 IGF-1 水平正常化，从而减少长期并发症包括恶性肿瘤、心脑血管疾病、呼吸系统和代谢功能障碍的发生和发展。天然生长抑素半衰期短、强烈抑制胰岛素分泌、静脉泵入使用不便、停药后反跳严重的特性使其不适合用于 GH 腺瘤的长期治疗。20 世纪 80 年代早期长效生长抑素类似物的不断研发为肢端肥大症的治疗提供了一个新的思路。20 年的内分泌实践和科学使奥曲肽（OCT）和兰瑞肽作为肢端肥大症的第一治疗选择被广泛接受。而一个新型药物 SOM230，有着更强的 sst 结合特性，与 OCT 相比对 sst1、sst3 和 sst5 受体分别有 25、5、40 倍的高结合亲和力。SOM230 在更多的 GH 分泌性垂体瘤中抑制 GH 释放。SOM230 可降低 OCT 敏感和部分敏感患者的 GH 水平，有明显优于 OCT 的特性。Sst1 选择性激动剂 BIM-23996 除了能对 GH 分泌性垂体瘤分泌的 GH 和 PRL 达到剂量依赖性抑制作用，还可抑制细胞活性。另一个 sst1 选择性激动剂 BIM-23745 被证明可在体外显著抑制对体内 OCT 或者兰瑞肽抵抗或者部分敏感的 GH 分泌性垂体瘤患者的 GH 分泌。

（四）分泌促肾上腺皮质激素（ACTH）的垂体腺瘤

　　内源性库欣综合征主要由分泌 ACTH 的垂体瘤过度分泌 ACTH 所致，也被称作库欣病（CD）。分泌 ACTH 的垂体腺瘤主要表达的生长激素受体是 sst5，也表达 sst1 和 sst2。Sst5 的活性抑制 ACTH 的分泌。目前可用的生长抑素类似物奥曲肽和兰瑞肽表现出对 sst2 的高亲和力和 sst5 的轻微的亲和力。这解释了它们对 CD 治疗欠佳的原因。如上文所述，与奥曲肽相比，SOM230 具有更强的 sst 结合特性，对 sst1、sst3 和 sst5 受体有更高的亲和力，因此对表达除了 sst2 以外生长抑素受体的细胞也具有抑制作用，所以延长 SOM230 治疗能够更多地降低 ACTH 水平。在 CD 患者中 sst5 受到活化时抑制 ACTH 水平，可能会降低皮质醇的水平，使得皮质醇对 sst2 抑制作用消失，sst2 表达恢复，ACTH 受到的抑制作用增强。因此，延长 SOM 230 的治疗能够更多地降低 ACTH 的水平，因为它能够通过 sst2 和 sst5 受体亚型起作用。

　　最近报道了一个关于 SOM230 Ⅲ期的多中心研究，CD 患者尿游离皮质醇水平高于正常上限的 1.5 倍，在前 10 年中未接受手术和放射治疗，无视交叉受压引起的视野变化和胆石症症状，糖化血红蛋白小于 8%，162 例患者随机分配。其中，82 例患者接受 600μg，80 例患者接受 900μg，每天 2 次皮下注射给药。3 个月时，尿游离皮质醇水平未超过正常值上限 2 倍及未超过基础值的患者继续接受相同剂量，其他患者剂量增加 300μg，每天 2 次。治疗持续至 6 个月。6 ~ 12 个月为开放期，若尿游离皮质醇水平超过正常值上限，剂量可增至 1200μg，每天 2 次。结果显示：约 20% 的患者尿游离皮质醇水平正常（接受 600μg 的 82 例患者组中有 12 个，接受 900μg 的 80 例患者组中有 21 个）。正常化多出现于基础值未超过正常值上限 5 倍的患者。平均尿游离皮质醇水平在 2 个月时下降了约 50%，两组均保持稳定。

（五）分泌促甲状腺激素（TSH）的垂体腺瘤

分泌 TSH 的垂体腺瘤比较罕见，经蝶窦手术被认为是首选治疗方法，在手术禁忌时可以选择放疗或药物治疗。Sst 类似物为临床中较常用的药物之一。研究表明，SSA 对 90% 的患者有效，长期随访发现其能使 96% 的患者甲状腺功能正常，45% 的患者肿瘤体积缩小。

（六）临床无功能垂体腺瘤（NFAs）

临床无功能垂体腺瘤（NFAs）代表了一组多样的肿瘤群，由于缺乏临床症状，这些肿瘤会有不同时间的诊断延迟，直到垂体向外扩张使患者出现压迫症状（垂体功能减退，头痛，视野缺损）。手术是首选的治疗方法，术后多有残留，放射治疗通常用于防止肿瘤再生长。然而，与生长激素腺瘤和泌乳素瘤相类似，NFA 表达生长抑素和多巴胺受体，这是 SSA 和 DA 治疗的基础。在评价 OCT 对 NFA 患者的有效性的一系列研究中，只有 12% 的病例报道有肿瘤缩小，大部分患者仍有稳定的肿瘤残留。重要的是，仅 5% 的患者在治疗期间肿瘤增大，但是随访时间太短无法得出 OCT 对于预防肿瘤再生作用的结论。

（七）结语

在过去的 20 年中，SRIF 类似物用于分泌激素的垂体腺瘤治疗。然而这些患者中的一大部分被发现对目前临床可用的亲 sst2 生长抑素类似物的抑制作用有抵抗。随着对 SSA、SSTR 相互作用认识的深入以及科学技术的发展，将会有性能明确的 SSTR 选择性的 SSA 开发出来。在体外垂体细胞培养中使用这些新型的 SSA 为垂体激素过度分泌的治疗提供了新思路。此外，Sst 亚型和其他 G 蛋白耦联受体中的受体，例如多巴胺 D_2 受体，可能形成垂体腺瘤药物治疗的另一途径。

四、糖尿病免疫调节治疗

（一）概述

糖尿病是一种自然免疫和炎症性疾病，这一学说逐渐获得认可。尤其对于自身免疫性疾病的 1 型糖尿病，以免疫调节的方式阻止胰岛 B 细胞自身免疫过程，为临床预防或治疗糖尿病提供了新的思路，具有重要意义。关于糖尿病的免疫调节途径有很多，总的来说，分为抗原特异性系统免疫调节及抗原非特异性系统免疫调节两种方式。

（二）抗原特异性系统免疫调节

胰岛素是 1 型糖尿病发病的关键自身抗原，用其诱导患者自身免疫耐受的研究最近广泛开展。抗胰岛素自身抗体（IAA）是 1 型糖尿病重要的自身免疫指标和风险预测指标。使用胰岛素诱导免疫耐受的途径主要有经口、经鼻吸入及皮下注射等方式。在 NOD 小鼠中，其可行性及疗效得到证实。目前最大的一个口服胰岛素二级预防临床实验是 DPT-1 研究，从大约 10 万名 1 型糖尿病 1 级和 2 级亲属中筛选出高危人群，进行口服胰岛素干预，总体结果虽然证明此方式不能预防糖尿病发生，但在高 IAA 人群中得出阳性结果。多项关于以胰岛素进行抗原免疫耐受的临床实验得到令人失望的结果，可能也与介入治疗的最佳时机、疾病阶段、药物剂量有关，Pre-POINT 临床实验正在对此进行研究，希望能给我们更多启示。

抗谷氨酸脱羧酶抗体（GADA）也是与 1 型糖尿病相关的免疫指标，其重要性与 IAA 相似，是重要的抗原特异性免疫调节干预靶点。谷氨酸脱羧酶（GAD）含有两个亚型，分子量分别为 65kD（GAD65）和 67kD（GAD67）。GAD65 在诊断胰腺自身免疫中具有较高的敏感性及特异性。在 NOD 鼠中，T 细胞对 GAD65 的反应对疾病的进展至关重要。一项 II 期临床研究对于新诊断的 1 型糖尿病儿童及青少年使用一次性的 GAD65 注射，较安慰剂组降低了 C 肽的下降速度，在新发患者中尤其明显。这一效果维持了 4 年之久。这些作用机制可能是激活了 GAD65 特异性的 Treg，下降了抗原 – 特异性的 Th1 反应等。目前很多研究仅限于 II 期临床研究，其入组患者数还较少，代表性还不高，研究的阳性结果只能部分说明问题。因此，还需更多更大的随机对照研究。但以抗谷氨酸脱羧酶抗体为治疗靶点预防糖尿病的发生具有一定价值。

（三）抗原非特异性系统免疫调节

1. 针对淋巴细胞的单克隆抗体

目前认为，Th1 / Th2 淋巴细胞亚群失衡是 1 型糖尿病发生的主要原因，所以重建 Th1 / Th2 亚群的平衡，恢复胰岛 B 细胞的耐受和功能十分重要。CD3 分子是 T 细胞表面的标记性分子，参与 T 细胞的抗原识别、活化和增殖过程。例如 Teplizumab、Otelixizumab 等靶向 T 细胞表面抗原 CD3 的人源化 Fc 突变的单克隆抗体，均可以参与调节 T 细胞功能，使效应 T 细胞失活，诱导免疫耐受，并且可以保护胰岛 B 细胞。有研究对 52 例新发 1 型糖尿病使用 Teplizumab 治疗后，发现 C 肽水平较未治疗者降低，Teplizumab 不仅可以保护内源性胰岛素的产生，还降低了对外源性胰岛素的依赖。虽然 Teplizumab 有引起上呼吸道感染、头痛及恶心等不良反应，但都较为轻微。另外，有研究指出，短期的抗 CD3 单克隆抗体的治疗可以获得长达 4 年之久的自身免疫调节反应。这也表明了通过免疫调节进行治疗这一途径的优势。

由于 B 淋巴细胞具有抗原递呈的功能，B 细胞通过特定的细胞表面 Ig 分子向 T 细胞递呈自身抗原，因此在 T 淋巴细胞介导疾病中发挥重要作用。CD20 丰富表达于前 B 细胞及成熟 B 细胞表面，其单克隆抗体就是目前在自身免疫性疾病中广泛应用的利妥昔单抗。近年，其在治疗 1 型糖尿病中的治疗价值逐步得到重视。其结合 B 细胞表面的 CD20 后，可能激活抗体依赖的细胞介导的细胞毒性作用（ADCC）、补体依赖的细胞毒作用（CDC）及直接诱导凋亡等方式，清除 B 细胞，进而减少递呈给 T 细胞的抗原，减轻胰岛 B 细胞的自身免疫损伤。有研究使用利妥昔单抗治疗新发 1 型糖尿病后，发现 1 年内 C 肽水平可明显被控制，并且糖化血红蛋白及胰岛素需求量也降低，保护了胰岛 B 细胞的功能。最近有研究人员报道了一种新的 B 细胞单克隆抗体——CD79 抗体。不同于诱导清除 B 细胞的 CD20 单克隆抗体，其主要诱导 B 细胞失活，导致一种抗原无应答状态，为靶向 B 细胞治疗提供了新的思路。

2. CD4$^+$CD25$^+$ 调节性 T 细胞（T regulatory cells，Treg）

Treg 是一种负性调节机体免疫的淋巴细胞，通过直接与效应细胞相互接触的方式抑制机体内潜在的自身反应性 T 细胞的活化与增殖，抑制自身免疫反应，是参与建立机体免疫耐受的重要因素。Salomon 等首次证实在 NOD 小鼠 Treg 细胞数目减少及功能缺陷是导致糖尿病的重要因素。也有研究表明，1 型糖尿病患者外周血中的 Treg 细胞数量减少，其抑制效应 T 细胞能力也降低。有研究使用 Treg 细胞直接治疗儿童 1 型糖尿病 4 个月后发现，治疗后的儿童 C 肽水平更高并且胰岛素使用量也较少。有人在治疗后 11 个月仍然不需要外源性胰岛素的辅助。但由于 Treg 外周血中数目较少、体外增殖活性弱且在培养过程中免疫抑制能力逐渐下降，因此直接在体内诱导 Treg 十分必要。目前，例如谷氨酸脱羧酶（GAD）-alum、热休克蛋白片段（DiaPep277）、雷帕霉素及白细胞介素 2 等药物均可以通过不同机制诱导或增强 Treg 细胞功能。另外，口服胰岛素及使用 CD3 单克隆抗体也在建立自身免疫耐受的过程中与 Treg 密切相关。综上，Treg 与 1 型糖尿病发病密切相关，以其为靶点，抑制自身免疫反应，建立免疫耐受，对 1 型糖尿病的治疗具有相当意义。

（四）结语

总之，免疫调节治疗为预防和治疗糖尿病，尤其是 1 型糖尿病提供了新的思路，近年来，虽然免疫调节剂在防治 1 型糖尿病的研究中取得了重大进步，但该领域仍存在若干问题有待解决，随着免疫干预研究的不断深入，我们将对 1 型糖尿病有更深入的认识，发现更有效的治疗手段。

五、胰腺及胰岛细胞移植

糖尿病是一种由于胰腺胰岛 B 细胞不足，不能产生足够的胰岛素，或是由于靶细胞对胰岛素的敏感性减低，降低了促使循环中的葡萄糖进入细胞内进行代谢的能力，从而表现出高血糖，进一步导致糖尿病的急性和慢性并发症的发生，并降低患者的存活率和生活质量。胰腺移植的目的就是给不稳定的糖尿病患者提供足够量的 B 细胞，从而控制患者的并发症，需要进行较大手术完成。而临床上希望用较小手术的胰岛移植替代胰腺移植来治疗糖尿病，但胰岛移植后，胰岛的功能会在半年到几年内逐渐消失。

（一）胰腺移植

1. 概述

世界第一例胰腺移植是在 1966 年为一名糖尿病性尿毒症患者施行的胰肾联合移植。我国自 1989 年同济医科大学器官移植研究所开展国内首例胰肾联合移植以来，已有多个单位施行胰肾联合移植。

胰腺移植分为三类：①同期胰肾联合移植（simultaneous pancreas-kidney transplantation，SPK），适用于糖尿病性尿毒症患者，接受尸体或活体 SPK；②肾脏移植后的胰腺移植（pancreas after kidney transplantation，PKA），肾脏病患者经肾移植后肾功能改善，采用尸体或活体胰腺移植；③单独胰腺移植（pancreas transplantation alone，PTA），适用于非尿毒症的糖尿病受者。

移植胰腺的外分泌引流术式包括膀胱引流（bladder drainage，BD）和肠道引流（enteric drainage，ED），SPK 胰管外分泌引流的主要方式为 ED，PKA 的胰管引流方式 ED 和 BD 所占的比例相近，PTA 胰管外引流的方式主要为 BD。

2. 胰腺移植的适应证

胰腺移植主要用于 1 型糖尿病和有选择的 2 型糖尿病的治疗。1 型糖尿病由于胰腺胰岛 B 细胞不足而不能产生足够的胰岛素，此型糖尿病是胰腺移植的最佳适应证。它能有效地恢复正常的血糖水平，也能在一定程度上控制糖尿病的并发症，从而改进患者的生活质量和存活率。对合并有严重肾脏病变的 1 型糖尿病患者，应考虑胰腺和肾脏同时移植（SPK）。近期的研究表明接受了 SPK 的患者，其存活率高于仅接受了肾脏移植的糖尿病患者的存活率。对这些患者也可选择先接受肾脏移植，再接受胰腺移植（PAK）。对于没有肾脏病变的 1 型糖尿病仅需接受胰腺移植（PTA）。选择 2 型糖尿病患者接受胰腺移植的标准是年龄 <60 岁，体重指数（BMI）<32kg/m^2，仅伴有轻微的心血管并发症，患者不吸烟，未接受过截肢手术，超声心动图未见异常心壁运动。近 5 年内胰岛素抵抗较轻（胰岛素用量小于 1U/kg/d），空腹血清 C 肽水平 <10ng/ml。所选择的患者在接受胰腺移植后其疗效与 1 型糖尿病患者接受胰腺移植后的疗效相似。2006 年 ADA 推荐胰腺移植用于治疗 1 型糖尿病的指征为：①糖尿病合并尿毒症或即将进展为尿毒症准备肾移植术

患者，这类患者可以行 SPK 或 PAK 手术，其中 SPK 的胰腺存活率高于 PAK。② PTA 手术仅适于下列情况：频繁出现严重的急性并发症包括低血糖、严重高血糖、酮症酸中毒；由于临床或精神原因导致外源胰岛素无法使用；对急性并发症治疗胰岛素失效。

3. 胰腺移植术后的并发症

胰腺移植后外科性的并发症发生率仍然很高。最常见的是血栓形成和出血。其他常见的有膀胱漏或肠漏，移植后的胰腺炎、感染和肠梗阻。预防这些外科性并发症不仅可提高患者和移植后胰腺的存活率，也能降低移植后的费用。胰腺移植后的 3 ~ 6 个月，手术的问题是引起所移植的胰腺功能丧失的主要原因。

4. 胰腺移植后的免疫抑制治疗

免疫排斥反应是胰腺移植的最主要并发症，并且是导致移植胰腺慢性功能丧失的危险因素。排斥反应发生的相关因素包括供受体状况、人白细胞抗原（HLA）配型、器官保存、手术方式、移植感染及免疫抑制方案等。免疫抑制的主要目的是抗免疫排异反应，同时也可控制导致的 1 型糖尿病的自身免疫系统对移植后胰岛细胞的进一步杀伤。抗免疫排异治疗由诱导治疗和维持治疗两步组成。早期时代的胰腺移植同其他器官移植一样因免疫排斥事件所致移植失败率高，而免疫抑制剂多为激素和硫唑嘌呤（Aza）联合应用，患者大多难以获得长期生存。1983—1993 年期间，胰腺移植后免疫抑制诱导药物多采用多克隆抗体（抗淋巴细胞球蛋白 ALG，抗胸腺细胞球蛋白 ATG）和单克隆抗体（OKT3）诱导的四联用药（抗体 +CsA+Aza+ 激素）。1994—1997 年期间，ATG 的应用减少，由原来的 90% 减少至 83%，联合用药由四联转变为三联（CsA+Aza+ 激素），Becker 等研究认为胰肾移植后采取非诱导治疗方案同样是安全、有效的。诱导治疗是给予一个或两个免疫抑制剂短程治疗，常用的是抗 T 细胞的多克隆抗体（如抗胸腺细胞球蛋白），或抗 T 细胞的单克隆抗体（如 OKT3）和抗 CD25 的单克隆抗体（如 basiliximab，巴利昔单抗）。诱导治疗可减少免疫排异反应，接受了两个短程诱导治疗后，排异反应约为 8%，而未接受诱导治疗者的排异反应约为 36%。维持治疗是终身使用免疫抑制剂。常用的是钙依赖磷酸酶抑制剂（如 tacrolimus，泰克立姆）和抗代谢药物（如 mycophenolate mofetil，麦考酚酸吗乙酯），也可用 TOR 抑制剂（如 sirolimus，西罗莫司）。维持治疗可单独用一种药，也可两种以上药联合使用。为避免不良反应，越来越多的维持治疗不再用或尽量少用肾上腺糖皮质激素。

5. 胰腺移植患者和移植胰腺的存活率

胰腺移植 1 年内功能存活率为 80% ~ 90%，使机体可不依赖外源性胰岛素长期维持正常的血糖水平，纠正机体代谢紊乱，减缓糖尿病并发症的发展，从而使患者的生活质量得以改善，病例最长存活时间已超过 30 年。接受 3 种移植（SPK、PAK 和 PTA）的患者存活率在移植后的 1 年和 3 年相似，分别约为 96% 和 92%。5 年和 10 年的患者存活率在接受 SPK 的患者约为 87% 和 71%，接受 PAK 的患者约为 85% 和 68%，接受 PTA 的患者约为 89% 和 76%。接受 SPK 的患者 5 年和 10 年的移植胰腺存活率最高，分别为 85% 和 55%，接受 PAK 的患者约为 80% 和 37%，接受 PTA 的患者约为 76% 和 35%。UNOS 资料表明，1999—2003 年 ED 和 BD 两种手术后患者的 1 年生存率、移植胰和肾的 1 年存活率等近期临床效果相似。

6. 胰腺移植对糖尿病并发症的影响

血糖恢复正常是胰腺移植成功的直接证据。胰腺移植成功后，HbA1C 水平降低，机体对血糖改变的调节反应得到改善，肝脏葡萄糖的代谢恢复正常，脂代谢和蛋白质代谢均得到改善。部分患者在短期内仍可见进展的视网膜病变，但在几年后此病变将减轻并稳定。血糖恢复正常后能终止肾脏基底膜增厚、肾小球膜基质堆积、小球动脉玻璃样变和肾小球硬化。轻度的外周神经病变和自主神经病变都能得到不同程度的改善。胰腺移植后，约 40% 的患者冠状动脉粥样硬化得到改善，心脏舒张期功能恢复正常，心脏收缩期功能得到改善，心血管疾病的发病率总体上得到改善。

（二）胰岛移植

1. 概述

世界上第一例临床胰岛移植于 1974 年开展，受体是一位肾移植术后的糖尿病患者。胰岛移植具有如下优点：①将胰岛注射入门静脉的方式远比进行复杂的外科手术进行胰腺移植简单；②可以事先在培养基中处理要植入的胰岛，使之免疫原性降低；③可事先使用供体抗原对受体进行脱敏处理；④供体胰岛可以冷冻保存；⑤胰岛的来源可能比较广泛，可通过使用异种胰岛分离，体外胰岛扩增，或生物工程技术制备胰岛细胞系。临床上希望用胰岛移植替代胰腺移植来治疗糖尿病。全胰切除后行自体胰岛移植是 20 世纪 70 年代开展的，移植的效果取决于移植胰岛的数量。上世纪 90 年代以前胰岛移植的疗效一直不太满意，只有大约 10% 的胰岛移植受体脱离了胰岛素的使用。2000 年 7 月加拿大 Edmonton 中心报告一套被称为 "Edmonton 方案" 的胰岛移植方法，移植后 7 名患者均实现了胰岛素自给，为成人胰岛移植的临床应用带来广阔前景。国内上海市器官移植临床医学中心于 2003 年进行了亚洲首例成人胰岛细胞移植并获得成功。

2. 胰岛移植的适应证及禁忌证

胰岛移植的主要适应证为胰岛素治疗血糖仍难以控制，而无法接受胰腺移植的 1 型糖尿病患者。自身胰岛移植主要限于由于慢性胰腺炎或肿瘤而进行胰腺全切除或次全切除的患者；而同种异体胰岛移植由于需要采用免疫抑制治疗，因此主要限于 1 型糖尿病伴肾衰竭实施肾移植手术者。随着新型免疫抑制药物的发展，胰岛移植的适应证也在不断扩大，近年来对某些不伴肾衰竭而有严重低血糖反复发作的 "脆性" 1 型糖尿病采用了单独的胰岛移植，而对少数胰岛功能完全丧失的 2 型糖尿病也可以考虑胰岛移植。2005

年 NIH 临床胰岛移植协会制定了单纯胰岛移植受者的筛选标准：1 型糖尿病；血清 C 肽刺激无反应（C 肽 <0.3ng/ml）；需要加强糖尿病治疗（血糖测定≥ 3/d，每天需要注射胰岛素超过 3 次，或需要装置胰岛素泵）；超过 1 次的严重低血糖事件。加上以下三条之一：①低血糖性昏迷；②显著的不稳定性高血糖；③综合低血糖评分较高。排除标准：糖化血红蛋白（HbAlc）>10%，存在增殖性视网膜病，BP>160/100mmHg，肾小球滤过率（GFR）女性 <70ml/（min · 1.73m^2）、男性 <80 ml/（min · 1.73m^2），现在或以前存在大量蛋白尿，血浆肾素活性（PRA）>20%，严重的心脏疾病，有妊娠要求（女性受者），对目前的治疗方法满意。合并肾衰竭的 1 型糖尿病患者，肾移植后需要接受免疫抑制治疗以维持移植肾功能，适宜于胰肾联合移植或肾移植后胰岛移植。

3. 胰岛的来源

主要来源于成人胰岛和胎儿胰岛。成人胰岛主要来源于健康猝死成人捐献者的胰腺，供体适宜年龄为 20 ~ 40 岁，但成人胰腺组织对缺氧抵抗力较弱，胰腺纤维及分泌组织丰富，致免疫原性较强，易发生免疫排斥反应。胎儿胰岛的优点为外分泌组织发育不够成熟，抗原性较成人弱，胰岛组织丰富，增生能力强，对低温缺氧耐受性强，便于长期冷冻保存。但是分离后的胎儿胰岛在体外高浓度葡萄糖刺激下胰岛素的分泌及术后基础 C 肽的恢复不够理想。目前大部分胰岛移植中心使用两名供者（偶尔三名供者）的胰岛治疗一名患者，较接受的移植胰岛剂量标准为 10 000IEQ/kg。猪和人胰岛素只有一个氨基酸差别，并且猪胰岛素用于糖尿病的临床治疗已有多年。异种移植的主要障碍是因种源性的差别引起的移植后针对移植物的免疫排斥反应。目前对理想的供体猪种的选择尚有争议，来自组织形态学的研究表明，胰岛的形态、大小和界限是判断胰岛回收率的重要指标。近有灵长类动物（NHPs，如恒河猴等）实验研究表明，新生猪胰岛在受体内功能性存活可达 6 个月之久。

4. 胰岛的分离和纯化

良好的胰岛分离与制备是提高胰岛移植疗效的首要环节。健康成人胰腺中包含大约 100 万个胰岛，经过分离和纯化，通常只能获得 20 万 ~ 50 万个胰岛，纯度 50% ~ 80%。移植的胰岛数量通常以 IE 来表示，一个 IE 等于一个 150μm 直径的胰岛。胰岛的收获量受许多因素的影响，其中以胰腺供体的条件、离体胰腺的保存以及分离技术最为重要。胰岛分离不仅费时费力，结果也不稳定，即使经充分的准备也只能收获约 20% ~ 50% 的胰岛，在技术领先的移植中心，成功的胰岛分离率约 25% ~ 75%，这在很大程度上取决于供胰的质量、冷保存时间与胶原酶的异质性。供胰的质量主要与供体年龄、体重指数、血糖水平以及血流动力学的稳定性等因素有关。另外，供胰切取过程中的无损伤操作、立即原位降温、胰腺迅速转移到分离实验室等措施可将热缺血与冷缺血损伤降至最低，可稳定内生酶活性，明显提高胰岛获得量和活力。冷缺血时间对胰岛分离及获得量有显著影响，较长的冷缺血时间可降低移植后胰岛的功能。采用 PFCs 和 UW 保存液的双层冷保存法可有效保护胰岛。因 PFCs 与氧有极高的亲和力，使得携带的氧扩散到保存的胰腺中，从而维持细胞膜的完整性和减少缺血性细胞膨胀。胰岛的分离消化使用的是 Ricord 装置及 LiberaseHI 等消化酶，而纯化则使用 COBE2991 细胞分离机和密度不同的 Ficoll 液进行连续密度梯度离心。采用胶原酶消化胰腺外分泌部分及用 Ficoll 或其他非离子放射性梯度对比剂（如碘克沙醇）可以获得较高的胰岛产量。采用双组化的酶进行人胰岛分离可取得较好的效果。

5. 胰岛移植

实践证明肝脏是临床胰岛移植成功的有效部位，即在 X 线或超声引导下经皮穿刺肝门静脉，胰岛经肝门脉系统输入。肝脏是胰岛素的主要作用部位，符合胰腺分泌胰岛素直接入门静脉系统的生理。门静脉内血供丰富，胰岛素直接入肝，作用迅速，且肝窦及肝内小静脉利于胰岛的居留和生长。然而胰岛在门静脉中会随血流丢失，口服药物也会影响肝内胰岛的功能，不纯的胰岛移植物还可导致肝内静脉栓塞，另外肝脏部位的一个不利因素是相对的低氧分压，胰岛最终停留在门静脉终末分支内。肝门静脉穿刺的方法有两种：①采用腹腔镜技术经肠系膜静脉的分支插管进入肝门静脉系统。②在 X 线及超声引导下经皮穿刺进入肝门静脉。理想的胰岛移植部位的选择应兼顾以下三方面：①手术安全、简单；②有利于维持代谢稳定；③免疫耐受。目前国内外临床移植除肝外最常用的部位以腹腔内及肌肉内最多，主要包括三角肌、腹直肌、小网膜内、门静脉内、体静脉内和肾脂肪囊内等，较少见的有颅内移植。肌肉内移植方便、安全、创伤小，但肌肉不是免疫耐受区，影响长期疗效。小网膜因血管团（ICC）丰富、宽敞、外科手术简便安全，胰岛素释放至门静脉系统符合胰岛分泌途径等特点，应该是理想的移植部位。肾包膜下、颅内、睾丸是体内的免疫耐受区，此处移植胰岛可能避免移植排斥。

6. 胰岛移植后的免疫抑制

2000 年 Edmonton 方案的成功及此后大量改进型的 Edmonton 免疫抑制方案的成功在于采用无糖皮质激素的联合免疫抑制疗法。Edmonton 方案包括赛尼哌（daclizumab）、雷帕霉素和他克莫司。赛尼哌在围移植期内静脉给药 2 次；雷帕霉素起始剂量为 0.12mg/kg，此后 0.1mg/kg，血药浓度维持在 12～15ng/ml；他克莫司起始剂量为 1～2mg，2/d，血药浓度维持在 3～6ng/ml，胰岛移植后终身服药。因为免疫抑制剂通常会带来许多全身性副作用，包括诸如增加机体发生肿瘤和感染的风险，开发低毒副作用的有效免疫抑制方法尤为必要。明尼苏达的研究组应用 anti-CD3mAb[Hokt3c1（Ala-Ala）] 防止对移植胰岛的排斥取得良好的结果，即使在单个供体胰岛移植中也有效。

7. 胰岛移植排异反应的监测

活组织病理检查是最佳的了解排异情况的方法，但在临床中广泛及多次应用不现实。

临床胰岛移植需要动态、无创的评估检测方法来了解胰岛的损伤机制和存活状况，所以，目前主要依赖于血糖监测。分子影像学的进展使得胰岛移植的多个环节均能得到无创、动态的检测显示。免疫细胞分子成像有望成为直观监测排斥反应的方法，磁共振显影能够诊断胰岛细胞移植后动物模型的免疫排斥反应。有研究结果表明，利用抗人 CD4⁺ T 细胞抗体标记的纳米免疫铁氧粒作为 MRI 生物探针，与免疫排斥反应起始因子 CD4⁺ T 淋巴细胞特异性结合，可以探测 CD4⁺ T 淋巴细胞的聚集，实时、无创地反映异种胰岛细胞移植免疫排斥反应局部的组织变化，这为磁共振分子影像学方法检测早期排斥反应提供了新的思路和平台。

（三）结语

胰岛细胞移植治疗糖尿病具有稳定病情、减少外源性胰岛素的用量、防止糖尿病并发症的发生与进展、提高生活质量等优点，有成为糖尿病最终治疗方案的趋势。但尚有一定的局限性：①胰岛细胞来源不足；②胰岛细胞的分离与纯化技术的复杂性；③移植后的免疫排斥反应以及随时间而呈现出的移植物功能衰退；④胰岛移植的成功率低；⑤成人胰岛细胞移植的长期效果尚难确定。随着技术的进步和新型低毒乃至无毒免疫抑制方案的建立，相信胰岛移植会发展成为理想的根治糖尿病的方法。

六、干细胞移植

近年来，糖尿病患病率呈快速增长的趋势，口服降糖药和胰岛素治疗不能从根本上治愈该疾病，也不能完全阻止慢性并发症的发生和进展。胰腺和胰岛移植可重建体内功能性胰岛 B 细胞总量，但胰岛来源不足和免疫排斥等问题限制其在临床中的广泛使用，将干细胞体外扩增并诱导分化为胰岛样细胞可能成为治疗糖尿病的有效方法。

（一）干细胞概述

干细胞是机体及其各种组织细胞的初始来源，其最为显著的生物学特征是既有自我更新和不断增殖的能力，又有多向分化的潜能。干细胞根据其分化潜能分为全能干细胞、多能干细胞和定向干细胞；根据个体发育过程中出现的先后次序不同，又分为胚胎干细胞、成体干细胞及诱导性多能干细胞。可能用于诱导分化为胰岛的干细胞包括：胚胎干细胞、胚胎生殖细胞等全能干细胞；成体干细胞中的间质干细胞（肝、骨髓、胰腺）、肠上皮细胞系等多能干细胞；胰腺导管细胞等定向干细胞，以及诱导性多能干细胞。

（二）胚胎干细胞

胚胎干细胞是来源于人和哺乳动物早期胚囊内细胞团中的一种二倍体细胞，具有分化全能性，在特定的体内外环境中分化为体内所有类型的成熟细胞。从囊胚的内细胞群和早期胚胎的生殖腺分离获得。胚胎干细胞具有以下生物学特性：①全能性：在体外培养的条件下，胚胎干细胞可以诱导分化为机体的任何组织细胞。全能性的标志是细胞表面有胚胎抗原，如 Oct4、Sox2、c-Myc 等基因。②无限增殖性：胚胎干细胞在体外适宜条件下，能在未分化状态下无限增殖。③胚胎干细胞具有种系传递的功能。胚胎干细胞来源困难，体外扩增并保持其全能性的条件复杂，在体外培养过程中可能被动物携带的病毒感染，到体内可能具有致瘤性，应用于临床治疗安全性难以保证，在体外发育成完整的器官难以做到，以及存在免疫排斥和伦理争议等问题。

胚胎干细胞具有长期的未分化增殖能力，在体外长期培养后，仍具有稳定的全能性，可分化为所有三个胚层及胚外组织。在体外可将胚胎干细胞诱导分化为胰岛素分泌细胞。Assady 等首次报道了人胚胎干细胞在去除细胞滋养层后形成拟胚体，可自发向胰岛素分泌细胞方向分化，拟胚体中有 1%～3% 的细胞成胰岛素阳性染色。D'Amour 等报道了改良的五步法体外诱导定向分化方案（即人胚胎干细胞→定型内胚层→肠管内胚层→胰腺内胚层和内分泌前体细胞→表达激素的内分泌细胞），通过在体外培养过程中加入相应生物因子，可将人胚胎干细胞诱导分化为能够产生胰岛素、胰高血糖素、胰多肽的胰腺内分泌细胞，但 C 肽释放能力差，对葡萄糖刺激反应弱。Jiang 等利用激活蛋白 A 及类维生素 A 将人的胚胎干细胞在体外成功诱导分化为胰岛素分泌细胞，最后利用碱性成纤维细胞生长因子及烟酰胺使胰岛素分泌细胞表达胰岛素，胰岛素分泌细胞能根据血糖浓度分泌胰岛素及胰岛 C 肽。胚胎干细胞不仅可在体外分化为胰岛素分泌细胞，在体内也能分化为胰岛素分泌细胞，改善胰岛功能，分泌胰岛素。Raikwar 等把转录因子 Pdx-1 转染到胚胎干细胞的细胞核，转导的 Pdx-1 可激活其下游的靶基因，引起胚胎干细胞优先分化为胰岛素分泌细胞，将转导了 Pdx-1 的胚胎细胞移植给糖尿病小鼠，这些细胞能定位于体内的胰腺、肝脏及肾脏，并在肾脏分化为胰岛 B 细胞，表达成高水平胰岛素，使糖尿病小鼠血糖恢复到正常水平。胚胎干细胞能分化为产生胰岛素的细胞，但胚胎干细胞诱导分化所得的胰岛内分泌细胞数量有限，其分泌胰岛素基础含量和葡萄糖刺激后胰岛素分泌量均明显低于正常，不能完全实现胰岛素分泌的生理性调节，且其本身具有致瘤风险及伦理方面的问题。

（三）成体干细胞

成体干细胞是成体组织中保留的未完全分化的原始细胞。存在于成体的组织器官内，其增殖和分化是成体组织与器官修复及再生的基础。研究表明，体内各个脏器均存在成体干细胞。成体干细胞增殖、分化能力和可塑性不如胚胎干细胞，但在一定条件下，成体干细胞可跨越传统胚层概念的界限，分化为其他胚层来源的细胞，这种特性称为干细胞的可塑性，或称为横向分化或者转分化。目前在 1 型糖尿病中研究较多的是间充质干细胞、造血干细胞、胰腺干细胞。自体干细胞来源受限，数量稀少，而异体来源的成体干细胞存在免疫排斥和传播未知病原的可能，但在临床应用具有可操作性和可控性，目前已在临床用于多种疾病的治疗，显示出良好的应用前景。

1. 胰腺干细胞

胰腺干细胞来源于胎儿或成年胰腺组织中的成体干细胞，具有多向分化潜能，在自然分化过程中优先分化为胰腺组织细胞，是治疗糖尿病的重要干细胞来源。Ramiya 等将胰腺导管细胞体外培养获得胰岛干细胞，该细胞可分化为胰岛样细胞团，在血糖的刺激下分泌胰岛素，将这些细胞团移植给糖尿病鼠，可显著降低其血糖。神经元素 3（neurogenin3，ngn3）是胰腺发育过程中短暂表达的蛋白，Xu 等通过 ngn3 在损伤的成熟胰腺模型中的表达，证实了 B 祖细胞的存在，将部分导管结扎，导管细胞表达 ngn3，这些 ngn3 阳性细胞表达导管细胞角蛋白，这表明它们是胰岛祖细胞表型，将这些细胞分离并注入离体鼠胚胎胰岛，能自主增加胰岛 B 细胞对血糖的敏感性。将胰岛素分泌细胞移植到 1 型糖尿病模型裸鼠后可一定程度地改善糖代谢紊乱。胰腺干细胞不仅存在于胰腺导管上皮细胞中，也存在于胰腺实质及腺泡内，扩增及诱导胰源性胰腺干细胞分化是获得细胞替代物的很好途径。但诱导分化得到的胰岛细胞的胰岛素分泌量小，不能满足临床的需要。问题在于增殖好的细胞不能有效分泌胰岛素，而有效产生胰岛素的细胞不能很好地增殖。

2. 肝组织来源的干细胞

肝和胰腺都来自内胚层，并且肝细胞与胰腺 β 细胞一样都能感应血糖浓度而发挥作用，所以在高浓度葡萄糖的培养条件下或通过遗传重组，肝的干细胞和（或）肝细胞可以分化为产生胰岛素的细胞。Yechoor 等将 B 细胞发育途径中的关键转录因子 pdx-1 转染给肝细胞，可得到能在葡萄糖不同浓度刺激下产生胰岛素的细胞。将 ngn3 转录因子植入肝细胞后，也能得到分泌胰岛素的细胞，将分泌胰岛素的细胞移植入 STZ 诱导的糖尿病小鼠左肾被膜下后均可保持小鼠正常血糖。

3. 肠干细胞

肠干细胞是动物体内最大的干细胞群之一，近几年因其在形成胰腺内分泌 B 细胞、治疗糖尿病方面的作用受到研究人员的关注。Yoshida 等研究发现，在肠上皮来源细胞系 IEC-6 中异源表达 pdx-1 基因时，可以启动多种 β 细胞特有基因表达，将这些细胞移植到大鼠肾包囊下后，可检测到这些细胞中胰岛素基因的表达。Kojima 等也发现，pdx-1和 Isl-1 的联合表达可诱导 IEC-6 产生胰岛素，移植分泌胰岛素的 Isl-YK-14 细胞于糖尿病模型大鼠腹膜腔内，能降低大鼠血浆葡萄糖水平。最近 Koizumi 等又发现，在回肠上皮细胞中异位强表达腺病毒介导的 pdx-1（Ad-pdx-1），也能启动这些细胞表达胰岛素，改善糖尿病模型小鼠的高血糖，证明了在非 B 细胞中，Pdx-1 具有驱动其向 B 样细胞分化的能力。Suzuki 等报道，无论在活体还是离体条件下，GLP-1 都能在一定程度上诱导成体肠上皮细胞转变成胰岛素产生细胞；离体条件下，GLP-1 诱导的产生胰岛素的肠上皮细胞能对葡萄糖刺激应答；移植这些细胞后能逆转胰岛素依赖的糖尿病，重塑糖尿病小鼠血糖平衡。肠干细胞在糖尿病基因/细胞治疗中也具有巨大的潜能，利用病人自身肠细胞重塑其受进餐调节的胰岛素分泌途径的方法，可能成为一个能最终治愈糖尿病的途径。

4. 脂肪干细胞

体内存在大量的脂肪干细胞（MSC），具有很强的增殖能力及多能性，能分化为胰岛素分泌细胞，使糖尿病小鼠血糖恢复至正常水平，在干细胞替代治疗中具有很大的潜能。Timper 等利用健康人脂肪组织来源 MSC 进行离体培养，在增殖过程中，细胞表达 nestin、ABCG2、SCF 及 Thy-1 等干细胞标志分子的同时，也表达胰腺内分泌转录因子 Is1-1；在特定的培养条件下，这些细胞还能被诱导分化成胰腺内分泌表型，定量 PCR 结果也显示了胰腺发育相关转录因子 Is1-1、Ipf-1 和 ngn3 的上调，以及胰岛素、胰高血糖素和生长抑素这些胰岛激素基因的表达。Chandra 等将来自小鼠的脂肪干细胞分离纯化后，在体外诱导分化为胰岛素分泌细胞，然后植入糖尿病小鼠体内，在植入 2 周内，小鼠血糖恢复正常。Kim 等将人类眼睑脂肪干细胞在体外诱导分化为胰岛素分泌细胞，然后将其移植到 1 型糖尿病小鼠的肾脏，结果小鼠血糖恢复到正常水平，将小鼠的肾脏切除，血糖则升高。

5. 造血干细胞

造血干细胞可从外周血或骨髓获得。Janus 等通过建立小鼠模型，将标记有荧光蛋白的骨髓造血干细胞移植到小鼠的胰岛，移植之后的小鼠胰岛内发现了骨髓来源的胰腺细胞，这些细胞表达胰岛 B 细胞所特有的遗传标志物，在葡萄糖的刺激下能分泌胰岛素。Rachdi 等研究表明，小鼠胰岛中有 10%～20% 的胰岛素阳性细胞可以检测出造血干细胞的 KIT 标志物，说明造血干细胞参与胰岛干细胞的再生。造血干细胞不仅能分化为胰岛 B 细胞，且能促进残存的胰岛 B 细胞的修复及胰腺干细胞向胰岛 B 细胞分化。2010 年，波兰的研究小组在对 8 例 1 型糖尿病患者进行自体非清髓造血干细胞移植后，全部患者都不需要胰岛素注射，血糖保持在正常水平。其中 1 例患者停用了胰岛素 8 个月后重新注射低剂量胰岛素。6 例患者在移植后使用阿卡波糖，结果血糖都控制得很好。移植之后初期，患者糖化血红蛋白水平维持在 12.3%，移植后 3～6 个月糖化血红蛋白水平在5.6%～6.2%。

6. 间充质干细胞

间充质干细胞不仅用于糖尿病的治疗，还用于糖尿病并发症的治疗。间充质干细胞能分化为产生胰岛素的细胞，是一种具有很强吸引力的胰岛替代细胞。骨髓间充质干细胞（MSC）在特定的离体培养条件下，能分化成胰岛样功能细胞，并能控制糖尿病大鼠的血糖水平。利用含有小鼠 IPF1、HLXB9 和 FOXA2 基因（为早期内分泌发育过程的转录因子）的腺病毒转染人类间充质干细胞（hMSCs），无论是否与胰岛共培养（或使用胰岛条件培养基）都会导致 hMSCs 胰岛素基因的表达。李艳华和裴雪涛等利用人骨髓来源的间充质干细胞（MSC），通过体外扩增和定向诱导分化发现，经两个阶段诱导后的细胞表达胰岛素、胰高血糖素、生长抑素等内分泌激素，放免分析表明诱导的胰岛样细胞团可分泌胰岛素，糖反应性较弱。Neshati 等发现在体外人骨髓间充质能表达与 pdx-1 基因相关的 4 种胰岛激素，将这些细胞植入具有免疫缺陷糖尿病小鼠，能使糖尿病小鼠血糖保持长期稳定，并能减少自体免疫介导对胰岛的攻击，从而阻止胰岛 B 细胞进一步受损。Ianus 将增强型免疫荧光蛋白（EGFP）转基因雄性小鼠的骨髓细胞经尾静脉移植到致死量照射的糖尿病雌性小鼠体内 4～6 周，在受体鼠胰岛内观察到 Y 染色体、EGFP 共表达的胰岛样细胞团，而 EGFP 在有胰岛素基因被转录时会选择性表达；此外还发现了表达 Glut2 及一些反映 β 细胞分化的转录因子，进一步研究表明这些细胞团并非来自细胞融合，而是来自于供体细胞的归巢和分化，但量较少，仅占植入细胞的 1.7%～3%，表明骨髓间充质干细胞在受体胰腺组织内发生了分化，分化为产生胰岛素的细胞，从而降低受体血糖水平。

（四）诱导性多能干细胞（iPS 细胞）

诱导性多能干细胞技术是近几年新发展起来的一种分子生物学技术。诱导性多能干细胞是将特定转录因子转入体外培养的体细胞中，将分化成熟的细胞诱导为具有干细胞特性的多能干细胞。2006 年，Takahashi 和 Yamanaka 将若干种转录因子同时导入已分化的小鼠皮肤成纤维细胞，获得了类似胚胎干细胞的多潜能干细胞，将之命名为诱导性多潜能干细胞。其生成技术不涉及胚胎损毁等伦理学问题，在干细胞研究与再生医学研究领域具有很大价值。人诱导性多能干细胞具有正常的核型，表达人胚胎干细胞特征性的端粒酶活性、细胞表面标记和基因，保持分化成所有三个胚层的各种细胞的潜能，诱导性多能干细胞在形态学、表观遗传学、全基因表达谱以及细胞类型特异的分化潜能方面与胚胎干细胞极其相似，并且个体特异来源的诱导性多能干细胞不涉及免疫排斥问题。所以诱导性多能干细胞具备成为细胞治疗以及组织器官再生最有前景的种子细胞的可能。

诱导性多能干细胞可通过以下几种方法重编程得到：①克隆技术：将成体细胞核转移到去核的卵母细胞中培育获得胚胎干细胞；②某些早期胚胎提取物、特殊因子等可以诱导成熟细胞逆向分化为干细胞；③利用特异转录因子转入体细胞使成体细胞直接转化为干细胞。如果人类诱导性多能干细胞能够真正替代胚胎干细胞，可发展成遗传特征与患者完全吻合的细胞、组织或器官，器官移植的排异反应问题可得到解决，诱导性多能干细胞将会为再生医学提供种子细胞，取代传统体细胞移植。Tateishi 等报道将人类 iPS 细胞成功分化为胰岛素分泌细胞，其与 hES 细胞来源的胰岛素分泌细胞在细胞形态、基因和蛋白表达谱、葡萄糖刺激的胰岛素分泌反应等方面类似。Park 等建立了包括 1 型糖尿病在内的多种疾病特异性的 iPS 细胞系。Maehr 等将 1 型糖尿病患者特异性的 iPS 细胞分化为胰岛素分泌细胞。由此可见，iPS 细胞不仅可能解决胰岛细胞移植治疗存在的供体组织来源不足和免疫排斥问题，而且提供了很好的疾病研究模型，有助于对糖尿病的病因学和发病机制进行探索，还可在抗糖尿病新药研发中作为药物筛选的工具。将 3 种过转录因子（OCT4、SOX2、KLF4）转入糖尿病患者的成纤维细胞重编程为诱导性多能干细胞，它具有多向分化的潜能，并且能分化为分泌胰岛素的细胞。利用诱导性多能干细胞通过 4 倍体囊胚注射，得到存活并具有繁殖能力的小鼠，在世界上首次证明了诱导性多能干细胞的全能性。Zhang 等成功将人的诱导性多能干细胞高效诱导成胰岛素产生细胞，该细胞在葡萄糖刺激下能够释放胰岛素和 C 肽，并且多数胰岛素产生细胞能够共同表达成熟 B 细胞特异标记，这和成人体内基因表达模式相似。有研究者用 1 型糖尿病患者的成纤维细胞也诱导出诱导性多能干细胞，并用该细胞分化出了具有胰岛素分泌功能的细胞。2011 年，Zhu 等首次将 1 型糖尿病猕猴细胞诱导为诱导性多能干细胞，并在体外分化为分泌胰岛素细胞。Alipio 等将诱导性多能干细胞移植到小鼠体内，成功诱导了能分泌胰岛素的细胞，这些细胞在葡萄糖刺激下能够释放胰岛素。除此之外，将诱导性多能干细胞诱导分化的胰岛素产生细胞移植到自体 1 型糖尿病小鼠体内，使小鼠血糖降低了 50% 左右。

以上研究表明，在 1 型糖尿病的治疗研究中，目前体外实验已从多种来源获得了可以用于移植的 B 细胞，即 1 型糖尿病特异性的诱导性多能干细胞，这些细胞的功能接近体内细胞，最重要的是可以分泌胰岛素，有望替代病变的胰岛细胞行使功能。但是对葡萄糖的反应性欠佳，在今后还有待改良。另外，如何使特异性的诱导性多能干细胞抵御免疫系统，尤其是如何抑制抗胰岛记忆 T 细胞的活性，也是特异性的诱导性多能干细胞真正用于临床之前必须逾越的鸿沟。

（五）结语

干细胞移植治疗糖尿病是再生医学在此领域的有益尝试，是基础医学向临床治疗学科技成果转化的重要发展。目前疗效还缺乏长期追踪随访以及循证医学客观评价后的证据，作用机制还存在很多盲点，但其未来的应用前景毋庸置疑。胚胎干细胞因为伦理、免疫排斥和安全等问题用于临床治疗存在较大的局限性。诱导性多能干细胞在体内、外都可直接诱导分化为产生胰岛素的细胞，是一种较理想的细胞来源，还可以避免免疫排斥和伦理问题，但其体内可控性和安全性是需要进一步确定的重要因素。间充质干细胞具有细胞来源无限，自体移植的免疫排斥较小，不存在伦理学问题等优势而被看好。但诱导分化机制尚存在争议，诱导效率不高，与治疗相关的细胞移植数量、时间及途径没有统一的标准，其增殖、分化能力和可塑性均不如胚胎干细胞等问题需要进一步解决。干细胞移植作为一项切实可靠的糖尿病治疗手段真正被广泛应用于临床，还需要完成很多工作才能实现。

七、基因治疗

基因治疗诞生于 20 世纪 70 年代，随着新病毒载体的成熟运用，载送方式的不断改进以及治疗思路的不断扩展，已开始尝试用基因治疗技术治疗 1 型糖尿病、2 型糖尿病和糖尿病相关并发症。1 型糖尿病（Type 1 diabetes mellitus，T1DM）的主要病因与自身免疫对于机体胰岛 B 细胞的破坏有关，2 型糖尿病的特点是伴随胰岛素抵抗的慢性高血糖。因为这两型糖尿病发病机制不同，基因治疗的策略也有所区别。对于 1 型糖尿病，可以直接载送具有合适启动子的胰岛素原 cDNA 到胰腺以外的部位（通常是肝），通过异位分泌胰岛素来维持正常血糖水平；也可以通过刺激新生 B 细胞的生成来促使胰腺恢复原来的功能，还可以通过改善胰岛 B 细胞的自身免疫反应来治疗。而对于 2 型糖尿病，则主要通过刺激胰岛细胞增殖以及建立具有分泌胰岛素功能的胰岛细胞 / 非胰岛细胞系等方式来补充不足的胰岛素或替代性发挥胰岛素的功能。根据所导入基因种类的不同，可分为替代基因治疗、免疫基因治疗和调节基因治疗。

（一）1 型糖尿病的基因治疗策略

免疫耐受的缺失导致胰岛 B 细胞受损是 1 型糖尿病的病因，而调节性 T 细胞在维持免疫耐受的过程中起关键作用。DNA 疫苗在这方面具有一定的优势。有研究将融合蛋白细胞毒性 T 淋巴细胞相关抗原 4-Ig（CTLA4-Ig）基因转染鼠离体胰岛并移植至同系糖尿病鼠后，发现 CTLA4-Ig 的局部表达可阻断共刺激通路 CD28/B7 相互作用，导致 T 细胞失活或凋亡，从而延长移植物生存期。Jun 等使非肥胖糖尿病（NOD）鼠表达谷氨酸脱羧酶（GAD）65D 的重组痘病毒（rVV-GAD65），发现可阻止 NOD 鼠糖尿病的发生。Melo 等将 Ig-GAD 融合蛋白基因转入鼠 B 淋巴细胞，发现可以防治 1 型糖尿病。免疫调节剂和抗炎分子也在糖尿病的发生中起重要作用。a1 抗胰蛋白酶（AAT）具有抗炎特性，将包含 AAT 的重组腺相关病毒转染 NOD 鼠，可减轻胰岛炎和糖尿病的发生率。将 B 淋巴细胞瘤白血病 2（Bcl2）转染离体培养的 B 细胞，可使其免于前凋亡细胞因子诱导的细胞凋亡。1 型糖尿病最简单直接的基因治疗法是通过载送胰岛素原的 cDNA 来替代死亡 B 细胞的功能。通常选择肝细胞为基因送载的目的部位，这是由于肝脏具有合成糖代谢相关酶及运载蛋白的功能。要使体内的胰岛素原转化成具有实际功能的胰岛素，需要相应的蛋白酶：激素原转化酶 1 和 2。肝脏内虽没有激素原转化酶 1 和 2，但有结构相似的弗林蛋白酶。对载入胰岛素原的 cDNA 进行改造，使其含有弗林蛋白酶的酶切位点，通过慢病毒（lentivirus，Lv）以及腺相关病毒（adeno associated virus，AAV）作为弗林蛋白酶的胰岛素原 cDNA 运载载体，胰岛素原合成后可以在肝脏内成功转化为具有生物学活性的胰岛素，以此慢病毒为载体实行糖尿病基因治疗后，胰岛素呈动态分泌。使用腺相关病毒载送 cDNA 到链脲霉素糖尿病小鼠的肝中，此方法需要使用外科手术来达到治疗目的，由于该法能将血糖长时间维持在正常水平，故仍可作为一种有潜力的治疗手段。采用胰岛发育因子如神经元素 3、NeuroD/BETA2、胰十二指肠同源异型盒基因 -1（pancreatic duodenal homeobox-1，PDX-1）等促使非内分泌细胞转变为胰岛细胞或者 B 细胞显型，进而分泌血糖调节性胰岛素是基因治疗的新思路。

（二）2 型糖尿病的基因治疗策略

2 型糖尿病的特点是伴随胰岛素抵抗的慢性高血糖，通过刺激 B 细胞增殖可以用于治疗 2 型糖尿病。分泌性蛋白如胰岛素样生长因子（IGFs）、血小板源性生长因子（PDGF），生长激素（GH）及泌乳素（PRL）等可刺激 β 细胞的增殖。已发现转染肝细胞生长因子（HGF）基因可引起 B 细胞的增殖。胰高血糖素样肽 -1（glucagon-likepeptide-1，GLP-1）可以根据血糖浓度刺激胰岛素分泌，抑制胰高血糖素分泌，增加胰岛 B 细胞对高血糖刺激的敏感性以及抑制胰岛 B 细胞凋亡，具有治疗 2 型糖尿病的潜力。但是这种蛋白的半衰期非常短（约 2min），很大程度影响了其在临床上的运用。可以通过合成 GLP-1 受体类似物或激动剂，并用病毒载体来载送 GLP-1，用基因治疗的技术来弥补。Lee 等采用腺病毒作为载体表达 GLP-1 来治疗 Zucker 肥胖糖尿病大鼠，结果显示：在注入病毒后 15 天内，糖尿病大鼠血浆中可测到 GLP-1，同时伴随体重显著减轻以及接近正常水平的血糖。

（三）并发症的治疗

糖尿病常引起多种并发症，其中以血管并发症最为重要、危害最大。血管内皮生长因子（VEGF）与新生血管形成有关。观察显示在 NOD 小鼠的缺血部位 VEGF 水平下降，以致干扰侧支循环的形成。通过肌肉注射编码 VEGF 的腺病毒载体，可使 NOD 糖尿病小鼠的 VEGF 水平及新生血管的生成恢复正常。Emanueli 等对 STZ 诱导的糖尿病鼠局部给予人组织舒血管素（hTK）基因，结果可终止外周微血管病变。Goss 等用携带神经生长因子基因的单纯疱疹病毒转染 STZ 诱导的糖尿病鼠，发现可阻止其糖尿病神经病变的发展。为改善糖尿病术后的伤口不愈合，Hirsch 等通过在糖尿病约克夏猪的局部伤口高水平表达人类 IGF-1，从而使基因治疗组的伤口愈合明显加快。Chu 等通过腺相关病毒递送小鼠 IGF-l 至链脲霉素糖尿病小鼠的肝内，使小鼠血浆 IGF-1 持续高表达，发现高浓度的血浆 IGF-l 可以逆转糖尿病小鼠的痛觉减退，同时改善感觉神经和运动神经功能，对于小鼠糖尿病外周神经病变具有很好的疗效。Liu 以腺病毒为载体，在 Wistar 糖尿病大鼠肾内过度表达 ACE2，成功降低大鼠血管收缩压，减少尿白蛋白排泄量，并增加了肾超氧化物歧化酶活性。

（四）结语

糖尿病已成为流行全球的严重公共卫生问题。虽然糖尿病基因治疗仍处于实验研究阶段，但随着转基因技术的发展和基因表达调控的明确，其已经成为糖尿病及其并发症的治疗具有广阔前景的一个新思路。随着更优秀病毒载体的出现以及非病毒载体技术的不断成熟，基因治疗将有可能成为临床上治疗糖尿病的可靠方法或者重要辅助手段。

总体而言，生物学治疗技术在内分泌及代谢疾病中的应用较少，目前尚缺乏临床标准化治疗的手段，而且其临床疗效和不良反应尚需深入的研究。但是，相信在不远的将来，随着对内分泌及代谢疾病认识的不断深入，某些细胞因子或其拮抗剂可能转化为内分泌及代谢疾病的新的治疗方法。

（贾黎静　陆祖谦　姜玉峰　王鸿博）

参考文献

[1] 宁光. 对我国内分泌和代谢病学发展的某些思考. 中华医学杂志，2011，91（26）：1801-1802

[2] 洪天培. 内分泌代谢病的转化医学研究. 中华内分泌代谢杂志，2012，28（3）：1714-1774

[3] 李海燕，藏敬五. 神经内分泌与免疫系统的相互作用 // 陈家伦. 临床内分泌学. 上海：科学技术出版社. 2011

[4] 沈永年. GH-IGF-1轴异常所致的身材矮小 // 陈家伦. 临床内分泌学. 上海：科学技术出版社. 2011.

[5] 腾卫平，李静. 自身免疫性甲状腺病的发病机制 // 陈家伦. 临床内分泌学. 上海：科学技术出版社. 2011

[6] 赵咏桔. 甲状腺功能亢进症 // 陈家伦. 临床内分泌学. 上海：科学技术出版社. 2011

[7] 赵咏桔. 甲状腺相关眼病 // 陈家伦. 临床内分泌学. 上海：科学技术出版社. 2011

[8] 朱海鹏，高志良. 一些病毒感染对宿主肥胖的影响. 国际病毒杂志，2007，14（4）：123-126

[9] 董瑞，高晓萌，商庆龙，等. 人腺病毒36型与肥胖发生相互关系的研究进展. 微生物与感染，2013，81（1）：52-55

[10] 张敏，史春梅，郭锡熔，等. 肥胖与微生物. 中华实用儿科临床杂志，2013，28（11）：806-808

[11] Alatzoglou K S, Alice W E, Le T P, et al. Isolated growth hormone deficiency（GHD）inchildhood and adolesence：recent advances. Endocr Rev，2014，p. er20131067

[12] Consensus guidelines for the diagnosis and treatment of growth hormone（GH）deficiency in childhood and adolescence：summary statement of the GH Research Society. GH Research Society. J Clin Endocrinol Metab，2000，85（11）：3990-3993

[13] Kaytor E N, Zhu JL Pao CI, Phillips LS, et al. Insulin-responsive nuclear proteins facilitate Sp1 interactions with the insulin-like growth factor-I gene. J Biol Chem，2001，276（40）：36896-36901

[14] Blum W F, Albertsson-Wikland k, Rosberg s, et al. Serum levels of insulin-like growth factor I（IGF-I）and IGF binding protein 3 reflect spontaneous growth hormone secretion. J Clin Endocrinol Metab，1993，76（6）：1610-1616

[15] 朱玉芳，潘革 . GH-IGF-1 轴与儿童生长发育 . 医学综述，2008，14（3）：321-323

[16] 王卫平 . 儿科学 . 北京：高等教育出版社 . 2004

[17] 曾畿生，王德芬 . 现代儿科内分泌学 . 上海：上海科学技术文献出版社 . 2001

[18] 侯凌等，重组人生长激素注射液治疗儿童生长激素缺乏症的临床评价 . 中华儿科杂志，2009，47（1）：48-52

[19] Osteoporosis：review of the evidence for prevention，diagnosis and treatment and cost-effectiveness analysis. Introduction. Osteoporos Int，1998，8 Suppl 4：7-80

[20] Rizzoli R，J.P. Bonjour. Determinants of peak bone mass and mechanisms of bone loss. Osteoporos Int，1999，9（2）：17-23

[21] Koranyi J，Svensson J，Gotherstrom G，et al. Baseline characteristics and the effects of five years of GH replacement therapy in adults with GH deficiency of childhood or adulthood onset：a comparative，prospective study. J Clin Endocrinol Metab，2001，86（10）：p 4693-9

[22] Shalet S M，Seck Thinke V，Wuster C，et al. Effect of growth hormone（GH）treatment on bone in postpubertal GH-deficient patients：a 2-year randomized，controlled，dose-ranging study. J Clin Endocrinol Metab，2003，88（9）：p. 4124-9

[23] 李筠，陈黎勤，梁黎 . 重组人生长激素对生长激素缺乏症儿童骨代谢的影响 . 浙江大学学报（医学版），2005，34（4）：312-315

[24] Colao A，Di Somma c，Salerno M，et al. The cardiovascular risk of GH-deficient adolescents. J Clin Endocrinol Metab，2002，87（8）：3650-3655

[25] Wit J M，Clayton P E，Rogol A D，et al. Idiopathic short stature：definition，epidemiology，and diagnostic evaluation. Growth Horm IGF Res，2008，18（2）：89-110

[26] Ranke M.B. Towards a consensus on the definition of idiopathic short stature. Horm Res，1996，45 Suppl 2：p.64-66

[27] Kemp S F，Kuntze J，Attie KM，et al. Efficacy and safety results of long-term growth hormone treatment of idiopathic short stature. J Clin Endocrinol Metab，2005，90（9）：p. 5247-5253

[28] Groban L，Lin M，Kassik KA，et al. Early-onset growth hormone deficiency results in diastolic dysfunction in adult-life and is prevented by growth hormone supplementation. Growth Horm IGF Res，2011，21（2）：81-88

[29] Schneider HJ，Klotsche J，Wittchen H U，et al. Effects of growth hormone replacement within the KIMS survey on estimated cardiovascular risk and predictors of risk reduction in patients with growth hormone deficiency. Clin Endocrinol（Oxf），2011，75（6）：825-830

[30] Newman C B，Frisch K A，Rosenzweig B，et al. Moderate doses of hGH（0.64 mg/d）improve lipids but not cardiovascular function in GH-deficient adults with normal baseline cardiac function. J Clin Endocrinol Metab，2011，96（1）：122-132

[31] Fideleff H L，Boquete H G，Giaccio A V，et al. Comparative results of a 4-year study on cardiovascular parameters，lipid metabolism，body composition and bone mass between untreated and treated adult

growth hormone deficient patients. Growth Horm IGF Res，2008 18（4）：318-324

[32] Deepak D，Daousi C，Boyland E，et al. Growth hormone and changes in energy balance in growth hormone deficient adults. Eur J Clin Invest，2008，38（9）：622-627

[33] Copinschi G，Nedeltcheva A，Leproult R，et al. Sleep disturbances，daytime sleepiness，and quality of life in adults with growth hormone deficiency. J Clin Endocrinol Metab，2010，95（5）：2195-2202

[34] Morselli L L，Nedeltcheva A，Leproult R，et al. Impact of GH replacement therapy on sleep in adult patients with GH deficiency of pituitary origin. Eur J Endocrinol，2013，168（5）：763-770

[35] Barake M，A. Klibanski，N.A. Tritos. Effects of recombinant human growth hormone therapy on bone mineral density in adults with growth hormone deficiency：a meta-analysis. J Clin Endocrinol Metab，2014，99（3）：852-860

[36] Arafah B M，M.P. Nasrallah. Pituitary tumors：pathophysiology，clinical manifestations and management. Endocr Relat Cancer，2001，8（4）：287-305

[37] Karavitaki N. Prevalence and incidence of pituitary adenomas. Ann Endocrinol（Paris），2012，73（2）：79-80

[38] Hofland L J，van der Hoek J，van Koetsveld PM，et al. The novel somatostatin analog SOM230 is a potent inhibitor of hormone release by growth hormone-and prolactin-secreting pituitary adenomas in vitro. J Clin Endocrinol Metab，2004，89（4）：1577-1585

[39] Jaquet P，Gunz G，Saveanu A，et al. BIM-23A760，a chimeric molecule directed towards somatostatin and dopamine receptors，vs universal somatostatin receptors ligands in GH-secreting pituitary adenomas partial responders to octreotide. J Endocrinol Invest，2005，28（11 Suppl International）：21-27

[40] Gruszka A，Ren S G，Dong G，et al. Regulation of growth hormone and prolactin gene expression and secretion by chimeric somatostatin-dopamine molecules. Endocrinology，2007，148（12）：6107-6114

[41] Fusco A，Gunz G，Jaquet P，et al. Somatostatinergic ligands in dopamine-sensitive and -resistant prolactinomas. Eur J Endocrinol，2008，158（5）：595-603

[42] Rajasoorya C，Holdaway I M，Wrightson P，et al. Determinants of clinical outcome and survival in acromegaly. Clin Endocrinol（Oxf），1994，41（1）：95-102

[43] Bruns C，Gunz G，Jaquet P，et al. SOM230：a novel somato statin peptidomimetic with broad somatotropin release inhibiting factor（SRIF）receptor binding and a unique antisecretory profile. Eur J Endocrinol，2002，146（5）：707-716

[44] Zatelli M C，Cappabianca P，Cavallo LM，et al. Somatostatin receptor subtype 1 selective activation in human growth hormone（GH）- and prolactin（PRL）-secreting pituitary adenomas：effects on cell viability，GH，and PRL secretion. J Clin Endocrinol Metab，2003，88（6）：2797-2802

[45] Matrone C，Pivonello R，Colao A，et al. Expression and function of somatostatin receptor subtype 1 in human growth hormone secreting pituitary tumors deriving from patients partially responsive or resistant to long-term treatment with somatostatin analogs. Neuroendocrinology，2004，79（3）：142-148

[46] Hofland L J，S.W. Lamberts。Somatostatin receptors in pituitary function，diagnosis and therapy. Front

Horm Res，2004，32：235-252

[47] Hofland L J. Somatostatin and somatostatin receptors in Cushing´s disease. Mol Cell Endocrinol，2008，286（1-2）：199-205

[48] Van der Hoek J，S.W. Lamberts，L.J. Hofland. Preclinical and clinical experiences with the role of somatostatin receptors in the treatment of pituitary adenomas. Eur J Endocrinol，2007，156（1）：S45-51

[49] Colao A，Petersenn S，Newell-Price J，et al. A 12-month phase 3 study of pasireotide in Cushing´s disease. N Engl J Med，2012，366（10）：914-924

[50] Beck-Peccoz P，L. Persani. Thyrotropinomas. Endocrinol Metab Clin North Am，2008，37（1）：123-134

[51] Colao A，Somma C D，Pivonello R，et al. Medical therapy for clinically non-functioning pituitary adenomas. Endocr Relat Cancer，2008，15（4）：905-915

[52] George S R，B.F. O´Dowd，S.P. Lee. G-protein-coupled receptor oligomerization and its potential for drug discovery. Nat Rev Drug Discov，2002，1（10）：808-820

[53] Jaquet P，Gunz GSaveanu A，Dufour H，et al. Efficacy of chimeric molecules directed towards multiple somatostatin and dopamine receptors on inhibition of GH and prolactin secretion from GH-secreting pituitary adenomas classified as partially responsive to somatostatin analog therapy. Eur J Endocrinol，2005，153（1）：135-141

[54] Ren S G，Kim S，Taylor J，et al. Suppression of rat and human growth hormone and prolactin secretion by a novel somatostatin/dopaminergic chimeric ligand. J Clin Endocrinol Metab，2003，88（11）：5414-5421

[55] Saveanu A，Lavaque E，Gunz G，et al. Demonstration of enhanced potency of a chimeric somatostatin-dopamine molecule，BIM-23A387，in suppressing growth hormone and prolactin secretion from human pituitary somatotroph adenoma cells. J Clin Endocrinol Metab，2002，87（12）：5545-5552

[56] Coppieters K T，L.C. Harrison，M.G. von herrath. Trials in type 1 diabetes：Antigen-specific therapies. Clin Immunol，2013，149（3）：345-355

[57] Skyler J S，Krischer J P，Wolfsdorf J，et al. Effects of oral insulin in relatives of patients with type 1 diabetes：The Diabetes Prevention Trial--Type 1. Diabetes Care，2005，28（5）：1068-1076

[58] Achenbach P，J. Barker，E. Bonifacio. Modulating the natural history of type 1 diabetes in children at high genetic risk by mucosal insulin immunization. Curr Diab Rep，2008，8（2）：87-93

[59] Kaufman D L，Clare-Salzler M，Tian J，et al. Spontaneous loss of T-cell tolerance to glutamic acid decarboxylase in murine insulin-dependent diabetes. Nature，1993，366（6450）：69-72

[60] Ludvigsson J，Faresj M，Hjorth M，et al. GAD treatment and insulin secretion in recent-onset type 1 diabetes. N Engl J Med，2008，359（18）：1909-1920

[61] Hjorth M，Axelsson S，Rydén A，et al. GAD-alum treatment induces GAD65-specific CD4+CD25highFoxp3+ cells in type 1 diabetic patients. Clin Immunol，2011，138（1）：117-126

[62] Axelsson S，Hjorth M，Ludvigsson J，et al. Decreased GAD（65）-specific Th1/Tc1 phenotype in children with Type 1 diabetes treated with GAD-alum. Diabet Med，2012，29（10）：1272-1278

[63] Rewers M，P. Gottlieb. Immunotherapy for the prevention and treatment of type 1 diabetes：human trials

and a look into the future. Diabetes Care，2009，32（10）：1769–1782

[64] Herold K C，Gitelman S E，Ehlers M R，et al. Teplizumab（anti–CD3 mAb）treatment preserves C–peptide responses in patients with new–onset type 1 diabetes in a randomized controlled trial：metabolic and immunologic features at baseline identify a subgroup of responders. Diabetes，2013，62（11）：3766–3774

[65] Keymeulen B，Walter M，Mathieu C，et al. Four–year metabolic outcome of a randomised controlled CD3–antibody trial in recent–onset type 1 diabetic patients depends on their age and baseline residual beta cell mass. Diabetologia，2010，53（4）：614–623

[66] Rivera A，Chen C C，Ron N，et al. Role of B cells as antigen–presenting cells in vivo revisited：antigen–specific B cells are essential for T cell expansion in lymph nodes and for systemic T cell responses to low antigen concentrations. Int Immunol，2001，13（12）：1583–1593

[67] Pescovitz M D，Greenbaum C J，Krause–Steinrauf H，et al. Rituximab，B–lymphocyte depletion，and preservation of beta–cell function. N Engl J Med，2009，361（22）：2143–2152

[68] Hardy I R，Anceriz N，Rousseau F，et al. Anti–CD79 antibody induces B cell anergy that protects against autoimmunity. J Immunol，2014，192（4）：1641–1650

[69] Salomon B，Lenschow D L，Ashourian N，et al. B7/CD28 costimulation is essential for the homeostasis of the $CD4^+CD25^+$ immunoregulatory T cells that control autoimmune diabetes. Immunity，2000，12（4）：431–440

[70] Orban T，Farkas K，Jalahej H，et al. Autoantigen–specific regulatory T cells induced in patients with type 1 diabetes mellitus by insulin B–chain immunotherapy. J Autoimmun，2010，34（4）：408–415

[71] Marek–Trzonkowska N，Myśliwec M，Siebert J，et al. Clinical application of regulatory T cells in type 1 diabetes. Pediatr Diabetes，2013，14（5）：322–332

[72] Kelly WD，Lillehei RC，Merkel FK，et al. Surgery，1967，61（6）：827– 837

[73] WhiteSA，ShawJA，SutherlandDE.Pancreastransplantation．Lancet，2009，373：1808–1817

[74] Sener A，Cooper M，Bartlett ST. Is there a role for pancreas transplantation in type 2 diabetes mellitus? Transplantation，2010，90：121–123

[75] Orlando G，Stratta RJ，Light J. Pancreas transplantation for type 2 diabetes mellitus. Curr Opin Organ Transplant，2011，16：110–115

[76] Morath C，Schmied B，Mehrabi A，et al. Simultaneous pancreas–kidney transplantation in type 1 diabetes. Clin Transplant，2009，23（Suppl 21）：115–120

[77] American Diabetes Association．Pancreas and islet transplantation in type 1 diabetes. Diabetes Care，2006，29：935

[78] Troppmann C. Complications after pancreas transplantation. Curr Opin Organ Transplant，2010，15：112–118

[79] Vardanyan M，Parkin E，Cruessner C，et al. Pancreas vs. islet transplantation：a cell on the future. Curr Opin Organ Transplant，2010，15：124–130

[80] Goodman J，Berker T Y. Pancreas surgical complications. Curr Opin Organ Transplant，2009，14：85-89

[81] Schmied B M，Muller S A，Mehrabi A，et al. Immunosuppressive standards in simultaneous kidney-pancreas transplantation.ClinTransplant，2006，20（Suppl17）：44-50

[82] Becker B N，Odorico J S，Becker Y ，et a1. Simultaneous pancreas-kidney and pancreas transplantation[J]. J Am Soc Nephrol，2001，12（11）：2517-2527

[83] Axelrod D，Kanfman D B. Novel immunosuppression in pancreas transplantation and outcomes[J]. Organ Transplant，2007，12（1）：77-81

[84] Kaufman D B，Salvalaggio P R. Immunosuppression for pancreas transplantation[J]. Organ Transplant，2005，10：169-175

[85] Strata R J，Alloway R R，Lo A，et al. Two-dose daclizumab regimen in simultaneous kidney-pancreas transplant recipients：primary endpoint analysis of a multicenter，randomized study. Transplantation，2003，75：1260-1266

[86] Cruessner A C，Sutherland D E，Gruessner R W. Pancreas transplantation in the United States：a review. Curr Opin Organ Transplant，2010，15：93-101

[87] Han D J，Sutherland D E. Pancreas transplantation. Gut Liver，2010，4：450-465

[88] Alxelrod D A，Mccullough K P，Brewer E D，et al. Kidney and pancreas transplantation in the United States：the changing face of living donation. Am J Transplant，2010，10：987-1002

[89] Guessner A C，Sutherland D E R. Pancreas transplant outcomes for United States（US）and Non•US cases as reported to the United Network for Organ Sharing（UNOS）and to the International Pancreas Transplant Registry（WTR）as of May 2003[M]//Treasaki PI ed. Clinical transplants，2004：21-51

[90] Gremizzi C，Vergani A，Paloschi V，et al. Impact of pancreas transplantation on type-1 diabetes-related complications. Curr Opin Organ Transplant，2010，15：119-123

[91] Najarian J S，Sutherland DER，Matas A J，et al. Human islet transplantation：a preliminary report. Transplant Proc，1977，9（1）：233-236

[92] Sutherland DER，Matas A J，Najarian J S. Pancreatic islet cell transplantation. Surg Clin North Am，1978，58：365-382

[93] Shapiro A M，Lakey J R，Ryan E A，et al. Islet transplantation in seven patients with type 1 diabetes mellitus using a glucocorticoid-free immunosuppressive regimen. N Engl J Med，2000，343：230-238

[94] Fiorina P，Shapiro A M，Ricordi C，et al. The clinical impact of islet transplantation. Am J Transplant，2008，8：1990-1997

[95] Vantyghem M C，Pattou F，Girardot C，et a1. Eligibility of diabetic patients receiving dialysis for islet after kidney transplantation. [J]Transplant Proc，2004，36（4）：1103-1105

[96] Prabhakaran S，Hering B J. What strain of pig should be used[J]. Xenotransplantation，2008，15（2）：83-86

[97] Cardona K，Korbutt G S，Milas Z，et a1. Long-term survival of neonatal porcine islets in nonhuman primates by targeting costimulation pathways[J]. Nat Med，2006，12（3）：304

[98] Pileggi A，Ricordi C，Milas Z，et al．Factors influencing islet of langerhans graft function and monitoring[J]．Clin Chim Acta，2001，3l0（1）：3-16

[99] Vander Windt D J，Bottino R，Casu A，et al. Long-term controlled normoglycemia in diabetic non-human primates after transplantation with hCD46 transgenic porcine islets [J]. Am J Transplant，2009，9（12）：2716-2726

[100] 聂唯，唐医亚，容鹏飞，等．CD4+T细胞抗体标记超顺磁性氧化铁 MR 成像诊断异种胰岛移植免疫排斥反应的实验研究．中华放射学杂志，2008，42（10）：1084-1088

[101] Soria B，Skoudy A，Martín F. From stem cells to β-cells：new strategies in cell therapy of diabetes mellitus. Diabetologia，2001，44：407-415

[102] 李艳华，裴雪涛．干细胞 – 糖尿病治疗的新资源．中华内分泌代谢杂志，2003，19：70-72

[103] McCall M D，Toso C，Baetge E E，et al. Are stem cells a cure for diabetes?. Clin Sci，2010，118（2）：87-97

[104] 周敬，潘兴华，庞荣清．干细胞移植治疗慢性肾脏疾病的可行性 [J]. 中国组织工程研究与临床康复，2011，15（6）：1107-1110

[105] Assady S，Maor G，Amit M，et al．Insulin production by human embryonic stem cells．Diabetes[J]，2001，50（8）：1691-1697

[106] D'Amour K A，Bang A G，Eliaser S，et al．Production of pancreatic hormone-expressing endocrine cells from human embryonic stem cells[J]．Nat Biotechnol，2006，24（11）：1392-1401

[107] Jiang W，Shi Y，Zhao D，et al. In vitro derivation of functional insulin-producing cells from human embryonic stem cells. Cell Res，2007，17（4）：333-344

[108] Raikwar S P，Zavazava N. Spontaneous in vivo differentiation of embryonic stem cell-derived pancreatic endoderm-like cells corrects hyperglycemia in diabetic mice. Transplantation，2011，91（1）：11-20

[109] Demeterco C，Hao E，Lee S H，et al. Adult human beta-cell neogenesis?. Diabetes Obes Metab，2009，11（4）：46-53

[110] Ramiya V K，Maraist M，Arfors K E，et al．Reversal of insulin-dependent diabetes using islets generated in vitro from pancreatic stem cells[J]．Nat Med，2000，6（3）：278-282

[111] Xu X，D Hoker J，Stange G，et al．Beta cells can be generated from endogenous progenitors in injured adult mouse pancreas[J]．Cell，2008，132（2）：197-207

[112] 蔡寒青，葛焕琦，门秀丽等．胰腺干细胞体外诱导分化为胰岛素分泌细胞及对 1 型糖尿病模型鼠的治疗作用．中国组织工程研究与临床康复，2009，12（29）：5768-5772

[113] Houbracken I，Bouwens L. The quest for tissue stem cells in the pancreas and other organs，and their application in beta-cell replacement. Rev Diabet Stud，2010，7（2）：112-123

[114] Chung C H，Levine F. Adult pancreatic alpha-cells：a new source of cells for beta-cell regeneration. Rev Diabet Stud，2010，7（2）：124-131

[115] Sangan C B，Tosh D. A new paradigm in cell therapy for turning pancreatic α-cells into β-cells. Bioessays，2010，32（10）：881-884

[116] Yechoor V，Liu V，Espiritu C，et al. Neurogenin3 is sufficient for transdetermination of hepatic progenitorcells into neo-islets in vivo but not transdifferentiation of hepatocytes. Dev Cell，2009，16（3）：358-373

[117] Yoshida S，Kajimoto Y，Yasuda T，et al. PDX-1 Induces differentiation of intestinal epithelioid IEC-6 into insulin-producing cells．Diabetes，2002，51：2505-2513

[118] Kojima H，Nakamura T，Fujita Y，et al. Combined expression of pancreatic duodenal homeobox 1 and islet Factor 1 induces immature enterocytes to produce insulin．Diabetes，2002，51：1398-1408

[119] Koizumi M，Nagai K，Kida A，et al. Forced expression of PDX-1 induces production in intestinal epithelia．Surgery，2006，140（2）：273-280

[120] Suzuki A，Nakauchi H，Taniguchi H. Glucagon-like peptide I（1-37）converts intestinal epithelial cells into insulin-producing cells．PNAs，.2003，100（9）：5034-5039

[121] Timper K，Seboek D，Eberhardt M，et al. Human adipose tissue-derived mesenchymal stem cells differentiate into insulin，somatostatin，and glucagon expressing cells．Biochemical and Biophysical Research Communications，2006，341：1135-1140

[122] Chandra V，G S Phadnis S，Nair P D，et al. Generation of pancreatic chormone- expressing islet-like cell aggregates from murine adiposetissue-derived stem cells. Stem Cells，2009，27（8）：1941-1953

[123] Kim S C，Han D J，Lee J Y，et al. Adipose tissue derived stem cells for regeneration and differentiation into insulin-producing cells. Curr Stem Cell Res Ther，2010，5（2）：190-194

[124] Janus A，Hold G G，Theise N D，et al. In vivo derivation of glucose-competent pancreatic endocrine cells from bone marrow without evidence of cell fusion[J]．J Clin Invest，2003，111（6）：843-850

[125] Rachdi L，El Ghazi L，Bernex F，et al．Expression of the receptor tyrosine kinase KIT in mature beta-cells and in the pancreas in development[J]．Diabetes，2001，50（9）：2021-2028

[126] Huang Y，Kucia M，Hussain L R，et al. Bone marrow transplantation temporarily improves pancreatic function instreptozotocin-induced diabetes：potential involvement of very small embryonic-like cells. Transplantation，2010，89（6）：677-685

[127] 景华，张金元，吕旭晶 .1 型糖尿病的干细胞治疗：可能成为临床之有效方案？中国组织工程研究与临床康复，2010，14（23）：4337-4341

[128] Snarski E，Milczarczyk A，Torosian T，et al. Independence of exogenous insulin following immunoablation and stem cell reconstitution in newly diagnosed diabetes type I. Bone Marrow Transplant，2011，46（4）：562-566

[129] Anzalone R，Lo lacono M，Loria T，et al. Wharton's Jelly mesenchymal stemcells as candidates for beta cells regeneration：extending the differentiative and immunomodulatory benefits of adult mesenchymal stem cells for the treatment of type 1 diabetes. Stem Cell Rev，2011，7（2）：342-363

[130] Yang Z，Li K，Yan X，et al. Amelioration of diabetic retinopathy by engrafted human adipose-derived mesenchymal stem cells in streptozotocin diabetic rats. Graefes Arch Clin Exp Ophthalmol，2010，248：1415-1422

[131] Volarevic V，Arsenijevic N，Lukic M，L，et al. Mesenchymal Stem Cell Treatment of Complications of Diabetes Mellitus. Stem cell，2011，29：5-10

[132] Chen L，B，Jiang X，B，Yang L. Differentiation of rat marrow mesenchymal stem cells into pancreatic islet beta-cells. World J Gastroenterol，2004，10（20）：3016-3020

[133] Moriscot C，De Fraipont F，Richard M J，et al. Human bone marrow mesenchymal stem cells can express insulin and key transcription factors of the endocrine pancreas developmental pathway upon genetic and ／ or microenvironmental manipulation in vitro. Stem Cells，2005，23：594-604

[134] LI Y H，Bai C X，Xie C，et al. Research on induction of adult bone marrow derived mesenchemal stem cells differentiating into islet-like cell clusters in vitro. Progress in Natural Science，2003，13（6）：593-597

[135] Neshati Z，Matin M M，Bahrami A R，et al. Differentiation of mesenchymal stem cells to insulin-producing cells and their impaction type 1 diabetic rats. Physiol Biochem，2010，66（2）：181-187

[136] Jurewicz M，Yang S，Augello A，et al. Congenic mesenchymal stem cell therapy reverses hyperglycemia inexperimental type 1 diabetes. Diabetes，2010，59（12）：3139-3147

[137] 肖娜，程腊梅.间充质干细胞1型糖尿病治疗中的应用国际病理科学与临床杂志,2009,29：（3）:2-5

[138] Tateishi K，He J，Taranova O，el al. Generation of insulin-secreting islet-like clusters from human skin fibroblasts. J Biol Chem，2008，283：31601-31607

[139] Park I H，Arora N，Huo H，et al. Disease-specific induced pluripotent stem cells. Cell，2008，134：877-886

[140] Maehr R，Chen S，Snitow M，el al. Generation of pluripetent stem cells from patients with type 1 diabetes. Proc Natl Acad Sci USA，2009，106：15768-15773

[141] Maehr R，Chen S，Snitow M，et al. Generation of pluripotent stem cells from patients with type 1 diabetes. Proc Natl Acad Sci U.S.A，2009，106（37）：15768-15773

[142] Hanna J，Wernig M，Markoulaki S，et al. Treatment of sickle cell anemia mouse model with iPS cells generated from autologous skin.Science，2007，318：1920-1923

[143] Zhang D，Jiang W，Liu M，et al. Highly efficient differentiation of human ES cells and iPS cells into mature pancreatic insulin producing cells. Cell Res，2009，19（4）：429-438

[144] Zaida Alipioa，Wenbin Liaob，Elizabeth J，et al. Reversal of hyperglycemia in diabetic mouse models using induced-pluripotent stem（iPS）-derived pancreatic β-like cells.PNAS，2010，107（27）：13427-13428

[145] Zhu F F，Zhang P B，Zhang D H，et al. Generation of pancreatic insulin-producing cells from rhesus monkey induced pluripotent stem cells.Diabetologia，2011 Jul 14

[146] Alipio Z，Liao W，Roemer E J，et al. Reversal of hyperglycemia in diabetic mouse models using induced-pluripotent stem（iPS）-derived pancreatic beta-like cells. Proc Natl Acad Sci USA ，2010，107（30）：13426-13431

[147] Nelson T J，Martinez-Fernandez A，Yamada S，et al. Repair of acute myocardial infarction by human

stemness factors induced pluripotent stem cells.Circulation，2009，20（5）：408-416

[148] Todd J A. Stem cells and a cure for type 1 diabetes?. Proc Natl A cad Sci USA，2009，106（37）：15768- 15773

[149] Prud'homme G J，Draghia-Akli R，Wang Q. Plasmid-based gene therapy of diabetes mellitus[J]. Gene ther，2007，14（7）：553-564

[150] Yamada A，Salama A D，Sayegh M H. The role of novel T cell costimulatory pathways in autoimmunity and transplantation. J Am Soc Nephrol，2002，13：559-575

[151] Jun H S，Chung Y H，Han J，et al. Prevention of autoimmune diabetes by immunogene therapy using recombinant vaccinia virus expressing glutamic acid decarboxylase. Diabetologia，2002，45：668-676

[152] Melo M E，Qian J，El-Amine M，et al. Gene transfer of Ig-fusion proteins into B cells prevents and treats autoimmune diseases. J Immunol，2002，168：4788-4795

[153] Song S H，Goudy K，Campbell-Thompson M. Recombinant AAV mediated alpha-1 antitrypsin gene therapy prevents type 1 diabetes in NOD mice. Mol Ther，2002，5：S342

[154] Kavahara A，Kobayashi T，Nagata S，et al. Inhibition of Fas induced apoptosis by Bcl2. Oncogene，1998，17：2549-2554

[155] Ren B，O'Brien B A，Swan M A，et al. Long-term correction of diabetes in rats after lentiviral hepatic insulin gene therapy[J]. Diabetologia，2007，50（9）：1910-1920

[156] Hsu P Y，Kotin R M，Yang Y W. Glucose-and metabolically regulated hepatic insulin gene therapy for diabetes[J]. Pharm Res，2008，25（6）：1460-1468

[157] Samson S L，Chan L. Gene therapy for diabetes：reinventing the islet[J]. Trends Endocrinol Metab，2006，17（3）：92-100

[158] Garcia-Ocana A，Vasavada R C，Cebrian A，et al. Transgenic over expression of hepatocyte growth factor in the β-cell markedly improves islet function and islet transplant outcomes in mice.Diabetes，2001，50：2752-2762

[159] Yu B S，Wang A R. Glucagon-like peptide 1 based therapy for Type 2 diabetes[J]. World J Pediatr，2008，4（1）：8-13

[160] Lee Y，Kwon M K，Kang E S，et al. Adenoviral vector-mediated glucagon-like peptide 1 gene therapy improve glucose homeostasis in Zucker diabetic fatty rats[J]. J Gene Med，2008，10（3）：260-268

[161] Emanueli C，Salis M B，Pinna A，et al. Prevention of diabetes-induced microangiopathy by human tissue kalikrein gene transfer. Circulation，2002，106：993-999

[162] Goes J R，Goins W F，Lacomis D，et al. Herpes simplex-mediated gene transfer of nerve growth factor protects against peripheral neuropathy in streptozotocin-induced diabetes in the mouse. Diabetes，2002，51：2227-2232

[163] Hirsch T，Spielmann M，Velander P，et al. Insulin-like growth factor-1 gene therapy and cell transplantation in diabetic wounds[J]. J Gene Med，2008，10（11）：1247-1252

[164] Chu Q，Moreland R，Yew N S，et al. Systemic insulin-like growth factor-1 reverses hypoalgesia and

improves mobility in a mouse model of diabetic peripheral neuropathy[J]. Mol Ther，2008，16（8）：1400-1408

[165] Liu C X，Hu Q，Wang Y，et al. Angioteusin-converting enzyme 2 over expression remarkably ameliorated glomerular injury in a rat model of diabetic nephropathy：A comparison with ACE inhibition [J]. Mol Med，2011，17（1-2）：59-69

第十四章

风湿免疫系统疾病的生物治疗

近年来，分子生物学及细胞学领域的研究发现和不断进步推动了生物制剂治疗自身免疫性疾病的发展。对各种风湿病免疫病理生理学基础的深入研究和生物药剂学的发展为风湿病生物治疗提供了可能。生物制剂在风湿病治疗领域的出现是一个里程碑式的突破。作为一种新型药物，生物制剂具有良好的抗炎和阻止疾病进展的效果。这些药物以在疾病发生与维持过程中可能起核心作用的失调的特异性免疫反应元件为作用靶点。例如有大量证据显示在类风湿性疾病患者的滑膜中，关键的致炎细胞因子如肿瘤坏死因子 – α（tumor necrosis factor- α，TNF- α）、白细胞介素 –1（interleukin–1，IL–1）等上调。针对这些关键炎症介质（尤其是 TNF）的制剂对类风湿关节炎（rheumatoid Arthritis，RA）及其他系统性炎症性疾病患者具有显著疗效。TNF 抑制剂不仅能显著改善疾病的症状和体征，而且能保护患者的功能状态，提高患者的生活质量，阻止疾病进展，从而提高医生和患者对抗风湿治疗效果的期望值。

目前在风湿病领域应用的治疗措施包括生物制剂（药物）和干细胞治疗。其中生物制剂主要包括：①针对促炎细胞因子开发的生物制剂。如今被广泛应用于临床的有肿瘤坏死因子 – α（tumor necrosis factor- α，TNF- α）如依那西普（entanercept）、英夫利昔单抗（infliximab）、阿达木单抗（adalimumab）和 IL–6 受体单克隆抗体（托珠单抗）。②针对抗 B 细胞的特异性抑制剂。其中抗 CD20 单克隆抗体利妥昔单抗（rituximab）正在尝试应用于风湿性疾病的治疗中，另外还有抗 CD40 配体的单克隆抗体、B 淋巴细胞刺激因子家族的单克隆抗体等。③抗 T 细胞特异性抑制剂如细胞毒性 T 细胞淋巴抗原 4– 免疫球蛋白

（cytotoxic T lymphocyte antigen 4-immunoglobulin，CTLA4-Ig），目前此类药物主要有阿巴他塞（abatacept）和凯利昔单抗（keliximab），正在进行相关临床试验研究中。

一、肿瘤坏死因子 -a（TNF-a）抑制剂

TNF-α 是一种促炎症细胞因子，主要由活化的单核细胞和巨噬细胞产生。具有介导炎症反应和免疫调节作用，其效应包括促使淋巴细胞活化，调节细胞因子、趋化因子、前列腺素和金属蛋白酶的释放和功能，促进纤维母细胞增生、血管新生。大量研究资料证实，TNF-α 在多种风湿病的发病机制中发挥重要的作用。在 RA 等炎性疾病中，TNF-α 可能通过许多机制促成 RA 发病，包括诱导其他促炎细胞因子（如 IL-1、IL-6）和趋化因子（如 IL-8）；通过增加内皮层的通透性和黏附分子的表达和发挥功能来促进白细胞迁移；使多种细胞活化；诱导急性期反应物和其他蛋白的合成，包括由滑膜细胞或软骨细胞产生的组织降解酶（基质金属蛋白酶）。鉴于 TNF-α 参与介导了多种炎症反应，在系统性炎症性疾病的生物治疗中，该细胞因子自然就成为治疗靶点。这种观点首先在动物实验中得到证实，在动物模型中，含单克隆抗体或可溶性 TNF-R 结构的 TNF 抑制剂可改善炎症的症状并使关节免遭破坏。同时 TNF-α 抑制剂也是在风湿病领域应用最广泛的生物制剂。

目前上市的 TNF-α 抑制剂主要有：依那西普、英夫利昔单抗、阿达木单抗、赛妥珠单抗、戈利木单抗。在中国应用最广泛的 TNF-α 抑制剂主要包括依那西普、英夫利昔单抗、阿达木单抗，其他同类药物正在临床研发中。上述药物都在 RA 患者中进行了开放性研究并进行了随机双盲安慰剂对照临床试验。大多数研究对象是同时应用了甲氨蝶呤（methotrexate，MTX）的处于疾病活动期的患者；也有一些研究观察了单药治疗效果。鉴于在类风湿关节炎（RA）患者中达到的治疗效果，TNF 抑制剂已被试用于其他自身免疫性关节炎，包括银屑病关节炎（PsA）和强直性脊柱炎（AS）等。TNF-α 抑制剂在国外应用于临床已十多年，在国内正式上市也已 8 年，目前已经积累了此类制剂对其他自身免疫性疾病（如克罗恩病、溃疡性结肠炎、银屑病、葡萄膜炎）的疗效经验。

这三种药物都是大分子 TNF 抑制剂，但不尽相同。单克隆抗体英夫利昔单抗和阿达木单抗对 TNF-α 具有特异性，而依那西普可以与 TNF-α 和淋巴毒素-α（lymphotoxin，LT-α）两者结合。三种药物都能干预 Fc 介导的功能，如补体依赖的细胞溶解和抗体依赖性细胞介导的细胞毒，但亲和力方面不尽相同。英夫利昔单抗和依那西普两者均能够诱导 RA 患者骨膜巨噬细胞凋亡。然而使用研究剂量的依那西普治疗克罗恩病是无效的，且不能诱导其细胞凋亡；相反，两种抗 TNF-α 单克隆抗体对克罗恩病均有效，并且能够诱导高度活化的淋巴细胞凋亡。各种 TNF 抑制剂疗效和毒副作用的差异有待进一步研究。

（一）TNF-α 抑制剂种类

1. 依那西普

依那西普（etanercept）是可溶性的人二聚体融合蛋白，为 TNF 受体（p75）与人 IgG1 的 Fc 片段结合的融合蛋白，包含 934 个氨基酸。依那西普的 TNF-R 域通过与可溶性、膜型 TNF 及淋巴毒素 –α 相结合，阻断 TNF-α 与细胞表面的 TNF 受体结合，从而起到控制炎症、阻断病情进展的作用。

（1）药代动力学　依那西普皮下给药吸收缓慢，单次给药 25mg 后约 50h 达到平均峰浓度。Ig 结构的半衰期为 3～4.8 天。依那西普主要分布于血管内。药物如何从循环中被清除尚不清楚。但据推测，应该是 Fc 段与网状内皮系统结合所介导的。与抗 TNF 单克隆抗体不同，与 MTX 联合应用并不改变依那西普的峰浓度。

（2）药物剂量　在 RA、PsA 和 AS 患者，标准剂量为 25mg，皮下注射每周 2 次，或 50mg，每周 1 次，药物使用灭菌注射用水稀释。依那西普可单独或与 MTX 联合使用。皮肤银屑病患者在治疗最初 12 周经常使用更高剂量（50mg，每周 2 次）。临床上，依那西普还可与除 MTX 之外的慢作用药物（DMARD）联用，例如来氟米特、柳氮磺胺吡啶和其他 DMARD。

（3）疗效

类风湿关节炎　20 世纪末期进行的依那西普治疗 MTX 的最初研究表明，依那西普对早期和难治性 RA 有效且耐受性良好，其最佳剂量为 25mg，每周 2 次。除了达到 ACR-20 疗效外，依那西普还能明显改善患者的功能状态和生活质量。在一项临床随机双盲安慰剂对照试验中，对病情活动、病程长且用 DMARD 治疗控制病情的 RA 患者，予以依那西普（10mg 或 25mg，每周 2 次）连续治疗 6 个月，能迅速有效地降低疾病活动性。另一试验结果显示：早期单用 MTX 治疗并能控制病情活动的患者，加入依那西普疗效远比单用 MTX 迅速而持久。在治疗 6 个月后，联合治疗组与 MTX 单用组相比，其疾病活动性显著降低。大多数患者可减少 MTX 或糖皮质激素用量。

随着在难治性 RA 中取得成功疗效后，与病程不超过 3 年、首次接受 MTX 加量治疗的 RA 患者相比，使用两种剂量（10mg 或 25mg，每周 2 次）依那西普的大规模试验证明了 TNF-α 抑制剂对早期 RA 的作用。标准剂量的依那西普比 MTX 和小剂量的依那西普更能迅速起效。在 0、6、12 和 24 个月的影像学评估显示：与 MTX 相比，依那西普能使 RA 患者的影像学进展大大减慢。

长期开放性随访研究发现，依那西普长期（10 年）维持治疗仍然可以保持疗效。2004 年的 TEMPO 研究中，对单用依那西普、单用 MTX 和依那西普与 MTX 联合应用治疗较早期患者的疗效进行了评定，联合用药组 ACR-20、ACR-50、ACR-70 及缓解率均显著高于任一单药治疗组。联合用药组功能障碍改善更为明显。依那西普和 MTX 联合用药组的影像学进展转归优于任一单药治疗组，依那西普组影像学进展明显优于 MTX 单药组。同时，研究最终表明 MTX 与 TNF 抑制剂联用具有累加效应。

不同剂量的依那西普已被应用于临床试验中。已有研究证明，在 RA 患者，依那西普 50mg 每周 1 次和 25mg 每周 2 次疗效等同。值得关注的一点是，单用依那西普治疗 RA 50mg 每周 2 次疗效优于 25mg 每周 2 次。

银屑病关节炎　在最初（2000 年）安慰剂对照双盲试验中，60 例 PsA 患者随机接受 12 周依那西普或安慰剂治疗。依那西普组患者在 PsA 疗效标准、ACR-20 疗效标准和 PASI 皮肤用药评分方面均有显著改善，依那西普组的中位 PASI 改善为 46%，而安慰剂组仅为 9%。

随后，205 名 PsA 患者随机接受安慰剂或依那西普 25mg 每周 2 次治疗。在第 12 周，依那西普组患者有 59% 达到了 ACR-20 标准，而安慰剂组只有 15% 达此标准。在 48 周的开放扩展试验中，继续接受依那西普治疗的患者临床疗效得到维持或改善，而安慰剂组一旦接受依那西普治疗也表现出相似的改善。主要影像学终点设定为改良 Sharp 总评分改变的年变化率，结果显示依那西普组影像学进展受抑（-0.03 单位），而安慰剂组影像学继续呈恶性进展（+1.00 单位）。

强直性脊柱炎　用依那西普治疗 AS 患者可观察到类似效果。一项为期 96 周的临床随机双盲安慰剂对照试验（开放性扩展试验）中，依那西普治疗 24 周时即可见显著、持续的临床疗效（按照 ASAS-20）。2005 年，Davis 等研究发现：依那西普可以显著改善 AS 患者与健康相关的生活质量。一项多中心试验中，早在依那西普治疗后第 2 周就可观察到基于 ASAS-20 标准的临床改善，这种临床改善贯穿试验的始终。在随后的一项多中心试验中，依那西普组和安慰剂组接受依那西普治疗后所有患者在 BASDAI、BASFI 和 BASMI 评分方面均有显著改善。复发的平均时间是停用依那西普治疗后 6 周。最近，这位作者报道同组患者再次接受依那西普治疗，60% 的患者 BASDAI 出现 50% 的改善，大多数患者（83%）能够完全停用非甾类抗炎药物（NSAID）。

Rudwaleit 等对 40 名患者进行了脊柱下胸段和腰段的磁共振成像检查。治疗 12 周后，依那西普组有 54% 的患者脊柱炎症好转，而安慰剂组有 13% 的患者恶化。安慰剂组接受依那西普治疗后，脊柱炎症可以得到相似的改善。最终试验证明：通过连续的磁共振成像检查，依那西普连续用药治疗 24 周可以使活动性脊柱病变降低 69%。

2. 英夫利昔单抗

结构：英夫利昔单抗是人 - 鼠嵌合的单克隆抗体，其包括人 IgG1 的恒定区（C 区）和鼠的可变区（V 区），有 75% 人源和 25% 鼠源蛋白，鼠源部分是可变的、抗原识别区域。其作用机制可能是与 TNF-α 以可溶形式和跨膜形式结合，抑制 TNF-α 与受体结合而使其失去生物活性。

（1）药代动力学　英夫利昔单抗的输注剂量为 1 ~ 20mg/kg 时，其药代动力学曲线呈剂量依赖性分布。与 MTX（7.5mg，每周 1 次）联合治疗时，英夫利昔单抗的血清浓度似乎比单用时有轻微上升，同时英夫利昔单抗的曲线下面积较单药治疗时增加约 25% ~ 30%。英夫利昔单抗剂量为 3mg/kg 时的半衰期约为 8 ~ 9.5 天，较大剂量时半衰期相对延长。英夫利昔单抗主要分布于血管内。

（2）药物剂量　RA 的推荐治疗剂量为 3mg/kg，静脉输注，在 0、2、6 周各使用 1 次，以后每 8 周给药 1 次。同时合用 MTX，部分 RA 患者也可与其他 DMARD 联合使用，或单药治疗。疗效不佳者，药物剂量可增至 10mg/kg，或给药间隔调整至每 4 周 1 次。在临床实践中，可以通过减少给药间隔或增加英夫利昔单抗剂量增加临床疗效。PsA 和 AS 患者，推荐剂量为 5mg/kg（联用或不联用 MTX），在首次给药后第 2 周和第 6 周给药。以后每 6 周给药 1 次。

（3）疗效

类风湿关节炎　最初的对照试验中，英夫利昔单抗单次剂量为 1mg/kg、5mg/kg、10mg/kg 和 20mg/kg 时，被证实对 MTX 疗效，停止治疗后疾病可再复发。联用 7.5mg/ 周的 MTX 可以增强英夫利昔单抗治疗的临床效果，并降低其免疫原性。这种联合用药的治疗方法的广泛认可并推广。

多项随机、双盲、多中心、安慰剂对照临床试验对大剂量、长疗程英夫利昔单抗疗效做了评估。2000 年，ATTRACT 试验（MTX 抗肿瘤坏死因子联合治疗试验，Anti-TNF Trial in Rheumatoid Arthritis with Concomitant Therapy）评价英夫利昔单抗与 MTX 联用治疗长期持续性、难治性、活动期患者的疗效，最终效果明显优于 MTX 单药治疗。除了达到 ACR-20 临床疗效标准的相应效果外，英夫利昔单抗还能显著改善患者的活动能力和生活质量。最值得关注的是，这些患者在接受英夫利昔单抗治疗后，其影像学改变评分提示关节损害进展大大减慢。英夫利昔单抗治疗 1 年的患者其 Sharp 评分的平均改变为 0.0 个单位（平均改变为 +0.55，基线评分为 50.5），这就意味着患者关节影像学病变得到抑制。单用 MTX 治疗者平均改变为 +4.0 个单位（平均改变为 +7.0. 基线评分为 55.5）；这与根据病情严重度所预测的数值相当。对疗效不佳的患者，药物剂量可增至 10mg/kg，或给药间隔可调整至每隔 4 周一次。

2004 年，ASPIRE 试验比较了英夫利昔单抗与 MTX 联用和 MTX 单用治疗早期 RA 的临床疗效，在第 54 周时英夫利昔单抗与 MTX 联合用药组达到 ACR-20 疗效标准的患者百分率显著高于 MTX 单用组。MTX 单药组影像学破坏显著增加，而英夫利昔单抗与 MTX 联用组的影像学进展是延缓的。来自 ATTRACT 研究的详细数据分析表明：英夫利昔单抗与 MTX 联合治疗，即便是疾病症状和体征没有改善的患者也有显著的影像学改善。

银屑病关节炎　2005 年，在英夫利昔单抗治疗 PsA 的对照试验 1（Infliximab Multinational Psoriatic Arthritis Controlled Trial 1，IMPACT1）中，随机分组的 104 名患者接

受英夫利昔单抗或安慰剂治疗，其中有 65% 的患者曾接受 DMARD（46% 是 MTX）治疗。16 周后，早期安慰剂治疗组患者开始注射英夫利昔单抗治疗，此后所有患者接受英夫利昔单抗治疗至第 50 周。第 2 周，英夫利昔单抗治疗组即显效并且一直持续到第 50 周。安慰剂组在 16 周后开始接受英夫利昔单抗治疗后也可见到相似的临床效果。患者的银屑病皮疹、指（趾）炎和附着点炎都有明显改善。

在Ⅲ期（IMPACT 2）试验中，安慰剂组患者在第 16 周允许提前退出。所有患者在第 24 周后接受英夫利昔单抗治疗。治疗组很早就开始显效，继续治疗维持疗效到研究结束。以银屑病皮损面积和 PsA 严重性指数（psoriatic arthritis severity index，（PASD）评价，英夫利昔单抗组患者皮疹明显改善。这些患者中，英夫利昔单抗治疗组早在第 24 周就可以观察到影像学进展受到抑制。英夫利昔单抗组和安慰剂组在第 24 周 Heijde-Sharp 评分改变分别为 0.70±2.53 和 0.82±2.62。第 54 周，英夫利昔单抗组和安慰剂组交换后的患者 Heijde-Sharp 评分改变分别为 –0.94 和 0.53。

强直性脊柱炎　英夫利昔单抗治疗 AS 的有效性和安全性已经在数项多中心临床试验中进行了评定。一项早期的随机、双盲、安慰剂对照研究中，疾病活动性以 AS 疾病活动指数（BASDAI）评定，功能用 AS 功能指数（BASFD）评定，脊柱灵活性是用 AS 测量指数（BASMD）评定。在试验开始和试验的第 2 周、第 6 周和第 12 周给予 5mg/kg 英夫利昔单抗组比安慰剂组在疾病活动性、功能和脊柱灵活性方面均明显改善。每隔 6 周接受一次英夫利昔单抗治疗直至第 102 周的患者，BASDAI 可得到 50% 至以上的改善。在第 102 周，按照 AS 评定标准（assessment in ankylosing spondylitis，ASAS），25% 完成试验的患者得到部分缓解。在第 3 年，附着点炎和前色素膜炎的发生率显著下降。在停用英夫利昔单抗治疗后，所有患者都又出现病情活动，复发的平均时间是 17.5 周。再次使用英夫利昔单抗治疗仍能达到与先前治疗相似的临床疗效，安全性良好。

为了评价英夫利昔单抗在控制炎症和结构损伤方面的疗效，对患者的腰椎和骶髂关节磁共振成像进行了评估。从试验开始到第 30 周，英夫利昔单抗和 MTX 联合治疗组患者比单用 MTX 治疗者脊柱炎症和临床疾病活动性有显著改善。在一项研究中，持续应用英夫利昔单抗治疗 2 年后，通过 T_1 加权钆增强和短 Tau 反转恢复 MRI 成像序列扫描来评定脊柱炎症（n = 20），发现所有 AS 患者均得到持续改善。值得注意的是，疾病活动性参数与 MRI 结果并不直接相关。

3. 阿达木单抗

（1）结构　阿达木单抗是通过抗体库技术克隆产生的人源 IgG1 单克隆抗体。它通过与可溶性跨膜 TNF-α 高亲和性结合，阻止 TNF-α 与其受体结合，达到中和 TNF-α 生物活性的目的。

（2）药代动力学　阿达木单抗浓度在 0.5 ~ 10mg/kg 的范围时，其血清中的药物峰浓度和曲线下面积呈线性升高。其药物清除率较低，主要在血管中分布。消除半衰期与人类自身 lgG1 接近（10~13.6 天）。与 MTX 联合用药可以使阿达木单抗的曲线下面积增加 25%~30%。

（3）药物剂量　阿达木单抗在 RA、PsA 和 AS 患者中的推荐剂量为皮下注射 40mg，隔周 1 次。对于未达到最佳疗效的患者，可以提高给药频率为每周 1 次。阿达木单抗可单独使用，也可与 MTX 联合应用。临床上还可以与多种 DMARDs 联合应用。

（4）疗效：

类风湿关节炎　一项 II 期试验观察阿达木单抗对 283 名 RA 患者的疗效，患者被分为 4 组，一组安慰剂，其余三组分别以不同剂量的阿达木单抗治疗（20mg、40mg、80mg 皮下注射，每周 1 次，连续注射 12 个月，安慰剂组从第 3 个月开始积极治疗）。结果证实阿达木单抗组疗效优于安慰剂组，不同剂量的阿达木单抗组疗效相似。在随后的试验中，对长期服用 MTX 的活动期 RA 患者使用阿达木单抗 20mg、40mg 和 80mg，隔周治疗 1 次。与单独应用 MTX 组相比，所有剂量的阿达木单抗组在治疗 24 周后，其疾病活动性都有显著、迅速和持续的改善。大剂量给药的两组疗效更佳，两组之间疗效相当。ARMADA 研究证实，阿达木单抗和 MTX 联合用药可以使由 ACR 标准评定的 RA 的症状和体征得到持续改善，由 HAQ 评定的功能状态也得到显著改善。在一项 III 期多中心试验中，619 名对 MTX 治疗反应不佳的活动性 RA 患者被随机给予 40mg 阿达木单抗隔周 1 次，或 20mg 阿达木单抗每周 1 次，或给予安慰剂。两个阿达木单药治疗组与对照组相比，患者的症状和体征都能显著减轻（由 ACR-20 疗效标准评定），同时机体功能也得到更好的改善。另外，应用 Sharp 评分来评定关节破坏，与对照组相比，接受阿达木单抗治疗的患者变化很小，只有极少数出现新的骨质破坏且破坏呈总体进展。有两项评估健康相关生活质量的研究表明：阿达木单抗和 MTX 联合用药取得了有统计学意义的显著改善。对几项对照试验后接受开放性治疗患者进行的长期随访表明，病情改善和良好的耐受性可以维持若干年。

阿达木单抗也用于早期 RA 治疗。PREMIER 研究中，对阿达木单抗和 MTX 联合用药与单用阿达木单抗和单用 MTX 在未经 MTX 治疗过的早期 RA 患者（病情活动时间 <3 年）中的疗效进行了比较，在试验研究的第 1 年，阿达木单抗与 MTX 联合用药组的临床疗效优于任一单一用药组。在试验研究的第 1 年和第 2 年，联合用药组影像学进展比单一用药组显著减慢，单用阿达本单抗治疗组的影像学进展慢于单用 MTX 治疗组。该试验首次纳入所有三种可能治疗方法（TNF 抑制剂、MTX、TNF 抑制剂加 MTX）的研究，并最终确定 MTX 与 TNF 抑制剂联合用药对早期 RA 患者的疗效最佳。尽管单用 TNF 抑制剂在抑制影像学进展方面优于单用 MTX，在临床疗效方面与单用 MTX 相当；而单用阿达木单抗和单用 MTX，无论是抑制影像学进展，还是临床疗效，均不如二者联合用药。

银屑病关节炎　一项纳入 313 名 PsA 患者安慰剂对照试验观察了阿达木单抗 40mg

皮下注射隔周 1 次对 PsA 的疗效，其中 50% 的患者曾服用 MTX，最终阿达木单抗组达到 ACR-20、ACR-50 和 ACR-70 疗效标准的百分率显著高于安慰剂组，阿达木单抗组影像学破坏进展率显著减少。除了改善关节症状外，阿达木单抗治疗还可以显著改善银屑病的皮肤损害。MTX 和阿达木单抗联合用药的疗效和毒性与单用 MTX 没有差别。提示，TNF 抑制剂治疗 PsA 中，允许 MTX 使用，但不是必须使用。

强直性脊柱炎　在评估阿达木单抗治疗 AS 的长期有效性和安全性试验（名为 ATLAS）中，共 315 名 AS 患者接受 40mg 阿达木单抗或安慰剂隔周 1 次，共治疗 24 周。在第 12 周和第 24 周，阿达木单抗治疗组达到 ASAS 部分缓解的受试者数量显著多于安慰剂组。在第 12 周和第 24 周，阿达木单抗治疗组患者达到 ASAS 5/6（6 个指标中有 5 个达到 20% 改善，而第 6 个指标恶化小于 20%）也高于安慰剂组。阿达木单抗治疗组健康相关生活质量也有显著改善：阿达木单抗不仅可以改善临床指标，还可以减轻 MRI 中的脊柱炎症改变。

4. 戈利木单抗

戈利木单抗是另一个完全人源化 TNF 单克隆抗体，能与可溶性和跨膜活性形式的 TNF-α 结合，从而抑制 TNF-α 的生物活性。2009 年 4 月加拿大在全球率先批准戈利木单抗注射剂（golimumab，Simponi）上市，临床推荐剂量，50mg，每月 1 次皮下注射，可用于中度至重度活动性 RA、活动性银屑病性关节炎和 AS 等治疗。加拿大还批准本品与 MTX 联用以减少中度至重度成年活动性 RA 患者的症状，单用或与 MTX 联用以减少中度至重度成年活动性 PsA 患者的症状，单用或与 MTX 联用以减少不能采用常规药物治疗的成年 AS 患者的症状。戈利木单抗获得美国 FDA 的批准与 MTX 联合用于成人中、重度活动性类风湿关节炎的治疗以及活动性 AS 的治疗；对于活动性银屑病关节炎，可单用，亦可与 MTX 联用。欧洲药品管理局已批准戈利木单抗与 MTX 联合用于其他治疗无效（包括 MTX）的中、重度活动性类风湿性关节炎的治疗；还批准戈利木单抗用于其他治疗无效的活动性和进展性银屑病关节炎的治疗；戈利木单抗可单药亦可与 MTX 联用。欧洲药品管理局还批准戈利木单抗用于治疗重度活动性 AS。临床试验中，临床应用中最严重不良反应为败血症（0.2%），常见感染包括分枝杆菌感染，侵入性真菌感染，细菌、病毒和其他机会病原感染，其他不良反应有注射部位反应、高血压、支气管炎、眩晕、鼻窦炎、流感、发热、口腔疱疹等，通常症状较轻。

5. 赛妥珠单抗

赛妥珠单抗是一种聚乙二醇人源化 Fab 片段的抗 TNF-α 单克隆抗体，由含 214 个氨基酸残基的轻链和含 229 个氨基酸残基的重链组成，相对分子质量约 91 kD。赛妥珠单抗为无菌、白色的冻干粉末。商品名为 CIMZIA。美国食品和药品管理局（FDA）已批准用于治疗克罗恩病及中度至重度活动期 RA 患者。目前该药在中国尚未上市。在体外 L929 鼠科纤维肉瘤细胞毒性测定分析中，赛妥珠单抗选择性地中和 4ng/ml 的 TNF-α，但不能中和 TNF-β。临床研究中常见的不良反应为上呼吸道及泌尿系感染、结核病及其他机会感染，还可引发败血症、关节痛、腹泻、肠梗阻、恶性肿瘤、过敏反应（罕见的过敏反应：血管性水肿、过敏性皮炎、体位性头晕、呼吸困难、面潮红、低血压、皮疹、血清病等）。

（二）TNF-α 抑制剂作用机制

TNF 抑制剂可能通过几种作用机制在 RA 和其他疾病中发挥临床疗效（表 14-1）。尽管有一些证据支持这些不同的作用机制，但任何作用机制与特定临床疗效方面的确切关系尚有待进一步证实。然而，下调局部和全身性促炎细胞因子，减少淋巴细胞活化及其向关节部位的转移可能是最相关的作用机制。有证据表明抗 TNF-α 单克隆抗体治疗后，血清 IL-6 和 IL-1 水平显著降低。TNF-α 的减少以及随之而来的 IL-1 下降可能会减少基质金属蛋白酶（MMP）的合成以及其他降解酶类的产生。一系列研究表明，在抗 TNF-α 治疗后，前 MMP-3 和前 MMP-1 明显减少。抗 TNF-α 治疗与 RA 患者淋巴细胞迁移至关节内减少有关。通过使用放射性标记物的粒细胞试验证实，抗 TNF-α 单克隆抗体能显著减少细胞向受累关节的迁移。此外，治疗后的关节滑膜活组织检查显示细胞浸润减少，仅可见少量 T 细胞和巨噬细胞。这些作用均继发于滑膜组织内皮黏附分子表达减少。抗 TNF-α 单克隆抗体治疗可导致可溶性细胞内黏附分子 1（ICAM-1）和 E- 选择素（CD62E）减少，这种减少呈剂量依赖性。抗 TNF-α 治疗所引起的可溶性 E- 选择素、可溶性 ICAM-1 以及循环中淋巴细胞的改变与临床疗效密切相关。血管内皮生长因子（VEGF）是一种潜在的内皮细胞特异性血管生成因子，由滑膜产生，是血管翳中新血管形成的重要调控因素。通过抗 TNF-α 治疗，RA 患者血清中的 VEGF 水平明显下降，观察发现这一现象与这些患者临床症状的改善密不可分。由于 RA 关节滑膜最突出的特征是血管新生，所以很多研究都是围绕炎症与血管生成之间的相互联系展开的。对内皮组织的多种标记物 [如 von Willabrand 因子（VWF）、CD31] 和新生血管组织（αv3）的计算机处理图像分析照显示抗 TNF-α 治疗后血管分布减少。TNF 抑制剂还可能有许多其他作用机制，但在这些方面仍存在一些争议。

表 14-1　TNFα 抑制剂的可能作用机制

下调其他炎症介质的产生
细胞因子（如IL-1、 IL-6、GM-CSF）
趋化因子（如IL-8）
降解酶类（如MMP）
其他介质（如c反应蛋白）

改变血管功能：白细胞趋化和活化

黏附分子的表达和功能

抑制血管新生

调节免疫活性细胞的功能

T细胞

使CD3-T细胞受体信号的活化阈值正常

改变Th1/Th2表型，细胞因子分泌

增加调节型T细胞的数量和功能

诱导凋亡？

单核细胞和巨噬细胞

调节HLA-DR表达

诱导凋亡（？）

GM-CSF：粒细胞—巨噬细胞集落刺激因子；HLA：人类白细胞抗原；IL：白介素；MMP：基质金属蛋白酶；Th：T辅助细胞

（三）TNF-α 抑制剂对其他自身免疫性疾病的治疗

TNF-α 抑制剂在 MTX、脊柱关节炎、炎性肠病和银屑病治疗中的作用已经明确。基于 TNF 抑制剂对这些自身免疫性疾病良好作用，这些药物已被用于各种其他疾病，包括特发性前葡萄膜炎和脊柱关节炎相关前葡萄膜炎、结节病、干燥综合征、白塞病、炎性肌病和各种类型的血管炎。需注意的是，尽管有许多有关这些疾病的病案报告或少量非对照的临床试验，但是尚缺乏来自对照试验的结论性资料。白塞病是一种以血管炎为病理基础的慢性多系统炎性疾病。该病与 HLA-B51 强关联，感染或异常自身免疫应答（尤其是细胞免疫）参与发病。临床上以口腔溃疡、生殖器溃疡、眼炎及皮肤损害为突出表现，又称为口-眼-生殖器综合征（白塞综合征、贝赫切特综合征）。该病常累及神经系统、消化道、肺、肾以及附睾等器官，病情呈反复发作和缓解的交替过程。现有的小规模临床研究发现，英夫利昔单抗在治疗眼炎与眼外症状方面有效。2006 年举行的白塞病专家会议推荐对白塞病患者若出现以下情况之一的，可考虑应用英夫利昔单抗：①一年有两次或两次以上复发的后葡萄膜炎或全葡萄膜炎；②由于黄斑慢性囊样水肿所致的视力急剧下降；③复发中枢神经系统疾病；④部分有肠道受累的患者；⑤皮肤、黏膜病变严重影响患者的生活质量。对双眼后葡萄膜炎有视力丧失等严重不良后果的患者可考虑单次输注英夫利昔单抗以预防不可逆性的视网膜损伤，但此后应加用传统的免疫抑制剂治疗（如环孢素 A、硫唑嘌呤或干扰素 – α 联合小剂量激素）。这一推荐在随后的多个病例中得到证实，英夫利昔单抗在治疗白塞病的眼炎、肠病、中枢系统疾病方面有效，且耐受性好，无明显不良反应。非感染性葡萄膜炎：无论是单独的葡萄膜炎还是继发于其他疾病（如 AS、白塞病、大动脉炎等）的葡萄膜炎，应用英夫利昔单抗治疗均是有效的。现有的数据表明，似乎英夫利昔单抗比依那西普效果更佳。

（四）TNF–α 抑制剂的安全性

依那西普、英夫利昔单抗和阿达木单抗的临床试验都显示出患者对药物的良好耐受性，而且对最初参加临床试验的患者的长期随访提供了更多药物使用的安全数据。由于 TNF–α 不仅在自身免疫性疾病的发病机制中起关键作用，同时也是正常免疫平衡所不可或缺的，所以药物使用时仍需考虑一些安全因素，建议在 TNF–α 抑制剂治疗期间，实施特殊的药物安全监测以发现与药物相关的不良反应。TNF–α 抑制剂相关不良事件分为药物相关性和靶点相关性两组（表 14-2）。不同种类的 TNF–α 抑制剂，其注射部位、输液反应以及免疫原性和后遗症亦不同，而增加潜在感染易患性、增加肿瘤发病率、诱导自身免疫性疾病、引起脱髓鞘疾病、骨髓抑制，更严重的如引起充血性心力衰竭等，被认为是靶点相关性不良事件。所有临床有效的 TNF–α 抑制剂都可能引起这些不良事件，但由于药物之间剂量和其他因素的差异，其引起各种不良反应的风险性不同。

表 14-2　TNF 抑制剂可能的不良反应

靶向相关性
感染（包括严重感染）
机会性感染（如结核病）
恶性肿瘤皮肤癌，淋巴瘤（？）
脱髓鞘疾病
血液学异常
充血性心力衰竭
自身抗体（抗核抗体，抗双链 DNA 抗体）
肝毒性
皮肤反应
药物相关性
服药反应
免疫原性

1. 输液和注射部位反应

英夫利昔单抗会引起输液反应,主要表现为头痛(20%)、恶心(15%)。通常呈一过性,并不严重,而且可通过减慢输液速度或使用抗组胺药和对乙酰氨基酚而改善。皮下注射部位出现皮肤反应是依那西普和阿达木单抗最常见的不良反应,但这些不良反应很少导致治疗中断。皮肤注射部位反应主要表现为局部皮肤红斑和荨麻疹。尽管局部皮肤病变有时会从注射部位扩散开来,但仅局限于皮肤,不会引起速发型超敏反应的其他全身表现。症状常在治疗开始时马上出现,随时间推移逐渐减少。即使以后再用药物维持治疗,皮疹也不会再增多。

2. 抗原性

与其他治疗药物(尤其是其中包括外源序列的大的蛋白质分子)相同,抗 TNF 药物也会诱导相应抗体的产生。目前这些抗体的临床关联性尚不明确,但它们能够缩短治疗药物的半衰期,从而降低了疗效。依那西普治疗的患者大约有 3% 产生药物相关抗体。在一项早期的研究中,值得注意的是在应用剂量为 10mg/kg、3mg/kg 和 1mg/kg 英夫利昔单抗治疗的患者中分别有 53%、21% 和 7% 产生英夫利昔单抗的抗体。英夫利昔单抗联合 MTX 或单用 MTX 治疗 RA 的试验表明,与 MTX 联合用药可以降低免疫原性,这可能与 MTX 联合用药时英夫利昔单抗的半衰期延长有关。英夫利昔单抗治疗克罗恩病的一项多中心试验表明:抗英夫利昔单抗抗体的诱导产生一些患者中可能与超敏反应有关。应用阿达木单抗治疗的患者中大约有 12% 产生相应抗体,当阿达木单抗与 MTX 联合治疗时,产生抗体的比率降至 1%。尽管 TNF 相应抗体的出现可以提高该种 TNF 抑制剂的清除率,但目前并不提倡对 TNF 抑制剂抗体进行定期检测。

3. 感染

由于 TNF-α 是炎症反应中的重要介质,TNF-α 抑制剂增加感染的潜在危险性是其临床使用的主要争议点。尽管动物体内拮抗 TNF-α 并不会增加多数病原菌导致感染的风险,但 TNF-α 抑制剂的确会干扰机体对细胞内有机体产生炎症反应的能力。在实验模型中,TNF-α 抑制剂可损害机体对分枝杆菌、卡氏肺孢子虫、真菌、单核细胞增多性李斯特菌以及军团杆菌感染的抵抗力。在 RA 患者中已观察到这些条件致病菌所致的感染。将感染归咎予 RA 治疗药物主要是基于用药后与正常人群相比,RA 患者发生感染的概率增加,并且是死亡率增加的重要原因这一事实。感染易患性有多少与疾病自身有关,又有多少由免疫调节药物的效应引起(例如糖皮质激素、细胞毒性药物),是很难界定的。有高度感染风险的 RA 患者(即病情严重,处于活动期的患者)常被纳入 TNF-α 抑制剂试验中,他们也可能是最常使用此类药物的患者群体。

在 TNF 抑制剂治疗 RA 的试验中,TNF 抑制剂治疗后发生感染的患者的比例较前增多。最常发生的感染是上呼吸道感染、下呼吸道感染和尿路感染,这在对照组和药物组都很常见。重要的是，个别研究发现，严重感染（即需要住院）或需要注射抗生素治疗的感染，在接受 TNF-α 抑制剂治疗的 RA 患者中的发生率与对照组患者相似，与用抗 TNF-α 药物治疗前 RA 患者中的发生率也是相似的。在某些患者亚组，比如早期 RA 患者，感染的总体发生率低于病程较长的 RA 患者，而且接受 TNF-α 抑制剂治疗的患者感染和严重感染的发生率与对照组相当。

总的来说，尽管 TNF-α 抑制剂可使感染和严重感染风险提高，但其他因素如 RA 严重性、应用其他药物（比如皮质激素）和并存病的存在也与此有关。机会感染，特别是播散性结核分枝杆菌感染，是使用 TNF-α 抑制剂后的主要感染类型。值得注意的是，较多接受 TNF-α 抑制剂治疗的患者出现肺外结核或播散性结核（TB）。提示 TNF-α 在控制结核感染方面有特殊作用。与 TNF-α 拮抗药相关的 TB 感染率在 TB 流行地区的人群中较高。应用 TNF-α 抑制剂治疗后头几年发生的结核，多数发生于开始治疗后最初几个月，很可能与潜伏 TB 复燃有关。有趣的是，在 TNF-α 抑制剂临床试验中极少出现 TB 病例，提示药物警戒在鉴定新疗法安全性方面有重要作用。在依那西普的临床试验中，没有出现一例 TB 感染，但在 2002 年 12 月，在世界范围内评估的 150 000 例患者中，有 38 例出现依那西普相关性 TB。在应用英夫利昔单抗的最初给药的大约 5000 例患者中，有 441 例出现 TB 感染，其中临床试验中仅报道 6 例。97% 的结核感染病例出现于英夫利昔单抗开始治疗后 7 个月内，中位发病时间为 12 周。阿达木单抗治疗的 TB 发病率在早期临床试验中比较高，归因于缺乏筛查、研究所在的地区以及早期试验中所用剂量较大。当阿达木单抗减至常用剂量并且在治疗前筛查潜在的 TB 感染后，TB 发病率降至 1%（2400 名患者中仅出现 21 例）。提示在使用 TNF-α 抑制剂前应对患者进行筛查并治疗潜在 TB 感染。由于治疗的患者可能会出现新的 TB 感染，又由于结核筛查试验假阴性可能遗漏潜在的 TB 患者，因此在应用 TNF-α 抑制剂治疗过程中，对结核应始终保持警惕。

西班牙的一项注册研究评价了在接受抗 TNF-α 药物的患者中进行潜在 TB 筛查的作用；在应用推荐的指南后，接受抗 TNF-α 药物治疗的 RA 患者出现活动性 TB 的发生率下降了 83%。目前美国指南推荐应用抗 TNF-α 治疗前进行纯化蛋白衍生物（purified protein derivative，PPD）皮肤试验和胸片拍摄。如果 PPD 试验阳性但无活动性感染证据，则推荐用异烟肼治疗潜在 TB 感染，疗程为 9 个月。尽管推荐中涉及 TNF-α 抑制剂治疗和异烟肼预防性治疗潜在 TB 的时间尚不统一，但两药同时开始应用是可行的。在抗 TB 治疗期间，推荐监测丙氨酸氨基转移酶（alanine aminotrans-ferase，ALT），尤其是那些长期饮酒和服用肝毒性药物的患者。ALT 高于正常上限的 3 倍并且出现肝炎症状、黄疸或 ALT 高于正常上限 5 倍而无症状的患者，应终止治疗，并换用其他药物。

4. 恶性肿瘤

理论上讲，抗TNF-α药物会影响宿主对恶性肿瘤的防御力。迄今为止，在临床试验中和经长期随访的RA患者，恶性肿瘤发生率并没有比预期增多。大多数恶性肿瘤在RA患者中的整体发生率与正常人群类似。而淋巴瘤和肺癌在RA患者中的风险增高，尽管真正的原因并不明确。疾病严重性和病程长短以及免疫抑制剂（如MTX）的使用似乎在增加RA患者淋巴瘤风险方面起了一定作用。抗TNF-α制剂与淋巴瘤相关性的上市后分析尚无一致结论。在一项基于入口因素的研究中，接受抗TNF治疗的患者淋巴瘤的标准化发病率略高于RA对照组。然而这一分析没有对患者之间的基线差别进行校正。最近在一项对年龄、性别和病程做出校正的试验中，接受抗TNF-α药物治疗的RA患者与接受其他治疗的患者相比，淋巴瘤的风险并没有提高。临床试验的荟萃分析表明，抗TNF-α单克隆抗体可增加恶性肿瘤风险，包括淋巴瘤和皮肤癌，这并不能用TNF抑制剂使用时间较长来解释。由于这些不确定因素，对曾经患过恶性肿瘤或由TNF-α原因有恶性肿瘤高风险的患者，当考虑应用抗TNF-α抑制剂时需提高警惕。对大量患者进行的长期随访将为临床医生提供这些药物安全性方面的客观认识。

5. 自身免疫性疾病

尽管有证据表明抗TNF-α药物能够导致某些自身抗体甚至狼疮样症状的发生，接受TNF抑制剂治疗的患者中，约10%～15%体内产生了抗双链DNA抗体，但很少（0.2%～0.4%）患者发生药物性狼疮症状。抗体产生的机制和意义尚不明确，这种不良反应与TNF-α抑制剂应用相关，在其他生物制剂中并不明显。值得注意的是，TNF抑制剂相关性狼疮患者通常不会进展至危及生命的狼疮（如狼疮肾炎、中枢神经系统狼疮），也很少产生自发性SLE特征性自身抗体（如抗Sm/RNP、抗-Ro/la）。少数患者可产生抗心磷脂抗体，但通常无症状。这些患者在停止TNF-α抑制剂治疗后，症状多能得到改善。对有SLE病史的患者使用该药应持谨慎态度。

6. 脱髓鞘症状

抗TNF-α治疗RA、PsA和克罗恩病过程中，有几例患者出现多发性硬化（multiple sclerosis，MS）和脱髓鞘疾病。两项TNF-α抑制剂治疗MS研究发现，治疗组MS相关症状进一步加重并恶化。尽管有现象提示RA患者MS发病率有所增加，但抗TNF-α抑制剂治疗与MS之间是否有关仍未明确。TNF-α抑制剂治疗引起脱髓鞘疾病的风险很小，但对有脱髓鞘疾病病史患者或在抗TNF-α治疗期间出现脱髓鞘疾病症状和体征的患者，建议不用或停用TNF-α抑制剂。

7. 充血性心力衰竭

一些数据表明：TNF-α在充血性心力衰竭（CHF）的发病机制中可能发挥一定作用，抑制TNF-α在缺血性心肌病动物模型中很有效。然而，在对稳定但严重（Ⅲ或Ⅳ级）患者以 TNF 抑制剂治疗的试验中，未观察到临床获益，并且一些治疗中出现了较高的 CHF 病死率和 CHF 恶化导致的住院治疗。因此，CHF 患者最好避免使用 TNF 抑制剂治疗。令人欣慰的是，RA 患者接受 TNF-α 治疗后并没有出现 CHF 发病率增高。事实上，TNF 抑制剂可能有助于改善心脏病相关死亡率和 RA 患者的总体死亡率。

8. 生育、男性精子质量

TNF-α 是一个多效细胞因子，现有的研究发现 TNF-α 除在免疫介导的炎症反应中发挥关键性作用外，在宿主防御机制及调节和维护妊娠方面也起到重要作用。相关的动物试验研究表明，TNF-α 基因敲除小鼠暴露于致畸性物质时，表现出更高比例的出生畸形，这提示 TNF-α 在胎儿受到致畸因素影响时可起到保护作用。美国食品和药品管理局（FDA）对于上述药物的妊娠分级均为 B 级，即在动物生殖研究未能证明对胎儿有风险，并且在孕妇中无足够的良好对照研究。仅在确需应用抗 TNF-α 药物治疗时，才推荐应用于孕妇。采用依那西普、英夫利昔单抗和阿达木单抗治疗的少量孕妇的非对照观察数据显示，患病孕妇的活产、流产、治疗性终止妊娠率均与同种族年龄相匹配的健康女性相近。有研究表明 TNF-α 抑制剂对男性精子质量无影响，但生物制剂对男女患者生殖力影响的资料很少，该结论还需要更多试验证实。

依那西普　文献显示，依那西普主要暴露于非计划妊娠的患者妊娠早期，少数患者使用于整个孕期，其流产、早产及先天畸形的发生率与正常人群相比无显著性升高，但有严重畸形的报道，然而这些畸形与药物之间的必然联系尚不确切。

英夫利昔单抗　以鼠为模型的动物实验并未发现英夫利昔单抗的致畸性和胎盘毒性。但由于不同种群间抗 TNF-α 单克隆抗体的分子结构亦有差异，因此尚不能仅凭动物实验的结论，推测英夫利昔单抗对人类胚胎的影响。

英夫利昔单抗为 IgG1 型的分子结构，目前认为在妊娠的前 3 个月（妊娠早期）该药物几乎不通过胎盘，即在妊娠早期胎儿器官形成的关键阶段，胎儿在一定程度上并不直接暴露于药物。因此大多数研究表明，妊娠前及妊娠早期使用该药没有增加流产、早产及先天畸形的发生风险。在妊娠中晚期药物通过胎盘量逐渐增多，若母亲妊娠期接受英夫利昔单抗治疗，其生产的新生儿体内存在可测的英夫利昔单抗水平，并且在产后 6 个月内可持续存在，这有可能导致新生儿感染风险增加和影响疫苗接种。因此在妊娠晚期停用英夫利昔单抗可减少药物胎盘传播对新生儿的影响，同时新生儿体内存在可测的英夫利昔单抗时应避免接种乙肝疫苗。

阿达木单抗　在一项针对胎盘 - 胎儿毒性研究动物实验中，猕猴接受极量（100mg/kg）阿达木单抗治疗，研究结果表明并未发现胎儿损伤的证据。然而目前尚缺乏妊娠妇女的对照研究，尚不能证实其能增加流产、早产及先天畸形的风险，因此孕妇应谨慎选择阿达木单抗，阿达木单抗的安全性需进一步验证。

9. 妊娠和母乳喂养

早期在大鼠、兔、小鼠中进行的发育毒性研究结果：TNF-α 抑制剂与母体毒性和胚胎毒性没有关联，也没有发现 TNF-α 抑制剂有任何致畸作用。目前，此类药物对人类妊娠影响的信息甚少，多数均为个案病例报告、回顾性调查和非对照研究。目前的初步研究结果认为：依那西普、英夫利昔单抗可分泌入乳汁，但含量甚微，且与其他大分子蛋白质一样会在消化道内被分解破坏，理论上讲，哺乳期应用对婴儿是安全的。但由于资料有限，目前仍不推荐妊娠期及哺乳期应用。

二、白介素 -1（IL-1）

IL-1 家族成员包括 IL-1α、IL-β 和 IL-1 受体抑制剂（IL-1Rα）。IL-1Rα 是有着与 IL-1α 和 IL-1β 同源氨基酸序列的天然拮抗物蛋白，这种蛋白以多种形式存在。IL-18 是炎症细胞因子 IL-1 家族的另一个成员，它是目前公认的先天和获得性免疫应答的重要调节剂。IL-18 在慢性炎症部位、自身免疫性疾病、各种癌症和许多感染性疾病中表达。IL-18 可能在 RA 中起一定作用，阻断 IL-18 活性的治疗方法正在临床试验中。

和 TNF-α 一样，IL-1 也是炎症反应的重要介质之一。关节炎的动物模型实验已证实，针对 IL-1 的阻滞治疗具有潜在优势。IL-1β 基因敲除小鼠试验显示，Ⅱ型胶原蛋白免疫应答所引起的炎症反应水平显著减轻。转基因小鼠也证实了 IL-1Rα 的生理性作用：缺失这一基因小鼠可自发产生关节炎。

（一）阿那白滞素

1. 结构与作用机制

阿那白滞素是与 IL-1R 同源的非糖基化重组体，这种重组体与人类来源 IL-1R 的不同之处是在 IL-1R 的氨基末端增加了一个甲硫氨酸残基。阿那白滞素通过竞争性阻滞 IL-1 与 IL-1R Ⅰ受体结合，达到抑制其生物活性的目的。RA 患者关节滑膜和关节液内自然产生的 IL-1R 水平较血清升高，但与局部过量产生的 IL-1 相比，似乎微不足道。

2. 药代动力学

RA 患者中，临床剂量（1 ~ 2mg/kg）的阿那白滞素在皮下注射 3 ~ 7h 后达到最大血浆浓度。终末半衰期在 4 ~ 6h 之间。在每日皮下注射阿那白滞素长达 24 周的 RA 患者中，未观察到药物的异常蓄积。

3. 药物剂量

中重度活动性 RA 患者，推荐阿那白滞素治疗标准剂量为皮下注射 100mg/d。阿那白滞素可以单独使用，也可与 MTX 联合使用。由于阿那白滞素会增加潜在感染的概率，所以不推荐与 TNF 抑制剂合用。

前期临床试验显示皮下注射阿那白滞素是安全的。阿那白滞素治疗活动性 RA 患者的疗效也在为期 24 周的 II 期安慰剂对照试验中得到证实。试验共有 472 名患者参加，分为 4 组，一组每日皮下注射安慰剂，另外三组每日分别接受不同剂量的阿那白滞素（30mg、75mg 或 150mg）皮下注射。试验中，所有个体的临床参数，如肿胀关节数、压痛关节数、疼痛评分、晨僵持续时间和患者与医生对疾病活动性的评估等，都得以改善。以 ACR-20 标准判断，与对照组相比，接受大剂量阿那白滞素的患者病情改善更多。但其总体临床症状和体征改善幅度（20%~30%）弱于 TNF-α 抑制剂（60%~70%）。在结束为期 24 周的双盲试验后，患者继续进行非安慰剂对照的扩展试验，并接受三种不同剂量的阿那白滞素治疗。在完成扩展试验时，以前接受安慰剂治疗的患者中有 55% 达到 ACR-20 疗效标准，在持续接受同等剂量阿那白滞素治疗的患者中，49% 的患者连续 48 周维持 ACR-20 疗效标准。治疗 24 周后，使用两种不同方法对手部影像学进行分析，都显示与对照组相比，药物组关节进展破坏的比率显著降低，同时功能状态和生活质量也有改善。

阿那白滞素治疗 RA 患者临床疗效相对弱于 TNF 抑制剂，有推测可能与药物本身有关，而与研究对象无关。

另外，用阿那白滞素治疗成人 Still 病疗效好，起效快。多种血液学、生物化学以及其他标记物的改善表明 IL-1 也在成人 Still 病中起了关键作用。

（二）利纳西普

利纳西普（rilonacept）是一种包括人 IL-1 受体胞外域和人 IgG1 Fc 片段的融合蛋白。它结合了胞外域 IL-1 信号转导所必需的两个受体元件：IL-1R I 和 IL-1R 辅助蛋白，将其合并成一个单一分子。利纳西普对 IL-1（分解常数~1PM）有高度亲和力，并且对 IL-1β 和 IL-1α 有特异性。早期研究显示，利纳西普在 RA 受试者中皮下给药具有临床和生物学活性。然而，在一项双盲安慰剂对照临床试验中，中重度 RA 患者随机每周注射安慰剂或不同剂量的利纳西普 12 周，疗效并不显著。另一项对活动性全身型幼儿特发性关节炎（JIA）患者的长期治疗安全性及有效性小样本研究结果证实：使用利纳西普治疗的全身型 JIA 患者中，有 > 50% 的患者可保持超过 2 年的关节及全身的临床症状和实验室指标的稳定缓解。大约有 95.7% 的患者口服泼尼松剂量得以减少或停用。研究中未发现明显的与治疗相关的严重不良事件。此药在自体炎症性疾病和其他自身免疫性疾病中的试验正在进行中。

（三）用药安全

不良反应：阿那白滞素和利纳西普均具有良好耐受性。最常报道的不良反应是注射部位反应。在一项随机临床试验中，注射部位反应在安慰剂组有 25% 出现，而 30mg/d、75mg/d 和 150mg/d 阿那白滞素治疗组出现注射部位反应的发生率分别为 50%、73% 和 81%。注射部位反应通常是轻微和短暂的。治疗组感染不常见，发生率与安慰剂组相近。安慰剂组有 12% 的患者需要抗生素治疗感染，而治疗组需要抗生素治疗感染的患者为

15%～17%。感染主要由细菌引起，如蜂窝织炎和肺炎。肺部感染发生率在有哮喘基础疾病的患者中较高。在一项安慰剂对照试验中，药物组有约8%的患者出现中性粒细胞数减少，而安慰剂组仅2%。被报道的阿那白滞素引起的其他不良反应包括头痛、恶心、腹泻、鼻窦炎、流感样症状和腹痛。应用阿那白滞素后，恶性肿瘤的发病率与群体研究的估计值相差无几。长期随访证实用阿那白滞素治疗数年时，患者耐受性良好。

在动物研究中，TNF-α抑制剂和IL-1抑制剂联合治疗关节炎有协同作用。RA患者治疗试验却发现这种联合用药不仅不能增加任何疗效，反而导致更大药物毒性，尤其是增加了感染和严重感染的发生率。因此，目前不推荐TNF-α抑制剂与IL-1抑制剂联合使用：①用药监测。应严密监测患者是否具有感染表现。如患者发生严重感染，应及时停止阿那白滞素治疗。在初次接受阿那白滞素治疗前，应检测患者的中性粒细胞数，此后3个月每月检查一次，在随后的一年中每4个月检查一次。②妊娠和母乳喂养。对大鼠、兔子进行的生殖方面的研究并未获得任何对胎儿不利的数据，尽管如此，目前尚无针对孕妇的可靠对照试验，因此阿那白滞素仅能用于有确切需要的孕期患者。尚无证据证实人乳中是否分泌阿那白滞素，所以不能用于哺乳期妇女。

三、白介素-6抑制剂（托珠单抗）

IL-6由单核细胞、T淋巴细胞和B淋巴细胞以及成纤维细胞表达，IL-6及IL-6细胞因子家族的其他成员在自身免疫性疾病中发挥重要作用，IL-6水平与CRP水平和疾病严重程度是成比例的，RA和PsA患者的血清和滑膜组织中可检测到高水平的IL-6及其受体成分IL-6R及gp130，强烈提示其在发病中的重要作用。IL-6敲除小鼠不易发生胶原诱导的关节炎且血清TNF-α水平降低。因此，阻断IL-6可能是对RA及其他自身免疫性疾病很有前景的治疗方法。

托珠单抗（tocilizumab，商品名为Actemra），是一种人源化的IL-6受体的IgG1单抗，通过将鼠PM-1（一种针对人IL-6的特殊单抗）中的互补区（CDR）移植到人IgG上而得到。以高亲和力与IL-6R的可溶性和膜结合形式的80-kD组分结合。这种单抗可在结构性表达IL-6R的细胞中抑制IL-6介导的相互作用。由于IL-6R的可溶性形式能够有效地与在多种细胞中表达的130kD信号转导成分gp130相互作用，应用托珠单抗可以抑制IL-6引起的一系列反应。

1. 疗效

单独使用托珠单抗治疗活动性RA的疗效最早见于几项随机、双盲安慰剂对照临床试验。早在接受治疗1周后，就能观察到急性时相反应包括血沉和CRP的下降，并可持续达4周。一项大规模的Ⅱ期临床研究试验中，单独应用托珠单抗治疗相对难治和活动的RA患者，用法是每4周分别静脉给予4mg/kg和8mg/kg的托珠单抗，为期3个月，结果多数患者的关节炎活动性在治疗 4 周后显著改善，并能持续至第 12 周。随访 5 年，多数患者可以长期维持疗效。一项名为 CHARISMA 的大型研究中，共有 359 名活动性 RA 患者入选，同时应用 MTX 的也入选为 7 个治疗组中的一组：其中 3 组分别给予托珠单抗 2mg/kg、4mg/kg 和 8mg/kg，另 3 个组给予相同剂量的托珠单抗并联合使用 MTX，第 7 组给予 MTX 和安慰剂。以托珠单抗单组治疗，4mg/kg 组和 8mg/kg 组的疗效优于单用 MTX 组，但 2mg/kg 低剂量组的疗效不如 MTX 组。然而，与 MTX 联合用药的 3 个组的疗效均显著优于单用 MTX 组。在一项名为 SAMURAI 的研究中，评价较早期 RA 患者应用托珠单抗治疗后改善关节破坏进展的作用。结果应用抗 IL-6R 单抗治疗不仅可以改善临床和功能状态，而且对 Sharp 总评分评定的影像学关节破坏进展也有益处。

2. 安全性

临床研究显示，与所有有效的 RA 免疫调节治疗一样，托珠单抗临床试验中出现感染的概率略有增高，其他不良反应包括肝功能和胆固醇的一过性升高以及中性粒细胞减少症。有关这些不良反应发生的大规模长期试验正在进行中。

四、B 细胞清除剂

（一）以 B 细胞为靶点的细胞清除剂

B 细胞源于骨髓干细胞，在骨髓获得具有特异可变区的抗体受体。B 细胞在 RA 发病机制中的作用推测可能与以下 B 细胞功能可能相关，如抗原递呈作用、分泌促炎细胞因子、产生类风湿因子、形成免疫复合物以及 T 细胞共刺激。众所周知，免疫复合物是刺激产生 TNF 和促炎细胞因子的重要激发物质。B 细胞还与类风湿滑膜异位性淋巴样器官形成有关。

20 世界 90 年代末，Edwards 等提出以下理论：提供存活信号的补体成分 C3d 与 IgG 型类风湿因子结合形成的小免疫复合物，与 B 细胞受体联结，产生放大信号，使产生类风湿因子的 B 细胞可能成为自身永存 B 细胞（self-perpetuating B cell）。罕见情况下可能出现逃逸了正常调节机制的自身反应性自身永存 B 细胞。以上理论提示 B 细胞去除策略可以去除自身反应性 B 细胞克隆及其抗体产物。因为 CD20 并非表达于细胞内，而且在一系列 B 细胞中高水平表达，包括前 B 细胞、未成熟 B 细胞、活化 B 细胞和记忆细胞，而在干细胞、树突状细胞及浆细胞中不表达。所以，CD20 是一个以单克隆抗体来去除 B 细胞的理想靶点。CD20 抗原位于细胞膜上，有 44 个氨基酸表达在细胞外，功能未知，可能参与了细胞信号转导及 Ca^{2+} 转移。有趣的是，CD20 敲除小鼠并无特别表型，也无明确 B 细胞缺陷。大多数 RA 患者滑膜组织中以 $CD20^+$ B 细胞为主。

（二）利妥昔单抗

1. 利妥昔单抗在 RA 中的应用

利妥昔单抗是针对 CD20 胞外区抗原的人鼠嵌合型单克隆抗体，它可启动补体介导的 B 细胞溶解，并当抗体 Fc 段被相应细胞毒性细胞的受体识别后，产生抗体依赖性细胞介导的细胞毒性作用。利妥昔单抗还可以启动凋亡，影响 B 细胞对抗原或其他刺激的反应功能。最初，利妥昔单抗主要用于治疗复发或难治性低恶性或滤泡性 CD20$^+$B 细胞非霍奇金淋巴瘤，疗效确定。正因如此，利妥昔单抗在用于治疗 RA 前已在血液肿瘤治疗上积累了大量应用经验。目前利妥昔单抗已经美国和欧洲批准用于 TNF-α 抑制剂无效的活动期 RA。

（1）临床研究　目前已有多个临床研究报道了应用利妥昔单抗作为 B 细胞去除剂治疗活动期 RA 临床疗效令人满意。早在 2001 年，Edwards 与 Cambrige 报道：以非霍奇金淋巴瘤治疗的利妥昔单抗 –CHOP 方案为基础，治疗了 5 例至少经过 5 种缓解病情的抗风湿药物治疗无效的 RA 患者取得良好疗效。具体方法：累计 4 次予静脉输注利昔单抗（第 2 天 300mg，第 8、15、22 天各 600mg），从第 1 ~ 22 天每天给予泼尼松 30 ~ 60mg 口服，第 4 天和第 17 天各静脉输入环磷酰胺 750mg。6 个月后，所有 5 例患者疗效均达到 ACR–50 反应，其中 3 例达到了更好的 ACR–70 反应并维持至 1 年，2 例 ACR–50 反应的患者复发，但均在再次给药后达到 ACR–70 反应。没有出现严重不良反应以及输液相关反应。

2002 年，De Vita 等应用利妥昔单抗联合 MTX 和环孢素治疗了 5 例活动期 RA 患者，其中 2 两例抗 TNF-α 治疗无效。利妥昔单抗的用法是连续 4 周静脉输注 375mg/m^2。这 5 例患者中有 1 例患者获得 ACR–70 疗效并持续 10 个月，1 例患者获得 ACR–70 疗效，持续 1 年，另 2 例患者获得 ACR–20 疗效。Leandro 等报道了他们的试验研究：入选 22 例持续活动期经至少两种 DMARD 药物治疗无效的 RA 患者，应用 5 种不同方法，分别联用利妥昔单抗、环磷酰胺与口服泼尼松治疗。6 个月时分别有 16 例、13 例和 8 例患者获得 ACR–20、50 和 70 的疗效，并无严重不良反应报道。

鉴于上述研究结果，提示利妥昔单抗可作为治疗 RA 的一种具有较好安全性的新方法。随后的 Ⅱa 期随机双盲对照研究中，以利妥昔单抗治疗 161 例接受 MTX 每周 10mg 治疗至少 16 周无效的 RA 患者。患者被随机分为四组：第一组接受利妥昔单抗（第 1、15 天各输注 1g）治疗，第二组单独使用 MTX 作为对照，第三组联用利妥昔单抗与环磷酸胺（第 3、17 天各静脉输注 750mg），第四组联用利妥昔单抗与 MTX。各组治疗前均先注射甲强龙 100mg，随后第 2、4、5、6、7 天使用泼尼松龙 60mg，第 8 ~ 14 天减至 30mg。疗效观察的初步终点是第 24 周时达到 ACR–50 的患者比例，随访至第 48 周。第 24 周时各组达到 ACR–50 的比例分别为利妥昔单抗联用 MTX 组 43%，利妥昔单抗联合环磷酰胺组 41%。远高于甲氨碟呤单药治疗组的 13%（$P = 0.005$）。利妥昔单抗单药治疗组达到 ACR–50 的比例为 34%，与 MTX 单药治疗组相比，无统计学意义。所有利妥昔单抗治疗组疾病活动性评分的改善显著优于 MTX 单药治疗组。

随访至第 48 周，利妥昔单抗联用 MTX 组 ACR–50 和 70 的比例分别是 35% 和 15%，显著高于 MTX 单药治疗组的 5% 和 0。利妥昔单抗联用环磷酰组胺 27% 的患者维持 ACR-50。

利妥昔单抗治疗几乎去除了所有外周血 B 细胞。持续至第 24 周。利妥昔单抗治疗组患者血清类风湿因子水平快速显著下降。尽管外周血 B 细胞被清除，但免疫球蛋白水平并无显著改变。对照组与利妥昔单抗治疗组在第 24 周与第 48 周时感染发生率相当。第 24 周时利妥昔单抗治疗组有 4 例患者发生严重感染，对照组有 1 例。随访至第 48 周时利妥昔单抗治疗组新增 2 例严重感染，其中 1 例死亡。各种输液反应发生率在利妥昔单抗治疗组为 36%，安慰剂组为 30%，多数是轻至中度，包括低血压、高血压、颜面潮红、瘙痒和皮疹。严重不良反应罕见，可能原因是利妥昔单抗导致细胞溶解相关的细胞因子释放综合征。

以上 IIa 期临床研究表明单疗程的利妥昔单抗治疗，尤其是联用 MTX，对严重血清学阳性的活动期 RA 患者疗效确切，耐受性好，随访至第 48 周安全性好。

在 IIa 期试验随访过程，IIb 试验启动观察不同剂量利妥昔单抗联用或不联用糖皮质激素治疗的疗效与安全性，治疗对象仍是活动期经 DMARD 药物（尤其是生物制剂）治疗无效的 RA 患者。这项名为 DANCER（利妥昔单抗治疗 RA 的剂量范围的国际临床评估）的 IIb 期试验结果最近揭晓。465 例活动期 RA 患者入选。这些患者经除 MTX 外至少 1 种 DMARD 药物治疗无效（但不多于 5 种），或经生物制剂治疗无效。入组前患者接受 MTX 作为单一的 DMARD 治疗至少 12 周，并持续至少 4 周剂量稳定不变，为至少每周 10mg。随机前其他 DMARD 药物需至少停药 4 周（英夫利昔单抗、阿达木单抗和来氟米特至少停药 8 周）。患者被随机分入静脉注射安慰剂组、静脉注射利妥昔单抗 500mg 和 1g 组（第 1、15 天注射）。分别联合 3 种不同剂量的糖皮质激素：安慰剂、每次利妥昔单抗注射前静脉注射 100mg 甲泼尼龙和利妥昔单抗注射前静脉注射 100mg 甲泼尼龙并口服糖皮质激素。第 24 周时观察结果证实了单疗程利妥昔单抗联合 MTX 对活动期 RA 患者的疗效。此疗效与糖皮质激素无关，虽然在首次静脉注射利妥昔单抗前注射甲泼尼龙使输液反应的发生比例与严重程度约减少 1/3，两种剂量利妥昔单抗都有效。低剂量组 55% 的患者达到 ACR-50，高剂量组有 54%，均显著高于静脉注射安慰剂组的 28%。第 24 周时达到 ACR-50、ACR-70 和 EULAR 反应良好的患者比例在利妥昔单抗组也显著高于安慰剂组。最有说服力的 ACR-70 反应比例在安慰剂组、利妥昔单抗低剂量组和高剂量组分别为 5%、13% 和 20%，具有显著性差异（$P<0.05$），高剂量组尤其具有显著性优势。第 24 周时不良反应报道主要与输液相关，大多在首次输液发生。

2006 年，Cohen 等完成了评价利妥昔单抗联合 MTX 治疗 RA 的长期疗效和安全性的随机试验（III 期临床试验，又名 REFLEX）。入选患者 90% 经一种或多种抗 TNF 治疗缺乏疗效，10% 接受抗 TNF 治疗后产生毒副作用不能耐受。所有患者影像学表现至少一个关节有 RA 所导致的确切破坏：共入选患者 520 例，平均病程 12 年，服用 MTX 每周 10 ~ 25mg。经过其他 DMARD 药物洗脱期和停用抗 TNF 药物后，患者被随机分入单疗程 1g 利妥昔单抗静脉输注（第 1、15 天）和安慰剂组。所有患者每次静脉输注药物前接受甲泼尼龙 100mg 静脉注射，并在第 2 ~ 7 天每日口服泼尼松龙 60mg，第 8 ~ 14 天减至 30mg。

最终，利妥昔单抗组有 82%、安慰剂组有 54% 完成了 6 个月治疗。退出研究的主要原因是缺乏疗效，安慰剂组有 40%，利妥昔单抗组 12%。6 个月时利妥昔单抗组达到 ACR-20、-50 和 -70 的比例分别为 51%、27% 和 12%，显著高于安慰剂组的 18%、5% 和 1%。疾病活动性评分（DAS-28）方面，意向性分析显示安慰剂组从基线下降 0.34，小于有统计学意义的 0.6，利妥昔单抗组下降达 1.83。

RA 治疗的 ACR 反应以 7 个要点中的 5 个改善 20%、50% 或 70% 来评估。然而从患者角度来说，ACR-20 改善的实际效果并不明显。REFLEX 研究中利妥昔单抗组 ACR 各评估要点具有显著改善，尤其在并不相互重叠的 ACR 反应评估中，健康相关问卷（HAQ）评估的 RA 患者生理功能改善方面，利妥昔单抗治疗组有明显疗效。在药物治疗组，作为 ACR 反应核心内容的临床客观数据与主观参数评分共同影响 ACR-20 评估，而安慰剂组是以主观参数为主。

REFLEX 研究观察到利妥昔单抗与 MTX 单疗程治疗第 24 周时临床疗效最佳。此后，患者可选择退出试验，根据临床需要继续接受利妥昔单抗治疗。在利妥昔单抗联合 MTX 组，至第 48 周时仍有 37% 的患者继续参加试验，这提示经单疗程治疗后临床疗效一直持续。大部分在第 24 ~ 48 周间退出试验的患者是为了继续接受利妥昔单抗治疗。安慰剂加 MTX 组有 89% 的患者在第 48 周前退出试验。

第 56 周时，安慰剂加 MTX 组的 Genant-modified Sharp 评分平均改变为 2.31，而利妥昔单抗联合 MTX 组为 1.0（$P = 0.0043$）。在关节间隙狭窄程度和骨破坏方面，两组间也有显著性差异。利妥昔单抗组有 62% 的患者无进展性骨破坏，而安慰剂组为 51%。以上数据作为第一手资料显示 B 细胞去除治疗可以阻止抗 TNF 治疗无效 RA 患者的关节破坏进程。

（2）安全性问题　所有抗 B 细胞治疗方面最受关注的是对体液免疫调节是否有潜在影响。与其他治疗 RA 的生物制剂不同的是，利妥昔单抗自 1997 年以来已被用于治疗 350 000 例以上的非霍奇金淋巴瘤患者，积累的数据显示在安全性方面十分可靠。总的安全性结论是严重不良反应罕见，并常与可控因素相关，如心肺系统疾病或循环肿瘤细胞负荷过高。已知的结论是，淋巴瘤患者外周 B 细胞长期去除与积累的毒性反应及机会感染率增加均无关。但是，并不能认为不同病理过程的不同疾病其毒性反应方面是相同的。

利妥昔单抗治疗 RA 的 II 期及 III 期开放性研究观察到，虽然血清总免疫球蛋白水平有所下降，但仍在正常范围内。有研究显示，已存在的抗破伤风抗毒素的抗体滴度并不受单疗程利妥昔单抗的治疗的影响。但仍有一些开放性研究显示经过数年多次利妥昔单抗治疗，血清总免疫球蛋白水平会降至正常水平以下，但这是否会引起感染增加尚不清楚。Ⅱ期研究表明大多数不良反应为轻至中度，均与输液有关，如头痛、恶心和寒战等。

DANCER 研究显示利妥昔单抗不良反应大多均发生在第一次注射时，500mg 治疗组（未用激素）有 39% 的患者出现，1g 治疗组有 46% 的患者发生，而安慰剂组仅有 17%。第二次注射时，不良反应发生率分别下降至 5%、8% 和 10%。两种严重输液反应（过敏和全身水肿）均出现在第一天。预先输入甲泼尼龙可减少约 1/3 的不良反应和严重程度。28% 的安慰剂组患者和 35% 的利妥昔单抗组患者发生感染（大多数为上呼吸道感染）。有 6 例严重感染，2 例在安慰剂组，4 例在 1g 利妥昔单抗组，500mg 利妥昔单抗组没有，目前尚无机会菌感染和结核发生的报道。

利妥昔单抗属 C 类妊娠用药。有研究报道，母亲接受利妥昔单抗治疗，新生儿体内利妥昔单抗水平较高，尽管目前先天畸形及新生儿严重感染的报道很少，但是已知免疫球蛋白 IgG 能通过胎盘屏障，故除非其可能的获益超过潜在的危险，本药不应用于孕妇。育龄妇女在使用本药治疗的 12 个月内应采取有效的避孕措施。现今仍不知道利妥昔单抗是否会被分泌到乳汁中。但是因母体 IgG 能被分泌到母乳中，故本药不应用于哺乳期妇女。

（3）疗效持续时间　对于用利妥昔单抗治疗取得疗效的 RA 患者，复发的期限具有异质性。有的患者复发与外周血 B 细胞再出现紧密相关，而有的患者疗效可持续数年。临床复发与抗体水平增高紧密相关，但尚缺乏理想的生物学标志物用以指导制订针对个体患者的治疗策略。利妥昔单抗治疗后所有 B 细胞均被去除。在剩余的 B 系细胞中，80% 为记忆细胞和前浆细胞。利妥昔单抗治疗后平均 8 个月 B 细胞再出现，取决于类似脐血中不成熟的幼稚型 B 细胞的形成。BLyS 是 B 淋巴细胞发展为成熟浆细胞所必需的天然蛋白。B 细胞去除伴随着外周血 BLyS 浓度的剧增，并在 B 细胞再形成后下降。RA 患者体内 BLyS 浓度增高导致抗体产生。然而在利妥昔单抗有持续疗效的 RA 患者体内，BLyS 的浓度下降更为缓慢，超出 B 细胞去除的时限。BLyS 可能帮助病理性的自身反应性 B 细胞再生与存活。这一假说提示 B 细胞清除治疗后的 BLyS 阻断是一种潜在的治疗方法。

（4）当前作用　多大剂量的利妥昔单抗治疗最合适、性价比最高，这一问题尚存在争议。基于 DANCER 研究的结果，推荐利妥昔单抗联合每周不低于 15mg MTX 口服治疗以达到最佳疗效。利妥昔单抗输注前推荐静脉注射 100mg 甲泼尼龙可以减少输液反应的发生率及严重程度。

间隔两周的两次利妥昔单抗给药推荐剂量为每次 1g，因为 DANCER 研究显示 1g 利妥昔单抗治疗组达到 ACR-70 反应的比例略高于 500mg 组，然而 ACR-20 与 ACR-50 的比例两组间无差异。500mg 利妥昔单抗治疗的优势是花费更低，严重不良事件发生率可能更低。正在认证的进一步研究可能会明确这一问题。

在临床实践中,利妥昔单抗在 RA 治疗中的应用主要限于抗 TNF 治疗无效的 RA 患者的短期治疗。利妥昔单抗还可用于抗 TNF 治疗有相对禁忌的患者,如结缔组织病、重叠综合征。目前对于长期的外周 B 细胞去除治疗问题以及对有疗效患者何时再重复治疗,尚无确切结论。现有研究显示一次去除治疗后外周 B 细胞数量再积累需要 8 个月,重复治疗可能需要更早进行。有一项研究评估重复利妥昔单抗治疗参加Ⅱ或Ⅲ期研究的活动期 RA 患者的疗效,以确定最佳的重复治疗频率。155 例患者既往曾接受 TNF 抑制剂治疗,经第一疗程利妥昔单抗治疗后达到 ACR–20、–50 和 –70 的比例分别为 65%、33% 和 12%。经第二疗程利妥昔单抗治疗后,相对于基线水平上述比例分别为 72%、42% 和 21%。在接受第三疗程利妥昔单抗治疗的 82 例患者中,第一、二疗程间隔时间与第二、三疗程间隔时间相同,均为 30 ~ 31 周。需要进行进一步研究以制订最佳维持治疗方案,既可达到疗效,又尽可能降低毒副作用。

尽管目前利妥昔单抗治疗 RA 的安全性资料是可靠的,但在积累大量患者治疗经验、长时间安全性监测以及获得重复治疗数据前,尚需谨慎。利妥昔单抗在治疗非霍奇金淋巴瘤方面积累了丰富的安全性资料,报道的感染率较低。肿瘤治疗中某些不良反应与循环肿瘤细胞负荷相关。总之,对 RA 患者的安全性还是可靠的,但仍建议治疗过程中严密监测免疫状态以及可能发生的罕见机会性感染。

2. 利妥昔单抗在系统性红斑狼疮中的应用

目前已有大量的临床研究结果证实利妥昔单抗对系统性红斑狼疮(SLE)的疗效。鉴于已有大量研究证实 SLE 中存在 B 细胞异常,目前治疗聚焦于通过不同机制的干预措施影响 B 细胞。当前有多个多中心安慰剂对照研究得出的初步结论认为:有效去除 SLE 患者体内的 B 细胞依赖于血清利妥昔单抗达到并维持于较高水平,以及依治疗剂量不同而异的药代动力学和影响药物清除的因子(如抗嵌合体抗体)。有效降低或者去除 SLE 患者体内的 B 细胞后,大多数 SLE 患者多种临床症状有效缓解,狼疮活动性指标也得以改善。利妥昔单抗还能促使难治性 SLE 病情缓解。B 细胞去除治疗可通过抑制抗体产生或影响其他 B 细胞致病功能来改善疾病。临床症状改善与 B 细胞去除相关,并先于血清自身抗体水平下降前数月,以上事实提示 B 细胞具有不依赖于抗体的功能,这些患者在疾病缓解后最终抗体正常化。利妥昔单抗治疗 SLE 尚存在许多问题。如疗效反应和疾病缓解的免疫学判定、联合治疗的疗效及利妥昔单抗重复给药的安全性。

3. 利妥昔单抗治疗其他风湿性疾病

利妥昔单抗还被用于治疗其他风湿性疾病。尽管尚缺乏足量的对照研究的资料,但初步研究数据已显示 B 细胞去除治疗可以有效治疗免疫性血小板减少,同时,该药还被用于治疗原发性干燥综合征、韦格纳肉芽肿、丙肝病毒相关性冷球蛋白血症、ANCA(抗粒细胞胞浆抗体）相关性血管炎（如结节性多动脉炎）、皮肌炎、多发性肌炎、抗磷脂综合征和硬皮病。

（三）其他 B 细胞清除剂

目前，其他以 B 细胞为抗体靶点的生物制剂 如贝利木单抗（belimumab）、奥法木单抗（ofatumumab，全人源化的抗 CD20 抗体）以及 Ocre II zumab（利妥昔单抗进一步人源化的制剂）尚处于临床试验阶段，可以想象这些抗体使用后输液反应发生率会更低，但有些利妥昔单抗输液反应是由于 B 细胞溶解所致。总之，这些反应多数很轻微，所以不同制剂间的差异可能无临床意义。

以 B 细胞为靶向的其他治疗策略包括使用抗 CD22 和 BLys 的抗体。或 Lympho-Stat-B 是目前临床研究用于治疗 RA 和其他风湿性疾病的人抗 BLyS 的单克隆抗体。抑制 BLys 的另一方法仍处于临床研发早期阶段，是采用可溶性受体（如跨膜激动剂和钙调节剂）和阻断经 BLys 受体的信号。最近公布了一项贝利木单抗治疗 283 例活动期 RA 患者的 II 期双盲安慰剂对照研究的初步结果。患者被随机分为贝利木单抗治疗组和安慰剂组，治疗组分为 3 种剂量 1mg/kg、4mg/kg 或 10mg/kg 的贝利木单抗，分别在第 1、14 和 28 天静脉输注，此后每 28 天重复给药第 1 次，直至第 24 周。第 24 周时贝利木单抗治疗组的 ACR-20 为 29%，安慰剂组为 16%。并未观察到有剂量反应。贝利木单抗耐受性良好。相比于利妥昔单抗的疗效而言，这些 B 细胞功能性抑制剂的研究结果并不突出，但似乎可用贝利木单抗剂量过低这一药代动力学问题来解释。

最初利妥昔单抗联合 MTX 被当作一种或多种抗 TNF 治疗失败后的二线生物制剂。然而随着医生用药经验越来越丰富，如未出现新的安全性问题，利妥昔单抗可能会逐渐成为一线生物制剂。其与 TNF 抑制剂相比较优的卫生经济学数据及疾病早期治疗的疗效数据均支持这一角色转变。关键问题是确定达到不使用生物制剂持续临床缓解的早期 RA 治疗最佳策略，以及利妥昔营单抗是否能安全有效地达到。

五、共刺激阻断剂

1. 阿巴他塞和贝拉西普

阿巴他塞（abatacept）是一种新的全人源化的融合蛋白，由 CTLA-4 细胞外部分与人的 IgG1 的 Fc 段组成。2005 年 12 月，阿巴他塞（商品名 Orencia）获得美国食品和药品管理局批准，成为首个共刺激阻断剂，用于治疗经其他药物治疗无效的 RA 患者。阿巴他塞与抗原递呈细胞表面 CD80 和 CD86 结合，阻止其与其配体 -T 细胞表面的 CD28 结合，抑制 T 细胞的有效活化。在体外实验中，阿巴他塞抑制 T 细胞增殖与 TNF-α、干扰素 -γ 和 IL-2 等的产生。在胶原诱导的大鼠关节炎模型中，CTLA4-Ig 获得良好疗效。贝拉西普（belatacept）则是 CTLA4-Ig 的第二代产品，其两个氨基酸残基发生了突变，增加了与 CD86 母体分子的结合力。

2. 阿巴他塞对 RA 的治疗作用

目前至少已有 5 项随机双盲安慰剂对照研究评估阿巴他塞治疗对用传统 DMARD（如 MTX）或 TNF 抑制剂治疗无效的活动期 RA 患者的疗效。最初一项为期 3 个月的Ⅱa 期随机双盲安慰剂对照先导性研究观察 B7 阻断剂治疗经至少一种传统 DMARD 药物治疗后病情仍活动的 RA 患者后症状与体征的改善情况。这项研究比较了两种共刺激调节生物制剂（阿巴他塞、贝拉西普）与安慰剂对照的疗效。两种药物分别以 0.5mg/kg、2.0mg/kg 和 10mg/kg 剂量静脉给药或使用安慰剂。共纳入 214 名患者，分别在第 1、15、29、57 天，共静脉给药 4 次。在第 85 天时评估。第 85 天时达到 ACR-20 反应的患者比例是剂量依赖性的：阿巴他塞组三种治疗剂量下分别有 23%、44% 和 53% 的患者达到 ACR-20 缓解，贝拉西普组分别为 34%、45% 和 61%，安慰剂组为 31%。结果显示两种共刺激阻断分子治疗 RA 疗效确切，特别是大剂量使用时。

多中心的Ⅱb 期临床研究进一步证实了上述结论。该研究应用阿巴他塞联合 MTX 治疗 339 例单用 MTX 无效的活动期 RA 患者。随机分为安慰剂组、阿巴他塞 2mg/kg 组和阿巴他塞 10mg/kg 组，分别在第 0、2、4 周给药后，再每月给药 1 次，直至 6 个月。阿巴他塞 10mg/kg 组有 60% 的患者获得 ACR-20 缓解，阿巴他塞 2mg/kg 组有 41.9%，安慰剂组有 35.3%。三组达到 ACR-50 缓解的比例分别为 36.5%、22.9% 和 11.8%。10mg/kg 治疗组 ACR 改善情况普遍优于 2mg/kg 治疗组。所有接受阿巴他塞治疗的患者在 6 个月期间未发生死亡、恶性肿瘤或机会感染。Ⅱb 期研究的患者继续进入后续 6 个月的双盲状态下治疗，疗效反应持续。阿巴他塞 10mg/kg 治疗组患者获得 ACR- 70、-50 和 -20 的比例分别为 21%、42% 和 63%，安慰剂组上述比例分别是 8%、20% 和 36%。经过 1 年观察发现，高剂量治疗组在生理功能及健康相关生活质量改善方面有显著性差异。在此研究中，自第 90 天后阿巴他塞 10mg/kg 联合 MTX 治疗组有 34.8% 的患者达到 DAS28 缓解（<2.6），MTX 联合安慰剂组仅有 10.1%（$P<0.001$）。完成双盲期 12 个月治疗的患者全部进入长期延伸观察期，所有患者均接受 MTX 联合 10mg/kg 的阿巴他塞治疗。第 3 年时阿巴他塞治疗的患者的关节肿胀和压痛数减少 70% 以上，疼痛和生理功能改善近 50%。双盲期接受安慰剂治疗的患者在延伸观察期转移至阿巴他塞治疗后，获得了与全程均用阿巴他塞治疗的患者相等的疗效。

最近报道了两项Ⅲ期阿巴他塞治疗不同 MTX 人群的大型观察结果。MTX 治疗无效的 MTX 患者纳入 AIM（abatacept responders to methotrexate）研究。这项研究进一步评价阿巴他塞联合 MTX 治疗 RA 的安全性、临床疗效及对影像学进展的影响。另一项Ⅲ期 ATTAIN（abatacept trial in treatment of anti-TNF inadequate responder）研究是评估阿巴他塞治疗经抗 TNF 治疗无效 RA 患者的安全性和有效性。

AIM 研究纳入 652 例经 MTX 治疗无效的 RA 患者，随机分为安慰剂组（219 例）和阿巴他塞 10mg/kg 治疗组（433 例），分别在第 1、15、29 天给药，之后每 4 周给药 1 次，直至一年。所有患者均维持基础 MTX 治疗。所有患者基线疾病活动性均较高，平均 DAS-28 评分为 6.4。阿巴他塞治疗组患者在第 6 个月和第 12 个月时各级 ACR 缓解率均优于安慰剂组。与 II b 期试验结论相似，阿巴他塞联合 MTX 在第 6 个月时诱导 14.8% 的患者 DAS-28 病情缓解（<2.6），至第 12 个月时缓解率达 23.8%，而 MTX 联合安慰剂组在相同时间点分别只有 2.8% 和 1.9% 的缓解率（$P<0.001$）。63.7% 的联合治疗组患者生理功能有改善，显著高于安慰剂组的 39.3%（$P<0.001$）。而且联合治疗组平均结构破坏进展更慢，1 年后联合治疗组总 Sharp 评分为 1.2，安慰剂组为 2.3。有趣的是，用传统疗效评估方法（如 EULAR 反应评估）时，阿巴他塞治疗后 4~6 个月达到临床疗效的平顶。然而运用更严格的评估方法 [如 DAS 评分下降（<3.2）所需时间] 评价时，观察 12 个月并未发现疗效平顶，提示阿巴他塞联合 MTX 治疗可能持续发挥作用。

AIM 研究完成了 12 个月双盲研究后所有患者可进入更长期的延伸研究，接受固定每 4 周 1mg/kg 的阿巴他塞联合 MTX 治疗。临床有效的疾病活动缓解持续 2 年，患者自我评价的主观健康感受也有改善。平片显示的关节结构破坏亦被抑制。2 年阿巴他塞治疗后疗效显著优于 1 年，因为第二年影像学进展极轻微。

ATTAIN III 期研究纳入 391 例患者，这些患者均接受过至少 3 个月依那西普或英夫利昔单抗或两者联用足量治疗无效。患者同时接受传统 DMARD 药物或阿那白滞素治疗。纳入试验后患者即停止抗 TNF 治疗。经过一定洗脱期后患者按 2：1 的比例随机分入固定剂量阿巴他塞治疗组（10mg/kg）和安慰剂组。6 个月时所有阿巴他塞治疗患者各级 ACR 缓解均优于安慰剂组（ACR-20 分别为 50.4% 和 19.5%，ACR-50 分别为 20.3% 和 3.8%，ACR-70 分别为 10.2% 和 1.5%）。10% 的阿巴他塞治疗组患者 DAS-28 缓解，安慰剂联合传统 DMARD 组仅 1%。ACR-20 缓解与患者是否以前接受依那西普、英夫利昔单抗或两者联用无效无关。阿巴他塞治疗组生理功能改善显著优于安慰剂组（47%：23%）。阿巴他塞治疗组感染发生率略高，但并无某种特殊感染明显发病增高。两组感染严重程度相当，两组间因感染终止治疗或严重感染发生率方面均无显著性差异。

ATTAIN 研究中所有完成为期 6 个月双盲阶段的患者全部进入 1 年延伸观察期，接受固定剂量阿巴他塞每月 1 次注射联合至少一种 DMARD 治疗。双盲期 258 例患者随机分入阿巴他塞治疗组，223 例完成 6 个月治疗，218 例进入长期观察，168 例完成 18 个月治疗。双盲期观察到的 ACR-20 缓解患者在随后 1 年维持，并在 18 个月时 35% 的患者达到更好的 ACR-50，18% 的患者达到 ACR-70。DAS-28 缓解的比例也在延伸观察期末翻倍到 22.5%。所有最初接受阿巴他塞联合 DMARD 治疗并最终进入延伸观察期患者中，DAS-28 较基线下降在双盲期末是 −1.99，18 个月末增至 −2.81。在双盲期安慰剂联合 DMARD 治疗的患者平均 DAS-28 下降 -0.93，延伸观察期接受阿巴他塞治疗后 DAS-28 较基线下降 -2.72。以上数据再次显示阿巴他塞疗效可维持，但相对显效缓慢，疗效随时间而逐渐增加。

安全性问题

临床实践中，联用方案中普遍使用传统 DMARD 以增加疗效。副作用并无明显增加。ASSURE（abatacept study of safety in use with other RA therapies）研究进一步论证阿巴他塞也可与其他 DMARD 联用。这项随机双盲多中心研究观察阿巴他塞或安慰剂联合至少一种传统非生物 DMARD 或生物制剂，使用至少 3 个月的安全性。1456 例患者按 2：1 比例随机分为阿巴他塞治疗组（剂量根据体重固定为约 10mg/kg）和安慰剂组。这项研究观察到一些有趣的结论。总体上，严重不良反应发生率相似，阿巴他塞治疗组为 13%，安慰剂组为 12%。阿巴他塞治疗组有 5% 因不良反应终止治疗，安慰剂组有 4%。正如根据既往研究所预料，阿巴他塞治疗组严重感染发生率为 2.9%，高于安慰剂组的 1.9%。阿巴他塞治疗组 5 人死亡，安慰剂组 4 人死亡。除 1 例外，各组死亡均与研究药物无关。所有死亡患者均为使用其他生物制剂所致。但是根据患者是否使用生物制剂的亚组分析显示，阿巴他塞联合另一种生物制剂者严重感染的发生率比阿巴他塞联合非生物制剂者几乎高 2 倍，分别为 22.3% 和 12.5%。这项研究的一项重要观察结果是，阿巴他塞联合 8% 合其他生物制剂治疗严重感染发生率明显增高为 5.8%，而安慰剂联合其他生物制剂治疗组为 1.6%。而且其他生物制剂治疗患者接受阿巴他塞治疗的疗效较非生物 DMARD 治疗患者差。研究中未发生淋巴瘤、脱髓鞘病变及结核。

ASSURE 研究结论与另一项规模相对较小的随机安慰剂对照双盲试验相似。该Ⅱb 期研究使用 2mg/kg 的阿巴他塞输注治疗 1 年，所纳入的患者病情活跃，66 个关节中至少 8 个肿胀，68 个关节中至少 10 个有压痛且经过至少 3 个月每周 2 次、每次 25mg 的依那西普皮下注射治疗无效。生物制剂联用临床获益有限，严重不良反应和感染发生率反而增加。阿巴他塞联合依那西普治疗组 16.50% 发生严重不良反应，3.5% 发生严重感染，而安慰剂组上述事件发生率分别仅为 2.8% 和 0。基于这些观察结果，阿巴他塞可作为单一治疗或与除 TNF 抑制剂外的 DMARD 联合治疗，不推荐阿巴他塞与其他生物制剂联用。令人鼓舞的试验结论显示，阿巴他塞与利妥昔单抗一样，可作为治疗 TNF 抑制剂无效的 RA 患者的新方法。但是尚无试验研究比较阿巴他塞、利妥昔单抗与 TNF 阻断剂在阻止关节结构破坏方面疗效的差异。已经明确的是，当临床疗效不佳时，MTX 与一种抗 TNF 制剂联用获得的关节保护效果优于 MTX 单用。

3. 阿巴他塞治疗其他风湿性疾病

目前，除用于治疗 RA 外，阿巴他塞正在用于治疗未分化关节炎、儿童特发性关节炎和 SLE。一项为期 26 周的开放标记、剂量逐渐增加的Ⅰ期研究以阿巴他塞治疗寻常型银屑病。43 例患者中有 20 例接受 4 次静脉输注阿巴他寒，获得至少 50% 的临床病情活动性的缓解。临床缓解与表皮增生数量下降相关，表皮增生减少与皮肤浸润性 T 细胞数量减少有关。然而并未发现皮损处 T 细胞凋亡的增加，可能是 T 细胞增殖、T 细胞再恢复及抗原特异性 T 细胞凋亡受抑制，导致皮损处 T 细胞数量减少。研究中观察到对 T 细胞依赖的新抗原的抗体反应改变，但针对这些抗原并未观察到免疫耐受。这项研究还显示 CD28 － CD152 旁路途径在银屑病发病中的重要作用。

4. 以 T 细胞为靶点的 T 细胞清除剂

早期研究 RA 生物制剂过程中，T 细胞是作为首批研究靶向的。不同原理的几项关节炎动物模型初步研究数据提示 CD44$^+$T 细胞在与由 MHC–Ⅱ类分子递呈的不同类型关节源性抗原相互反应中的致病作用。该研究结果引发了众多探索针对 CD4$^+$ 或其他 T 细胞相关分子的去除性或非去除性抗体治疗作用的试验，但这些最初探索 T 细胞靶向治疗 RA 的随机安慰剂对照临床研究往往是要么抗 T 细胞制剂并无疗效，要么虽有效，但因持续性的 T 细胞去除引发的不良反应严重而被迫终止。然而灵长类动物抗 CD4 单克隆抗体凯利昔单抗（keliximab）（每周给药 1 次，连续 4 周）显示出剂量依赖性的临床反应，该反应与凯利昔单抗包被 CD4 细胞相关，与 T 细胞去除无关。两项连续的随机双盲研究纳入对象具有可比性，结果显示凯利昔单抗治疗与 CD44$^+$ T 细胞计数低于 250 个 /mm^3 相关，一项研究中有 12% 的患者出现，另一项研究中有 47 %。

其他 T 细胞相关分子靶向治疗的生物制剂包括 Campath-1H（CD52 的单克隆抗体）、抗 CD5 单抗与蓖麻毒素联合制剂、包含与白喉毒素耦合的 IL-2 变体结合域的一种融合蛋白（DAB486IL-2 融合毒素）。CD52 是所有淋巴细胞表达的多肽。Campath-1H 在两项小规模研究中用于治疗难治性 RA，仅用 1 ~ 100mg 剂量单次静脉注射后出现显著 CD4$^+$T 细胞去除，超过半数患者出现临床症状改善。生物学效应与临床反应间无相关性。但这项治疗有显著急性毒性反应，是细胞因子释放综合征的表现，包括头痛、恶心和低血压。尽管外周血 CD44$^+$T 细胞仍处于被抑制状态，关节炎病情随时间推移再次活动。

CD5 是在 70%T 细胞表面表达的跨膜糖蛋白。CD5-1C 是一种与蓖麻毒素连接的单克隆抗体。蓖麻毒素是一种植物毒素，可抑制蛋白合成。一项双盲安慰剂对照试验研究了 CD5-1C 治疗 RA。在试验剂量下只出现轻微的一过性 T 细胞去除，无临床疗效。

DAB 486IL-2 融合毒素被设计用于选择性去除表达 IL-2 受体的活性 T 细胞。一项开放性安慰剂对照研究静脉输注 DAB486IL-2 融合毒素治疗 RA。尽管有小部分（18%）患者有临床疗效，但有显著不良反应发生，包括恶心、发热和转氨酶升高。而且几乎所有患者均产生了抗白喉毒素抗体。

其他已验证过的以 T 细胞为靶点的治疗方法包括直接影响 HLA–Ⅱ、抗原肽和 T 细胞受体三分子复合物形成，干预手段为 DR4-DRI 肽疫苗、T 细胞受体 Vβ 肽疫苗、胶原或软骨糖蛋白。尽管这些方法经临床前动物模型验证了其合理性，但均已被废弃。因为应用于人体治疗疗效不确切或缺乏疗效。

六、干细胞在风湿病中的应用现状

1. 干细胞的生物学特性

间充质干细胞（MSCs）是干细胞家族的重要成员，来源于发育早期的中胚层，属于多能干细胞。MSCs 最初在骨髓中发现，其在体内或体外特定的诱导条件下，可分化为脂肪、骨、软骨、肌肉、肌腱、韧带、神经、肝、心肌、内皮等多种组织细胞。近年的研究发现 MSCs 不仅具有多向分化潜能，同时具有强大的免疫调节和抗炎特性。因此，国内外学者对其在风湿病领域的应用也进行了尝试，MSCs 有望对多种风湿免疫性疾病的治疗带来希望。为了使 MSCs 的鉴定标准更加统一，国际细胞治疗协会规定了 MSCs 最低标准：①在标准培养条件下贴壁生长；②表达特征性表面抗原，CD73、CD90、CD105 表达率大于 95%，不表达造血细胞表面标记。

MSCs 的免疫特性：目前多项研究证实 MSCs 几乎可以和免疫系统的所有成分发生作用，发挥强大的免疫调节作用。MSCs 分泌 H 因子，并表达补体调节蛋白 CD55、CD46、CD59，抑制补体系统活化。自然杀伤（natural killer，NK）细胞是固有免疫系统的重要成员，MSCs 抑制自然杀伤细胞增殖及表面受体的表达，降低干扰素的分泌，从而抑制自然杀伤细胞的功能。MSCs 表达 Toll 样受体，Toll 样受体配基 3 和 Toll 样受体配基 4 会降低 MSCs 的免疫调节作用，这使得 MSCs 不会削弱机体的抗微生物感染的能力；而干扰素 -γ 能够增强 MSCs 的免疫调节作用，提示 MSCs 在自身免疫性疾病的慢性炎症反应中能够发挥更为强大的免疫调节作用。单核 - 巨噬细胞是固有免疫系统的另一重要成员，MSCs 能够抑制活化巨噬细胞肿瘤坏死因子（TNF）-α、白细胞介素（IL）-6、IL-12p70 和干扰素 -γ 的分泌，促进抗炎细胞因子 IL-10、IL-12p40 的产生，并通过抑制 CD86 和主要组织相容性复合体（MHC）Ⅱ类分子的表达，降低巨噬细胞活化 $CD4^+T$ 细胞的能力。

MSCs 在获得性免疫过程中亦发挥重要调节作用。MSCs 低度表达 MHC - Ⅰ类分子，不表达 MHC- Ⅱ类分子和 T 细胞激活所必需的共刺激分子 CD40、CD80、CD86，因此异基因 MSCs 不会引起 T 细胞增殖反应。MSCs 呈剂量依赖性抑制 T 细胞增殖，促进初始 Th 细胞向调节性 T 细胞和 Th2 细胞亚群分化，抑制 Th1 和 Th17 亚群分化，从而发挥免疫调节和抗炎作用。MSCs 是否能够抑制 B 细胞增殖及免疫球蛋白的产生，目前却有两种相悖的结论。产生不同结论的具体机制仍然不明，可能与 MSCs 的来源和特性不同有关，或者与 B 细胞的刺激抗原不同有关。MSCs 的免疫调节作用是通过细胞之间直接接触和分泌可溶性细胞因子共同实现的，IL-10、转化生长因子（TGF）-B、前列腺素 E 等是 MSCs

发挥作用的重要介质。

MSCs 的多向分化潜力：MSCs 来源于中胚层，可以定向诱导分化为各种中胚层组织细胞，如成骨细胞、软骨细胞和脂肪细胞，在特定条件下，也可以跨谱系甚至跨胚层分化，如分化为神经组织细胞、胰岛样细胞、上皮细胞等。不同组织来源的 MSCs 其增殖、分化能力各有特点，如滑膜来源的 MSCs 成软骨能力最强，其次是骨髓、骨膜来源的 MSCs。

2. 干细胞在风湿性疾病中的研究现状

（1）系统性红斑狼疮（SLE） 一些小规模的临床试验结果发现，SLE 患者输注 MSCs 后，患者的疾病活动度、狼疮肾炎可得到改善。MSCs 输注可迅速改善患者的自身抗体水平、尿蛋白水平及肾外表现。但亦有 2 例 SLE 患者在应用 MSCs 后，虽然调节性 T 细胞的水平升高，病情活动度未能改善。目前这些现象尚不能被完全解释，可能 MSCs 效应发挥要依赖某些淋巴细胞的作用。而目前 MSCs 在治疗 SLE 患者的试验仅为初探，其安全性及效应如何，可能需要大规模临床试验证实。

（2）类风湿关节炎（RA） RA 是一种常见的以慢性、对称性、进行性滑膜炎为主要表现的炎性关节炎，最终导致骨和软骨破坏。部分病例报告显示自体或异体 MSCs 治疗 RA 具有一定的疗效。Ra 等应用自体脂肪来源 MSCs 治疗 3 例难治性 RA，3 例患者均显示了良好的安全性及有效性。另外一项研究应用同种异体脐带来源 MSCs 或骨髓来源 MSCs 治疗 4 例难治性 RA，其中 1 例无效，另外 3 例病情均得到一定的缓解。王秦等应用异基因脐带 MSCs 移植治疗 1 例 RA 亦取得了较好疗效，且未见明显的不良反应发生。但相关研究的缺陷均在于病例数偏少，MSCs 治疗 RA 的安全性及有效性尚需进一步验证。

（3）脊柱关节炎（SpA） SpA 是一组相互关联的系统疾病，包括 AS、反应性关节炎、PsA、炎性肠病相关性关节炎等。其发病均与 HIA-B27 具有不同程度的相关性。在 B27 诱发 SpA 发病过程中，自身免疫功能紊乱起重要作用，而 MSCs 免疫调节作用异常可能参与这一过程的发生。尽管目前国内外尚未见到 MSCs 治疗 SpA 的相关报道，但是已有学者在一些相关疾病如炎性肠病的治疗中取得了一定的进展，预示 MSCs 可能在 SpA 的临床治疗中具有一定的前景。

（4）骨关节炎 骨关节炎是一种退行性骨关节疾病，主要表现为关节软骨进行性消失，骨质过度增生。骨关节炎发病与衰老、肥胖、创伤、炎症、遗传等多因素相关。由于关节软骨的再生修复能力有限，临床上又缺乏有效促进软骨修复的治疗方法，目前骨关节炎治疗以减轻症状为主。目前一些动物模型研究及小规模临床试验研究发现关节腔注射 MSCs 可改变骨关节炎的临床转归，提高患者的生活质量。

总之，MSCs 具有强大的免疫调节及抗炎特性，并且具有多项分化的潜能，同时

MSCs 的低免疫原性为其在临床上的应用提供了安全保障，使其在风湿病的治疗中具有一定前景。但是目前有关 MSCs 的研究多以病例报道、非对照的临床研究为主。MSCs 的安全性、疗效尚缺乏大规模的临床试验证实。

（赵 伟 周 博 黄志芳）

参考文献

[1] Merrill J T，Burgos-Vargas R，Westhovens R，et al. The efficacy and safety of abatacept in patients with non-life-threatening manifestations of systemic lupus erythematosus：results of a twelve-month，multicenter，exploratory，phase Ⅱb，randomized，double-blind，placebo-controlled trial. Arthritis Rheum，2010，62：3077-3087

[2] Merrill J，Buyon J，Furie R，et al. Assessment of flares in lupus patients enrolled in a phase Ⅱ/ⅡI study of rituximab（EXPLORER）. Lupus，2011，20：709-716

[3] Rovin B H，Furie R，Latinis K，et al. Efficacy and safety of rituximab in patients with active proliferative lupus nephritis：the Lupus Nephritis Assessment with Rituximab study. Arthritis Rheum，2012，64：1215-1226

[4] Wallace D J，Kalunian K，Petri M A，et al. Efficacy and safety of epratuzumab in patients with moderate/severe active systemic lupus erythematosus：results from EMBLEM，a phase Ⅱb，randomised，double blind，placebo controlled，multicentre study. Ann Rheum Dis，2013 Jan 12

[5] Jonsdottir T，Zickert A，Sundelin B，et al. American College of Rheumatology. American College of Rheumatology guidelines for screening，treatment，and management of lupus nephritis. Arthritis Care Res（Hoboken），2012，64：797-808

[6] RamosCasals M，Sanz I，Bosch X，et al. B cell depleting therapy in systemic lupus erythematosus. Am J Med，2012，125：327-336

[7] Alten R，Maleitzke T. Tocilizumab：A novel humanized anti-interleukin 6（IL-6）receptor antibody for the treatment of patients with nonRA systemic，inflammatory rheumatic diseases. Ann Med，2013，45：357-363

[8] Semerano L，Assier E，Boissier M C. Anti-cytokine vaccination：a new biotherapy of autoimmunity？Autoimmun Rev，2012，11：785-786

[9] Jonsdottir T，Sundelin B，Welin Henriksson E，et al. Rituximab-treated membranous lupus nephritis：clinical outcome and effects on electron dense deposits. Annals of the Rheumatic Diseases，2011，70：1172-1173

[10] Navarra S V，Guzmán R M，Gallacher A E，et al. Efficacy and safety of belimumab in patients with active systemic lupus erythematosus：a randomised，placebo controlled，phase 3 trial. Lancet，2011，377：

721-731

[11] Furie R, Petri M, Zamani O, et al. BLISS 76 Study Group. A phase Ⅱ I, randomized, placebo controlled study of belimumab, a monoclonal antibody that inhibits B lymphocyte stimulator, in patients with systemic lupus erythematosus. Arthritis Rheum, 2011, 63 : 3918-3930

[12] Jamnitski A, Bartelds G M, Nurmohamed M T, et al. The presence or absence of antibodies to infliximab or adalimumab determines the outcome of switching to etanercept. Ann Rheum Dis, 2010, 70 : 284-288

[13] Buch M H, Rubbert-Roth A, Ferraccioli G. To switch or not to switch after a poor response to a TNF-α blocker? It is not only a matter of ACR20 OR ACR50. Autoimmun Rev, 2012, 11 : 558-562

[14] Bartelds G M, Krieckaert C L, Nurmohamed M T, et al. Development of anti-drug antibodies against adalimumab and association with disease activity and treatment failure during long-term follow-up. JAMA, 2011, 305 : 1460-1468

[15] Bartelds G M, Wijbrandts C A, Nurmohamed M T, et al. Anti-infliximab and anti-adalimumab antibodies in relation to response to adalimumab in infliximab switchers and anti-tumour necrosis factor naive patients : a cohort study. Ann Rheum Dis, 2010, 69 : 817-821

[16] Dooley M A, Houssiau F, Aranow C, et al. Effect of belimumab treatment on renal outcomes : results from the phase 3 belimumab clinical trials in patients with SLE. Lupus, 2013, 22 : 63-72

[17] Strand V, Levy R A, Cervera R, et al. Improvements in health-related quality of life with belimumab, a B-lymphocyte stimulator-specific inhibitor, in patients with autoantibody-positive systemic lupus erythematosus from the randomised controlled BLISS trials. Annals of the Rheumatic Diseases, 2013

[18] Wallace D J, Navarra S, Petri M A, et al. Safety profile of belimumab : pooled data from placebo-controlled phase 2 and 3 studies in patients with systemic lupus erythematosus. Lupus, 2013, 22 : 144-154

[19] Merrill J T, Ginzler E M, Wallace D J, et al. Long-term safety profile of belimumab plus standard therapy in patients with systemic lupus erythematosus. Arthritis & Rheumatism, 2012, 64 : 3364-3373

[20] Barkham N, Coates L C, Keen H, et al. Double-blind placebo-controlled trial of etanercept in the prevention of work disability in ankylosing spondylitis. Ann Rheum Dis, 2010, 69 : 1926-1928

[21] Moots R J, Ostor A J, Loft AG, et al. Reduction of direct and indirect costs in patients with AS receiving etanercept : results from an open-label 36-week extension of the ASCEND study in four European countries. Rheumatology (Oxford), 2012, 51 : 393-396

[22] ter Wee M M, Lems W F, Usan H, et al. The effect of biological agents on work participation in rheumatoid arthritis patients : a systematic review. Ann Rheum Dis, 2012, 71 : 161-171

[23] Chatzidionysiou K, van Vollenhoven R F. When to initiate and discontinue biologic treatments for rheumatoid arthritis? J Intern Med, 2011, 269 : 614-625

[24] Polachek A, Caspi D, Elkayam O. The perioperative use of biologic agents in patients with rheumatoid arthritis. Autoimmun Rev, 2012, 12 : 164-168

[25] Kristensen L E, Petersson I F, Geborek P, et al. Sick leave in patients with ankylosing spondylitis before and

after anti-TNF therapy : a population-based cohort study. Rheumatology（Oxford），2012，51：243-249

[26] Maksymowych W P, Gooch K L, Wong R L, et al. Impact of age，sex，physical function，health-related quality of life，and treatment with adalimumab on work status and work productivity of patients with ankylosing spondylitis. J Rheumatol，2010，37：385-392

[27] Navarra S V，Guzmán R M，Gallacher A E，et al. BLISS 52 Study Group. Efficacy and safety of belimumab in patients with active systemic lupus erythematosus : a randomised，placebo controlled，phase 3 trial. Lancet，2011，377：721-731

[28] van Volenhofen R F, Petri M A, Cervera R, et al. Belimumab in the treatment of systemic lupus erythematosus : high disease activity predictors of response. Ann Rheum Dis，2012 ，71：1343-1349

[29] Jónsdóttir T, Zickert A, Sundelin B, et al.Long-term follow-up in lupus nephritis patients treated with rituximab - clinical and histopathological response. Rheumatology，2013，52：847 - 855

[30] Rovin B H, Furie R, Latinis K, et al. Efficacy and safety of rituximab in patients with active proliferative lupus nephritis the lupus nephritis assessment with rituximab study. Arthritis & Rheumatism，2012，64：1215 - 1226

[31] Merrill J T, Neuwelt C M, Wallace D J, et al. Efficacy and safety of rituximab in moderately-to-severely active systemic lupus erythematosus : the randomized，double-blind，phase Ⅱ / Ⅱ I systemic lupus erythematosus evaluation of rituximab trial. Arthritis & Rheumatism，2010，62：222 - 233

[32] Condon M B, Ashby D, Pepper R J, et al. Prospective observational single-centre cohort study to evaluate the effectiveness of treating lupus nephritis with rituximab and mycophenolate mofetil but no oral steroids. Annals of the Rheumatic Diseases，2013，72：1280 - 1286

[33] Ezeonyeji A N, Isenberg D A. Early treatment with rituximab in newly diagnosed systemic lupus erythematosus patients : a steroid-sparing regimen. Rheumatology，2012，51：476 - 481

[34] Merrill J T, Burgos-Vargas R, Westhovens R, et al. The efficacy and safety of abatacept in patients with non-life-threatening manifestations of systemic lupus erythematosus : results of a twelve-month，multicenter，exploratory，phase Ⅱb，randomized，double-blind，placebo-controlled trial. Arthritis & Rheumatism，2010，62：3077 - 3087

[35] Isenberg D A, Allen E, Farewell V, et al. An assessment of disease flare in patients with systemic lupus erythematosus : a comparison of BILAG 2004 and the flare version of SELENA. Annals of the Rheumatic Diseases，2011，70：54 - 59

[36] Furie R, Nicholls K, Cheng T T, et al. Efficacy and safety of abatacept over 12 Months in patients with lupus nephritis : results from a multicenter，randomized，double-blind，placebo-controlled phase Ⅱ / Ⅱ I study. Arthritis & Rheumatism，2011，63：S962 - 983

[37] Wofsy D, Hillson J L, Diamond B. Abatacept for lupus nephritis : alternative definitions of complete response support conflicting conclusions. Arthritis & Rheumatism，2012，64：3660 - 3665

[38] Wallace D J, Gordon C, Strand V, et al. Efficacy and safety of epratuzumab in patients with moderate/severe flaring systemic lupus erythematosus : results from two randomized，double-blind，placebo-

controlled, multicentre studies（ALLEVIATE）and follow-up. Rheumatology, 2013, 52 : 1313 - 1322

[39] Lee S, Ballow M. Monoclonal antibodies and fusion proteins and their complications : targeting B cells in autoimmune diseases. The Journal of Allergy and Clinical Immunology, 2010, 125 : 814 - 820

[40] Parodis I, Axelsson M, Gunnarsson I. Belimumab for systemic lupus erythematosus : a practice-based view. Lupus, 2013, 22 : 372 - 380

[41] Navarra S V, Guzman R M, Gallacher A E, et al. Efficacy and safety of belimumab in patients with active systemic lupus erythematosus : a randomised, placebo-controlled, phase 3 trial. Lancet, 2011, 377 : 721 - 731

[42] Furie R, Petri M, Zamani O, et al. A phase II I, randomized, placebo-controlled study of belimumab, a monoclonal antibody that inhibits B lymphocyte stimulator, in patients with systemic lupus erythematosus. Arthritis and Rheumatism, 2011, 63 : 3918-3930

[43] Lamore 3rd R, Parmar S, Patel K, et al. Belimumab（benlysta）: a breakthrough therapy for systemic lupus erythematosus. P & T : A Peer-reviewed Journal for Formulary Management, 2012, 37 : 212-226

[44] Stohl W, Hiepe F, Latinis K M, et al. Belimumab reduces autoantibodies, normalizes low complement levels, and reduces select B cell populations in patients with systemic lupus erythematosus. Arthritis and Rheumatism, 2012, 64 : 2328-2337

[45] Manzi S, Sanchez-Guerrero J, Merrill J T, et al. Effects of belimumab, a B lymphocyte stimulator-specific inhibitor, on disease activity across multiple organ domains in patients with systemic lupus erythematosus : combined results from two phase III trials. Annals of the Rheumatic Diseases, 2012, 71 : 1833-1838

[46] Ben-Ami E, Berrih-Aknin S, Miller A. Mesenchymal stem cells as an immunomodulatory therapeutic strategy for autoimmune diseases. Autoimmun Rev, 2011, 7 : 410-415

[47] Wallace D J, Kalunian K, Petri MA, et al. Efficacy and safety of epratuzumab in patients with moderate/ severe active systemic lupus erythematosus : results from EMBLEM, a phase II b, randomised, double-blind, placebo-controlled, multicentre study. Annals of the Rheumatic Diseases, 2013

[48] Genovese M C, Fleischmann R M, Greenwald M, et al. Tabalumab, an anti-BAFF monoclonal antibody, in patients with active rheumatoid arthritis with an inadequate response to TNF inhibitors. Annals of the Rheumatic Diseases, 2012

[49] Genovese M C, Bojin S, Biagini I M, et al. Tabalumab in rheumatoid arthritis patients with an inadequate response to methotrexate and naive to biologic therapy : a phase II, randomized, placebo-controlled trial. Arthritis & Rheumatism, 2013, 65 : 880-889

[50] Zimmer R, Scherbarth H R, Rillo O L, et al. Lupuzor/P140 peptide in patients with systemic lupus erythematosus : a randomised, double-blind, placebo-controlled phase II b clinical trial. Annals of the Rheumatic Diseases, 2012

[51] van Vollenhoven R F, Kinnman N, Vincent E, et al. Atacicept in patients with rheumatoid arthritis and an inadequate response to methotrexate : results of a phase II, randomized, placebo-controlled trial. Arthritis & Rheumatism, 2011, 63 : 1782-1792

[52] Ginzler E M，Wax S，Rajeswaran A，et al. Atacicept in combination with MMF and corticosteroids in lupus nephritis：results of a prematurely terminated trial. Arthritis Research & Therapy，2012，14

[53] Verstappen S M，Fautrel B，Dadoun S，et al. Methodological issues when measuring paid productivity loss in patients with arthritis using biologic therapies：an overview of the literature. Rheumatology（Oxford），2012，51：216-229

[54] Olivieri I，Sarzi-Puttini P，Bugatti S，et al. Early treatment in early undifferentiated arthritis. Autoimmun Rev，2012，11：589-592

[55] Scott D L，Kowalczyk A. Clinical trials：tight control in early RA pays off in the long run. Nat Rev Rheumatol，2010，6：623-624

[56] Smolen J S，Landewé R，Breedveld F C，et al. EULAR recommendations for themanagement of rheumatoid arthritis with synthetic and biological disease-modifying antirheumatic drugs. Ann Rheum Dis，2010，69：964-975

[57] Heldmann F，Brandt J，van der Horst-Bruinsma IE，et al. The European ankylosing spondylitis infliximab cohort（EASIC）：a European multicentre study of long term outcomes in patients with ankylosing spondylitis treated with infliximab. Clin Exp Rheumatol，2011，29：672-680

[58] Merrill J T，Wallace D J，Petri M，et al. Safety profile and clinical activity of sifalimumab，a fully human anti-interferon alpha monoclonal antibody，in systemic lupus erythematosus：a phase I，multicentre，double-blind randomised study. Annals of the Rheumatic Diseases，2011，70：1905-1913

[59] Petri M，Wallace D J，Spindler A，et al. Sifalimumab，a human anti-interferon-alpha monoclonal antibody，in systemic lupus erythematosus：a phase I randomized，controlled，dose-escalation study. Arthritis & Rheumatism，2013，65：1011-1021

[60] McBride J M，Jiang J，Abbas A R，et al. Safety and pharmacodynamics of rontalizumab in patients with systemic lupus erythematosus：results of a phase I，placebo-controlled，double-blind，dose-escalation study. Arthritis & Rheumatism，2012，64：3666-3676

[61] Lauwerys B R，Hachulla E，Spertini F，et al. Down-regulation of interferon signature in systemic lupus erythematosus patients by active immunization with interferon alpha-kinoid. Arthritis & Rheumatism，2013，65：447-456

第十五章
干细胞与皮肤组织损伤修复与再生

一、概述

　　皮肤是人体面积最大的器官，其重要的生理功能是阻挡异物和病原体侵入、防止体液流失的屏障保护作用。皮肤还具有感觉、调节温度等重要的生理功能，以维持机体和外界环境的对立和统一，同时皮肤又是机体免疫系统的重要组成部分。严重烧（创）伤、肿瘤切除术后、溃疡、炎症，以及先天性畸形等原因均可造成皮肤的广泛缺损。一旦皮肤损伤，轻则形成瘢痕性增生，影响皮肤汗腺与毛囊等皮肤附件的再生，严重影响了患者的生活质量；重则导致体液丧失、细菌感染，继而威胁到生命安全。尽管由于技术的进步、防范意识的增强，严重烧（创）伤救治成功率上升，但以瘢痕等愈合的创面，缺乏汗腺、毛囊、神经等给患者带来很大痛苦。近年来，随着健康方式的改变以及人口老龄化的进程，慢性皮肤损伤的发生率逐渐上升。我国最近的一项调查数据显示，慢性皮肤损伤已经占到住院病人的 1.7‰，其中大部分由糖尿病与创伤引起，经过治疗大约有一半的患者仍然未能达到伤口愈合。

　　对于皮肤组织损伤的治疗，传统方法仍然是治疗的首选，如自体游离皮片移植、皮瓣移植、异体皮或异种皮移植等。这些方法虽有其成功之处，但也有其固有的局限性。有的给患者造成二次伤害，有的受限于患者自身条件或异体皮肤来源，有的则由于材料本身原因带来排异反应长期不愈合，或形成瘢痕，甚至演变为慢性创伤等等。这显然不能满足日益提高的健康要求和对美观非常重视的外科治疗的要求。因此，最大限度地恢复其功能和外观就成为临床治疗的首要目标，而其核心问题就是实现创面快速、正常的愈合。

组织工程学的发展已经为解决此类问题提供了新的思路。各种材料制成的皮肤替代物陆续出现，上世纪 90 年代在美国上市的组织工程皮肤产品 apligraft 等和国内第一种应用于临床的全层皮肤替代物安体肤（active）就是其中的代表。组织工程皮肤的研究应用，部分解决了创伤后的覆盖、促愈合问题，也减少了患者自体皮肤移植所造成的继发损伤。但就像其开发者所言，它们也带来了不可忽视的问题。现在的皮肤替代物不包含血管，移植后生长缓慢，易造成失败，其机械强度和韧性也和天然皮肤相去甚远，在移植后容易出现退化和功能上的改观，因此其作用和价值均有限。

而干细胞（stem cell）是具有自我更新、高度增殖和多向分化潜能的细胞群体，即这些细胞可通过分裂维持自身细胞的特性和大小，又可进一步分化为各种组织细胞，从而在组织修复等方面发挥积极作用。干细胞独特的多向分化潜能、自我更新能力和增殖分化能力强的重要特性，正好满足皮肤修复的需要。近年来，利用干细胞来促进创伤愈合逐渐成为人们的共识。多种组织来源的干细胞都被加以研究，其中以骨髓间充质干细胞（BM-MSCs）、脐带间充质干细胞（UC-MSCs）、脂肪间充质干细胞（AD-MSCs）的研究最为深入和广泛，也是目前开展临床试验研究最常用的成体干细胞来源。这些来自于中胚层的成体干细胞，所具有的自我更新和多向分化能力不但使其成为组织工程应用的理想种子细胞，而且其具有的分泌细胞因子和免疫调节能力更增加了其促进皮肤愈合的潜力。

二、干细胞与皮肤损伤修复与再生

（一）干细胞治疗皮肤损伤的机制

1. 干细胞与皮肤组织损伤

皮肤组织伤口愈合是一个复杂的过程，涉及干细胞修复，细胞增殖、迁移，分泌细胞外基质以及多种细胞因子的参与。通常分为三个阶段：①炎症细胞浸润期；②肉芽组织形成期；③创面修复重建期。MSCs 作为主要的修复细胞，在皮肤组织损伤与修复中发挥了不同作用（图 15-1）

（1）炎症细胞浸润期　在创面愈合炎症期的早期，机体免疫系统被激活引起中性粒细胞和单核细胞浸润，并在组织中转化为巨噬细胞。这些炎症细胞不仅能够吞噬入侵微生物，而且还能释放一系列的细胞因子和生长因子，促进创面的修复，使创面由炎症期过渡至增殖期。

在炎症阶段，一些促炎介质如 INF-γ、TNFα、IL-1β 等信号激活 MSCs 的修复的功能，参与抑制调节免疫反应。在这个阶段，MSCs 可以抑制肥大细胞、T 细胞、B 细胞和 NK 细胞的增殖、聚集以及活性，减弱由损伤引起的急性免疫反应。炎症期创伤的微环境也可以激活 MSCs 的 COX2 的活性，导致前列腺素 E_2（PGE_2）的上调，促进伤口真皮的再生。另外，T 细胞增殖较少的同时，PGE_2 还可以调节伤口部位的白细胞，减少 IL-2 和 IFN-γ 的表达，增加 IL-4 和 IL-10 的表达。抗炎因子表达的结果影响了成纤维细胞上调基质金属蛋白酶（MMPS）的表达，而下调了其他胶原蛋白的表达，结果减小了伤口纤维肉芽组织的形成。因此，创伤部位的 MSCs 的激活，抑制了炎症，促进了伤口愈合与组织再生的功能。

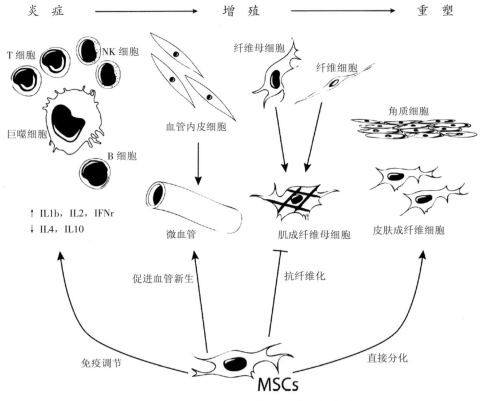

图 15-1　MSCs 在皮肤损伤不同阶段的作用

（2）肉芽组织形成期　在创面愈合的增殖期，由巨噬细胞、血管内皮细胞和成纤维细胞组成的肉芽组织开始填补创面，随着肉芽组织逐渐上皮化而完成创面的早期修复。

研究证明，在这一期，MSCs 继续参与组织的再生与修复。首先，需要血管的新生，以有效供给营养，保证纤维细胞分泌细胞外基质以快速闭合伤口。在糖尿病患者的伤口部位，糖毒性常常会引起血管新生的失能导致微血管网无法形成，造成伤口愈合困难。MSCs 分泌的几种细胞因子包括碱性成纤维生长因子（bFGF）、血管内皮细胞生长因子（VEGF）以及肾上腺髓质素等可以促进微血管内皮细胞的增殖、增强内皮细胞的自噬，从而促进创面的血管网的新生。在这个阶段，MSCs 也通过分泌多种生长因子，包括肝细胞生长因子（HGF）、IL-10、肾上腺髓质素和 MMP-9 等，促进 ECM 的合理分布、角质细胞的增殖、抑制肌成纤维母细胞的分化而发挥抗纤维过度增殖效应。因此，创面部位的 MSCs 的修复作用是修复与再生血管网络，促进伤口的再表皮化，减少增生性瘢痕的形成。

（3）创面修复重建期　上皮化后，细胞增殖及新生血管化停止，瘢痕组织开始形成，创面修复进入重塑期，瘢痕基质的形成与瘢痕降解最终趋于平衡。瘢痕的存在使得创面的机械性能降低，同时造成了氧和营养物质交流的障碍，严重时可能引起受损组织的畸形以及功能障碍。

在伤口愈合的最后阶段，真皮成纤维细胞开始重塑伤口基质而产生新的皮肤组织。从其他来源招募的 ECM 产生细胞，如血管内皮细胞向间质的分化（EndoMT）和循环中的纤维细胞，参与伤口的重塑。一旦置于伤口中 TGF-β_1 微环境，这些细胞迅速分化为肌成纤维细胞，开始表达高水平的 ECM。这种伤口愈合反应足以恢复组织的完整性，但过多的肌纤维母细胞化的细胞产生，导致瘢痕组织形成，也严重影响了皮肤附属器的再生。MSCs 分泌的 HGF、PGE$_2$ 等，明显抑制了伤口部位的 EndoMT 和肌纤维母细胞化，从而促进真皮成纤维细胞实现伤口愈合。另外的研究也显示，在体外合适的诱导条件下或与纯化皮肤细胞共培养，MSCs 也可以分化为表皮细胞、角质细胞、微血管内皮细胞。

（二）干细胞治疗皮肤损伤的临床转化研究

在皮肤组织损伤修复与再生过程中，成体干细胞显示出了在促进皮肤及其附属器再生中的积极的作用。除了发挥分化效应以外，MSCs 也显示了实质性的分泌效应支持再生与修复皮肤组织。

1. 烧伤的干细胞治疗

烧伤是一种全身性后果严重的创伤，近年来随着研究的进展，切痂、植皮、抗菌、抗休克等有效治疗措施使得大部分严重烧伤患者得以生存，但烧伤后瘢痕的形成、瘢痕痉挛产生的后遗症，以及包括汗腺、毛囊等附属器的丧失等仍然是皮肤组织伤口愈合的一个巨大的挑战。近年来，随着对 MSCs 研究的进一步深入以及 MSCs 在体外易获得等特性，MSCs 应用于烧伤学的研究日益受到重视。干细胞用于烧伤治疗的研究主要集中在改善皮肤损伤后的愈合治疗，包括实现早期伤口关闭、加速愈合、预防伤口的挛缩和瘢痕形成，以及达到附属器的同步修复。同时，研究还揭示了严重烧伤后，干细胞还可以通过对系统的影响，减弱炎症反应、减少感染并发症等，提升患者的生存质量等。

Burd 等关于烧伤的"骨髓枯竭"假说的提出，也为干细胞治疗烧伤提供了依据。烧伤的伤口产生包括细菌毒素等在内的多因素反应，严重影响着骨髓的增殖与活性。同时，来自于伤口愈合过程中的炎症、侵袭性的感染等需求不断刺激骨髓。在大面积的严重烧伤的情况下，患者自身的骨髓可能出现"耗竭"而失去修复能力。这种情况下，参与严重烧伤伤口愈合的来自于骨髓的干／祖细胞也就缺乏，造成伤口修复失能。这种假说在动物实验中得到了认识与证实，为利用干细胞治疗烧伤提供了研究的基础。

MSCs 的治疗还能促进皮肤附属器的修复。汗腺具有调节体温和维持内环境稳态的作用。但严重烧伤患者由于瘢痕组织强大的再生能力，汗腺组织难以通过瘢痕组织，从而影响患者的汗腺的修复。解放军总医院首先将 MSCs 与热休克处理后的汗腺组织直接或不直接接触培养，研究发现 4% 的 Brud 阳性的 MSCs 表达癌胚抗原及角蛋白 19 等汗腺细胞的标记，表明 MSCs 具有向汗腺分化的潜能。体内研究过程中，建立了大鼠脚掌皮肤部分损伤模型（切割伤和烧伤），将 Brud 阳性的 MSCs 局部和全身注射，免疫组化观察 MSCs 参与受损汗腺的修复情况，发现部分汗腺中有 Brud 阳性的细胞表达。功能检测提示，移植经过诱导的 MSCs 参与了汗腺的修复及再生过程，具有泌汗功能。2007 年解放军总医院开展了国际上首例利用自体 MSCs 再生汗腺的临床研究。

2. 急性皮肤缺损的干细胞治疗

急性皮肤创伤是非常常见的创伤，几乎见于所有外科创伤中。是由于正常皮肤受到外来因素的不良作用而产生破损，暴露真皮或真皮下层组织造成的。在此类创伤处理中，首要任务是有效覆盖创面，既要防止感染，又要防止组织液和血液渗出，同时还不引起机体的不良反应，为后续治疗和创面愈合创造良好的环境。然而，普通覆盖物往往以人造材料为主，生物相容性较低，几乎不具备促进皮肤细胞增殖和愈合的能力，越来越难以满足愈合快速、美观的要求，特别是颌面部血管丰富皮肤的特殊美观要求。

最近的几项临床前的研究已经证实了成体 MSCs 在促进急性皮肤损伤愈合方面显示了很好的疗效。Chen 等研究表明，来源于小鼠 BM-MSCs 分泌的含有丰富的细胞因子和生长因子的条件培养基，通过注射和局部给药，明显改善了小鼠全层切除伤口的愈合。这种促进伤口快速闭合的作用主要是条件培养基促进了巨噬细胞和内皮细胞快速迁移到伤口部位，进而促进了组织新生血管的生成。在类似的研究中，无论来源于同种异体还是异种的 MSCs，均显示了相同的能力，即在组织中的迁移与减轻局部炎症反应等能力。另外的研究结果也证实了，MSCs 可以经静脉通路输注，归巢于全层皮肤缺损的部位，参与修复。

3. 糖尿病等慢性难愈合创面的干细胞治疗

创面的愈合是炎症细胞、修复细胞、细胞因子、细胞外基质等多成分参与的相互协调的有序过程，任何一个成分出现差错，都有可能导致创面不愈合。究其原因，引起创面不愈合的原因主要有：①炎症反应异常；②自由基的损伤作用；③修复细胞功能异常；④细胞因子的表达分泌异常；⑤细胞外基质的改变。

干细胞在临床研究中发现的所具有的免疫调节以及促进血管生成的作用，被证实在治疗慢性创面上发挥了极大的优势。对于治疗慢性创面，干细胞主要通过以下几个方面促进创面愈合：① MSCs 通过免疫调节，修复了伤口的微环境。慢性炎症是影响创面愈合的最主要的障碍，MSCs 的分泌效应从多方面影响创面的免疫反应，减轻了创面的炎症。MSCs 分泌的可溶性因子 IL-10、TGF-b 等，通过抑制 T 细胞、巨噬细胞、NK 细胞等增殖，抑制炎症反应。另外的研究也表明，干细胞还具有一定的抗菌的活性，发现 MSCs 分泌抗菌因子如 LL-37 等促进了吞噬细胞对细菌的吞噬作用。② MSCs 激活了创面的新生血管的生成。创面的炎症等微环境使得创面的血管内皮细胞的增生失能，血管的生成受到影响。而干细胞在抑制炎症的同时，受创面局部缺血、缺氧等微环境的诱导，促血管生成因子如 VEGF、FGF、IL-8 等分泌增多，同时分泌抗凋亡因子 BCL-2 等，促进内皮细胞的增殖、迁移，从而促进血管的新生。③ MSCs 明显减少瘢痕的形成。造成创面瘢痕出现的原因主要是创面成纤维细胞过度增殖而产生过量的 ECM。干细胞的分泌效应分泌的 IL-10、HGF 等，在抑制炎症反应的同时，还可以下调 IL-6、IL-8、TGF-b 等，抑制成纤维细胞过度增殖与产生过多的胶原蛋白。

4. 增生性瘢痕的干细胞治疗

瘢痕是皮肤组织创伤后，在其修复过程中产生的。多数研究显示，其组织学特点是细胞外基质（ECM）中胶原过度沉积和成纤维细胞的过度增生。机体组织发生创伤后便会出现增生性瘢痕，它是一种修复异常的表现，属于一种病理性修复。手术切除疗法、药物治疗、放射疗法、激光疗法是现在常用的治疗方法，通常多种疗法合用，但效果并不十分理想。因此除了研究新的创伤小、符合生理特性又安全的治疗瘢痕的方法外，从创伤初期的治疗就应该考虑如何抑制皮肤的过度增殖。目前尽管其发病机制尚不明确，但是过度的炎症的出现扮演着重要的角色。研究证实，MSCs 作为重要的修复细胞，参与调节创面的炎症。最近的一项研究发现，用人 BM-MSCs 局部注射的方法，治疗兔子耳朵瘢痕模型，可以有效调节炎症、明显抑制增生性瘢痕的产生，并证实，这种作用是通过增进 MSCs 分泌 TSG-6，通过 caspase-3 的激活发挥作用。新近的 1 例病例报道，显示 MSCs 对于治疗增生性瘢痕具有良好的疗效。MSCs 的注射，重塑过度增生的纤维细胞。

5. 干细胞治疗皮肤损伤的临床试验

基于干细胞在临床前的研究结果，MSCs 已经成为用于治疗皮肤损伤的临床转化研究的种子细胞。基于 MSCs 的临床转化研究的给药方式主要是伤口局部施用、创缘注射、系统输注、喷雾等方式。Badiavas 和 Falanga 的研究结果证实，持续超过 1 年的腿部溃疡的患者，应用浸润在胶原蛋白基质中的自体 BM-MSCs 治疗，结果增加了创面的厚度，真皮中的血管增多，从而促进了愈合。在糖尿病足溃疡的创面应用自体的 MSCs 与皮肤的成纤维细胞与可降解胶原蛋白一起治疗，明显促进了创面的愈合。另外，对皮肤辐射伤的患者采用 BM-MSCs 的治疗，也取得了较满意的确切的结果。目前，已经开展的临床试验研究超过 9 项（表 15-1）。

表 15-1 ClinicalTrials.gov 注册的干细胞治疗皮肤损伤的临床试验研究

条 件	细胞来源	研究阶段	结 果	参 考
慢性创面	BM-MSCs	I期	招募患者	NCT01751282
糖尿病足溃疡	自体BM-MSCs	I、II期	未开始招募患者	NCT01686139
糖尿病下肢缺血	BM-MSCs	II期	完成	NCT01065337
糖尿病足、腿溃疡、缺血	自体骨髓浓缩	II、III期	进行中，但未招募患者	NCT00434616
T1D、T2D和溃疡	自体BM-MSCs	I、II期	未招募患者	NCT01686139
糖尿病足、下肢缺血	UC-MSCs	I、II期	未招募患者	NCT01216865
局部或全层烧伤	UC-MSCs	病例报道	完成	3
烧伤	UC-MSCs	I、II期	招募病人	NCT01443689
下肢缺血	ASC包被的ePTTE血管	I、II期	招募患者	NCT01305863

（三）干细胞治疗皮肤损伤需深入研究的科学问题

大量的研究数据证明了 MSCs 在皮肤组织伤口愈合中的作用，然而实现 MSCs 的临床转化仍然存在一些问题需要进一步解决。

1. 干细胞移植的方式

目前移植的方式主要有系统、局部。尽管系统输注可以达到有效的细胞数量，但是现在还没有办法确保细胞更多的归巢到皮肤损伤部位。另外，如果合并其他的损伤（如慢性炎症引起的广泛的代谢综合征），更容易分散输注的干细胞的效能，归巢到皮肤损伤部位的细胞数量就更不能保障。局部给予的干细胞需要合适的载体或支架，确保移植的细胞能有效定植于创伤部位，并保持活力。目前可以负载 MSCs 的产品，如使用永生化的新生儿的胶质细胞制备的皮肤替代物，或者采用成纤维细胞与胶质细胞制备的双层活性皮肤替代物。另外，一种雾化设备可以将细胞悬液均匀输送到创伤部位，为 MSCs 的临床转化提供了很好的工具。

2. 进一步的研究需要调查清楚移植的 MSCs 与创伤部位的不同的免疫细胞之间的相互关系

这关系到合适的细胞移植数量与移植时间，以便发挥最大治疗效应。当 MSCs 作为修复细胞，与创面的各种细胞相互作用时，可以作为一种药物、蛋白、生长因子调节创面的环境，促进真皮的创面愈合。另外，MSCs 也呈现出主要的治疗潜能，减少或抑制皮肤损伤后的纤维组织的形成与瘢痕的出现。

3. 干细胞移植后创面的存活

无论如何，MSCs 被移植到创伤部位后，由于创伤急性炎症、缺氧、高 ROS 等恶劣的微环境，其生产能力也关系到治疗的效果。先前的研究发现，MSCs 具备的微环境诱导、激活的特性，能增强其修复效应。因此，体外模拟创伤微环境如炎症、低氧等，对 MSCs 进行预处理，明显增强了 MSCs 的修复效能。怎样更好模拟不同的皮肤损伤的微环境预处理细胞是一个值得探讨的问题。

三、干细胞的组织工程皮肤与皮肤损伤修复和再生

皮肤组织工程是通过在体外培养扩增大量的功能细胞，复合到支架材料，通过细胞与支架的相互作用，诱导、生长形成三维的有活性的皮肤替代物。组织工程皮肤在一定程度上克服了原有的皮肤供区不足、免疫排斥、传播疾病等各种问题，为急性或慢性皮肤损伤提供了全新的治疗理念，具有重要的临床转化、开发前景。组织工程皮肤是组织工程领域研究最早的组织之一，也是最早实现临床转化，成功应用于皮肤组织缺损治疗的手段。理想的组织工程皮肤，除了包括相应的表皮真皮双层结构外，还应尽可能地模仿活体皮肤的结构和功能，包括皮肤附件（汗腺、毛囊、皮脂腺等）、色素、郎格汉斯细胞等。并具备以下特征：①无抗原性，不携带病毒；②容易获得；④力学性能好；⑤创面贴附性好；⑥能以接近生理愈合的质量修复缺损创面，永久成活。组织工程皮肤的临床转化应立足现有的研究成果，利用组织工程学的技术与干细胞技术，开发能更接近生理愈合的组织工程皮肤。

（一）组织工程皮肤治疗皮肤损伤的发展概况

自 1997 年 Advanced Tissue Science 公司的 Transcyte 组织工程皮肤经美国 FDA 批准以来，随着细胞生物学、材料学、生物化学、生物工程学、移植学的飞速发展，特别是人们对表皮角质形成细胞的生物学特性、人工材料的加工与合成等有了更深入的认识，使在体外构建组织工程皮肤成为可能。组织工程皮肤领域的研究一直是组织工程学的一个重点和热点，用组织工程技术构建的皮肤组织已有多种产品问世。从结构来分，可以分为三类：表皮替代物、真皮替代物和双层活皮肤替代物。根据目前多种组织工程皮肤产品在临床上应用的结果表明，在挽救各种皮肤缺损患者的生命、提高患者生命质量上取得了肯定的效果。

1. 表皮替代物

（1）自体表皮细胞移植膜片　就是应用组织工程学的基本方法，将体外培养的高浓度的角质形成细胞培养在生物相容性良好、可被人体逐步吸收的细胞外基质上使之扩增，随后可以进行人工皮肤构建和移植。起源于 1975 年建立的上皮细胞培养技术，从患者取得小块皮肤，体外培养上皮细胞，经体外 2 ~ 3 周培养，即形成复层上皮，再植回患者，

解决了皮肤缺损的修复。在此基础上，1988 年，美国 Genzyme 组织修复公司开发了源于患者皮肤活检的自体角质形成细胞膜片出售，名为 Epicel。自体表皮细胞移植膜片的优点是：①应用少量的自体表皮可获得大面积的永久性创面覆盖；②细胞可以冻存备用；③能迅速恢复皮肤的屏障作用，并且获得良好的功能和美学效果。移植培养的自体角质形成细胞膜片作为重建皮肤的一种可选择手段，曾在美国、加拿大、澳大利亚、欧洲等国家和地区作为烧伤治疗常规之一而广泛应用。但是，自体角质形成细胞膜片也存在着下面的问题：①获得表皮细胞膜片的周期较长（从取材活检到膜片形成至少需要 3 周）；②永久存活率还不令人满意；③膜片较脆弱，不易操作；④愈合后上皮组织弹性不佳，耐磨性差。

（2）同种异体表皮细胞移植膜片　因为自体表皮细胞膜片培养周期较长，许多研究者尝试培养同种异体表皮细胞膜片用于移植。同种异体表皮细胞移植膜片的优点是：①能够冻存备用；②分泌多种生长因子，能有效地促进自体表皮细胞的生长与扩增。其缺点是：①真皮缺乏，愈合后创面收缩严重；②易于起水疱、溃破；③具有一定的抗原性。这种膜片已经用于治疗大面积烧伤、慢性小腿溃疡以及大疱性表皮松解症等，低温冻存的同种异体表皮细胞移植膜片临床上已经用于治疗慢性静脉性溃疡、面部皮肤磨削术后的创面。但关于移植培养异体角质形成细胞的存活，目前认为培养的异体角质形成是通过刺激浅创面残余的或小创面边缘的自体角质形成迁移和增生来促进创面愈合的，是暂时性创面覆盖物，最终将被自体角质形成细胞所代替。

（二）真皮替代物

真皮替代物在皮肤重建过程中具有重要作用，可增强创面愈合后的皮肤弹性、柔韧性及机械耐磨性，减少瘢痕增生，控制挛缩，而且有些真皮替代物中存在的活性成纤维细胞可促进表皮生长分化，诱导基底膜形成。

1. 天然真皮替代物

天然真皮替代物是将天然的生物材料如异体皮、羊膜等去除具有抗原性的细胞成分，保留胶原结构，形成各种脱细胞基质，主要分为两类：去除表皮层的异体真皮和无细胞真皮。去除表皮层的异体真皮是将异体皮植入到创面后去除表皮层，随后植入自体表皮或培养的自体表皮细胞膜片。无细胞真皮是通过酶消化、高渗盐水浸泡等去除异体皮中的表皮层和真皮细胞成分，只保留正常的胶原三维结构和基质的真皮支架。天然真皮替代物的优点是：①具有完整的胶原三维结构和真皮支架；②生物相容性好；③具有一定的孔隙率，适于细胞的生长且具有一定的弹性、柔韧度和抗拉力；④对细菌有一定的抑制作用；⑤炎性反应轻，降解速率与生物体的改建速率相当。

2. 人工真皮替代物

采用各种材料制成的真皮基质，与天然替代物相比其组成成分及交联物质可改变，

以增加对胶原酶的耐受性，且可大量生产、长期贮存。人工真皮的开发与临床转化亦成
为皮肤组织工程学中的热点。人工合成真皮主要采用胶原 – 氨基葡萄糖、胶原凝胶、聚
羟基乙酸 / 聚乳酸网、尼龙网等作为真皮支架，结合成纤维细胞、表皮细胞培养成皮肤
替代物。已有 5 种商品化的人工真皮问世（表 15–2）。

表 15–2　常见的组织工程真皮替代物

商品名	生产厂商	支架来源	表皮成分	真皮成分	保护时间
AlloDerm	LifeCell 公司	异基因	无	人去细胞冻干真皮	永久
Integra	Integra Life Science公司	异基因	聚硅氧烷	牛胶原蛋白、硫酸软骨素	永久
Biobrane	UDL Laboratories 公司	异基因	硅胶膜	胶原蛋白	临时
Dermgraft–TM	Advanced Tissue Sciences 公司	异基因	无	新生儿成纤维细胞	临时
Transcyte	Advanced Tissue Sciences 公司	异基因	硅胶膜	新生儿成纤维细胞	临时

3. 双层活皮肤替代物

无论是暂时性的还是永久性的组织工程皮肤替代物，尽快覆盖伤口是皮肤创伤处理
的根本原则之一。含表皮与真皮的双层活细胞复合组织工程皮肤替代物，具有防止细菌
沾染、体液丢失等保护创面的屏障功能，真皮部分负责恢复正常组织结构和防止瘢痕形成，
在肉芽组织形成阶段的细胞定植、真皮重建和重新上皮化过程中发挥重要作用。

人工复合皮肤是目前最成熟的复合皮肤替代物，在含有人成纤维细胞同种异体的胶原
凝胶表面种植异体人表皮细胞培养而成，包含异体上皮细胞和成纤维细胞两层，其细胞成
分均来源于新生儿包皮，胶原蛋白胶由牛肌腱胶原提取，经体外培养移植后受体接受率达
100%。Apligraf 是技术最成熟、研究和应用最广泛的制品之一。其优点是：①结构和功能
类似于人类皮肤，可分泌基质蛋白和生长因子；②因其缺乏郎罕细胞，移植于创面后，不
会引起免疫排斥反应；③对皮肤功能的改善作用和美容效果较好。目前，Apligraf 用于治疗
非感染性神经性糖尿病性足部溃疡、压力性溃疡、外伤性撕裂伤及光化性紫癜等疾病，可
加速创面再表皮化，但尚不能用于大面积深度烧伤创面。Falanga 等利用 Apligraf 配合加压
疗法治疗慢性溃疡 120 例（病史均大于 1 年），结果所有创面均于 25 周内痊愈。但是，仍
然存在：①价格昂贵；②创面感染率高（10.5%）；③创面收缩率比中厚皮高 10% ~ 15%，
胶原成分易被胶原酶消化降解等缺陷。

此类已经上市的产品除了 Apligraf 外，还有 OrCel（Ortec 公司）、安体肤（陕西艾尔
肤公司）。

（三）组织工程皮肤须深入研究的科学问题

组织工程化皮肤研究的最终目标是构建出功能、外形与自体皮肤相同或相似的永久性皮肤替代物。尽管目前已有许多组织工程化皮肤具有与正常皮肤相似的结构及屏障功能，应用于临床取得了一定疗效，并具有广阔的应用前景，但仍然存在若干重要问题有待深入探讨和完善，这些问题严重制约了临床转化与产业化的发展，限制了临床的应用。

1. 组织工程皮肤与正常人皮肤仍有差距

皮肤是人体最大的器官，具有复杂的组织结构并且含有毛囊、汗腺、皮脂腺等附属器官，发挥着重要的屏障保护、调节体温、生发等生理作用。客观地讲，目前上市的组织工程皮肤产品还只是达到及时覆盖皮肤缺损创面、减少创面收缩、减少瘢痕增生和加速创面愈合的救治目的。虽然在治疗烧伤和慢性溃疡等疾病上取得了一定成效，但多数还只是暂时的皮肤组织替代物。组织工程皮肤目前所具有的外形、韧性和机械性能等明显低于天然正常皮肤，没有正常皮肤的毛囊、血管、汗腺以及黑色素细胞等成分。更重要的是，组织工程皮肤的屏障、免疫、物质交换及能量交换等功能仍距正常皮肤有较大差距。

2. 组织工程目前还不能解决所有的临床皮肤缺损问题

由于存在移植失败等风险，组织工程皮肤的使用有着严格的适应证限制。我国国家食品和药品管理局同样也对上市的组织工程皮肤（商品名：安体肤）的临床适应证进行了严格限定。也就是说，组织工程皮肤目前只用于"救命"，它可以封闭创面，隔离细菌，方便伤口的愈合。目前的手段更侧重于解决皮肤缺损后的组织修复，尚无法研发出带有人体毛囊、汗腺及色素的真正皮肤，无法适用于大面积深Ⅲ度烧伤患者的救治，更不能满足那些欲借此美容的患者的需求。而且，如果一旦发生移植后的排异反应，仍需尽快进行植皮修复。现在组织工程皮肤必须要在具备较高要求的生产环境中制备，要在具备相当资质的医师指导下，按正规和严格的操作流程使用。

3. 组织工程皮肤研究的深度还不够

皮肤是经过千百万年的进化发育而成的，只有在深入研究皮肤及其附属器细胞的发育、分化、成熟以及上皮－间质、细胞－细胞、细胞－基质间相互作用机制的基础上，方能在体外培育出可与天然皮肤相媲美的组织工程皮肤。这种皮肤不仅要能够有效封闭皮肤创面缺损，加速创面愈合，还具有正常皮肤的附属器官，具有正常的色泽，能分泌汗液和生长毛发，而且可以促进皮肤移植后的快速血管化，提高移植成功率等，并且使用简便、安全。

（四）干细胞与组织工程皮肤的进展

组织工程皮肤替代物促进了皮肤创伤的救治效率的明显提高，然而也存在诸如价格昂贵、修复效果不太满意、无法再生附属器等问题，限制了它在日常医疗中的应用。干细胞不仅是维持皮肤新陈代谢的主要功能细胞，也在皮肤损伤的不同阶段参与创面的修复与再生，而且已经证实与汗腺、毛囊等皮肤附件的形成密切相关，逐渐成为组织工程研究中备受关注的种子细胞。成体干细胞由于具有的可扩增性以安全性等特性，是目前最有可能作为组织工程皮肤的种子细胞来源，其中 BM-MSCs、UC-MSCs、AD-MSCs 等与支架材料复合构建的组织工程皮肤已有临床应用的个案报道，显示了临床应用的良好前景。

1. 干细胞作为替代细胞，用于构建活性的组织工程皮肤

由于干细胞在创伤修复的独特作用，而被用于构建活性的组织工程皮肤。Nie 等测试了用去细胞真皮基质材料负载的 AS-MSCs 治疗创面的效果。去细胞基质材料常用志愿者捐献的皮肤制备，尽管它被广泛地使用，但在血管新生方面却显得不足。在这样的支架上，AS-MSCs 可以向内皮以及表皮细胞分化。并且发现，移植到创面的 SC-MSCs 可以释放血管新生相关因子，促进血管的新生。最近，Sahin 等的研究结果显示，BM-MSCs 接种于去细胞真皮基质材料上，结合负压治疗，通过协同作用，促进了大鼠全层皮肤缺损创面的血管的新生，从而促进了皮肤的修复。

2. 干细胞与角质细胞混合使用，用于构建活性组织工程皮肤

由成纤维细胞与角质细胞构建的双层活性组织工程皮肤，是比较成熟的模拟的人的皮肤的结构。但是，在有些情况下，真皮的成纤维细胞的来源会受到限制。于是，各种来源的 MSCs 成为可供选择的种子细胞用于构建皮肤替代物。Laverdet 等采用人的 BM-MSCs，替代人源成纤维细胞构建的真皮组织工程皮肤替代物，能够促进动物模型表皮的生长与分化，从而促进创面愈合。Lu 等研究发现，成纤维细胞与 AS-MSCs 以 1：1 的比例混合所构建的微环境是表皮形成所必需的，这就为体外构建双层有活性的组织工程皮肤提供了理论基础。

3. 干细胞诱导成角质细胞用于构建活性组织工程皮肤

干细胞具备的自我复制与多向分化潜能，特别是在合适的条件下可以分化为角质样细胞的特性，为制备双层活性组织工程皮肤、表皮片用于大面积皮肤缺损提供了丰富的种子细胞。Claudia 等采用角质细胞的条件培养基体外诱导 AS-MSCs 分化为角质样的细胞，接种于去细胞化的真皮基质上，可以形成复合上皮的皮肤替代物。另外，我们的研究工作也发现，脐带源的 MSCs 接种于胶原蛋白 - 壳聚糖海绵支架材料上，在气 - 液培养下，也可以分化成表皮样的细胞，由此构建的表皮片明显缩短了小鼠全层皮肤缺损的创面的愈合时间。

4. 干细胞构建的具有促进血管新生的组织工程皮肤替代物

由于缺乏血管系统，组织工程皮肤替代物在修复皮肤损伤时，严重影响了营养物质、免疫细胞以及代谢产物等的交换，从而降低了修复的效率。越来越多的研究表明，干细

胞的分泌营养效能在损伤的修复中发挥了主要的作用。同时发现 MSCs 具有短期的记忆效应，与不同创伤微环境接触后，反馈性增强的分泌效应可以在再次遇到类似的环境时发挥更强的作用。我们利用这样的特性，将 BM-MSCs 先后接种于胶原 - 壳聚糖海绵支架时，并经低氧预处理而构建了活性组织工程皮肤替代物。在糖尿病大鼠下肢缺血难愈合伤口的治疗中，能明显提高创面的促血管因子的表达，血管的新生明显增多，创面的修复明显加快。

（五）干细胞与组织工程皮肤的临床转化

尽管需要寻找更合适的既能促进干细胞的分化、增殖、分泌活性，又能调节细胞外基质重分布的可降解的生物材料支架，但包裹 MSCs 的人造真皮皮肤替代物已经用于临床试验研究。Yoshikawa 等描述了用 BM-MSCs 培养在胶原海绵构建的人造真皮皮肤替代物，成功使 20 名非进展期皮肤损伤患者中的 18 名创面愈合。另外的一项临床试验研究显示，来自自体脂肪的 MSCs 种植于支架材料上，成功治愈了放射治疗后患者皮肤的损伤。

（郝好杰　时占祥　韩为东）

参考文献

[1] Jiang Y，Huang S，Fu X，et al. Epidemiology of chronic cutaneous wounds in China. Wound Repair and Regeneration，2011，19：181-188

[2] Martin P.Wound healing-aiming for perfect skin regeneration. Science，1997，276：75-81

[3] MacNeil S. Progress and opportunities for tissue-engineered skin. Nature，2007，445：874-878

[4] Khosrotehrani K. Mesenchymal stem cell therapy in skin：why and what for? Exp Dermatol，2013，22（5）：307-310

[5] Lau K，Paus R，Tiede S，et al. Exploring the role of stem cells in cutaneous wound healing. Exp Dermatol，2009，18（11）：921-933

[6] Hocking A M，Gibran N S. Mesenchymal stem cells：paracrine signaling and differentiation during cutaneous wound repair. Exp Cell Res，2010，316（14）：2213-2219

[7] Huang L，Burd A. An update review of stem cell applications in burns and wound care. Indian J Plast Surg，2012，45（2）：229-236

[8] Anna Arno，Alexandra H. Smith，Patrick H，et al. Stem Cell Therapy：A New Treatment for Burns? Pharmaceuticals，2011，4（10）：1355-1380

[9] Burd A，Ahmed K，Lam S，et al. Stem cells strategies in burns care. Burns，2007，33（3）：282-291

[10] Sheng Z，Fu X，Cai S，et al. Regeneration of functional sweat gland-like structures by transplanted differentiated bone marrow mesenchymal stem cells. Wound Repair Regen，2009，17：427-435

[11] Chen L，Tredget E E，Wu P Y G，et al. Paracrine factors of mesenchymal stem cells recruit macrophages and endothelial lineage cells and enhance wound healing. PLoS ONE，2008，3：e1886

[12] Sharma R K，John J R. Role of stem cells in the management of chronic wounds. Indian J Plast Surg，2012，45（2）：237-243

[13] Liu S，Jiang L，Li H，et al. Mesenchymal Stem Cells Prevent Hypertrophic Scar Formation via Inflammatory Regulation When Undergoing Apoptosis. J Invest Dermatol，2014

[14] Hemphill C，Stavoe K，Khalpey Z. First in man：Amniotic stem cell injection promotes scar remodeling and healing processes in late-stage fibrosis. Int J Cardiol，2014，p II：S0167-5273（14）00682-2. [Epub ahead of print]

[15] Catalano E，Cochis A，Varoni E，et al. Tissue-engineered skin substitutes：an overview. J Artif Organs，2013，16（4）：397-403

[16] Laverdet B，Micallef L，Lebreton C，et al. Use of mesenchymal stem cells for cutaneous repair and skin substitute elaboration. Pathol Biol，2014，62（2）：108-117

[17] Lu W，Yu J，Zhang Y，et al. Mixture of fibroblasts and adipose tissue-derived stem cells can improve epidermal morphogenesis of tissue-engineered skin cells Tissues. Organs，2012，195：197-206

[18] Chavez-Munoz C，Nguyen KT，Xu W，et al. Transdifferentiation of adipose-derived stem cells into keratinocyte-like cells：engineering a stratifiedepidermis. PLoS One，2013，8（12）：e80587

[19] Yoshikawa T，Mitsuno H，Nonaka I，et al. Wound therapy by marrow mesenchymal cell transplantation. Plast Reconstr Surg，2008，121：860-877

[20] Rigotti G，Marchi A，Gali- M，et al. Clinical treatment of radiotherapy tissue damage by lipoaspirate transplant：A healing process mediated by adipose derived adult stem cells. Plast Reconstr Surg，2007，119：1409-1422

第十六章

骨、软骨损伤的生物治疗

一、关节软骨组织工程与关节软骨损伤修复

（一）概述

因创伤、炎症、退变等原因导致的关节软骨损伤在骨科临床上非常常见，也是世界上最为常见的关节疾病。世界卫生组织（WHO）统计，骨性关节炎在女性患病率中占第四位，在男性患病率中占第八位。由于软骨的自身修复能力有限，如果不能及时治疗，将会导致严重的退行性骨关节病，影响患者的生活质量，增加社会和家庭的负担。

国内外调查显示关节软骨损伤患病率约为 15%，40 岁人群患病率为 10%～17%，60 岁以上达 50%，75 岁以上人群中骨性关节炎患病率达 80%。国内外关节软骨损伤的流行病学调查结果显示：关节软骨损伤是导致美国 50 岁以上男性工作能力丧失的第二位原因（仅次于缺血性心脏病），也是中年以上人群慢性致残的主要原因。美国风湿病学会（ACR）第 63 届年会统计数据显示：目前，美国约有 2000 万关节软骨损伤患者，每年门诊患者 700 万，住院患者 300 万，估计至 2020 年，发病人数将上升到 4000 万，65 岁以上老年人中，70% 有关节软骨损伤症状，其中 46% 不同程度地丧失关节功能和劳动能力。在我国，60 岁以上老年人口约在 1 亿以上。据估计，约有 8000 万人有骨性关节炎的 X 线表现，约有 4000 万人有症状。

关节软骨无血液和淋巴供应，导致关节软骨的再生能力极为有限，一旦损伤后，难以自身修复。若得不到适当治疗，软骨损伤会因磨损而加重，累及邻近的关节软骨，最后发展成为骨性关节炎，导致整个关节功能丧失。早期关节软骨损伤以对症处理为主。

常规内科治疗包括：非甾体类消炎止痛药，关节腔内注射类固醇、透明质酸酶，口服软骨营养药，物理治疗以及休息，但内科治疗只能减轻关节周围的肿胀和局部的疼痛，延缓关节软骨损伤的进程，不能从根本上解决关节软骨病变本身。关节软骨损伤的自行修复多为纤维软骨组织修复，与正常的透明软骨在生物学上有很大的差别。临床上用于治疗关节软骨损伤的外科手术治疗方法包括：软骨下钻孔或微骨折技术、自体骨软骨移植（mosaicplasty，一种"拆东墙补西墙"的办法）、异体软骨移植（来源受限）、骨膜和软骨膜移植术等。这些手术治疗后形成的修复组织在肉眼和光镜下与正常关节软骨有些相似，但其功能和正常软骨相差甚远，如不能完全重建正常软骨的基质成分（特别是胶原和蛋白多糖的类型和浓度），结构和力学特性差，随着时间的延长，修复组织会逐渐发生退变。上述技术都不同程度地存在着修复组织容易早期退变、供体来源受限、修复能力有限等问题，还不能从根本上解决软骨损伤治疗这一难题。软骨损伤随着时间的延长逐步加重，最后发展成为骨性关节炎，不得不接受人工关节置换手术。近年来组织工程学和细胞生物学的发展给关节软骨损伤的修复带来了希望。应用组织工程的方法修复软骨缺损的研究是当前国内外学者研究的热点。

（二）关节软骨损伤机制

1. 关节软骨损伤的结构改变

骨关节炎中软骨损伤的改变包括：关节软骨的磨损退变、表层软骨缺损丢失、关节边缘新生骨赘形成、骨囊肿和骨髓损伤形成、潮线复制前移、钙化软骨层增厚、穿过软骨深达软骨下骨的裂缝、软骨细胞肥大、大量增生的血管和神经组织深入软骨。

正常的软骨细胞承受来自关节腔的压力、应变或载荷并缓冲震荡。但在骨关节炎中，自我稳态或修复过程不能代偿破坏机制，导致了关节软骨性能和结构的退变。软骨基质破坏重塑，以分解代谢活动为主，关节软骨的成分中蛋白多糖丢失和Ⅱ型胶原降解，软骨细胞增殖肥大、成团聚集。软骨细胞合成大量细胞因子、炎性因子包括白介素 1（IL-1）、肿瘤坏死因子 α（TNF-α），组织降解破坏酶类如基质金属蛋白酶（MMP）、解聚蛋白样金属蛋白酶（ADAMTs）。软骨细胞分泌与软骨细胞肥大及终末分化相关的分子，如血管内皮生长因子（VEGF）、转录相关因子（Runx2）、基质金属蛋白酶 13（MMP13），导致钙化软骨层增厚，软骨结构破坏，软骨表面粗糙磨损及纤维化。骨 - 软骨交界区的血管和神经新生是导致关节软骨损伤加重的重要因素。活跃的破骨细胞破坏了骨 - 软骨交界区的正常结构，来自软骨下骨的新生血管密度增加和血管内皮细胞增殖，血管组织占据微裂隙通道，最终越过潮线并深入关节软骨。新生血管增生同时伴随交感神经、感觉神经侵入正常软骨。血管和神经新生破坏了关节软骨独立于软骨下骨的生化微环境，血管内细胞及软骨下骨中的成骨细胞可分泌各种因子，通过新生血管可能到达表层软骨而影响软骨细胞；反之，软骨细胞也可分泌多种促血管生成因子诱导血管侵入。Walsh 等人的研究证实骨关节炎病人的骨 – 软骨交界区中有大量血管新生。多项动物研究发现血管神经新生主要发生在 OA 的早期病程。血管神经新生侵入关节软骨是 OA 早期可观测到的现象，对骨关节炎的病变进展和交互作用起到重要作用。

2. 关节软骨损伤的分子改变

（1）转化生长因子 β（TGF–β）信号　转化生长因子 β（TGF–β）信号在维持正常软骨的新陈代谢稳态和结构稳定方面起到关键作用。TGF–β 信号通过经典的 Smad2/3 通路，激活 ALK5 蛋白，维持软骨稳态；也可通过 Smad1/5/8 通路，激活 ALK1 蛋白，诱导软骨细胞肥大。TGF–β 在正常软骨中高表达，骨关节炎软骨中缺乏。骨关节炎时 ALK1–ALK5 比值增加，软骨中 TGF–β 信号的缺乏导致蛋白多糖丢失和软骨退变。抑制内源性 TGF–β 生成导致关节软骨损害和骨赘形成、滑膜增厚。此外，Zhen 等发现在切除前交叉韧带导致的鼠 OA 模型中，异常的力学载荷诱发了软骨下骨中的 TGF–β 浓度增高。TGF–β 募集了骨髓间充质干细胞（MSCs）、骨祖细胞、成骨细胞的积聚，导致异常的骨重塑、软骨蛋白多糖丢失、血管生成。抑制软骨下骨中的 TGF–β 活动可减轻骨关节炎发展和减少软骨退变。特定切除 TGF–β 受体（Tgfbr2）或注射 TGF–β 抗体可减轻骨关节炎软骨损害。

（2）Wnt/β–catenin 通路　Wnt/β–catenin 信号通路对关节软骨的稳态起到重要的调节作用，经典的 Wnt 通路维持成熟软骨细胞表型。敲除 Lrp5（Wnt 受体）的 OA 动物模型中软骨细胞凋亡。然而 Wnt 过表达也可导致异常的骨重塑和软骨基质降解破坏，诱发骨关节炎样改变。卷曲蛋白 3（sFRP3）是 Wnt 信号的拮抗剂。敲除 FRP 基因的小鼠更容易罹患骨关节炎，MMP 水平增高及蛋白多糖丢失，软骨损害病变较野生型小鼠严重。β–catenin 激活或抑制都可导致关节软骨损害、软骨细胞凋亡和高表达软骨肥大分化的标记物。OA 病人退变软骨中发现 β–catenin 水平高表达。

（3）低氧诱导因子 2α（HIF–2α）　正常的关节软骨是无血管组织，软骨细胞在低氧环境里生存。低氧诱导因子（HIF）家族包括 HIF–1α、HIF–2α 对软骨细胞的生长和表型维持起重要作用。HIF–1α 维持软骨细胞外基质稳态，而 HIF–2α 由 Epas1 基因编码，诱导软骨降解代谢。HIF–2α 的表达与骨关节炎发展相关，OA 的早期增高而晚期下降。骨关节炎软骨中 HIF–2α 表达增高，软骨细胞凋亡坏死增多，Fas 基因表达增加，导致软骨破坏和软骨内骨化。Yang 等发现 HIF–2α 通过上调 MMP1、MMP3、MMP13、ADAMTS4 等基质破坏酶类的表达来引起关节软骨的损害。转录 Epas1 基因的小鼠表现为自发性的软骨破坏，而杂合基因缺失 Epas1 基因的小鼠软骨降解得到抑制，分解代谢水平降低。关节内注射 Epas1 腺病毒基因或转基因小鼠表现为软骨细胞凋亡和软骨破坏。特定敲除 Epas1 基因或 Fas 基因缺失可防止软骨细胞凋亡和抑制软骨降解破坏。增高的 HIF–2α 还可以诱导软骨内骨化，包括软骨细胞肥大分化（COL10A1），软骨基质降解破坏（MMP13）、血管侵入（VEGF）。

（三）关节软骨组织工程

如何在骨性关节炎出现之前及时修复受损的软骨成为世界性难题之一。软骨组织工程技术作为一种新的治疗手段正逐渐兴起，为这一常见损伤的治疗带来了希望。软骨组织工程就是在一些利于细胞分化和增殖因子的参与下，体外培养、扩增软骨种子细胞，然后将一定量的种子细胞与生物支架材料共培养，经过重塑形植入软骨损伤区域，形成新的软骨组织，并与机体组织整合在一起，达到损伤软骨修复再生的目的。软骨组织工程作为组织工程技术的一个重要分支，同样包括三大关键问题，即：①种子细胞；②生物支架；③利于软骨修复的细胞因子和微环境。

1. 组织工程技术修复软骨缺损的发展进程

1986 年，瑞典 Peterson 教授最早把体外培养扩增的自体软骨细胞移植用于治疗关节软骨损伤的患者，并在 1994 年在《英格兰医学杂志》上率先报道。此后，美国、澳大利亚、法国等国家相继开展了这项工作。到现在为止已有数万名患者接受过该项治疗。随着组织工程技术的发展，该技术也历经了三代更新。第一代自体软骨细胞移植手术是把细胞移植到了覆盖有自体骨膜的软骨缺损区，没有支架。第二代软骨细胞移植修复软骨缺损手术和第一代的区别在于第二代手术过程中覆盖软骨缺损区的膜是生物膜（大部分为胶原膜），不再是自体骨膜，但是第一和第二代软骨细胞移植共同存在一个缺点，那就是移植的细胞容易流失，修复组织的生物力学性能、耐磨持久性不佳，易退变。植入区的细胞在重力等因素影响下会分布不均，从而使再生的软骨面不平整。而且在移植的过程中还不能携带利于软骨修复的细胞因子。组织工程软骨的理念形成了第三代细胞移植的方法——MACI（matrix-induced autologous chondrocyte implantation），也就是将种子细胞培养在生物支架材料上，然后移植到缺损部位，形成新的软骨组织，经过重塑形并与机体组织整合在一起。其优点在于：①克服了移植过程中细胞的流失；②移植物具有立体结构，移植时也能携带有益的细胞因子。临床的大宗病例报道：在关节软骨缺损修复方面，尤其是大于 $4cm^2$ 的缺损，组织工程软骨的修复效果显著优于传统的微骨折技术。

2. 种子细胞的来源与特性

理想的软骨种子细胞应具有以下特点：①取材方便，对机体创伤小；②植入受体后对机体免疫排斥反应小；③在体外培养时有较强的增殖能力；④能稳定保持软骨细胞表型。软骨种子细胞来源主要包括：自体软骨细胞、异体软骨细胞、基因修饰的永生化软骨细胞及各种来源的干细胞。

（1）自体软骨细胞　软骨细胞是终末分化细胞，可以合成 ECM，如Ⅱ型胶原和蛋白多糖聚合物等，是组织工程软骨研究最早也最常采用的软骨种子细胞，通过胶原酶直接消化关节软骨、髌板软骨、肋软骨和耳软骨组织等获得。自体软骨细胞来源的种子细胞不存在免疫排斥反应，比传统的治疗方法优越，有利于临床应用。但软骨数量受到了多因素的限制：①成体软骨细胞来源有限，软骨细胞属于增殖能力极弱的终末分化的细胞，而移植需要大量细胞（$2×10^7$），许多患者由于细胞在体外培养过程中没有达到移植所需的数量而失去治疗机会；②软骨细胞在体外培养过程中发生去分化现象，寿命短，由表达软骨基质特异性的Ⅱ型胶原，转而表达骨基质Ⅰ、Ⅲ型胶原，丧失其成软骨能力，因此难以用少量的成体软骨细胞经体外培养扩增获得大量有正常功能的软骨细胞；③老年人的软骨细胞在体外增殖能力差，不能达到治疗所需要的细胞数量；④由临床自体软骨细胞关节移植病例的追踪和回访结果发现，在体内关节修复部位，活检组织中的均一性透明软骨的比例为 40%～60%，纤维软骨的比例占 30%～40%，新生修复组织多数为透明软骨和纤维软骨的混合，而且机械性能与正常软骨有差异，如何提高均一性透明软骨的比例也是自体软骨组织工程临床应用的难题；⑤移植后远期的软骨细胞能否持续分泌Ⅱ型胶原，维持软骨表型，且取自患者来源有限、对个体造成二次创伤、增加了手术费用和患者痛苦等，这一切严重限制了其作为种子细胞的应用。

（2）异种和同种异体软骨细胞　异种软骨细胞来源充足，短时间可大量获取、增殖，但植入受体后免疫排斥反应严重，故应用较少。应该说到"同种异体"虽然该类种子细胞也存在免疫反应，但随着移植时间推移其免疫反应逐渐减弱，并且随着免疫抑制剂研究的快速发展，较严重的免疫反应已基本消除。然而，该软骨细胞来源于其他健康个体，在获取的同时又对其他个体造成创伤，增加二次手术费用，故也不是最理想的软骨种子细胞来源。

（3）干细胞　干细胞（stem cell）是具有自我更新、高度增殖和多向分化潜能的细胞群体，即这些细胞可通过分裂维持自身细胞的特性和大小，又可进一步分化为各种组织细胞，从而在组织修复等方面发挥积极作用。干细胞在体外培养时可无限分裂增殖并保持其多分化潜能，且干细胞源性的软骨细胞具有获得稳定表型的优点，正好满足软骨修复的需要。目前体外证实具有软骨分化潜能的干细胞包括：骨髓来源的间充质干细胞（BM-MSCs）、脂肪来源的间充质干细胞（AD-MSCs）、胚胎干细胞、脐带间充质干细胞（UC-MSCs）和其他来源的间充质干细胞。

骨髓来源的间充质干细胞　骨髓间充质干细胞（bone marrow mesenchymal stem cells，BM-MSCs）是存在于骨髓组织中的多种干细胞的混合体，自 1968 年 Friedenstein 等首先证实骨髓间充质干细胞在骨髓组织中的存在以来，它的多分化潜能越来越受到研究者的关注，其具有取材方便、扩增迅速、可自体移植等特点，随着骨髓间充质干细胞在创伤愈合中的作用而被越来越多的研究结果所证实，骨髓间充质干细胞已成为重要的组织工程种子细胞。骨髓可取自骨干、髂骨、肋骨，来源相对充足，获取方法简便易行。BM-MSCs 在诱导因子作用下可向软骨细胞分化，已被公认有可能成为软骨组织工程理想的种子细胞来源。目前，用于 BM-MSCs 分离的方法主要有：贴壁筛选法、密度梯度离心法、细胞表面分子标记分选法和细胞筛选法，以 I 型胶原凝胶为载体材料复合骨髓 MSCs 修复全骺软骨缺损，证实正常关节软骨形成。活体实验表明，诱导分化的软骨细胞植入体内可获得软骨缺损的修复。

胚胎干细胞　胚胎干细胞（embryonic stem cells，ESCs）主要来源于受精卵发育成的早期胚胎，也可从体细胞核移植发育的胚胎获得。是胚胎发育早期胚泡内细胞团中未分化的细胞，具有以下特点：①具有受精卵的某些特性，可多向分化、无限增殖，可以分化成胎儿和成体内各种类型的组织细胞；②可以在体外增殖并保持未分化二倍体的状态，具有全能性和形成嵌合体动物的能力；③可以在体外培养条件下建立稳定的细胞系，长期培养并保持未分化二倍体的状态，具有全能性和形成嵌合体动物的能力；④可以在体外培养条件下建立稳定的细胞系，长期培养并保持高度未分化状态和发育潜能性。胚胎干细胞因其具有体外无限增殖能力和体内外分化发育的全能性，有望为细胞治疗或组织工程化组织的构建提供可靠理想的种子细胞来源。有多种方法可以使 ESCs 向软骨细胞分化。自上世纪 80 年代初有学者用早期胚胎的内细胞团或上胚层细胞建立 ESCs 系后，Kamer 等研究证实 ESCs 在 BMP-2 及 BMP-4 作用下可分化为软骨细胞。将分化成熟的软骨细胞和 ESCs 间接共培养也可使 ESCs 分化成软骨细胞，这种 ESCs 源性的软骨细胞被证实可以分泌软骨 ECM。此外 Raclure 法可以从 hESC 中得到 MSCs 用于组织工程或细胞治疗。与 BM-MSCs 相比，这些 hESC-MSCs 在体外具有很大的分化潜能，而且有报道称 hESC-MSCs 在经过 35 次群体倍增后，仍能保持正常的二倍体核型，同时拥有稳定的基因表达和表面抗原表型。在体外，这些细胞在特定的媒介中培养，可以分化成在体内具有成软骨潜力的软骨细胞。

脂肪来源的间充质干细胞　2001 年，Zuk 等从人吸脂术抽取的脂肪组织悬液中，第一次分离取得了多向分化干细胞，命名为 processed lipoaspirate（PLA）。Ogawa 等将脂肪干细胞传代两次后，加入软骨诱导 DMEM 培养液，应用微球培养的方法培养 4 周，可以检测到 aggrecan 和 col-II、col-X 等基因表达，组织学染色可以发现阿丽辛蓝（alcian-blue）染色阳性细胞，这些都证明脂肪干细胞可以向软骨细胞分化。因 AD-MSCs 来源充足、获取方便、对培养基的要求低、体外扩增能力强等优点，引起了学者们的广泛关注，目前分离常用贴壁筛选法。脂肪组织易于获取，且包含大量的间充质干细胞，约占所有间质细胞的 5%；其干细胞密度是骨髓来源的 100 倍。脂肪组织能够通过脂肪抽吸轻易获取，而脂肪抽吸是一种损伤程度较小的侵袭操作技术，能够获得大量间充质干细胞。尽管脂肪间充质干细胞和骨髓间充质干细胞特征相似，但脂肪间充质干细胞的转录组学和蛋白组学表达谱仍表现出组织特异性。然而不同年龄的骨髓间充质干细胞、脂肪间充质干细胞具有不同的生物学特性，特别是老年人的骨髓、脂肪间充质干细胞扩增能力差；为克服这些不足，开始考虑应用异体干细胞。其中，新生儿围产期干细胞（脐带、胎盘、羊膜等）因具有来源广泛、取材方便、无伦理学问题等优点而备受关注。

人脐带间充质干细胞　　人脐带间充质干细胞（Wharton's jelly MSCs；HWJMSCs）来源于胎盘、脐带等胚胎外组织，含大量多向分化的干细胞，细胞生长扩增速度快；因依赖母体免疫系统进行保护，而胚胎自身免疫系统相对不发育，MHC 表达低下。此外胎盘及脐带都属废弃物，所以取材方便，来源丰富，更无伦理学问题。大量研究表明脐带间充质干细胞具有多向分化潜能，它在体内外可以分化为骨细胞、软骨细胞、肝细胞、心肌细胞、骨骼肌细胞以及神经元细胞等。研究表明人脐带 Wharton 胶富含胶原和 GAG，具有与软骨组织相似的细胞外基质。hWJMSC 没有或仅有极低的免疫原性，诱导软骨细胞 hWJMSC-C 中 HLA-DPDQD 和共刺激分子 CD80、CD86 的表达也很低，二者在宿主体内引起免疫反应的可能性均较低。人脐带间充质干细胞具有前软骨细胞的特性，表达 Sox9、Col2a1，人脐带间充质干细胞经密集诱导培养后迅速成膜状，采用密集诱导培养结合生物反应器培养体外可构建无支架组织工程软骨。采用细胞因子芯片技术对人脐带间充质干细胞及正常软骨细胞进行分析发现，脐带间充质干细胞表达的细胞因子谱其在软骨相关因子表达水平与软骨细胞相同。与人骨髓间充质干细胞相比较，hWJMSC 中 IL-10 和 TGF-β 的表达水平更高，诱发免疫抑制的潜能更强。此外 hWJMSC 与 BM-MSCs 的表达谱还存在以下差别：IL-1α、IL-1β、IL-8 和 IL-6 等与软骨增殖、分化相关的细胞因子在 hWJMSC 中的表达较高，而在 BM-MSCs 中则几乎不表达或仅有极低的表达；而 G-CSF、GM-CSF 和 M-CSF 等因子在 WJMSC 中的表达则低于 BMSC。以上结果均显示 hWJMSC 可能是较成体骨髓间充质干细胞更为理想的软骨或其他组织工程种子细胞。

其他来源的间充质干细胞　　其他来源的间充质干细胞在软骨组织工程方面的应用也被诸多学者加以研究，如 Nawata 等用取自第 19 天的胎鼠大腿的肌肉源性基质干细胞诱导成了成熟的软骨；Fuchs 等以羊脐血干细胞构建出了与天然软骨具有相似组织学特性的三维软骨。Wakitam 等培养兔胫骨膜细胞，修复兔股骨髁全层软骨缺损，24 周时软骨下骨完全形成，新生软骨组织无骨化现象。

BM-MSCs 与软骨细胞共培养　　基于 BM-MSCs 和软骨细胞均不能完全满足组织工程对种子细胞的要求，那么将两种细胞优势互补，进行共培养来优化和扩大软骨组织工程的种子细胞源就成为可供选择的方式。BM-MSCs 和软骨细胞共培养对优化和扩大种子细胞源可能是一种实用的策略。

3. 支架材料

生物支架材料不仅提供软骨细胞生长依附的空间架构、力学需求和几何形状，更重要的是它作为细胞外基质之一，可以协调生物活性因子和细胞之间的相互作用，增进细胞的附着，潜在地影响细胞表面因子受体的表达和细胞的分化。理想的用于组织工程软骨修复的支架材料应符合以下基本要求：①相互连通的三维、多孔网状结构，以有利于细胞生长，细胞营养物质的流通和细胞代谢产物的排除；②良好的生物相容性和生物可吸收性，降解、吸收速度能够人工调控，并与细胞、组织的体内生长相匹配；③适合细胞黏附、增生和分化的表面化学特性；④良好的力学特性，能与组织植入部位的力学要求相匹配。

（1）支架结构分类　根据支架空间结构的不同，可分为二维支架和三维支架。大量实验证明，在二维支架平面培养的条件下，软骨细胞易受细胞接触抑制的影响，出现去分化，表现为成纤维细胞样形态学改变，不能表达特定的软骨蛋白，如II型胶原、氨基葡聚糖等，而大量表达I型胶原。在三维支架培养的条件下，三维环境更近似体内微环境，软骨细胞可以再分化，表达II型胶原，合成 ECM。按其应用形态支架可分为：凝胶类、微球类、海绵类及人工高分子聚合物支架材料。根据支架制作的特征，可将支架分为预制支架和可注射型支架两类。可注射型支架具有微创的优点，并能为细胞的增殖与分化提供更为接近于天然细胞外基质的化学和物理环境。目前可注射型支架是以水凝胶为基础，常用的有纤维蛋白凝胶、藻酸钙凝胶、透明质酸、聚氧化乙烯酸、二甲基丙烯、聚丙烯延胡索酸复合乙烯凝胶、聚氧化丙烯等。

（2）支架材料分类　支架根据生物材料的差异，可分为天然生物材料、人工合成高分子材料和复合材料。

天然生物材料　天然生物材料主要包括胶原、明胶、纤维蛋白、壳聚糖、琼脂、糖胺多糖（如透明质酸、硫酸软骨素等）、藻酸盐、蚕丝蛋白1、几丁质、松质骨骨基质、脱细胞基质等，天然生物支架材料来源于生物体本身，具有组织相容性较好、毒性较小、易降解，且降解产物易被人体吸收而不产生炎症反应等优点，所以在组织工程中作为细胞培养的支架材料具有人工合成材料所不可比拟的优势。

人工合成高分子材料　人工合成高分子材料的微结构、机械性能以及材料的降解时间等都可以预先设计和调控，包括有机合成材料和无机合成材料。无机材料以羟基磷灰石、磷酸三钙为代表，有机材料以聚乳酸、聚羟基乙酸、聚羟基乙酸／聚乳酸复合物（PLGA）、聚己内酯、聚环氧乙烯、聚乙烯醇、聚氧化乙烯等高分子聚合物为主。人工合成材料不受来源的限制，容易加工成形，可根据需要调整物理、化学、生物力学和降解性能。生长因子和其他一些药物刺激因子可以涂于支架上面以刺激细胞进行增殖和分化。但是在运用中也发现了不少缺点，如其亲水性不够，对细胞的黏附性较弱，降解产物偏酸性可引起炎症反应等，并且有一定的免疫原性。

复合材料　复合材料是目前研究的热点，即将两种或两种以上具有互补特征的生物相容性可降解材料按一定比例和方式组合，可设计出结构与性能优化的三维材料，以弥补单用人工合成或天然生物材料的缺陷。复合材料的制备不仅包括同一类生物材料的复合，还包括不同类别生物材料之间的交叉复合。目前主要有：天然生物材料之间的复合，人工合成高分子材料之间的复合，天然生物材料与人工合成高分子材料之间的交叉复合。

纳米材料　　纳米材料由于结构上的特殊性，具有一些独特效应，如表面效应和体积效应等。它主要是支架材料制作技术上的创新，而非新出现的物质。纳米尺寸的粗糙表面能够适度地调控细胞黏附、增殖、分化和凋亡。Hong等研究提示羟基磷灰石（HAP）纳米微粒的加入有助于软骨细胞在支架上的黏附和扩增，也可提高材料的生物相容性。

4. 细胞因子

对软骨种子细胞有明显调节作用的细胞因子主要有转化生长因子–β（transforming growth factor β，TGF–β）、骨形态发生蛋白（bone morphogenetic proetein，BMP）、胰岛素样生长因子（insulin–like growth factor，IGF）、成纤维细胞生成因子（fibroblast growth factor，FGF）、肿瘤坏死因子（tumour necrosis factor，TNF）、甲状旁腺激素相关蛋白（trFHrP）、肝细胞生长因子（hepatocyte growth factor，HGF）以及近几年新发现的软骨调节素（chondromodulin，chm）等。

（1）转化生长因子–β（TGF–β）　　TGF–β是一种细胞生长和细胞外基质合成的多功能调节器，它可以促进软骨细胞增殖，增加蛋白多糖和II型胶原合成。可能通过增强软骨转录因子Sox9的表达，促进细胞聚集，达到软骨分化的必需条件。TGF–β包括TGF–β_1、TGF–β_2、TGF–β_3及TGF–β_4四种形式。TGF–β_1是诱导BMSCs向软骨细胞分化的主要细胞因子，能刺激软骨细胞分泌蛋白聚糖和II型胶原，并保持软骨细胞表型稳定。TGF–β_2的生物学功能与TGF–β_1相似，对软骨和成骨分化具有调节作用。TGF–β_2通过调节甲状旁腺激素相关蛋白的分泌，促进软骨细胞分化成熟。TGF–β_3是促软骨形成的重要细胞因子，它通过增强Sox9表达，促进蛋白聚糖和II型胶原合成。Goessler等报道TGF–β_4基因在软骨去分化过程中表达，提示其在软骨去分化过程中发挥作用。

（2）骨形态发生蛋白（BMP）　　骨形态发生蛋白（bone morphogenetic protein，BMP）家族成员有40多个，其中BMP–2、BMP–3、BMP–7与软骨组织的形成和修复密切相关。BMP可以刺激MSCs向软骨细胞分化，并能较长时间地维持软骨细胞表型。根据序列同源性分析，可分为几个亚群，其中属于BMP–2/BMP–4亚群和成骨蛋白1（osteogenic protein 1，OP–1）亚群的BMP，大多数能在体内诱导骨及软骨形成。

（3）胰岛素样生长因子（IGF）　　胰岛素样生长因子（insulin–like growth factor，IGF）–1在软骨发育过程中可促进软骨基质合成，刺激增殖，调节细胞程序性死亡，诱导软骨细胞表面标记物的表达。Longobardi等发现IGF–1刺激软骨形成是独立于TGF–β的信号系统，本身具有强大诱导软骨分化的潜力，与TGF–β_1合用有协同效应。

（4）血小板源性生长因子（PDGF）　　血小板源性生长因子最初被认为是纤维细胞生长的促进因子，血浆中大量存在，但细胞浆内微量存在。现在发现还具有促进结缔组织、胶质与平滑肌细胞的增殖等功能。

（5）成纤维细胞生成因子（FGF） 成纤维细胞生成因子英文由多种不同结构的相关多肽组成，碱性成纤维细胞生长因子（bFGF）是有代表性的细胞因子，单独应用 bFGF 作用于体外培养的单层软骨细胞，可强烈刺激软骨细胞增殖，并维持细胞表型。

（6）软骨调节素（ChM） 软骨调节素（chondromodulin）是一组软骨特异性生长因子，分为Ⅰ、Ⅱ、Ⅲ 三种。Hiraki 等证实并克隆了 25kD 的糖蛋白 chondromodulin-1，并报道了它的结构和生物学活性。ChM21 在体内和体外均能够刺激软骨细胞培养体系中软骨细胞的生长及集落形成，并具有抑制新生组织血管形成的作用。

（7）基因修饰 多种细胞因子有促进软骨修复的作用。通过基因重组技术，将细胞因子基因导入软骨细胞或相关细胞，使之在病损部位分泌生长因子并维持所需的浓度和时间，有效促进软骨的修复，这就是基因修饰的组织工程技术（gene modified technology）。与外源性给予生物因子相比，内源性诱导的生物活性因子表达更加稳定、持久及可靠。

转染目的基因 软骨组织工程中转染的目的基因主要包括 TGF-β 因子、胰岛素样生长因子、成纤维细胞生长因子和骨形态发生蛋白因子、Sox9、bFGF、TNF 受体、IL-l0、IL-4、IL-3 等，对种子细胞增殖、分化具有重要影响的生物活性因子基因。

基因转染载体 基因转染载体是基因修饰的关键，目前基因转染载体分为病毒载体和非病毒载体两大类。病毒载体包括反转录病毒、腺病毒、杆状病毒等，非病毒载体包括脂质体、FuGene6。

基因治疗方法 基因治疗方法分为直接转移技术、间接转移技术。直接转移技术的常用手段有组织内直接注射质粒 DNA、重组病毒载体等，主要缺点是基因表达期相对短暂，转基因效率低。间接转移技术是从患者体内收集靶细胞，体外培养，经过体外基因转染后，再重新用于患者体内，可以避免病毒载体的危害，但操作较复杂，需具备良好的组织细胞培养技术和再植入技术。

（四）软骨组织工程技术修复关节软骨损伤存在的问题

当前的软骨组织工程技术修复软骨缺损依然存在三个方面的问题：第一，如何在短时间内大规模获得种子细胞并有效维持关节软骨细胞的表型；第二，支架的选材和构建方法有待改进，三维多孔支架在复合细胞培养过程中常碰到"空心"现象，即多孔支架表面的细胞更易获得营养、代谢产物更易排出而大量增殖，而支架深层的细胞则因营养缺乏而数目较少，这显然影响组织工程软骨的构建质量；第三，现有软骨组织工程修复技术植入后康复期长，影响病人生活质量。因此，更好的种子细胞、更好的支架和更好的构建方法成为软骨组织工程研究的重点。

1. 种子细胞扩增与软骨细胞表型维持

（1）细胞外基质 目前一系列的研究致力于将干细胞分化为相对纯净的软骨细胞。

通过大量生成种子细胞用于临床组织工程软骨修复关节软骨缺损，有很大的潜力。但是通过这类诱导方法获得的目的细胞虽然在表型上与正常软骨细胞相似，但是否具有与正常细胞相当的生理功能和组织形成能力尚不清楚。近年来研究发现，干细胞来源的细胞外基质（extracellular matrix，ECM）可为种子细胞的扩增和特性维持提供适宜的生长微环境（niche）。

细胞外基质是由大分子构成的错综复杂的网络，为细胞的生存及活动提供适宜的场所，并通过信号转导系统影响细胞的形状、代谢、功能、迁移、增殖和分化。构成细胞外基质的大分子种类繁多，可大致归纳为四大类：胶原、纤粘连蛋白（fibronectin，FN）、层粘连蛋白（laminin，LN）、氨基聚糖与蛋白聚糖，以及弹性蛋白等。同时 ECM 富含大量的生长因子。ECM 不仅为细胞提供了支持结构和附着位点，而且本身还富含天然的及内在的生物信息，能够提供细胞所需的信号，对细胞的黏附、迁移、增殖、分化及基因的表达调控有重要作用和影响。Chen 等在体外成功重建了人骨髓间充质干细胞来源的 ECM 微环境，研究发现该 ECM 培养体系能有效促进人和小鼠 BM-MSCs 黏附，能在短时间内快速大量扩增 BM-MSCs（高出传统干细胞培养系统 7～10 倍数量的 BM-MSCs），并保持其干细胞分化的全能性。Pei 等在体外成功构建滑膜干细胞来源的 ECM 培养体系，用于评价关节软骨细胞的扩增效能、表型维持及再分化能力。研究发现滑膜干细胞来源的 ECM 微环境培养体系不仅可以扩增软骨细胞，还可延缓软骨细胞的去分化（dedifferentiation）。Sun 等研究发现 18 月龄小鼠 BM-MSCs 在 3 月龄小鼠 BM-MSCs 制备的 ECM 上培养，可使老龄 BMMSCs "返老还童"。研究结果提示将衰老干细胞培养在年轻 ECM 上，可改善其数量和质量，可能与"年轻" ECM（3 月龄小鼠制备）和"老年" ECM（18 月龄小鼠制备）在组成成分上存在着明显差异有关。Li 等采用双向电泳方法比较新生儿滑膜干细胞源性 ECM（FE）与成年滑膜干细胞源性 ECM（AE）的成分差别，研究结果发现，新生儿滑膜干细胞源性 ECM（年轻 ECM）在促细胞增殖及抗细胞凋亡方面优于成年滑膜干细胞源性 ECM。

（2）微载体培养技术　取自体软骨细胞构建自体组织工程化软骨具有独特的优点，因而临床应用最多。但随之而来的困难是软骨细胞的扩增问题。在体外培养多次传代后，软骨细胞常常发生去分化，丢失了软骨细胞的分化表型，表现为软骨细胞形态的改变和软骨特异性细胞外基质的丧失，软骨细胞从圆形变为扁平的成纤维细胞样形状，不再表达Ⅱ型胶原和软骨蛋白聚糖（aggrecan），但这个过程是可逆的，给予去分化的软骨细胞适当的刺激条件，可以重新获得软骨细胞的分化表型，这称为再分化（redifferentiation）。维持和重获软骨细胞表型的方法较多。归纳起来包括：三维支架立体培养、控制培养条件、添加生长因子、应用旋转式生物反应器、软骨细胞改构、高密度培养、微载体培养等。

微载体培养技术因其具有扩增种子细胞并维持细胞表型的特点而成为动物细胞大规

模培养的新方法。1967 年，Van Wezel 等首先开发出微载体用于动物细胞的大规模培养，当时使用的材料是阴离子交换树脂 DEAE-Sephadex A50，此后，微载体培养技术迅速发展，目前，微载体数量颇多，包括聚苯乙烯微载体、液膜微载体、中空多孔微载体、大孔明胶微载体及磁性微载体等。各种微载体培养细胞具有独特的共同优点：具有较大的比表面积；综合了悬浮培养和贴壁培养的优点；细胞所处环境均一，扩增容易；置于生物反应器中，环境条件（温度、pH、CO_2 等）容易测量和监测；培养操作可系统化、自动化，降低了污染发生的机会。经过近 40 年的发展，该技术已趋成熟。近年来，应用微载体培养技术进行组织工程种子细胞的培养越来越受到重视，培养的种子细胞包括骨髓间充质干细胞、肝细胞、平滑肌细胞和软骨细胞等。由于单层软骨细胞培养存在细胞扩增数量有限及去分化等问题，因此，对应用微载体培养系统大量生产软骨细胞进行了深入研究。Freed 等用 Cytodex-3 微载体培养软骨细胞，发现软骨细胞数量增加一倍的时间较单层培养明显缩短，提示采用微载体培养技术能够促进软骨细胞的增殖。Frondoza 等使用I型胶原微载体培养人膝关节软骨细胞，细胞数量在 2 周内增加至少 20 倍，每 2～3 天细胞数量即可倍增，所获得的细胞I型胶原免疫组化染色阴性，Ⅱ型胶原强阳性表达，结果显示微载体悬浮培养系统不但支持细胞生长，而且维持了软骨细胞表型。Malda 等比较了采用 Cytodex-1 微载体和 T 形培养瓶培养软骨细胞的结果，结果显示微载体不但适合大量扩增软骨细胞，而且能够促进软骨细胞的再分化。但是对于组织工程软骨种子细胞而言，现有的微载体存在两个方面的不足：①细胞与微载体之间的结合性能需要进一步提高。为此，不少研究对微载体的表面和内部结构进行了改进，并将细胞外基质的主要成分引入其中。Cytodex-3 就是在 Cytodex-1 的基础上进一步将牛的I、Ⅲ型胶原包被在微载体表面，以增加其生物相容性，更利于细胞黏附。Hong 等报道在 PLGA 微球表面包被胶原后微载体与细胞的黏附性明显增强。②微载体表面引入软骨细胞外基质成分可能更利于关节软骨细胞培养和扩增。不同组织除了其构成的细胞不同之外，另外一个显著的特征在于构成组织的细胞外基质亦不相同。关节软骨基质以Ⅱ型胶原为主，富含蛋白聚糖。软骨细胞接种在Ⅱ型胶原上圆球形的百分比显著高于接种于I型胶原 -GAG 共聚物上的软骨细胞，且Ⅱ型胶原上 DNA 和 GAG 的含量明显高于I型胶原 -GAG 共聚物。因此，以Ⅱ型胶原为材料制备的微载体对于关节软骨组织工程可能价值更大。

2. 支架的选材和构建

现有的组织工程软骨植入后，多需要一个长期的重塑和成熟过程，这一过程的时间为 12～24 个月，严重影响病人生活质量。因此，临床上将组织工程软骨植入后的康复分为四个阶段：①第一阶段早期保护期（术后 0～6 周），又称增殖期，表现为软骨细胞增殖并填充缺损，该期禁止负重；②第二阶段转化期（术后 6～12 周），又称基质生成期，该期Ⅱ型胶原网络与蛋白聚糖一起形成软骨基质，植入软骨成凝胶状物质并与周围软骨和软骨下骨整合，该期病人症状缓解，允许关节活动并部分负重，应避免冲击性活动；③第三阶段重塑期（术后 12～26 周）；④第四阶段成熟期（术后 26～52 周）。后两期持续时间约两年，该期胶原结构重塑进一步与软骨下骨整合，术后 12～24 个月接近周围正常软骨力学强度。尽管第三代软骨移植技术取得了更好的修复效果，客观存在的问题给组织工程软骨的构建提出了更高的要求，即如何更好地构建组织工程软骨，提高其修复关节软骨缺损的质量，加快软骨基质的分泌或塑形，缩短康复期，使病人能够更快地恢复正常活动和生活。

为此，学者们纷纷进行改进，这些改进主要体现在：①尽可能地保留种子细胞分泌的细胞外基质 Cell-sheet 技术成为该方向的典型代表。该技术采用温敏凝胶（N- 异丙基丙烯酰胺和丙烯酸共聚物，在高于或等于 37℃时变成凝胶，低于 37℃时液化）培养软骨细胞不仅可以使其重获分化表型，而且通过降低温度，可以轻易地收获培养的软骨细胞，同时最大限度地保留细胞外基质。 ②新的构建方法。现有的组织工程软骨构建方法主要采取将细胞接种至三维多孔支架上的办法来实施，为了更好地使细胞生长，一般要求支架的孔隙率在 80% 以上。软骨细胞接种至支架上以后分泌细胞外基质，逐渐形成软骨，也就意味着接种的软骨细胞要形成足够的软骨基质（占支架总体积的 80% 以上）后，才能进一步改建，实现软骨的功能，组织工程软骨的构建速度较慢。

为此，不少学者进行了改进。其中最为典型的是：①第四军医大学的 Zhang X. 等将皮肤微粒复合成纤维细胞修复大面积皮肤缺损，虽然没有采用生物反应器培养，但这种方法加速了皮肤缺损的修复过程；②上海第九人民医院的 Gong 等将猪耳软骨片脱细胞后接种细胞，利用"三明治法"将复合软骨细胞的软骨薄片层叠在一起，构建组织工程软骨，该方法采用软骨细胞外基质片培养细胞，不仅保留了原有的细胞外基质，而且避免培养过程中种子细胞分泌的细胞外基质的流失，裸鼠皮下异位成软骨实验结果发现，植入 12 周后的弹性模量达到正常软骨弹性模量的 87% ，是一种非常有前途的方法。

（袁雪凌　彭　江　汪爱媛　郭全义）

二、股骨头骨坏死的骨髓间充质干细胞治疗现状

骨髓间充质干细胞（bone marrow mesenchymal stem cells，BM-MSCs）具有强大的自我增殖能力和分化多潜能性，可通过诱导向成骨方向分化。而股骨头骨坏死（osteonecrosis of the femoral head，ONFH）为进展性的难治疾病，给患者带来极大的痛苦，目前临床上多采用手术治疗，但手术创伤大，费用高，常造成治疗的障碍。因此，新型有效微创的治疗方法是今后的趋势。MSCs 这种可在体外控制性培养并能在植入体内后向成骨分化的

特性，给股骨头骨坏死的治疗带来新的突破。

（一）股骨头骨坏死的机制

ONFH 发病机制复杂多样，病因主要是创伤、应用激素、酗酒及结缔组织病因素等。微循环障碍是原发性股骨头坏死的共同病理机制。决定其病理演变的因素可概括为三个方面：病因、破骨细胞介导的骨吸收与骨的有效重建速度的平衡关系、生物力学作用。病因最终造成微循环损害，骨细胞、骨髓组织坏死，骨髓间充质细胞向成骨细胞分化能力下降，破骨细胞对失去保护的骨小梁吸收增强，骨小梁因吸收而变得稀疏、细小。另一方面，因骨小梁中的骨细胞坏死失去了矿物代谢功能，其机械强度随之下降。当应力传导时，骨小梁极易骨折，在骨坏死吸收的同时伴随修复，修复的强弱取决于供血状态及骨髓的功能状态。骨髓间质细胞分裂增生，在骨坏死区出现富含成纤样细胞的结缔组织，毛细血管再生。成骨细胞及来自于骨髓间质细胞，分化的成骨细胞合成骨基质，重建坏死的骨小梁，骨的吸收速度及新生骨的有效重建速度应保持一定的平衡关系，而这种关系最终由破骨细胞的活动、骨髓间质细胞向成骨细胞分化的能力及成骨细胞的功能状态决定。总之，股骨头坏死的特征是股骨头缺血、坏死，随之出现修复反应，进而发生股骨头塌陷及髋关节退行性关节炎。

创伤性骨坏死的病因明确，主要包括骨折及脱位等，但非创伤性骨坏死的病因则为多因素，即有遗传易感性，比如解剖性因素、关节囊内血管的缺如或发育不良是最常见的异常情况。有相关研究表明，血管分布异常与股骨头坏死有一定的相关性，这些发现提示，如果患者先天就存在股骨头微循环的异常，再加以发病的危险因素，包括长期大量使用激素、酗酒、结缔组织病等。

股骨头骨坏死早期没有明显的症状，仅有轻微的腹股沟疼痛，X 线片上也无明显表现。随着病程的逐渐进展，疼痛变得明显，X 线片出现新月征，此为股骨头坏死的典型改变。晚期股骨头出现明显塌陷，关节软骨破坏，关节间隙变窄，全关节发展为严重的骨性关节炎。

股骨头骨坏死早期治疗方法主要包括减轻股骨头的力学载荷压力，如限制负重、旋转截骨、钽棒移植等；增加坏死区的修复能力，如髓芯减压、冲击波治疗等。晚期治疗方法主要为人工髋关节置换。但是由于人工髋关节置换疗效不确定及股骨头坏死发病年龄存在年轻化趋势，所以迫切需要有更好的方法来阻止股骨头塌陷。

（二）骨髓间充质干细胞

MSCs 来源于中胚层，具有干细胞的共同特性，能够自我增殖并具有多向分化潜能。研究显示在体外培养中 MSCs 每传代一次，细胞数增加约 2.2 倍，且在体外分裂 38 次以上仍保持干细胞多向分化潜能。MSCs 中约有 20% 处于静止期（G0 期），即足以维持增殖分化所需的细胞供给，且在经体外传代 20 ~ 25 代后，细胞形态、生长曲线、免疫表型仍无明显变化，在多代培养后仍能保持染色体核型和端粒酶活性不变。对细胞周期的研究显示，只有少数 MSCs 正在活跃地复制（约 10% 处于 S+G/M 期），而大多数细胞处于 G0/G 期。细胞周期每个阶段的监控点和时间跨度均不明确，高比例的 G0/G 期细胞暗示着 MSCs 具有高度分化潜能，在特定的理化条件与细胞因子诱导下，MSCs 可以分化为中胚层的成骨细胞、软骨细胞、脂肪细胞、肌细胞等，也可跨越胚层的界限，向外胚层的神经元样细胞、神经胶质细胞及内胚层的肝细胞分化。

通过光学显微镜观察，在培养液中 MSCs 显示出类似成纤维细胞外观，并与成纤维细胞有一定同源性的特征。目前常用干细胞的表面标志来鉴定 MSCs，干细胞的表面标志是指覆盖在细胞表面的受体，它能选择性地结合或黏附其他信号分子。通常认为，MSCs 体积小，核浆比大，不表达分化相关的标志如I、II、III型胶原，碱性磷酸酶或骨涎蛋白。在细胞贴壁附着后则细胞均一致地表达 SH2、SH3、CD29、CD44、CD71、CD90、CD106、CD120a、CD124 等多种表面蛋白。其中 CD44 是多种配体的受体，在骨髓中对细胞外基质构建起主要作用，是 MSCs 的重要标志物。MSCs 不表达造血细胞表面标志，如 CD14、CD34 及 CD45，也不表达主要组织相容性复合物分子。随着人们对 MSCs 研究的不断深入，将会有更多的骨髓间充质干细胞的生物学特性被逐步揭示。

1867 年，德国病理学家 Cohnheim 在研究伤口愈合时，首次提出骨髓中存在非造血干细胞的观点，指出纤维母细胞可能来源于骨髓。20 世纪 80 年代，Bianco 证实骨髓间充质干细胞具有在体外培养容易贴壁生长、形成集落、分化成定向祖细胞并能大量扩增的特点。骨髓间充质干细胞具有干细胞的基本特性，能够自我复制、自我更新并具有多向分化潜能。骨髓间充质干细胞为骨髓中除造血干细胞外另一大类具有多向分化潜能的多能干细胞，来源于中胚层未分化的间质细胞，体外培养中贴壁生长，因其呈现成纤维母细胞样外观，故而早期被称为集落形成单位成纤维细胞。又由于它可以分化为骨髓基质等多种间充质组织，因此又被称为基质干细胞或间充质干细胞，其可分化成多种类型的结缔组织细胞，如成骨细胞、成软骨细胞、成肌细胞、成脂肪细胞、支持造血的基质细胞，甚至可以分化成传统认为是终末细胞的心肌细胞和神经细胞，还可分化为神经胶质细胞。另外，骨髓间充质干细胞分化具有组织特异性，即骨髓间充质干细胞所到达的组织微环境可诱导其定向分化。研究表明，骨髓间充质干细胞的密度对细胞扩增速度和分化特性有较大影响。Sekiya 等发现培养密度为 $10/cm^2$ 或 $50/cm^2$ 时细胞增殖速度最快；密度在 $1 \sim 1000/cm^2$ 时，再循环干细胞的亚群 RS-1A、RS-1B、RS-1C 所占的比例逐渐改变，并直接影响到骨髓间充质干细胞的分化方向。因此，认为培养时应该选择适当的骨髓间充质干细胞密度。骨髓中骨髓间充质干细胞含量较少，即（$2 \sim 5$）$/1 \times 10^2$ 单核细胞，但它能广泛扩增，如 20ml 骨髓抽吸液就能产生 10 倍骨髓间充质干细胞，接近成人身体细胞总数。

（三）干细胞治疗骨坏死

对许多难治性疾病而言，细胞移植无疑是一种行之有效的方法。将具有某种特定功能的细胞移植到体内相应受损部位，这不仅可以恢复该部位的部分功能，而且避免了传统药物治疗所引起的毒副作用。MSCs 具有强大的成骨、成软骨等多向分化潜能和增殖能力，现已经广泛应用于修复骨和软骨缺损组织损伤、股骨头坏死、骨质疏松及骨关节炎等临床多领域。非创伤性股骨头坏死的病理机制可能在于患者股骨干骺端附近的 MSCs 数量减少及活性减弱，导致股骨头成骨能力下降。使死骨在吸收后不能有效修复而最终塌陷。目前已有研究尝试对骨坏死患者给予 MSCs 移植，以期达到促进坏死修复的目的。

1. 髓芯减压并 MSCs 移植术

髓芯减压术是最经得起实践考验的治疗早期股骨头坏死的微创手术方法，目的是通过髓芯减压打断骨内高压—组织水肿—骨内高压的恶性循环，打通阻碍坏死修复的硬化带，改善坏死区血供。在髓芯减压基础上施行 MSCs 移植术，可以提供促进股骨头修复重建的种子细胞. 有利于加速新生骨的重建与爬行替代。

Hernigou 等采用髓芯减压加自体骨髓移植治疗股骨头坏死 116 例 189 髋，取髂前上棘骨髓血离心后得到干细胞悬液，在髓芯减压后，插入一小套针管，先注入少量造影剂，以了解干细胞可能扩散的区域，再从套管针注入制备好的干细胞悬液。术后经平均随访 7 年，在塌陷前期（Ⅰ～Ⅱ期）进行治疗的 145 髋，只有 9 髋需要再次手术行关节置换。而在塌陷后期（Ⅲ～Ⅳ期）治疗的 44 髋，有 25 髋需要再次手术行关节置换。孙伟等回顾性总结分析了髓芯减压联合自体 MSCs 移植治疗早期股骨头坏死的疗效。自患者双侧髂前上棘连续抽取骨髓血 300～400ml，分离采集中间层单个核细胞，确认坏死病灶后，以 3mm 空心钻钻入，于骨坏死区软骨下骨 5mm 处用 50ml 注射器将浓缩的细胞悬液缓慢注入股骨头内，并与单纯髓芯减压组相比较。术后随访 12 个月。研究认为髓芯减压联合自体 MSCs 移植是治疗 ARCO Ⅰ～Ⅱ期股骨头坏死安全有效的方法，临床 Harris 评分和病理影像学观察均优于单纯髓芯减压术式，并认为对于 ARCO Ⅲ期患者，两种方法治疗效果均欠佳。任弘等治疗 ARCO Ⅰ～Ⅱ期股骨头坏死患者 25 例 30 髋，于双侧髂前上棘穿刺取骨髓血约 50～100 ml，利用密度梯度离心法提取干细胞，与大转子区凿取的松质骨充分混合，顺髓芯减压通道送入股骨头内并适力夯实，术后配合高压氧治疗。随访 1 年，手术前后 Harris 髋关节评分优良率由术前的 43.3% 增加到术后的 90%。

作者认为，股骨头坏死的治疗应根据患者年龄、分期、坏死面积、位置及塌陷危险性等进行个体化选择，只有正确地掌握治疗原则，针对不同分期采用相应方法，才能获得最佳疗效。从以上研究来看，对于塌陷前 ARCO Ⅰ～Ⅱ期股骨头坏死，髓芯减压并 MSCs 移植术取得了良好的手术效果，但对于塌陷后Ⅲ～Ⅳ期患者，此种手术方式疗效欠佳，治疗上须慎重选择。塌陷是股骨头坏死疾病性质转归的关键，塌陷后的保髋治疗是长期困扰骨科界的一个棘手的难题。一旦塌陷进入中晚期（塌陷程度大于4 mm，时间大于6个月），则难以有比人工关节置换疗效更确切的治疗方法。

2. MSCs 与骨组织工程技术

组织工程是应用细胞生物学和工程学原理，将体外培养的功能相关的活细胞种植于天然或人工合成的具有良好生物相容性和可降解性的聚合物支架上，复合移植于体内组织器官缺损部位，完成修复和再造。组织工程的三要素可归纳为种子细胞、信号因子和支架材料。种子细胞是组成新的结构组织的必需成分，这些细胞可以是外源性的或来源于局部环境。信号因子能够引导细胞向适宜的方向分化，这些信号因子可以由外部供给，如纯化的蛋白质，或是由转染细胞或细胞自分泌产生的内源性因子。支架材料是指能够为细胞黏附、生长、分化提供一种基质，并能植入生物体的材料，它是构建组织工程的最基本构架。理想的骨种子细胞应该具有以下特点：结构比较简单，是不具有特定机能的原始细胞；取材容易，对机体损伤小；体外培养时增殖力强；自我更新，一定的条件下能向特定的方向分化；稳定表达成骨细胞表型；植入体内后能继续产生成骨活动；无致瘤性。在种子细胞的选择方面，MSCs 具有强大的分化潜能和增殖能力，其来源、分离方法、分化组织类型等在修复股骨头坏死骨缺损方面有其独特的优势，是骨组织工程种子细胞的理想选择。支架材料复合 MSCs 在体内组织再生过程中可能发挥以下几方面的作用：①在结构上加强缺损部位的强度；②阻碍周围组织长入；③作为体外接种的细胞在体内扩增和增殖的支架；④利用与细胞整合以及受体的相互作用，作为一种细胞功能调节因素；⑤作为细胞、生长因子和基因的生物载体。按照获得材料的过程，支架材料分为天然类和人工合成类。天然支架材料是在自然界中存在的能作为骨组织工程支架材料的物质，包括同种异体骨、异种骨胶原、氨基多糖、蛋 A 聚糖等。随着化学工业中高分子聚合技术、塑料加工技术的发展，根据仿生学原理结合人体组成物质、代谢产物的情况，利用化学合成的手段，合成了人工支架材料，包括生物陶瓷类和生物高分子聚合物类等。其中部分已应用到临床或者实验研究中，并取得了良好的效果。

孙伟等通过扫描电镜观察磷酸三钙多孔生物陶瓷与兔 MSCs 复合培养体内成骨的超微结构，了解其在股骨头坏死骨缺损修复中的成骨效应，结果表明 MSCs 与磷酸三钙多孔生物陶瓷复合后具有良好的成骨性，该支架材料适合 MSCs 黏附、生长、增殖和分化，可应用于股骨头坏死骨缺损的修复。张晔等以脂质体介导 pCDNA3-Ang-1 质粒转染体外分离培养的兔 MSCs，与磷酸三钙陶瓷复合，修复兔液氮冷冻股骨头坏死模型。实验组较对照组血供改善，股骨头修复加强，研究认为 MSCs 与材料复合生长良好，具有良好的组织相容性。碳酸三钙陶瓷作为支架材料，与有机材料比较，不但具有与人体骨组织矿物质相似的钙，而且钙磷比例小于1.6，可以在体内逐步降解；另外，陶瓷烧结形成的多孔结构，为细胞生长提供了空间，孔与孔之间彼此连接，为新骨长入提供了场所，同时也有利于长入材料深部的血管彼此相通，保证深部组织的营养。

骨组织工程学的兴起为 MSCs 治疗股骨头坏死提供了有力的支持，其作用机制可能在于：①为信号因子提供了良好的载体，使得 MSCs 在成骨因子的作用下更有效地向目标组织分化，从而提高生物材料的骨诱导能力；②支架的使用保证了在坏死局部有较高浓度的 MSCs，以促进成骨；③在坏死的股骨头内建立有利于新生毛细血管、血管周围组织和骨祖母细胞长入的三维结构。但就目前而言，所有支架材料还处于研究开发阶段，存在诸如价格昂贵、技术不成熟等缺点，临床上应用效果还有待于进一步验证。

3. MSCs 动脉灌注

股骨头坏死后尽管保髋治疗方式千变万化，但是改善股骨头内血供始终是本病治疗的主要方向之一，自体干细胞移植血管再生技术的出现为其治疗提供了更为广阔的前景。Kocher 等通过实验证实，MSCs 和内皮前体细胞可以促进缺血模型的血流恢复。Kinnaird 等在给鼠缺血性后肢肌肉注射培养的骨源性干细胞后发现，骨源性干细胞可以促进侧支循环及肢体功能恢复，并且与血管生成有关的细胞因子基因表达水平增高。季卫锋等应用 MSCs 动脉灌注治疗兔股骨头坏死动物模型，病理组织学及四环素荧光标记发现，MSCs 组治疗后 2 周即可见大量间充质细胞增生，大量血管增生，周围骨小梁表面有明显新骨形成，与对照组相比，MSCs 组显效时间更快捷，更容易诱导再骨化过程。杨晓凤等采用超选择性股骨头供血动脉干细胞移植术治疗股骨头坏死患者 122 例，85 例患者髋关节疼痛均有不同程度的缓解，其中 15 例患者干细胞移植后 6 个月行股骨头供血动脉造影术，发现不仅股骨头区有大量血管新生，原已闭塞的动脉也重新开通，血流速度增快，局部血液循环明显改善；12～24 个月 20 例股骨头 X 线、CT 检查可见骨质病变获得改善，如坏死区缩小，新骨形成。

MSCs 选择性动脉灌注与开放性股骨头干细胞移植术比较，具有干细胞存活分化环境优良、手术微创、不良反应少及患者依从性好等特点。该术式可能有以下几方面作用：①疏通发生病变的股骨头内血管，改善静脉回流，降低骨内压，恢复或改善股骨头的血供；②改善或增加股骨头坏死区域周围及髋部各组织的血液循环，为股骨头坏死区域提供良好的局部环境血供；③MSCs 同时具有保护局部血管内皮，促进血管内皮细胞修复、再生及血管增生的作用。

4. 基因转染 BM-MSCs 移植

将目标基因通过载体转入 BM-MSCs 内再与不同载体材料复合后植入股骨头坏死区治疗股骨头坏死，也是目前的研究方向，取得了许多令人振奋的结果。BMPs 可促进骨形成，而且能促进异位成骨。陆斌等利用人 BMP-2 基因转染的自体 BM-MSCs 复合多孔 B-磷酸三钙材料治疗股骨头坏死，植入后 1、2、3 周 BMP-2 组在股骨头局部有 BMP-2

蛋白的高表达，有明显成骨；16周时坏死区被完全修复，且新骨体积明显大于对照组；BMP-2组股骨头形态规则，无塌陷。植入区松质骨标本的最大抗压强度、软骨下骨的最大抗压强度参数均与正常骨接近。Xiao等联合rhBMP-2的BM-MSCs培养的支架材料干预，组织学也提示有正常骨修复。提示BMP-2基因转染的BM-MSCs是治疗ONFH的有效途径。而陈超等将hVEGF-165质粒转染BMSC与冻干松质骨做载体回植于兔股骨头坏死部位，在植入后2、4、8周对植入物进行形态学及组织学观察，结果显示股骨头坏死情况得到改善。杭栋华等研究hVEGF-165基因转染的犬BM-MSCs移植、BM-MSCs移植对修复自体股骨头坏死的效果实验中，实验第2、4、8周骨小梁定量分析提示转基因的间充质干细胞移植组成骨修复好于单纯干细胞移植组；12周时，转基因间充质干细胞移植组中血管数量最多。余开湖等报道，携带血管生成素基因（Ang-1）的BM-MSCs介入治疗不仅能促进毛细血管的生成，而且能定向进行骨分化，对ONFH有明显的修复作用。此外，温茜等用通过重组方法产生的重组腺病毒人肝细胞生长因子（Ad-HGF）转染BM-MSCs，转染后的BM-MSCs在mRNA和蛋白水平均有HGF高表达，为其用于早期ONFH的治疗奠定了基础。利用生物技术将转染某些基因的BM-MSCs细胞用于治疗ONFH将是我们今后的研究方向之一。

（四）问题与展望

MSCs具有强大增殖能力和多向分化潜能，其来源不受限制，取材方便，对供体损伤小，易于分离，大量传代后仍能保持其生物学特性。虽然目前对于干细胞的研究还很不充分，但已受到研究者们的大力关注，随着分子生物学和细胞生物学的迅速发展，骨髓间充质干细胞的研究也会更加深入。促进、支持骨髓间充质干细胞生长、分化、成熟的各种生物因子，模拟体内微环境的细胞外基质，将骨髓间充质干细胞有效地分布在股骨头坏死局部等均将成为研究热点，并将取得重大突破，为股骨头坏死的微创治疗开辟新的纪元。

但目前对于骨髓间充质干细胞治疗股骨头坏死机制的研究还仅限于由多能干细胞向成骨细胞或血管内皮细胞分化这一环节上，对于坏死各阶段的病理过程，还可以在干细胞水平做更为深入的探索。并且，目前对股骨头坏死的研究多为对坏死骨中间充质干细胞的研究，对针对坏死的松质骨中的造血干细胞的相关研究还缺乏关注。同时就方法本身而言还存在一些问题：①采集骨髓间充质干细胞的技术细节还有待于改进；②骨髓间充质干细胞的来源有限，目前治疗用的骨髓都为自体髂骨髓移植，但有研究认为激素、酒精和特发性坏死的骨髓间充质干细胞活性都会降低，骨坏死相关的骨髓异常是全身性的而不仅是局部的；③修复所需的骨髓间充质干细胞如何量化等问题，都需要做进一步的探讨和研究。

此外，许多基础与前期临床试验清楚地表明，骨髓间充质干细胞移植治疗股骨头坏死有很大的临床应用潜力，在不同条件下的临床试验已经开展。然而，关于一些骨髓间充质干细胞生物特性的问题还有待解决，如在成骨的过程中，骨髓间充质干细胞细胞间相互如何作用以及其所处的微环境中的各种刺激因子如何起作用，刺激因子间的相互关系；骨髓间充质干细胞的免疫细胞表型类型和作用；不同来源的骨髓间充质干细胞分化潜能是否一样，多代培养后自我更新、多向分化的潜力是否相同等；宿主的神经和内分泌代谢如何调节和影响内、外源性的骨髓间充质干细胞分化成成骨；植入的骨髓间充质干细胞所形成的骨在组织学、生物力学上与正常的骨有多大的差别，能否解决退变的问题；此外，在植入部位形成畸胎瘤的危险也是限制骨髓间充质干细胞临床应用的一个瓶颈。尽管还有许多问题需要进一步研究，但骨髓间充质干细胞一定会真正走入临床应用。

（王　程　　彭　江　　王　玉　　汪爱媛　　郭全义）

参考文献

[1] Amanatullah D F，E.J. Strauss，P.E. Di Cesare. Current management options for osteonecrosis of the femoral head：part Ⅱ，operative management. Am J Orthop（Belle Mead NJ），2011，40（10）：216–225

[2] Amanatullah D F，E.J. Strauss，P.E. Di Cesare. Current management options for osteonecrosis of the femoral head：part 1，diagnosis and nonoperative management. Am J Orthop（Belle Mead NJ），2011，40（9）：186–192

[3] Arlet J. Pathogenesis of non–traumatic femoral head osteonecrosis. Acta Orthop Belg，1999，65（1）：25–29

[4] Atsumi T，Muraki M，Yoshihara S，et al. Posterior rotational osteotomy for the treatment of femoral head osteonecrosis. Arch Orthop Trauma Surg，1999，119（7–8）：388–393

[5] Dean M T，M.E. Cabanela. Transtrochanteric anterior rotational osteotomy for avascular necrosis of the femoral head. Long–term results. J Bone Joint Surg Br，1993，75（4）：597–601

[6] Bozic K J，D. Zurakowski，T.S. Thornhill. Survivorship analysis of hips treated with core decompression for nontraumatic osteonecrosis of the femoral head. J Bone Joint Surg Am，1999，81（2）：200–209

[7] Bostad M，Olsen C E，Berg K，et al. Light–triggered，efficient cytosolic release of IM7–saporin targeting the putative cancer stem cell marker CD44 by photochemical internalization. Mol Pharm，2014

[8] Bianco P，Riminucci M，Gronthos S，et al. Bone marrow stromal stem cells：nature，biology，and potential applications. Stem Cells，2001，19（3）：180–192

[9] Sekiya I，Larson B L，Smith J R，et al. Expansion of human adult stem cells from bone marrow stroma：conditions that maximize the yields of early progenitors and evaluate their quality. Stem Cells，2002，20（6）：530–541

[10] Aimaiti A，Saiwulaiti Y，Saiyiti M，et al. Therapeutic effect of osteogenically induced adipose derived stem cells on vascular deprivation-induced osteonecrosis of the femoral head in rabbits. Chin J Traumatol，2011，14（4）：215-220

[11] Kuo T K，J.H. Ho，O.K. Lee. Mesenchymal stem cell therapy for nonmusculoskeletal diseases：emerging applications. Cell Transplant，2009，18（9）：1013-1028

[12] Lee H S，Huang G T，Chiang H，et al. Multipotential mesenchymal stem cells from femoral bone marrow near the site of osteonecrosis. Stem Cells，2003，21（2）：190-199

[13] Houdek M T，Wyles CC，Martin JR，et al. Stem cell treatment for avascular necrosis of the femoral head：current perspectives. Stem Cells Cloning，2014，7：65-70

[14] Lau R L，Perruccio A V，Evans HM K，et al. Stem cell therapy for the treatment of early stage avascular necrosis of the femoral head：a systematic review. BMC Musculoskelet Disord，2014，15：156

[15] Helbig L，Simank H G，Kroeber M，et al. Core decompression combined with implantation of a demineralised bone matrix for non-traumatic osteonecrosis of the femoral head. Arch Orthop Trauma Surg，2012，132（8）：1095-1103

[16] Sen R K，Tripathy S K，Aggarwal S，et al. Early results of core decompression and autologous bone marrow mononuclear cells instillation in femoral head osteonecrosis：a randomized control study. J Arthroplasty，2012，27（5）：679-686

[17] Hernigou F. Beaujean. Treatment of osteonecrosis with autologous bone marrow grafting. Clin Orthop Relat Res，2002（405）：14-23

[18] 孙伟，李子荣，王栢亮. 髓芯减压加自体骨髓干细胞移植治疗股骨头坏死的早期随访结果. 中国组织工程研究与临床康复，2008，12（12）：2231-2234

[19] Ghanaati S，Booms P，Orlowska A，et al. Advanced Platelet-Rich Fibrin（A-PRF）- A new concept for cell-based tissue engineering by means of inflammatory cells. J Oral Implantol，2014

[20] Wang C，Wang S，Li K，et al. Preparation of laponite bioceramics for potential bone tissue engineering applications. PLoS One，2014，9（6）：e99585

[21] Gentili C，M. Torre，R. Cancedda. Tissue Engineering Approaches in Skeletal Pediatric Disorders. Eur J Pediatr Surg，2014

[22] Huri P Y，Ozilgen B A，Hutton D L，et al. Scaffold pore size modulates in vitro osteogenesis of human adipose-derived stem/stromal cells. Biomed Mater，2014，9（4）：045003

[23] 张晔，曾炳芳，张长青. 骨髓间充质干细胞预构人工骨对兔股骨头坏死的修复作用. 中国临床康复，2004，8（20）：3960-3962

[24] Nakamura A，Akahane M，Shigematsu H，et al. Cell sheet transplantation of cultured mesenchymal stem cells enhances bone formation in a rat nonunion model. Bone，2010，46（2）：418-424

[25] Kocher A A，Schuster M D，Szabolcs M J，et al. Neovascularization of ischemic myocardium by human bone-marrow-derived angioblasts prevents cardiomyocyte apoptosis，reduces remodeling and improves cardiac function. Nat Med，2001，7（4）：430-436

[26] Kinnaird T，Stabile E，Burnett MS，et al. Marrow-derived stromal cells express genes encoding a broad spectrum of arteriogenic cytokines and promote in vitro and in vivo arteriogenesis through paracrine mechanisms. Circ Res，2004，94（5）：678-685

[27] 季卫峰，童培建，政文标. 骨髓多能干细胞动脉灌注治疗股骨头坏死的实验研究. 中国中西医结合杂志，2004，24（11）：999-1002

[28] 杨晓风，王红梅，许忆峰. 干细胞移植改善股骨头坏死缺血状态122例临床观察. 中华外科杂志，2007，45（20）

[29] 陆斌，汤亭亭，岳冰. BMP-2基因给药修复实验性羊股骨头坏死. 中华骨科杂志，2005，25（10）：603-607

[30] Xiao ZM，Jiang Hua，Zhan Xin-li，et al. Treatment of osteonecrosis of femoral head with BMSCs-seeded bio-derived bone materials combined with rhBMP-2 in rabbits. Chin J Traumatol，2008，11（3）：165-170

[31] 陈超，张彦陵. 骨髓基质干细胞转基因治疗兔股骨头无菌性坏死的研究. 现代医药卫生，2006，22（14）：2129-2131

[32] 杭栋华，阎作勤. VEGF-165基因修饰的BM-MSCs移植修复犬股骨头坏死. 复旦学报，2007，34（6）：806-811

[33] 温茜，马骊，金丹. 重组腺病毒Ad-HGF转染骨髓基质干细胞及其表达的实验研究. 南方医科大学学报，2007，27（11）：1627-1631

[34] Tzaribachev N，Vaegler M，SchaeferJ，et al. Mesenchymal stromal cells：a novel treatment option for steroid-induced avascular osteonecrosis. Isr Med Assoc J，2008，10（3）：232-234

第十七章
生物治疗临床转化模式探讨

　　生物治疗涉及细胞因子、抗体、生物活性组织工程产品与细胞等在疾病救治中的应用。对于细胞因子、抗体与组织工程产品的临床应用而言，国家有明确的规范的申报与审批路径，经过中国食品药品监督管理局（CFDA）的批准可以分阶段进入临床试验，最终通过商业模式的市场化进入临床应用中。对于细胞治疗而言，尽管我国在这方面开展较早，应用也相对广泛，但仍然没有一个定型的管理模式与质量控制标准，但临床中存在的刚性需求势必导致多种应用模式的存在。各种模式均有其合理存在的一面，而结合我国国情（如患者与医生的受教育程度，技术能力地区差别大）来看，如何能够最大化有利于患者、有利于行业的健康发展、有利于国际竞争力的形成与发展，逐步建立并优化细胞治疗为核心的转化医学临床应用模式确有必要。以下就我国在细胞治疗方面的现状与多种模式进行总结，在此基础上结合解放军总医院在该领域的发展概况与经验教训探讨研究型医院生物治疗的模式构架，探讨什么样的转化医学支撑模式能将散落在各个传统学科中的生物治疗技术逐步演变为一种以生物治疗为核心的新型学科。

一、生物治疗技术临床转化的机遇与挑战

　　追溯历史轨迹，生物治疗技术起步是很早的，可以说已有百年的发展历史。以肿瘤治疗为例，生物治疗早于化疗，早在 1863 年 Virchow 等就尝试采用裂解的细菌局部注射治疗肿瘤，之后对 B 细胞的认识促进了肿瘤的抗体治疗，对树突状细胞（DC）的认识与培养体系的建立优化促进了肿瘤的 DC 疫苗技术的临床应用与产品的形成，对 T 细胞抗瘤效应的认识促进了肿瘤过继免疫细胞输注治疗技术的发展。近年来，分子免疫学基础

研究的发展，促使了过继免疫细胞治疗技术从非特异性到靶向性的飞跃，并促进了从抗肿瘤免疫细胞输注到采用某些新型手段重建临床免疫治疗技术的形成。这些新型生物治疗技术的成功临床转化，标志着生物治疗技术，尤其是细胞治疗技术的多样性与先进性时代的到来。

与技术水平与医疗水平发达的国家相比，我国具有优势的疾病资源，生物治疗技术近年来的迅猛发展给了我们新的机会，使得我们的医生与科学家在以细胞治疗为核心的生物治疗领域有机会站到新的起点。试想，以一个肿瘤患者治疗为例，我们采用的多种抗瘤药物是国外大公司提供的，而涉及的细胞治疗则多是自己生产制备的，但治疗性细胞尚未形成也难以形成国际垄断产品。重要的是在细胞治疗领域尚有很多的临床问题与应用规范问题没有解决，大型研究型医院以及科研院所机构需要新疗法与新技术的研发及临床试验，需要不断创新，但对于大多数缺乏研发能力的医院来讲更需要标准与指南。如果医院能依据创新性研发能力的不同，逐步建立起适合于国情与地域的、合理的、健康的临床转化多样性模式，则必然能让我们国家在该领域站到国际前沿阵地中。

二、生物治疗临床转化模式的多样性

自20世纪90年代开始，我国出现了以LAK细胞为代表的肿瘤过继免疫治疗，开始对细胞品质的坚守使得部分患者确实获益。但随着发展，由于利益的驱使，社会上出现了很多的不规范，打着细胞治疗从事过度盈利的目的，使得细胞治疗质量与病人反馈大打折扣。尤其是一些公司的参与，编造出各种名头的细胞商品名，利用患者对细胞治疗的认可牟取暴利。没有几年时间细胞治疗行业就乱象丛生，不仅严重损害了病人利益，而且将行业的大好发展势头丧失殆尽，造成了不良的社会影响，导致细胞治疗在学术界难以站得住脚，过度的商业化也导致当时很多从事细胞治疗的我国第一代科学家离开了这个行业。与之极其类似，在治疗性干细胞临床研究领域，2000年初，我国使用成体干细胞治疗多种疾病的研究就逐步开始，但随着发展，局部地区与公司不再以提升研发能力及临床研究为目的，出现了脱离临床研究本质的社会与商业行为，出现了过度夸大适应证的临床应用，最终导致国家卫生行业主管部门向干细胞的临床应用亮了红灯。综合细胞治疗在我国发展的曲折历程，我们其实可以得出一个初步的结论，即，尽管来自实验室以及小样本的临床研究数据显示在某些疾病中，合理使用细胞治疗可以产生突出于传统治疗的优势，但在一些临床问题以及进一步大规模临床研究数据尚未完善前，过早的商业化运行，甚至是以商业为主导的细胞治疗临床转化模式往往产生悲剧性后果。可见，对于以细胞治疗为核心的生物治疗技术的发挥而言，商业化为核心的利益型运行模式，或者说是临床转化模式至少目前是不成熟的，无论从技术本身来讲，还是从临床应用掌握程度来讲，均是这样的。

2000 年后期，鉴于国际行业竞争与患者需求，国内部分学术机构与医院以及从事生物细胞治疗的公司开始了新一轮的肿瘤免疫治疗的发展，但步子相对缓慢于 LAK 细胞年代，毕竟细胞治疗发展历程中，过度商业化的应用在社会上与学术界产生过很多争议与质疑。在这样的社会与学术环境下，逐步产生了一种新的以"公司为技术支持，医院临床应用"的细胞治疗发展模式，并为我国国内多数开展细胞治疗的医院所接受。在 2010 年以后免疫细胞治疗在国际上曾成功救治了很多晚期肿瘤患者的生命，经学术期刊的报道后，该模式在近几年迅速开花，为多家医疗机构所采纳。公司与医院是合作性质的，医院里相关科室的医生是决定患者是否需要逐步治疗的主体，而非公司所雇佣的技术人员与细胞制备人员，也不是实验室里的研究人员。医生依据患者的需求与疾病本身，为患者制订细胞治疗方案，相比之前，至少不会出现太多的商业利润驱动下的过度使用的局面。更为重要的是，竞争的存在，使公司不得不在细胞制备品质方面不得打折扣。同时，科研院所的研究成果也更愿意通过公司化运行模式将自己的技术转化到医院中，形成从科研院所到公司，再到医院的转化链条。

三、构建培训与资格认证体系是细胞治疗健康临床转化的必要因素

细胞治疗的决定使用者是临床一线的医生，而不是实验室研究人员与细胞制备的技术人员，但是对于治疗性细胞本身而言，了解最多的是实验室研发人员与细胞制备人员，所以双方需要在细胞治疗合理使用与质量控制、毒副作用监管方面进行不断的沟通与交流，需要知识的互补。目前细胞治疗在多数医疗机构采用的是从科研院所到公司，再到医院的条件下，不足以将研究人员、技术人员以及临床医生整合到一起进行细胞治疗为核心临床方案的制订，更难以提及及时的、常态化的交流。在这种情况下，无论研究人员还是临床医生均要走很长的路来弥补各自的不足，期间也难免导致一些错误与弯路。所以对于以细胞治疗为核心的生物治疗领域需要有硬性的培训制度、常态化的培训体系，并在此体系下进行资格认证。

四、研究型医院生物治疗临床转化模式探讨

作为国内首个提出建设研究性医院的医疗机构，解放军总医院在以细胞治疗为核心的临床转化医学模式建立中进行了长达近 10 年的实践探索。2005 年之前，该医院就针对肿瘤的免疫细胞与干细胞治疗开展了一系列的临床前研究，建立了多种细胞制备体系，包括患者特异性树突状细胞（DC）、细胞因子诱导的杀伤（CIK）细胞、自然杀伤（NK）细胞和自体脐带间充质干细胞（MSC）。以实验室人员为主体创建了细胞处理中心（Cell Processing Center，CPC），制定了一系列的细胞制备标准，涵盖细胞表型、细胞多少、安全性检测指标及临床应用指南等；由伦理学家和数据收集者建立了健全的患者随访体系。

与国内大多数医院细胞治疗转化医学模式类似，采用的也是以细胞为中心的转化医学模式，并与多个临床科室合作，包括血液科、肿瘤科、呼吸内科、消化内科、妇科及整形外科。在 2007 年 4 月至 2011 年 10 月期间，完成了 1000 多例肿瘤患者近 5000 次的 CIK 细胞输注，对大约 30 例重度皮肤损伤患者进行 MSC- 重编汗腺移植。尽管以细胞为中心模式拥有相对完整的细胞学数据，但缺乏完整和统一设计的临床资料。由于对患者治疗方案设计缺乏合理的论证，在某些情况下出现一些治疗不当的问题，如，化疗药物或糖皮质激素等药物在免疫细胞回输的 1 周内使用等。几年后总结发现最终拥有完整的实验室和临床数据的病例不到 50 例，表明以细胞为中心的多学科协作的医学转化模式是一种高投入，低产出的模式，导致投入与产出比例失衡的主要因素包括以下几点：①患者分散于不同科室，无法实现统一管理；②不同科室医生的思维与治疗原则存在很大的差异，治疗方案无法达成一致；③大多数实验室研究人员对疾病及相应的诊疗方法缺乏深入的了解，设计细胞治疗的临床应用过度理想化；④有时忽略细胞输注过程中微小的毒副反应；⑤数据收集及随访制度不完善；⑥学术绩效的认定及利益的分配中产生的问题有时候难以协调。

从以上实践看，以细胞为中心的医学转化模式并未消除基础研究与临床医学之间的"屏障"，其很大程度上依然不适用于国内医院细胞治疗的临床转化研究。而建立实验人员和临床医生彼此的直接关联，达到基础研究与临床应用之间的融会贯通是细胞治疗临床转化研究进展的先决条件。因此，从 2012 年开始以细胞为中心的临床转化模式调整为以病区 / 患者为中心的模式。标志性的事件是成立以细胞治疗为核心的生物治疗病房。

以患者为核心的模式下包括了实验室研究人员、技术人员、医生、护士、统计学人员、伦理及法律顾问。运行模式与结构是，团队需要一位在细胞生物学和细胞治疗领域具有影响力的科学家担任首席科学家，负责全面协调团队成员的权利和义务、解决各方的利益冲突，凝聚整个研究团队的力量；整个细胞治疗转化模式的实施和执行由团队中优秀人员担任独立研究员，兼具临床与基础两方面的知识和技能，不仅是临床方面的专家，同时在分子和细胞生物学及细胞治疗领域具有长期的研究经验；医疗组主要负责患者管理，包括设计系统合理的治疗方案和解决临床问题；技术组主要负责细胞的制备和质量的控制；研发组主要负责临床样本的处理和特殊指标的检测；研发组和技术组同时还负责根据临床需求创建新的诊疗策略。

这种以病区 / 患者为中心的细胞治疗转化医学模式不仅可以实现实验研究人员与临床医生之间的统一管理，有利于基础研究与临床应用之间的紧密结合，有利于为患者建立优化的临床治疗方案，有利于及时监测，有利于研究人员从临床工作中凝练科学问题，然后在实验室研究出解决问题的方法，反过来再应用到临床实践。

尽管，目前尚难以将生物治疗作为一个独立的学科，但其总是以技术形式应用到多个学科中，从事细胞治疗为核心的生物治疗专职科室需要由来自多个学科，即具有不同背景的专科医生组成。我们相信随着生物治疗技术的不断丰富，可能在不远的将来会逐步将生物治疗独立为一门学科或者亚专科，就像目前多个医院成立了介入治疗科等一样，通过介入手段对多种疾病进行治疗，但又不仅于此，生物治疗学科应该包含更多的多学科人才，所以建立合理的、可持续发展的模式是生物治疗逐步走向学科化的必要的前提。

（韩为东　付小兵）

第十八章

生物治疗临床转化的监管

一、概述

生物治疗转化中的监管是一个全球性的焦点，每个国家都有自己的管理框架和思路，并且随着技术的发展或者其他因素，管理的模式和进度会发生变化，同时社会伦理在一定程度上也影响着生物治疗转化的监管。现阶段，我国生物治疗转化的监管涉及多个机构和部门，并且随着时间和技术的成熟程度会做相应的调整。

当前，生物治疗临床转化监管所涉及的管理机构有国家卫生和计划生育委员会、国家食品药品监督管理局，以及其指定或者委托的相关机构或部门。所涉及的相关管理规定包括：《中华人民共和国科学技术进步法》《中华人民共和国执业医师法》《中华人民共和国传染病防治法》《中华人民共和国食品安全法》《医疗机构管理条例》《药物临床试验质量管理规范》《药品管理法》《药品注册管理条例》《医疗器械监督管理条例》《医疗技术临床应用管理办法》《涉及人体的医学科学技术研究管理办法》（当前为征求意见稿）和《干细胞临床试验研究管理办法（试行）》（当前为征求意见稿）等。

涉及生物治疗临床转化的监管，要考虑几条基本的思路，在临床前研究的基础上，根据当前国家相关管理规定，向涉及人体的医学科学技术研究、生物制品或者细胞制品上市管理、卫生技术准入几个方向发展。每个方向都有相对独立的主管机构和相应的相关法律和部门规章制度。

体细胞治疗是全球健康产业发展最为迅速的领域。生物治疗转化的监管的框架设计在一定程度上也影响着生物治疗的发展。既要创造生物治疗发展的优良环境，又要保证我国人民能够安全有效地利用生物治疗，形成从基础科研到临床应用的有效途径，避免科技开发的脱节，都需要一个适应生物治疗的发展的监管体系，促进生物治疗行业健康、有序发展。

二、临床前准备

临床前准备主要包括：科学文献总结、实验室工作（相关疾病动物模型与评价，小动物实验和大动物实验）、动物实验结果和临床前工作总结。

三、涉及人体的医学科学技术研究

涉及人体的医学科学技术研究是生物治疗转化过程中的必经之路，经过临床研究的验证，再根据相应的生物治疗技术发展方向和国家的法律法规，确定相应生物治疗技术的发展方向。

涉及人体的医学科学技术研究是指采用现代物理学、化学和生物学等方法在人体上对人的生理、病理现象以及疾病的诊断、治疗和预防方法进行研究的活动；通过生物医学研究形成的医疗卫生技术或者产品在人体上进行试验性应用的活动，包括临床新技术、预防医学、公共卫生和食品营养等研究活动。

药品、生物制品、医疗器械及诊断试剂等的临床试验应当按照《药品管理法》、《药品注册管理条例》和《医疗器械监督管理条例》等相关法律法规进行管理，不在《涉及人体的医学科学技术研究管理办法》适用范围内。

（一）管理目的

《涉及人体的医学科学技术研究管理办法》旨在引导涉及人体的医学科学技术研究符合科学标准和伦理原则，通过建立有效的科研立项、学术和伦理审查、登记备案和技术评估制度等，使风险最小化，保障受试者权益，促进涉及人体的医学科学技术研究健康、有序地开展。

（二）适用范围

《涉及人体的医学科学技术研究管理办法》适用于中国境内所有开展涉及人体的医学科学研究、技术开发与科学技术应用活动的独立法人单位，包括医疗卫生机构、医学院校、科研院所、食品安全风险评估机构、计划生育机构等企事业单位和非政府组织。

（三）责任主体

机构（或组织）为项目实施涉及人体的医学科学技术研究主体和第一责任主体。

机构（或组织）的设施与条件应当满足安全、有效地进行科学研究的需要。

机构（或组织）负责对本机构（或组织）开展的所有涉及人体的医学科学技术研究项目进行立项审批、登记备案、过程管理、验收和评估管理等。

机构（或组织）内部立项审批是政府、企事业单位以及其他社会组织资金设立科研项目的基础。

（四）宏观管理和政策指导

国务院卫生计生行政部门负责全国涉及人体的医学科学技术研究的宏观管理和政策指导。各级卫生计生行政部门负责辖区内涉及人体的医学科学技术研究项目的监督管理。非卫生计生系统各机构（或组织）的主管部门负责本部门研究项目的监督管理。

（五）立项管理

涉及人体的医学科学技术研究实行立项管理制度。

1. 机构（或组织）应当建立内部立项审批制度，履行科研立项程序。研究者根据医学科学问题提出研究方案，向机构（或组织）科研管理部门提出立项申请，经机构（或组织）伦理委员会、学术委员会审查通过，由法定代表人签字批准、单位盖章后方可立项。

机构（或组织）科研立项管理应当是各级各类科研投资机构进行科研项目投资管理的基础。

多中心医学科学技术研究，除牵头机构（或组织）对项目进行总体设计和立项管理，各参与机构（或组织）也应当对本机构（或组织）执行部分进行审核备案。

2. 涉及人体的医学科学技术研究申请立项时，研究者必须向该机构（或组织）科研管理部门提供以下资料：

①立项申请；

②研究者资质与科研工作简历；

③研究工作基础（包括科学文献总结、实验室工作、动物实验结果和临床前工作总结等）及研究方案；

④质量管理方案；

⑤项目风险的预评估及应急预案；

⑥伦理委员会审查申请；

⑦其他相关资料。

3. 涉及人体的医学科学技术研究项目必须建立在科学文献和包括动物实验在内的临床前研究基础上，整个试验设计、数据收集、处理等应当科学严谨，符合普遍认可的科学规范和研究诚信原则。

4. 机构（或组织）应当建立内部专家评审机制，成立由医学、流行病学、统计学等方面专家组成的学术委员会，对申请开展的研究项目进行科学性审查。学术委员会可根据需要聘请机构（或组织）外相关领域专家参加。

5. 开展涉及人体的医学科学技术研究的机构（或组织）应当依据《涉及人的生物医学研究伦理审查办法》设立伦理委员会，遵循伦理基本原则，对拟开展的涉及人体的医学科学技术研究项目进行伦理审查，并指导实施知情同意。

伦理委员会审查记录和审查意见应当公开，有关材料应当妥善保存。

6. 机构（或组织）应当建立健全科研风险管理制度，对医学科学技术研究风险程度较高的项目，可申请省级或国家级伦理专家委员会复审，机构（或组织）的学术委员会应当在立项审查时判定风险程度，与科研人员共同制定具体风险管理措施。风险程度判定应参考以下有关因素：

①涉及孕产妇、未成年人、残障人士、囚犯等特殊人群；

②人体侵入性创新干预研究；

③预期风险不可评估，敏感性高或社会影响大；

④危险度高（可能导致死亡等）；

⑤与境外机构（或组织）开展科研合作；

⑥多中心、大样本研究；

⑦涉及国家安全、生物安全；

⑧涉及人类遗传物质研究；

⑨其他。

7. 申请省级或国家级伦理委员会复审，除提交第九条立项申报材料外，还须提交以下材料：

①机构（或组织）伦理委员会成员组成；

②机构（或组织）伦理委员会对涉及人体的医学科学技术研究项目的审查记录，审查过程中发现的问题，以及解决方案；

③经过机构（或组织）伦理委员会审查同意的知情同意书样稿；

④机构（或组织）伦理委员会给出的审查意见文本。

8. 开展涉及人体的医学科学技术研究的机构（或组织）应当建立知识产权管理制度，避免在科研立项时发生侵犯他人知识产权的现象，同时对于具有自主创新潜力的科研项目给予有效的知识产权保护，防止自主知识产权被窃取或丢失。

涉及人类遗传资源出入境的国际合作项目在机构（或组织）立项审查的基础上须按照《人类遗传资源管理暂行办法》报人类遗传资源管理办公室审批。

9. 出现以下情形之一的，机构（或组织）应不予立项：

①违反国家法律、法规的规定；

②违背伦理原则；

③基础研究证据不足；

④人体研究的风险（包括潜在风险）过大，超出本机构（或组织）可控范围的高风险研究；

⑤不符合实验室生物安全条件要求；

⑥侵犯他人知识产权；

⑦应禁止研究的其他情形。

（六）登记备案

1. 国务院卫生计生行政部门根据涉及人体的医学科学技术研究监管工作需要，建立全国统一的医学科学技术研究登记备案信息系统（以下简称"登记备案信息系统"）。各级政府以及卫生计生行政部门和全社会可利用该系统了解和监督本地区涉及人体的医学科学技术研究活动。

2. 机构（或组织）作为科研项目实施责任主体负责对本机构（或组织）拟登记备案的项目进行内部审查，认真履行登记备案程序和规范性要求，避免遗漏或备案信息不实等现象。登记备案工作应当由机构（或组织）内部相关管理部门统一负责进行科研项目的网络登记备案。

3. 符合本办法第二条的医学科学技术研究项目，机构（或组织）应当将批准立项的研究项目，在纳入第一个受试者之前，按照有关要求在登记备案信息系统进行登记备案，获得项目登记号。

4. 涉及人体的医学科学技术研究项目备案内容主要包括以下方面：

①研究题目、研究批准和实施机构（或组织）名称、研究者信息、研究经费来源等；

②研究设计方案概要，包括研究目的、研究对象、研究内容、研究方法、质量控制方案、标本采集信息等；

③研究项目审批情况，机构（或组织）的伦理委员会、学术委员会审查信息等；

④相关研究进展和实施结果。

5. 多中心医学科学技术研究项目由牵头机构（或组织）负责项目的备案登记。在研究实施过程中如有变更，应当及时在登记备案系统相关栏目中予以说明。

6. 研究完成后，机构（或组织）应当在登记备案信息系统向社会公告研究结果（包括负面结果）。

7. 医学科学技术研究登记备案管理工作，可委托第三方进行管理，应当充分发挥学术团体、专家组织的作用。登记备案管理工作有：

①各级机构（或组织）登记备案信息资料的查阅、汇总、报告等常规工作；

②监督登记备案信息的真实性；

③定期组织分析、讨论、评价各领域涉及人体的医学科学技术研究进展；

④监督备案项目机构（或组织）对科研风险管理情况，发现问题及时提醒和（或）提出改进意见，并向卫生计生行政部门报告；

⑤接受各级卫生计生行政部门委托的其他事项。

8. 涉及人体的医学科学技术研究项目实行免费网络登记备案。

9. 未经登记备案的涉及人体的医学科学技术研究报告，不得以任何形式发表，也不得参与各类科技奖项的评选。

（七）过程管理

机构（或组织）科研管理部门应当对涉及人体的医学科学技术研究项目实施过程监管，定期组织专家进行安全性和效果评价，必要时暂停或终止研究工作。

1. 开展涉及人体的医学科学技术研究的机构（或组织）要建立和完善机构内部科学研究管理规章制度，明确研究管理职能部门和负责人，严格实行项目管理责任制。

2. 涉及人体的医学科学技术研究项目在实施过程中应当遵守国家有关知识产权创造、运用、保护和管理的法律、法规和科技保密、生物安全等相关规定。

涉及人体的医学科学技术研究涉及人体样品采集、保藏、运输和体外处理等工作，要按照国家或行业标准、规定进行操作，确保操作质量和实验室生物安全。

人体样品的出入境应当按照《人类遗传资源管理暂行办法》和《出入境特殊物品卫生检疫管理规定》履行相关审核、批准程序。

3. 研究者应当重视安全性评价，记录和保存研究中所发生的一切不良事件，认真进行分析、排查，及时上报。

在研究过程中，如出现以下情形之一的，应当暂停或终止研究项目，并及时报告机构（或组织）科研管理部门和伦理委员会，必要时报告当地卫生计生行政部门：

①发现违背科研诚信道德行为；

②未履行知情同意程序；

③出现严重不良反应（或导致死亡）和损害受试者合法权益的事件；

④出现重大社会影响事件；

⑤应当暂停或终止研究项目的其他情形。

4. 涉及人体的医学科学技术研究不得向受试者收取与研究内容相关的费用。所有研究经费均应纳入机构（或组织）财务部门统一管理。可单独建账，单独核算，专款专用。研究者按照科研需要和相关财经法律、法规要求使用。

5. 根据参考因素确定的高风险医学科学技术研究，机构（或组织）应当有针对性地制定风险管理措施，并实施全过程跟踪管理，有效防止风险的发生。

（八）研究结果评估

涉及人体的医学科学技术研究在完成人体研究之后，正式推广应用前，应当进行系统、全面、科学、规范的研究结果评估。

1. 研究结果评估旨在为医学科学技术应用管理决策，对医学科学技术的开发、应用、推广与淘汰提供初步科学信息和决策依据，提高卫生资源的利用质量和效率，促进卫生资源合理配置。

2. 机构（或组织）应当对所完成的医学科学技术研究项目组织或委托开展技术评估，评估报告报送省级卫生计生行政部门作为该技术是否能够推广应用的依据。

3. 研究结果评估主要是对安全性、有效性及伦理符合性的评估，并可在此基础上进一步针对技术的经济学特性和社会适应性进行系统全面的评价。

4. 研究结果的安全性，主要评估在特定的条件下应用技术时可能出现的不良反应及其发生率和严重程度，患者的可接受程度，技术潜在风险类型、发生率、可能持续时间和严重程度、所造成危害的影响，以及高危、易感人群等。

5. 研究结果的有效性，主要评估在应用时改善或提高健康状况的潜在价值，包括对病死率、致残率、复发率，症状和结果缓解程度及频率，以及对健康相关生命质量的影响等。

6. 研究结果的伦理符合性，主要评估对受试者权益和尊严、某些群体的宗教信仰或文化道德观念、现有社会秩序、不同利益群体期望的影响等。

7. 医学科学技术还会受到经济、法律、政治、文化、教育、卫生、自然环境等多方面影响，应当根据实际需要，确定相应的评估内容和质量要求。

8. 技术评估机构和专业人员在进行技术评估时，应当本着客观、科学、公正的原则规范地开展技术评估工作，实行评估机构和相关人员回避制度和责任追究制度，建立健全技术评估质量管理机制。积极推动卫生技术评估国内外交流与合作，促进卫生技术评估的透明化。

9. 各级卫生计生行政部门应当根据医疗卫生服务需求，指导、监督或组织实施新技术评估，保障技术评估质量；对经过评估确认符合安全性、有效性和伦理基本原则的医疗卫生新技术，研究制订技术标准、操作规范或指南，以促进技术推广，在经过技术准入程序后，纳入技术应用监管体系。

（九）监督管理

各级卫生计生行政部门和机构主管部门负责对辖区内涉及人体的医学科学技术研究项目进行规范管理和监督检查，通过建立健全规章制度，引导本地区医学科学技术研究项目规范、有序开展。

1. 各级卫生计生行政部门可以根据涉及人体的医学科学技术研究进展情况，对项目进行分阶段评估和监督检查。对于研究中存在本办法第二十九条中规定情形的应当要求停止。

科研管理和财务部门应当加强对医学科学技术研究项目经费使用情况的管理，内部审计部门应当加强对项目管理、经费使用情况的监督。

2. 有关社会团体要加强行业自律，积极支持涉及人体的医学科学技术研究的开展，促进医疗卫生科研成果的转化。

3. 机构（或组织）中任何人员未经机构（或组织）立项审核和网络登记备案擅自开展涉及人体的医学科学技术研究的，应当依法追究机构法人和直接责任人的责任；构成犯罪的，移交司法机关依法处理。

4. 机构（或组织）开展涉及人体的医学科学技术研究有下列情形之一的，其行政主管部门应当监督其立即停止该技术研究，并依据《医疗机构管理条例》给予相应处罚；已经进入应用的，应当及时取消其技术准入资格，并向社会公告：

①经过伦理审查、技术评估或循证医学方法证明，该项技术不具有安全性、有效性和伦理可接受性的；

②擅自更改研究方案或未能按要求进行涉及人体的医学科学技术研究的；

③在涉及人体的医学科学技术研究过程中不遵守诚信原则，弄虚作假，违反科学研究管理规定的；

④发生与该技术直接相关的严重不良后果的；

⑤所开展的研究项目侵犯他人知识产权或损失自主创新知识产权的；

⑥发生违反人类遗传资源管理规定，影响国家安全、生物安全等情形的；

⑦省级及以上卫生计生行政部门规定的其他情形。

5. 研究者违反本办法，情节或后果严重的，将依据有关法律、法规给予通报批评、停止科研基金申请、取消科研活动资格、停止科研论文投稿及科研成果申报和评审资格等处理；涉及刑事责任的，移交司法机关处理。

（十）其他相关情况

1. 实验性临床医疗和特殊治疗应当按照《执业医师法》和《侵权责任法》相关规定进行管理。

2. 因重特大突发事件卫生应急工作需要紧急开展的涉及人体的医学科学技术研究，机构（或组织）应当按照《突发公共卫生事件应急条例》实施管理。

3. 《涉及人体的医学科学技术研究管理办法》包括中医药科学技术研究管理。

四、细胞制品的上市管理

国外一些国家生物治疗中的相关技术，特别是涉及异体的干细胞，作为一个产品来管理。我国关于产品的上市管理结构没有完全成型，借鉴我国《生物制品注册分类及申报资料要求》的相关内容，形成本部分的主要框架思路。

细胞制品作为生物制品申报和审批的一般原则为：临床前研究项目可针对细胞制品的特殊性，进行相应的调整，但总体必须符合生物制品的安全性、有效性原则。

审批上市前，细胞制品同样必须经过临床试验；上市后需要进行药品上市后的管理。

细胞制品形成上市产品的主要过程包括临床期研究、新药临床试验申请（IND）、临床研究、新药批准申请（NDA）、审批及上市后监管等几个阶段。

（一）细胞制品的研发上市流程

表 18-1 细胞制品的上市流程

阶段	临床前研究		临床研究			新药审批	上市后管理
	药学	药效、药理、毒理	I期	II期	III期		IV期
对象	细胞	细胞/动物	10～20例患者	20～50例患者	>300例患者	CDE技术审评；NDA生产批准；DDR行政审批	实际用药患者
目的	确定活性成分及其生产工艺	作用机制及临床前安全性评价	初步安全性评价	安全性及初步药效	确证药效及安全性		发现长期副作用

1. 细胞制品的临床试验申请

细胞制品的临床试验申请，需要填报 CFDA 治疗性生物制品申报所需的表格信息。所需提交的资料包括细胞制品的生产信息、药效学研究资料、动物药理和毒理研究（安全性评价）。临床前的动物试验资料数据，须遵守良好实验室规范（GLP），未遵守的，须进行说明。

2. 细胞制品的临床试验（IND）

细胞制品临床试验的目的与药品一致，是为评价细胞制品作为新药研制是否可以安全、有效地用于某特定疾病的治疗。试验结果将是药品批准与否的一项最重要的指标。在申请者提出的 IND 临床前材料被认可后，所提出的临床试验计划需再经伦理委员会审核监督，保证参与者是自愿参加且必须要告知其可能发生的危险，并且研究人员需采取适当措施保护受试者免受伤害。临床试验共分为四期，每一期都要通过之后方可进入下一期。只有通过前三期才被允许提出申请（NDA）。

3. 细胞制品的上市许可申请（NDA）

在完成临床试验之后，细胞制品申请者应将非临床研究数据、临床试验结果，以及各项要求的符合性文件提交 CFDA 审核，以确定细胞制品是否可以被批准作为新药上市。CFDA 审核全部的动物与人体试验数据、药物生产的 GMP 数据及其他适用于细胞制品评价的数据等。

4. 细胞制品上市后需要进行药品上市后的管理

（二）细胞制品上市的相关法规管理

根据我国 CFDA 的规定，作为新药申报的细胞制品成功上市主要需经过新药临床试验申请和临床试验（IND）阶段、新药生产申请（NDA）阶段。

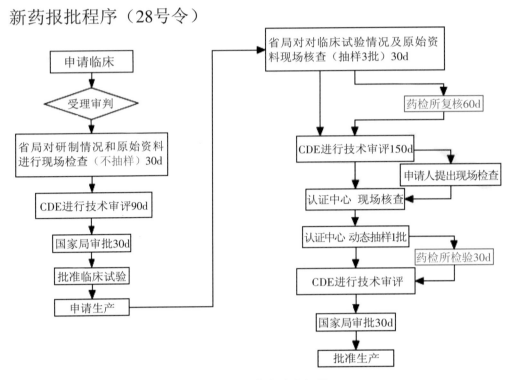

图 18-1　新药审批流程图

五、医疗技术管理

　　生物治疗中的相关技术，在技术转化的过程中，完成了涉及人体的医学科学技术研究之后，如研究结果表明，该技术安全、有效，具有明确的临床应用价值，而技术的发展方向不适合作为一个产品去管理，可能就会涉及《医疗技术临床应用管理办法》中的第三类医疗技术管理，作为一个医疗技术去管理。当然，随着技术的成熟程度，也可能放开临床应用，作为一个二类技术或者一类技术来管理。

　　2009 年 5 月 1 日，原卫生部公布了《医疗技术临床应用管理办法》，指出医疗机构开展医疗技术临床应用应当遵守本办法，国家建立医疗技术临床应用准入和管理制度，对医疗技术实行分类、分级管理。

　　办法出台之前，我国关于医师队伍的管理，有《执业医师法》；关于医疗机构的管理，有《医疗机构管理条例》；对于医疗技术，缺乏全面、统筹的管理，《医疗技术临床应用管理办法》的公布与实施弥补了此项空缺。

（一）医疗技术的范畴和开展原则

　　医疗技术，是指医疗机构及其医务人员以诊断和治疗疾病为目的，对疾病做出判断和消除疾病、缓解病情、减轻痛苦、改善功能、延长生命、帮助患者恢复健康而采取的诊断、治疗措施。

医疗技术临床应用应当遵循科学、安全、规范、有效、经济、符合伦理的原则。

医疗机构开展医疗技术应当与其功能任务相适应，具有符合资质的专业技术人员、相应的设备、设施和质量控制体系，并遵守技术管理规范。

（二）国家对医疗技术实行分类、分级管理

国家建立医疗技术临床应用准入和管理制度，对医疗技术实行分类、分级管理。

国家卫生计生委负责全国医疗技术临床应用管理工作。县级以上地方卫生行政部门负责本辖区医疗技术临床应用监督管理工作。

医疗技术分为三类：第一类医疗技术是指安全性、有效性确切，医疗机构通过常规管理在临床应用中能确保其安全性、有效性的技术；第二类医疗技术是指安全性、有效性确切，涉及一定伦理问题或者风险较高，卫生行政部门应当加以控制管理的医疗技术；第三类医疗技术是指具有下列情形之一，需要卫生行政部门加以严格控制管理的医疗技术：涉及重大伦理问题；高风险；安全性、有效性尚需经规范的临床试验研究进一步验证；需要使用稀缺资源；卫生部规定的其他需要特殊管理的医疗技术。

三类医疗技术以国家卫生计生委公布的三类技术目录为标准，2009年5月公布了我国的首批三类技术目录。

第三类医疗技术目录由国家卫生计生委制定公布，并根据临床应用实际情况，予以调整。

国家卫生计生委负责第三类医疗技术的临床应用管理工作。省级卫生行政部门负责第二类医疗技术临床应用管理工作。

第二类医疗技术目录由省级卫生行政部门根据本辖区情况制定并公布，报卫生部备案。省级卫生行政部门不得将卫生部废除或者禁止使用的医疗技术列入本行政区医疗技术目录。

第一类医疗技术临床应用由医疗机构根据功能、任务、技术能力实施严格管理。

（三）医疗技术临床应用能力审核

属于第三类的医疗技术首次应用于临床前，必须经过国家卫生计生委组织的安全性、有效性临床试验研究、论证及伦理审查。

第二类医疗技术和第三类医疗技术临床应用前实行第三方技术审核制度。

对医务人员开展第一类医疗技术临床应用的能力技术审核，由医疗机构自行组织实施，也可以由省级卫生行政部门规定。

1. 技术审核机构

国家卫生计生委指定或者组建的机构、组织（以下简称技术审核机构）负责第三类医疗技术临床应用能力技术审核工作。

省级卫生行政部门指定或者组建的技术审核机构负责第二类医疗技术临床应用能力技术审核工作。

国家卫生计生委可以委托省级卫生行政部门组织对指定的第三类医疗技术进行临床应用能力技术审核工作。

技术审核机构应当符合下列条件：有健全的组织机构和完善的管理体系；在医学专业领域具有权威性；学术作风科学、严谨、规范；省级以上卫生行政部门规定的其他条件。

技术审核机构应当建立审核工作制度，制定并公布医疗技术临床应用能力技术审核程序，并根据工作需要建立专家库。

审核工作制度、程序和专家库名单报送指定其承担技术审核工作的卫生行政部门备案。

2. 技术审核机构专家库

专家库成员应当由医学、法学、伦理学、管理学等方面的人员组成，并符合下列条件：

熟悉、掌握有关法律、法规和规章；具有良好的职业品德、专业知识和业务能力；受聘于医疗卫生机构、高等院校、科研机构或者法律服务机构，并担任相应高级专业技术职务3年以上；健康状况能够胜任评价工作；省级以上卫生行政部门规定的其他条件。

技术审核机构聘请上述人员进入专家库可以不受行政区域限制。

专家库成员参加技术审核工作实行回避制度和责任追究制度。

3. 医疗机构提交技术审核申请的相关要求

医疗机构开展第二类医疗技术或者第三类医疗技术前，应当向相应的技术审核机构申请医疗技术临床应用能力技术审核。可以向技术审核机构提出医疗技术临床应用能力技术审核申请的医疗机构符合下列条件：

该项医疗技术符合相应卫生行政部门的规划；有卫生行政部门批准的相应诊疗科目；有在本机构注册的、能够胜任该项医疗技术临床应用的主要专业技术人员；有与开展该项医疗技术相适应的设备、设施和其他辅助条件；该项医疗技术通过本机构医学伦理审查；完成相应的临床试验研究，有安全、有效的结果；近3年相关业务无不良记录；有与该项医疗技术相关的管理制度和质量保障措施；省级以上卫生行政部门规定的其他条件。

医疗机构申请医疗技术临床应用能力技术审核时，应当提交医疗技术临床应用可行性研究报告，内容包括：医疗机构名称、级别、类别、相应诊疗科目登记情况、相应科室设置情况；开展该项医疗技术的目的、意义和实施方案；该项医疗技术的基本概况，包括国内外应用情况、适应证、禁忌证、不良反应、技术路线、质量控制措施、疗效判定标准、评估方法，与其他医疗技术诊疗同种疾病的风险、疗效、费用及疗程比较等；开展该项医疗技术具备的条件，包括主要技术人员的执业注册情况、资质、相关履历，医疗机构的设备、设施、其他辅助条件、风险评估及应急预案；本机构医学伦理审查报告；

其他需要说明的问题。

有下列情形之一的，医疗机构不得向技术审核机构提出医疗技术临床应用能力技术审核申请：申请的医疗技术是国家卫生计生委废除或者禁止使用的；申请的医疗技术未列入相应目录的；申请的医疗技术距上次同一医疗技术未通过临床应用能力技术审核时间未满12个月的；省级以上卫生行政部门规定的其他情形。

未通过审核的医疗技术，医疗机构不得在12个月内向其他技术审核机构申请同一医疗技术临床应用能力再审核。

4. 技术审核机构所开展的技术审核工作程序

技术审核机构接到医疗机构医疗技术临床应用能力技术审核申请后，对于符合规定条件的，应当予以受理，并自受理之日起30日内，组织相关专业专家按照审核程序和医疗技术管理规范，对医疗机构进行医疗技术临床应用能力技术审核，并出具技术审核报告。

技术审核机构可以根据工作需要，向有关人员了解情况或者到现场核实有关情况。

5. 技术审核机构形成技术审核结论

医疗技术临床应用能力技术审核结论实行合议制。参加医疗技术临床应用能力技术审核的人员数量应当为3人以上单数，每位审核人员独立出具书面审核意见并署名。

技术审核机构根据半数以上审核人员的意见形成技术审核结论。技术审核机构对审核过程应当做出完整记录并留存备查，审核人员的审核意见与审核结论不同的应当予以注明。

技术审核机构应当确保技术审核工作的科学、客观、公正，并对审核结论负责。

技术审核机构应当自做出审核结论之日起10日内，将审核结论送达申请的医疗机构。

技术审核机构应当将医疗技术临床应用申请材料、审核成员书面审核意见、审核成员信息、审核结论等材料予以永久保存。

技术审核机构应当将审核结果报相应的卫生行政部门。

技术审核机构每年向指定其承担技术审核工作的卫生行政部门报告年度开展技术审核工作情况；未在规定时间报告年度工作情况的，卫生行政部门不再指定其承担技术审核工作。

6. 首批公布的三类技术目录

表 18-2　首批公布的三类技术目录

序号	第三类医疗技术名称	技术审核机构	负责审定技术临床应用的卫生行政部门
1	同种器官移植技术	按已下发规定执行	卫生部
2	变性手术	卫生部第三类医疗技术审核机构	卫生部

续表

序号	第三类医疗技术名称	技术审核机构	负责审定技术临床应用的卫生行政部门
3	心室辅助装置应用技术	卫生部第三类医疗技术审核机构	卫生部
4	自体免疫细胞（T细胞、NK细胞）治疗技术	卫生部第三类医疗技术审核机构	卫生部
5	质子和重离子加速器放射治疗技术	卫生部第三类医疗技术审核机构	卫生部
6	人工智能辅助诊断技术	卫生部第三类医疗技术审核机构	卫生部
7	人工智能辅助治疗技术	卫生部第三类医疗技术审核机构	卫生部
8	基因芯片诊断技术	卫生部第三类医疗技术审核机构	卫生部
9	颜面同种异体器官移植技术	卫生部第三类医疗技术审核机构	卫生部
10	口腔颌面部肿瘤颅颌联合根治术	卫生部第三类医疗技术审核机构	卫生部
11	颅颌面畸形颅面外科矫治术	卫生部第三类医疗技术审核机构	卫生部
12	口腔颌面部恶性肿瘤放射性粒子植入治疗技术	卫生部第三类医疗技术审核机构	卫生部
13	细胞移植治疗技术（干细胞除外）	卫生部第三类医疗技术审核机构	卫生部
14	脐带血造血干细胞治疗技术	省级卫生行政部门指定机构	省级卫生行政部门
15	肿瘤消融治疗技术	省级卫生行政部门指定机构	省级卫生行政部门
16	造血干细胞（脐带血干细胞除外）治疗技术	省级卫生行政部门指定机构	省级卫生行政部门
17	放射性粒子植入治疗技术（口腔颌面部恶性肿瘤放射性粒子植入治疗技术除外）	省级卫生行政部门指定机构	省级卫生行政部门
18	肿瘤深部热疗和全身热疗技术	省级卫生行政部门指定机构	省级卫生行政部门
19	组织工程化组织移植治疗技术	省级卫生行政部门指定机构	省级卫生行政部门

备注：2011年5月4日，原卫生部办公厅发布关于调整基因芯片诊断技术管理类别的通知，指出：经研究，我部决定将基因芯片诊断技术的管理类别调整为第二类医疗技术，由省级卫生行政部门负责该技术临床应用管理工作。原则上，按照《医疗机构临床基因扩增检验实验室管理办法》（卫办医政函〔2010〕194号），通过省级卫生行政部门组织的临床基因扩增检验实验室技术审核的医疗机构，即可开展基因芯片诊断技术。

表中卫生部现为国家卫生和计划生育委员会。

（四）医疗技术临床应用管理——行政审定

1. 行政审定分工

国家卫生计生委负责审定第三类医疗技术的临床应用。省级卫生行政部门负责审定第二类医疗技术的临床应用。

2. 行政审定通过的条件

医疗机构同时具备下列条件时，省级以上卫生行政部门方可审定其开展通过临床应用能力技术审核的医疗技术：技术审核机构审核同意意见；有卫生行政部门核准登记的相应诊疗科目；该项医疗技术与医疗机构功能、任务相适应；符合相应卫生行政部门的规划；省级以上卫生行政部门规定的其他条件。

3. 行政审定后的程序

医疗机构开展通过临床应用能力技术审核的医疗技术，经相应的卫生行政部门审定后30日内到核发其《医疗机构执业许可证》的卫生行政部门办理诊疗科目项下的医疗技术登记。经登记后医疗机构方可在临床应用相应的医疗技术。

卫生行政部门应当在医疗机构《医疗机构执业许可证》副本备注栏注明相应专业诊疗科目及其项下准予登记的医疗技术，并及时向社会公告。

4. 医疗机构开展医疗技术临床应用的内部管理

医疗机构应当有专门的部门负责医疗技术临床应用管理和第一类医疗技术临床应用能力技术审核工作。

（1）医疗机构应当建立医疗技术分级管理制度和保障医疗技术临床应用质量、安全的规章制度，建立医疗技术档案，对医疗技术定期进行安全性、有效性和合理应用情况的评估。

（2）医疗机构应当建立手术分级管理制度。根据风险性和难易程度不同，手术分为四级：

一级手术是指风险较低、过程简单、技术难度低的普通手术；

二级手术是指有一定风险、过程复杂程度一般、有一定技术难度的手术；

三级手术是指风险较高、过程较复杂、难度较大的手术；

四级手术是指风险高、过程复杂、难度大的重大手术。

（3）医疗机构应当对具有不同专业技术职务任职资格的医师开展不同级别的手术进行限定，并对其专业能力进行审核后授予相应的手术权限。

（4）医疗机构应当自准予开展第二类医疗技术和第三类医疗技术之日起2年内，每年向批准该项医疗技术临床应用的卫生行政部门报告临床应用情况，包括诊疗病例数、适应证掌握情况、临床应用效果、不良反应、随访情况等。必要时，相应的卫生行政部门可以组织专家进行现场核实。

（五）医疗机构开展医疗技术的退出机制

在医疗技术临床应用过程中出现下列情形之一的，应当立即停止该项医疗技术的临床应用，并向核发其《医疗机构执业许可证》的卫生行政部门报告：该项医疗技术被国家卫生计生委废除或者禁止使用；从事该项医疗技术主要专业技术人员或者关键设备、设施及其他辅助条件发生变化，不能正常临床应用。

医疗机构出现以上情形的，负责医疗机构诊疗科目登记的卫生行政部门应当及时注销医疗机构诊疗科目项下的相应医疗技术登记，并向社会公告：发生与该项医疗技术直接相关的严重不良后果；该项医疗技术存在医疗质量和医疗安全隐患；该项医疗技术存在伦理缺陷；该项医疗技术临床应用效果不确切；省级以上卫生行政部门规定的其他情形。批准该项医疗技术临床应用的卫生行政部门应当立即组织专家对医疗机构医疗技术临床应用情况进行复核。必要时，可以组织对医疗技术安全性、有效性进行论证。根据复核结果和论证结论，批准该项医疗技术临床应用的卫生行政部门及时做出继续或者停止临床应用该项医疗技术的决定，并对相应的医疗技术目录进行调整。

（六）医疗机构重新提交技术审核申请的条件

医疗机构出现下列情形之一的，应当报请批准其临床应用该项医疗技术的卫生行政部门决定是否需要重新进行医疗技术临床应用能力技术审核：

（1）与该项医疗技术有关的专业技术人员或者设备、设施、辅助条件发生变化，可能会对医疗技术临床应用带来不确定后果的；

（2）该项医疗技术非关键环节发生改变的；

（3）准予该项医疗技术诊疗科目登记后1年内未在临床应用的；

（4）该项医疗技术中止1年以上拟重新开展的。

（七）监督管理

县级以上地方卫生行政部门应当加强对医疗机构医疗技术临床应用情况的监督管理。

1. 县级以上卫生行政部门进行监督检查时，有权采取下列措施：

进入工作现场了解情况，调查取证；查阅、复制有关资料；责令医疗机构立即改正违法违规行为。

2. 卫生行政部门应当定期对医疗机构医疗技术临床应用情况进行审核。在定期审核过程中发现不符合规定情形的，卫生行政部门根据规定要做出是否注销医疗机构诊疗科目项下该项医疗技术登记、继续或者停止临床应用该项医疗技术的决定。

医疗机构违反本办法规定，未经医疗机构诊疗科目项下医疗技术登记擅自在临床应用医疗技术的，由卫生行政部门按照《医疗机构管理条例》第四十七条的规定给予处罚。

3. 医疗机构出现下列情形之一的，卫生行政部门不予医疗机构诊疗科目项下医疗技术登记；已经准予登记的，应当及时撤销医疗技术登记：

①在医疗技术临床应用能力技术审核过程中弄虚作假的；

②不符合相应卫生行政部门规划的；

③未通过医疗技术临床应用能力技术审核的；

④超出登记的诊疗科目范围的；

⑤医疗技术与其功能、任务不相适应的；

⑥虽通过医疗技术临床应用能力技术审核，但不再具备医疗技术临床应用条件的；

⑦省级以上卫生行政部门规定的其他情形。

4. 医疗机构出现下列情形之一的，卫生行政部门应当立即责令其改正；造成严重后果的，依法追究医疗机构主要负责人和直接责任人员责任：

①临床应用国家卫生计生委废除或者禁止使用的医疗技术的；

②违反本办法第十四条规定擅自临床应用新的第三类医疗技术的；

③临床应用未经医疗技术临床应用能力技术审核的医疗技术的；

④未按照本办法第四十条规定向卫生行政部门报告医疗技术临床应用情况的；

⑤未按照本办法第四十一条规定立即停止医疗技术临床应用的；

⑥未按照本办法第四十四条规定重新申请医疗技术临床应用能力技术审核，或者擅自临床应用需要重新进行医疗技术临床应用能力技术审核的医疗技术的；

⑦违反本办法其他规定的。

5. 医疗机构准予医务人员超出其专业能力开展医疗技术给患者造成损害的，医疗机构承担相应的法律和经济赔偿责任；未经医疗机构批准，医务人员擅自临床应用医疗技术的，由医务人员承担相应的法律和经济赔偿责任。

6. 医疗机构和执业医师在医疗技术临床应用过程中有违反《执业医师法》《医疗机构管理条例》《医疗事故处理条例》和《人体器官移植条例》等法律、法规行为的，按照有关法律、法规处罚。

7. 对技术审核机构的管理

省级以上卫生行政部门应当加强对技术审核机构技术审核工作的监督管理。技术审核机构出现下列情形之一的，指定其承担技术审核工作的卫生行政部门应当取消其技术审核机构资格：

①通过医疗技术临床应用能力技术审核的医疗机构不具备医疗技术临床应用能力的；

②超出技术审核权限或者超出省级以上卫生行政部门公布的医疗技术目录，进行医疗技术临床应用能力技术审核的；

③受理国家卫生计生委废除或者禁止使用医疗技术临床应用能力技术审核申请的；

④严重违反技术审核程序的；

⑤不能按照相关规定完成技术审核工作的；

⑥省级以上卫生行政部门规定的其他情形。

技术审核机构在违反相关规定情形下做出的审核结论，卫生行政部门不作为批准医疗机构医疗技术临床应用和诊疗科目项下医疗技术登记的依据；已经准予登记的，卫生行政部门应当及时予以撤销。

8. 技术审核机构对专家库的管理

技术审核机构应当对参加技术审核工作的专家库成员进行年度考核，对年度考核不合格或者发现有下列情形之一的，取消其专家库成员资格，5年内不再聘请其承担技术审核工作，并及时通报其所在单位及指定技术审核机构的卫生行政部门：

①在技术审核工作中不能科学、客观、公正地提出评价意见的；

②严重违反技术审核程序的；

③不能按照本办法规定完成技术审核工作的；

④在技术审核过程中弄虚作假、收受财物或者牟取其他不正当利益的；

⑤省级以上卫生行政部门规定的其他情形。

医疗技术分类管理和技术审核制度，今后会在实践过程中得到进一步的完善，二类技术和三类技术的目录会根据技术的临床应用情况适时调整，技术审核的管理体系进一步完善，适应卫生资源配置、医疗技术的规划需求和发展需要，医疗技术的分类管理作为技术管理的顶层制度设计，今后必将会得到很好的贯彻执行，为我国的医疗技术临床应用保驾护航。

六、国外生物治疗的监管制度

各国关于生物治疗转化过程中的监管的情况不尽相同。生物治疗发展有停顿，也有快速发展的时期。生物治疗转化过程的监管必然会影响着生物治疗的发展方向。

无论何种细胞制品，在临床上用于治疗或预防性制剂，这些产品均需要输入人体体内发挥作用。因此，所有产品均需符合药品"安全性、有效性"的基本要求。美国食品药品监督管理局（FDA）早在1995年前后即开始受理细胞制品作为药品的申报。2010年4月，美国FDA批准了第一个经过体外诱导分化处理的免疫细胞产品Sipleucel-T细胞上市。2012年，美国药监局在其发布的工业指南中，明确将细胞制品和基因产品归类于"生物制品"，其上市需经过按照生物制品申报流程进行的临床前研究及临床试验研究。在欧盟，欧洲药品管理局（EMA）将细胞制品归类于"欧盟先进治疗法规（*EU advanced-therapy legislation*）"管理，界定细胞制品作为药品的一部分，必须符合药品安全性和有效性的要求。在亚洲，韩国细胞制品归于韩国药监局，按照药品进行管理；日本曾经将免疫细胞制品作为"先进的治疗方法"进行管理，但自 2013 年底，厚生省提出将细胞制品同样归类于药品进行管理，细胞制品需经过临床期研究及临床试验验证其安全性及有效性。

简单介绍几个国家和地区生物治疗转化监管的基本框架。

（一）美国的生物治疗转化监管

在美国，细胞治疗产品的使用规范被编制在《联邦政府管理条例》的以下几个部分中：印第安纳州法规（21 CFR 312）、生物制剂规定（21 CFR 600）和动态药品生产管理规范（21 CFR 211）。CFR，1271 提供了关于细胞、组织以及基于组织产品（HCT / Ps）的规定，其在 2005 年成为 HCT / Ps 管理的有效规则。美国食品和药物管理局（FDA）还发布了适用于细胞和基因治疗的药物、生物和设备使用的指导文件。2007 年，公布了 the"Guidance for Industry：Regulation of HCT/Ps – Small Entity Compliance Guide"。 在 2009 年公布了 "Guidance for Industry on Current Good Tissue Practice（cGTP）and Additional Requirements for Manufacturers of HCT/Ps"。

人类细胞组织产品（HCT/Ps）分为 361 产品和 351 产品，其是指最低限度操作的、仅供同源性使用的而不是结合药物或设备的细胞治疗产品，传统的血液和骨髓干细胞以及其他应用于移植的组织属于 361 产品，其监管法规被包括在 GTP（Good Tissue Practice）中，其应用不需要 FDA 批准。不属于 361 产品范围的产品则为 351 产品，其在上市应用前必须获得上市前批准，并需按研究新药（IND）的程序进行申请，即需要临床前数据（包括动物药代动力学和毒理学实验）及经机构伦理委员会批准的药物临床试验方案。351HCT/Ps 的生产必须在生物评估与研究中心（CBER）登记，获得生物产品生产的许可。此许可仅有通过临床试验证明所生产的产品安全有效后才能获得。CBER 是隶属 FDA 的部门，迄今已批准了 ApliGraf®、Carticel® 和 Epicel® 三个干细胞治疗的法案。

在当前 FDA 政策下，医生至少有两种途径可能对患者应用干细胞产品。其一是在 FDA 扩大获得临床试验的药物和治疗用生物制品（有时被称为"特许使用治疗"）的计划中，条件是这些产品目前在某处正在进行临床检测，同时它也不会干扰到临床研究结果。FDA 允许临床医生回收直接成本和扩大使用时产生的管理成本。第二个是处方还没被临床认可但是受到 FDA 批准的干细胞产品。其前提是 FDA 没有权力规范医疗行为，同时默认可以信任医生能够使用他们的专业知识判断决定如何治疗病人。

美国关于干细胞临床研究举例：2009 年 1 月，美国杰龙公司的胚胎干细胞被 FDA 批准用于临床试验。2009 年 3 月，美国总统奥巴马宣布解禁联邦政府资助干细胞研究。同年，中美签署干细胞联合研究备忘录。2010 年 3 月，位于美国马萨诸塞州的先进细胞技术公司宣布，该公司用于治疗少年失明的胚胎干细胞疗法"MA09-hRPE"也获得了美国食品药品监督管理局（FDA）授予的孤儿药地位。2010 年 5 月 4 日，Osiris THERapeutics

公司的产品 Prochymal® 获得美国食品和药品监督管理局（FDA）的孤儿药授权，进入 1 型糖尿病的临床治疗中，Osiris 公司享有 7 年独家销售权。2010 年 8 月，FDA 复审再次批准杰龙公司胚胎干细胞进入临床并于 10 月在美国对一名脊髓损伤 14 天的患者进行了胚胎干细胞移植术。这是美国批准实施的首例人胚胎干细胞疗法临床试验。2010 年 11 月，美国国家卫生研究院批复共 11 种干细胞进入 FDA 审批程序，并称近期还有近 30 种干细胞陆续进入 FDA 审批。2010 年 12 月 5 日，美国犹他州州立大学研究人员目前已经完成了干细胞喷涂治疗的试验，试验结果表明，该疗法可有效治疗局部烧伤。

（二）欧洲的生物治疗转化监管

先进治疗药品（ATMP，Advanced Therapy Medicinal Products）位于科学研究发展的前沿，并为各种疾病提供新的治疗选择，但 ATMP 也存在风险与局限性，如在起始原料或加工过程中产生微生物污染，由于细胞转换、整合到基因组而导致致瘤性、细胞去分化、功能消失，免疫原性与排斥反应，异位移植细胞至非目标组织等。因此其受到相当大的关注和争议。

为了推动 ATMP 的应用及保障其应用安全性，对其进行监管，欧洲对这些创新药物建立了一个统一的监管框架，即由欧洲药品管理局（EMA，European Medicines Agency）的人用药品管理委员会（CHMP）和先进疗法委员会（CAT）进行 ATMP 的管理。ATMP 包括基因治疗产品、体细胞治疗医药产品和组织工程产品、组合型先进治疗药品。

基因治疗产品是指产品活性成分中含有重组基因，且其发挥疗效的作用与此重组基因序列相关。

体细胞治疗药品是指经过处理后，其生物学特性、生理功能、结构属性已经改变的细胞或组织；或指在受者与供者内发挥不同功能的细胞或组织。可以通过这类细胞或组织的药物学、免疫学、代谢作用来治疗、预防和诊断疾病。

组织工程产品包括基因工程组织或细胞，应用于人体组织的再生、修复与替换。

组合型的 ATMP 必须满足以下几个条件：必须是组合型，是产品一个不可分割的重要组成部分，一个或多个医疗器械组合有活的细胞或组织，或组合有无活性的细胞 / 组织，但其所含的细胞对该医疗器械功能的发挥起重要作用。

CHMP 和 CAT 对于 ATMP 分类、数据认证、科学咨询、指导等方面进行了有效协作。同时欧盟也出台了多部指导方案，例如，于 2008 年出台了《细胞治疗产品管理指南》，在该指南下包括：肿瘤免疫细胞治疗管理方案、干细胞管理方案、用于治疗软骨损伤含软骨治疗产品的管理方案、组合产品的管理方案、异体体细胞管理指南、基因修饰的细胞产品管理指南，相配套的还有 GMP 管理规范、GCP 管理规范、产品可追溯性管理规范、ATMP 安全与有效性随访和风险处理的管理规范。规范 1394/2007 / EC 阐述了关于在欧洲授权和使用新型细胞治疗产品的管理规则，包括对"灰色地带"产品的说明。

欧盟还提出了医院豁免权，其指 ATPM 可用于非常规的治疗，为了个别病人医疗需求定做的产品，其必须遵守特定的质量标准、经主管部门的授权、在医生的专业执业范围内，在医院内使用，同时需符合国家可追溯性和药物警戒的要求。

目前在欧洲，研究机构、医院、中小企业正在开发众多的 ATMP，大部分仍处在Ⅱ期临床试验阶段。自 EMA 开始 ATMP 认定以来，ChondroCelect、Glybera 已经得到了认证，3 个细胞产品正在评估。

（三）日本的生物治疗转化监管

日本药品和医疗器械管理局（PMDA）是负责日本所有医疗产品管理的机构，它将医疗产品分为三类：药物、医疗设备、生物产品（如基于细胞、组织的产品，即 CTBPs）。在日本，对于细胞或组织工程产品，2008 年批准培养的皮肤用于烧伤；2012 年批准培养的软骨用于软骨损伤。细胞治疗的兴起使得 PMDA 对 CTBPs 的审查体制进行了改革。

为了给再生医学的基础、临床研究提供综合保障，内阁府设立了基本政策：教育部、文化部、体育部、科技部负责基础研究；卫生部、劳务部、社会保障部（即厚生劳动省）负责临床试验；经济部、贸工部负责建立产业化基地。各部门相互合作，大力发展基础设施建设，共同促进再生医学发展。2013 年 5 月，日本颁布了《再生医学促进法》，设立了未来 7 年的工作目标：以基于 iPS 细胞研发的新药进行临床试验；增加批准的细胞治疗产品的数量；在临床试验中扩展适应证；发展再生医学相关的设备装置。

由于日本当前的指导方针不是基于法律，另外在早期发展阶段，医疗机构与公司合作的需求日益增长，而现有的《药事法》并不适合再生医学和细胞治疗产品特点，因此，需要新的立法促进再生医学发展和保障其安全。2013 年 11 月颁布了《再生医学安全法案》和《药事法修正案》，二者合称《药物与医疗设备法》。今年，日本将试行这两个新的法案。《再生医学安全法案》主要针对临床试验与医疗实践，它通过规定医疗设施与细胞制备公司的标准来确保再生医学的安全性。而《药事法修正案》是主要针对市场管理，它通过规定制造生产标准来确保市场产品的疗效与安全性。它们会显著改变再生医学的临床应用状况。这两部法案是日本政府最新的创举，旨在通过出台相应的保障政策（如财政预算、税款、立法）促进再生医学的发展。

《再生医学安全法案》（PMD Act）及相关管理文件，用于监管来源于人细胞/组织、经再处理的细胞/组织产品的上市许可。这些医学技术将加工后的细胞用于细胞治疗，然而这些细胞的安全与疗效还未确定。此法案要求医院提交计划方案，将计划提交到厚生劳动省，再生医学委员会对其进行评估。在认证过程中，根据该技术对人类健康的潜在影响，将其分为高、中、低三种风险类别：Ⅰ高风险组（如 iPS 细胞，胚胎干细胞）；Ⅱ中风险组（如：成体干细胞）；Ⅲ低风险组（如体细胞）。每种类别都有独立管理程序以保障其安全。日本厚生劳动省（MHLW）会公开采集到的数据，同时医院需定期向厚生劳动省汇报活动的实施情况，即是否有不良事件等。该法案关于扩展设施的规定同样值得关注，扩展设施是指可以在医疗机构之外进行细胞处理，但所用设施须具备质量效能控制许可证，并且符合厚生劳动省设定的标准。

《药事法修正案》展开了再生医学产品的新篇章。此项修订法案创造了产品认证的新途径，即创立了再生医学产品加速认证系统（图18-2）：在短时间内确认安全性与有效性后，产品将获得条件性和临时批准，以便给患者及时提供相关产品。该产品有7年的试用期，在此期间药品被准许进入市场，同时，人们将进一步收集关于疗效与安全性数据。在这阶段后，利益相关者必须提交第二次认证档案。如果利益风险评估是以失败告终，那么将会撤回对产品的授权。此修正案克服了短期评估细胞治疗产品功效的难度，从而保障了安全、及时的提供再生医学产品。

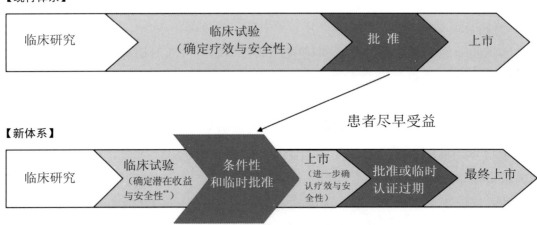

图18-2　日本的监管体系

**潜在受益：指在小范围患者群体实验中的疗效；

安全性：早期副反应监测与评估

（王振华　崔久嵬）

参考文献

[1] George B. Regulations and guidelines governing stem cell based products：Clinical considerations[J].

Perspectives in clinical research，2011，2（3）：94

[2] Halme D G，Kessler D A. FDA regulation of stem-cell-based therapies[J]. New England Journal of Medicine，2006，355（16）：1730-1735

[3] Fink D W. FDA Regulation of Stem Cell-Based Products[J]. Science，2009，324（5935）：1662

[4] Lysaght T，Campbell A V. Regulating autologous adult stem cells：the FDA steps up[J]. Cell stem cell，2011，9（5）：393-396

[5] Goldring C.E.P，Duffy P A，Benvenisty N，et al. Assessing the safety of stem cell therapeutics[J]. Cell stem cell，2011，8（6）：618-628

[6] Schneider C K，Salmikangas P，Jilma B，et al. Challenges with advanced therapy medicinal products and how to meet them[J]. Nature Reviews Drug Discovery，2010，9（3）：195-201

[7] Ancans J. Cell therapy medicinal product regulatory framework in Europe and its application for MSC-based therapy development[J]. Frontiers in immunology，2012

[8] Annex I. Summary of product characteristics[J]. Committee for Proprietary Medicinal Products. The European Public Assessment Report（EPAR）. Stocrin. London：The European Agency for the Evaluation of Medicinal Products，1999

[9] Miller N. Glybera and the future of gene therapy in the European Union[J]. Nature Reviews Drug Discovery，2012，11（5）：419-419

索　引